JN272589

## 講義録
# 産科婦人科学
obstetrics and gynecology

編集
石原　理　　埼玉医科大学医学部 産科婦人科学 教授
柴原浩章　　自治医科大学医学部 産科婦人科学 教授
三上幹男　　東海大学医学部 専門診療学系産婦人科学 教授
板倉敦夫　　埼玉医科大学医学部 産科婦人科学 教授

MEDICAL VIEW

本書では，厳密な指示・副作用・投薬スケジュール等について記載されていますが，これらは変更される可能性があります．本書で言及されている薬品については，製品に添付されている製造者による情報を十分にご参照ください．

**Lectures Obstetrics and Gynecology**
(ISBN 978-4-7583-0083-4 C3347)
Editors: Osamu Ishihara
　　　　Hiroaki Shibahara
　　　　Mikio Mikami
　　　　Atsuo Itakura

2010.2.10 1st ed

©MEDICAL VIEW, 2010
Printed and Bound in Japan

**Medical View Co., Ltd.**
2-30 Ichigayahonmuracho, Shinjukuku, Tokyo, 162-0845, Japan
E-mail ed@medicalview.co.jp

『講義録　産科婦人科学』
# 序　文

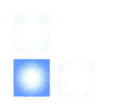

　世に数多の産婦人科教科書が存在するにもかかわらず，なぜさらに新しい一冊を加える必要があるかという疑問は，これまでも多くの教科書編集者らによって自問されたに違いない。私も例外ではない。

　もちろん，近年の自然科学，特に分子生物学，遺伝学，免疫学などの急激な進歩に伴い，医学全般に日々大きな変化が進行中であり，当然ながら，次々に新しい内容を追加する必要が生ずる。産婦人科も同様だ。

　しかし，それは既存の教科書を改訂することでも対応可能ではないのか…。

　実は，新しい教科書を必要とするポイントは「産婦人科学」そのものに位置するのではない。学生と教員，大学，社会など学問を取り巻く環境に在る。極論すれば，個別の内容にまったく変化がない部分ですら，相対化すればそれらの相互関係性と重要性が，時代により激変することがある。したがって，ときには基本的フォーマットの変更が必須となるのだ。

　私達は，たとえば10年前に作ったファイルを，最新のコンピュータで使用することが，しばしばある。これらのファイルの中身は10年前とまったく同じだが，使用している最新コンピュータでは，そのハードウェアだけではなく，OS（Operation System）もソフトウェアも，大きくバージョンアップされているではないか。同じように，現代の学生諸君には，10年前のソフトウェアではなく，最新版をインストールする必要があるのだ。

　この『講義録　産科婦人科学』は，必ず学生諸君の基本フォーマットとなり得ると私達編者は自負している。ただし，老婆心ながら付け加えておくと，ファイルの中身は，今読んでいる君自身が書き込み（勉強し！），君自身が保存し（記憶し！），そして，君自身が活用する必要がある。

　本書の編集にあたっては，日々，医学部学生教育に大きな情熱を傾けていらっしゃる新進気鋭の3教授と，一致協力してチーム作業を行った。また，コア・カリキュラムや医師国家試験出題基準平成21年版などに配慮することは当然ながら，関連する各学会の最新ガイドラインなども参照することを，ご執筆の各先生にお願いした。度重なる無理なお願いにご協力いただいた執筆者各位に対して，編集チームを代表して心から御礼申し上げたい。

2009年12月

編集委員を代表して
埼玉医科大学医学部産科婦人科学教授
石原　理

『講義録　産科婦人科学』
# 目　次

凡例（本書の特徴）　*(18)*
産科婦人科学で使われる略語　*(19)*

## I．産婦人科を深く知るための基本講義

### A．生殖の構造と機能を学ぶ

**性と生殖腺・生殖管の発生と分化** ── 2
　3つの観点からの性
　細胞分裂には生殖細胞型と体細胞型の2種類がある
　Y染色体に存在するSRY遺伝子の有無が性腺の分化を決定する
　Wolff管，Müller管，排泄腔から内・外性器が分化する

**女性生殖器の解剖学** ── 6
　概要
　骨盤内の血管系・神経系
　外陰
　腟
　子宮
　卵管
　卵巣
　乳房

**成熟と加齢による性機能の変化** ── 20
　思春期
　性成熟期
　更年期
　後生殖期（老年期）

**性周期とその調節機構** ── 24
　視床下部–下垂体–卵巣軸
　卵胞発育と排卵
　月経発来機序

**女性ホルモンの作用機序** ── 30
　女性ホルモンの種類と構造
　女性ホルモンの産生経路
　女性ホルモンの作用機序
　ステロイドホルモン受容体
　卵巣における女性ホルモンの産生
　月経周期中の女性ホルモンの変化
　女性ホルモンによる子宮内膜の増殖分化
　女性ホルモンによる生殖器以外の器官への作用

**妊娠の成立と維持** ── 36
　配偶子形成
　受精
　胚の発生分化と卵管内輸送
　着床
　妊娠維持機構

**胎児発育と胎児付属物** ── 42
　器官形成
　胎児発育曲線
　胎児・胎盤循環
　臓器の成熟
　胎盤の構造
　胎児・胎盤系内分泌

**子宮収縮と陣痛のメカニズム** ── 48
　子宮平滑筋の収縮機構
　陣痛発来機序
　オキシトシン
　プロスタグランジン

**乳汁分泌の生理** ── 52
　乳汁分泌・哺乳にかかわる乳房の構造
　乳汁分泌にかかわるホルモン
　乳汁分泌発来機序

**ジェンダーとセクシュアリティ** ── 56
　身体の性と心の性
　セクシュアリティの多様性

### B．診察と症候を学ぶ

**女性の診察**
　**診察のあり方** ── 58
　　医療面接
　　医療面接の導入部
　　主訴の把握
　　受診の動機，受診に至るまでの受療行動を知る
　　医師からの質問
　　主訴のまとめ

注意点
　　インフォームドコンセント
　　特殊な場合の対応
　　問診
　診察法 ————————————————— 62
　　視診
　　触診
　　腟鏡診
　　内診
　　直腸診
　　子宮消息子診
月経異常 ————————————————— 68
性成熟の異常 ——————————————— 69
腹部膨隆 ————————————————— 70
腫瘤 ——————————————————— 71
腹痛 ——————————————————— 72
排尿障害 ————————————————— 73
貧血 ——————————————————— 74
不正性器出血 ——————————————— 75
乳房痛，乳房の腫脹と乳汁漏出 ——————— 76
帯下の増量 ———————————————— 77
性交痛 —————————————————— 78
性器下垂・性器脱 ————————————— 79
不妊症・不育症 —————————————— 80
妊娠（悪阻を含む） ———————————— 81
不定愁訴と更年期障害 ——————————— 82

## C. 検査の基本を学ぶ

月経周期の検査法 ————————————— 84
　　月経周期とは
　　基礎体温
　　子宮頸管粘液検査
　　子宮内膜日付診
　　ホルモン測定
　　ホルモン負荷試験
　　卵胞発育
成熟発達の検査法 ————————————— 90
　　胎児の出生前診断
　　検査法（1）羊水検査
　　検査法（2）絨毛検査
　　検査法（3）胎児血検査
　　検査法（4）着床前診断
　　母体血清マーカー検査
　　NIPT

不妊症検査 ———————————————— 94
　　子宮卵管造影法；卵管因子と子宮因子の検査
　　Rubin 法；卵管因子の検査
　　精液検査；男性因子の検査
　　Huhner 試験；*in vivo* での精子〜頸管粘液適合
　　　試験，頸管因子の検査
　　Miller-Kurzrok 試験；*in vitro* での精子〜頸管
　　　粘液適合試験，頸管因子の検査
病理検査と腫瘍マーカー —————————— 98
　　子宮頸部細胞診
　　子宮内膜細胞診
　　子宮頸部組織診とコルポスコピー
　　子宮内膜組織診
　　腫瘍マーカー
内視鏡検査 ———————————————— 104
　　腹腔鏡検査
　　ヒステロスコピー
　　卵管鏡検査
画像検査（1）超音波断層法 ———————— 110
　　超音波に映る画像
　　子宮の超音波画像
　　卵巣の超音波画像
画像検査（2）MRI，CT，PET/CT ————— 118
　　MRI
　　CT
　　PET および PET/CT
胎児の診察 ———————————————— 124
　　胎位，胎向，胎勢，回旋とは
　　Leopold 触診法
胎児機能検査 ——————————————— 126
　　ノンストレステスト
　　コントラクションストレステスト
　　BPS
　　臍帯穿刺
産科超音波検査 —————————————— 130
　　超音波検査の目的
　　妊娠の確定診断
　　妊娠週数・分娩予定日の診断
　　胎児発育診断
　　胎児発育異常
　　胎盤・羊水量の診断
　　子宮頸管の観察

妊産褥婦の診察と検査
　妊娠の診断と妊婦管理 ——————— *134*
　　妊娠の診断
　　妊娠週数・分娩予定日の確定
　　妊娠届，母子健康手帳，妊婦健康診査
　産婦の診察と検査 ——————— *138*
　　娩出力
　　産道，胎児
　　胎児の well-being
　　分娩経過図
　新生児期の診察と検査 ——————— *144*
　　出生時の蘇生・診察
　　Apgar スコア，臍帯血検査
　　新生児の成熟徴候
　　原始反射
　　黄疸
　　新生児マススクリーニング
　妊婦の感染症検査 ——————— *150*
　　クラミジア
　　細菌性腟症
　　TORCH 症候群
　　ヒト免疫不全ウイルス
　　B 型肝炎ウイルス
　　C 型肝炎ウイルス
　　成人 T 細胞白血病ウイルス

## D．主な治療を学ぶ

ホルモン療法 ——————— *154*
　　性ステロイドホルモン補充療法
　　排卵誘発法としてのホルモン療法
　　HRT
化学療法と放射線療法
　感染症の薬物療法 ——————— *162*
　　抗菌薬
　　抗ウイルス薬
　悪性腫瘍の化学療法 ——————— *164*
　　抗癌薬
　悪性腫瘍の放射線療法 ——————— *166*
　　放射線療法の役割
　　適応疾患
　　放射線療法の実際
　　放射線療法の副作用

婦人科手術
　子宮摘出術 ——————— *168*
　　子宮摘出術の種類
　　子宮摘出術の適応
　　腹式単純子宮全摘術
　　腟式子宮全摘術
　　腹腔鏡補助下腟式子宮全摘術
　　広汎子宮全摘出術
　　子宮摘出術の合併症
　悪性卵巣腫瘍・CIN の手術 ——————— *172*
　　悪性卵巣腫瘍の手術
　　CIN の手術
　良性疾患の手術 ——————— *174*
　　付属器摘出術，卵巣摘出術
　　卵巣嚢腫摘出術
　　卵巣楔状切除術
　　筋腫核出術
　　子宮奇形の形成術
　urogynecology ——————— *176*
　　骨盤内臓器の解剖学的支持組織とその再建
　　腹圧性尿失禁の手術治療
　内視鏡下手術 ——————— *178*
　　腹腔鏡下手術
　　子宮鏡下手術
　　卵管鏡下卵管形成術
産科手術 ——————— *182*
　　急速遂娩術とは
　　急速遂娩術の選択
　　帝王切開術
　　鉗子・吸引分娩
　　頸管縫縮術
妊娠中の麻酔 ——————— *188*
　　母体の安全
　　胎児の安全
産科救急治療 ——————— *190*
　　産科救急治療とは
　　産科ショック
　　産科播種性血管内凝固症候群
　　母体搬送時のタイミングと留意点
　　新生児搬送の留意点
新生児の救急治療 ——————— *192*
　　蘇生の適応判定
　　初期処置

薬物投与
　　蘇生後の処置
**不妊治療と生殖補助医療** ── 194
　生殖補助医療とは
　体外受精
　顕微授精
　　胚凍結保存法
**第三者の関与する不妊治療（含む AIH）** ── 198
　人工授精
　精液処理
　第三者の関与する不妊治療

## II. 婦人科疾患を深く学ぼう

### A. 内分泌，生殖

**非典型的な性分化**
　**染色体異常と半陰陽** ── 202
　　染色体異常
　　Turner 症候群
　　Klinefelter 症候群
　　真性半陰陽
　**アンドロゲン不応症** ── 206
　　アンドロゲン不応症とは
　　病因について
　　臨床症状；病態と検査診断
　　治療と予後
　**性器の形態異常** ── 210
　　子宮奇形とは
　　子宮奇形の診断
　　子宮奇形の病態と分類
　　Mayer-Rokitansky-Küster-Hauser 症候群
**月経異常**
　**月経周期・量の異常** ── 212
　　月経周期
　　月経周期の異常
　　月経持続日数および量
　　月経持続日数および量の異常
　**機能性出血** ── 216
　　機能性出血とは
　　病態
　　診断
　　原因
　　治療
　**無月経** ── 218
　　無月経
　　原発無月経
　　続発無月経
　　神経性食欲不振症
　　体重減少性無月経
　**排卵障害** ── 224
　　視床下部-下垂体性排卵障害
　　黄体機能不全
　**月経困難症，月経前症候群** ── 228
　　月経困難症
　　月経前症候群
　**早発思春期，早発閉経** ── 232
　　早発思春期
　　早発閉経
**不妊症・不育症**
　**不妊症** ── 234
　　不妊症とは
　　原因診断と分類
　　女性年齢と不妊症
　**不妊に結びつく病態** ── 238
　　Asherman 症候群
　　高プロラクチン血症
　　多嚢胞性卵巣症候群
　**男性不妊症** ── 242
　　診断
　　精子の形成
　　精巣での造精機能障害
　　精路の通過障害
　　射精障害
　**不育症** ── 244
　　不育症とは
　　主な検査異常とその治療
　**更年期・閉経後障害** ── 246
　　更年期障害
　　エストロゲン欠乏性腟炎

骨粗鬆症
冠動脈疾患

## 性器下垂・性器脱と urogynecology ―― 249
高齢社会と urogynecology
骨盤臓器脱
腹圧性尿失禁

## 避妊 ―― 251
避妊法の理想条件と選択基準
低用量経口避妊薬
子宮内避妊器具，子宮内黄体ホルモン放出システム
緊急避妊法

## B. 腫瘍および類腫瘍

### 子宮筋腫 ―― 254
子宮筋腫とは
原因
病理
分類
症状
診断
子宮筋腫と子宮腺筋症との鑑別
治療

### 子宮腺筋症 ―― 258
子宮腺筋症とは
臨床像
症状
診断
治療

### 子宮内膜症 ―― 261
病態生理
臨床症状
診断
治療

### 子宮頸癌とその前駆病変 ―― 266
疫学，病因
組織学的分類
病態生理
症状，診断
臨床進行期
治療，予後

### 子宮体部悪性腫瘍とその前駆病変 ―― 274
子宮体部悪性腫瘍

子宮肉腫

### 付属器腫瘍 ―― 280
卵巣腫瘍
卵管の腫瘍

### 絨毛性疾患 ―― 286
絨毛性疾患とは
定義・診断基準
診断・治療
存続絨毛症・侵入奇胎・絨毛癌の治療・予後

### 外陰・腟腫瘍とその関連病変 ―― 292
外陰部腫瘍
腟腫瘍

## C. 炎症

### 炎症性疾患

#### 外陰部，腟の炎症性疾患 ―― 295
腟・外陰炎とは
腟カンジダ炎
トリコモナス腟炎
クラミジア感染症
細菌性腟症
エストロゲン欠乏性腟炎

#### 子宮の炎症性疾患 ―― 297
子宮腟部びらん
子宮頸管炎
子宮内膜炎

#### 付属器，骨盤の炎症性疾患 ―― 299
付属器，骨盤の炎症性疾患とは
原因
症状
検査
治療
予後

### 性感染症 ―― 301
淋菌感染症
梅毒
性器クラミジア感染症
腟トリコモナス症
性器カンジダ症
性器ヘルペス
尖圭コンジローマ
ヒト免疫不全ウイルス感染症／エイズ

# III. 妊娠分娩を深く学ぼう

## A. 妊娠経過とその異常

### 妊娠による母体の生理的変化

#### 性器の変化 —————————— 306
子宮の変化
卵巣の変化
腟と外陰部の変化

#### 全身の変化 —————————— 308
体重の変化
内分泌系の変化
代謝の変化
呼吸器系の変化
循環器系の変化
血液系の変化
免疫系の変化
泌尿器系の変化
消化器系の変化
筋骨格系の変化
皮膚の変化

### 妊産婦の栄養指導 —————————— 314
妊娠に備えた健康管理の重要性；わが国妊孕世代女性の栄養状態
今後の課題

### 妊娠悪阻 —————————— 317
つわり
妊娠悪阻
合併症
治療

### 流産 —————————— 320
流産とは
頻度
原因
分類
症状
検査, 診断
鑑別診断
治療

### 異所性妊娠 —————————— 324
異所性妊娠とは
原因
頻度
異所性妊娠の分類と割合
卵管妊娠
卵巣妊娠
腹腔妊娠
卵管間質部妊娠
頸管妊娠

### 切迫早産と早産 —————————— 328
切迫早産と早産とは
分類と要因
頻度
早産児の予後
実態
絨毛膜羊膜炎
前期破水
細菌性腟症
子宮頸管長短縮例と子宮頸管無力症
診断と治療

### 妊娠高血圧症候群 —————————— 338
妊娠高血圧症候群とは
定義, 分類
病因, 病態論
診断
管理
産褥期の HDP

### 子癇 —————————— 344
子癇とは
前駆症状
治療法
リスクファクターと鑑別診断
予後

### HELLP 症候群 —————————— 349
HELLP 症候群とは
疫学
症状
診断, 検査
鑑別診断
治療
予後

### 常位胎盤早期剥離 —————————— 351
常位胎盤早期剥離とは
疫学

病因
症状
診断
鑑別診断
治療
予後

前置胎盤と癒着胎盤
　前置胎盤 ———————————— 354
　　前置胎盤とは
　　分類
　　関連する病態
　　リスクファクターと診断
　　症状
　　治療
　癒着胎盤 ———————————— 358
　　癒着胎盤とは
　　分類
　　原因
　　症状
　　診断
　　治療
　羊水量の異常 ———————————— 360
　　羊水量の異常とは
　　原因
　　症状
　　合併症
　　検査
　　治療
　多胎妊娠 ———————————— 362
　　多胎妊娠とは
　　双胎の分類
　　合併症
　　妊娠管理

ハイリスク妊娠と合併症妊娠
　前回帝王切開 ———————————— 366
　　前回帝王切開術後の妊娠中の合併症
　　VBACの候補者と禁忌
　妊娠糖尿病および糖尿病合併妊娠 ———————————— 368
　　糖代謝異常合併妊娠
　　糖代謝異常合併妊娠のリスク
　　妊娠糖尿病の危険因子；問診の重要性
　　管理方針

　婦人科合併症 ———————————— 372
　　子宮筋腫
　　卵巣腫瘍
　　子宮頸癌
　その他の偶発合併症 ———————————— 374
　　血液疾患合併妊娠
　　自己免疫疾患合併妊娠
　　甲状腺疾患合併妊娠
　　心疾患合併妊娠
　　糖尿病合併妊娠
　　気管支喘息合併妊娠
　　慢性腎臓病合併妊娠
　　精神・神経疾患合併妊娠

正常分娩の生理と管理
　分娩の三要素 ———————————— 386
　　娩出力
　　産道
　　娩出物
　正常分娩の経過 ———————————— 388
　　分娩とは
　　Friedman曲線
　胎児下降度 ———————————— 390
　　触診による判定
　　内診による判定
　　児頭下降の表現法
　回旋 ———————————— 392
　　回旋とは
　　胎向・胎勢とは
　分娩介助法 ———————————— 394
　　分娩第1期
　　分娩第2期
　　分娩介助
　　分娩第3期
　　肩甲難産
　正常分娩のまとめ ———————————— 396
　　正常分娩とは
　　分娩経過とその分類
　　分娩の三要素とは
　　正常分娩の進行と児頭回旋
　　胎盤の娩出（分娩第3期）

分娩経過の異常
　娩出力の異常 ———————————— 398
　　微弱陣痛

過強陣痛
　産道の異常 ──────── *404*
　　　分娩の三要素
　　　人類進化の歴史
　　　骨盤の検査方法
　　　Caldwell-Moloy 分類
　　　児頭骨盤不均衡
　　　軟産道強靭
　胎児性分娩異常 ──────── *410*
　　　胎位異常とは
　　　胎勢・回旋・進入の異常とは
　　　肩甲難産とは
　遷延分娩 ──────── *414*
　　　遷延分娩とは
　　　病態
　　　診断
　　　臨床症状
　　　治療
　前期破水 ──────── *416*
　　　前期破水とは
　　　原因
　　　症状，合併症
　　　鑑別疾患
　　　診断
　　　管理
　胎児機能不全 ──────── *418*
　　　胎児機能不全とは
　　　病態
　　　主な原因
　　　検査
　　　管理
胎児付属物の異常
　臍帯巻絡・臍帯結節 ──────── *420*
　　　診断
　　　真結節
　臍帯下垂・脱出 ──────── *422*
　　　診断
　　　管理
正常産褥の生理
　子宮と全身の復古 ──────── *424*
　　　子宮の復古
　　　全身の復古

　乳汁分泌 ──────── *426*
　　　乳汁分泌の生理
　　　乳汁の成分
　　　母乳栄養の確立について
分娩損傷と異常出血
　子宮破裂 ──────── *428*
　　　頻度・リスク因子
　　　症状
　　　診断
　子宮内反，頸管裂傷 ──────── *430*
　　　子宮内反
　　　頸管裂傷
　腟会陰裂傷 ──────── *432*
　　　腟壁裂傷
　　　会陰裂傷
　　　会陰切開
　　　管理
　異常出血 ──────── *434*
　　　原因
　　　鑑別診断
　弛緩出血 ──────── *436*
　　　弛緩出血とは
　　　病態
　　　原因
　　　症状
　　　診断
　　　治療
　出血性ショック ──────── *438*
　　　出血性ショックとは
　　　病態
　　　原因
　　　症状
　　　診断
　　　治療
　羊水塞栓 ──────── *440*
　　　羊水塞栓症とは
　　　病態
　　　誘因
　　　症状
　　　診断
　　　治療

産褥の異常
- 子宮復古不全 —— 442
  - 子宮復古不全とは
  - 原因
  - 症状
  - 診断
  - 治療
- 産褥熱 —— 444
  - 産褥熱とは
  - 感染経路
  - 起因菌
  - 誘因
  - 症状
  - 診断
  - 治療
- 乳腺炎 —— 446
  - うっ滞性乳腺炎
  - 化膿性乳腺炎
  - 乳腺膿瘍
- 産褥期精神障害 —— 448
  - マタニティーブルーズ症候群
  - 産後うつ病
  - 産褥精神病
- 静脈血栓塞栓症・肺塞栓症 —— 450
  - 静脈血栓塞栓症・肺塞栓症とは
  - 病因
  - 表在性血栓性静脈炎
  - 深部静脈血栓症
  - 肺血栓塞栓症
  - 産褥期の深部静脈血栓症の予防対策

胎児の異常
- 胎児発育不全 —— 452
  - IUGRとは
  - 診断
  - 原因疾患
  - 管理
  - 娩出方法
  - 新生児管理
- 血液型不適合妊娠 —— 454
  - 血液型不適合妊娠とは
  - 抗Rh（D）抗体陰性妊婦の管理
  - 抗Rh（D）抗体陽性妊婦の管理
- 子宮内胎児死亡 —— 456
  - 子宮内胎児死亡とは
  - 原因
  - 徴候
  - 診断
  - 管理
- 母子感染 —— 458
  - 母子感染とは
  - 風疹ウイルス
  - サイトメガロウイルス
  - 単純ヘルペスウイルス
  - 成人T細胞白血病ウイルス
  - パルボウイルスB19
  - ヒト免疫不全ウイルス
  - B型肝炎ウイルス
  - C型肝炎ウイルス
  - トキソプラズマ
  - B群溶連菌
  - その他の母子感染

新生児の異常
- 新生児仮死 —— 464
  - 新生児仮死
  - 新生児の呼吸障害
- 新生児黄疸 —— 466
  - 高間接ビリルビン血症
  - 母乳性黄疸
- 分娩損傷 —— 468
  - 頭部損傷
  - 骨折
  - 内臓損傷
  - 末梢神経損傷
- 先天異常 —— 470
  - 先天異常とは
  - 染色体異常
  - 頭部・顔面の異常
  - 口唇裂，口蓋裂
  - 胸・腹部の異常
  - 先天性心疾患
  - 消化管閉鎖
  - Potter症候群
  - 四肢・脊椎の異常
  - 骨系統疾患

- 索引 —— 476

## Basic Point

### Ⅰ. 産婦人科を深く知るための基本講義

| | |
|---|---:|
| 身体的表現型としての性の異常例 | 2 |
| 扁平円柱上皮境界 | 12 |
| two-cell two-gonadotropin theory とは | 25 |
| ゲノムインプリンティング | 36 |
| 臓器発生 | 44 |
| 胎児血流 | 44 |
| 胎児肺成熟 | 44 |
| 精子の通過障害 | 77 |
| 「不妊症検査→不妊因子」のまとめ | 97 |
| HPV 感染と子宮頸癌 | 103 |
| 腹壁血管 | 107 |
| 超音波で見えるもの＝超音波を当てると跳ね返るもの | 112 |
| 胎児 MRI と造影検査 | 119 |
| ガストログラフィン | 120 |
| 心拍制御の生理学 | 129 |
| 組織型との関係（放射線療法） | 166 |
| 骨盤機能再建手術 | 177 |
| 卵管の機能 | 181 |
| 不妊治療の中の ART | 197 |
| 精子洗浄濃縮 | 199 |

### Ⅱ. 婦人科疾患を深く学ぼう

| | |
|---|---:|
| 染色体不分離メカニズム | 205 |
| 卵胞発育と排卵の機序 | 222 |
| 標準体重 | 227 |
| アラキドン酸の代謝，PG の産生 | 230 |
| 骨盤底筋群 | 250 |
| ECP の作用機序とは | 253 |
| 子宮腺筋症のメカニズム | 259 |
| HPV について | 272 |
| randomized clinical trial | 278 |
| 子宮筋腫とエストロゲン分泌の関係 | 279 |
| 子宮腟部びらんの年齢による変化 | 297 |

### Ⅲ. 妊娠分娩を深く学ぼう

| | |
|---|---:|
| 仰臥位低血圧症候群 | 306 |
| 子宮底長の概算法 | 307 |
| わが国の妊婦栄養指導の歴史 | 315 |
| 鑑別診断（妊娠中の嘔気，嘔吐） | 318 |
| 妊娠悪阻による Wernicke 脳症 | 319 |
| 血液塗抹標本（分裂赤血球） | 350 |
| 生体結紮 | 357 |
| 多胎の頻度 | 363 |
| 妊娠時の糖代謝の生理 | 370 |
| 分娩第 1 期～第 3 期とは | 389 |
| CPD の判定に関する用語 | 391 |
| 陣痛の特徴 | 395 |
| 新生児の胸部 X 線 | 465 |
| ビリルビンの代謝 | 467 |
| 脳脊髄液の循環 | 474 |
| 染色体相互転座 | 475 |

# Level up View

## I．産婦人科を深く知るための基本講義

| | |
|---|---:|
| 性腺分化にかかわる遺伝子 | 4 |
| 黄体化 | 25 |
| 減数分裂の停止と再開 | 38 |
| 胎児発育 | 45 |
| 卵胞発育と子宮内膜の関係 | 89 |
| 内膜細胞診の分類 | 99 |
| TBS | 102 |
| THL | 108 |
| 超音波で性器脱や尿失禁を診る | 117 |
| 奇形腫と内膜症性嚢胞と粘液性嚢胞腺腫の鑑別のためのポイント | 122 |
| 卵巣静脈 | 123 |
| 従来の妊婦健診に追加される検査 | 136 |
| 多胎妊娠の膜性診断 | 137 |
| 新生児の診察 | 145 |
| HPVワクチン | 163 |
| 分子標的治療薬 | 165 |
| 新薬の臨床試験 | 165 |
| 放射線の副作用の機序 | 166 |
| 広汎子宮頸部摘出術 | 170 |
| 腹腔鏡下手術 | 175 |
| TVM手術の修復レベル | 176 |
| 被膜児帝王切開法 | 186 |
| 卵子凍結，卵巣凍結 | 195 |
| 子どもが自己の出自を知る権利 | 199 |

## II．婦人科疾患を深く学ぼう

| | |
|---|---:|
| アンドロゲンと性差 | 208 |
| 過多月経の新しい治療法 | 214 |
| 肥満による排卵障害 | 225 |
| LUF | 226 |
| プロスタグランジンと子宮収縮 | 231 |
| 早発閉経における妊孕性 | 232 |
| 原因不明不妊症 | 237 |
| 潜在性高プロラクチン血症 | 239 |
| 卵巣楔状切除術 | 240 |
| 恥骨頸部筋膜 | 250 |
| UAE，FUSについて | 255 |
| 子宮筋腫と子宮腺筋症のMRI像の違い，鑑別のポイント | 257 |
| 子宮内膜症に対する新しいホルモン療法 | 265 |
| 婦人科検診，TBSについて | 269 |
| エストロゲンの相対的過剰刺激 | 277 |
| 子宮体癌再発リスク | 279 |
| 卵巣の類腫瘍 | 281 |
| 傍卵巣腫瘍 | 282 |
| 腹膜癌 | 282 |
| 腹膜偽粘液腫 | 283 |
| phantom hCG（false positive hCG） | 291 |
| hyperglycosylated hCG | 291 |
| quiescent GTD | 291 |
| Bowen病 | 293 |
| 外陰部の良性腫瘍・疾患 | 294 |
| Gartner嚢胞 | 294 |
| 腟炎を引き起こす全身疾患 | 296 |

## III．妊娠分娩を深く学ぼう

| | |
|---|---:|
| 内診によりわかる妊娠の徴候 | 307 |
| 血液凝固・線溶系の変化について | 311 |
| 妊婦栄養指針の問題点 | 316 |
| つわりの病因 | 319 |
| 化学流産 | 321 |
| 卵黄嚢の膨化 | 321 |
| 絨毛膜下血腫 | 323 |
| 卵管切除術と卵管保存術 | 327 |
| 外妊存続症 | 327 |
| 胎児炎症反応症候群 | 330 |
| 生活習慣病と早産との関係 | 332 |
| 高血圧診断時の留意点 | 340 |
| 降圧レベルの目標と限界 | 341 |
| 降圧薬の選択 | 342 |
| 産褥期発症のPIH | 343 |
| 拡散強調画像とADCマップ | 347 |
| けいれんに関する2つの仮説 | 348 |
| 急性妊娠脂肪肝 | 350 |
| Couvelaire徴候 | 352 |
| 前置胎盤と常位胎盤早期剥離 | 356 |
| 癒着胎盤の画像診断 | 359 |
| 無心体双胎 | 364 |
| 結合双胎 | 364 |
| TTTSに対するレーザー手術 | 365 |
| VBACについて | 367 |
| 陣痛促進薬の投与方法と注意事項，副作用 | 403 |
| 外回転術 | 410 |
| 骨盤位娩出術 | 413 |
| 子宮底の触れ方 | 425 |
| 横隔膜ヘルニアの呼吸管理 | 471 |
| 神経管閉鎖障害の予防 | 473 |

『講義録　産科婦人科学』
# 執筆者一覧

## 編集

| | |
|---|---|
| 石原　理 | 埼玉医科大学医学部産科婦人科学教授 |
| 柴原浩章 | 自治医科大学医学部産科婦人科学教授 |
| 三上幹男 | 東海大学医学部専門診療学系産婦人科学教授 |
| 板倉敦夫 | 埼玉医科大学医学部産科婦人科学教授 |

## 執筆者（掲載順）

| | |
|---|---|
| 遠藤俊明 | 札幌医科大学産科・周産期／内分泌科生殖内分泌科准教授 |
| 齋藤　豪 | 札幌医科大学医学部産婦人科教授 |
| 和泉俊一郎 | 東海大学医学部専門診療学系産婦人科教授 |
| 布田孝代 | 東海大学医学部専門診療学系産婦人科非常勤講師 |
| 梶原　健 | 埼玉医科大学医学部産科婦人科学准教授 |
| 髙木耕一郎 | 東京女子医科大学東医療センター産婦人科教授 |
| 梁　善光 | 帝京大学ちば総合医療センター産婦人科教授 |
| 石田康生 | 帝京大学ちば総合医療センター臨床病理部教授 |
| 綾部琢哉 | 帝京大学医学部産婦人科学教授 |
| 亀井良政 | 東京大学医学部附属病院女性診療科・産科講師 |
| 木村　正 | 大阪大学大学院医学系研究科産科学婦人科学教授 |
| 百枝幹雄 | 東京大学医学部附属病院女性外科講師 |
| 中塚幹也 | 岡山大学大学院保健学研究科教授 |
| 久具宏司 | 東京大学医学部産科婦人科学講師 |
| 石原　理 | 埼玉医科大学医学部産科婦人科学教授 |
| 谷内麻子 | 聖マリアンナ医科大学医学部産婦人科学講師 |
| 石塚文平 | 聖マリアンナ医科大学医学部産婦人科学教授 |
| 小林陽一 | 聖マリアンナ医科大学医学部産婦人科学准教授 |
| 種市明代 | 自治医科大学医学部産科婦人科学助教授 |
| 古山将康 | 北野病院産婦人科部長 |
| 杉山太朗 | 東海大学医学部専門診療学系産婦人科学 |
| 清水康史 | 東京医科歯科大学大学院医歯学総合研究科生殖機能協関学講師 |
| 片桐由起子 | 東邦大学医学部産科婦人科学講師 |
| 久慈直昭 | 慶應義塾大学医学部産婦人科学講師 |
| 近藤朱音 | 東海大学医学部専門診療学系産婦人科学講師 |
| 石本人士 | 東海大学医学部専門診療学系産婦人科学教授 |
| 小森慎二 | 兵庫医科大学産科婦人科学教授 |
| 齊藤英和 | 国立成育医療センター不妊診療科医長 |
| 齊藤隆和 | 国立成育医療センター不妊診療科 |
| 難波　聡 | 埼玉医科大学医学部産科婦人科学講師 |
| 松林秀彦 | 大阪 New ART クリニック，東海大学医学部専門診療学系産婦人科学准教授 |
| 藤村正樹 | 東京医科大学茨城医療センター産科婦人科学教授 |
| 西井　修 | 帝京大学医学部附属溝口病院産婦人科教授 |
| 小林浩一 | 社会保険中央総合病院副院長・産婦人科部長 |
| 坂巻　健 | 社会保険中央総合病院産婦人科医長 |
| 小澤栄人 | 埼玉医科大学国際医療センター画像診断科准教授 |
| 田中淳司 | 埼玉医科大学国際医療センター放射線科教授 |
| 西林　学 | 埼玉医科大学医学部産科婦人科学 |
| 篠塚憲男 | 胎児医学研究所代表 |
| 松崎陽平 | 慶應義塾大学医学部小児科学 |
| 池田一成 | 慶應義塾大学医学部小児科学講師 |
| 三鴨廣繁 | 愛知医科大学大学院医学研究科感染制御学教授 |
| 矢野　哲 | 東京大学大学院医学系研究科産科学准教授 |
| 後藤友子 | 防衛医科大学校産科婦人科学 |
| 伊東久夫 | 千葉大学大学院医学研究院放射線医学教授 |
| 長尾昌二 | 埼玉医科大学国際医療センター包括的がんセンター婦人科腫瘍科准教授 |
| 平澤　猛 | 東海大学医学部専門診療学系婦人科学講師 |
| 村上　節 | 滋賀医科大学産科学婦人科学教授 |
| 喜多伸幸 | 滋賀医科大学産科学婦人科学講師 |
| 田中利隆 | 順天堂大学医学部産婦人科学准教授 |
| 竹田　省 | 順天堂大学医学部産婦人科学教授 |
| 原　厚子 | 順天堂大学医学部麻酔科学・ペインクリニック講座 |
| 稲田英一 | 順天堂大学医学部麻酔科学・ペインクリニック講座教授 |

| | | | |
|---|---|---|---|
| 長野宏史 | 順天堂大学医学部附属練馬病院産科・婦人科准教授 | 明楽重夫 | 日本医科大学産婦人科学准教授 |
| | | 齋藤　滋 | 富山大学医学薬学研究部産科婦人科学教授 |
| 和田雅樹 | 新潟大学医歯学総合病院周産母子センター小児科講師 | 関　博之 | 埼玉医科大学総合医療センター総合周産期母子医療センター教授 |
| 栁田　薫 | 国際医療福祉大学病院リプロダクションセンター教授 | 松田秀雄 | 防衛医科大学校産科婦人科学講師 |
| | | 板倉敦夫 | 埼玉医科大学医学部産科婦人科学教授 |
| 澤井英明 | 京都大学大学院医学研究科社会健康医学系専攻遺伝カウンセラー・コーディネータユニット准教授 | 左合治彦 | 国立成育医療センター周産期診療部部長 |
| | | 杉山　隆 | 三重大学医学部附属病院周産母子センター准教授 |
| | | 牧野康男 | 東京女子医科大学医学部産婦人科学准教授 |
| 田中宏幸 | 兵庫医科大学産科婦人科学講師 | 岡垣竜吾 | 埼玉医科大学医学部産婦人科学准教授 |
| 沖　利通 | 鹿児島大学病院女性診療センター産婦人科講師 | 高木健次郎 | 埼玉医科大学総合医療センター産婦人科准教授 |
| 堂地　勉 | 鹿児島大学病院女性診療センター産婦人科 | 伊藤雄二 | 公益社団法人地域医療振興協会西吾妻福祉病院長・産婦人科 |
| 永山志穂 | 県立宮崎病院産婦人科 | | |
| 髙見澤聡 | 自治医科大学医学部産科婦人科学講師 | 三木明徳 | 埼玉医科大学医学部産婦人科学講師 |
| 藤永友佳子 | 九州大学大学院医学研究院精神病態医学 | 石川　源 | 日本医科大学千葉北総病院女性診療科・産科講師 |
| 杉下陽堂 | 聖マリアンナ医科大学医学部婦人科学 | 大橋昌尚 | 宮崎市郡医師会病院産婦人科 |
| 鈴木達也 | 自治医科大学医学部産科婦人科学講師 | 古川誠志 | 宮崎大学医学部産婦人科学 |
| 今本　敬 | 千葉大学医学部附属病院泌尿器科講師 | 鮫島　浩 | 宮崎大学医学部産婦人科学准教授 |
| 市川智彦 | 千葉大学大学院医学研究院泌尿器科学教授 | 甲斐克秀 | 宮崎市郡医師会病院産婦人科 |
| 杉　俊隆 | 杉ウイメンズクリニック院長 | 道方香織 | 宮崎市郡医師会病院産婦人科 |
| 北村邦夫 | 日本家族計画協会クリニック所長 | 長谷川潤一 | 昭和大学医学部産婦人科 |
| 西島義博 | 東海大学医学部専門診療学系産婦人科学 | 正岡直樹 | 東京女子医科大学八千代医療センター産婦人科准教授 |
| 福地　剛 | 池上総合病院婦人科部長 | | |
| 村松俊成 | 東海大学医学部専門診療学系産婦人科准教授 | 袖山雅子 | 東京女子医科大学八千代医療センター産婦人科 |
| 佐々木茂 | 社団法人飯野病院産婦人科顧問 | 下屋浩一郎 | 川崎医科大学産婦人科学教授 |
| 佐々木康 | 昭和大学医学部産婦人科学講師 | 松田義雄 | 東京女子医科大学医学部産婦人科学教授 |
| 千島史尚 | 日本大学医学部産婦人科学系産婦人科学分野講師 | 渡辺　尚 | 自治医科大学医学部産婦人科学准教授 |
| 山本樹生 | 日本大学医学部産婦人科学系産婦人科学分野教授 | 大口昭英 | 芳賀赤十字病院婦人科部長 |
| 野口靖之 | 愛知医科大学産婦人科学講師 | 薄井里英 | 自治医科大学医学部産科婦人科学講師 |
| 伊東宏晃 | 浜松医科大学周産母子センター講師 | 松原茂樹 | 自治医科大学医学部産科婦人科学教授 |

# 凡例（本書の特徴）

◎本書は『医学教育モデル・コア・カリキュラム―教育内容ガイドライン』を参考に項目を構成しました。

## Basic Point

●本文項目に関連する，生理学，生化学，病理学，細胞生物学などの基礎知識の重要ポイントや，診療の基礎知識について，簡単に解説しています。

## Level up View

●臨床実習を行う5，6年次や，より深い知識を得たいと考えている学生のために，臨床現場の最新情報や，最近注目の研究発表など，さらにレベルアップした内容について掲載しています。

## Self Check

●各項目ごとに覚えるべきポイントをまとめてあります。

## Side Memo

●本文右欄には，Side Memo として Key Word やその定義，正常値・異常値など，暗記すべき重要な事柄や，本文には盛り込めないが知識としては知っておくべき内容を掲載しています。また，文中は略語や日本語表記にし，Side Memo として英文フルスペル等を掲載しています。

# 産科婦人科学で使われる略語

| 略語 | ページ | フルスペル | 日本語訳 |
|---|---|---|---|
| **A** | | | |
| AC | 132 | abdominal circumference | 腹囲 |
| ACOG | 318 | American College of Obstetricians and Gynecologists | 米国産科婦人科学会 |
| ACT-D | 290 | actinomycin-D | アクチノマイシン D |
| AEDV | 452 | absent enddiastolic velocity | |
| AFI | 133, 360 | amniotic fluid index | 羊水インデックス |
| AFLP | 349 | acute fatty liver of pregnancy | 急性妊娠脂肪肝 |
| AFP | 103, 283, 333 | $\alpha$-fetoprotein | $\alpha$-フェトプロテイン |
| AGS | 57 | adrenogenital syndrome | 副腎性器症候群 |
| AID | 198 | artificial insemination with donor's semen | 非配偶者間人工授精 |
| AIDS | 304 | acquired immune deficiency syndrome | エイズ |
| AIH | 194, 198 | artificial insemination with husband's semen | 配偶者間人工授精 |
| AIS | 57, 206 | androgen insensitivity syndrome | アンドロゲン不応症 |
| ALT | 260, 461 | alanine amino transferase | アラニンアミノトランスフェラーゼ |
| AMH | 4 | antimüllerian hormone | 抗 Müller 管ホルモン |
| APTD | 132 | anteroposterior trunk diameter | 躯幹前後径 |
| APTT | 214, 456 | activated partial thromboplastin time | 活性化部分トロンボプラスチン時間 |
| ART | 194, 242 | assisted reproductive technology | 生殖補助医療 |
| AST | 260, 349, 461 | aspartate amino transferase | アスパラギン酸アミノトランスフェラーゼ |
| AZT | 163 | azidothymidine | アジドチミジン |
| **B・C** | | | |
| BBT | 226 | basal body temperature | 基礎体温 |
| BPD | 132, 135 | biparietal diameter | 大横径 |
| bpm | 126, 134, 142, 418 | beat per minute | 拍/分, 心拍数 |
| BPS | 128, 452 | biophysical profile score | |
| BTB | 332, 416 | bromthymol blue | ブロムチモール・ブルー |
| BUN | 312 | blood urea nitrogen | 血液尿素窒素 |
| BV | 150, 162, 328 | bacterial vaginosis | 細菌性腟症 |
| CA125 | 102, 259, 262, 280 | carbohydrate antigen 125 | 糖鎖抗原 125 |
| CAM | 330 | chorioamnionitis | 絨毛膜羊膜炎 |

*(19)*

| | | | |
|---|---|---|---|
| CCRT | *164, 270* | concurrent chemoradiotherapy | 同時化学放射線療法 |
| CEA | *102, 268, 283* | carcinoembryonic antigen | 癌胎児性抗原 |
| CIN | *172, 266* | cervical intraepithelial neoplasia | 子宮頸部上皮内腫瘍 |
| CIS | *172* | carcinoma in situ | 上皮内癌 |
| CMV | *458* | cytomegalovirus | サイトメガロウイルス |
| COC | *195* | cumulus oocyte complex | 卵丘卵子複合体 |
| CPD | *390, 400, 404* | cephalopelvic dispropotion | 児頭骨盤不均衡 |
| CRH | *49, 330* | corticotropin releasing hormone | 副腎皮質刺激ホルモン放出ホルモン |
| CRL | *130, 134* | crown-rump length | 頭殿長 |
| CRS | *458* | congenital rubella syndrome | 先天性風疹症候群 |
| CST | *128* | contraction stress test | コントラクションストレステスト |
| CTG | *138* | cardiotocogram | 胎児心拍数陣痛図 |

## D・E

| | | | |
|---|---|---|---|
| DES | *292* | diethylstilbesterol | ジエチルスチルベストロール |
| DHEA | *20* | dehydroepiandrosterone | デヒドロエピアンドロステロン |
| DHEA-S | *20, 47, 49, 330* | dehydroepiandrosterone sulfate | 硫酸デヒドロエピアンドロステロン |
| DIC | *190, 325, 344, 349, 351, 440, 445, 456* | disseminated intravascular coagulation | 播種性血管内凝固症候群 |
| DSD | *57* | disorders of sex development | 性分化障害 |
| DSM | *56* | Diagnostic and Statistical Manual of Mental Disorders | |
| $E_1$ | *240* | estrone | エストロン |
| $E_2$ | *86, 102, 214, 222, 240* | estradiol | エストラジオール |
| $E_3$ | | estriol | エストリオール |
| EE | *251* | ethynyl estradiol | エチニルエストラジオール |
| EFW | *130* | estimated fetal body weight | 推定胎児体重 |
| EIA | *134, 300* | enzyme immunoassay | 酵素イムノアッセイ |
| ELISA | *304* | enzyme-linked immunosorbent assay | 酵素免疫抗体法 |
| ESR | *312* | erythrocyte sedimentation rate | 赤血球沈降速度 |

## F・G

| | | | |
|---|---|---|---|
| FBM | *128* | fetal breathing movement | 胎児呼吸様運動 |
| fFN | *332* | fetal fibronectin | 癌胎児性フィブロネクチン |
| FFP | *190* | fresh frozen plasma | 新鮮凍結血漿 |
| FGR | *132* | fetal growth restriction | 胎児発育不全 |

| | | | |
|---|---|---|---|
| FHR | 422 | fetal heart rate | 胎児心拍数 |
| FIGO | 269, 279, 285, 287 | International Federationbof Gynecology and Obstetrics | 国際産婦人科連合 |
| FL | 132 | femur length | 大腿骨長 |
| FMR1 | 232 | fragile X mental retardation 1 | |
| FSH | 24, 33, 86, 156, 194, 212, 220,224, 232, 240, 242 | follicle stimulating hormone | 卵胞刺激ホルモン |
| GDM | 368 | gestational diabetes mellitus | 妊娠糖尿病 |
| GFR | 312 | glomerular filtration rate | 糸球体濾過率 |
| GH | 18, 46, 52 | growth hormone | 成長ホルモン |
| GHRH | 52 | growth hormone-releasing hormone | 成長ホルモン放出ホルモン |
| GID | 2, 56 | gender identity disorder | 性同一性障害 |
| GnRH | 24, 86, 156, 194, 222, 224, 230, 232, 240, 256, 260, 264 | gonadotropin releasing hormone | ゴナドトロピン放出ホルモン |
| GS | 130, 134, 325 | gestational sac | 胎嚢 |
| GTN | 287 | gestational trophoblastic neoplasia | 妊娠性絨毛性腫瘍 |

## H

| | | | |
|---|---|---|---|
| HAART | 163, 304 | highly active antiretroviral therapy | 高活性抗レトロウイルス療法 |
| HBe | 461 | hepatitis B virus envelope | B 型肝炎ウイルス外被 |
| HBIG | 461 | hepatitis B immunoglobulin | B 型肝炎免疫グロブリン |
| HBs | 461 | hepatitis B virus surface | B 型肝炎ウイルス表面 |
| hCG | 28, 40, 46, 52, 101, 130, 134, 157, 194, 288, 308, 322, 324, 378 | human chorionic gonadotropin | ヒト絨毛性ゴナドトロピン |
| hCS | 18 | human chorionic somatomammotropin | ヒト絨毛性ソマトマンモトロピン |
| HDL | 33, 248 | high density lipoprotein | 高比重リポ蛋白 |
| HDN | 454 | hemolytic disease of the newborn | 新生児溶血性疾患 |
| HDP | 338 | hypertensive disorders of pregnancy | 妊娠高血圧症候群 |
| HE | 85 | Hematoxylin-Eosin | ヘマトキシリン・エオジン |
| HI | 458 | hemagglutination inhibition | 赤血球凝集抑制 |
| HIV | 152, 163, 304 | human immunodeficiency virus | ヒト免疫不全ウイルス |
| HLA | 40 | human leukocyte antigen | ヒト白血球抗原 |
| hMG | 86, 156, 194 | human menopausal gonadotropin | ヒト閉経期尿性ゴナドトロピン |
| hPL | 18, 52 | human placental lactogen | ヒト胎盤性ラクトーゲン |
| HPV | 163, 266, 292, 304 | human papillomavirus | ヒトパピローマウイルス |
| HRT | 154 | hormone replacement therapy | ホルモン補充療法 |
| HSG | 104, 238 | hysterosalpingography | 子宮卵管造影法 |

| | | | |
|---|---|---|---|
| **HSIL** | *98* | high grade-squamous intraepithelial lesion | |
| **HSV** | *163, 303* | herpes simplex virus | 単純ヘルペスウイルス |

## I・L

| | | | |
|---|---|---|---|
| **IC** | *60* | informed consent | インフォームドコンセント |
| **ICD** | *56* | International Classification of Diseases | 国際疾病分類 |
| **ICSI** | *196, 242* | intracytoplasmic sperm injection | 卵細胞質内精子注入法 |
| **IGF** | *46* | insulin-like growth factor | インスリン様成長因子 |
| **IGFBP-1** | *333* | insulin-like growth factor binding protein-1 | インスリン様成長因子結合蛋白-1 |
| **IUD** | *213, 238, 252, 298* | intrauterine device | 子宮内避妊器具 |
| **IUFD** | *338* | intrauterine fetal death | 子宮内胎児死亡 |
| **IUGR** | *338, 360, 364, 452* | intrauterine growth restriction | 胎児発育不全 |
| **IUS** | *252* | Intrauterine System | 子宮内避妊システム |
| **IVF** | *194* | *in vitro* fertilization | 体外受精 |
| **IVF-ET** | *194* | *in vitro* fertilization and embryo transfer | 体外受精-胚移植法 |
| **IVH** | *335* | intravetricular hemorrhage | 脳室内出血 |
| **LAM** | *179* | laparoscopically assisted myomectomy | 腹腔鏡補助下筋腫摘出術 |
| **LAVH** | *179* | laparoscopically assisted vaginal hysterectomy | 腹腔鏡補助下腟式子宮全摘術 |
| **LFD** | *452* | light-for-dates | |
| **LH** | *24, 32, 38, 86, 103, 154, 194, 212, 220, 224, 240, 242* | luteinizing hormone | 黄体化ホルモン |
| **LM** | *179* | laparoscopic myomectomy | 腹腔鏡下筋腫摘出術 |
| **LSIL** | *98* | low grade-squamous intraepithelial lesion | |
| **LUNA** | *230, 264* | laparoscopic uterosacral nerve ablation | 腹腔鏡下仙骨子宮靭帯切断術 |

## M・N

| | | | |
|---|---|---|---|
| **MCA-PSV** | *455* | middle cerebral artery peak systolic velocity | 胎児中大脳動脈最高血流速度 |
| **M-CSF** | *35* | macrophage colony-stimulating factor | マクロファージ-コロニー刺激因子 |
| **MOF** | *351* | multiple organ failure | 多臓器不全 |
| **MPA** | *276* | medroxy prage sterone acetate | 酢酸メドロキシプロゲステロン |
| **MTX** | *106, 290, 326* | methotrexate | メトトレキサート |
| **MVP** | *360* | maximum vertical pocket | 最大羊水深度 |
| **NCPR** | *192* | neonatal cardiopulmonary resuscitation | 新生児蘇生法 |
| **NEC** | *336* | necrotizing enterocolitis | 壊死性腸炎 |
| **NICU** | *136, 193, 328, 340* | neonatal intensive care unit | 新生児集中治療室 |
| **NIPT** | *93* | noninvasive prenatal genetic testing | 無侵襲的出生前遺伝学的検査 |
| **NRFS** | *400, 420, 422, 452* | non-reassuring fetal status | 胎児機能不全 |

| | | | |
|---|---|---|---|
| **NSAIDs** | *228, 263* | nonsteroidal antiinflammatory drugs | 非ステロイド性抗炎症薬 |
| **NST** | *126, 349, 452* | non-stress test | ノンストレステスト |

## O・P

| | | | |
|---|---|---|---|
| **OC** | *251* | oral contraceptives | 経口避妊薬 |
| **OGTT** | *361* | oral glucose tolerance test | 経口ブトウ糖負荷試験 |
| **OHSS** | *157, 196, 240* | ovarian hyperstimulation syndrome | 卵巣過剰刺激症候群 |
| **P$_4$** | *214, 222* | progesterone | プロゲステロン |
| **PaCO$_2$** | *382* | partial pressure of carbon dioxide in artery | 動脈内炭酸ガス分圧 |
| **PAIgG** | *374* | platelet associated IgG | 血小板結合性免疫グロブリンG |
| **PaO$_2$** | *382* | partial pressure of oxygen in artery | 動脈内酸素分圧 |
| **PCO$_2$** | *310* | partial pressure of carbon dioxide | 二酸化炭素分圧 |
| **PCOS** | *154, 212, 216, 220, 226, 240* | polycystic ovary syndrome | 多嚢胞性卵巣症候群 |
| **PGC** | *2, 36* | primordial germ cell | 原始生殖細胞 |
| **PI** | *452* | pulsatility index | |
| **PID** | *162, 299, 301* | pelvic inflammatory disease | 骨盤内炎症性疾患 |
| **PIF** | *238* | prolactin inhibitory factor | プロラクチン抑制因子 |
| **PMS** | *230* | premenstrual syndrome | 月経前症候群 |
| **PO$_2$** | *310* | partial pressure of oxygen | 酸素分圧 |
| **POP** | *249* | pelvic organ prolapse | 骨盤臓器脱または性器脱 |
| **PRF** | *238* | prolactin releasing factor | プロラクチン放出因子 |
| **PRL** | *18, 86, 220* | prolactin | プロラクチン |
| **PROM** | *332, 416* | premature rupture of the membranes | 前期破水 |
| **PUBS** | *455* | percutaneous umbilical blood sampling | 経皮的臍帯血採取 |

## R・S

| | | | |
|---|---|---|---|
| **RDS** | *328, 464* | respiratory distress syndrome | 呼吸窮迫症候群 |
| **REDV** | *452* | reverse enddiastolic velocity | |
| **rFSH** | *157* | recombinant FSH | レコンビナント卵胞刺激ホルモン |
| **SCC** | *102, 268* | squamous cell carcinoma | 扁平上皮癌 |
| **SCJ** | *14, 22, 268* | squamocolumnar junction | 扁平円柱上皮境界 |
| **SFD** | *452* | small-for-dates | |
| **SGA** | *452* | small for gestational age | |
| **SHBG** | *30* | sex hormone binding globulin | 性ホルモン結合グロブリン |
| **SIRS** | *440* | systemic inflammatory response syndrome | 全身性炎症反応症候群 |
| **SRY** | *3, 42, 202* | sex-determining region Y | |

| | | | |
|---|---|---|---|
| **SSRI** | *231* | selective serotonin reuptake inhibitor | 選択的セロトニン再取り込み阻害薬 |
| **STD** | *162, 299* | sexually transmitted diseases | 性感染症 |
| **STN** | *440* | sialyl Tn | シアリル TN |
| **STS** | *302* | serological test for syphilis | 梅毒血清試験 |
| **SUI** | *250* | stress urinary incontinence | 腹圧性尿失禁 |

## T

| | | | |
|---|---|---|---|
| **T** | *86* | testosterone | テストステロン |
| **T$_3$** | *214, 378* | triiodothyronine | トリヨードサイロニン |
| **T$_4$** | *214, 308, 378* | tetraiodothyronine | テトラヨードサイロニン |
| **TBG** | *378* | thyroxine-binding globulin | チロキシン結合グロブリン |
| **TBS** | *98* | The Bethesda System | |
| **TCR** | *244* | transcervical resection | 経頸管切除術 |
| **TDF** | *3* | testis-determining factor | |
| **TESE** | *242* | testicular sperm extraction | 精巣内精子回収法 |
| **TLH** | *179* | total laparoscopic hysterectomy | 全腹腔鏡下子宮全摘術 |
| **TPHA** | *302* | treponema pallidum hemagglutination assay | トレポネーマ・パリズム感作血球凝集試験 |
| **TRAb** | *377* | anti-TSH receptor antibody | 抗甲状腺刺激ホルモン受容体抗体 |
| **TRH** | *87, 222, 238* | thyrotropin releasing hormone | 甲状腺刺激ホルモン放出ホルモン |
| **TSH** | *214, 308, 377* | thyroid stimulating hormone | 甲状腺刺激ホルモン |
| **TTD** | *132* | transverse trunk diameter | 躯幹横径 |
| **TTN** | *182* | transient tachypnea of the newborn | 新生児一過性多呼吸 |
| **TTTS** | *363* | twin-to-twin transfusion syndrome | 双胎間輸血症候群 |
| **TVM** | *176* | tension-free vaginal mesh | |
| **TVT** | *177* | tension-free vaginal tape | |

## V・W

| | | | |
|---|---|---|---|
| **VBAC** | *366* | vaginal birth after cesarean deliver | 帝王切開術後経腟分娩 |
| **VIN** | *292* | vulvar intraepithelial neoplasia | 外陰上皮内腫瘍 |
| **WHI** | *248* | Women Health Initiative | |

# I. 産婦人科を深く知るための基本講義

- A. 生殖の構造と機能を学ぶ
- B. 診察と症候を学ぶ
- C. 検査の基本を学ぶ
- D. 主な治療を学ぶ

## I-A. 生殖の構造と機能を学ぶ

# 性と生殖腺・生殖管の発生と分化

## 3つの観点からの性

性には，①遺伝的性（genetic sex）（染色体の性（chromosomal sex））と②身体的表現型（phenotype）による性，つまりこれは通常は生まれたときの外性器によって判断される性があり，さらに③性の自己認識（gender）による性がある。

遺伝的性は性染色体がXXかXYかによって規定される性である。遺伝的性は受精の段階で決定され，Y染色体をもった精子とX染色体をもつ卵子が受精すれば遺伝的性はXY男性となる。X染色体をもつ精子と卵子が受精すれば遺伝的性はXXで女性となる。

また近年一般にも知られるようになってきた性同一性障害（GID）症例は①と②は一致しているものの，それらと③，つまり心の性が異なるものである。GID症例では，身体表現型と心の性の不一致による違和感のために心の性に合わせて性器の性適合手術をすることにより，戸籍上の性も変更する場合もある。

GID：gender identity disorder（性同一性障害）

## 細胞分裂には生殖細胞型と体細胞型の2種類がある

細胞分裂には精子や卵子の生殖細胞の「減数分裂」と生殖細胞以外の体細胞の「有糸分裂」がある。この2種類の細胞分裂の仕方には，大きく異なる点がある。その相違点は，①有糸分裂では，その結果としてもとの細胞と同じ染色体数，同一の遺伝子構成の染色体をもつ細胞を2個作り出す，②一方減数分裂では原始生殖細胞（PGC）から形成された卵原細胞（oogonium）ならびに精原細胞（spermatogonium）は，第1減数分裂を開始すると一次卵母細胞，一次精母細胞とよばれ，DNAの複製に引き続いて交叉による遺伝子組換えのプロセスを経て染色体のなかの遺伝子構成が変化する。その後はDNAの複製を経ずに第2減数分裂が起こるため，卵原細胞，精原細胞の半分の染色体数の配偶子を4個作り出す（ただし卵子の場合は，第1，第2極体という形でほとんど細胞質を失った細胞を放出するので，実質的には1個の配偶子しかできない）。

胚の発生過程で，XXの核型の細胞は胚盤胞期に，どちらか一方のX染色体が不活化される（X chromosome inactivation；lionization）。胎生第5週頃には精子や卵子のもとになるPGCが，卵黄嚢から生殖堤（genital ridge）に移動する。また生殖堤近傍の体腔上皮（coelomic epithelialium）は増殖し，生殖堤の中胚葉に進入し，原始生殖索（primitive sex cord）を形成する。この段階では精巣や卵巣のもとになる未分化性腺（indifferent gonad）は体腔上皮，

PGC：primodial germ cell（原始生殖細胞）

---

> **Basic Point** *genetics*
>
> ● 身体的表現型としての性の異常例
>
> 通常は3つの観点からの性の①，②，③が一致しているが，胎生期に始まる内分泌異常の精巣女性化症候群（アンドロゲン不応症（androgen insensitivity syndrome）などにみられるように①と②が異なった性を示すことがある。精巣女性化症候群では，性染色体はXYであるが，アンドロゲン受容体異常により，アンドロゲンが作用しないため，外性器が女性化する。しかし精巣があるためAMHが産生されてMüller管系は抑制されるため子宮や卵管は形成されず，腟は短く盲端に終わる。また，出生時そのphenotypeにより戸籍上女性となることが多い。精巣は，停留精巣となって鼠径部や陰唇内に存在する。この精巣では精子形成が起こらず，約3割は腫瘍化するため，思春期をすぎた頃に精巣摘出術を施行することが多い。

生殖堤中胚葉，PGCから構成されるが，性差はまだない。その後性腺のなかでPGCは，それぞれ卵原細胞・精原細胞になり有糸分裂を経てその数を増やし，女性では（排卵，受精をはさんで）2度の減数分裂を経て成熟卵子，男性では成熟精子となる。

## Y染色体に存在するSRY遺伝子の有無が性腺の分化を決定する

　性分化を支配しているのはY染色体である．つまり，性の決定は受精する精子がY染色体をもつか，X染色体をもつかにより決定されるということができる．XX個体はY染色体を"もたない"ことにより女性型に分化することになる．これはY染色体には性分化を司る性決定領域SRY遺伝子が存在するためである．SRYを"もつ"XY個体は精巣を"もち"男性化するが，SRYを"もたない"XX個体は精巣を"もたない"ことで，その結果女性化する．このSRY遺伝子産物の蛋白質は転写因子で，未分化の性器原基の運命を決定する下流の一連の遺伝子カスケードの最初のスイッチを入れる．このSRY蛋白質は精巣決定因子TDFともよばれる．

　上述のXY個体では原始生殖索は増殖し，生殖堤の髄質に深く進入し精巣索になる．思春期までは充実性で，その後腔を形成してSertoli細胞，Leydig細胞，精原細胞とともに精細管を形成し，精巣を構成する．一方XX個体では原始生殖索が消失し，性腺表層上皮が増殖を続けて皮質索を形成し，卵原細胞を取り囲む卵胞細胞になり，これらが卵巣を構成する【図1，2】．

Side Memo

生殖細胞を卵胞の成長と対比すると，卵胞は原始卵胞，一次卵胞，二次卵胞（前胞状卵胞から胞状卵胞へ）と成熟過程を進むが，原始卵胞から胞状卵胞まで，その卵胞内に存在するのは一次卵母細胞で，LHサージ，排卵を経て二次卵母細胞となる．

SRY：sex-determining region Y

TDF：testis-determining factor

### 図1　生殖腺，内・外性器の発生と分化に関連する因子
（　）はLevel up Viewレベル．

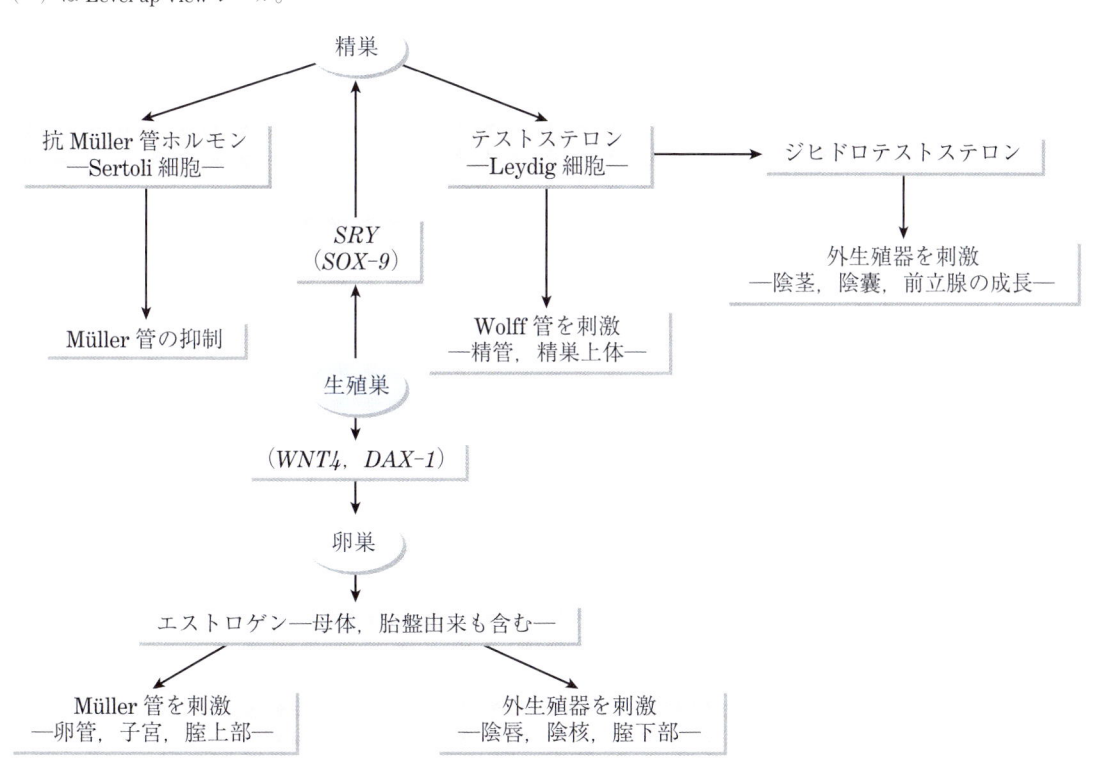

## Wolff 管，Müller 管，排泄腔から内・外性器が分化する

　生殖管は胎生第5週には中腎管；Wolff 管（Wolffian duct）が形成され，胎生第7週に中腎傍管；Müller 管（Müllerian duct）が形成されるが，この時点では男女ともに両側性に Wolff 管と Müller 管が存在する。XY 個体の場合，Sertoli 細胞から抗 Müller 管ホルモン（AMH）が分泌され，これによって Müller 管が退縮する。また Leydig 細胞から産生されたテストステロンによって Wolff 管は精巣輸出管，精巣上体，精管へ分化する。テストステロンが尿生殖洞（urogenital sinus）に存在する 5α-リダクターゼによってジヒドロテストステロン転換され，これが生殖結節を亀頭に，生殖隆起を陰嚢に分化させる。

AMH：antimüllerian hormone
（抗 Müller 管ホルモン）

### 図2　生殖管の発生と分化

Müller 管は尿生殖堤（原始生殖腺の入っている生殖堤と中腎からなる）の前外側面で体腔上皮が縦に陥入して生じる。この管は頭側では漏斗のような形で体腔に開き，尾側では Wolff 管の側方を走り，その後交叉し左右が癒合して尿生殖洞の後壁につながる。女性では最終的には卵管，子宮，腟に分化する。男性では AMH の働きで退行する。Wolff 管は尿生殖洞の側方につながる。分化して精巣上体，精管，前立腺の一部になる。

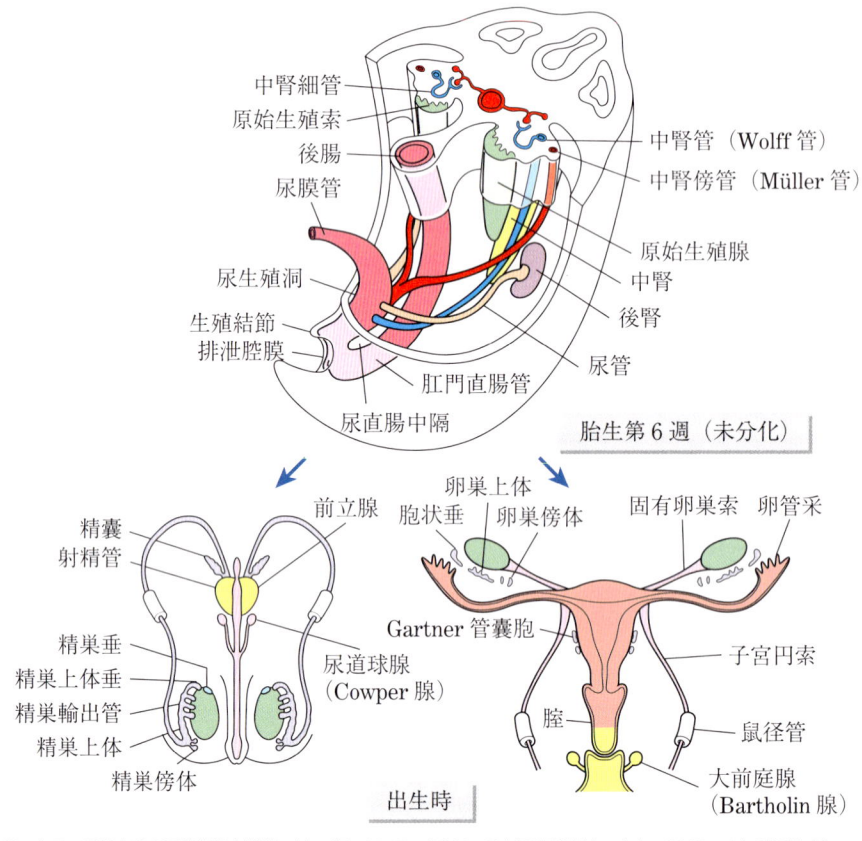

（年森清隆，ほか：第6巻生殖器．カラー図解人体の正常構造と機能．第1版，66-67，図98，日本医事新報社，東京，2003．より引用改変）

## Level up View

### ●性腺分化にかかわる遺伝子

　性腺の分化にかかわる最も重要な遺伝子である SRY 遺伝子は Y 染色体の短腕の偽常染色体領域（減数分裂時に X 染色体との間で recombination が起きる領域）の近傍に存在する。SRY 遺伝子は 204 のアミノ酸からなる 24kDa の蛋白をコードする。これが特定の塩基配列の DNA に結合して DNA を屈曲させ（sequence specific transcription factor），これが未分化性腺を精巣に分化させるカスケードの最初のスイッチと推定されている。未分化性腺を精巣に分化誘導するには，SOX-9 遺伝子がかかわっているといわれ，卵巣への分化には DAX-1 遺伝子や WNT4 遺伝子がかかわっていると報告されている。

XX個体の場合，AMHの産生がないのと，母体，胎盤，胎児卵巣からのエストロゲンの作用により，Wolff管が退縮し，Müller管は卵管，子宮，腟の上部1/3へと分化し，排泄腔（cloaca）から分割した尿生殖洞由来の腟の下部2/3とともに腟管を形成する。排泄腔ひだ（尿道ひだ）と生殖隆起はそれぞれ小陰唇，大陰唇になり，生殖結節は陰核となり外性器が形成される【図2，3】。

**図3　排泄腔から外性器の発生と分化**

男性では，生殖結節はアンドロゲンの作用で伸長し陰茎となる。生殖隆起ははじめ鼠径部に位置しているが，胎児の成長に伴って尾側に移動して陰嚢隆起となり，その左右が癒合して陰嚢になる。
女性では，エストロゲンの作用により生殖結節の発達が阻止され陰核になる。尿道ひだは小陰唇となり，生殖隆起は大陰唇となる。尿生殖溝は腟前庭となる。

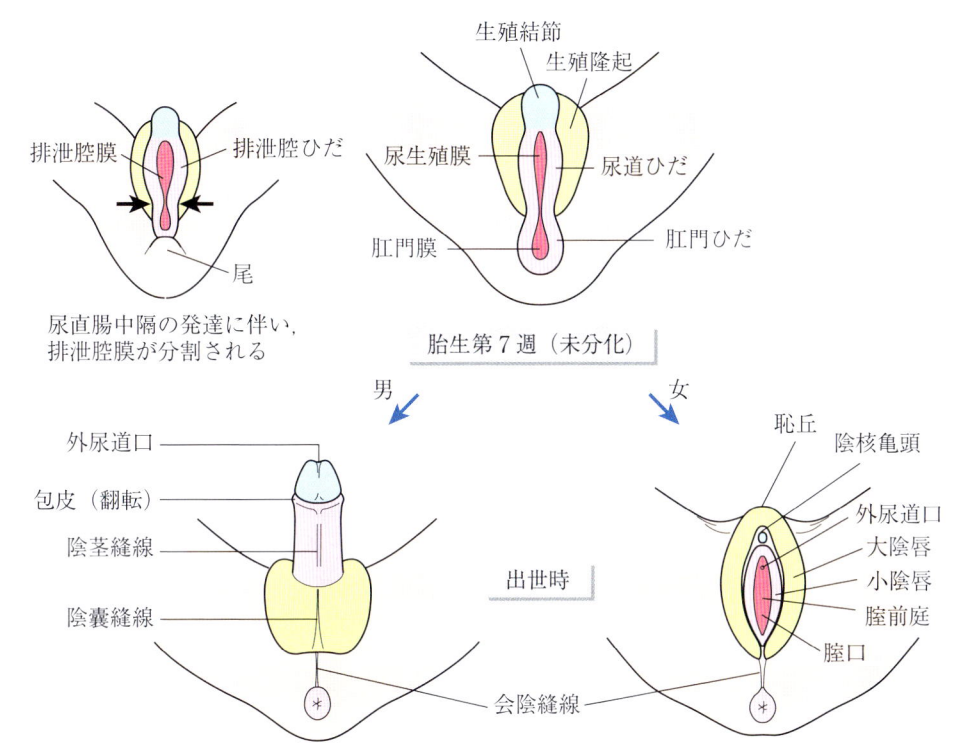

（年森清隆，ほか：第6巻生殖器．カラー図解人体の正常構造と機能．第1版．69．図100．日本医事新報社．東京．2003．より引用改変）

# Self Check

- [ ] 性には遺伝的性，身体の表現型による性，心の性がある。
- [ ] ヒトの性の決定の始まりは，X染色体をもつ精子かY染色体をもつ精子のどちらが受精するかによる。
- [ ] 細胞分裂には体細胞の有糸分裂と生殖細胞の減数分裂がある。
- [ ] PGCは卵原細胞，精原細胞になり，有糸分裂により増殖し，一方で2度の減数分裂により，最終的には染色体数が半分の成熟生殖細胞が4つできる。
- [ ] 男性の性腺の分化は，Y染色体の短腕に存在する*SRY*遺伝子が誘導する。
- [ ] 生殖管にはWolff管とMüller管があり，前者が男性内性器，後者が女性内性器になる。精巣のSertoli細胞から分泌されるAMHはMüller管を退縮させる。

〈遠藤俊明，齋藤　豪〉

# Ⅰ-A. 生殖の構造と機能を学ぶ

# 女性生殖器の解剖学

## 概要

性器（生殖器）は解剖学的視点から外性器（外生殖器）と内性器（内生殖器）に分けられる。内性器は体内に存在する卵巣，卵管，子宮，腟である【図1】。これらは小骨盤腔内のほぼ中央に位置する臓器【図2】である。その前方には膀胱，後方には直腸が存在している。子宮体部前方の陥凹部を膀胱子宮窩，子宮と直腸の間をDouglas窩とよぶ。Douglas窩は立位においても仰臥位においても腹腔内で最も低い位置にある。出生児の男女の性別は外性器である外陰の形態により判断されているが，女性の生殖に深く関与するのは内性器で，発生学的な知識とともにその機能の理解が必要である。また卵巣は，生殖にかかわるだけでなく女性特有の体形の形成など，性器外への内分泌的作用で重要な役割をもつ。

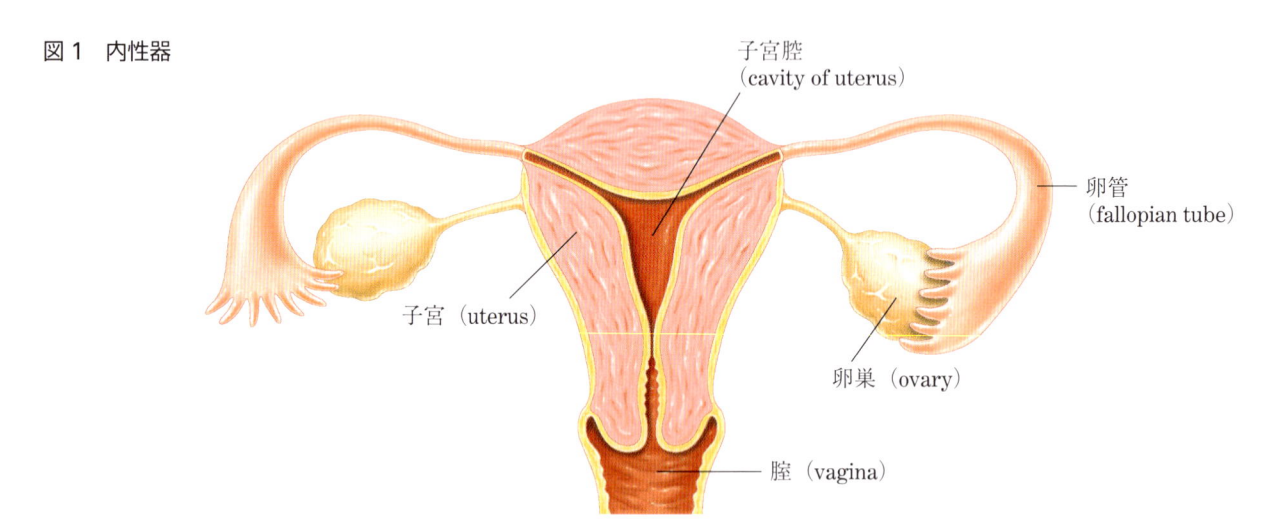

図1　内性器

図2　小骨盤腔内の臓器

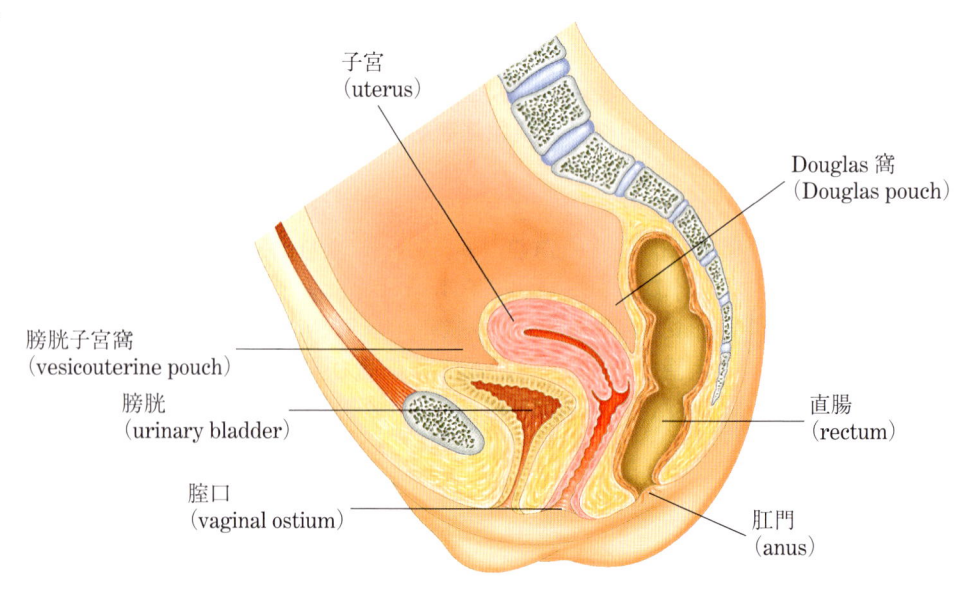

## 骨盤内の血管系・神経系

### ◆ 血管系【図3】

婦人科として重要な総腸骨動脈，外腸骨動脈と内腸骨動脈を本幹としてまず全体を理解する。すなわち腹部大動脈が左右の総腸骨動脈に分岐し，さらに外腸骨動脈と内腸骨動脈に分岐する。

動脈の走行を知れば，それに伴走する静脈が理解でき，さらに形成される静脈叢が覚えやすい。そのうえで例外を記憶することが重要である。

#### ◇動脈系

総腸骨動脈は，腹部大動脈から分岐する。腹部大動脈は下大静脈の左側に位置し，左右の総腸骨動脈に第4椎体の前で分岐し，さらに外腸骨動脈と内腸骨動脈に仙腸関節の前で分岐する。

外腸骨動脈は大腿動脈となり外陰部動脈を分枝し，外性器の前部（恥丘や大陰唇の前部）を栄養する。この外腸骨動脈からは，大腿裂孔に入る直前に深腸骨回旋動脈と下腹壁動脈が出ている。

内腸骨動脈は下腹動脈ともよばれ，背側下方へと走り小骨盤内に入り前枝と後枝に分かれる。前枝からは，閉鎖動脈，臍動脈，子宮動脈，上膀胱動脈，下膀胱動脈，中直腸動脈，内陰部動脈，下殿動脈が分岐する。後枝からは，腸腰動脈，外側仙骨動脈，上殿動脈が分岐する。しかしこれらの分岐様式には個人差が大きい。

内陰部動脈は同名静脈，神経とともに大坐骨孔を出て仙棘靱帯をくぐった後，下直腸動脈，

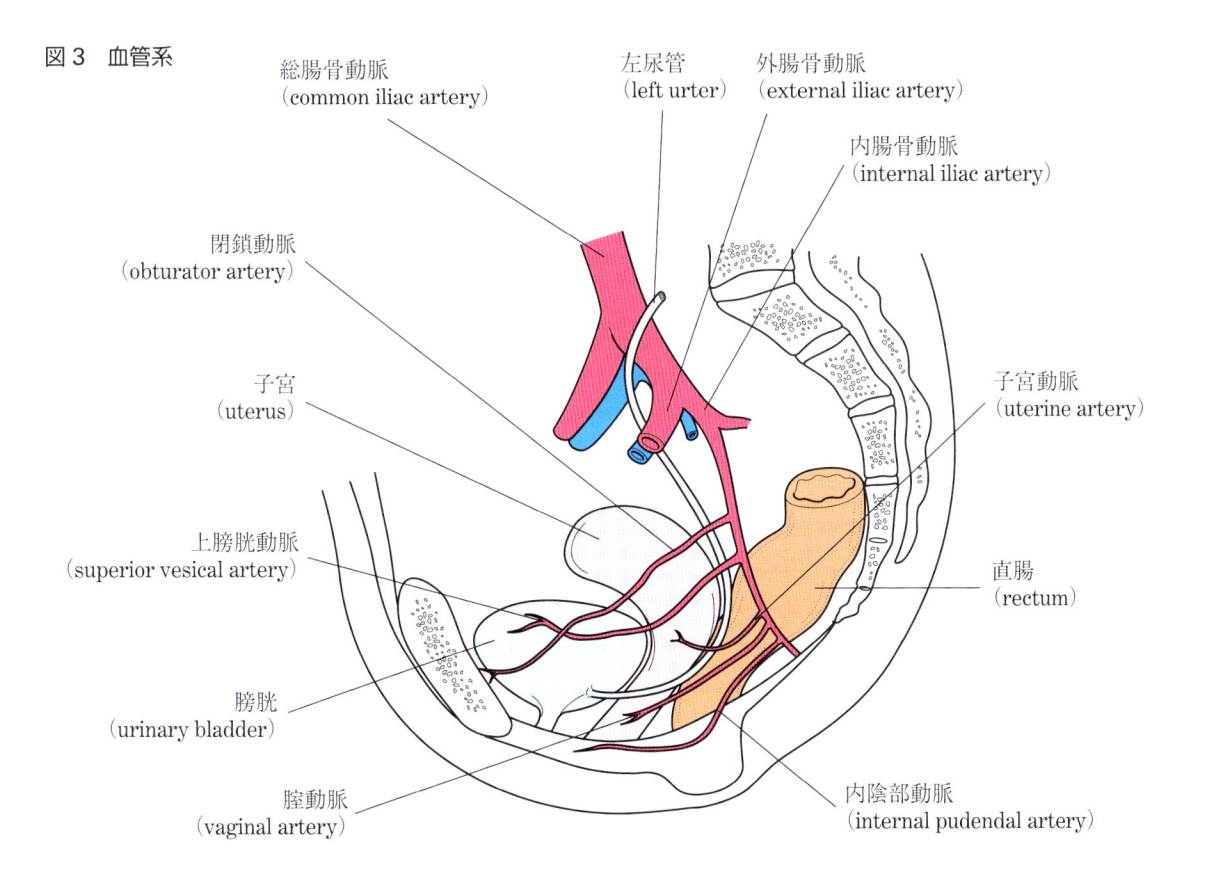

図3 血管系

会陰動脈，陰核動脈を出し，前方を除いた外陰全体，腟下部，会陰に分布する。

子宮動脈は子宮口の高さで上行枝と下行枝に分かれる。上行枝は，広間膜前後葉間で卵巣提索から下降してきた卵巣動脈と吻合する。下行枝は内陰部動脈からの腟枝と吻合する。卵巣動脈は左右とも腎静脈よりやや下方で腹部大動脈の前面より起始する。同名の静脈との差は重要である（下記参照）。

◇**静脈系**

静脈は，そのほとんどが同名動脈と伴走する。さらに静脈系は，その多くが，静脈叢を形成する。卵巣提索周辺にある蔓状静脈叢，子宮静脈叢，腟静脈叢，その前後にある膀胱静脈叢と直腸静脈叢，網目状の前仙骨静脈叢がある。卵巣静脈は，左は左腎静脈に流入するが，右は下大静脈に（右腎静脈流入部よりやや下方の位置で）入る。

## ◆ 神経系【図4】

骨盤内の臓器は自律神経系の交感神経と副交感神経に支配されている。自律神経系は下下腹神経叢からの神経が子宮，腟，膀胱，下部直腸へと分布する。体性神経の支配は外陰，腟下部に及ぶが第12胸神経（Th12）〜第3仙骨神経（S3）のレベルからの枝が分布している。すなわち，内性器は，腟下部を除き自律神経系に支配され，外性器と腟下部は体性神経に支配されている。ただし勃起にかかわる陰核海綿体には下下腹神経叢からの自律神経が分布する。

◇**交感神経**

交感神経の中枢は，胸腰系とよばれ，胸部脊髄と腰部脊髄に存在する。すなわち，骨盤内臓器へ分布する交感神経は，第5胸髄から第2腰髄を出て腹部大動脈前面を下降し大動脈分岐部と岬角の間にある上下腹神経叢を経て分枝し，下腹神経となる。これは，直腸側面を下降し子宮頸部両側にある下下腹神経叢に入る。この神経叢から子宮，腟，膀胱，下部直腸へと分布する。この神経叢はFrankenhäuser神経叢として有名である。

ほかに下下腹神経叢にはいる経路として，交感神経幹を仙骨前面まで下降し，そこから仙骨内臓神経を介する経路もあるが，発達が悪いといわれている。

なお，子宮体部に分布するβ$_2$-アドレナリン受容体は，子宮平滑筋を弛緩させる（流・早産を予防し，妊娠を維持する）作用に貢献している。

◇**副交感神経**

副交感神経の中枢は，頭仙系とよばれ，主として延髄と仙髄に存在する。すなわち，骨盤内臓器へ分布する副交感神経は，第2〜4仙髄から出て骨盤内臓神経となり，直腸側面を下降してきた交感神経とともに子宮頸部両側で下下腹神経叢を形成する。そこから各々の臓器へと分布する。

◇**体性神経**

恥丘には第12胸神経と第1腰神経から出た腸骨下腹神経が分布する。大陰唇前方には第1腰神経から出た腸骨鼠径神経と第1〜2腰神経から出た陰部大腿神経の大陰唇枝が分布する。外陰後方，会陰，腟下部には第2〜4仙骨神経から出た陰部神経が分布する。また，第1〜3仙骨神経から出た後大腿皮神経の会陰枝が会陰と陰唇外側部の皮膚に分布する。

## 外陰【図5】

外陰は恥丘，大陰唇，小陰唇，陰核，腟前庭，会陰からなる。

### ◆ 恥丘

恥丘は，恥骨結合の前面の皮膚で，丘状の盛り上がりの皮下に厚い脂肪を含む。胎生期に

---

交感神経：sympathetic nerves

副交感神経：parasympathetic nerves

体性神経：somatic nerve

外陰：vulva

恥丘：mons pubis

図4　神経系

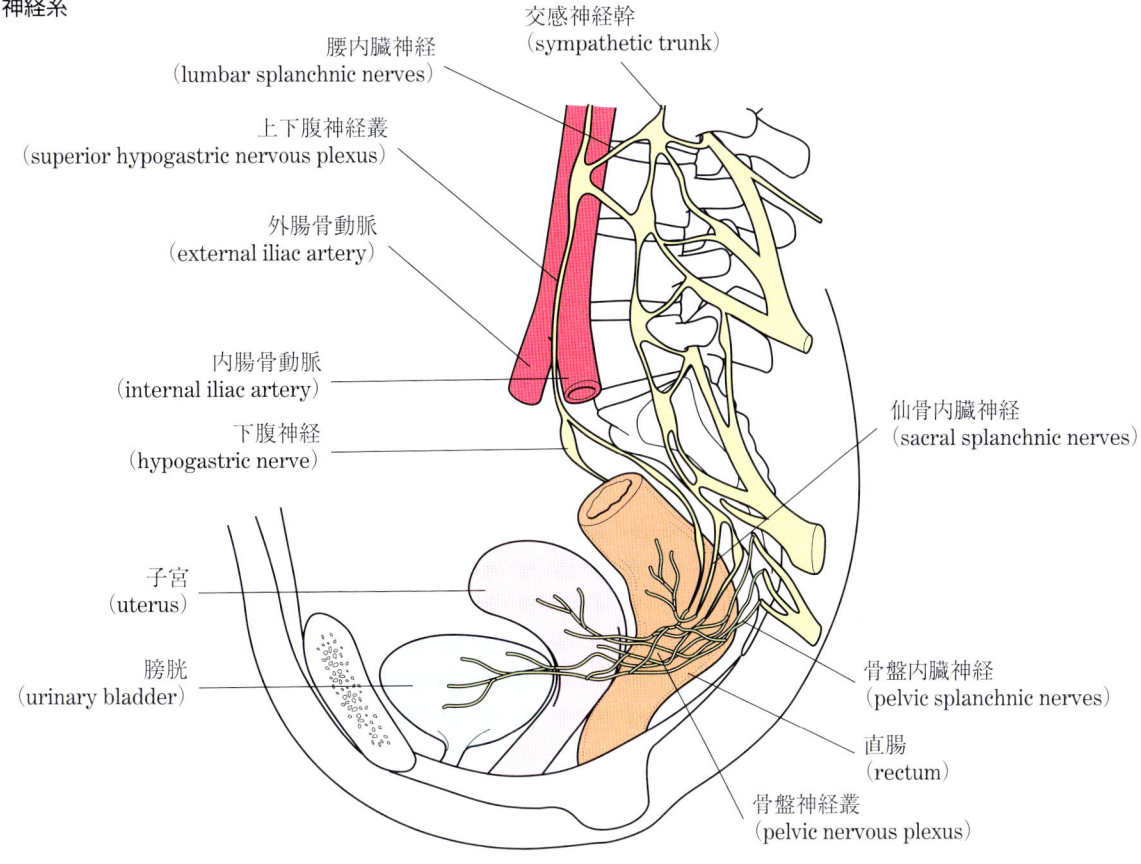

- 腰内臓神経（lumbar splanchnic nerves）
- 交感神経幹（sympathetic trunk）
- 上下腹神経叢（superior hypogastric nervous plexus）
- 外腸骨動脈（external iliac artery）
- 内腸骨動脈（internal iliac artery）
- 下腹神経（hypogastric nerve）
- 仙骨内臓神経（sacral splanchnic nerves）
- 子宮（uterus）
- 膀胱（urinary bladder）
- 骨盤内臓神経（pelvic splanchnic nerves）
- 直腸（rectum）
- 骨盤神経叢（pelvic nervous plexus）

図5　外性器

- 恥丘（mons pubis）
- 陰毛（pubic hairs）
- 陰核（clitoris）
- 外尿道口（external urethral orifice）
- 大陰唇（labium majus）
- 腟前庭（vestibule of vagina）
- 小陰唇（labium minus）
- 腟口（vaginal orifice）
- 会陰（perineum）
- 肛門（anus）

I A　生殖の構造と機能を学ぶ

左右の大陰唇が融合してできる。陰毛は，恥丘の皮膚に認める剛毛で，思春期より発毛を認め，大陰唇へと広がる。成熟女性では，その形は正面から見て，底辺を上にした逆三角形である。男性では通常菱形で，女性におけるこの菱形型発毛は，アンドロゲン産生の病的な亢進を示唆する。

### ◆ 大陰唇

大陰唇: labium majus pudendi

大陰唇は，恥丘と会陰の間にある左右一対で前後に走る皮膚の隆起で，厚い皮下脂肪組織により盛り上がっている。この大陰唇は，発生学上は男性の陰嚢に相当する。汗腺，皮脂腺に富み，その外側面には，思春期以降に（陰毛と連続する）発毛と色素沈着を認める。前方の皮下結合組織は，鼠径輪を介して子宮円索（子宮支帯の1つ；下記参照）と連続している。内側面は前後で結合しそれぞれ前陰唇交連，後陰唇交連とよばれる。

### ◆ 小陰唇

小陰唇: labium minus pudendi

小陰唇は，大陰唇の内側にある左右一対の粘膜色のひだ状の部位をさし，組織学上は重層扁平上皮である。左右対称性を含めて，その発達の程度や形には，かなり個人差が存在する。この小陰唇は，発生学上は男性の陰茎腹側に相当する。神経終末，皮脂腺を多く認めるが，陰毛は存在しない。血管系が豊富で性的興奮時に軽度膨張する。前方は陰核包皮，陰核小帯に分かれ陰核に結合する。後方ではしだいに目立たなくなり陰唇小帯として左右が結合する。

### ◆ 陰核

陰核: clitoris

陰核は，小陰唇の上縁にあり露出した陰核亀頭と上記の陰核包皮に包まれた陰核体，恥骨下肢内側に沿う陰核脚から構成される。陰核体は陰核提索を介して恥骨結合から吊り上げられている。陰核体には左右一対の2個の陰核海綿体があり，男性の陰茎海綿体に相当する。陰核は神経終末が豊富に分布し最も敏感な部分であり，性的興奮時に勃起する。

### ◆ 腟前庭

腟前庭: vestibule of the vagina

腟前庭とは，腟口を囲んで小陰唇に囲まれた領域をさす。内胚葉性の尿生殖洞由来であり，男性の先端部を除く尿道陰茎部に相当する。腟前庭の上方には外尿道口が開口とする。この尿道口の両側には，尿道傍管（別名，Skene管）が開いている。下方には腟口があり，その両側には大前庭腺（別名，Bartholin腺）が開いている。この大前庭腺は性的興奮時に分泌液を出し陰茎の挿入を容易にする機能をもち，男性の尿道球腺（Cowper腺）に相当する。排出管はしばしば感染を起こしてその結果閉塞しBartholin腺膿瘍を形成する。

また，腟前庭の両側奥には海綿体組織からなる一対の扁平棍棒状の前庭球がある。これは男性の尿道海綿体に相当し充血膨張する。前端は尖鋭となり左右が合して陰核海綿体に連なる。処女膜と陰唇小帯の間には小さなくぼみがあり舟状窩（腟前庭窩）とよばれるが，経産婦では不明瞭である。

### ◆ 会陰

会陰: perineum

会陰とは，狭義には腟と肛門の間をいい，正中には会陰縫線がある。広義の会陰は恥骨結合，坐骨結節尾骨に囲まれた菱形の領域をさし，会陰の皮下は豊富な脂肪と会陰筋が占める。会陰筋は，別名骨盤底筋とも称し，尿生殖筋群と肛門筋群に分けられる。尿生殖筋には球海綿体と大前庭腺を覆う球海綿体筋，陰核と坐骨下肢の間を張る坐骨海綿体筋，左右の坐骨結節より起こり正中で合する浅会陰横筋，深会陰横筋がある。肛門筋には外肛門括約筋，肛門挙筋，尾骨筋がある。

# 腟

腟: vagina

腟は，下端は腟前庭に開口し，上端は子宮頸部に至る円筒状組織である。子宮腟部周囲で

円蓋を形成し，前方を前腟円蓋，後方を後腟円蓋とよぶ【図6】。下端の開口部には環状のひだである処女膜が存在する。この処女膜は性交後破綻し，処女膜痕となる。腟管は，内側から，粘膜，筋層，外膜（血管や神経の分布する腟傍組織）の3層からなる。前後壁の粘膜には横走する多くのひだがあり腟皺という。また前後壁の正中線上で縦に走る低い隆起があり腟皺柱という。前皺柱の下方は尿道隆起に一致する。腟皺は未産婦は著明だが多産婦や更年期には不明瞭となる。腟粘膜は，重層扁平上皮からなっている。腟内には常在菌であるDöderlein桿菌が存在し，上皮に豊富なグリコーゲンを乳酸へと変化させ腟内を酸性に保ち，細菌感染を防御する役割を担っている。

## 子宮【図7】

子宮：uterus

子宮は前方を膀胱，後方を直腸にはさまれて小骨盤中央に位置している。大きさは鶏卵大，重さは約50gで，西洋梨を前後に平たくし逆さにした形にたとえられる。骨盤内で子宮は，全体として（腟の軸に対して）前方に傾き（前傾）前方に屈曲（前屈；"お辞儀した形"を）している。左右の卵管を通して腹腔内に通じている。内子宮口のレベルを境に，上方の子宮体部（上2/3）と下方の子宮頸部（下1/3）に分けられる。

**図6　前後腟円蓋**
側方から見た図。円蓋部は子宮腟部の周囲を全周性に続くが，とくに腹側全面を前腟円蓋，背側後面を後腟円蓋とよぶ。後腟円蓋はDouglas窩と接する。

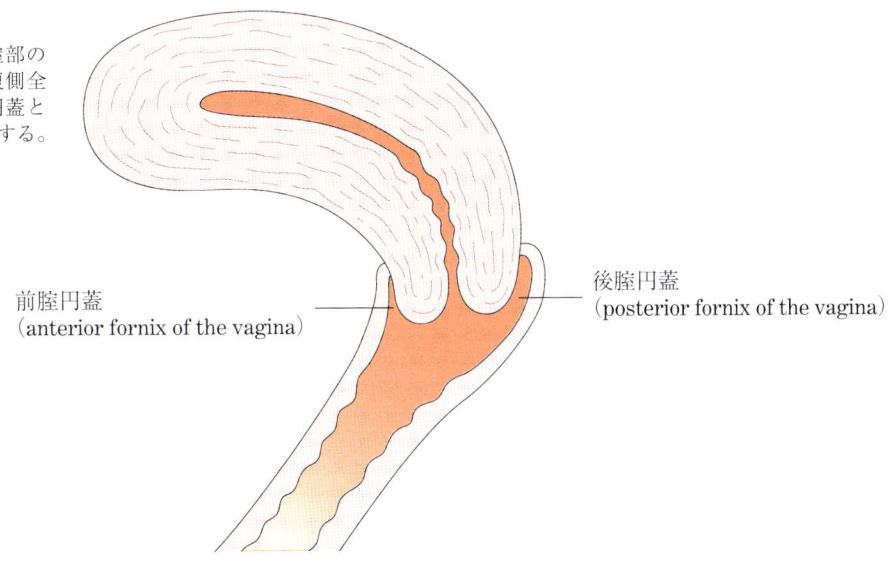

前腟円蓋（anterior fornix of the vagina）
後腟円蓋（posterior fornix of the vagina）

## ◆子宮体部

子宮体部は，その上縁部を子宮底，その両端の"肩"に相当する部分を角部とよび，卵管へと移行する。卵管の前尾方には子宮円索，後尾方には固有卵巣索が付着している。子宮体部は"子を宿す袋の壁"であり，その"袋の壁"は，外側から子宮漿膜，子宮筋層，子宮内膜の3層からなる。子宮漿膜は骨盤腹膜の一部であり，子宮底部と子宮前後壁を覆っている。子宮側壁は覆われず直接子宮傍組織へ移行する。前方は膀胱漿膜，後方は直腸漿膜へと移行しそれぞれ膀胱子宮窩，直腸子宮窩（別名，Douglas窩）を形成する。Douglas窩は腹膜腔で（立位でも仰臥位でも）最も低い位置にあり，しかも後腟円蓋を介して直接腟腔に接している（すなわち，腟壁の厚さを介して腟腔より腹腔内に到達する）。このため産婦人科では，鑑別診断の目的で，後腟円蓋より腹腔穿刺を行う（Douglas窩穿刺）。子宮筋層は，子宮壁の大部分を占め，その筋線維の走行形式により外縦層，最も厚く血管の多い中輪層，内縦層の3層に分類されているが，互いに入り組んでおり，最も厚い中輪層の走行は子宮長軸に対して斜走している部分もあり，3層を厳密に識別することは困難である。

子宮内腔は，子宮内膜が覆う。子宮内膜は，単層円柱上皮の内膜線上皮からなる管状腺と間質で構成される。内膜は，月経で脱落する子宮内膜機能層とその下部の子宮内膜基底層がある。子宮内膜は約28日の月経周期の時期により，組織像が異なる。この子宮内膜の周期的変化は，卵巣周期にあわせて理解する。診断上は，子宮内膜組織診を行う。子宮内膜で覆われた子宮腔は底辺を上にした二等辺三角形をしており底辺の角は両側の卵管子宮口，頂点は内子宮口（解剖学的内子宮口）となる。その形態の診断には，子宮卵管造影（HSG）を行う。

子宮体部：corpus of the uterus

HSG：hysterosalpingography（子宮卵管造影）

### Basic Point　histology

● 扁平円柱上皮境界（SCJ）

子宮頸管腺領域の円柱上皮は子宮腟部で腟内の扁平上皮と接している。この境界をSCJとよぶ【図A】。SCJは子宮頸癌の発生部位として知られている。SCJは性成熟期でエストロゲン分泌の盛んな時期は子宮腟部に存在し，小児期，もしくは閉経期のエストロゲン分泌の乏しい時期は子宮頸管の中に退縮する。

図A　SCJ

1-①：エストロゲン分泌の旺盛な性成熟期のSCJ。子宮頸管腺円柱上皮が広く発達し，外子宮口の外，子宮腟部に張り出している。
1-②：①の子宮腟部をクスコ（腟鏡）診にて腟方向から観察。外子宮口周囲に張り出した円柱上皮が，円形のびらんとして観察できる。
2-①：閉経後，子宮頸管腺円柱上皮は退縮しSCJは子宮頸管内に隠れる。性成熟期にあっても月経直後など，エストロゲンが低下する時期は同様のSCJが観察されることもある。
2-②：SCJは子宮頸管内にあって観察できない。

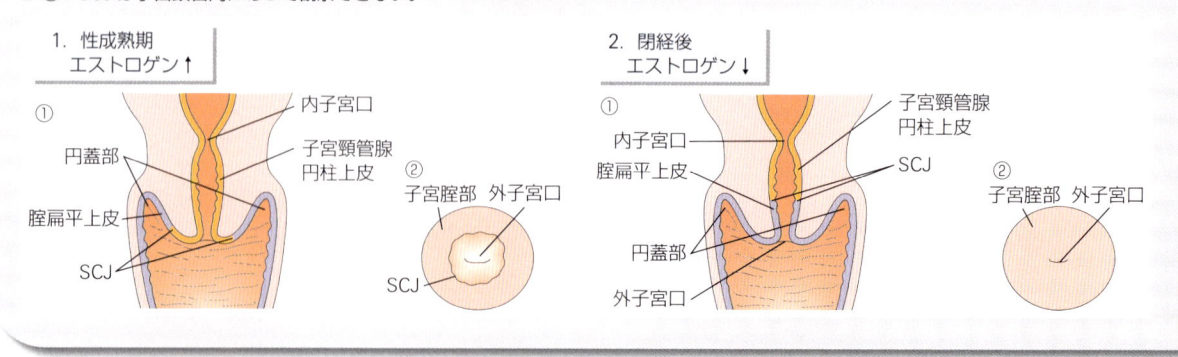

1. 性成熟期 エストロゲン↑
① 内子宮口／円蓋部／子宮頸管腺円柱上皮／腟扁平上皮／SCJ
② 子宮腟部　外子宮口／SCJ

2. 閉経後 エストロゲン↓
① 子宮頸管腺円柱上皮／内子宮口／腟扁平上皮／SCJ／円蓋部／外子宮口
② 子宮腟部　外子宮口

## ◆子宮頸部

　子宮頸部のなかでとくに腟内に存在する部分を子宮腟部という。また子宮腔と腟腔を連結する子宮頸部の内腔を子宮頸管といい，その部を覆う粘膜面には斜走するひだがあり棕状ひだという。子宮頸管は単層の丈の高い円柱腺上皮からなる子宮頸内膜により覆われる。子宮内腔への開口部を内子宮口，下部腟内への開口部を外子宮口とよぶ。内子宮口は，とくに子宮頸管内で最も物理的に狭い部分を解剖学的内子宮口，子宮内膜と子宮頸管内膜との境界・移行部を組織学的内子宮口とよび，解剖学的内子宮口より約1cm下方にある。解剖学的内子宮口と組織学的内子宮口の間を子宮峡部とよぶ。子宮頸管粘膜は丈の高い腺上皮からなるが，この子宮頸管腺からは子宮頸管粘液が分泌されている。この粘液の量は，血中のエストロゲン量と正の相関が，プロゲステロン量とは逆相関があり，排卵期直前には著しく増えて水様となり糸を引くようになる（牽糸性；この現象は，精子の頸管通過性を増し，妊孕性の向上に貢献している）。

　子宮頸部は，その後面は腹膜に覆われるが前面は膀胱に接し側面は靱帯が付着している。また，腟に露出している部分（子宮腟部）より頭側を，腟上部とよぶ。子宮頸部の筋層は子宮体部と異なり平滑筋線維が少なく，結合組織線維を多く含む。

　子宮腟部は扁平上皮で覆われており，これは腟壁から連続しているが，子宮頸管粘膜を構成する円柱上皮と，ほぼ外子宮口周辺で接する。この境界を扁平円柱上皮境界（SCJ）とよび，子宮頸癌の発生母地として知られている。この境界は性成熟期には子宮腟部外表面に認められ，この円柱上皮領域が偽びらん（肉眼的にびらんのように見えるが表皮に剝脱はなく組織学的にびらんではない）を形成する。この偽びらんの広さは，エストロゲン分泌量に相関しており，閉経後には子宮頸管内へ入り込んで見えなくなる。したがって，閉経後の子宮癌細

子宮頸部：uterine cervix

SCJ：squamocolumnar junction
（扁平円柱上皮境界）

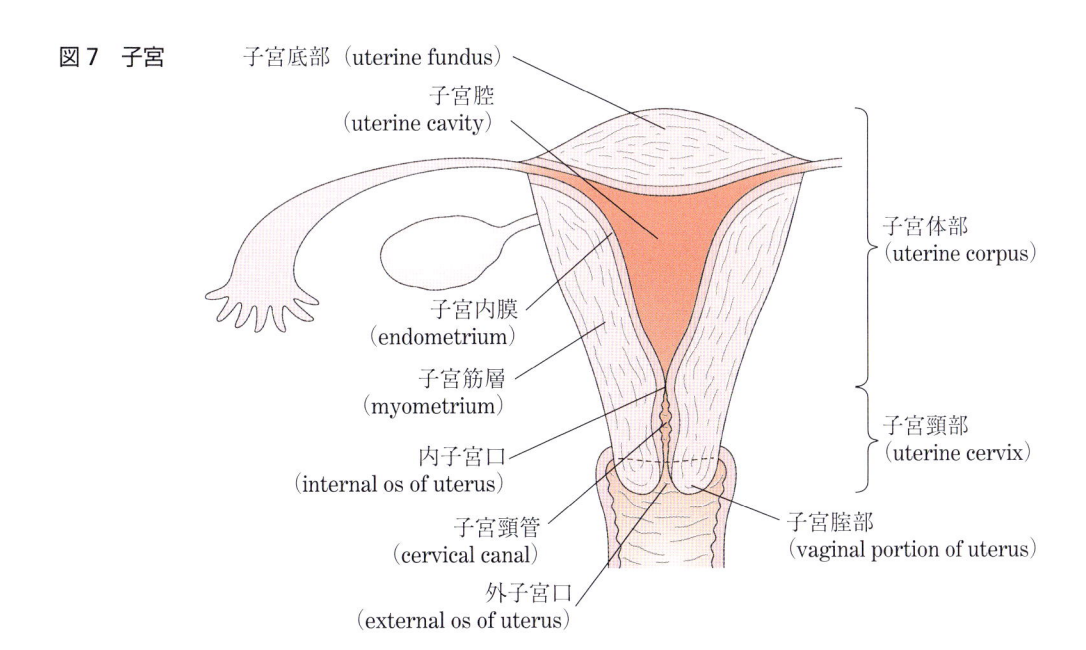

図7　子宮

- 子宮底部（uterine fundus）
- 子宮腔（uterine cavity）
- 子宮内膜（endometrium）
- 子宮筋層（myometrium）
- 内子宮口（internal os of uterus）
- 子宮頸管（cervical canal）
- 外子宮口（external os of uterus）
- 子宮体部（uterine corpus）
- 子宮頸部（uterine cervix）
- 子宮腟部（vaginal portion of uterus）

胞診検査では，子宮頸管内の SCJ から細胞を採取する（Basic Point 参照）。

### ◆ 血管【図8】

内腸骨動脈の前枝から分岐する子宮動脈は，内子宮口の高さで上行枝と下行枝に分岐する。子宮動脈上行枝は子宮側壁に沿って上行し卵管枝を出し，卵巣動脈と吻合する。

### ◆ 靱帯（支持組織）【表1，図9】

子宮は一般に前傾前屈である。すなわち，腟の長軸に対して前方に傾き（前傾），子宮体部軸は子宮頸部軸に対して前方に屈曲（前屈）している。また子宮腟部はほぼ左右の坐骨棘を結ぶ棘間線上にある。このような子宮の姿勢と位置は，子宮に付着する靱帯により保持されている。

子宮広間膜【図10】は，子宮を覆う腹膜が骨盤壁へと広がって移行する部分をよぶ。この靱帯は，腸間膜と同様に，2葉の腹膜からなり，その間には子宮動静脈や神経を含み，子宮を骨盤側壁に固定している。さらに，卵管，子宮円索，固有卵巣索，卵巣提索を覆っているが，卵管の前後で前葉と後葉を区別する。

子宮円索は卵管付着部の前下方より起こり広間膜前葉に覆われ骨盤前側壁へと走り，鼠径管を通って大陰唇まで至るが，その皮下に靱帯の線維は分散するように固定されている。

卵巣提索（別名，骨盤漏斗靱帯（infundibulopelvic ligament））は，子宮広間膜の外側上縁部からなり，卵巣動静脈と神経を包みながら骨盤腹膜が隆起し卵巣へ付着する部分をよぶ。固有卵巣索は子宮後面の卵管付着部の尾側より起こり卵巣と結合している。すなわち卵巣提索を介して骨盤に付着する。

子宮頸部には3本の靱帯が付着している。膀胱子宮靱帯，基靱帯，仙骨子宮靱帯である。膀胱子宮靱帯は，子宮頸部前側壁から膀胱側面へと張る靱帯で，一部は恥骨結合後面に付着する。前層と後層がありその間に尿管を包んでいる。基靱帯は子宮頸部側壁から骨盤側壁へと張る靱帯で前上方の血管を含む部分と後下方の神経叢に分けられる。仙骨子宮靱帯は子宮頸部後側壁から直腸側面を経て仙骨前面に付着する。左右の仙骨子宮靱帯の間に Douglas 窩が存在する。

図8　子宮・卵管の支配動脈

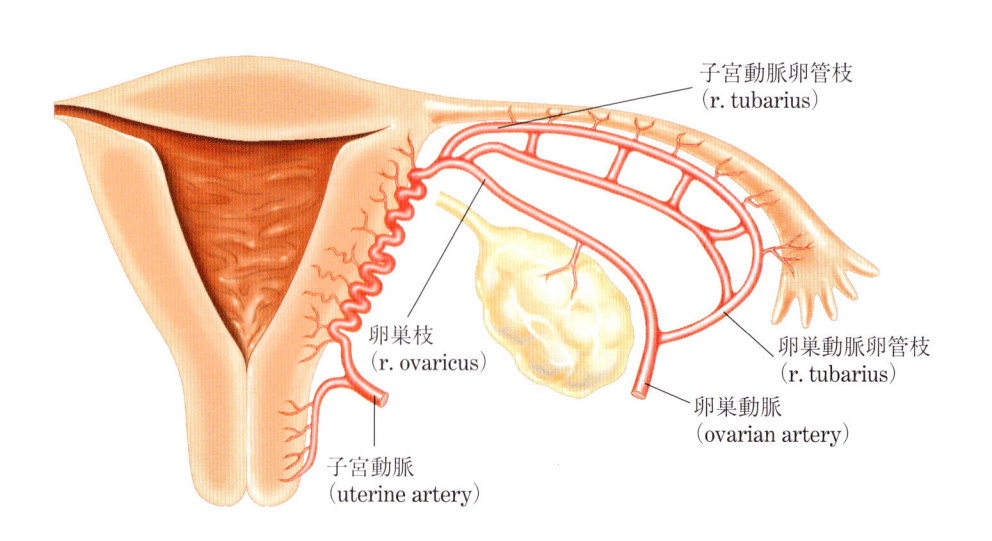

表1　子宮支持組織

【図9】を参照。

子宮の位置は，子宮に付着する靱帯によって支えられている。
- 子宮円索（round ligament of the uterus）
- 固有卵巣索（proper ligament of the ovary）
- 卵巣提索（suspensory ligament of the ovary）
- 骨盤漏斗靱帯（infundibulopelvic ligament）
- 膀胱子宮靱帯（vesicouterine ligament）
- 基靱帯（cardinal ligament）
- 仙骨子宮靱帯（sacrouterine ligament）

図9　子宮支持組織の模式図

子宮頸部には膀胱子宮靱帯，基靱帯，仙骨子宮靱帯が付着する。

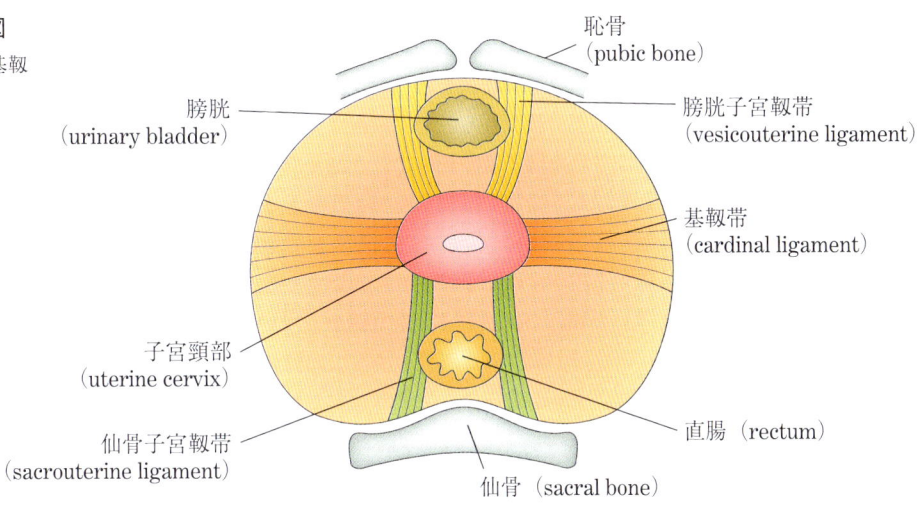

図10　子宮広間膜

子宮を覆う腹膜は腸間膜と同じように2葉（前葉と後葉）になっており，それぞれ骨盤壁へと広がっている。その中を子宮動静脈や，神経，尿管などが走行している。

◆ 尿管の走行【図 11】

　尿管は骨盤腹膜に沿って下降し，背側から子宮頸部の前側壁を通って膀胱へと進入する。同レベルで子宮壁内に入る子宮動脈と尿管の位置関係は手術に望むにあたって非常に重要となる。すなわち，尿管は内子宮口の高さで子宮側方を通り，前方の膀胱に至るが，子宮動脈はこの尿管の前面を通って交叉している。

## 卵管【図 12】

卵　管：fallopian tube, uterine tube

　卵管と卵巣をあわせて付属器というが，子宮を中心とした命名である。卵管は細長いラッパ管の形をした，左右一対の管腔器官で，角部から子宮を出て外側後下方に走り子宮広間膜後葉に付着した卵巣を外側から抱えるように卵管采から腹腔内に開口する。子宮側から，間質部，峡部，膨大部，漏斗部の4つの部分に分けられる。管腔内を縦走するひだは，膨大部，漏斗部ではいくつかに分岐して複雑な樹枝状をしており，臨床的には卵管鏡で観察が可能である。この内腔は1層の上皮細胞で覆われる。上皮細胞は分泌細胞，線毛細胞，栓細胞に区別される。成熟卵胞より排卵された卵子は卵管采により漏斗部へ取り込まれ，膨大部で子宮口から移動してきた精子と受精し，受精卵は子宮腔へと移動する。線毛細胞の線毛は子宮腔へ向かう運動性を有し，受精卵を子宮腔へと移動させ，また骨盤腔への上行性細菌感染を阻止している。黄体期には線毛上皮が少なくなり粘液を分泌する腺上皮が増加し受精卵の栄養に関係している。このように受精卵の輸送に重要な貢献をしている卵管の断面は，3層（内腔層の上皮細胞の外には平滑筋層，最外層は腹膜の子宮広間膜の外膜）で構成される。近年増加傾向のクラミジア感染症により卵管炎に罹患すると，これらの3層の機能が侵されて子宮外妊娠の原因となる。

## 卵巣【図 13】

卵巣：ovary

　卵巣は左右一対，母指頭大の臓器で，重さは約4〜8gである。骨盤壁と子宮の間を2つの靱帯（子宮側の固有卵巣索と骨盤側の骨盤漏斗靱帯）によって支えられている。卵巣の断面組織像は，内部の髄質へ血管や神経が進入する卵巣門があり，その部分に存在する門細胞は，精巣のLeydig細胞に相当する。卵巣の表面は，灰白色で自由縁は腹膜から移行した体腔上皮由来の1層の立方上皮（胚上皮）で覆われている。また広間膜後葉に埋め込まれた部分は卵巣間膜を形成し，その子宮側は固有卵巣索，骨盤側は卵巣提索が付着している。胚上皮の下に線維組織よりなる白膜があり，さらにその下は原始卵胞，発育卵胞，成熟卵胞，黄体などを含む皮質，血管や神経を含む髄質に分けられる。

図11 尿管と子宮動脈（側方からの図）
子宮頸部，内子宮口の高さで，尿管は子宮動脈の背側を走行している。

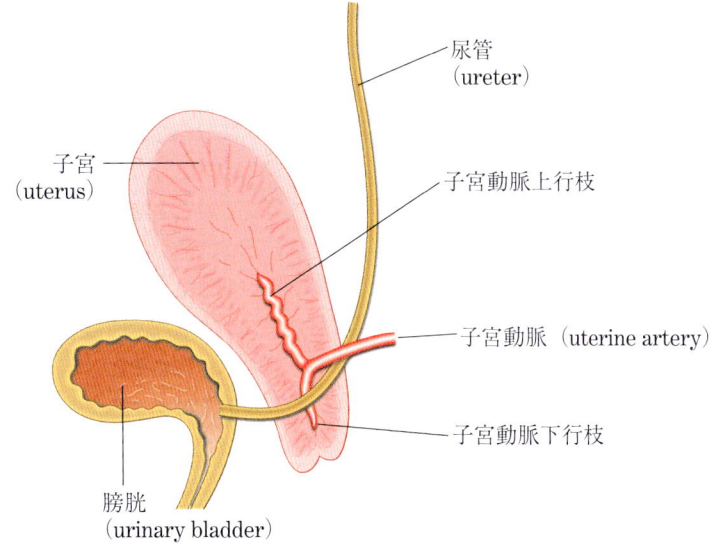

- 尿管（ureter）
- 子宮（uterus）
- 子宮動脈上行枝
- 子宮動脈（uterine artery）
- 子宮動脈下行枝
- 膀胱（urinary bladder）

図12 卵管
卵巣内の成熟卵胞から排卵した卵子が，卵管采から卵管内に取り込まれ，子宮腔に至る。

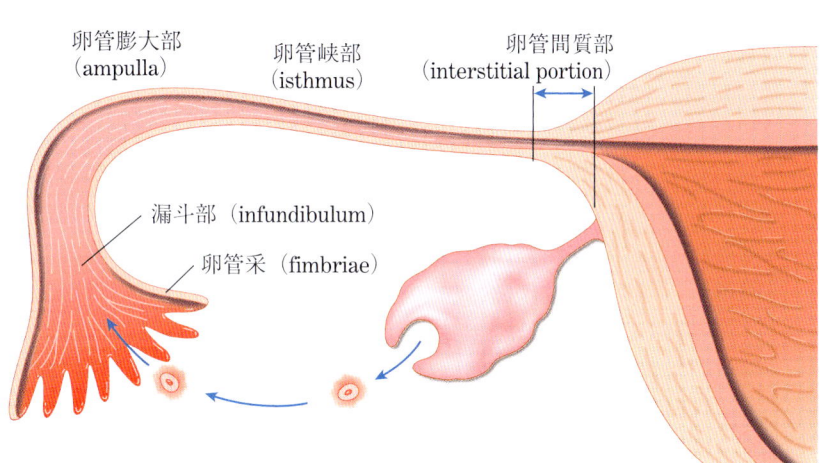

- 卵管膨大部（ampulla）
- 卵管峡部（isthmus）
- 卵管間質部（interstitial portion）
- 漏斗部（infundibulum）
- 卵管采（fimbriae）

図13 卵巣
皮質内に存在する原始卵胞が，しだいに発育し，成熟卵胞となり排卵する。排卵後，黄体を形成し，黄体ホルモンを分泌，その後は白体となって退縮していく。

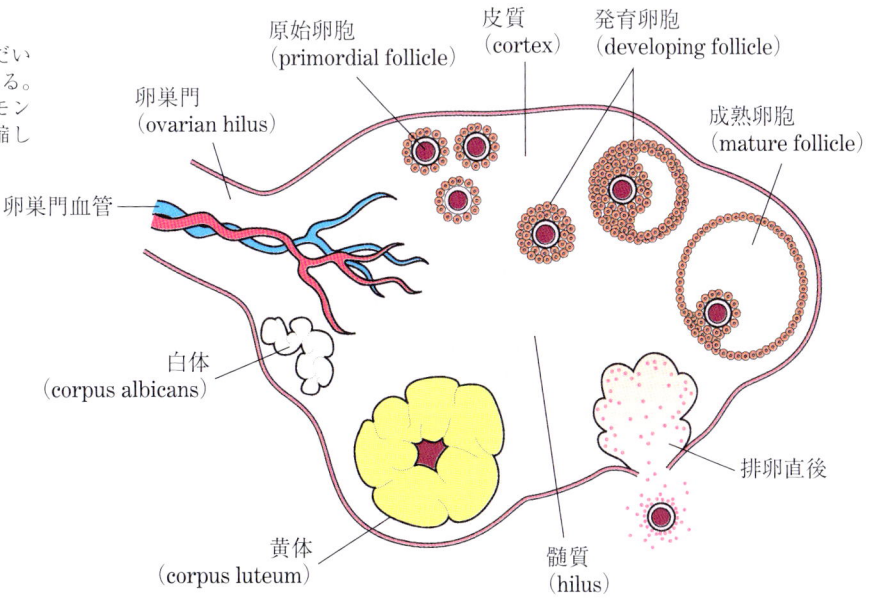

- 原始卵胞（primordial follicle）
- 皮質（cortex）
- 発育卵胞（developing follicle）
- 成熟卵胞（mature follicle）
- 卵巣門（ovarian hilus）
- 卵巣門血管
- 白体（corpus albicans）
- 黄体（corpus luteum）
- 髄質（hilus）
- 排卵直後

I A 生殖の構造と機能を学ぶ

# 乳房

## ◆ 性成熟期の乳腺

まず性成熟期の乳房を模式図で示した【図14】。性成熟期の乳腺は，乳汁分泌のための構造が完備している。腺胞と乳管が機能単位であり，支持組織として結合組織や脂肪組織があり，血管・リンパ管・神経を包んでいる。腺胞は，桑実状の管状胞状腺である。乳汁分泌単位である腺胞の構造は，分泌機能をもつ立方細胞と，排出機能を担う筋上皮細胞が，それぞれ内外の2層を基底膜の上に形成している。この腺胞が数個集まり，小葉を形成して，その中央の管（小葉内管）に乳汁が集まる。乳管は，乳頭に20本ほど開口しているが，1本の乳管が樹状構造になっており，それに属する小葉の集まりを乳腺葉という。

乳頭・乳輪は皮膚が薄く，神経に富んでおり，射乳反応を起こす哺乳刺激の知覚に都合がよい。また，輪状と放射状に走る筋線維が，乳頭の勃起に役立っている。乳管開口部の奥には，乳管洞とよばれる膨大部があり，乳汁を貯留する。

性成熟期は，排卵周期が確立し，エストロゲンとプロゲステロンが周期的に分泌されている。エストロゲンは乳管を，プロゲステロンは腺胞を発達させる。黄体期になると，乳汁分泌はないものの，乳房の疼痛や緊満感または知覚過敏を訴える場合がある。おそらく，乳管の拡張や結合組織の充血・浮腫によるものと考えられている。

## ◆ 乳腺の分化・発育

胎児期の乳腺の発育については，腹側にできた上皮の肥厚した隆線が，上肢・下肢の付け根を結ぶ左右の乳腺となるのが胎齢7週といわれており，その後，未熟な乳腺組織に分化して新生児期を迎える。小児期の乳腺はいわば休止期であり，腺胞・乳管の機能単位も小さく，形成不良で，脂肪組織もほとんどない。

思春期を迎え，第2次性徴発現により，乳房が発育を開始する。このとき，まずFSHの急激な増量による卵胞の発育が開始し，エストロゲンの分泌が多くなる。エストロゲンは，乳管の発達をさせ，結合組織や脂肪組織の増量にも寄与する。乳輪の着色も起こる。初経後，排卵周期がみられるようになると，さらにプロゲステロンの作用も加わり，乳腺は発育する。プロゲステロンは腺胞を発達させるが，エストロゲンに前処置された乳管の分化も促進する。成長ホルモン（GH），グルココルチコイド，インスリンは，それ自体が乳腺の発育を促進はしないが，エストロゲンやプロゲステロンの作用発現に必要だと推定されている。

## ◆ 乳汁分泌

妊娠すると，胎盤由来の女性ホルモン（エストロゲンとプロゲステロン）の影響を受け，乳腺はさらに膨満し乳頭の過敏状態や乳輪の色素沈着やMontgomery小結節（小さい副乳輪）は顕著になる。腺胞は肥大し，乳管の長さと分岐も増し，血管も発達して皮下の静脈が浮き出るようになる。この乳腺発育作用は，エストロゲンとプロゲステロンに，プロラクチン（PRL），GH，グルココルチコイドが協調して作用しているが，ヒト胎盤性ラクトーゲン（hPL）（＝ヒト絨毛性ソマトマンモトロピン（hCS））はさほど重要でない。また胎盤から大量に分泌されるエストロゲンの作用によって，下垂体からのPRL分泌は，妊娠が進むにしたがって増加する。PRLの血中濃度は正常の20倍以上になり，非妊時の状態であれば乳汁分泌が起こるはずであるにもかかわらず，妊娠中期に（脂肪が少なく蛋白成分の多い白濁した）初乳を認める程度であるのは，大量のエストロゲンが乳腺にブロックをかけているためである。またPRL分泌の増加により，乳腺でのPRL受容体は著明に増加する。

ヒトの乳汁分泌開始は，通常分娩後3日目頃である。血管と密に接触した腺胞の細胞はす

---

乳房：breast, mammary gland

GH：growth hormone（成長ホルモン）

PRL：prolactin（プロラクチン）

hPL：human placental lactogen（ヒト胎盤性ラクトーゲン）

hCS：human chorionic somatomammotropin（ヒト絨毛性ソマトマンモトロピン）

べて肥大し，乳管内腔には乳汁が充満している。乳腺上皮からの乳汁分泌は，蛋白成分（ラクトアルブミンなど）は開口分泌で，脂肪成分はアポクリン分泌で腺腔内に放出される。胎盤娩出により，これまで乳腺にブロックをかけていた女性ホルモンが急激に低下したことが引き金になり，PRL の作用が発現する。PRL 分泌は，分娩後漸減していくが，PRL 受容体が妊娠中に増加したことにより，むしろ効果は増強されている。乳汁分泌は，その成分のラクトースやカゼインの合成が先立つが，PRL の作用だけでなくインスリンや副腎ステロイドも必要である。一方，小人症や甲状腺機能低下症の例から，GH や甲状腺ホルモンは必須ではない。

　PRL は乳腺からの乳汁分泌促進と維持作用を，オキシトシンは乳汁の射出作用をもつ。分泌された乳汁は乳管に射出されて，腺腔内がいったん空虚にならないと，新たな乳汁分泌は続かない。児による乳頭の吸引が刺激となり神経内分泌反射で，オキシトシンと PRL が分泌される。とくに，オキシトシンの反射は迅速であるうえに，いったん確立すると，乳児の泣き声を聞いたり，見ただけでも反応が起こる。2 週間以上授乳が続くと，乳汁分泌は自律的になり，PRL の基礎分泌がしだいに低下しても，哺乳刺激による軽度の PRL 上昇で乳汁分泌は維持される。

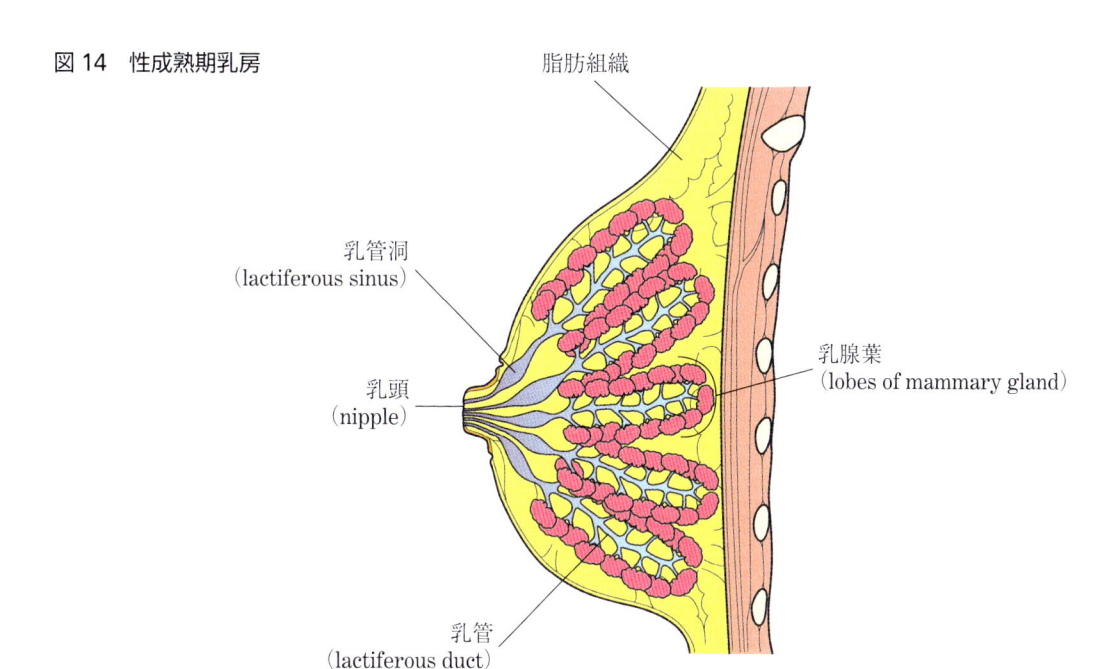

図 14　性成熟期乳房

## Self Check

- [ ] 立位，仰臥位ともに腹腔内で最も低位置となるのが Douglas 窩である。
- [ ] 婦人科内性器のほとんどは内腸骨動脈から栄養を受けている。
- [ ] 閉経後女性において，扁平円柱上皮境界（SCJ）は，子宮頸管内に存在する。
- [ ] 子宮頸部において，尿管は子宮動脈の背側に位置する。

〈和泉俊一郎，布田孝代〉

## Ⅰ-A. 生殖の構造と機能を学ぶ

# 成熟と加齢による性機能の変化

女性の一生は加齢に従って，小児期・思春期・性成熟期・更年期・後生殖期に分けられる【図1】。

## 思春期

思春期：adolescence

思春期は小児期から性成熟期に移行する過渡期をさすが，具体的には乳房発育，陰毛発生などの第2次性徴の発現より初経を経て第2次性徴が完成し，月経周期が順調になるまでの期間をさす。わが国ではおおむね8〜9歳頃から17〜18歳頃までとなっている。この時期には身体的にも精神的にも著しい変化が起きる。

### ◆ 生殖器の変化

卵巣は幼・小児期は索状であるが，その後は急激に増大し初経前には約6gになる。原始卵胞の数は新生児時期には約200万個であるが，その後著明に減少し，7歳で約30万個，思春期には20万〜30万個へ減少する【図2】。

子宮の重量は，エストロゲンの産生開始に伴い10歳頃から急激に増大する。乳児期には子宮体部と頸部の大きさの比は1：3であるが，その後体部が発育し，10歳頃には1：1となり，さらに思春期以降には成人型の3：1に近づく【図3】。

### ◆ 第2次性徴

第2次性徴とは，思春期に劇的に起こる内分泌学的変化に対応した身体的発育である。一般的な性徴は【図4】で示す範囲で，①身長の伸びのスパート，②乳房の発育，③腋毛・陰毛の発生，④初経が発現する。乳房発育【図5】と陰毛【図6】の発育度分類にはTannerの5段階分類が用いられることが多い。

乳房の発達には多数の因子が関与しているが，エストロゲンがその中心的な役割を果たし，乳管の発育や延長を促進する。陰毛の発生は副腎由来のアンドロゲンであるデヒドロエピアンドロステロン（DHEA）と硫酸デヒドロエピアンドロステロン（DHEA-S）によって刺激される。

DHEA：dehydroepi-androsterone（デヒドロエピアンドロステロン）

DHEA-S：dehydroepi-androsterone sulfate（硫酸デヒドロエピアンドロステロン）

### ◆ 内分泌的変化

思春期以前にはエストロゲンは視床下部-下垂体-卵巣系において中枢系に対してネガティブフィードバックが優位な状況にあるため，少量のエストロゲンでもゴナドトロピン産生は抑制された状態である。思春期以降では中枢系に対するエストロゲンの抑制閾値は上昇し，そのためGnRH，ゴナドトロピン産生・分泌は増加する。初経後，しばらくは無排卵周期であることが多いが，思春期中期以降になるとポジティブフィードバック機構が出現し，その後成人型の視床下部-下垂体-卵巣系が確立される。

図1 女性のライフサイクル

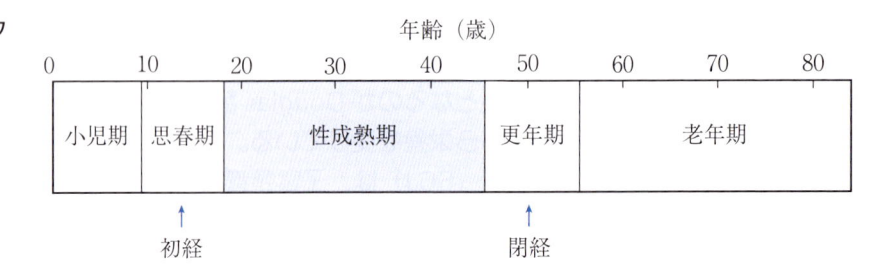

## 図2 ヒト卵子数の年齢による推移

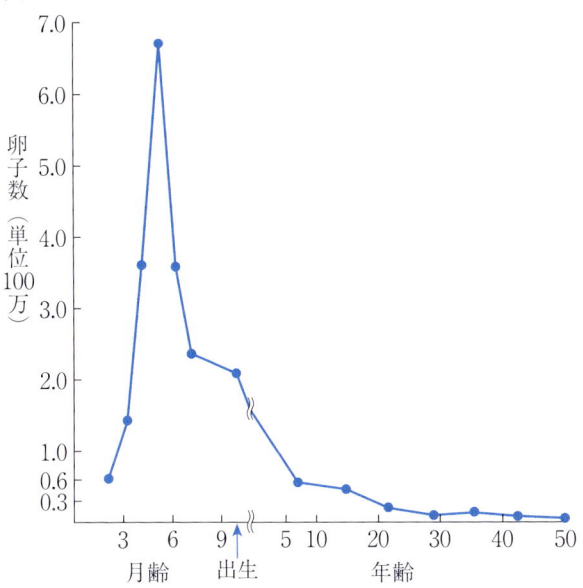

(矢野 哲, ほか:第Ⅱ章生殖器系生理と病理, SECTION 1 生殖器系の発生. 生殖医学(富永敏朗編), 産婦人科学書 1, 21-34, 金原出版, 1994. より引用)

## 図3 加齢に伴う子宮の変化

幼児期　　思春期　　性成熟期　　老年期

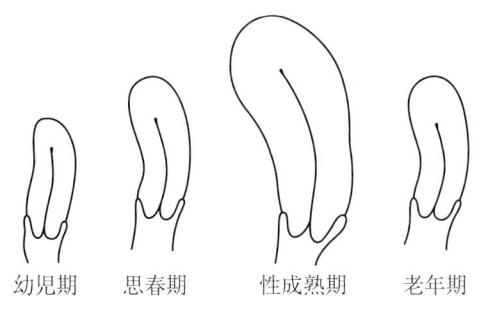

## 図4 思春期における第2次性徴の発現

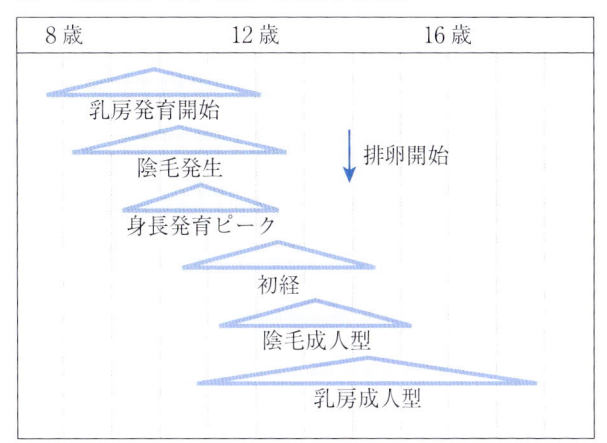

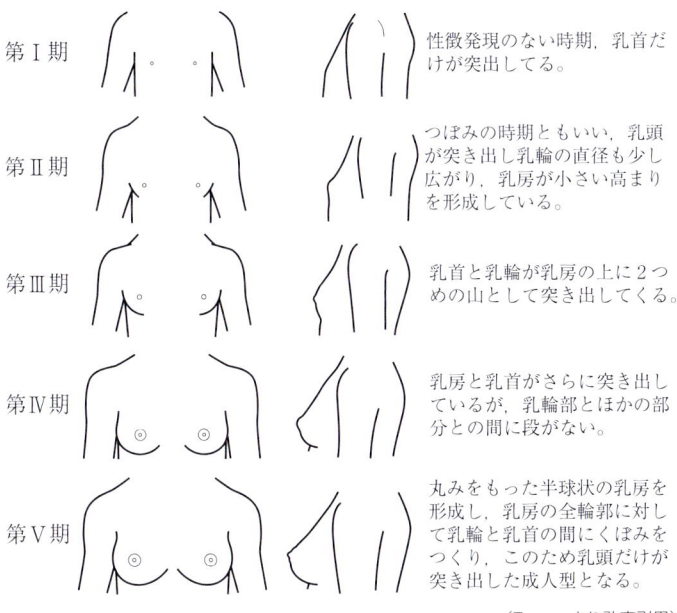

8歳　　12歳　　16歳

乳房発育開始
陰毛発生
↓ 排卵開始
身長発育ピーク
初経
陰毛成人型
乳房成人型

## 図5 乳房発育の5段階区分

第Ⅰ期　性徴発現のない時期、乳首だけが突出してる。

第Ⅱ期　つぼみの時期ともいい、乳頭が突き出し乳輪の直径も少し広がり、乳房が小さい高まりを形成している。

第Ⅲ期　乳首と乳輪が乳房の上に2つめの山として突き出してくる。

第Ⅳ期　乳房と乳首がさらに突き出しているが、乳輪部とほかの部分との間に段がない。

第Ⅴ期　丸みをもった半球状の乳房を形成し、乳房の全輪郭に対して乳輪と乳首の間にくぼみをつくり、このため乳頭だけが突き出した成人型となる。

(Tannerより改変引用)

## 図6 陰毛発育の5段階区分

第Ⅰ期　性徴発現のない時期、陰毛の発生なし。

第Ⅱ期　大陰唇に陰毛が発生するが、きわめてわずかしかなく、正面方位では発毛状態がわからない。

第Ⅲ期　恥丘にも発毛が広がり、正面方位で発毛状態が明らかに認められる。

第Ⅳ期　ほぼ成人型であるが、大腿内面には発毛がみられず、また発毛の範囲も成人より狭い。

第Ⅴ期　大腿内面の発毛がみられ、量的にも型のうえでも成人型となり逆三角形をしている。

(Tannerより改変引用)

## 性成熟期

　初経以降の数年間の月経は無排卵性であるが，16〜18歳で規則的な排卵周期となる。性成熟期とよばれる以降約30年間は女性の生殖能力が高い時期である。妊孕能としては，20歳代が明らかに高く，30歳後半に緩やかに減少し，40歳代になると急激に減少する。20歳までは10％以下の不妊率であるが，30歳前半で15％，30歳後半で約30％，40歳以降では約64％は自然妊娠ができないとされている【図7】。

性成熟期：reproductive period

## 更年期

　閉経とは女性が性成熟期の終わりに達し，更年期になって卵巣の活動性がしだいに消失し，ついに月経が永久に停止することをいう。日本人の平均閉経年齢は50.5歳で，45〜56歳が正常範囲である。この閉経を境とした前後約10年間を更年期という。

　更年期に入ると，卵巣における卵胞数は急激に減少し，閉鎖卵胞が増加する。それに伴い低エストロゲン状態となり，月経も不規則となってくる。低エストロゲン状態となると，ネガティブフィードバック機構を介して高ゴナドトロピン状態となる。しかし，後生殖期となると徐々に血中ゴナドトロピン値も低下し，低ゴナドトロピン・低エストロゲン状態となる。

　前述のような内分泌学的な環境の変化と社会心理的な影響により，更年期障害とよばれる特有な病態を呈する【図8】。

更年期：climacterium

## 後生殖期（老年期）

　後生殖期（老年期）は更年期を経て卵巣機能が完全に消失した時期をいい，通常56〜60歳以降をさす。

　生殖器の変化としては，子宮重量は著明に減少し，性成熟期の約半分までに減少する。子宮内膜はエストロゲンの低下により菲薄化し，子宮頸部の扁平円柱上皮境界（SCJ）は内子宮口の奥に後退する。また，骨盤底筋群の萎縮・弛緩に伴い子宮脱が起こりやすくなる。卵巣の重量も同様に性成熟期の約半分（約5g）まで減少する。腟粘膜もエストロゲンの低下により表層の角化層が消失し萎縮する。腟上皮細胞内のグリコーゲン含有量が減少し，乳酸産生も減少し，その結果腟内のpHはアルカリ化し，易出血性となり腟炎（萎縮性腟炎）を起こしやすい状態となる。

後生殖期（老年期）：senium

SCJ：sqamouscolumnar junction
（扁平円柱上皮境界）

図7　年齢別既婚女性の不妊率

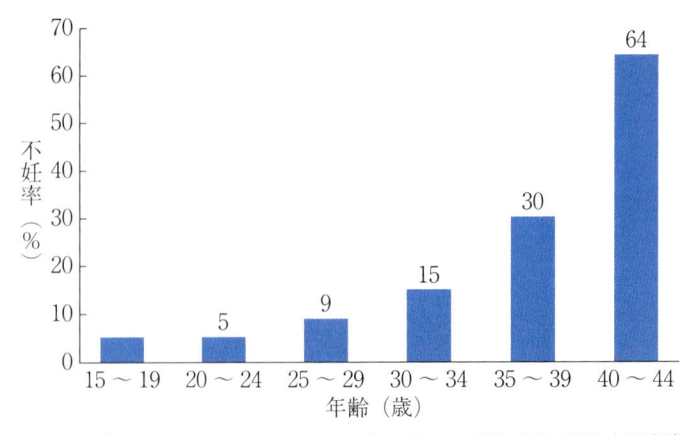

| 年齢（歳） | 不妊率（％） |
| --- | --- |
| 15〜19 | 5 |
| 20〜24 | 5 |
| 25〜29 | 9 |
| 30〜34 | 15 |
| 35〜39 | 30 |
| 40〜44 | 64 |

（Menken, J., et al.：Age and infertility. Science, 234：413, 1986. より引用）

生殖器以外の変化としては，閉経後のエストロゲンの低下により血中コレステロール代謝が変化し，総コレステロールおよびLDL-コレステロール値の増加が認められる。また閉経後，骨吸収抑制作用が消失し骨吸収が促進され，骨吸収が骨形成を上回るため骨粗鬆症が多くなる。

図8　更年期・老年期症状

| | 40歳 | 50歳 | 60歳 | 70歳 | 80歳 |
|---|---|---|---|---|---|
| 月経異常 | 希発月経，頻発月経，機能性出血 | | | | |
| 自律神経失調症状（血管運動神経症状） | 顔のほてり（hot flash），のぼせ，異常発汗，めまい | | | | |
| 精神神経症状 | 倦怠感，不眠，不安，憂うつ | | | | |
| 脳機能の低下（Alzheimer病） | | 記銘力低下 | | | |
| 泌尿・生殖器の萎縮症状 | | 老人性腟炎，外陰掻痒症，性交障害，尿失禁 | | | |
| 心血管系疾患 | | 動脈硬化，高血圧，冠不全，脳卒中 | | | |
| 骨粗鬆症 | | | 腰痛，脊椎後彎，大腿骨頸部骨折 | | |

## Self Check

- □ 女性の一生は加齢に従って，小児期・思春期・性成熟期・更年期・後生殖期に分けられる。
- □ 乳児期には子宮体部と頸部の大きさの比は1：3であるが，その後体部が発育し，思春期以降には成人型の3：1に近づく。
- □ 閉経とは卵巣の活動性がしだいに消失し，ついに月経が永久に停止することをいう。
- □ 日本人の平均閉経年齢は50.5歳で，45～56歳が正常範囲である。
- □ 更年期に入ると，低エストロゲン状態，高ゴナドトロピン状態となる。
- □ 閉経後は，骨吸収抑制作用が消失し骨吸収が促進され，骨吸収が骨形成を上回るため骨粗鬆症が多くなる。

〈梶原　健〉

# I-A. 生殖の構造と機能を学ぶ

# 性周期とその調節機構

## 視床下部-下垂体-卵巣軸【表1, 図1】

　中枢からの神経調節により視床下部の正中隆起にある弓状核で分泌されたゴナドトロピン放出ホルモン（GnRH）は，10個のアミノ酸からなるペプチドホルモンであり，下垂体門脈系を介して脳下垂体前葉に運ばれて，GnRHに対する特異的な受容体に結合して卵胞刺激ホルモン（FSH）と黄体化ホルモン（LH）の分泌を促進する（視床下部-下垂体系）。FSHとLHは全身循環に入り，卵巣に作用して卵胞発育，黄体化，黄体機能を調節する。卵巣で産生・分泌される主なホルモンには女性ホルモン（エストロゲン；多くは17β-エストラジオール），黄体ホルモン（progesterone），インヒビン（inhibin）などがある。視床下部-下垂体-卵巣はそれぞれが産生・分泌するホルモンにより相互の調節を受けていることから，視床下部-下垂体-卵巣軸という，1つの系を構成している。GnRHは一定のパルスをもって分泌される（律動的分泌）。GnRH分泌のパルスの大きさ，頻度は，卵胞期には小さく頻繁（1時間に1回）である一方，黄体期には大きく，緩慢な頻度（4時間に1回）となる。

GnRH：gonadotropin releasing hormone（ゴナドトロピン放出ホルモン）

FSH：follicle stimulating hormone（卵胞刺激ホルモン）

LH：luteinizing hormone（黄体化ホルモン）

### 表1　視床下部-下垂体-卵巣軸（HPOA）に関与するホルモン

| 産生部位 | ホルモン | 性状 | 分子量（Da） | 主な作用 |
| --- | --- | --- | --- | --- |
| 視床下部 | GnRH | ペプチド | 1,182 | LH, FSH産生・分泌促進，分泌型への転換促進 |
| 下垂体 | FSH | 糖蛋白 | 26,500 | 顆粒膜細胞での芳香化促進，卵胞発育促進，顆粒膜細胞のLH受容体増加，インヒビン合成促進 |
|  | LH | 糖蛋白 | 22,500 | 莢膜細胞のアンドロゲン合成促進，排卵誘発，黄体のプロゲステロン分泌維持 |
|  | PRL | ペプチド | 21,500 | 乳腺発育，乳汁分泌，視床下部からのドパミンで抑制，TRHで分泌促進 |
| 卵巣 | エストロゲン<br>　エストロン，エストラジオール，エストリオール | $C_{18}$ステロイド | 270, 272, 288 | 子宮内膜増殖，子宮頸管粘液分泌促進，顆粒膜細胞FSH受容体増加，下垂体GnRH受容体誘導，乳腺の発育（乳管） |
|  | プロゲストーゲン<br>　プロゲステロン | $C_{21}$ステロイド | 315 | 増殖期子宮内膜を分泌期に誘導，子宮頸管粘液産生抑制，視床下部・下垂体の抑制 |
|  | アンドロゲン<br>　テストステロン<br>　DHEA<br>　アンドロステンジオン | $C_{19}$ステロイド | 288<br>288<br>280 | エストロゲンに拮抗作用<br>①卵巣，副腎ともに産生<br>②主に副腎で産生（60〜70%）<br>③卵巣，副腎ともに産生 |
|  | インヒビン | 糖蛋白 | 33,000 | ①FSH合成分泌抑制，莢膜細胞アンドロゲン産生亢進 |
|  | アクチビン | 糖蛋白 | 26,000 | ②顆粒膜細胞FSH受容体増加，黄体化抑制 |
|  | フォリスタチン | 糖蛋白 | 35,000 | ③アクチビン結合蛋白 |

HPOA：hypothalamo-pituitary-ovarian axis（視床下部-下垂体-卵巣軸）
PRL：prolactin（プロラクチン）
TRH：thyrotropin releasing hormone（甲状腺刺激ホルモン放出ホルモン）
DHEA：dehydroepiandrosterone（デヒドロエピアンドロステロン）

## Basic Point　physiology

● two-cell two-gonadotropin theory とは

　卵子を取り巻く顆粒膜細胞は FSH 受容体，また，その外層を取り巻く莢膜細胞は LH 受容体をもつ。LH の作用により莢膜細胞で産生されたアンドロゲンは隣接する顆粒膜細胞に移動し，顆粒膜細胞は FSH により活性化されたアロマターゼによりアンドロゲンを芳香化してエストロゲンを産生する。このように 2 種類の異なった細胞がそれぞれに対応するゴナドトロピンの作用を受けて協力してエストロゲンを産生する機構を two-cell two-gonadotropin theory という。主席卵胞への選別は顆粒膜細胞に富み，FSH 受容体を多くもつ卵胞であり，卵胞から分泌されるエストロゲンの増加とともに，顆粒膜細胞が分泌するインヒビンの増加に伴い，中枢性に FSH 分泌に対してネガティブフィードバック機構が働き，血中の FSH は低下する。その結果，FSH 受容体が優位でない卵胞ではアンドロゲンからエストロゲンへの変換が進まず，卵胞内のステロイドホルモン産生はアンドロゲン優位となるため，卵胞閉鎖に向かうと考えられている。主席卵胞は FSH 受容体を豊富にもっているため，血中の FSH が低下してもエストロゲン産生を続けて顆粒膜細胞が増殖し，さらにエストロゲン産生が増加して，成熟に向かう。

図 1　月経周期と各種ホルモンの変動
(Ganong, W.F.：Review of Medical Physiology. 22 版，p.439, McGraw-Hill, 2005. より引用)

## Level up View

● 黄体化

　排卵後の卵胞にある顆粒膜細胞と莢膜細胞が黄体細胞に変化する機序はまだ解明されていないが，顆粒膜細胞を取り出して培養すると，自然に黄体細胞に変化する。また，その培養細胞に卵子を加えると，卵子の周囲にある顆粒膜細胞は黄体化しないため，卵子が黄体化を阻止する物質を産生している可能性を示唆する研究がある。排卵前の卵胞は血管に乏しく，ステロイドホルモン産生能は低い。一方，排卵後の黄体には VEGF（vascular endothelial growth factor：血管内皮細胞増殖因子）などの血管新生因子により旺盛な血管新生が生じ，排卵後 8 日目には黄体全体の 50％は血管内皮細胞で占められるようになる。その結果，血中の LDL（low density lipoprotein：低比重リポ蛋白）コレステロールは豊富な血流を介して黄体細胞に運ばれ，黄体細胞に発現した LDL 受容体を介して取り込み，多量のプロゲステロンを生成・分泌する。

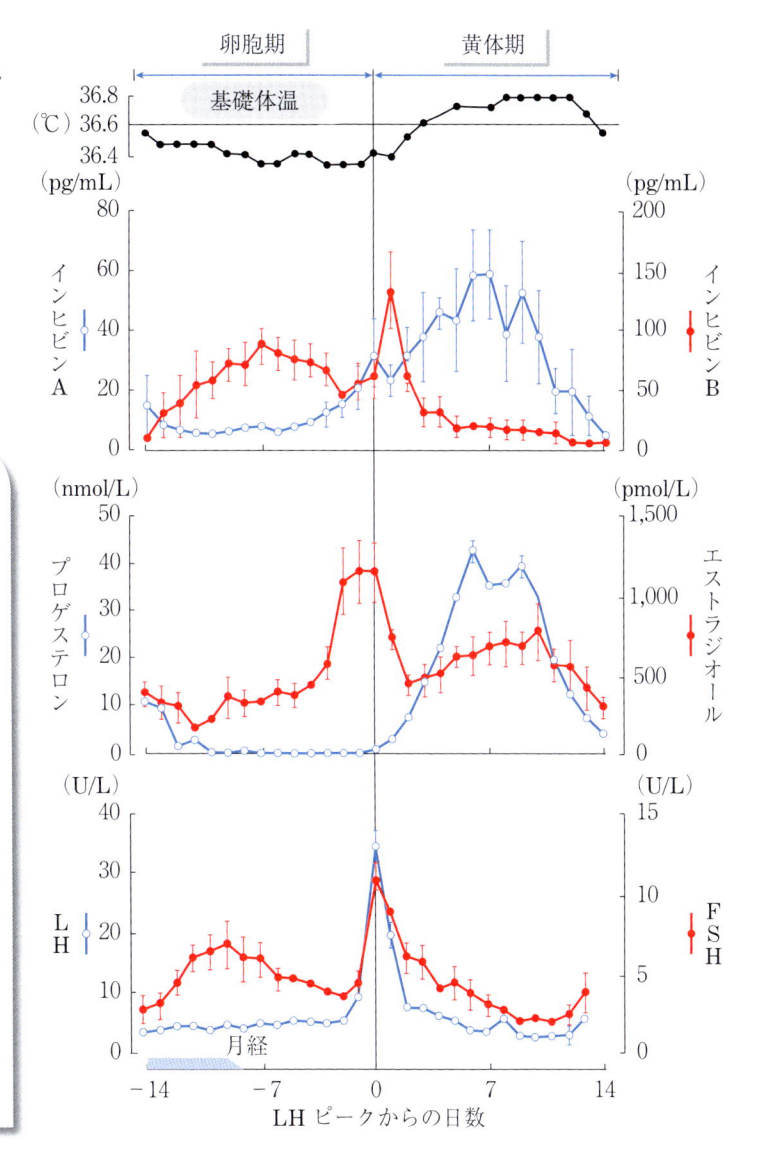

# 卵胞発育と排卵

## ◆ 卵胞発育【図3〜5】

性成熟期に入るとゴナドトロピン（性腺刺激ホルモン）に依存して発育する一次卵胞（前卵胞腔期卵胞（preantral follicle））が形成される。FSHに反応して発育を開始した前卵胞腔期卵胞は、その後、2回の月経周期を経て二次卵胞（卵胞腔期卵胞）に発育する。この時期には卵胞はFSH、LHに対する依存性が高まっている。さらに3周期目に入るとゴナドトロピンによる調節を受けて選別を受け、主席卵胞となる。主席卵胞の選別は月経周期5〜7日目までに起こる。主席卵胞の選別の機構は定かではないが、卵胞を構成する顆粒膜細胞とそれに隣接する莢膜細胞による卵巣の微少環境の調節が関与すると考えられている。

## ◆ 排卵

成熟卵胞の産生するエストロゲンの急激な増加に呼応して、下垂体からLHの放出が起こる（LHサージ）。この機構はエストロゲンのポジティブフィードバックとよばれる。LHサージ開始、ならびにLHのピークから排卵までの時間はほぼ、一定であり、それぞれ、34〜36時間、10〜12時間である。LHサージは卵子では減数分裂を再開させ、第1極体の放出を起こす。また、顆粒膜細胞は排卵に伴い黄体化（luteinization）を起こす。排卵直前の卵胞には血管新生が起こり、卵胞の表面に卵胞斑が形成され、同部が破裂して卵子とそれを取り巻く卵丘細胞とが排出される。卵胞の破裂にはLH刺激により生成されるサイクリックAMP、プロゲステロン、プロスタグランジン、ヒスタミン、プラスミン、コラゲナーゼなどの酵素が関与する。排卵後の卵胞を形成する顆粒膜細胞と莢膜細胞はともに黄体細胞に変化し、LHの作用により黄体ホルモンを分泌するようになる。

## ◆ 卵成熟

胎生期の卵巣には700万個の卵子が存在するが、多くは出生前に減少し、出生時には200万個の原始卵胞が存在する。しかし、その50%は閉鎖卵胞であり、残りの約100万個の正

> **Side Memo**
>
> **エストロゲンによるフィードバックはネガティブとポジティブの両方があるのはなぜ？**
>
> 血中のエストロゲンは卵胞発育に伴って増加するが、その結果、下垂体からのFSH分泌は低下する。一方、排卵に必要なLH分泌はエストロゲンにより増加する。この機序は動物によって異なり、ラットでは視床下部の異なった部位に存在するtonic centerとcyclic centerがそれぞれネガティブフィードバックとポジティブフィードバックに関与するが、霊長類ではネガティブ、ポジティブフィードバックに反応する部位は1か所で、しかも視床下部ではなく、下垂体であるといわれている。霊長類の実験で、視床下部と下垂体の連絡を絶つか、あるいは視床下部を破壊しておき、一定のパルスでGnRHを投与した状態で外因性にエストラジオールを投与すると、投与量・期間の違いにより、ネガティブ、ポジティブの両方のフィードバックを起こすことができることが示されている。

**図2 ヒトの月経周期調節と視床下部・下垂体・卵巣の相互作用**

視床下部のGnRHを介して下垂体からLH, FSHが律動的に分泌され、卵巣の莢膜細胞と顆粒膜細胞に作用してステロイドホルモン産生と排卵が起こる。莢膜細胞はLH受容体、顆粒膜細胞はFSH受容体をもち、協同でステロイドホルモンを産生する（本文中のtwo-cell two-gonadotropin theory参照）。顆粒膜細胞の多彩な働きにはFSHを介するLH受容体産生、P450 c17酵素の産生、プロゲステロン産生に加え、組織プラスミンアクチベータやインヒビター（t-PA, tPAI）、成長因子を産生する。

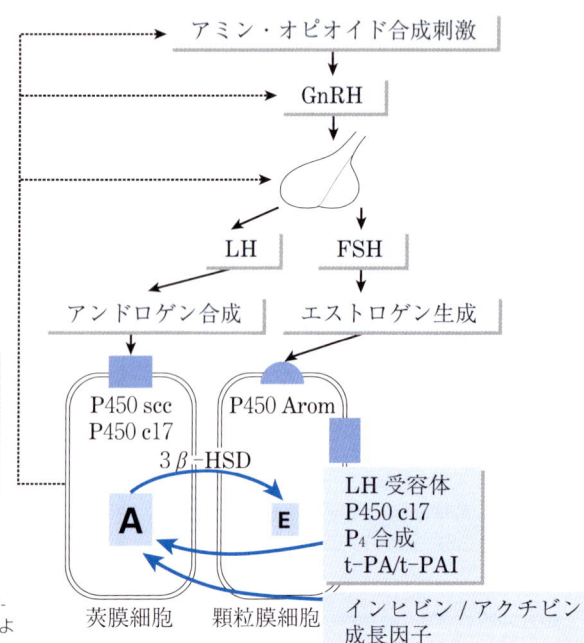

(Yen, S.S.C., et al. 監：Reproductive Endocrinology Physiology, pathophysiology, and linical management. 第4版、W.B. Saunders, Philadelphia, 1999. より引用)

### 図3 クラス1からクラス5に至る卵胞の活発な発育

"活発な（tonic）"卵胞発育期には前卵胞腔期にある0.12～0.2 mmのクラス1の卵胞は，クラス4（卵胞腔期卵胞）に発育する。この時期には顆粒膜細胞の細胞数は600倍に増加し，卵胞径は15倍に増大する。この時期の卵胞発育にはゴナドトロピンが必要とされる。排卵の数日後，黄体期前半に二次卵胞はクラス1の卵胞へと発育する（第1周期）。その約25日後，クラス1からクラス2（卵胞腔期前期卵胞）に発育する（第2周期）。さらにその20日後（第2周期の黄体期の終わりの頃），クラス2の卵胞はクラス3に発育する。15日後，第3周期の卵胞期後期にはクラス3の卵胞はクラス4に発育する。第3周期の黄体期後期，月経周期25～28日目にクラス5の卵胞に移行する。

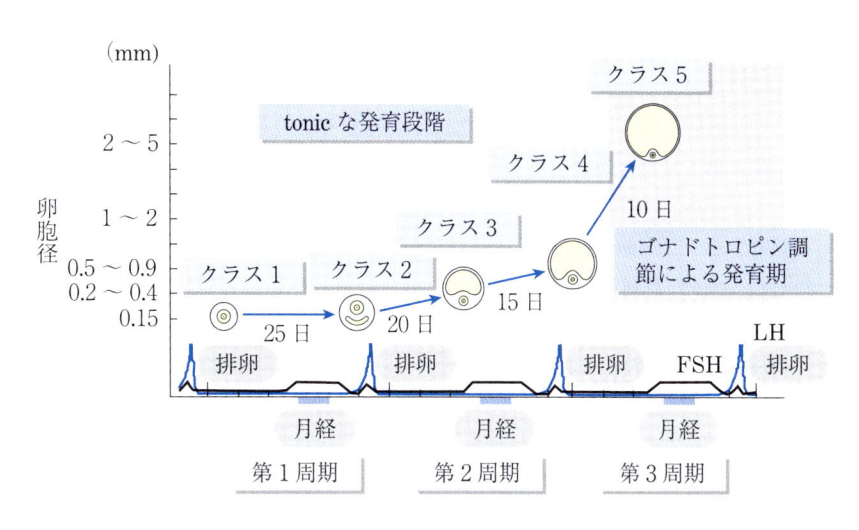

(Yen, S.S.C., et al. 監：Reproductive Endocrinology Physiology, pathophysiology, and linical management. 第4版, p.163, W.B. Saunders, Philadelphia, 1999. より引用)

### 図4 卵巣には各発育段階にある卵胞が同時に存在する

卵巣にはいろいろな発育段階にあるクラスの異なった卵胞が存在する。超音波検査などにより卵巣を観察すると，各種発育段階にある卵胞，閉鎖過程にある卵胞が同時に観察される。

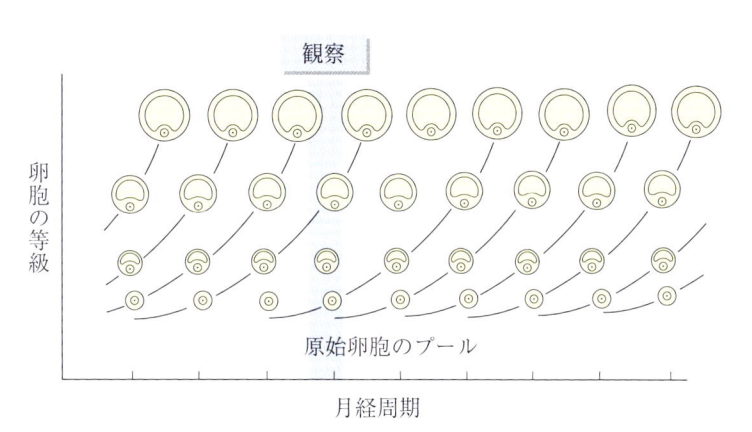

(Yen, S.S.C., et al. 監：Reproductive Endocrinology Physiology, pathophysiology, and linical management. 第4版, p.160, W.B. Saunders, Philadelphia, 1999. より引用)

### 図5 ゴナドトロピン依存性の卵胞のリクルートと主席卵胞の選別

黄体期後期にリクルートされたクラス5の卵胞は次の月経周期に排卵を運命づけられたコホートを形成する。卵胞期前半には顆粒膜細胞は指数関数的に増加し，卵胞径は5mmから20mmまで増大する。エストロゲン産生能の高い卵胞は選別されて発育を続ける一方，エストロゲン産生能の低い卵胞は閉鎖に陥る（two-cell two-gonadotropin theory 参照）。

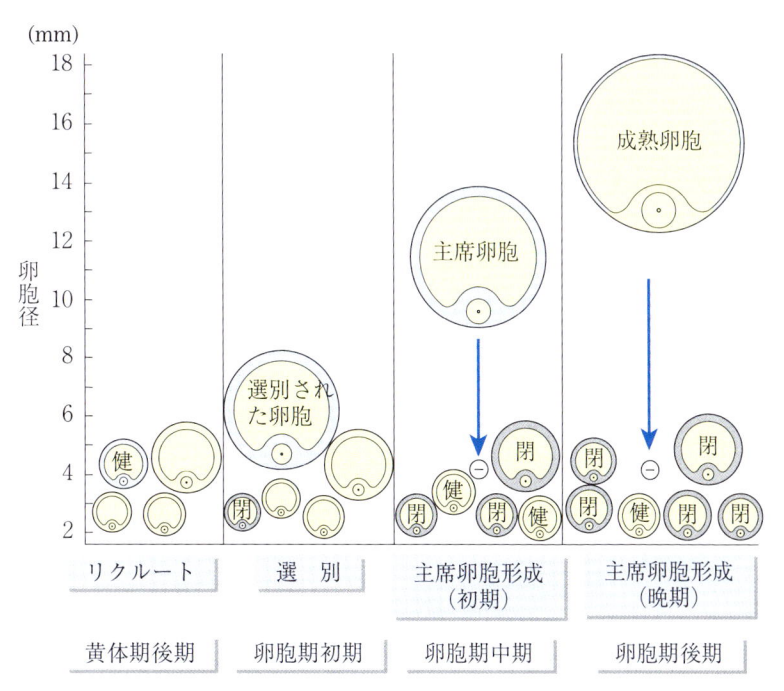

(Yen, S.S.C., et al. 監：Reproductive Endocrinology Physiology, pathophysiology, and linical management. 第4版, p.164, W.B. Saunders, Philadelphia, 1999. より引用)

常の卵子がその頃に第1減数分裂の前期に入り，成人期に至るまで分裂前期のまま，休止期に入る。その後も卵胞閉鎖は継続し，卵子の数は思春期には20〜30万個にまで減少する。正常では毎月1個の卵子，生殖可能期間に約500個が成熟し，残りの卵胞は閉鎖に陥る。排卵直前に第1減数分裂を完了する。娘細胞のうち1つは二次卵母細胞（secondary oocyte）としてほとんどの細胞質を受け取り，他方の娘細胞，すなわち第1極体はフラグメント化して消失する。二次卵母細胞は直ちに第2減数分裂を開始するが，この分裂はmetapahseで停止し，精子が貫通して受精したときに第2極体を放出して成熟を完了する【図6】。

## ◆黄体機能

排卵後の卵胞は速やかに血液で満たされるため，ときに血体（corpus hemorrhagicum）とよばれる。顆粒膜細胞と莢膜細胞は速やかに増殖し，卵胞内に満たされた血液を，脂肪に富んだ黄色の黄体細胞で置き換えるようになる。黄体は主にプロゲステロンとエストロゲンを分泌することで月経周期の黄体期を司る。プロゲステロンの分泌は黄体の血管新生がピークとなる排卵後8〜9日に最高となる。黄体の寿命はLHあるいは妊卵が産生するヒト絨毛性ゴナドトロピン（hCG）の刺激に依存する。黄体の主たる作用は子宮内膜に受精卵が着床し，その後，妊娠を維持することであるが，着床にふさわしい子宮内膜の調整には卵胞期のエストロゲンの分泌により，子宮内膜が増殖期となっているところにプロゲステロンが作用し，分泌期に至っていることである。LHサージから月経までの期間は14日間であるが，臨床的には11〜17日間は正常と考えられる。

hCG：human chorionic gonadotropin（ヒト絨毛性ゴナドトロピン）

# 月経発来機序【図7】

性周期として特徴的なものは周期的な子宮出血である月経である。月経出血は子宮内膜が周期的に剥脱するために起こり，正常の月経周期は25〜36日である。月経周期は子宮内膜の組織学的所見から月経期，子宮内膜増殖期，子宮内膜分泌期に大別される。子宮内膜を構成する子宮内膜基底層，子宮内膜海綿層，表面の子宮内膜緻密層のうち，子宮内膜海綿層と子宮内膜緻密層は子宮内膜機能層ともよばれ，卵胞期にはエストロゲンの作用によって増殖し，黄体期にはプロゲステロンの作用により分泌期内膜となる。子宮内膜増殖期は月経終了後の約10日間で，子宮内膜には速やかに栄養血管が侵入し，腺上皮の増殖が起こる。子宮内膜分泌期にはプロゲステロンの作用により腺の分泌が行われるようになり，排卵後7日，すなわち着床期には腺の分泌能は極期を迎えるとともに子宮内膜海綿層の間質は浮腫状となり，毛細血管が多く認められるようになる。

## ◆月経の発来機序

黄体からのプロゲステロン分泌が低下すると3日後には子宮出血が起こる。月経開始前の子宮内膜に生ずる生化学的な変化として，月経が近づくにつれて子宮内膜のプロスタグランジン含量が増加することが知られている。プロスタグランジンのうち，とくにプロスタグランジン$F_{2\alpha}$は強い子宮収縮作用をもち，子宮内膜分泌期に投与すると子宮出血を起こすことが確認されている。黄体からのプロゲステロン，エストロゲンの分泌低下により子宮内膜からプロスタグランジンが放出されると，螺旋動脈の収縮，子宮収縮が起こり，子宮内膜は虚血状態になり，ついには子宮内膜機能層が壊死に陥り，子宮内膜基底層を残して脱落し，血液とともに子宮外に排出される。子宮内膜のプロスタグランジン合成はエストロゲンとプロゲステロンにより調節されている。エストロゲンはプロスタグランジンの合成を促進する一方，プロゲステロンはその放出を抑制している。また，子宮内膜組織中の血管は線維素溶解活性をもっており，月経時に剥脱した子宮内膜でその活性は最も高くなる。

図6 卵子の減数分裂過程

出生時には一次卵母細胞は第1減数分裂前期の複糸期以前の分裂をほぼ完了するが,思春期に至るまではこのまま網糸期（dictyate期）とよばれる長い休止期に入る。成熟期に入り，LHサージが起きるとGraaf卵胞内の一次卵母細胞は第1減数分裂を再開し，大きな二次卵母細胞と小さな第1極体を形成して第1減数分裂を終了する。二次卵母細胞は形成されると休止期に戻らず，直ちに第2減数分裂中期に至る。減数分裂は受精するまでは再び停止した状態となる。受精後，二次卵母細胞は第2極体を放出して第2減数分裂を終了する。

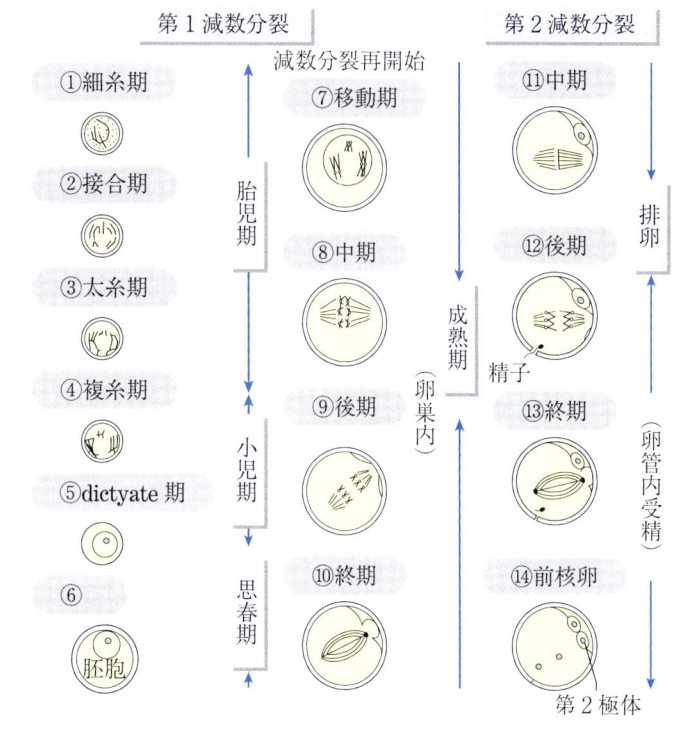

(坂元正一，ほか監：プリンシプル産科婦人科学1．改訂版，メジカルビュー社，東京，1997．より引用)

図7 子宮内膜の周期的変化

子宮内膜は卵巣から分泌されるエストロゲン，プロゲステロンの作用を受け，周期的な変化を起こす。月経直後の4～5日間では子宮内膜は薄く，再生期内膜とよばれる。子宮内膜増殖期には腺は発達して螺旋状となり，組織学的には横断面で同一の腺が2回以上切片に現れるため，海綿状を呈する。上皮細胞の丈は高く，円柱状となり，有糸分裂像が多くみられる。子宮内膜分泌期に入るとエストロゲンに加えてプロゲステロンの作用が加わり，内膜はさらに肥厚して，後期には約7mmの厚さとなる。子宮腺は強く迂曲し，腺腔は著明に拡大する。基底にグリコーゲンが蓄積するため，HE（hematoxylin-eosin：ヘマトキシリン・エオシン）染色では核の下方に空胞として観察される（核下空胞）。子宮内膜分泌期中期には細胞内や腺腔内に分泌物が豊富に認められるようになる。また，間質細胞は肥大して円形状となり，脱落膜細胞様となる。月経時には子宮内膜の子宮内膜機能層はすべて剥脱し，剥脱組織は粘液に含まれる酵素の作用により消化され，自己融解も伴って血液とともに腟腔に流出する。

(坂元正一，ほか監：プリンシプル産科婦人科学1．改訂版，メジカルビュー社，東京，1997．より引用)

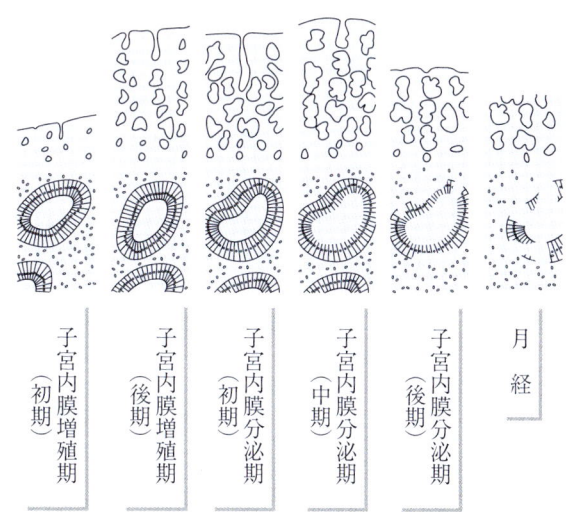

# Self Check

☐ 排卵の引き金とならうLHサージはエストロゲンのポジティブフィードバックによって起こる。
☐ LHサージにより卵子は第1減数分裂を開始する。
☐ 黄体の寿命はLH，あるいはhCGの分泌に依存する。
☐ 月経が近づくにつれて子宮内膜ではプロスタグランジンの産生が亢進する。

〈髙木耕一郎〉

## I-A. 生殖の構造と機能を学ぶ

# 女性ホルモンの作用機序

## 女性ホルモンの種類と構造

　視床下部-下垂体系のホルモンの制御を受けて，卵巣では性ステロイドの産生が行われる。一般に女性ホルモンとよばれているものは，エストロゲンとプロゲステロンの2種類である。
　エストロゲン【図1】は卵胞ホルモンともよばれる。天然の形としては，3種類が生体内に存在する。エストロン（$E_1$），17$\beta$-エストラジオール（$E_2$），エストリオール（$E_3$）がそれであり，$E_2$，$E_1$，$E_3$の順に生物活性が高い。$E_2$の活性を1とした場合，$E_1$は0.5〜0.6，$E_3$は0.2程度である。産生場所は主として卵巣であるが，脳や脂肪組織でも微量ながら産生される。また，妊娠中は胎盤も主要な産生臓器となる。
　プロゲステロン【図2】は黄体ホルモンの別名をもつ。その名のとおり，非妊娠時は排卵後に形成された黄体からほとんどが産生されるため，排卵前の時期の血中濃度はきわめて低い。妊娠成立後は胎盤からの産生が主体となる。
　いずれのホルモンも17個の炭素原子（C）によって構成されるステロイド核【図3】にいくつかの置換基がついたステロイドホルモンに分類され，脂溶性である。エストロゲンに属するものはすべて炭素原子の総数は18個であり，プロゲステロンは21個である。

> **Side Memo**
> 男性ホルモンであるアンドロゲンに属する性ステロイドの炭素原子数は19個である。

## 女性ホルモンの産生経路【図4】

　ステロイドホルモンの産生は，コレステロール（27個のC）を基質としてこれから側鎖が切断されたプレグネノロン（C21）に変換される工程より始まる。このプレグネノロンが各種の酵素の修飾を受けて，順次各種性ステロイドに変換される。
　プロゲステロンはプレグネノロンにヒドロキシステロイド脱水素酵素（3$\beta$-HSD）が作用して，3$\beta$基の脱水素化・$\Delta$5位のオレフィン結合の$\Delta$4位への異性化が起こることにより産生される（$\Delta$4経路）。
　一方，エストロゲンはさらにいくつかの酵素の修飾を受けて産生される。つまり，プレグネノロンが一度アンドロゲンに転換された後，これを基質としてアロマターゼ（P450arom；芳香化酵素）が作用して生成する。
　プロゲステロンの産生は一連のステロイド産生過程の上位に位置しており，理論的にはほとんどのステロイド産生細胞が単一で生合成が可能と考えられている。
　しかしながら，コレステロールからのエストロゲン産生は，単一の細胞のみでは生成されない。卵巣内では，コレステロールからアンドロゲンまでの生成を莢膜細胞（theca cell）が，アンドロゲンの芳香化を顆粒膜細胞（granulosa cell）が担当していることが知られている。

> **3$\beta$-HSD**：3$\beta$-hydroxysteroid dehydrogenase（ヒドロキシステロイド脱水素酵素）

> **Side Memo**
> アロマターゼによる酵素反応は単一のものではなく，連続した3つのhydroxylatioin（ヒドロキシル化＝水酸基導入反応）である。

## 女性ホルモンの作用機序【図5】

### ◆ 血液中の女性ホルモン

　性ステロイドホルモンのほとんどは，血中では血漿中の蛋白質に結合した状態で存在する。$E_2$は性ホルモン結合グロブリン（SHBG）やアルブミンに結合し，Pはコルチコステロイド結合グロブリン（CBG）またはアルブミンに結合している。これらの蛋白質と結合した状態の性ステロイドホルモンはホルモン活性を呈さず，血液中にフリーの状態で存在するもののみが活性を有している。しかしながら，血液中でフリーなものの割合は全体の2〜5%

> **SHBG**：sex hormone binding globulin（性ホルモン結合グロブリン）

> **CBG**：corticosteroid binding globulin（コルチコステロイド結合グロブリン）

## 図1 エストロゲン

エストロン：卵巣や脂肪組織で分泌される。閉経期以降では最も血中濃度が高い。

エストラジオール：生殖期（初経〜閉経まで）に主として卵巣より分泌される。最も生物学的活性が高い。

エストリオール：ほとんどが妊娠中に胎盤より大量に分泌される。

エストロン
($C_{18}H_{22}O_2$)

エストラジオール
($C_{18}H_{24}O_2$)

エストリオール
($C_{18}H_{24}O_3$)

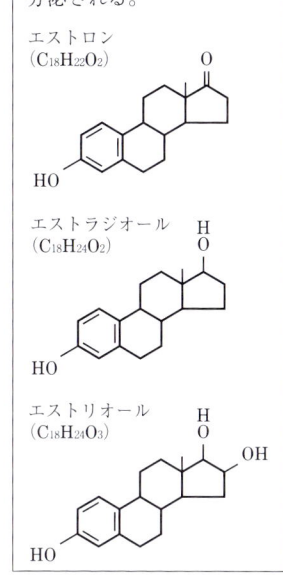

## 図2 プロゲステロン

プロゲステロン
($C_{21}H_{30}O_2$)

## 図3 ステロイド核

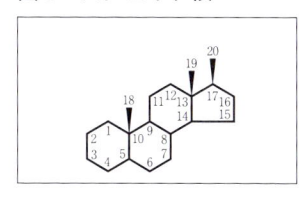

## 図4 性ステロイドホルモンの生合成

コレステロール ($C_{28}H_{48}O$)
↓ StAR, P450scc (CYP11A1)

プレグネノロン ($C_{21}H_{32}O_2$) → デヒドロエピアンドロステロン ($C_{19}H_{28}O_2$) ↔ アンドロステンジオール ($C_{19}H_{30}O_2$)
　　P450c17　　　　　　　　　　　17β-HSD

↓ 3β-HSD (Δ$^{5-4}$イソメラーゼ)　↓ 3β-HSD　　　　　　　↓ 3β-HSD

プロゲステロン ($C_{21}H_{30}O_2$) → アンドロステンジオン ($C_{19}H_{26}O_2$) ↔ テストステロン ($C_{19}H_{28}O_2$)
　　P450c17　　　　　　　　　　　17β-HSD

　　　　　　　　　　　　　　　↓ P450アロマターゼ：CYP19　↓ P450アロマターゼ：CYP19

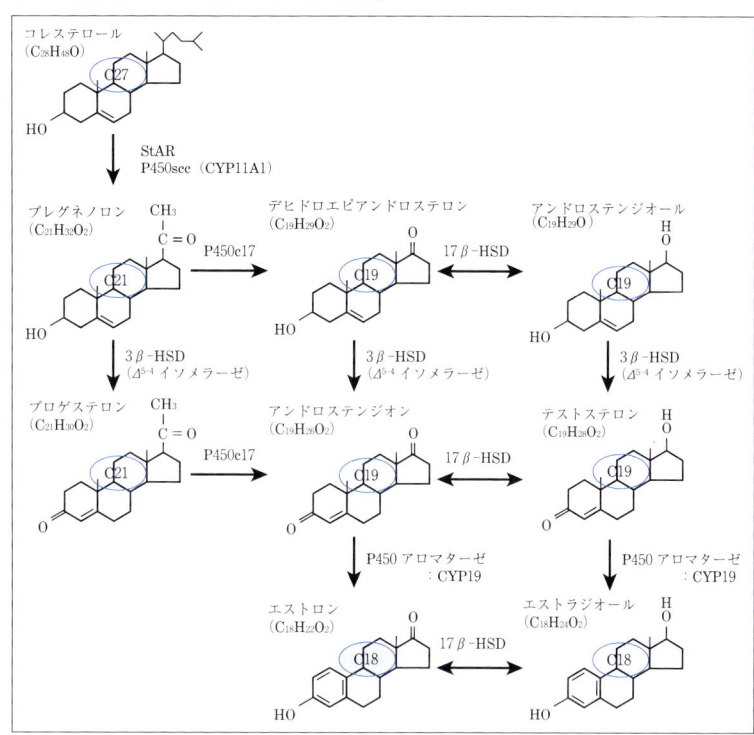

　　　　　　　　　　　　　エストロン ($C_{18}H_{22}O_2$) ↔ エストラジオール ($C_{18}H_{24}O_2$)
　　　　　　　　　　　　　　　　　　　　17β-HSD

## 図5 ステロイドホルモンの作用機序

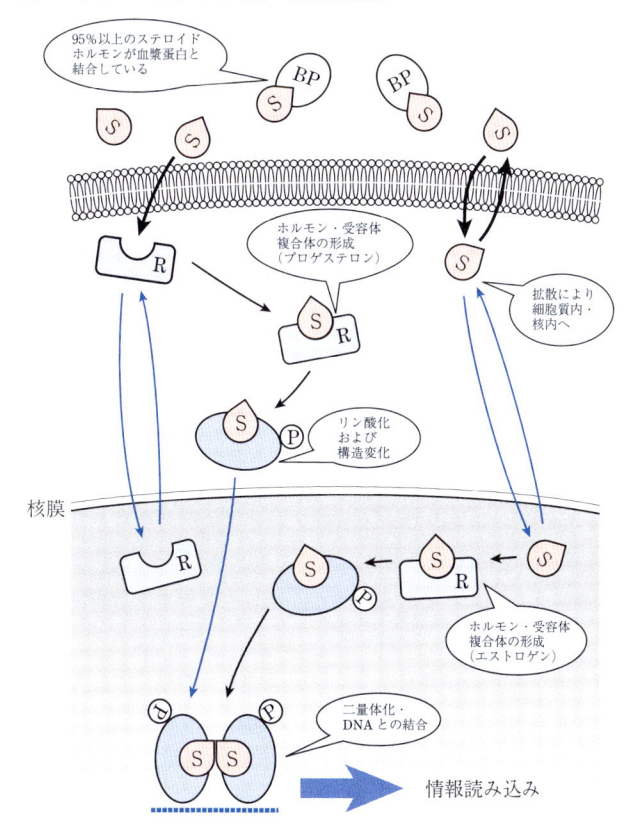

95%以上のステロイドホルモンが血漿蛋白と結合している

ホルモン・受容体複合体の形成（プロゲステロン）

リン酸化および構造変化

核膜

拡散により細胞質内・核内へ

ホルモン・受容体複合体の形成（エストロゲン）

二量体化・DNAとの結合

→ 情報読み込み

にすぎない。

◆**女性ホルモンの標的細胞内への到達**

　血液中にフリーな状態で存在する性ステロイドホルモンは，拡散により標的細胞の細胞膜を通過して細胞内に到達する。

◆**ステロイドホルモン受容体との結合**

　ステロイドホルモン受容体は細胞内の細胞質あるいは核内に存在することが知られている。結合ステロイドホルモンが存在しない状態では，プロゲステロン受容体は主として細胞質内にあり，他方エストロゲン受容体は原則核内に存在している。

　標的細胞内に到達した女性ホルモンはそれぞれ固有の受容体と結合してステロイドホルモン-ホルモン受容体複合体（ligand-receptor complex）を形成する。さらにリン酸化などの一連の過程を経て，核内に移動する。

◆**核内での DNA 転写制御**

　核内に到達したステロイドホルモン-ホルモン受容体複合体は二量体となり構造変化を介して，標的遺伝子の DNA 転写を誘導する。

## ステロイドホルモン受容体

　その基本的な構造は6つの部分に分けられている【図6】。このうち A，B，D，F の部分はそれぞれの受容体により固有の塩基配列であるが，C，E の部分はほとんどのもので塩基配列が類似しており，C 領域が DNA 結合部，E 領域がホルモン結合部と考えられている。この2つの領域は核内でのステロイドホルモン-ホルモン受容体複合体の二量体化に重要な役割を担っている。

　エストロゲン・プロゲステロンいずれの女性ホルモンに対しても，複数の受容体が発見されており，近年その作用が明らかにされつつある。

　エストロゲン受容体は α・β の2種類があるが，それぞれ異なる遺伝子の制御を受けて生成されており，塩基配列も異なる構造をもつ。それぞれの発現は臓器によって特異的であり，固有の機能を有すると考えられている。

　プロゲステロン受容体は従来 A・B の2種類が同定されているが，エストロゲン受容体と異なりこの二者は構造的には A/B 領域の長さが違うだけの単一遺伝子からの生成である。さらに3種類目の受容体として，PR-C も同定されている。これら3種の結合親和性，組織分布，プロゲステロン結合後の生物学的活性は同一ではなく，その解明に向けさらなる研究が待たれる分野といえる。

## 卵巣における女性ホルモンの産生

　視床下部-下垂体系の制御を受けて，卵巣内でエストロゲンとプロゲステロンは分泌される。卵巣内の莢膜細胞-顆粒膜細胞の2種類の細胞によってエストロゲン（17β-エストラジオール）は産生されることは前述したとおりである。また，プロゲステロンは排卵後に形成された黄体細胞がその産生の主体である。

　卵巣においては，性ステロイドホルモンの基質となるコレステロールは主として血漿中に循環するコレステロールである。黄体化ホルモン（LH）の作用により細胞内に放出された cAMP の作用で卵巣での LDL-コレステロール受容体が活性化されて取り込みが促進される。また，これとは別に，HDL-コレステロールもスカベンジャー受容体タイプBクラス1（SR-B1）とよばれる受容体によって細胞内に取り込まれる。LH はさらにこれらのコレステロー

LH：lutenizing hormone（黄体化ホルモン）

cAMP：cyclic AMP

LDL：low density lipoprotein

ルをプレグネノロンに変換する。

エストロゲンの産生はこの工程により莢膜細胞に誘導されたプレグネノロンが，LH によって引き続きアンドロステンジオンまで Δ5 経路で産生されることが第 1 段階となる。これが基底膜を通過して顆粒膜細胞内に移送され，第 2 段階として顆粒膜細胞でこのアンドロステンジオンを基質として，卵胞刺激ホルモン（FSH）の作用で芳香化が起こり 17β-エストラジオールが産生される（two-cell two-gonadotropin theory；【図 7】）。

プロゲステロンは黄体内の顆粒膜ルテイン細胞で Δ4 経路により LH の作用を受け産生される。

HDL：high density lipo-protein

FSH：follicle stimulating hormone（卵胞刺激ホルモン）

## 月経周期中の女性ホルモンの変化 (p.25, 図 1 参照)

血中のエストロゲン濃度は，FSH・LH の作用を受け日々変化している。月経周期 4 日目までに次期卵胞発育のリクルートが終了すると，その後は 7 日目までに首席卵胞の選択が行われ，これがそれ以降に排卵するべく発育する。この卵胞期には，卵胞発育に従って顆粒膜細胞からのエストロゲンの産生はしだいに増加し，LH サージの直前に最高濃度となった後に急速に減少する。これに対してプロゲステロンは卵胞期後期までほとんど産生されず，LH サージ直前より産生が始まる。

黄体期になると，一度産生が低下したエストロゲンは黄体中期に 2 度目のピークを迎える。プロゲステロンも同様に黄体中期に血中濃度は最大となる。妊娠の成立がなければ急速に黄体は退縮し，女性ホルモンの産生も激減する。

図 6　ステロイドホルモン受容体の構造

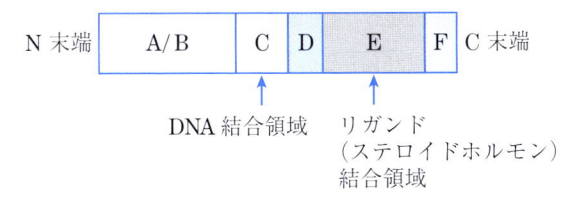

N 末端　| A/B | C | D | E | F |　C 末端

C：DNA 結合領域
E：リガンド（ステロイドホルモン）結合領域

図 7　two-cell, two-gonadotropin 理論

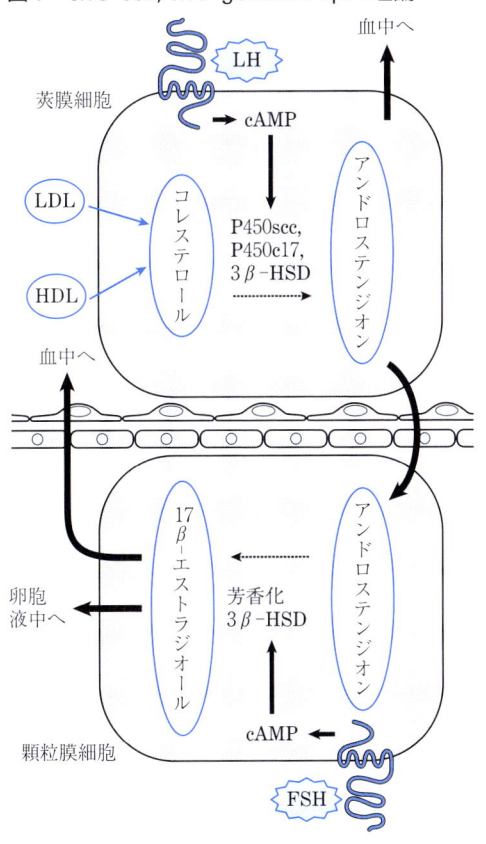

## 女性ホルモンによる子宮内膜の増殖分化 【図8】

　卵巣からの性ステロイドホルモンの影響を最も受ける臓器は子宮である。前述の月経期に伴うホルモンの変化に応じて，とくに子宮内膜は劇的な変化を呈する。卵胞期には主としてエストロゲンの作用で，活発に増殖する子宮内膜腺細胞の有糸分裂像【図9】や偽重層化【図10】が観察される。偽重層化は腺細胞にグリコーゲンが蓄積した結果生じる所見である。さらに排卵間際になると子宮内膜間質細胞の有糸分裂像【図11】も顕著となる。排卵が終了し黄体期になるとプロゲステロンの作用により，腺細胞の核基底膜側に空胞を形成【図12】し，さらに腺管は蛇行・拡張し分泌像【図13】を呈し，螺旋動脈周囲の内膜間質も浮腫状【図14】となる。分泌期後期になると，腺細胞の表層細胞が白血球浸潤を伴いながら偽脱落膜様に変化する【図15】。そうして，妊娠が成立しなかった場合には排卵より12～14日目に黄体の退縮，つまり女性ホルモンの急激な分泌減少とともに，螺旋動脈の退縮・血流の途絶による虚血→細胞死を迎え腺細胞の子宮内膜海綿層・子宮内膜緻密層が剥脱して月経が発来する。

## 女性ホルモンによる生殖器以外の器官への作用

### ◆乳房

　乳腺は妊娠・分娩・産褥の間の女性ホルモンの主たる標的器官であり，妊娠が成立すると，分娩後の乳汁分泌を確立するために乳腺組織は増殖分化する。エストロゲンは乳腺腺管上皮の急速な増生，分枝を促し，プロゲステロンは腺組織の腺房・小葉形成の発達に不可欠であ

図8　子宮内膜の月経周期による組織変化

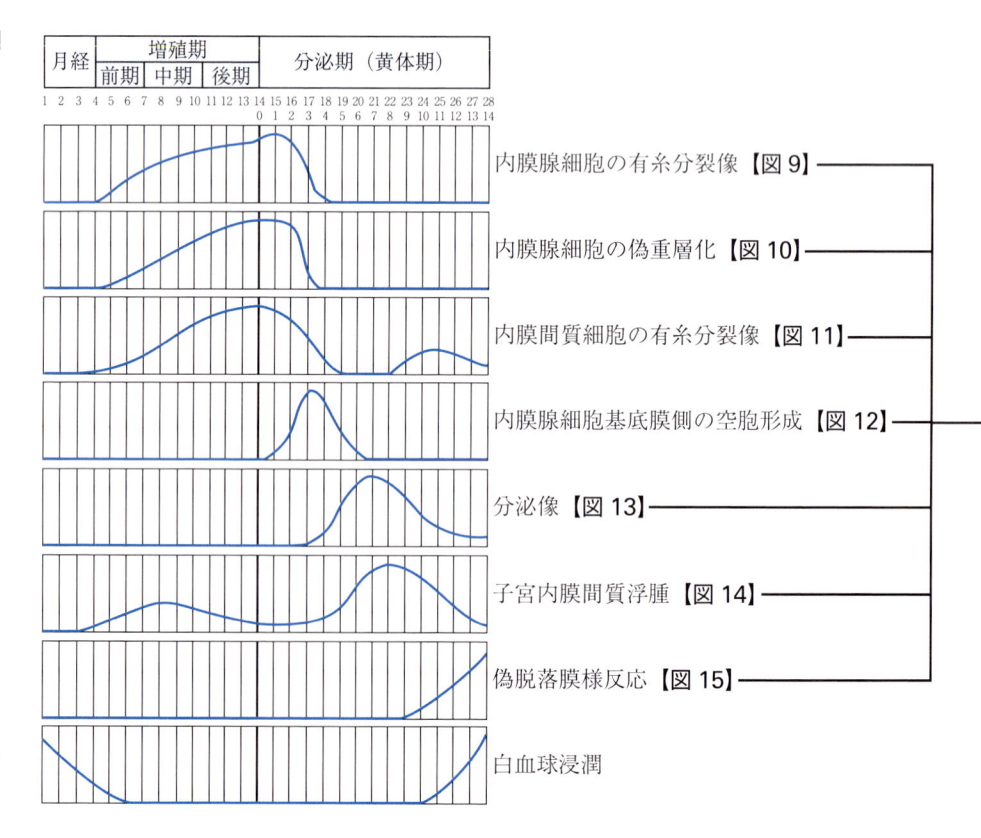

(Noyes, R.W.,et al.: Dating the endometrial biopsy. Fertil Steril, 1：3-25, 1950. より引用)

る。また、乳汁分泌にも一部関与しており、分娩が終了して胎盤で産生されていたプロゲステロンの血中濃度が急速に低下すると、これをシグナルとして乳汁分泌産生が亢進する。

### ◆骨

女性ホルモンとりわけエストロゲンは、骨の新陳代謝に大きく関与している。子宮・卵巣などの生殖器に比べると発現量は 1/10 程度ではあるが、骨髄間質細胞や骨芽細胞、破骨細胞にはエストロゲン受容体が存在することが知られており、これにエストロゲンが結合して骨量の維持に影響を及ぼす。閉経後に骨量が著しく減少するのはこのためである。具体的には、インターロイキン-1(IL-1)、IL-6 やマクロファージ-コロニー刺激因子（M-CSF）などのサイトカインの作用を修飾している。

IL-1：interleukin-1（インターロイキン-1）

M-CSF：macrophage colony-stimulating factor（マクロファージーコロニー刺激因子）

図9 子宮内膜腺細胞の有糸分裂像（600×） 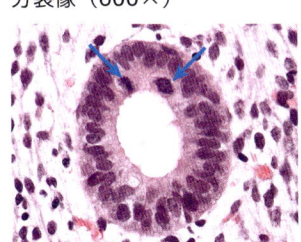
図10 子宮内膜腺細胞の偽重層化（400×） 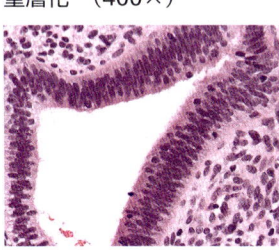
図11 子宮内膜間質細胞の有糸分裂像（600×） 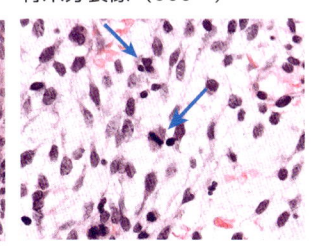
図12 子宮内膜腺細胞の核下空胞形成（400×） 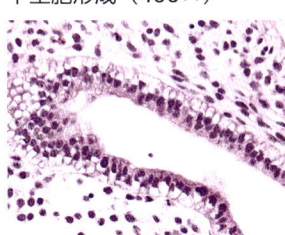
図13 子宮内膜腺細胞の分泌像（400×） 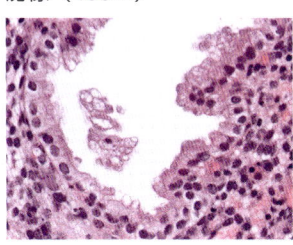
図14 子宮内膜間質浮腫（200×） 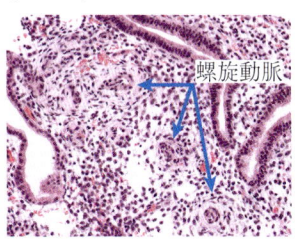
図15 偽脱落膜化変化（600×）

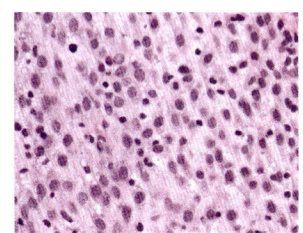

## Self Check

- □ エストロゲン・プロゲステロンともステロイド核を有し、それぞれの炭素原子総数は 18 個、21 個である。
- □ 女性ホルモンの基質はコレステロールであり、これに各種ステロイド産生酵素が作用して産生される。
- □ エストロゲンは、莢膜細胞内でプレグネノロンからアンドロゲンに転換され、これを顆粒膜細胞内で芳香化して産生される。
- □ プロゲステロンは黄体化した顆粒膜細胞でプレグネノロンから産生される。
- □ 女性ホルモンは、細胞質内・核内に存在する受容体に結合して複合体を形成し、核内で二量体となってシグナル伝達を行う。
- □ 子宮内膜は、月経周期中日々変化する下垂体ホルモンの制御を受けて卵巣より分泌される女性ホルモンの制御を受け増殖・分泌分化を呈する。
- □ 女性ホルモンは生殖器のみならず乳腺組織・骨をはじめとする全身組織に影響を及ぼしている。

〈梁 善光，石田康生〉

## I-A. 生殖の構造と機能を学ぶ

# 妊娠の成立と維持

## 配偶子形成

受精に備えて両性の生殖細胞は減数分裂（meiotic division）を行う。第1減数分裂中に相同染色体が対をなして遺伝物質を交換し，第2減数分裂中にはDNAの複製を行わないので，配偶子（卵子・精子）は正常体細胞の半数の染色体を有することになる。

配偶子のもとになる原始生殖細胞（PGC）は胎生第3週（妊娠4週）末に，卵黄嚢壁に出現する。その後，アメーバ運動により移動し，胎生第4週末から第5週の初めに原始生殖巣に到達する【図1】。

PGC：primordial germ cell（原始生殖細胞）

### ◆ 卵子形成と卵胞発育【図2〜4】

原始生殖細胞は生殖巣に到達すると卵原細胞に分化する。卵原細胞は有糸分裂を繰り返し，表層上皮由来の扁平な上皮細胞に囲まれて集落を形成する。同一集落内の卵原細胞はおそらくすべて，1個の原始生殖細胞に由来する。卵原細胞は胎生第5か月頃には約700万個に達する。その後はアポトーシスにより減少するが，残った卵原細胞は一次卵母細胞（primary

図1 原始生殖細胞の発生と移動

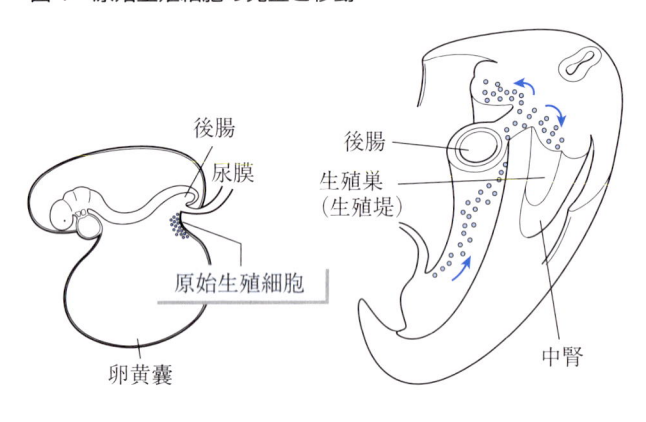

図2 卵子の形成

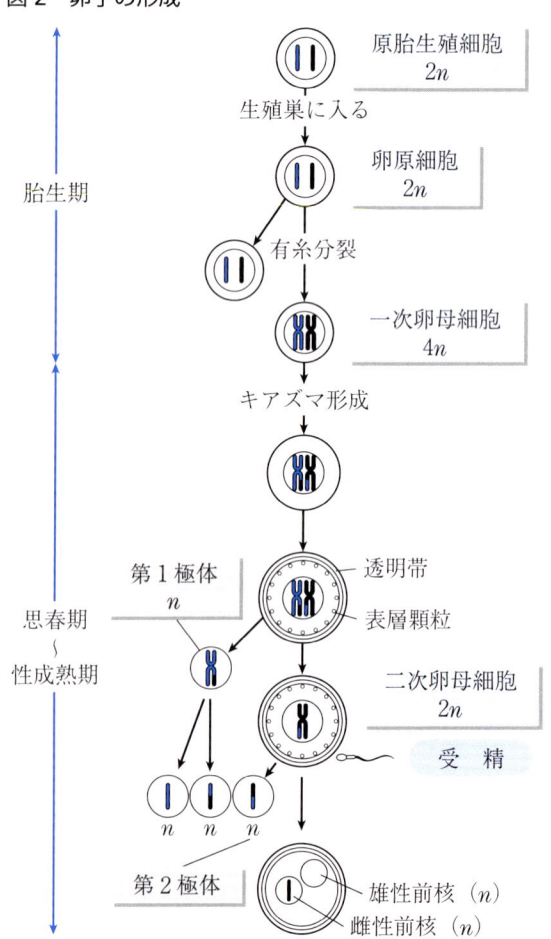

### Basic Point　genetics

●ゲノムインプリンティング（genomic imprinting）

相同染色体の対立遺伝子座は，通常，父母由来のものが同等に発現するが，父母どちらか一方のみに由来する遺伝子群があり，インプリンティングとして知られている。この現象はDNAのメチル化により調節されている。11番染色体の一部の欠失が父親由来だとPrader-Willi症候群に，母親由来だとAngelman症候群が起こり，同じ遺伝子でも父母の由来により機能的に相違がある。

図3 卵胞の発育

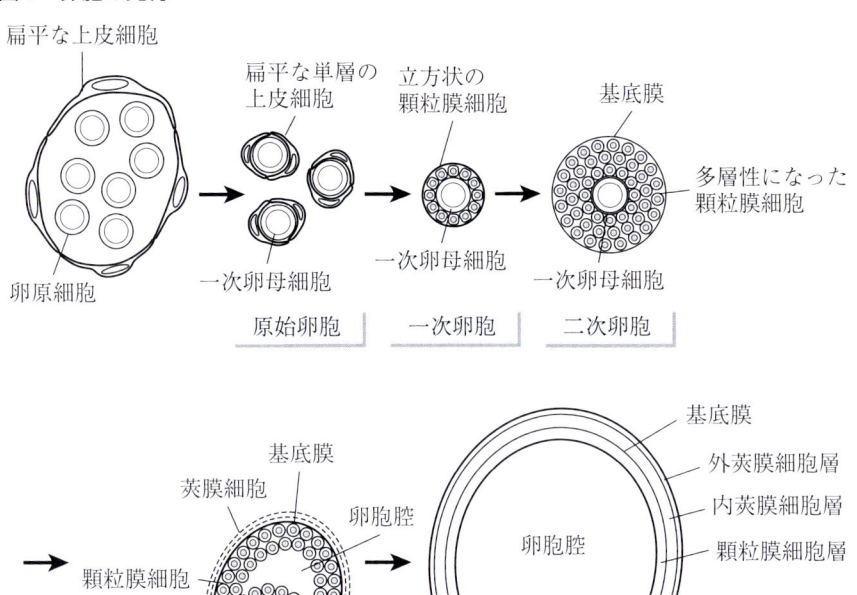

原始卵胞 / 一次卵胞 / 二次卵胞 / 胞状卵胞 / 成熟卵胞（Graaf 卵胞）

図4 卵胞発育の自然史

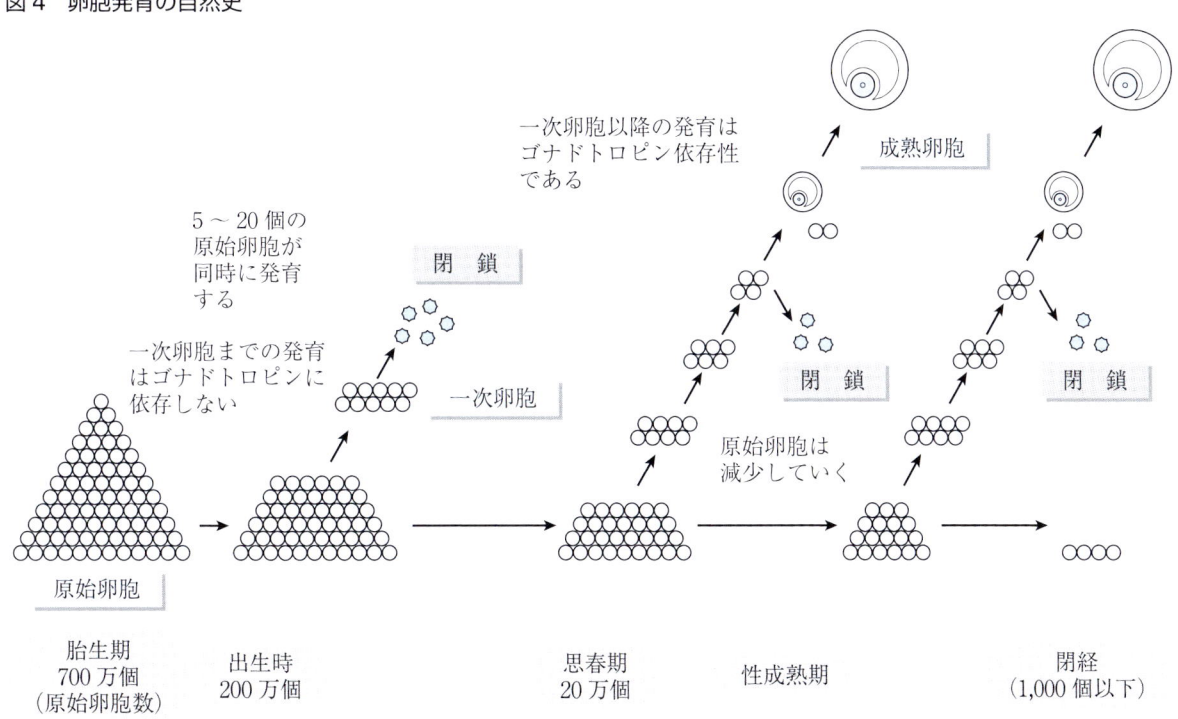

胎生期 700万個（原始卵胞数） / 出生時 200万個 / 思春期 20万個 / 性成熟期 / 閉経（1,000個以下）

一次卵胞までの発育はゴナドトロピンに依存しない

5〜20個の原始卵胞が同時に発育する

一次卵胞以降の発育はゴナドトロピン依存性である

原始卵胞は減少していく

oocyte）に分化し，出生時には第1減数分裂の前期に入り複糸期とよばれる休止期に入る。出生時には200万個ほどまでに減少した一次卵母細胞は，1個ずつ個別に，扁平な単層の上皮細胞に囲まれて，原始卵胞（primordial follicle）を形成する。

　思春期になると一次卵母細胞を取り囲む扁平な細胞が立方状になり，増殖して顆粒膜細胞（granulosa cell）を形成する。卵胞は一次卵胞（primary follicle）とよばれる。卵母細胞の表面には透明帯（zona pellucida）とよばれる糖蛋白の層が形成される。一次卵胞までの発育はゴナドトロピンに依存せず，一次卵胞以降の発育はゴナドトロピン依存性である。

　卵胞の発育につれ顆粒膜細胞は2層性になり，卵胞は二次卵胞（secondary follicle）とよばれる。卵胞径が200〜400μmに達すると顆粒膜細胞間に液体が貯留しはじめ，卵胞腔（antrum）が形成され，卵胞は胞状卵胞とよばれる。ゴナドトロピン依存性にさらに発育した成熟卵胞（Graafian follicle）では，顆粒膜細胞層外側の基底膜周囲に莢膜細胞層が形成され，卵子は顆粒膜細胞の丘（卵丘（cumulus oophorus））に埋没する。

　排卵直前の黄体化ホルモン（LH）サージにより卵子は減数分裂を再開し，第1極体を放出して，細胞質をほとんどすべて受け継いだ二次卵母細胞（secondary oocyte）となる。二次卵母細胞は第2減数分裂中期まで進んで再び分裂を停止し，卵子として排卵される。その後，受精すれば分裂を再開し，第2極体を放出して減数分裂を完了する。

**LH**：luteinizing hormone
（黄体化ホルモン）

## ◆ 精子形成【図5】

　原始生殖細胞は出生時には精巣のなかで支持細胞に取り囲まれており，その分化は思春期

図5　精子の形成

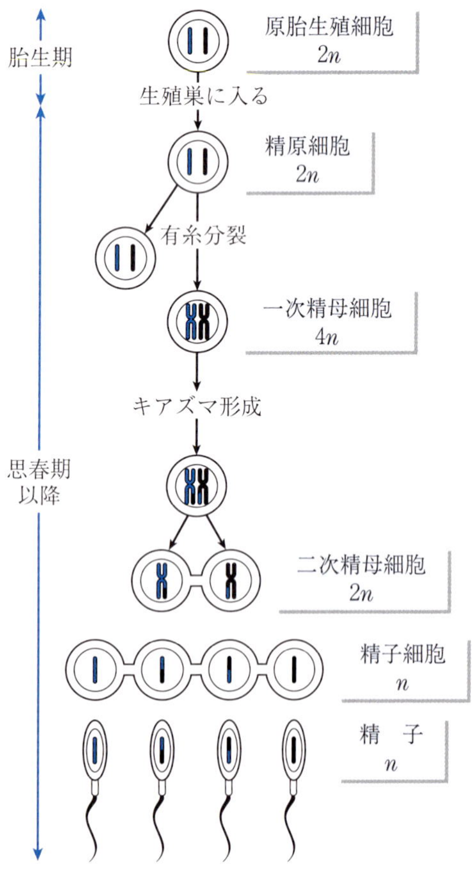

胎生期

原胎生殖細胞 2n
生殖巣に入る
精原細胞 2n
有糸分裂
一次精母細胞 4n
キアズマ形成

思春期以降

二次精母細胞 2n
精子細胞 n
精　子 n

### Level up View

●減数分裂の停止と再開

　細胞周期の停止はサイクリンB1（cyclin B1）とサイクリン依存性キナーゼ（cyclin-dependent-kinase）1との複合体 MPF（M-phase promoting factor：M期促進因子）が活性を維持することにより保たれる。精子が卵子細胞膜表面に到達し，なんらかの相互作用が起こると，卵子小胞体からカルシウムが放出され，卵細胞質内のカルシウム濃度が上昇する。このカルシウム上昇によってカルモジュリン依存キナーゼ（CaMK Ⅱ）が活性化し，CaMK Ⅱはユビキチンリガーゼを活性化し，cyclinにユビキチンが結合してプロテアソームによって分解される。この結果，受精卵はMPFによる細胞周期停止機構から解き放たれ，細胞周期を再開する。

に始まる。支持細胞はSertoli細胞とよばれる。思春期の少し前に精細管が生じ，そのなかで原始生殖細胞は精原細胞（spermatogonia）となる。精原細胞は有糸分裂を繰り返し，一次精母細胞（primary spermatocyte）が形成される。次いで第1減数分裂が完了し二次精母細胞（secondary spermatocyte）となり，直ちに第2減数分裂を開始して精子細胞（spermatid）を形成する。精子細胞に先体（acrosome）が形成され，核が濃縮し，頸部・中間部・尾部が形成され，細胞質が脱落して精子が完成する。

## 受精【図6, 7】

排卵した卵子は卵丘細胞に包まれており，卵管采の運動により卵管内に捕獲される。精子と卵子は卵管膨大部で受精する。精子は子宮・卵管のなかで先端部から糖蛋白の被覆と精漿蛋白が除かれ，受精能を獲得する（capacitation）。受精能を獲得した精子だけが卵子周囲の卵丘細胞（放線冠細胞）を通過することができる。精子が透明帯に到達・結合すると，透明帯蛋白に誘導されて先体反応（acrosome reaction）が起こり，透明帯通過に必要な酵素類が精子頭部から放出される。精子が卵子表面に接触すると，卵子細胞膜直下にあった表層顆粒から酵素が放出され，透明帯に作用してこれを変化させ後続精子の進入を防ぐ（透明帯反応）。

精子と卵子の接触により両者の細胞膜が融合し，精子頭部の核と細胞質は卵子内に入る。卵子は前述のように減数分裂を完了し，雌性前核を形成する。精子の核も雄性前核を形成し，両前核は接近・密着して核膜を失うが，この間に，DNAの複製が行われ，引き続いて有糸

図6 受精（精子の進入）

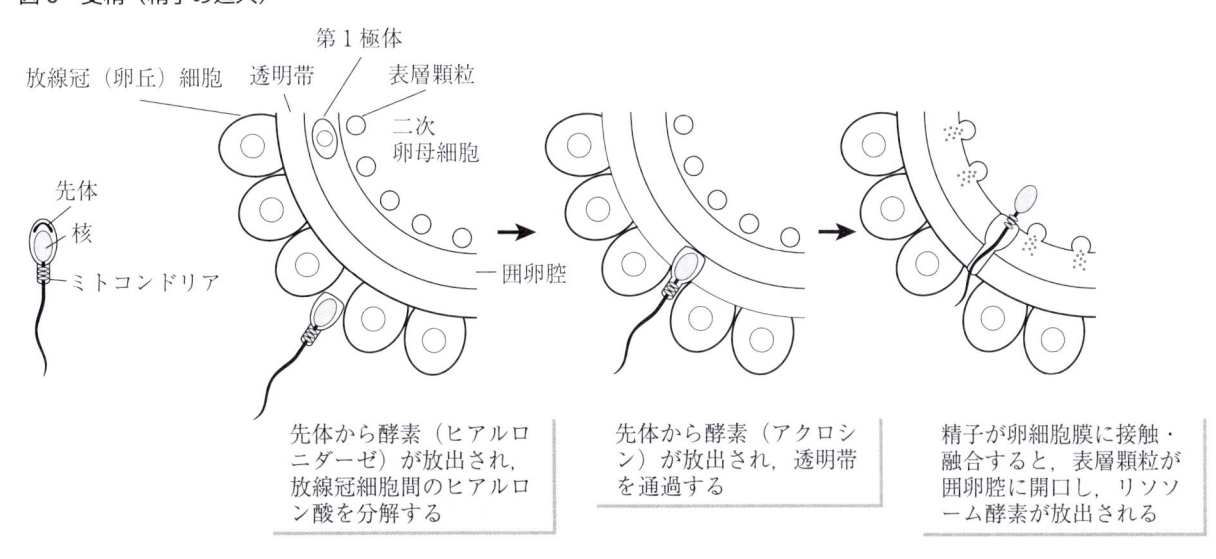

図7 受精（雌雄前核の形成と融合）

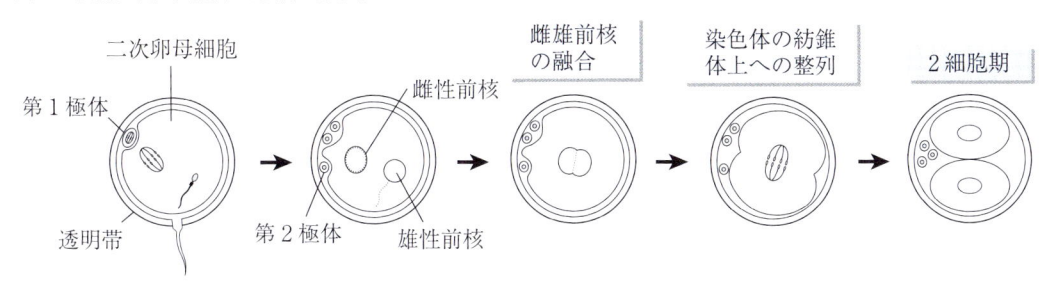

分裂により2細胞期胚へと進む。受精卵は卵管のなかを通過し，子宮内腔へと運ばれる。

## 胚の発生分化と卵管内輸送【図8】

透明帯のなかで受精卵は有糸分裂により細胞数を増やすが，透明帯を越えることがないので分割ごとに割球は小さくなる。16細胞の時期は桑実胚（morula）とよばれ，この頃に子宮腔に入る。桑実胚の細胞間隙には液体が貯留しはじめ，やがて細胞間隙は融合し胚胚腔が形成され，受精卵は胚盤胞（blastocyst）とよばれる。胚盤胞は透明帯から脱出し，分泌期の子宮内膜に着床する。

## 着床

着床とは，受精卵が子宮内膜に触れ，侵入し，結合するまでの過程である。

### ◆ 受精卵側【図9, 10】

胚盤胞の内細胞塊は将来，個体へと発生する。その周囲を取り巻く外細胞塊からは，後に胎盤形成に寄与する栄養膜（trophoblast）が発育する。栄養膜は，内層の栄養膜細胞層（cytotrophoblast）と外層の栄養膜合胞体層（syncytiotrophoblast）との2層に分化する。栄養膜合胞体層においてヒト絨毛性ゴナドトロピン（hCG）が産生される。

hCG：human chorionic gonadotropin（ヒト絨毛性ゴナドトロピン）

### ◆ 子宮側【図11】

着床時の子宮内膜には3層が識別できる。内腔側が子宮内膜緻密層，中間が子宮内膜海綿層，子宮筋層に近い側が子宮内膜基底層である。ヒトの胚盤胞は子宮内膜に着床し，子宮腺の開口部間に埋没する。

## 妊娠維持機構

受精卵は正常の免疫能をもつ母体から免疫学的な拒絶を受けることなく生着・発育する。その機構の1つとして，プロゲステロンなどのホルモンが免疫抑制的に働くとされてきたが，拒絶反応を抑制するほどの作用があるとは考えられていない。ただし，胎盤でプロゲステロンが産生されるようになる妊娠7週より前に，抗プロゲステロン薬（受容体拮抗作用）を投与すると流産を誘起することが可能である。この作用は，免疫を介するものではなく，子宮内膜側に対するものと考えられている。

免疫的維持機構の2番目は，絨毛表面にあるヒト白血球抗原（HLA）-G抗原が着床局所のナチュラルキラー（NK）細胞による障害作用を抑制している，とするものである。

3番目の機構としては，母体の胎児抗原に対する積極的な免疫応答の結果として，ヘルパーT細胞（Th）1免疫反応よりもTh2免疫反応のほうが優位になることが考えられている。妊娠維持機構として，これらが複合的に機能しているのであろう。

HLA：human leukocyte antigen（ヒト白血球抗原）

NK：natural killer（ナチュラルキラー）

Th：helper T cell（ヘルパーT細胞）

### ◆ 妊娠週数の数え方【図12】

排卵日が不明であることが少なくないため，最終月経の初日から数え始める。満年齢の数え方と同じで，1週間経過した時点で満1週，5週間と4日経った時点では妊娠5週+4日となる。妊娠5週4日，というよりも，5週+4日，とするほうがわかりやすい。周期の14日目に排卵・受精し，その1週間後に着床したと仮定すると，例えば着床の2日後は，受精から数える胎生では第2週になるが，最終月経初日からここまでで3週間経っているので妊娠3週+2日となる。4週で1か月とするので，分娩予定日の妊娠40週は「10か月」になるが，カレンダーでは1か月が5週間ある月もあるので，実際の妊娠期間は9か月になる。

図8 受精卵の卵割と卵管内輸送

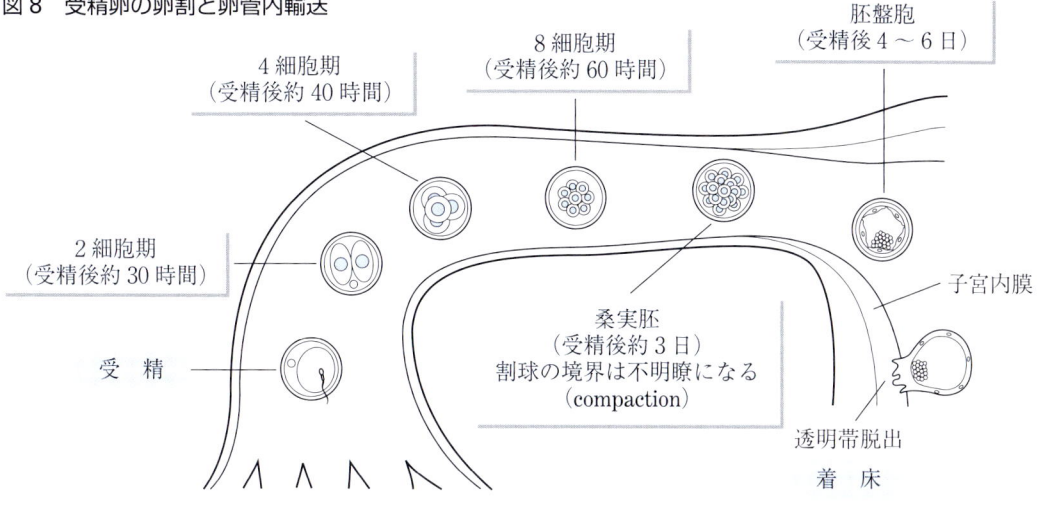

- 胚盤胞（受精後4～6日）
- 8細胞期（受精後約60時間）
- 4細胞期（受精後約40時間）
- 2細胞期（受精後約30時間）
- 受精
- 桑実胚（受精後約3日）割球の境界は不明瞭になる（compaction）
- 子宮内膜
- 透明帯脱出
- 着床

図9 着床の開始

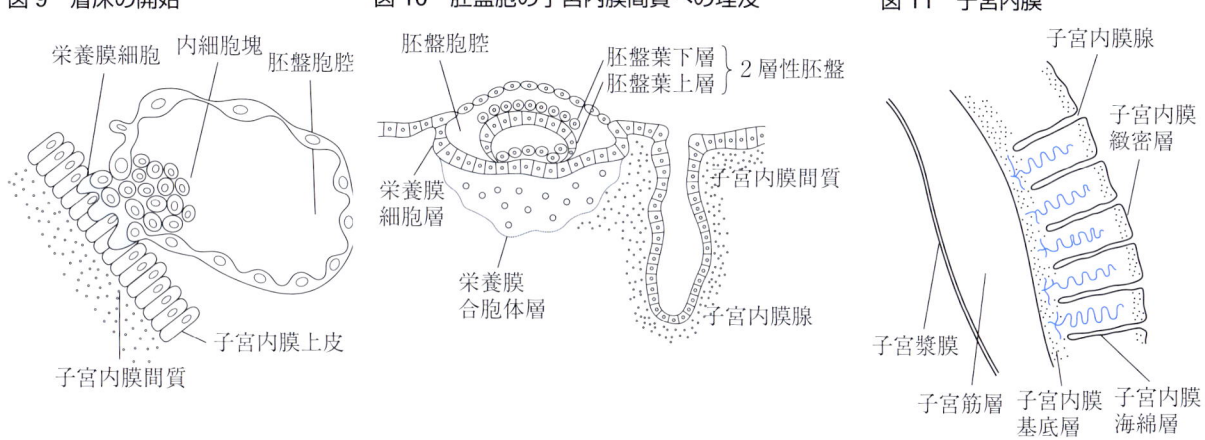

- 栄養膜細胞
- 内細胞塊
- 胚盤胞腔
- 子宮内膜上皮
- 子宮内膜間質

図10 胚盤胞の子宮内膜間質への埋没

- 胚盤胞腔
- 胚盤葉下層
- 胚盤葉上層 ｝2層性胚盤
- 栄養膜細胞層
- 栄養膜合胞体層
- 子宮内膜間質
- 子宮内膜腺

図11 子宮内膜

- 子宮内膜腺
- 子宮内膜緻密層
- 子宮漿膜
- 子宮筋層
- 子宮内膜基底層
- 子宮内膜海綿層

図12 妊娠週数の数え方

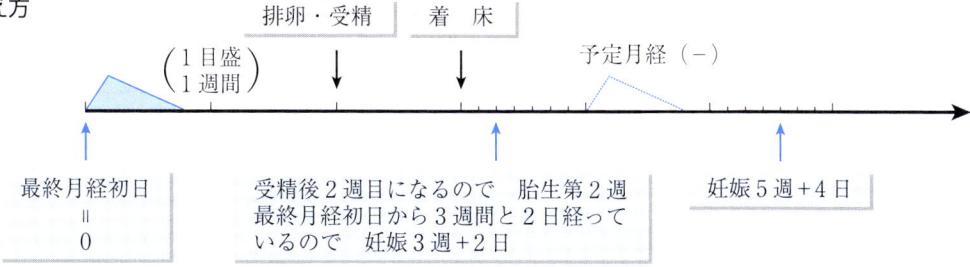

- 排卵・受精
- 着床
- （1目盛 1週間）
- 予定月経（−）
- 最終月経初日 = 0
- 受精後2週目になるので 胎生第2週 最終月経初日から3週間と2日経っているので 妊娠3週+2日
- 妊娠5週+4日

## Self Check

- □ 配偶子は正常体細胞の半数の染色体をもつ。
- □ 二次卵母細胞は第2減数分裂中期で分裂を停止している。
- □ 二次卵母細胞は受精によって分裂を再開し，減数分裂を完了する。
- □ 受精卵は胚盤胞期に透明帯を脱出し，分泌期子宮内膜に着床する。

〈綾部琢哉〉

# Ⅰ-A. 生殖の構造と機能を学ぶ

# 胎児発育と胎児付属物

## 器官形成

　妊娠4〜8週に，外胚葉，中胚葉，内胚葉の3つの胚葉がそれぞれの器官原基の形成に向けて分化する。この時期を器官形成期といい，未分化な細胞群や組織がそれぞれの器官のあるべき位置に移動する【表1】。

　例えば神経系では，3週末に外胚葉に神経板が形成された後にV字型に陥入して神経溝を形成する。神経溝の左右両端の神経堤がしだいに正中に近づき最終的に癒合し神経管が完成する【図1】。

　中胚葉からは多くの臓器が発生する。生殖器の発生は，性腺の分化と生殖管の分化に分けて考えられる。原始生殖細胞は卵黄囊壁の尿膜に近い部分に発生し，腸間膜をアメーバ運動により移動し生殖隆起に進入する。この際，Y染色体上の性決定因子 *SRY* の有無により性が決定され，*SRY* を欠く女性では原始生殖索は退化し表面に皮質索を形成し原始生殖細胞は卵原細胞となる。一方 *SRY* を有する男性では，原始生殖細胞は精原細胞となる。この性腺の分化に引き続き生殖管の分化が起こる。生殖管は中腎管（Wolff管）と傍中腎管（Müller管）があり，女性ではWolff管の大部分は退化しMüller管は発育分化して子宮・卵管が形成される。腟は上1/3はMüller管由来で下2/3は尿生殖洞由来である【図2】。男性では逆にWolff管が精管に発達しMüller管は退縮する。

　内胚葉から発生する主な臓器は消化管である。卵黄囊からの消化管の発生は，外胚葉由来の中枢神経系の急速な縦方向の成長と，中胚葉の発達による横方向の畳み込みのために半ば受動的に生じるもので，卵黄囊の大部分が胚のなかに取り込まれ原始腸管となる【図3】。原始腸管は前方から前腸，中腸，後腸に分化する。前腸の先端はやがて開放されて口腔の入口となり，後腸の末端は排泄腔膜を形成し，排泄腔が尿生殖洞と肛門管に分化する際に尿生殖膜と肛門膜になる。

*SRY*：sex-determining region of the Y gene（性決定領域 Y）

## 胎児発育曲線

　胎児の外見的な変化については，【図4】に示すように，妊娠2カ月では2頭身，4カ月では3頭身，10カ月には4頭身になる。妊娠各時期の外形的特徴をみると，3カ月には上下眼瞼の癒合，鼻腔の閉鎖，生理的臍帯ヘルニアの消失が起こる。4カ月には口蓋の閉鎖，外性器の発達，5カ月には全身にうぶ毛が生じ，6カ月には鼻腔が再開し手指に爪が出現する。7カ月にはしわが多く老人様顔貌を示し，眼瞼・外耳道が開通する。8カ月以降は皮下脂肪

表1　各胚葉から誘導される組織

| 外胚葉 | 中枢神経系<br>末梢神経系<br>目・耳・鼻の感覚上皮<br>表皮（毛と爪を含む）<br>乳腺，下垂体，皮脂腺<br>歯芽のエナメル質 | 中胚葉 | 骨，軟骨および結合組織<br>横紋筋，平滑筋<br>心臓，血管，リンパ管および血球<br>腎臓，生殖腺とその導管<br>心膜腔，胸膜腔，腹膜腔を覆う漿膜<br>脾臓<br>副腎皮質 | 内胚葉 | 胃腸管と気道上皮<br>扁桃，甲状腺，上皮小体，胸腺<br>肝臓，膵臓<br>膀胱と尿道の上皮<br>鼓室と耳管の上皮 |

が増えて丸みを帯びるようになり，うぶ毛は減少し爪が伸びて手指先端に達する。

## 胎児・胎盤循環

心血管系の形態的変化は妊娠8週までに完成する。胎児はその呼吸を肺ではなく胎盤で行うため，胎児循環とよばれる特有の循環系を有する。その特徴は動脈管，卵円孔，静脈管の

図1 神経系の発生

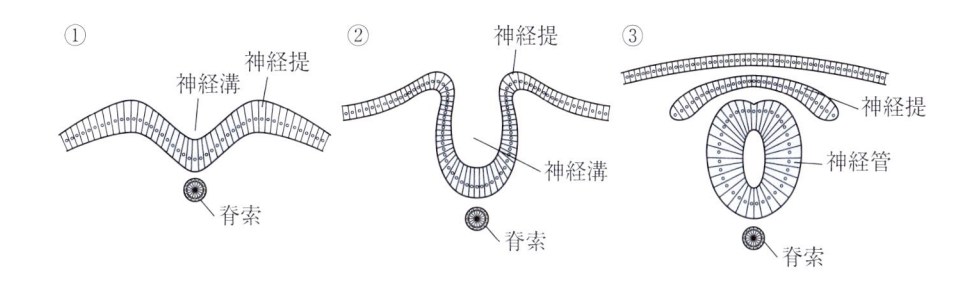

図2 子宮と腟の分化

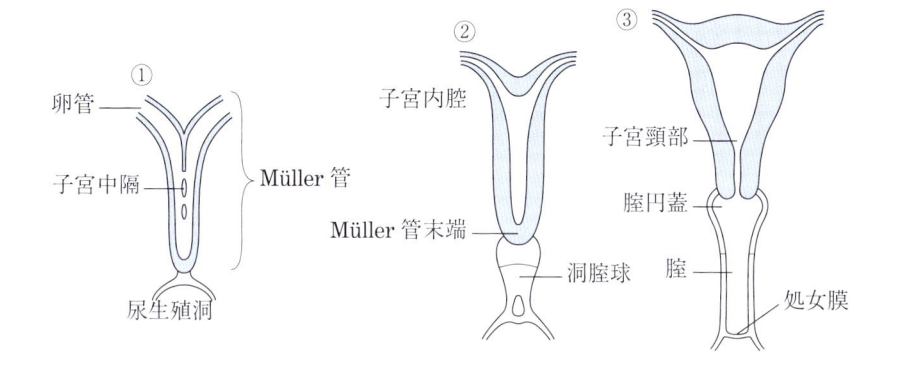

図3 消化管の発生

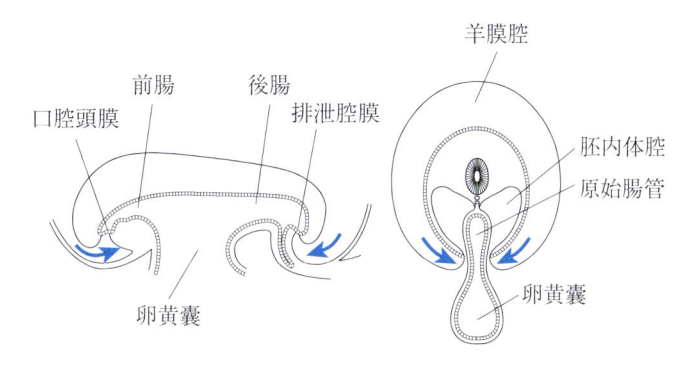

図4 成長に伴う身体各部の比率の変化

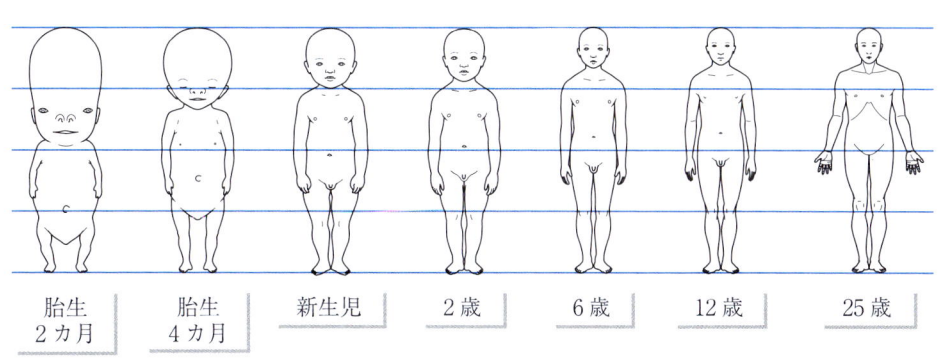

存在であり，これらのために脳，心臓，上肢に酸素含有量の多い血液を供給している【図5】。

左右心室から拍出された血液の約40％は臍帯動脈を経て胎盤を還流し，胎盤で酸素化された胎児血は臍帯静脈を経て半分は肝臓の左葉・右葉から左右肝静脈を経由し，残り半分は静脈管を経由して，それぞれ下大静脈に流入する。左肝静脈と静脈管から流入した酸素濃度の高い血液は卵円孔を介して左心房・左心室にジェット流として流入し，脳・心臓などに灌流する。右肝静脈と下大静脈から流入した酸素濃度の低い血液は上大静脈からの血液とともに三尖弁から右心室さらには肺血管に流入する。胎児期には肺血管抵抗が高いため肺動脈圧は大動脈圧より高くなり，右心室から拍出された血液の大部分は動脈管を通り下大動脈へ流入し，下肢・胎盤へ灌流する。

## 臓器の成熟

### ◆ 呼吸器系

呼吸器系は妊娠全期間を通じて徐々に成熟していく。その発達過程は前腸から肺の原基が袋状に突出する胎芽期（妊娠6週まで），気管支や腺房が形成される偽腺管期（妊娠17週まで），Ⅰ型およびⅡ型の肺胞上皮細胞が発生する細管期（26週まで），それ以降の肺胞上皮細胞が嚢胞化されⅡ型細胞における界面活性物質サーファクタント（surfactant）産生が行われる嚢胞期に分類される。サーファクタントは肺の成熟に必須で，肺胞表面の気体-液体境界面の表面張力を弱めて肺胞が虚脱することを防止する。したがってサーファクタントが不十分な低出生体重児では呼吸窮迫症候群を発症することになる。サーファクタントはフォスファチジルコリンが主成分の脂質蛋白であるが，その生合成には胎児副腎のグルココルチコイド

図5 胎児・胎盤循環模式図

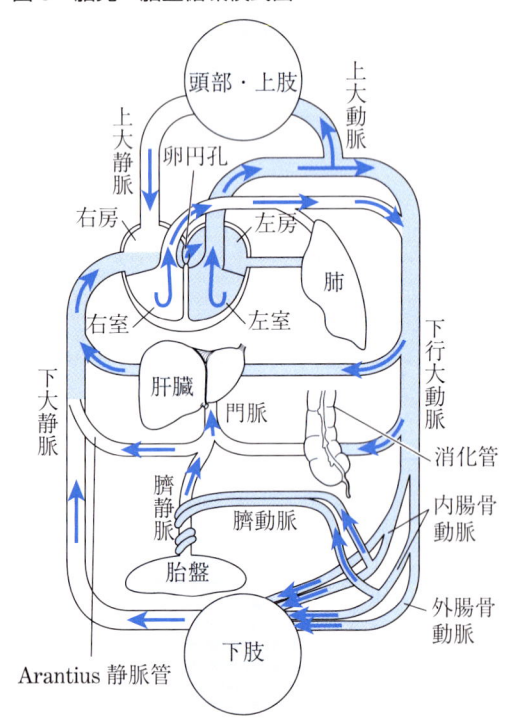

### Basic Point

●臓器発生

外胚葉からは神経系が発生し，中胚葉からは骨・筋肉・心臓・腎臓・生殖器が，内胚葉からは消化管が発生する。

### Basic Point

●胎児血流

胎児では肺呼吸を行う必要がないため，右心房に灌流してきた酸素濃度の高い血液は卵円孔を介して左心房に流入し，また右心室から肺動脈に拍出された血液もその大部分が動脈管を通じて下大動脈へ流れていく。

### Basic Point

●胎児肺成熟

胎児臓器の成熟において最も重要な臓器の1つである肺は，ヒトでは妊娠34～35週になると急速にサーファクタントの生合成が活発となり，成熟してくる。したがって同じ早産児であっても，この時期を境にして大きく呼吸管理が容易になるため，切迫早産の治療においても，この時期を最終目標とすることが多い。また，この時期以前に早産に至る可能性が高いと判断される場合には，グルココルチコイドの経母体投与を行って肺成熟を促進させることが可能である。

の刺激が必須である。

### ◆泌尿器系

胎児の腎機能を考えるうえで羊水との関係は重要である。羊水は妊娠早期より存在し，妊娠10週では約30mL，妊娠20週では約350mLで妊娠の進行とともに増加し妊娠32週前後で700〜800mLと最大量に達する。その後は漸減傾向を示し，とくに分娩予定日を過ぎるとその傾向はいっそう顕著となる。妊娠前半期には羊水は母体血漿の滲出液からなると考えられているが，妊娠後半期には胎児尿が主成分となる。胎児の腎臓は妊娠7週頃に出現する後腎に由来し，糸球体系と集合管系の両者が相互誘導的に形成される。妊娠前半期すでに尿産生能を有するが機能的には未熟である。糸球体の新生は妊娠36週頃までに終了する。胎児では尿の濃縮能が低く，糸球体で濾過された水分の約20%は尿となり排泄される。

### ◆消化管系

胎児の小腸は妊娠11週頃にはすでに蠕動運動がみられ，妊娠16週頃には羊水を嚥下して水分を吸収することができる。嚥下されて吸収されなかったものや消化管から分泌・排泄・剥離した細胞などが胎便となる。

## 胎盤の構造

胎児付属物としては卵膜，胎盤，臍帯，羊水がある。卵膜は子宮内で胎児・臍帯・羊水を包んでいる薄い膜で，内側より外側に向けて羊膜，絨毛膜，脱落膜の3層の膜で構成される。このうち最外層の脱落膜のみは母体由来で子宮内膜が変化したものであり，羊膜と絨毛膜は受精卵から分化したものである。

胎盤は胎児発育にとって重要な臓器であり，胎児の恒常性を維持しながら母子血液間での物質交換を営み，さらに単一の臓器ながら成人における呼吸・消化・循環などの機能を有すると同時に，ホルモン分泌まで行う。妊娠末期にはほぼ円盤状となり重量は500g前後であり，胎児体重と密接な相関を示しその比はほぼ1：6である。その構造は動物の種類によって大

#### Side Memo

胎児の遺伝子の半分は父親由来であり，免疫学的に胎児はsemiallograftであるために本来ならば拒絶反応が起きても不思議ではない。しかしながら実際にはこのような拒絶反応は発生せず，妊娠維持機構として免疫学的寛容が存在するであろうことは容易に推測される。その仕組みとして，胎盤絨毛細胞はMHC class II 抗原を発現せずclass I 抗原についてはHLA-G遺伝子のみが発現しており，このHLA-G抗原は抗原提示機能をあまり有していないこと，さらにHLA-G抗原は多型性が非常に乏しいために母体のキラーT細胞が攻撃しにくいことや，分泌型のHLA-G蛋白がリンパ球に結合してその働きをブロックしてしまうこと，などが考えられている。

## Level up View

### ●胎児発育

胎児期には，細胞分裂は徐々に低下する傾向にあるのに対して，細胞の肥大が進行し，両者が同時に進行する時期が続き，最終的には細胞の肥大が優位となる。Winickは胎児期を，妊娠20週までの細胞増殖期，28〜32週までの混在期，それ以降の細胞肥大期と3期に分類し，胎児発育遅延のパターンがこれらの時期により異なることを報告している。この3期間における胎児の体重増加速度は，妊娠15週では5g/日，妊娠24週では15〜20g/日，妊娠34週では30〜35g/日とされている。

胎児発育を評価する基準は，超音波断層法による推定体重(子宮内胎児発育曲線)【図A】の基準値と出生児体重基準曲線による基準値がある。胎児推定体重の評価は，超音波断層法による基準値で行うべきである。なぜなら，胎児推定体重の発育曲線は報告されている出生児体重基準曲線とは妊娠30週以前では異なっているからである。その原因は，早産児はなんらかの異常があり小さく生まれてくる可能性があり，出生児体重基準曲線はそれらの早産児を含むデータにより作成されているためである。

図A　妊娠週数別推定児体重発育曲線

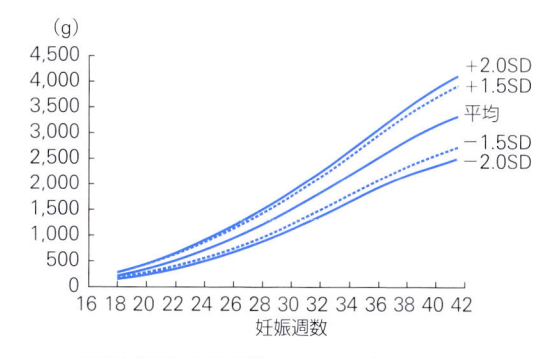

(産婦人科研修の必修知識2007, 208. 図C-2-22. より引用)

きくその構造は異なるが，本項ではヒト胎盤の構造について述べる。ヒト胎盤は血液絨毛膜性絨毛胎盤の構造を示し，胎盤の機能的単位である絨毛は最外層に存在する合胞体細胞とその内側のサイトトロホブラストが臍帯血管の終末毛細血管ならびに結合組織を包み込む構造よりなる【図6】。合胞体細胞はサイトトロホブラストから分化して癒合した多核細胞であり，選択的に摂取された物質の代謝・分解を行うと同時に，ステロイドホルモンやヒト絨毛性ゴナドトロピン（hCG）などのホルモンの産生部位となる。サイトトロホブラストは，脱落膜との接着を維持する働きのほかに，脱落膜内の母体血管（細動脈や螺旋動脈）に浸潤して血管内皮細胞と置換し，さらに血管壁方向にも浸潤して血管壁に著しい変性をもたらす。その結果，母体血管より漏出した血液が大きな血液洞を作成して，物質交換に非常に有利な形態を示すようになる。

胎盤は妊娠週数とともに栄養供給の効率性を高めるために形態的な変化を示す。すなわち，当初未熟な大型絨毛はしだいに細小化して母子間の接触表面積を著しく増加させ，妊娠末期には成人の腸管絨毛表面積にも匹敵するようになる。妊娠中期以降はサイトトロホブラストは減少し，合胞体細胞が絨毛のほとんどを占めるようになる。

hCG：human chorionic gonadotropin（ヒト絨毛性ゴナドトロピン）

## 胎児・胎盤系内分泌

胎児の内分泌環境は，初期には主に絨毛と母体の卵巣機能に依存するが，内分泌臓器の分化に伴いしだいに自律性を発揮するようになる。しかしながら，ヒト胎児を対象とした研究はさまざまな制約があり，依然として不明の点が数多く残っている。

### ◆脳下垂体ホルモン

脳下垂体ホルモンでは，成長ホルモン（GH）は母体からの移行がないために胎児が自ら積極的に分泌しているが，脳下垂体を欠如する無脳児や先天性GH欠損症の新生児が出生時体重が正常であることから，胎児発育と直接的な関係は否定的であり，インスリンやインスリン様成長因子（IGF）が重要であると考えられている。とくにIGF-Ⅰは胎児血清中濃度と体重が密接な相関を示すことが示され，胎児発育に重要な役割を果たしていることが明らかとなっている。

プロラクチンは，胎児期初期にすでに存在が確認されており，無脳児でもその血中濃度は

GH：growth hormone（成長ホルモン）

IGF：insulin-like growth factor（インスリン様成長因子）

図6　胎盤の構造

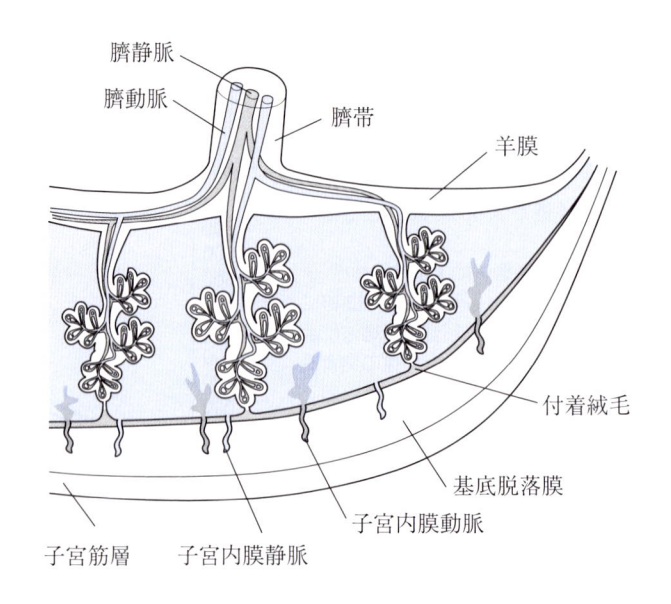

変わらないため，視床下部の影響を受けず，妊娠中に著しく増加するエストロゲンが直接脳下垂体に作用して産生の促進をしていると考えられている。

### ◆ 甲状腺ホルモン

胎児における甲状腺ホルモンの産生分泌は妊娠10週頃から始まり，甲状腺刺激ホルモンは胎盤通過性がないために，妊娠中期以降は胎児下垂体-甲状腺は母体から独立して機能していると考えられている。

### ◆ 副腎皮質ホルモン

胎児副腎皮質は妊娠12週以降に急速に発達し，体重比では成人の約20倍の大きさとなる。胎児副腎皮質は胎児層とそれを包む成人層に分かれており，妊娠前半期にはその大部分を胎児層が占めているが後期になるとしだいに退縮し，出生後はさらに急速に進行して生後3カ月ではその重量は生下時の半分となる。胎児副腎皮質の特徴はプレグネノロンをプロゲステロンに転換する3β-ヒドロキシステロイドデヒドロゲナーゼの活性が低いためにコルチゾールなどのコルチコステロイドの産生が少なく，硫酸デヒドロエピアンドロステロン（DHEA-S）などの中性ステロイドが大量に産生分泌されることである。また，胎児副腎や肝臓では16α-OH-DHEA-Sは胎盤のsulfataseにより16α-OH-DHEAとなり，アロマターゼの作用でエストリオールに転換される。また，DHEA-Sも同様の機序でエストロン，エストラジオールに転換される【図7】。こうして妊娠中に大量に産生されるエストリオールは胎児副腎と胎盤との協調により生じる。

DHEA-S : dehydroepi-androsterone sulfate（硫酸デヒドロエピアンドロステロン）

図7 胎児・胎盤系におけるステロイド代謝

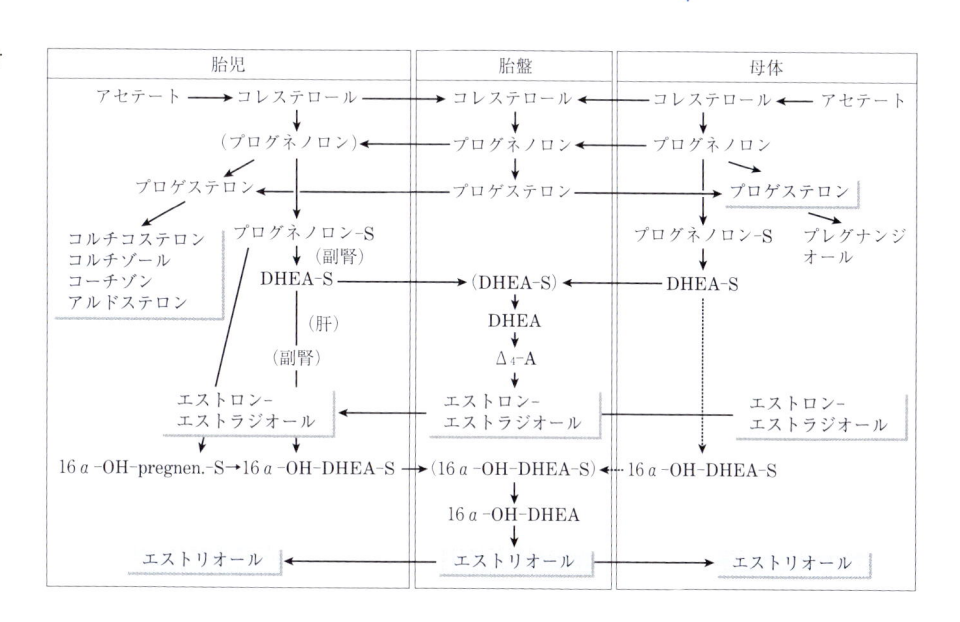

## Self Check

- 神経系は外胚葉から，骨・筋肉・心臓は中胚葉から，腸管・肝臓は内胚葉から発生する。
- 胎児循環では，動脈管・静脈管・卵円孔の存在が特徴的である。
- 胎児の肺成熟にはフォスファチジルコリンを主成分とした脂質蛋白のサーファクタントの存在が必須であり，その生合成には胎児副腎のグルココルチコイド刺激が必要である。
- 胎児胎盤系では，16α-OH-DHEA-SとDHEA-Sが大量に生成され，アロマターゼの作用でそれぞれエストリオール，ならびにエストロン，エストラジオールに転換される。

〈亀井良政〉

## I-A. 生殖の構造と機能を学ぶ

# 子宮収縮と陣痛のメカニズム

## 子宮平滑筋の収縮機構

　子宮平滑筋の収縮は本質的には骨格筋と同様，①細胞内カルシウム濃度が，a）膜電位依存性あるいはリガンド依存性カルシウムチャネル経由で細胞外から流入，b）膜受容体の刺激によりイノシトール三リン酸が生成され，小胞体からの貯蔵カルシウムの放出，などにより上昇する。②細胞内カルシウムはカルモジュリンと結合して，ミオシン軽鎖キナーゼ（MLCK）を活性化し，ミオシンの軽鎖をリン酸化する。③アクチンの周囲にあるミオシンのリン酸化はアデノシン三リン酸（ATP）加水分解のエネルギーを使って構造変化を起こし，アクチン線維を動かす，という機構で起こる【図1】。骨格筋との差は，アクチンとミオシンが規則正しく並んでいるか乱雑に並んでいるかであり，子宮平滑筋はあらゆる方向に強い力を発生する。cAMPやcGMPが上昇する刺激は細胞内カルシウム濃度を下げ，MLCKを不活性化し，収縮を弱める。平滑筋細胞がばらばらに収縮しては陣痛としての娩出力につながらない。妊娠末期にはギャップジャンクションというイオンの通り道が平滑筋細胞間をつなぎ，協調性収縮をもたらす。現在ではその本態はコネキシン43という蛋白質の集合体であることがわかっている【図2】。

## 陣痛発来機序

　平滑筋からなる管腔臓器は，腸管も膀胱もその内容積がある程度以上になると自然に収縮を開始する。しかし，子宮だけは非妊娠時10mL以下の内腔容積が分娩直前には5Lに至っても収縮しない。この間，子宮平滑筋は肥大するが数はほとんど増えない。妊娠期間をphase 0（静止期），1（準備期），2（収縮期），3（復古期）と分けると【図3】，内容量が急速に増大するのに平滑筋は収縮しない静止期維持機構はきわめて特殊である。臨床的には収縮期になって陣痛発来したことになるが，実際には準備期が陣痛発来を決定する。陣痛発来機序の仮説は大きく分けて，①静止期維持機構破綻説，②平滑筋収縮機構刺激説に分かれる。しかし，まだその本質は不明のままである。

### ◆静止期維持機構解除説

　子宮筋の肥大は妊娠中胎盤から大量に分泌されるエストロゲン，プロゲステロン（$P_4$）により維持される。卵巣の妊娠黄体のみが$P_4$を産生するラット・マウスでは分娩直前に黄体退縮が起こり，$P_4$が減少して陣痛が発来する。$P_4$作用を阻害する卵巣摘出や$P_4$拮抗薬の投与でも陣痛発来が可能である。ところがヒトを含む霊長類では分娩前の$P_4$減少が起こらない。しかし，最近の研究で分娩時の子宮筋において$P_4$作用を伝えることができない$P_4$受容体（PR-A）の相対的増加や，$P_4$作用を遺伝子の転写に伝えるコアクチベータの量的・質的変化などが示されており，機能的な$P_4$作用減弱が陣痛発来に一定の役割を果たしている可能性がある。また，細胞内のcAMPやcGMPを上昇させる刺激も静止期維持に重要である。前者の代表はカテコラミン$\beta_2$刺激であり，これはリトドリンなどとして臨床応用されている。プロスタグランジン（PG）のなかでも$PGI_2$の刺激は平滑筋の静止に働く。心房性，脳由来ナトリウム利尿ペプチド（ANP，BNP）は後者として働く可能性がある。その他にもさまざまな物質の関与が研究されており，これらが働かなくなることで陣痛が発来する，というものである【図3】。

---

MLCK：myosin light chain kinase（ミオシン軽鎖キナーゼ）

ATP：adenosine triphosphate（アデノシン三リン酸）

cAMP：cyclic AMP（サイクリックAMP）

cGMP：cyclic GMP（サイクリックGMP）

PG：prostaglandin（プロスタグランジン）

ANP：atrial natriuretic peptide（心房性ナトリウム利尿ペプチド）

BNP：brain natriuretic peptide（脳性ナトリウム利尿ペプチド）

## ◆ 平滑筋収縮機構刺激説

　胎児の成熟が陣痛発来を制御する，という仮説は魅力的である．実際，胎盤で産生される副腎皮質刺激ホルモン放出ホルモン（CRH）は胎児副腎に対してコルチゾールや硫酸デヒドロエピアンドロステロン（DHEA-S）の産生を促し，胎盤でエストロゲンに変換されて母体血中に放出される．エストロゲンは$P_4$が減少した環境下でオキシトシン受容体などを誘導する．また，コルチゾールなどの刺激で成熟した胎児の肺が出すサーファクタント（SP-A）が陣痛発来に関与する，という研究もある．炎症性サイトカインの多くはPG合成を促進しとくに子宮内感染を契機とする早産の陣痛発来に重要な役割を果たしている．子宮平滑筋の過剰な伸展刺激はコネキシン43の誘導とギャップ結合の形成，オキシトシン受容体

CRH：corticotropin-releasing hormone（副腎皮質刺激ホルモン放出ホルモン）

DHEA-S：dehydroepi-androsterone sulfate（硫酸デヒドロエピアンドロステロン）

図1　平滑筋収縮機構

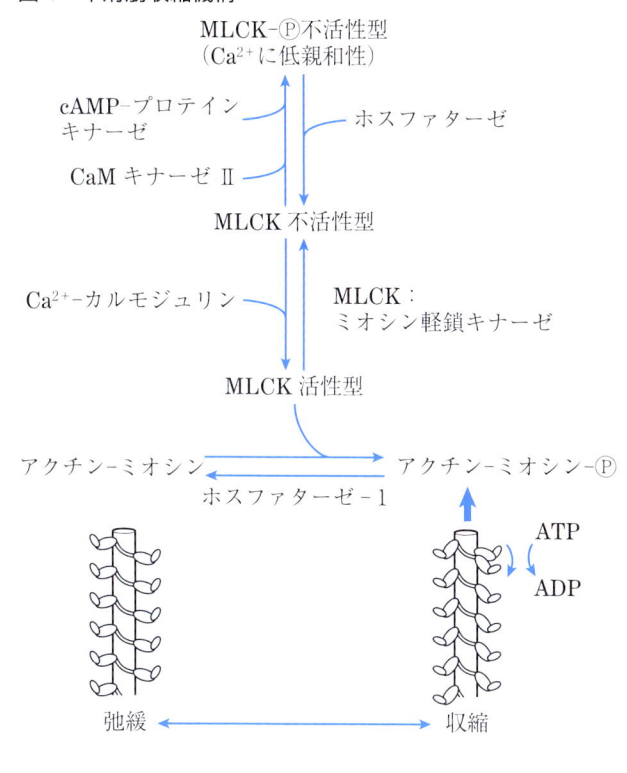

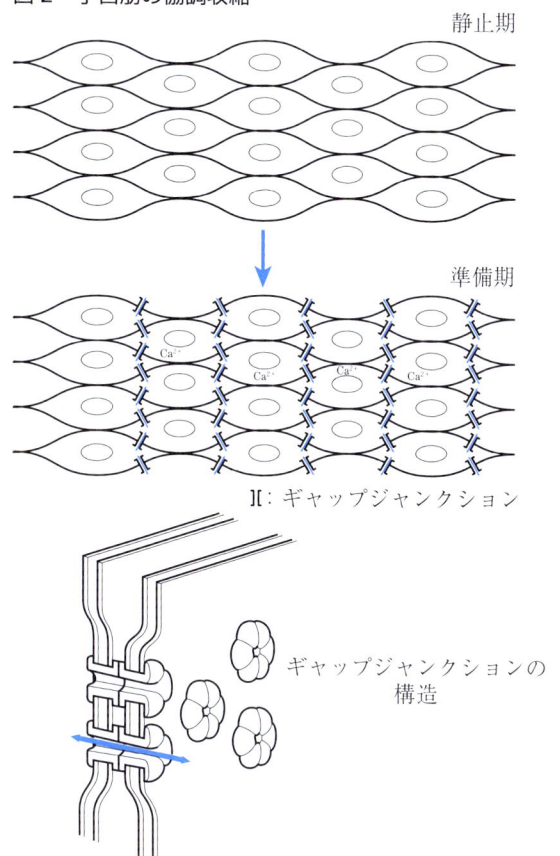

図2　子宮筋の協調収縮

図3　妊娠経過と子宮筋の変化

の誘導，PG 合成の刺激を介して平滑筋収縮を刺激する．多胎や羊水過多症例の早産の原因と考えられる【図4】．

## オキシトシン

オキシトシンは視床下部で合成され，脳下垂体後葉より分泌される強力な子宮収縮作用をもつ，アミノ酸9個よりなるペプチドホルモンである【図5】．収縮期になっても分娩第2期までは血中濃度は上昇しないとされてきたが，第1期でもパルス状の分泌頻度が増え，また子宮内膜でも分娩中オキシトシン産生が上昇するなどの知見がある．さらに準備期に子宮筋でオキシトシン受容体が増加している．残念ながらこれらの状態をヒト妊娠中に評価することは不可能だが，子宮頸管が熟化していればオキシトシン点滴静注によって陣痛を誘発することが可能である．

## プロスタグランジン（PG）

2型 PG 合成酵素（シクロオキシゲナーゼ-2（COX-2））は分娩に際し子宮で誘導され，$PGE_2$，$PGF_{2a}$ ともに産生が増加する．$PGE_2$ には子宮筋を収縮させる受容体（EP1，$EP3_{a-\gamma}$）と弛緩させる受容体（EP2，EP4）がありその作用は複雑である．頸管の熟化作用は EP4 を介したものと推定されている．$PGF_{2a}$ は FP 受容体を介して強い子宮収縮作用を示す【図6】．$PGE_2$ は経口薬，$PGF_{2a}$ は点滴静注で陣痛誘発・促進の適応があるが，オキシトシンに比べて調節性に劣っている．また，オキシトシンとの併用は過強陣痛，子宮破裂の危険性が報告されており，禁忌である．

### Side Memo

陣痛の生理学的理解に欠かせないオキシトシン受容体，PG 受容体（FP，EP1~4，DP（$PGD_2$），IP（$PGI_2$）TP（thromboxane $A_2$））のすべてとそのノックアウトマウスは日本で確立されてきた．今でも陣痛発来や分娩のメカニズムは実はほとんどわかっていない．今後この本を読んだ若い皆さんで，早産や過期産，微弱陣痛，過強陣痛といった分娩に関する諸問題を研究し，科学的解決法を求めていただきたい．

COX-2：cyclooxygenase-2（シクロオキシゲナーゼ-2）

図4 胎児・胎盤系と陣痛

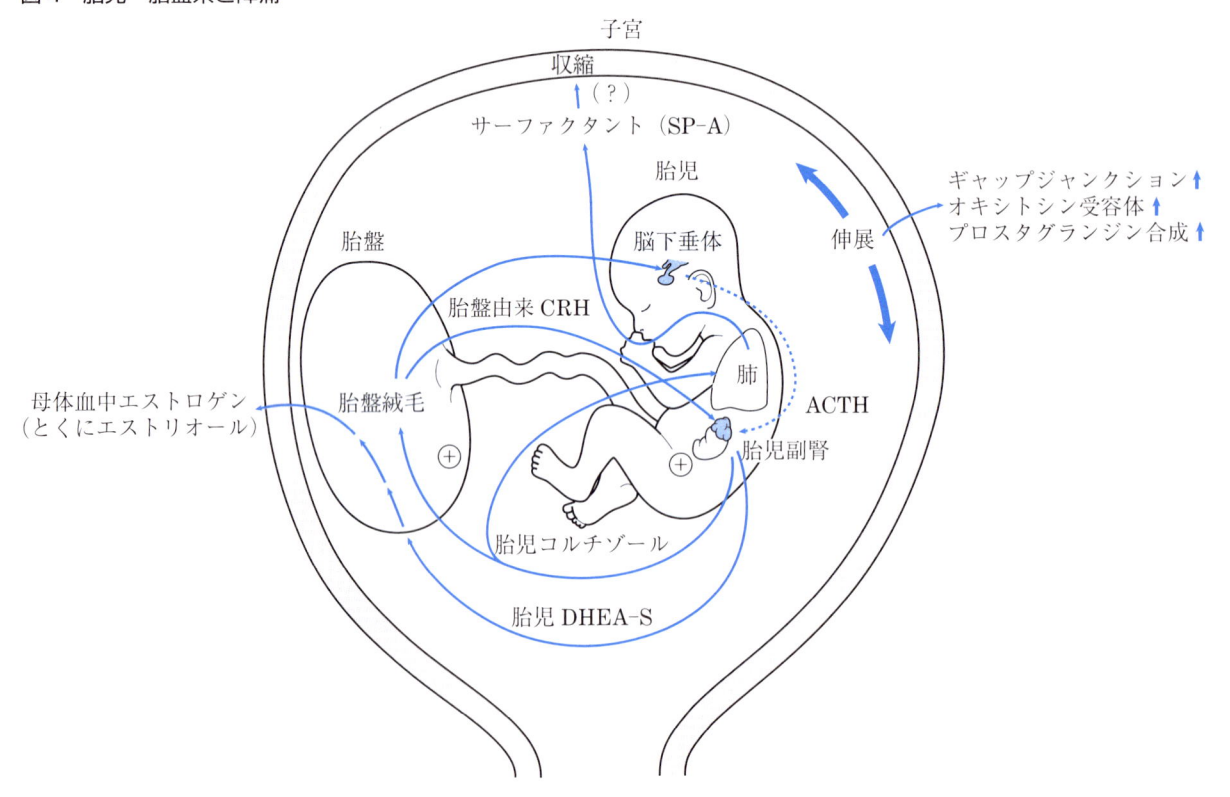

図5　アミノ酸9個よりなるオキシトシンの構造

H-Cys-Tyr-Ile-Glu-Asp-Cys-Pro-Leu-Gly-NH2

図6　子宮収縮物質のシグナル伝達機構

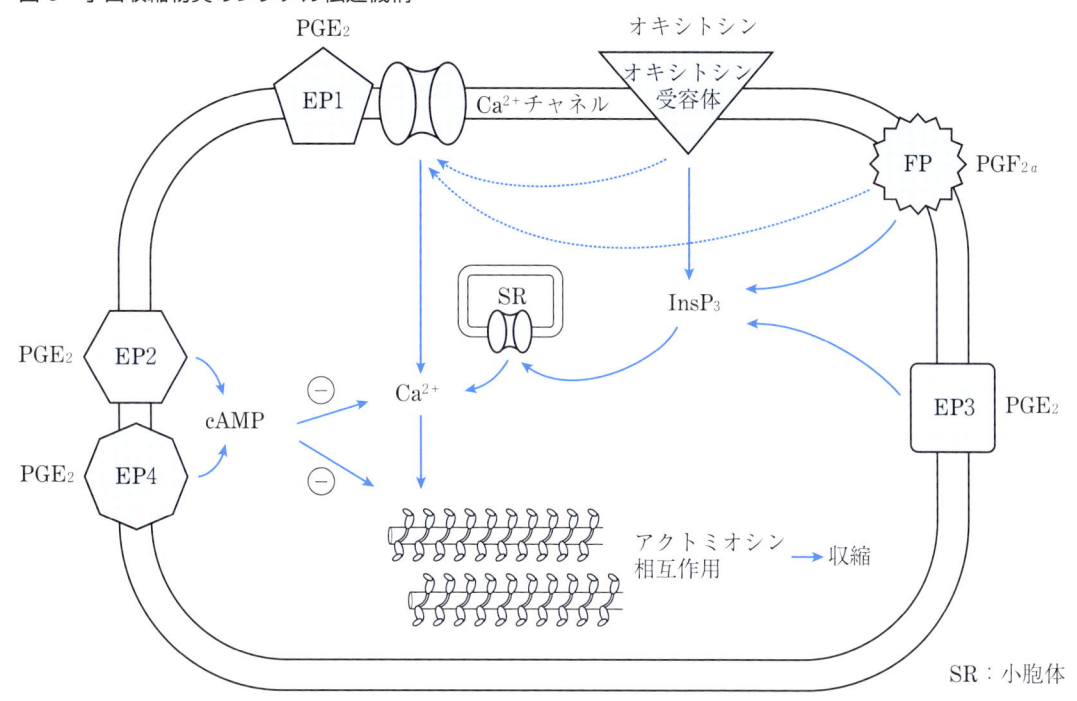

SR：小胞体

子宮筋の収縮にはこの他 Rho キナーゼ，MAP キナーゼ等多くの分子の関与が解明されてきた．興味ある諸君は Am J Physiol R.297：525-45；2009 等の総説を一読されたい．

# Self Check

- □　子宮平滑筋の収縮には細胞内カルシウム濃度の上昇と ATP の加水分解によるエネルギーが必要である．
- □　子宮平滑筋の収縮は骨格筋と同様アクチンとミオシンの間の運動で起こる．
- □　妊娠は子宮筋の静止期・準備期・収縮期・復古期に分けることができる．
- □　陣痛発来は静止期維持機構の解除，平滑筋収縮機構の刺激により起こるがその明確な機序はいまだ不明である．
- □　オキシトシン，プロスタグランジン $E_2$，$F_{2\alpha}$ を用いて陣痛を誘発・促進することが可能である．
- □　陣痛誘発に際してオキシトシン，プロスタグランジン $E_2$，$F_{2\alpha}$ の同時併用は禁忌とされている．

〈木村　正〉

# I-A. 生殖の構造と機能を学ぶ

# 乳汁分泌の生理

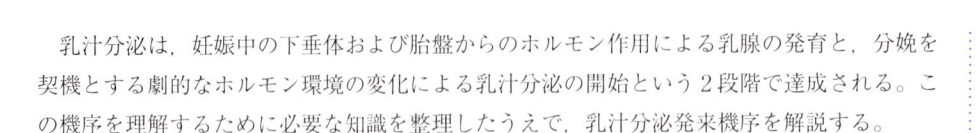

　乳汁分泌は，妊娠中の下垂体および胎盤からのホルモン作用による乳腺の発育と，分娩を契機とする劇的なホルモン環境の変化による乳汁分泌の開始という2段階で達成される。この機序を理解するために必要な知識を整理したうえで，乳汁分泌発来機序を解説する。

## 乳汁分泌・哺乳にかかわる乳房の構造

### ◆乳頭

　乳頭では平滑筋と弾性線維が放射状，同心円状の網状構造を形成し，平滑筋収縮により乳頭の勃起が起こり，哺乳を助ける。また，種々の神経線維束が分布しており，吸啜刺激は下垂体からのプロラクチンやオキシトシンの分泌を促進し，乳汁分泌に重要な役割を演じる。乳頭には15～25個の乳口が開口し，各乳口は1本の乳管を通じて1個の乳腺葉に接続する【図1】。

### ◆乳腺

　15～25個の各乳腺葉のなかでは，乳管が分枝して多数の小葉に分かれ，各小葉は10～100個の腺房からなる。腺房はカゼインやラクトアルブミンをはじめとする乳汁成分の合成分泌能をもつ乳腺上皮細胞からなり，その周囲を筋上皮細胞が籠状に包んでいる。筋上皮細胞がオキシトシンなどのホルモンの作用により収縮して射乳に至る【図2】。

## 乳汁分泌にかかわるホルモン

### ◆プロラクチン

　主に下垂体前葉のプロラクチン分泌細胞から分泌されるホルモンである。主なプロラクチンは199個のアミノ酸からなる蛋白ホルモンである。妊娠中はエストロゲンの作用により下垂体からのプロラクチン分泌が刺激され，血中プロラクチン濃度は分娩まで漸増する【図3】。プロラクチンは乳腺上皮細胞の細胞膜に存在するプロラクチン受容体に結合し，プロテインキナーゼC系を介してカゼイン，α-ラクトアルブミンなどの遺伝子発現を促進する。プロラクチン受容体の発現はプロラクチン自身により促進される一方，妊娠中の高濃度の性ステロイドホルモンにより抑制される。

### ◆ヒト胎盤性ラクトーゲン（hPL）

　ヒト絨毛性ゴナドトロピン（hCG）とともに胎盤で産生される代表的なホルモンであり，191個のアミノ酸からなる蛋白ホルモンである。遺伝子構成はプロラクチンと酷似しておりプロラクチン受容体を介して作用を発揮し，乳腺細胞の発育に与る。

### ◆成長ホルモン（GH）

　視床下部から分泌される成長ホルモン放出ホルモン（GHRH）の作用によりGH産生細胞から分泌される。主な成長ホルモンは191個のアミノ酸からなる蛋白ホルモンである。プロラクチンと遺伝子構成が近く，共通の祖先から分化したと考えられており，乳腺細胞における作用はプロラクチン受容体を介する。妊娠中は血中濃度は一定であり，分娩とともに上昇する。

### ◆グルココルチコイド

　グルココルチコイドは乳腺細胞の発育分化を促進し，カゼイン，α-ラクトアルブミンなどの遺伝子発現を促進することにより乳汁産生にも関与している。妊娠中の血中濃度は低く

---

プロラクチン：prolactin

hPL：human placental lactogen（ヒト胎盤性ラクトーゲン）

hCG：human chorionic gonadotropin（ヒト絨毛性ゴナドトロピン）

GH：growth hormone（成長ホルモン）

GHRH：growth hormone-releasing hormone（成長ホルモン放出ホルモン）

図1　乳房の構造

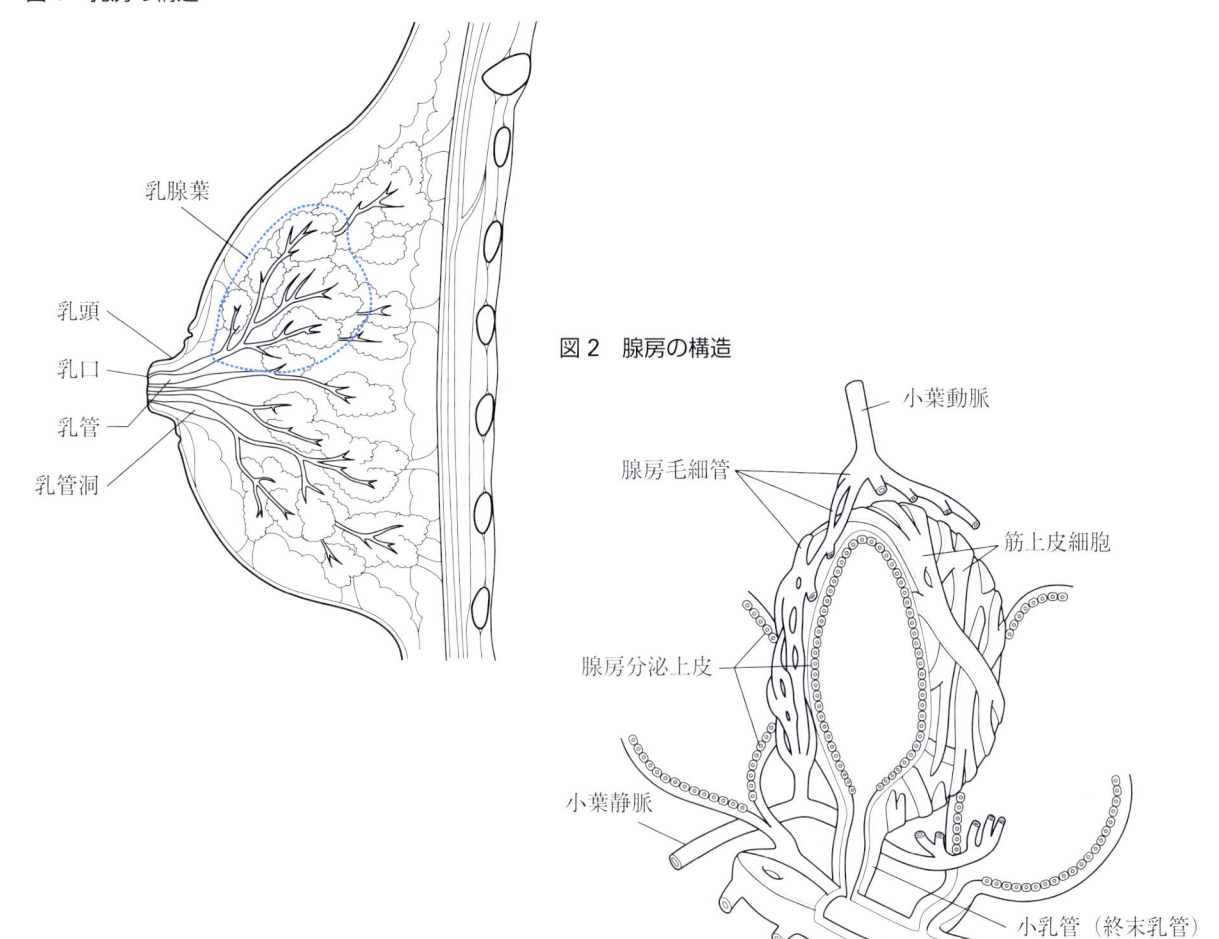

乳腺葉
乳頭
乳口
乳管
乳管洞

図2　腺房の構造

小葉動脈
腺房毛細管
筋上皮細胞
腺房分泌上皮
小葉静脈
小乳管（終末乳管）
小葉内乳管

図3　妊娠中の血清プロラクチン値の推移

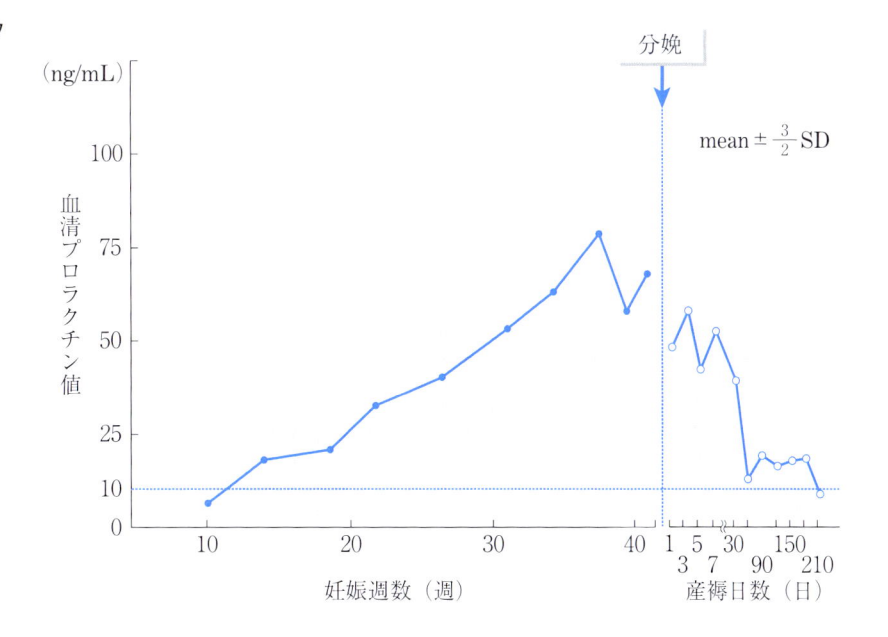

分娩

mean $\pm \frac{3}{2}$ SD

（ng/mL）
血清プロラクチン値

妊娠週数（週）
産褥日数（日）

一定であるが，分娩の直前から急激に上昇し，分娩直後にピークを迎えて以後漸減する．乳腺細胞におけるグルココルチコイド受容体は妊娠中，授乳期に増加する．

◆ **エストロゲン**

妊娠中，単独で乳管の発育を促進し，プロゲステロンと共同して腺房の発育を促進する．また，下垂体前葉に作用してプロラクチン分泌を促進し，プロラクチン，グルココルチコイドとともに乳腺細胞における$\alpha$-ラクトアルブミンの合成を促進する．授乳期にも乳腺細胞のエストロゲン受容体は存在し，大量のエストロゲンは授乳期においても乳汁分泌を抑制する．

◆ **プロゲステロン**

妊娠3カ月頃より腺房系の発育を促進するが，乳汁産生は抑制する．この抑制作用は乳腺細胞のプロゲステロン受容体を介するほか，グルココルチコイド受容体に競合的に結合することによってももたらされる．エストロゲン受容体と異なり，授乳期には乳腺細胞のプロゲステロン受容体は消失するため，授乳期の乳汁分泌は抑制しない．

◆ **オキシトシン**

視床下部の室傍核と視索上核の神経分泌細胞で合成され，下垂体後葉から分泌されるホルモンであり，9個のアミノ酸からなるペプチドホルモンである．乳腺腺房を取り囲む筋上皮細胞を収縮させて，射乳を促進する．オキシトシン受容体は出産の少し前から筋上皮細胞に出現し，授乳中に増加する．オキシトシンとプロラクチンは相互に分泌を促進するため，授乳期には乳汁分泌量がますます増加する．オキシトシン分泌は主に乳頭刺激で促進されるが，ヒトでは児の泣き声などでも刺激される．

オキシトシン：oxytocin

## 乳汁分泌発来機序

分娩後乳汁分泌が発来するには，まず妊娠中の乳腺の発育が必要である．妊娠2カ月からエストロゲンの作用による乳管の成長と分枝が起こり，妊娠3カ月からプロゲステロンの作用による腺房系の発育が起こる．すなわち，妊娠初期にはまず乳管-腺房系の増殖が先行する．

妊娠中期・後期になると，プロラクチン，hPLの作用により，乳管-腺房系の増殖は細胞分化へと転じて，乳腺上皮細胞は乳汁産生を開始し腺房内には若干の初乳の分泌がみられるようになる．しかし，妊娠中は高濃度のエストロゲン，プロゲステロンにより初乳分泌は抑制されている．性ステロイド，とくにプロゲステロンはプロラクチン受容体の発現を抑制しており，また，グルココルチコイド受容体にも結合してグルココルチコイド作用を抑制している．さらに，エストロゲンはコルチコイド結合グロブリンを増加させるため遊離グルココルチコイド濃度が低下している．

分娩を契機に血中エストロゲン，プロゲステロン濃度が急減することにより，これらの抑制が解除されて一気に乳汁分泌が開始する【図4】．その後，哺乳によりプロラクチン，オキシトシンの分泌が促進されることにより，授乳期には乳汁分泌が維持される．

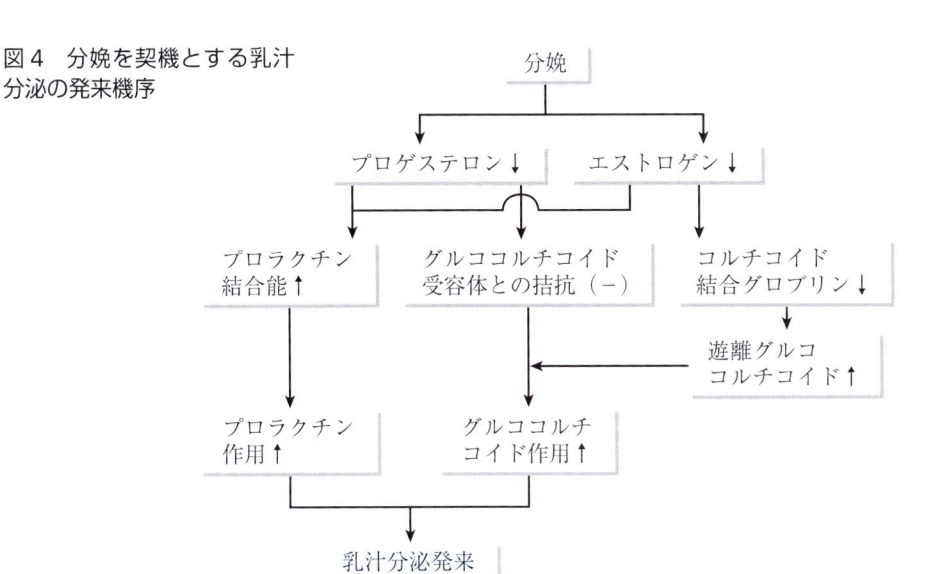

図 4　分娩を契機とする乳汁分泌の発来機序

```
                            分娩
                    ┌────────┴────────┐
              プロゲステロン↓        エストロゲン↓
        ┌──────────┼──────────┐          │
   プロラクチン  グルココルチコイド   コルチコイド
   結合能↑      受容体との拮抗(−)   結合グロブリン↓
        │            │                    │
        │            │              遊離グルコ
        │            │←─────────   コルチコイド↑
        ↓            ↓
   プロラクチン  グルココルチ
   作用↑        コイド作用↑
        └──────┬──────┘
               ↓
          乳汁分泌発来
```

## Self Check

- [ ] 妊娠中，血中プロラクチン濃度は分娩まで漸増し，乳腺上皮細胞を分化させる。
- [ ] 妊娠中の高濃度の性ステロイドホルモンは乳汁分泌を抑制し，分娩を契機に性ステロイドホルモンが急減することで乳汁分泌が開始する。
- [ ] 授乳期にはオキシトシンが腺房周囲の筋上皮細胞を収縮させて射乳が起こる。

〈百枝幹雄〉

## I-A. 生殖の構造と機能を学ぶ

# ジェンダーとセクシュアリティ

## 身体の性と心の性【図1】

### ◆ 生物学的性（sex）

①遺伝子や性染色体，②内・外性器の解剖，③性ステロイドホルモンのレベルなどから生物学的性が決定される。「身体の性」は，これらの因子や外部からの影響を受けて自己や他者が認識する外見的な性であり，ホルモン療法，手術などにより影響を受ける。

### ◆ 社会的性（gender）

「自分は男（または女）」という性の自己認識（性自認，性同一性）は物心ついた頃から現れ，その性の役割（性役割）を果たそうとする。また，恋愛や性交の対象となる性別を性の指向性（性指向）とよぶ。これらの3つの要素は性の精神的側面でもある。「心の性」とは性自認をさし，脳の構造や特定のニューロン密度，遺伝子などの関与も推測されている。

## セクシュアリティの多様性

### ◆ ホモセクシュアル（同性愛）

生物学的性と性自認は男性で，性指向が男性に向かう場合はゲイ，生物学的性と性自認は女性で，性指向が女性に向かう場合はレズビアンという【表1】。発生頻度は2～7％とされる。疾患，治療対象ではないという考えから，米国精神医学会の「精神障害の診断と統計の手引き：DSM」や世界保健機関（WHO）の国際疾病分類（ICD）から除外された。

### ◆ 性同一性障害（GID）（トランスジェンダー，トランスセクシュアル）

生物学的性（身体の性）と性自認（心の性）とが異なる状態。生物学的男性であるMTF（Male to Female）は約12,000人に1人，生物学的女性であるFTM（Female to Male）は約30,000人に1人の頻度とされる。自分の身体が間違っていると感じ，自殺企図，不登校，二次的な神経症などが高率にみられる。精神療法で性自認を変えられないため，身体の性を性自認に近づけるホルモン療法や手術療法が行われ，法的にも性別変更が可能になっている【表2】。

---

**Side Memo**

レズビアン（L），ゲイ（G），バイセクシュアル（B），トランスジェンダー（T），インターセックス（I）の人々が連帯する意味を込めてLGBTIという言葉が使われる．しかし，この概念のいずれかの立場に自分を位置づけるのをためらう人々もいる．

**DSM**：Diagnostic and Statistical Manual of Mental Disorders

**WHO**：World Health Organization
（世界保健機関）

**ICD**：International Classification of Diseases
（国際疾病分類）

**GID**：gender identity disorder
（性同一性障害）

---

**図1 性に関する種々の因子**

生物学的性（sex）は，遺伝子・性染色体，器官の解剖，性腺・性ステロイドホルモンなどにより決定される。社会的性（gender）の3要素のうち，性自認や性指向に関しては，育てられ方の影響はわずかとされ，遺伝子の関与，胎児期のホルモン曝露の影響，脳の構造の差異などが指摘されている。＊第三者から認識できるものは，美容，医療，環境，周囲との人間関係などの影響を受けている。

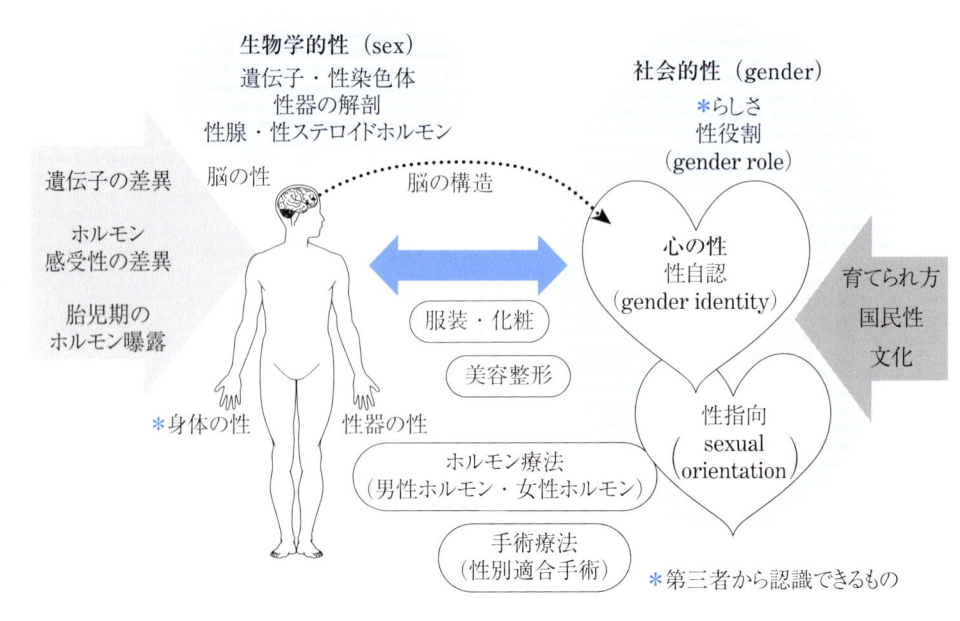

## ◆ インターセックス(半陰陽,間性)

　性器,ホルモン,染色体などの生物学的性が先天的に非定型な場合をいう。両性の性腺をもつ真性半陰陽,性腺と外性器との性が異なる偽半陰陽がある。女性偽半陰陽(性腺は女性)では,腟形成不全や陰核肥大など,男性偽半陰陽(性腺は男性)では,尿道下裂や停留精巣などを伴う。前者には,コルチゾール合成酵素の異常によるアンドロゲン過剰が起こる副腎性器症候群(AGS),後者には,アンドロゲン受容体の機能異常により男性への性分化が障害される男性ホルモン不応症(AIS)(精巣性女性化症)などが含まれる。幼少時の不要な手術,性交や妊娠への支障などに対して,精神的な支援は重要である。当事者の気持ちに配慮し,インターセックスに代わり,性分化障害(DSD)という用語が普及しつつある。

AGS:adrenogenital syndrome
(副腎性器症候群)

AIS:androgen insensitivity syndrome
(男性ホルモン不応症)

DSD:disorders of sex development
(性分化障害)

表1　同性愛,性同一性障害,性分化異常症の特徴

| | | 生物学的性 | | | 社会的性 | | |
|---|---|---|---|---|---|---|---|
| | | 遺伝子・染色体 | 性器の解剖 | 性ホルモン | 性自認 | 性指向 | 性役割 |
| 同性愛 | ゲイ | 男性 | 男性 | 男性 | 男性 | 男性 | 問わない |
| | レズビアン | 女性 | 女性 | 女性 | 女性 | 女性 | 問わない |
| 性同一性障害 | MTF | 男性 | 男性 | 男性 | 女性 | 問わない(男) | 問わない |
| | FTM | 女性 | 女性 | 女性 | 男性 | 問わない(女) | 問わない |
| 性分化障害(半陰陽など) | | | 非定型 | | 問わない | 問わない | 問わない |
| | | | | | | (疾患・個人により異なる) | |

性同一性障害の診断には性指向を問わないが,典型例では( )内の性のほうへ向かうため,外見的には同性愛(ホモセクシャル)のようにうつる。しかし,性自認(心の性)からみると異性愛(ヘテロセクシュアル)である。また,上記以外の多様な形をとりうることにも留意する必要がある。

表2　性同一性障害者の性別の取扱いの特例に関する法律(平成15年7月16日法律第111号)第3条

第3条(性別の取扱いの変更の審判)
①家庭裁判所は,性同一性障害者であって次の各号のいずれにも該当するものについて,その者の請求により,性別の取扱いの変更の審判をすることができる。
　1. 20歳以上であること。
　2. 現に婚姻をしていないこと。
　3. 現に未成年の子がいないこと。(「現に子がいないこと。」から改正された)
　4. 生殖腺がないこと又は生殖腺の機能を永続的に欠く状態にあること。
　5. その身体について他の性別に係る身体の性器に係る部分に近似する外観を備えていること。
②前項の請求をするには,同項の性同一性障害者に係る前条の診断の結果並びに治療の経過及び結果その他の厚生労働省令で定める事項が記載された医師の診断書を提出しなければならない。

日本でも戸籍上の性別を変更できる特例法が2003年に成立,2004年から施行され,2名以上の専門医の診断のもと,2008年末までに1,263名の戸籍の性別変更が認められている。2008年の改正により,いわゆる「子なし要件」が緩和されたが,未成年の子どもをもつ当事者は依然として性別を変更できない。
(最終改正:平成20年6月18日法律第70号)

## Self Check

☐ 同性愛では,生物学的性と性自認は一致しており,性指向が同性に向かう。

☐ 性同一性障害では,生物学的性と性自認とが異なる。

☐ 性分化障害(半陰陽など)は,性器,ホルモン,染色体などにより性別を判定することが困難な状態である。

〈中塚幹也〉

# 診察のあり方

　病める人を診る，健康に不安をもつ人の相談に応ずる，このような人を診察するという行為は，臨床医学を実践するうえでの第一歩である．正しい診断を得て適切な処置・治療へと進めるためには，診察行為を通じていかに患者との円滑な意思疎通を確立するかが重要なポイントとなる．医師と患者という立場の違いはあるが，基本的には人格対人格の対決といえるものであり，一方的に与えるまたは一方的に受け取るというものではない，対等の関係が築かれることを要する．この基本的態度において患者の男女の別は存在しない．しかし一方で，個々の患者の人格を十分に尊重するところから相互理解が芽生える点を考慮すると，おのずと女性患者に対する接し方という配慮が必要となることも多い．

## 医療面接

　患者が医療施設を受診し，医師との間に最初に交わされるコミュニケーションは，医療面接である．従来は，医師の側から患者に話しかけ，診療に必要な情報を効率的に引き出し，正確な診断に結びつけようとする問診が行われていた．しかし，医療面接は，従来の問診に加えて，医師と患者の間の人間同士としての信頼関係を築くことにも重点を置く．したがって，的確な医療面接には，医学的な知識・技術だけでなく，人間関係構築に関する技術や配慮が必要となる．しかし，人間関係構築に重点を置くあまり，必要な情報を収集することができなかったり，訴えを聞いてもらうだけで精神的な安寧が得られるという医療面接のもつ治療的な面が引き出せなかったりすると，それは医療面接でなく単なる面接に終わることになる．

## 医療面接の導入部

①個室の整備など，患者のプライバシーが十分確保される環境が整えられなければならない．
②患者を呼び入れる際に，氏名で呼ぶなどの配慮が必要である．
③医師と患者の目の高さがほぼ同じとなるようにする．また，それぞれが座る椅子に明らかな差があってはならない．
④患者が抵抗なく話ができるような，医師と患者の座る位置を定め，椅子を設置する．一般には，机を中心として医師と患者が90°の角度をなすような位置がよいとされる．
⑤患者の氏名の確認をフルネームで行うとともに，医師も自分の氏名を名のり，挨拶する．このとき，患者の目を見ながら話し，同時に表情，顔色などに注意する．

## 主訴の把握

①患者の主訴を把握するために，医師から細かく質問するのでなく，できるだけ患者に自由に話させることが重要である．
②待ち時間の間に予診のための書類に患者本人に記載させる試みが広くなされているが，これは既往歴，月経歴などの周辺事項を中心とするべきであり，主訴についてはできるだけ面接開始後に患者本人に直接述べさせるのが望ましい．
③3分程度患者に自由に話をさせ，この間医師はできるだけ聞き役に徹し，医師からの質問も内容が大きくはずれるなどを修正する程度にとどめる．
④患者への共感を適宜表明することにより，医師-患者間の信頼関係が深まるとともに，患

者の緊張を和らげることもできる。

## 受診の動機，受診に至るまでの受療行動を知る

①当該医療機関を受診するに至った動機を主訴とは分けて把握する。
②当該医療機関を受診する以前に受けた治療について，その内容を経時的に話してもらう。

## 医師からの質問

①患者の話での不足部分を，医師からの質問により明確にする。
②患者の訴えの内容に関し，それが(1)いつ，(2)どこが，(3)どのように，(4)どの程度，(5)どんな状況下で起こり，(6)影響する因子は何か，また(7)随伴する症状はないか，について質問する。
③月経歴，既往歴，アレルギー歴，常用薬，嗜好（飲酒，喫煙），未既婚の別，既往妊娠分娩歴，家族歴を質問する（これらは予診ですでに記入されていれば，その内容を確認する）。
④生活習慣，生活環境，社会環境（職業とその環境など）を，必要に応じて質問する。

## 主訴のまとめ

①患者の訴えた主訴を的確にまとめ，患者に提示する（口頭または図示）。産婦人科診療で患者の主訴となりうる症状を【表1】にまとめた。

表1　産婦人科における主訴一覧

| Ⅰ．症候に関するもの | | Ⅱ．症候はないが相談など |
|---|---|---|
| 1. 生殖機能に関する症候<br>　1）性徴の異常<br>　　①性分化異常（第1次性徴の異常）<br>　　②性成熟過程の異常（第2次性徴の異常）<br>　2）月経の異常<br>　　①初経発来時期の異常<br>　　②月経周期の異常（無月経，希発月経，頻発月経，不整周期）<br>　　③月経持続日数の異常（過短，過長）<br>　　④月経血量の異常（過少，過多）<br>　　⑤月経随伴症状（月経困難症，月経前症候群）<br>　3）機能性子宮出血<br>2. 不正性器出血<br>　1）出血部位による分類<br>　　①子宮体部<br>　　②子宮頸部<br>　　③腟<br>　　④外陰<br>　　⑤肛門<br>　　⑥尿路系<br>　2）出血時期による分類<br>　　①初経前<br>　　②思春期<br>　　③性成熟期（月経との関連）<br>　　④更年期<br>　　⑤閉経後 | 3. 帯下<br>　　部位と性状<br>4. 外陰搔痒感<br>5. 腹痛<br>　　疼痛の性質と部位<br>6. 腰痛<br>　　腰痛の性質と部位<br>7. 腹部腫瘤感・膨満感<br>8. 排尿障害<br>　1）頻尿<br>　2）排尿困難<br>　3）尿失禁<br>　4）尿瘻<br>9. 消化器症状（悪心，嘔吐，下痢，便秘，排便時痛など）<br>10. 性交障害<br>　1）性交痛<br>　2）性交不能<br>　3）性感異常<br>11. 心身症，精神症状<br>　1）睡眠障害<br>　2）摂食障害<br>　3）不定愁訴<br>12. 乳房の症状<br>　　疼痛，腫瘤感，分泌物など<br>13. 妊娠，およびそれに伴う症状 | 1. 不妊<br>2. 流産の反復<br>3. 避妊<br>4. 有病者における妊娠の可否<br>5. 妊娠中における薬剤使用の可否<br>6. セカンドオピニオン |

②患者に言い忘れたことや追加することがないか確認し，必要があればさらに話をしてもらう。このときは追加すべき要点をしぼって話してもらう。

## 注意点

①話したがらない患者や話しすぎる患者には，それぞれに合わせた対応を行う。
②急性症状が強いなど，緊急の対応を必要とする患者には，最も重要な症状，所見につき直接的に質問し，治療を行う準備を並行して進める。

## インフォームドコンセント

「説明と同意」「説明・理解と同意」「説明と理解・納得・同意」「十分な説明と理解に基づく同意」「医療を受ける側に立った説明と同意」「説明と理解・選択」「十分理解したうえで自分で決定すること」など，さまざまな訳が充てられるのが「インフォームドコンセント（IC）」であるが，最適な訳語というものは現時点では存在せず，原語のまま，片仮名表記されることが多い。

医師側と患者側にはそれぞれ次のような立場と権利・義務が存在する。このような権利・義務を尊重したうえで双方が合意したことを確実に記録に残すことが重要であり，かつ難しい点でもある。その理由は医師が専門家で，患者はいわゆる素人だからである。

IC：informed consent（インフォームドコンセント）

### ◆医師側

①説明の義務：患者が理解して同意の意思決定をするのに必要な項目を，わかりやすい言葉で十分な時間をかけて説明する。その内容には，次のものを含む。
・病名とその進行具合。
・考えられる治療（検査）手段とその施設で施行可能なもの。
・それぞれの治療（検査）手段におけるベネフィットとリスク。ベネフィットについては，その手段により改善が得られる率，リスクについては，それぞれのリスクの発生する率を数値化して示すことが望ましい。
・その疾病の予後。それぞれの治療手段をとった場合の予後を，治療手段別に示す。手術など，一定以上のリスクを伴う手段に関するICについては，本人だけでなく家族も同席していることが望ましい。
②自由裁量権：患者が望む治療手段を医師が適切と考えないような場合に，その治療手段を断ったり，他医に紹介する，次善の方法をとることで合意を得るなどは，医師の自由裁量権の範囲内のことである。
③守秘義務：医師としての職務遂行上知りえた患者の個人情報は，他へ漏らしてはならない。

### ◆患者側

①真実を知る権利
②自己決定権：自分自身の意思で治療法や医師を選ぶ権利である。
③不可侵権：生命を保つための権利である。
④プライバシー権：この結果，医師側に守秘義務が発生する。

## 特殊な場合の対応

①緊急事態で十分な時間がとれないような場合にも，要点を手際よく説明する。
②本人に意識がないような場合は，代理者（通常は直近の家族）の同意を得るようにする。
③幼児，精神障害があるなど，判断能力のない場合は，代理者（通常は直近の家族）の同意

を得るようにする。

## 問診

問診の全体的な流れを【図1】に示す。

図1　問診の流れ

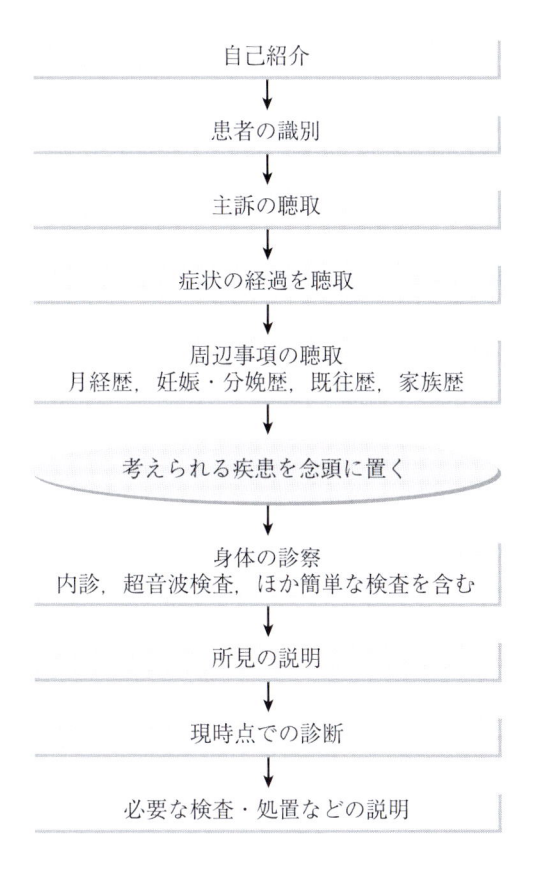

```
自己紹介
  ↓
患者の識別
  ↓
主訴の聴取
  ↓
症状の経過を聴取
  ↓
周辺事項の聴取
月経歴，妊娠・分娩歴，既往歴，家族歴
  ↓
考えられる疾患を念頭に置く
  ↓
身体の診察
内診，超音波検査，ほか簡単な検査を含む
  ↓
所見の説明
  ↓
現時点での診断
  ↓
必要な検査・処置などの説明
```

## Self Check

- □ 患者の訴えを的確に把握するためには，患者が自由に話すことが重要である。
- □ インフォームドコンセントは，患者の自由な意思に基づいて行われなければならない。
- □ 月経歴，妊娠・分娩歴など，産婦人科独特な問診項目があり，聞き漏らさないようにする。

〈久具宏司〉

# 診察法

　産婦人科における女性の診察には，一般的な全身の診察のほかに，局所の診察により外陰部から内・外生殖器に至るまでの所見を得る，という特殊な診察がある。これは，女性にとって羞恥心や不安感を伴うものであり，十分な配慮が必要である。診察は，視診，触診，腟鏡診，内診，直腸診という一連の流れで進むことが多く，経腟超音波診断もこのなかに組み込まれることが多い。各診察法の解説の前に，診察にあたっての留意点を掲げる。

①診察時に必ず看護師が介助する。若年者，老齢者の場合，母親や介助者を患者の側に付き添わせるのが望ましいが，看護師が患者側に付き添ってもよい。
②内診を行う診察台が独立した室になっている場合，患者の取り違えがないか，看護師と医師で十分な確認を行う。
③下着をとるなどの診察の準備と診察の手順を看護師が説明する。とくに産婦人科診察を初めて受ける患者の場合には，ていねいに行う。
④診察台への昇降時には，必ず看護師が観察し，転倒などの事故の起こらぬよう注意する。診察台の機種により台の操作法が異なるため，間違いのないよう注意する。
⑤診察台での砕石位の姿勢が正しくとられているか，看護師と医師の双方が確認する。
⑥診察台に患者が上がったら，待たせることなく診察を行う。
⑦疼痛を伴う診察・検査を行う場合は，患者の顔色を観察する必要もあり，カーテンなど遮蔽物は取り払う。

## 視診

### ◆腹部の視診

　皮膚の性状・色調，表在血管，腹部の膨隆，腹部の緊張または弛緩，手術創の有無と性状，陰毛の有無と発毛状態を観察する。

### ◆外陰部の視診

　陰毛の有無とその範囲・発毛状態，外陰部皮膚・大陰唇の性状と色調および萎縮の有無，炎症や潰瘍の有無，腫瘤の有無を観察し，さらに指で押し開くなど見やすくしたうえで陰核・腟前庭・小陰唇の性状・色調および萎縮・炎症・潰瘍・腫瘤の有無を観察する。

　子宮の陰裂からの脱出，すなわち子宮脱は，一目して視認可能であるが，脱出まで至らない子宮下垂でも，膀胱瘤や直腸瘤のある場合は腟壁の膨隆がみられる。このようなときは，患者に腹圧をかけさせたり，腹壁を圧迫したりして確認する。

　大腿部については，発毛状況を観察し，多毛でないか診断する。

## 触診

　視診に並行して行うとよい。腹部については，腫瘤の存在の確認とその性状，浮腫・腹水の有無，疼痛・圧痛の有無を診察する。外陰部については，腫瘤の診察および，圧痛の有無の診察を行う。

## 腟鏡診

　通常の診療では，クスコ腟鏡【図1】を用いて診察する。腟を大きく展開する必要のある場合や，簡単な処置を施行する場合には，桜井式腟鏡や，前葉と後葉とに弁の分かれたジモ

ン式腟鏡が有用である．年齢，未婚か既婚か，未産か経産か，により腟鏡のサイズを選択する．小児などとくに小さい腟鏡を必要とする場合は，耳鼻科用の耳鏡や鼻鏡で代用することも考慮してよい．

腟鏡の挿入時には，他手により小陰唇を左右に押し開き，腟鏡を閉じた状態で横にして抵抗を小さくしてゆっくり挿入する．抵抗のないように進めたところで腟鏡を縦にし，両葉を少し開き，さらに押し進め，視野の中央に子宮腟部がくるように展開する．

まず，分泌物の量と色調，性状を観察する．炎症のある場合に分泌物は増量するが，とくにカンジダによる炎症など特徴的な性状の分泌物を呈する場合もあり，顕微鏡による精検の要否の判断につながる．出血のある場合に，分泌物が赤いとは限らず，茶色の場合もある．腟壁については，外傷，萎縮，潰瘍，腫瘍，色調の異常，などの有無を観察する．ポリープやコンジローマなどの特徴的な所見の有無にも注意を払う．子宮腟部については，その位置と大きさ，外子宮口の位置と形状を観察した後，生理的びらんの有無を確認する．次に，潰瘍，腫瘍，色調の異常，ポリープやコンジローマなどの特徴的な所見の有無を診察する．子宮からの出血のある場合に，外子宮口から流血する様子を見ることもある．腟中隔の存在を腟鏡診時に視認しうることもある．しかし完全な腟中隔の場合は，むしろ腟鏡診で見逃されることもあり，腟鏡挿入時に腟口が単一であるか否か確認することが必要である．

性状検査や細菌検査のための分泌物の採取，細胞診などの処置が必要な場合は，この腟鏡診時に行っておく．

**図1 外来で使用する器具**

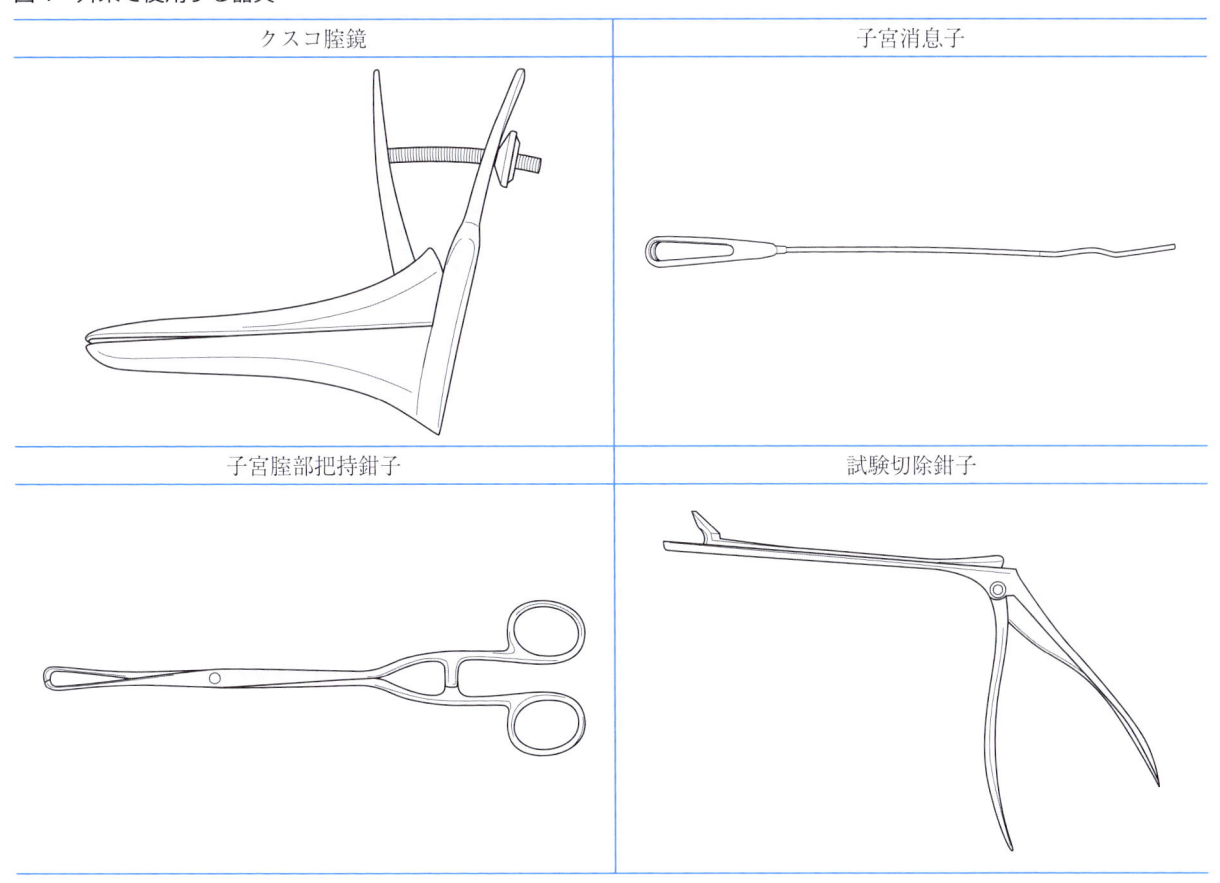

| クスコ腟鏡 | 子宮消息子 |
|---|---|
| 子宮腟部把持鉗子 | 試験切除鉗子 |

## 内診【図2, 図3, 表1】

　産婦人科における最も基本的な診察法であり，かつ最も訓練を要する技術である。さまざまな検査手段が登場した今日にあっても，内診によって重要な情報が得られることは多く，必須の診察法である。

　通常，診察医の利き手の示指のみ，または示指と中指の2指を腟内に挿入して行う。この状態で，処女膜の状態，腟の伸展性，腟壁の性状，硬結・腫瘤・腟外からの膨隆・圧痛の有無，異物の存在の有無を診察する。腟中隔は，完全中隔の場合は内診指の挿入時に，上方のみ不完全中隔の場合は，内診指挿入後に触知できる。

　次に挿入指とは別の手の手掌を患者の下腹部にあて，双合手診を行う。両手を用いて子宮および付属器を圧迫するようにして情報を得る診察法が双合手診である。このときに患者に腹壁の力を抜かせることが重要である。また，膀胱内に尿のない状態で診察すべきであり，診察前に排尿をすませることが必要である。双合手診により得られる所見は，子宮，付属器，Douglas窩，および骨盤壁である。

　子宮についての診察の初めは子宮腟部である。子宮腟部の位置，大きさ，硬さ，子宮口の開大がないか，につき診察し，続いて子宮腟部を圧迫することによる疼痛の訴えがないか検索する。成人女性の子宮腟部は，円形で鳩卵大，鼻尖程度の硬度を有し，軽い圧迫により可動性があり疼痛を呈さない。次に子宮体部の診察に進む。ここでは，子宮の位置，大きさ，形状，硬さ，可動性を診察し，圧痛の有無，移動痛の有無を確認する。成人女性の子宮は，正中にあり，前傾前屈，鶏卵大で充実性，可動性はほぼ良好で圧痛や移動痛はみられない。大きさには個人差が大きく，位置についても後傾後屈などいくつかバリエーションがみられる。

　次に子宮の位置を基準として左右の付属器の診察に移る。付属器とは，卵巣と卵管の総称であるが，正常女性においては卵巣・卵管のいずれも触知することは難しい。したがってこの位置に腫瘤を触知した場合には異常所見と考え，その位置，大きさ，形状，硬さ，弾力性，可動性，圧痛や移動痛の有無を診察し，また子宮との位置関係，とくに子宮とともに移動するか否かなどについても所見をとる。付属器の位置における腫瘤の由来する臓器は卵巣であることが多いが，卵巣以外にも卵管，子宮から発生する腫瘤，卵巣近傍組織，消化管由来腫瘤，後腹膜腫瘤などさまざまなものがあり，予断を排して診察すべきである。手術既往のある患者では，そもそも腫瘤形成がなく，偽腫瘤であることもある。また，付属器領域に腫瘤が認められない場合でも，炎症の存在を念頭に置き，疼痛・圧痛の有無などに注意する。

　並行してDouglas窩の診察を行う。子宮腟部の背側の後腟円蓋に内診指をあてたときにその先にある腹腔内の空間がDouglas窩である。診察の要点は付属器領域の診察と同じであるが，腹膜の所見をより直接的に触知できることが特徴である。したがって，Douglas窩を圧する内診により，腹腔内に存在する炎症を強い痛みとして感知したり，子宮内膜症の存在を硬結として触れることが可能である。

## 直腸診

　ワセリンやオリーブ油などを塗った指囊を用いて直腸から示指または中指を挿入して行う。肛門括約筋，直腸粘膜の性状を診察しつつ指を進め，子宮周辺，基靱帯などの子宮傍結合組織，Douglas窩を診察する。子宮頸癌の進行期診断には必須であり，また子宮内膜症におけるDouglas窩病変の診断にも有用である。さらに詳細な所見を得るために，腟に示指，

図2 内診室の様子

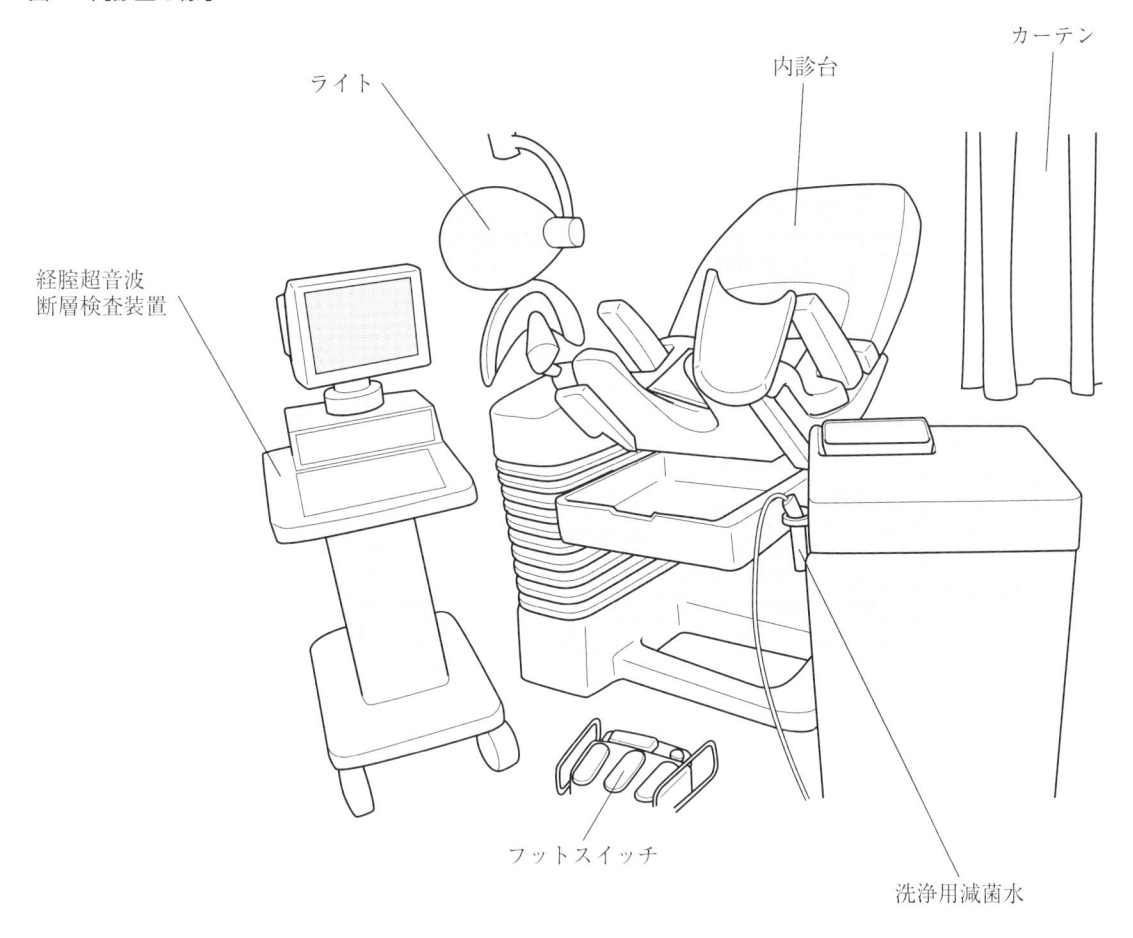

- ライト
- 内診台
- カーテン
- 経腟超音波断層検査装置
- フットスイッチ
- 洗浄用減菌水

図3 内診のしかた

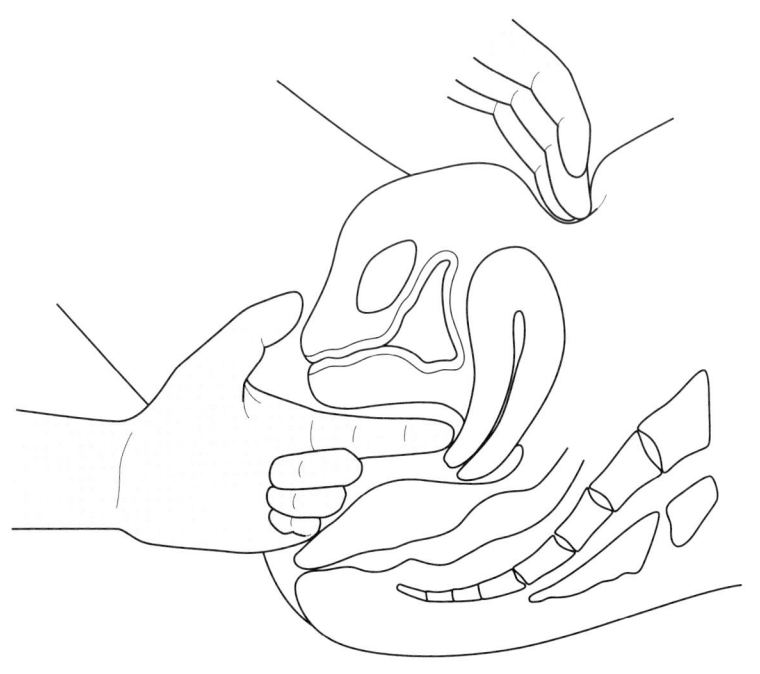

表1 内診における所見一覧（視診，腟鏡診まで含めて）

1. 外陰（内指での診察ではないので厳密には内診ではない）
   (1) 概観。
     成人様か，小児様か，二次性徴発現（陰毛）の有無など。
   (2) 性状，色。
     乾燥の有無，発赤，色素斑の有無など。
   (3) 異常構造物の有無，形状，大きさ，分布，膨隆・隆起または陥凹の程度，有痛性（自発痛・圧痛）か否か。
     硬結，腫瘤，潰瘍，黒色腫，創傷・瘢痕など。
   (4) 小陰唇の診察。
     形状，腫瘤・潰瘍など異常構造物の有無・痛みの有無など（コンジローマ，ヘルペスなど特徴的な所見を見逃さない）。

2. 腟
   (1) 腟前庭の診察。
     形状，腫瘤・潰瘍など異常構造物の有無・痛みの有無など（カルンクラなどを見逃さない）。
   (2) 腟口の診察。
     腟口の開口度，処女膜輪の性状，診察時の痛みなど。
   (3) 腟壁の診察。
     伸展性，硬結・腫瘤・潰瘍・腟外からの圧迫・癌性浸潤・異物・中隔・創傷・瘢痕の有無，および痛みの有無など。
   (4) 分泌物。
     色，性状，量，悪臭の有無など。
   (5) 出血の有無。
     腟壁からの出血の場合は出血点の確認，量，静脈性か動脈性か，など。

3. 子宮腟部
   (1) 位置。
     正中に存在するか，偏位している場合，その方向など。
   (2) 大きさ，形状，色。
     変形していないか，腫瘤・潰瘍・ナボット囊胞，癌性浸潤，創傷・瘢痕など異常構造物はないかなど。通常，未産婦では直径1.5〜2cmの円形，経産婦ではやや大きめで円形〜やや楕円形である。思春期前や閉経後の女性は小さい傾向がある。妊娠時に赤紫色の色調を帯びることがあり，リビド着色と呼ばれる。
   (3) 硬さ。
     不自然に硬い部分や軟らかい部分はないか。鼻尖と同様の硬さで，表面平滑が正常とされているが，個人差も大きい。
   (4) 圧痛。
     押すことにより痛みを生じないか。
   (5) 可動性。
     内診指で押すことによる可動性は保たれているか，また移動させることにより痛みを生ずる部分はないか。
   (6) 外子宮口の性状。
     外子宮口の位置，形状，ポリープなどの異常構造物の有無，外子宮口からの分泌物・出血の有無など。通常，子宮腟部の中央に存在し，未産婦では正円形，経産婦では横に開いた楕円形であることが多い。閉経後女性では開口していないこともある。
   (7) びらんの有無。
     びらんの有無と範囲・形状など。
   (8) 腟円蓋部の診察。
     硬結，腫瘤，潰瘍，癌性浸潤，創傷・瘢痕，上方よりの圧迫，はないか。

4. 子宮体部（双合診で行う）
   (1) 位置。
     左右方向の位置，前後方向の傾き，および前後方向の屈曲をみる。標準的な所見は，正中に存在し，前傾前屈であるが，個人差も大きい。
   (2) 形状。
     内診指と腹部にあてた手掌で挟んで，腫瘤，子宮奇形などによる変形の有無をみる。瓜のような形で表面が滑らかなのが標準である。
   (3) 大きさ。
     内診指と腹部にあてた手掌で挟んで大きさを把握する。正常子宮の大きさは鶏卵大（hen-egg size）と表現されることが多いが，個人差も大きい。子宮筋腫などの疾患のため腫大した子宮や妊娠のため増大した子宮には，鵞卵大（goose-egg size），手拳大（fist size），双手拳大（double fist size），新生児頭大（new-born head size），小児頭大（child head size），成人頭大（adult head size）のような慣用的な表現が用いられ，それぞれに小（under），大または超（over）のように接頭語をつけることもある。
   (4) 硬さ。
     内診指と腹部にあてた手掌で挟んで硬さを把握する。正常子宮は充実性の臓器であり，固く触知される。石のように硬いのは異常である。また，妊娠子宮は軟化しており，「搗（つ）きたての餅の柔らかさ」と表現される。また，着床部位がやや隆起し，他部位に比し柔らかく触れることがあり，これをピスカツェク徴候という。
   (5) 圧痛。
     腹部にあてた手掌で押した部分に痛みがないか観察する。さらにその痛みが子宮全体か局所的か，などを把握する。
   (6) 可動性。
     腹部にあてた手掌で子宮底を左右，前後に移動させ，可動性の制限がないか，また，移動させたときに痛みを起こさないか，観察する。正常の場合は，可動性は良好である。

5. Douglas窩
   (1) Douglas窩腹膜の緊張。
     Douglas窩腹膜の緊張はそのまま後腟円蓋の緊張として触知される。正常では弛緩しており，張っている場合は，腹腔内の液体の貯留（腹水，出血など）が考慮される。
   (2) Douglas窩腹膜表面の性状。
     Douglas窩腹膜表面の性状は後腟円蓋を通して触知しうる。正常では平滑であるが，ザラザラしたり，ゴツゴツしたような硬い感触の場合は，腫瘍や子宮内膜症の存在が疑われる。
   (3) 圧痛。
     後腟円蓋から押して痛みを感じるか否かをみる。痛みを感じる場合，腹腔内出血の貯留，子宮内膜症などが疑われる。

6. 付属器（左右それぞれ双合診で行う）
   (1) 腫瘤の有無。
     腫瘤を触知しないか，触知する場合は次の項目を観察する。
     ①位置。内診指と腹部にあてた手掌で挟んで，腫瘤が体表面に近い部位にあるのか，骨盤の奥にあるのか，頭側にあるか，尾側にあるか，また子宮との位置関係（離れているか，または接近しているか，あるいは子宮から発生しているものであるか，など）を把握する。
     ②形状。内診指と腹部にあてた手掌で挟んで，腫瘤の形状を把握し，球形であるか，不整形であるか，などと表現する。
     ③大きさ。内診指と腹部にあてた手掌で挟んで大きさを把握する。腫瘤の大きさは，胡桃大（walnut size），鳩卵大（pigeon-egg size），鶏卵大（hen-egg size），鵞卵大（goose-egg size），手拳大（fist size），双手拳大（double fist size），新生児頭大（new-born head size），小児頭大（child head size），成人頭大（adult head size）のような慣用的な表現が用いられ，それぞれに小（under），大または超（over）のように接頭語をつけることもある。
     ④弾力性。内診指と腹部にあてた手掌で挟んで，弾性があるか否か，また囊胞性であるか，固い充実性であるか，を把握する。
     ⑤硬さ。内診指と腹部にあてた手掌で挟んで腫瘤表面の硬さを把握する。弾性の認められる腫瘤であっても，硬いとは限らず，軟らかい場合もある。
     ⑥圧痛。腹部にあてた手掌で押した部分に痛みがないか観察する。さらにその痛みが腫瘤局所のものか，付属器全体か，さらには対側，Douglas窩，上腹部などへ放散するか否かを把握する。
     ⑦可動性。腹部にあてた手掌で腫瘤を左右，前後に移動させ，可動性の制限がないか，また，移動させたときに痛みを起こさないか，観察する。
   (2) 圧痛。
     腫瘤の有無に関わらず，圧痛の有無を観察する。腹部にあてた手掌による圧痛だけでなく，内診指による圧痛の有無，また，対側，Douglas窩，上腹部などへの放散痛の有無にも注意する。痛みの存在は，腫瘤からのもののほか，炎症の存在も疑わせるものである。
   (3) その他，諸靱帯，骨盤結合織など，解剖を念頭に置き，骨盤内臓器を広く触診する。

肛門に中指を同時に挿入する「腟直腸診」もしばしば行われる。小児，性交未経験女性に内診に代わる診察として直腸診を行う場合は，双合手診により内診の場合と同様の所見を得るように努める。

## 子宮消息子診

　腟鏡を装着した状態で子宮口から子宮消息子【図1】を挿入し，子宮内腔を診察する方法である。内診で得られた子宮の屈曲状態に応じて消息子の先端をやや屈曲させておき，徐々に慎重に子宮口から挿入する。消息子に付されている目盛りにより子宮内腔長を計測するとともに，内腔の変形，隔壁，狭窄，閉塞，異物などを触知するように努める。正常子宮の内腔長は約7cmである。妊娠している可能性を否定できないときは消息子診を施行してはならない。

　経腟超音波検査の普及により消息子診を施行されることは少なくなったが，子宮消息子診でのみ得られる感触が重要な場合もある。

## Self Check

- [ ] 患者を緊張させないことが最も重要なポイントである。
- [ ] 基本的な診察手技は，視診，触診，腟鏡診，内診，（現在は経腟超音波も）であるが，それぞれに得られる所見の範囲が異なっており，どれも同程度に重要である。
- [ ] 患者が妊娠している可能性を常に念頭に置く。

〈久具宏司〉

# 月経異常

月経の状況について，詳細な問診により把握する。現代日本人女性では，月経は平均12歳台で始まり，50歳前後で停止する。月経周期は28〜30日程度が標準的である。月経異常には，①開始（初経）および停止（閉経）時期の異常，②量と周期の異常，③持続期間の異常，④月経に伴う症状の異常，⑤無月経があり，広く総称して「月経異常」となる。なお，「無月経」は，周期的月経があるべき年齢の女性において月経がない状態である。月経異常の分類を【表1】に示す。月経異常の病態には，視床下部-下垂体-卵巣系の内分泌学的問題だけでなく，妊娠・授乳など生理的状態に付随する病態，さらに，さまざまな器質的要因や放射線治療や抗癌薬投与など医原性要因の関与する病態が含まれる。

表1 月経異常の種類

|  | 標準 | 月経異常 | 定義 | 関連する診断 |
| --- | --- | --- | --- | --- |
| 開始時期の異常 | 12歳 | 早発月経 | 10歳未満 | 早発思春期 |
|  |  | 遅発月経 | 15歳以上 | 遅発思春期 |
| 停止時期の異常 [*1] | 50歳 | 早発閉経 | 40歳未満 | 骨粗鬆症など |
|  |  | 遅発閉経 | 55歳以上 | 乳癌など |
| 周期の異常 | 25〜38日 | 頻発月経 | 25日未満 | 黄体機能不全など |
|  |  | 希発月経 | 39日以上 | 無排卵周期症など |
| 量の異常 [*2] | 50〜100g | 過多月経 | — | 子宮筋腫など |
|  |  | 過少月経 | — | 無排卵周期症など |
| 持続期間の異常 | 3〜7日 | 過長月経 | 8日以上 | 子宮筋腫など |
|  |  | 過短月経 | 2日以下 | 無排卵周期症など |
| 随伴症状 | なし | 月経困難症 | — | 子宮内膜症など |
|  |  | 月経前症候群 | — | 月経前症候群 |
| 無月経 | 月経あり | 原発無月経 | 18歳で初経未発来 | 染色体異常など |
|  |  | 続発無月経（生理的無月経を含む） | 初経後の月経停止 | 視床下部性/下垂体性/卵巣性無月経（妊娠・授乳など） |

*1：2008年に日本産科婦人科学会は早発閉経と遅発閉経の定義をそれぞれ43歳未満，56歳以上から，40歳未満と55歳以上に変更したが，従来の定義が用いられることもある。また，外国では異なる定義が用いられる場合がある。
*2：月経血量についての検討には，困難な要素が多い。大手生理用品メーカー「花王」の調査では，1周期の月経時に総量50〜100g（平均82.5g），多い日は1日に約30gという。

## Self Check

☐ 月経の状況を詳細な問診により把握することで，関連する要因と診断を想起することができる。

〈石原　理〉

# 性成熟の異常

性成熟の異常は大きく分けて，性成熟の早まるものと性成熟が遅れるものに分類され，それぞれの原因は多岐にわたる。

## ◆ 早発思春期（思春期早発症，性早熟症）
### ◇ 定義
① 7歳未満の乳房発育
② 9歳未満の陰毛発育
③ 10歳未満の初経（早発初経）
のすべて，あるいは一部がみられるものをいう。

なんらかの原因により性成熟が早まった病態をいい，中枢性（真性早発思春期）と末梢性（仮性思春期早発）に分類され【表1】，臨床的には特発性のものが約70％を占める。

### ◇ 症候
① 身体発育は良好なことが多い。
② 骨年齢＞暦年齢
③ エストロゲン高値（＞50pg/mL）

### ◇ 治療
・腫瘍性のもの→手術療法
・特発性思春期早発症ではエストロゲンを抑制し骨端線の早期閉鎖（最終的に低身長となる）を予防する目的でGnRH（gonadotropin releasing hormone：ゴナドトロピン放出ホルモン）アゴニストが第一選択となる。
・末梢性のものでは酢酸メドロキシプロゲステロンを投与しエストロゲンの消退出血を抑制するが，骨端線閉鎖の予防効果はない。

## ◆ 異性型性早熟症
思春期以前に性早熟を起こすもので，男性型の性早熟を示すものをいう【表2】。

## ◆ 遅発思春期
### ◇ 病態
① 乳房発育が11歳までにみられないもの
② 陰毛発育が13歳までにみられないもの
③ 初経が14歳までにみられないもの
を遅発思春期という。このなかで15歳以上で初経の発来したものは遅発月経といい，18歳になっても初経のない場合は原発性無月経と定義されている。

表1 早発思春期の分類

| | 病態 | 機序 |
|---|---|---|
| 中枢性（真性早発思春期） | 特発性思春期早発症 | なんらかの原因で視床下部でのGnRH抑制が解除され，GnRH分泌が亢進した状態 |
| | 脳内病変 | 腫瘍によるGnRH産生，炎症，外傷などによるGnRH抑制解除 |
| 末梢性（仮性早発思春期） | 原発性甲状腺機能低下症 | TRH分泌亢進によるゴナドトロピン分泌亢進 |
| | 副腎腫瘍 | テストステロンやエストロゲンを分泌，男性化徴候を示すこともある |
| | 卵巣腫瘍 | 顆粒膜細胞腫，莢膜細胞腫，奇形腫，絨毛上皮腫など |
| | 医原性 | エストロゲンやアンドロゲンの投与 |

TRH：thyrotropin-releasing hormone（甲状腺ホルモン放出ホルモン）

表2 異性型性早熟症

| | 病態 | 機序 |
|---|---|---|
| 異性型性早熟症 | 先天性副腎皮質過形成 | 21-ヒドラキシラーゼ欠損による単純男性型 |
| | 男性化副腎腫瘍 | 副腎のアンドロゲン作用による |
| | 卵巣腫瘍 | Sertoli-間質細胞腫瘍，Leydig細胞腫，ステロイド脂質細胞腫など |

## Self Check

☐ 早発思春期では血中エストロゲン値は高値を示す。
☐ 早発思春期では骨年齢が暦年齢を上回る。

〈谷内麻子，石塚文平〉

# 腹部膨隆

腹水貯留，腹部腫瘍（卵巣腫瘍，子宮筋腫など），腸閉塞（イレウス）などによる鼓腸，妊娠，単純な肥満などが鑑別診断として重要。

## ◆ 腹水

多量の腹水貯留の場合は波動として触知が可能で通常蛙腹を呈する。卵巣癌などで癌性腹膜炎をきたしている場合には，大網の転移が板状に硬く触知することがある。立位にて膨隆は下方に移動し，仰臥位では側腹部に広がる。超音波検査にて腹水は容易に描出される。産婦人科領域では子宮外妊娠や卵巣出血により腹腔内出血から腹部膨隆をきたすことがあるので，尿妊娠反応やショック状態の有無のチェックも必要である。

## ◆ 卵巣腫瘍（卵巣嚢腫）

卵巣嚢腫はしばしば巨大化し腹部膨隆として観察される。下腹部を中心に中央が突出し，体位変換にても形状が変化しない【図1】。触診上，緊満感のある辺縁平滑な腫瘍を触知する。超音波にて嚢胞性腫瘍の描出は容易である。

## ◆ 子宮筋腫

筋腫も大きなものでは腹部膨隆を呈する。触診上，平面はゴツゴツと凹凸があることが多く硬い腫瘤として触知する。超音波では充実性の腫瘤として描出される。

## ◆ 鼓腸

視診にて蠕動運動の確認，打診上鼓音を呈することから鑑別は容易である。

## ◆ 妊娠

週数が進んでくると腹部全体が膨隆してくる。月経歴，胎動の有無を聴取する。超音波検査で胎児の確認を行う。

図1 卵巣嚢腫による腹部膨隆

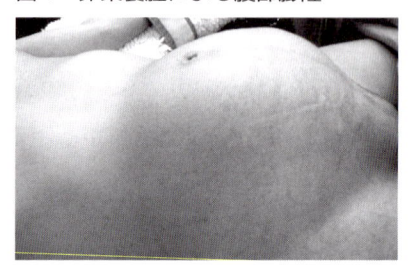

## Self Check

- □ 腹部膨隆には，腹水貯留，腹部腫瘍，鼓腸，妊娠，単純な肥満などがある。
- □ 触診，経腹超音波が鑑別診断に重要。

〈小林陽一〉

## 腫瘤

　下腹部に「しこりを触れる」という主訴は産婦人科ではしばしば遭遇する。産婦人科領域でこのような主訴を呈する疾患としては，子宮由来の腫瘍（子宮筋腫，子宮腺筋症，子宮体癌，子宮肉腫など），卵巣由来の腫瘍（良性・悪性卵巣腫瘍）などがある。

　触診上，腫瘤の位置や硬さ，辺縁の状態，圧痛や反跳痛の有無を確認することが大切。月経歴や過多月経，不正性器出血の有無などの聴取も重要である。

### ◆ 他科疾患との鑑別
　右側では回盲部腫瘤，左側ではS状結腸の腫瘤，下腹部正中では膀胱腫瘤や膀胱内の尿の充満との鑑別が必要である。

### ◆ 子宮筋腫
　硬く辺縁がごつごつした不整な腫瘤を触知する。通常圧痛はない。

### ◆ 子宮腺筋症
　辺縁は比較的平滑で硬い腫瘤。通常圧痛はない。

### ◆ 子宮体癌
　子宮腺筋症よりはややわらかい腫瘤として触知する。腹壁から触知するほど腫瘤が大きくなっている場合には子宮留水症や子宮留膿症となっていることが多く，その場合には圧痛を伴うことがある。

### ◆ 卵巣腫瘍
　良性・悪性とも，やや緊満感のある腫瘤として触知する。腹水貯留も伴っていることがある。圧痛は伴わないことが多い。

## Self Check

☐　女性の下腹部腫瘤では卵巣腫瘍や子宮腫瘍を疑う。

〈小林陽一〉

# 腹痛

　女性の腹痛の原因は虫垂炎，尿管結石といった消化管や尿路系の異常から発症するもの以外に，子宮および付属器疾患（産婦人科疾患）も考えなければならない．さらにこれは妊娠性，非妊娠性の疾患に分類され，前者には子宮外妊娠，（切迫）流・早産，常位胎盤早期剥離，陣痛などがあり，後者には月経困難症，卵巣腫瘍の茎捻転や破裂，卵巣出血，PID（pelvic inflammatory disease：骨盤内炎症性疾患）などがある【図1】．各々の疾患の鑑別には詳細な問診が必要であり，痛みの程度や部位，発症契機や随伴症状（性器出血，嘔気，下痢，血尿など）の有無を確認し，さらに最終月経や妊娠の可能性を聴取する．とくに妊娠の有無は臨床上重要で，最終月経の確認のみでは不十分な場合もあり，尿検査などで妊娠反応の有無を確認することが重要である．診察はバイタルサインを確認し，腹部の触診で筋性防御や反跳痛の有無，双合診で圧痛の部位を特定する．さらに必要に応じて血液検査で貧血・炎症反応を，超音波検査で腫瘍・腹水の有無を，Douglas窩穿刺で腹腔内出血の有無を確認し，さらにCT, MRI検査なども併用し鑑別を行う．重症度，緊急性は腹痛の程度や全身状態などで判断する．

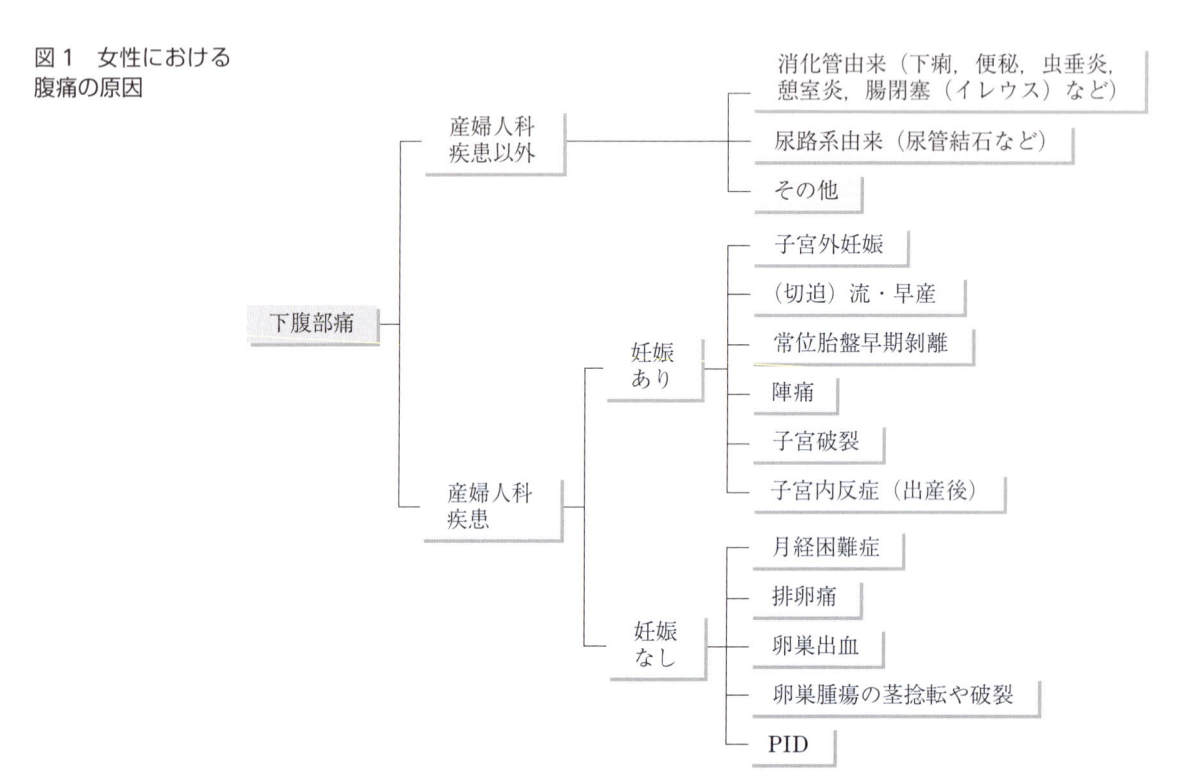

図1　女性における腹痛の原因

- 下腹部痛
  - 産婦人科疾患以外
    - 消化管由来（下痢，便秘，虫垂炎，憩室炎，腸閉塞（イレウス）など）
    - 尿路系由来（尿管結石など）
    - その他
  - 産婦人科疾患
    - 妊娠あり
      - 子宮外妊娠
      - （切迫）流・早産
      - 常位胎盤早期剥離
      - 陣痛
      - 子宮破裂
      - 子宮内反症（出産後）
    - 妊娠なし
      - 月経困難症
      - 排卵痛
      - 卵巣出血
      - 卵巣腫瘍の茎捻転や破裂
      - PID

## Self Check

- □ 妊娠中の腹痛には子宮外妊娠，（切迫）流・早産，常位胎盤早期剥離，陣痛などがある．
- □ 非妊娠性の婦人科疾患で腹痛を伴うものは月経困難症，卵巣腫瘍の茎捻転や破裂，卵巣出血，PIDなどがある．

〈種市明代〉

# 排尿障害

　膀胱機能は膀胱に尿を溜める蓄尿機能と尿を排出する排尿機能を交互に繰り返す機能である。排尿障害には蓄尿に関する異常と，排尿機能の異常がある。正常な膀胱は排尿筋の収縮を伴わずに通常350mL程度の尿を溜めることができる。排尿時には膀胱平滑筋（排尿筋）が収縮して尿を尿道から随時に排出する。蓄尿時の異常として頻尿，尿意切迫，切迫性尿失禁を主たる症状とする過活動膀胱，咳・くしゃみ・歩行などの腹圧上昇に伴う腹圧性尿失禁がみられる。排尿機能の異常として，子宮や直腸に対する骨盤内手術，糖尿病，二分脊椎症，外傷などによる神経因性膀胱が多く，尿閉，残尿，溢流性尿失禁をきたす。排尿筋収縮不全があり残尿が多く，しばしば膀胱炎を繰り返す状態となる【図1】。

　排尿障害の診断にあたっては，基礎疾患の問診，排尿日誌（排尿時刻，尿量，残尿感，尿意切迫感，尿漏れの有無と失禁量）を記録させて排尿状態を把握する【表1】。膀胱炎や膀胱腫瘍による一過性の排尿障害も多いので，尿沈渣，尿細胞診も行う。蓄尿および排尿機能は排尿筋のみの機能障害ではなく，尿道，膀胱を支持する骨盤底臓器全体の支持機構の連携の問題（性器脱，性器下垂）などが関連して起こってくる。理学的所見として膀胱・尿道を支える腟壁の状態を把握し，子宮脱，膀胱瘤，尿道過可動に注意する。複雑な排尿機能の把握には尿流動態検査が必要となるので泌尿器科専門医に依頼する。

図1　排尿障害の分類

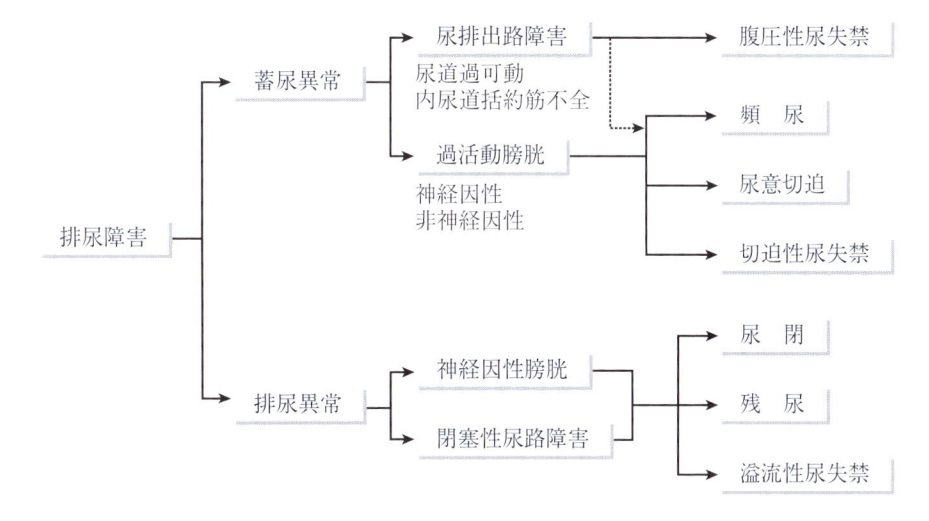

表1　排尿障害の診断に必要な必須検査
・問診（基礎疾患，使用薬物，既往歴，手術歴，妊娠分娩歴）
・排尿日誌（排尿回数，尿量，尿失禁，飲水量）
・尿沈渣，尿細胞診
・理学的検査（腟鏡診，残尿測定，咳ストレス試験，Q-tip試験）
・パッド試験（1時間，24時間）
・尿流量動態検査
・画像診断（超音波断層，MRI，膀胱尿道造影）

## Self Check

☐ 蓄尿症状なのか，排尿症状なのかを排尿日誌，理学的所見で判断する。
☐ 検尿，尿細胞診で急性膀胱炎，膀胱腫瘍を除外する。
☐ 前腟壁の下垂による排尿障害が最も多い。

〈古山将康〉

# 貧血

貧血とは血中ヘモグロビン濃度低下状態であり，成人女性では 12g/dL 未満を貧血と診断する。貧血は大きく鉄欠乏性貧血，再生不良性貧血，溶血性貧血，巨赤芽球性貧血に分類されるが，産婦人科領域で最も多いのは鉄欠乏性貧血であり，とくに若年女性で多く認められる【図1】。

長期にわたる過多月経，頻発月経，不正性器出血が原因で貧血になることがほとんどである。出血の程度が強い場合は，しだいに小球性鉄欠乏性貧血に陥ることとなる。過多月経などの原因としては子宮筋腫，なかでも粘膜下筋腫や筋層内筋腫によるものが多い。子宮筋腫により子宮内腔の面積が増えることや，月経時の子宮収縮が起こりにくくなり一次止血が困難になるためといわれている。更年期周辺の女性においては，とくに持続的なエストロゲン環境により子宮筋腫が増大し，過多月経を起こし貧血になることがある。

治療は鉄剤の投与であるが，同時に貧血の原因となっている疾患に対する治療も必要である。

鉄分は胎児や胎盤に欠かせない栄養素なので，妊娠中の女性も鉄欠乏性貧血になりやすい。ダイエットによる栄養不足も原因となることがある。

図1　女性における貧血の原因

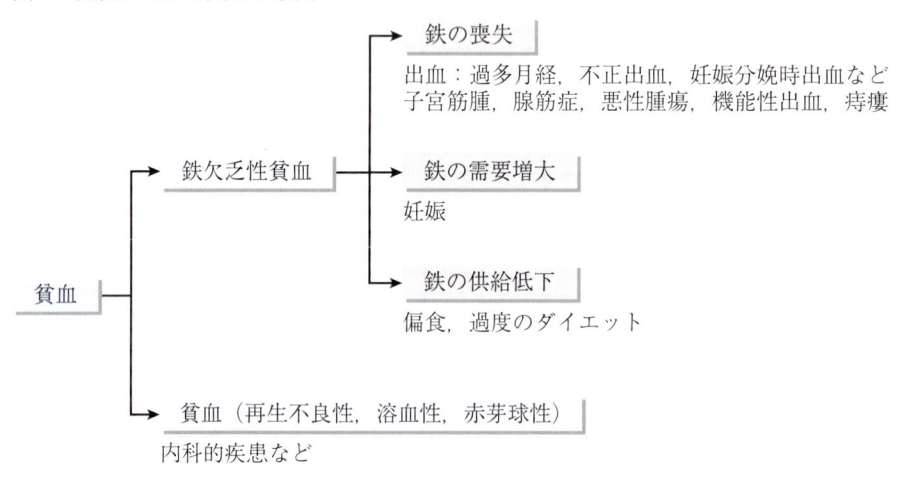

- 鉄欠乏性貧血
  - 鉄の喪失
    出血：過多月経，不正出血，妊娠分娩時出血など
    子宮筋腫，腺筋症，悪性腫瘍，機能性出血，痔瘻
  - 鉄の需要増大
    妊娠
  - 鉄の供給低下
    偏食，過度のダイエット
- 貧血（再生不良性，溶血性，赤芽球性）
  内科的疾患など

## Self Check

☐ 最も多いのは鉄欠乏性貧血である。
☐ 原因は子宮筋腫などによる過多月経のことが多い。

〈杉山太朗〉

## I-B. 診察と症候を学ぶ

# 不正性器出血

　月経以外の性器出血を総称して不正性器出血という。妊娠に関連する出血，悪性腫瘍による出血，子宮筋腫など器質的疾患の除外診断が可能で，内分泌的問題に起因すると考えられる不正性器出血を「機能性子宮出血」とよぶ【図1】*。不正性器出血のある場合，とくに緊急性，重要性の高い診断が数多く含まれる「妊娠」と「悪性腫瘍」に関連する除外診断を早期に確実に行うことが重要となる。

　＊：機能性子宮出血の原因には，卵胞発育不全，無排卵，黄体機能不全などの病態がありうる。経腟超音波による卵胞発育と子宮内膜の観察により，その病態を診断できることが多い（p.87,「月経周期の検査法」参照）。

図1　不正性器出血と「機能性子宮出血」の診断

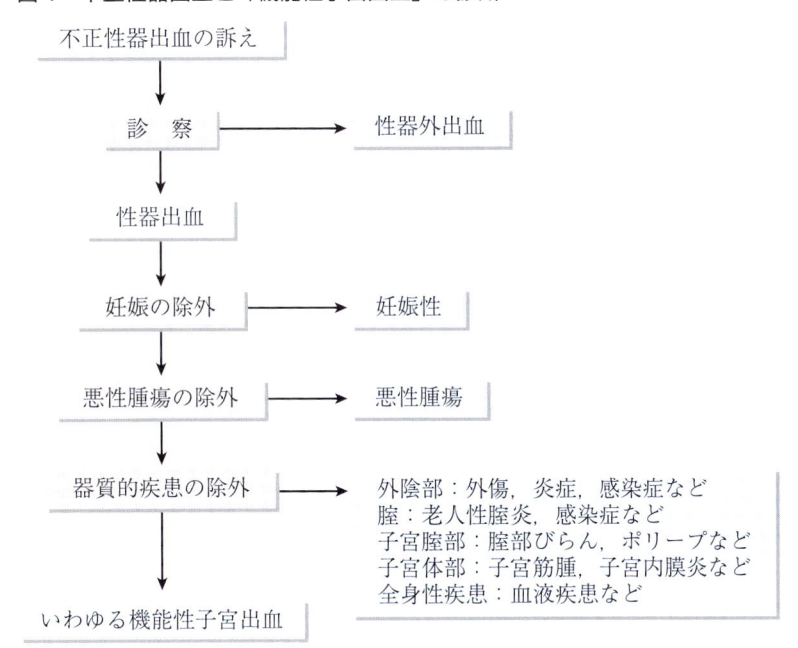

```
不正性器出血の訴え
    ↓
  診　察  ──────→ 性器外出血
    ↓
  性器出血
    ↓
  妊娠の除外 ──────→ 妊娠性
    ↓
  悪性腫瘍の除外 ──────→ 悪性腫瘍
    ↓
  器質的疾患の除外 ──────→ 外陰部：外傷，炎症，感染症など
    ↓                      腟：老人性腟炎，感染症など
                           子宮腟部：腟部びらん，ポリープなど
                           子宮体部：子宮筋腫，子宮内膜炎など
                           全身性疾患：血液疾患など
  いわゆる機能性子宮出血
```

## Self Check

☐　不正性器出血では「妊娠」と「悪性腫瘍」に関連する除外診断を早期に確実に行う。
☐　いわゆる「機能性子宮出血」の診断はこの除外診断による。

〈石原　理〉

## 乳房痛，乳房の腫脹と乳汁漏出

非妊娠時に乳房痛，乳房腫脹，乳汁漏出を訴える場合の鑑別診断は以下のとおりである．最も重要なことは悪性腫瘍を見逃さないことであり，診断は触診，超音波検査，乳房撮影法を基本として，必要に応じて細胞診，生検を行う．

### ◆ 生理的変化

黄体期前期には腺房上皮が増殖し，黄体期後期には腺腔に分泌物が充満して拡大する．さらに小葉内間質の浮腫，小葉間間質の血管増生，新しい乳腺小葉の出現により乳腺実質が腫大する．月経前緊張症の症状の1つでもある．

### ◆ 乳汁漏出症

乳汁漏出とそれに伴う乳房の緊満感を呈する場合がある．最も多いのは分娩または流早産後の持続的乳汁漏出を訴える Chiari-Frommel 症候群や妊娠と関連しない Argonz-del Castillo 症候群が多い．下垂体腺腫をはじめとする種々の原因による高プロラクチン血症も鑑別を要する．

### ◆ 乳腺症

病理学的には，①アポクリン化生，②囊胞，③閉塞性腺症，④乳管乳頭腫症，⑤線維腺腫症，⑥小葉増生症，⑦硬化性腺症の部分像が複合したものである．40歳代に最も多い．腫瘤は軟らかく表面はおおむね平滑で，圧痛を伴う．

### ◆ 線維腺腫

病理学的には間質結合組織と腺の共同増殖で，その増殖のバランスが保たれている．10歳代後半から30歳代に多い．腫瘤は乳腺症より硬いが癌ほどではなく，表面平滑で増大傾向のあるときには圧痛を伴うことがある．

### ◆ その他の良性腫瘍

葉状腫瘍，乳頭腫など．

### ◆ 乳癌

病理学的には非浸潤癌，浸潤癌，Paget 病の3つに大別され，そのうち9割以上が浸潤癌である．40歳代後半が最も多い．一般的には境界が不整な硬い腫瘤として触知され，自発痛，圧痛を伴うことは少ない．しかし，Paget 病や炎症性乳癌のように腫瘤形成よりも発赤などの表在性病変が主となる場合もある．

## Self Check

- □ 周期性のある乳房痛では月経前緊張症や乳腺症を疑う．
- □ 周期性のない乳房痛では線維腺腫が最も多い．
- □ 乳汁漏出症の原因としては Chiari-Frommel 症候群，Argonz-del Castillo 症候群，下垂体腺腫，薬剤性高プロラクチン血症が多い．

〈百枝幹雄〉

## 帯下の増量

　帯下は子宮および腟からの分泌物であり，感染性帯下と非感染性帯下に大別される【図1】。

　感染性帯下の場合はさまざまな原因による腟炎が原因となる。トリコモナス腟炎の場合には泡沫状・黄色，腟カンジダ症の場合は酒粕様・白色，クラミジア感染症の場合は水様である。思春期前の女性や閉経後にみられるエストロゲン欠乏性腟炎などの低エストロゲン状態の場合の帯下はピンク色または褐色で少量であることが多い。進行した癌や腟内異物にみられる帯下では悪臭を伴うことが多い。

　非感染性帯下の場合は排卵による変化や種々の婦人科疾患が原因となる。性成熟期の女性では排卵に伴い頸管粘液が増加する。頸管粘液は排卵期には精子を子宮内に受け入れ，妊娠を起こしやすくする作用がある。頸管粘液の量や性状はエストロゲンとプロゲステロンにより制御される。卵胞期初期はエストロゲンが少ないため，頸管粘液は少量で牽糸性が低く精子は子宮内に侵入できない。排卵が近づくとエストロゲンが増加するため分泌量が増加し，0.3mL以上となる。性状は水様性透明になり，牽糸性は10cm以上となり，精子は子宮内に侵入しやすくなる。排卵の1日前頃に頸管粘液量，性状ともピークとなる。微熱下に乾固させるとエストロゲン濃度に並行するNaCl量に応じて羊歯状の結晶（fern leaf-like crystallization）を形成する。排卵後はプロゲステロンの作用により分泌量は低下し，精子は再び侵入しにくくなる。これらの現象を利用して排卵時期の診断に用いられる。

　婦人科疾患では，子宮頸癌の初期では性交後や診察後の接触性出血があるため血性帯下をきたす。悪性腺腫（adenoma malignum）とよばれる高度に分化した腺癌が子宮頸部に発生した場合，頸管腺が増殖するため粘液性の帯下が増加する。子宮体癌の95%に性器出血を認めるため，血性帯下となる。卵巣癌では帯下の異常をきたすことはまれである。腟からの尿の流出がみられる場合は尿管腟瘻を疑う。

図1　帯下の原因

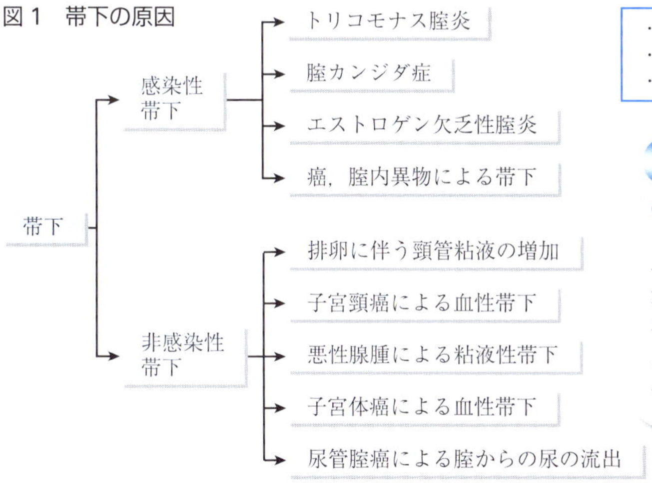

- 帯下
  - 感染性帯下
    - トリコモナス腟炎
    - 腟カンジダ症
    - エストロゲン欠乏性腟炎
    - 癌，腟内異物による帯下
  - 非感染性帯下
    - 排卵に伴う頸管粘液の増加
    - 子宮頸癌による血性帯下
    - 悪性腺腫による粘液性帯下
    - 子宮体癌による血性帯下
    - 尿管腟瘻による腟からの尿の流出

図2　診断に必要な最小限の方法

・視診
・腟分泌物の顕微鏡下の観察
・腟分泌物培養

### Basic Point　embryology

●精子の通過障害

　妊娠成立のための精子の輸送には頸管粘液は第一の関門であり，頸管粘液中の精子の通過障害は不妊の原因となる。推定排卵日に性交を行い，精子の頸管内通過性を調べる検査をHuhner試験とよび，結果が不良の場合は，男性不妊や抗精子抗体による不妊を考える。

### Self Check

☐ トリコモナス腟炎の場合には泡沫状・黄色，腟カンジダ症の場合は酒粕様・白色，クラミジア感染症の場合は水様の帯下が増量する。

☐ 頸管粘液の量や性状はエストロゲンとプロゲステロンにより制御され，排卵時期の診断に用いられる。

〈清水康史〉

# 性交痛

性交痛（性交疼痛症：dyspareunia）とは反復的な性交時の疼痛のことをいう。原因により器質的原因によるものと，性機能障害（心身症）とに大別される【表1】。

### ◆ 器質的変化・疾患による性交痛
① 子宮内膜症
② 子宮筋腫，卵巣腫瘍（良性・悪性）
③ 骨盤内炎症性疾患：腹膜刺激症状により性交中に疼痛を生じる。
④ 骨盤内臓器術後：広汎性子宮全摘術後や直腸癌手術後など，侵襲が大きな骨盤内手術後に，骨盤内の神経損傷などによって性的興奮の障害などが生じる場合がある。
⑤ 外陰および腟入口部異常：エストロゲンの分泌低下による腟入口部などの湿潤不良により，挿入時に疼痛を生じる。ほかにも，外陰炎や腟炎，分娩時の会陰切開創の瘢痕などによっても疼痛を生じる場合がある。

### ◆ 性機能障害（心身症）としての性交痛
性交痛は FSD（female sexual dysfunction：女性性機能障害）の1つ。すなわち性交疼痛障害として分類されている。心身症としての性交痛，腟痙は，診断は容易であるが，心身医学的な治療も含め，十分な経験と配慮が必要である。

### ◆ 部位による分類と原因
性交痛は原因による分類のほかに，部位による分類もある【表2】。
① 外陰，あるいは挿入時の性交痛
② 骨盤内に痛みを起こす疾患による性交痛

表1　性交痛　原因による分類

| 原因 | 疾患 |
|---|---|
| 器質的変化・疾患 | 子宮内膜症<br>子宮筋腫，卵巣腫瘍（良性・悪性）<br>骨盤内炎症性疾患<br>骨盤内臓器術後（広汎性子宮全摘術後・直腸癌手術後など）<br>外陰および腟入口部異常（萎縮性外陰腟炎など） |
| 性機能障害（心身症） | 性機能不全<br>性嗜好異常<br>性同一性障害 |

表2　性交痛　部位による分類

| 部位 | 疾患 |
|---|---|
| 外陰 | 外陰炎，皮膚の乾燥・萎縮，会陰切開創瘢痕，外陰・前庭炎症候群(VVS)など |
| 腟 | 腟粘膜の萎縮・乾燥（萎縮性腟炎），腟奇形（腟隔壁など），腟痙など |
| 骨盤内 | 子宮内膜症，子宮筋腫，他の骨盤内腫瘍（卵巣腫瘍など），付属器炎，慢性骨盤腹膜炎，尿路疾患，消化器疾患など |

VVS：vulval vestibulitis syndrome（外陰・前庭炎症候群）

## Self Check

☐ 外陰，腟入口部など挿入時の痛みであるのか，挿入後の骨盤内の痛みであるのかを鑑別することが重要である。
☐ 性機能障害（心身症）が疑わしい症例の診察では，通常の診察時以上に配慮を要する。
☐ 既往歴や患者背景の聴取は原因究明に重要である。

〈片桐由起子〉

# 性器下垂・性器脱

女性の骨盤内臓器（子宮，腟，膀胱，尿道，直腸，会陰）がその支持を失い，腟壁を押して下垂，脱出する現象を性器脱とよぶ。子宮が脱出する状態を子宮脱とよぶが，子宮のみが下垂することはまれで，前腟壁下垂（膀胱瘤，尿道過可動），Douglas 窩瘤（小腸瘤），後腟壁下垂（直腸瘤，会陰体損傷）を伴う【図1】。尿道，膀胱，子宮，直腸は腟によってハンモック状に支えられており，分娩やエストロゲン欠乏，加齢による骨盤底筋群，筋膜，結合織の脆弱化が主たる原因である。

診断は問診と理学的診断からスタートする。Sim 型腟鏡を後腟壁にあて前腟壁，子宮腟部（腟断端）を観察し，腟鏡を前腟壁にあてて Douglas 窩，後腟壁を観察し恥骨頸部筋膜，直腸腟筋膜の欠損部位を同定する。脱出する部位を腟内に用手的に還納し，患者に腹圧をかけさせ（咳をさせる），最初に脱出する部位が最も支持を失っている。アナライザー（スポンジ鉗子，胎盤鉗子）を使用し腟壁の下垂部位に支持を与えて矯正できるかを確認する。下垂の進行度は POP-Q（pelvic organ prolapse quantitative description system）を用いる【表1】。尿道の可動性は Q-tip 法（綿棒を尿道部に挿入）で腹圧時の移動角度で測定する。陰核か肛門の側方を刺激して肛門挙筋の収縮を確認（陰部神経反射）し，神経障害の有無を検索する。性器脱は高率に排尿障害を合併する。腹圧性尿失禁は蓄尿時の咳ストレス試験で確認する。脱出の程度が砕石位で確認しにくいときは立位でも行う。排尿障害の強い場合は必ず残尿測定を行う。

理学的所見に加えて画像診断も有用である。尿道に細いチェーンを挿入して，膀胱，尿道を造影するチェーン膀胱尿道造影で尿道膀胱角，膀胱底の下垂，尿道の漏斗化をみる。超音波断層法は経会陰的に子宮，腟，膀胱，尿道の偏位を動的に描出でき有用である。MRI は矢状断で骨盤底臓器の位置を把握するのに有用である。立位で短時間に撮影できる MRI も開発されており，動的な観察も可能となっている。

図1 性器脱の分類

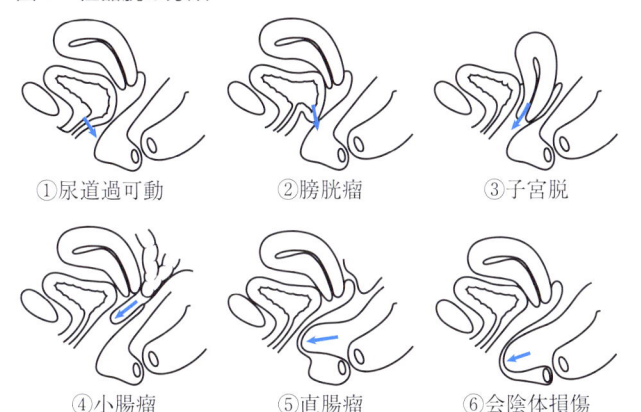

①尿道過可動　②膀胱瘤　③子宮脱
④小腸瘤　⑤直腸瘤　⑥会陰体損傷

表1　POP-Q システムによる性器脱分類

| | |
|---|---|
| Stage Ⅰ | 腟壁の最も下降している部位が処女膜輪より 1cm 以上上方にある |
| Stage Ⅱ | 腟壁の最も下降している部位が処女膜輪より 1cm 上方と 1cm 下方の間にある |
| Stage Ⅲ | 腟壁の最も下降している部位が処女膜輪より 1cm 以上下方にある |
| Stage Ⅳ | 後腟円蓋部が完全に脱出し，腟壁の最も下降している部位が（腟長－2）cm 以上 |

## Self Check

☐ 腟壁の理学的所見から支持組織の欠損部位を部位特異的に診断する。
☐ 性器脱に合併する排尿障害，排便障害，性交障害による患者の QOL 低下を確認する。

〈古山将康〉

# 不妊症・不育症

## ◆不妊症と不育症

不妊症とは、生殖年齢の男女が妊娠を希望し、1年以上通常の性生活を行っているが妊娠の成立をみない病態である。

これに対して不育症とは、妊娠は成立するが、その後2回以上流産や死産などを繰り返し、最終的に生児を得られていない病態をいう。

いずれの場合も、いったん生児を得た後にこのような病態になることもある。たとえば、第一子を出産後、月経開始してから夫婦が1年以上通常の性生活を行っても妊娠に至らない場合も、不妊症と定義する（続発不妊症）。

## ◆不妊症診療の進め方

不妊症では、妊娠が成立するまでの過程のいずれかに問題がある。通常、①女性が卵子を排卵しているか、②男性が運動性のある精子をもっているか、③正常に性生活が行われ、体内に運動性のある精子が入っているか、④精子と卵子が受精を行うまでの通路に閉塞などの障害がないか、⑤着床を妨げる原因がないか、を考えていく。したがって、①、②は配偶子形成、③は男性の勃起・射精機能、④は卵管通過性、⑤は子宮内腔の状態をそれぞれ検査する。

不妊症でも問診は非常に重要であり、①まず排卵の有無を確認するため、月経周期、月経随伴症状の有無、もしあれば過去の基礎体温の状態を確認する。男性側の検査は、②無精子症でもとくに身体的徴候はないため、精液検査の結果を待つことが多いが、③性生活の異常については、まず性生活がどの程度の頻度であるか、射精に至っていない可能性があるか（挿入や、射精感があるかどうか）を問診する。さらに④女性側の性路閉鎖について、小児期のヘルニア手術や、その他の腹腔内手術の既往を確認し、⑤子宮筋腫などの既往の有無を確認する。

これ以外に、既往妊娠の有無、さらにそれが現在のパートナー（夫）とのものであったかを確認する。無精子症などは原発性のものが多いため、夫との間に既往妊娠があれば、原因として性路通過障害などその他の原因をまず考えることになる。

## ◆不育症診療の進め方

不育症では、既往妊娠が妊娠何週で流・早・死産となったか、そのとき胎児が生存していたかどうか、胎児奇形の有無を問診する。とくに流産が12週以前の初期のものか、12週以降の妊娠中期であるかで病因が異なることが多いので、注意が必要である。

## Self Check

- [ ] 不育症とは、2回以上流・早産を繰り返して生児を得られないものをいう。
- [ ] 不妊症の問診では、既往妊娠歴はあまり重要でない。

〈久慈直昭〉

## 妊娠（悪阻を含む）

妊娠とは受精卵の着床に始まり，胎児および付属物の排出をもって終了するまでの状態をいう。

### ◆ 妊娠の徴候と診断

自覚徴候として主なものは無月経，嘔気・嘔吐（つわり），頻尿，易疲労感，胎動の自覚（妊娠後半期以降）などである。その他に他覚的なものとして色素沈着，腟粘膜の着色，腹部皮膚線条（妊娠後半期以降）などがあげられる。これらの所見は確定的な妊娠の診断とはならない。診断を確定するには絨毛細胞から産生されるhCG（human chorionic gonadotropin：ヒト絨毛性ゴナドトロピン）の尿定性検査（妊娠反応）を行う（p.134，「妊産褥婦の診察と検査/妊娠の診断と妊婦管理」参照）。

### ◆ つわりと妊娠悪阻

つわりは妊娠に伴う生理的にみられる嘔気・嘔吐などの症状をいう。morning sicknessの別名もあるが，必ずしも朝に症状が強い妊婦ばかりではない。つわりの原因は妊娠初期の急激なホルモン環境や代謝の変化，環境要因の変化に対する母体の不適応状態などが考えられるが詳細は不明である。妊娠悪阻はつわりの重症型である。連日の嘔吐と尿中ケトン体陽性，持続的な体重減少を特徴とする。つわりが重症化して妊娠悪阻に移行しないよう，早期から心身の安静，少量頻回の食事摂取，水分補給を促す指導を行う。妊娠悪阻・つわりについて詳しくはp.317，「妊娠悪阻」参照。

## Self Check

- □ 妊娠とは受精卵の着床に始まり，胎児および付属物の排出をもって終了するまでの状態をいう。
- □ 妊娠の自覚症状として無月経，嘔気・嘔吐，食欲不振，頻尿，易疲労感，胎動の自覚（妊娠後半期以降）などがある。
- □ 妊娠の診断を確定するには絨毛細胞から産生されるhCGの定性検査を行う。
- □ つわりは妊娠に伴う生理的な症状であり，嘔気・嘔吐を主徴とする。

〈近藤朱音，石本人士〉

# I-B. 診察と症候を学ぶ

## 不定愁訴と更年期障害

女性は思春期を経て初経を迎え，性成熟期を経て加齢とともに卵巣機能が低下し，更年期を経て閉経を迎える。閉経（menopause）とは卵巣機能の衰退または消失によって起こる月経の永久的な停止をいう。1年以上月経がない場合に診断が確定される。血液検査では，FSH（follicle stimulating hormne：卵胞刺激ホルモン）の高値（40IU/mL以上）と$E_2$（estradiol：エストラジオール）の低値が特徴的となる。更年期とは，生殖期と非生殖期の間の移行期をいい，卵巣機能が衰退しはじめ消失し老年期に移行するまでの時期をいう。一般には閉経の前後5年ずつの合計10年間をさす。この更年期に起こるさまざまな不定愁訴が更年期障害である。日本産科婦人科学会の用語集では，更年期障害とは更年期に現れる多種多様の症候群で，器質的変化に相応しない自律神経失調症を中心とした不定愁訴を主訴とする症候群と定義されている。そして，性腺機能の変化が視床下部の神経活動に変化をもたらし，神経性・代謝性のさまざまな生体変化を引き起こすことによると考えられ，心因的要素も大いに関係していると記載されている。最近では男性にも更年期障害があると話題になっている。更年期障害の診断にまず必要なことは患者が更年期に相当するということである。次いで，器質的な疾患が存在していないということである【図1】。そのうえで，血管運動神経障害症状，運動器官障害症状，精神神経障害症状など多彩な症状を訴えていることである【表1】。具体的な診断には，日本産科婦人科学会の更年期スコアなどの質問表が広く用いられる【表2】。治療には生活指導，カウンセリング，薬物療法などがある。薬物療法としては，ホルモン療法，漢方療法，自律神経調整薬，抗うつ薬，抗不安薬などがある。

図1 主な症状
更年期障害の診断の基本は除外診断。

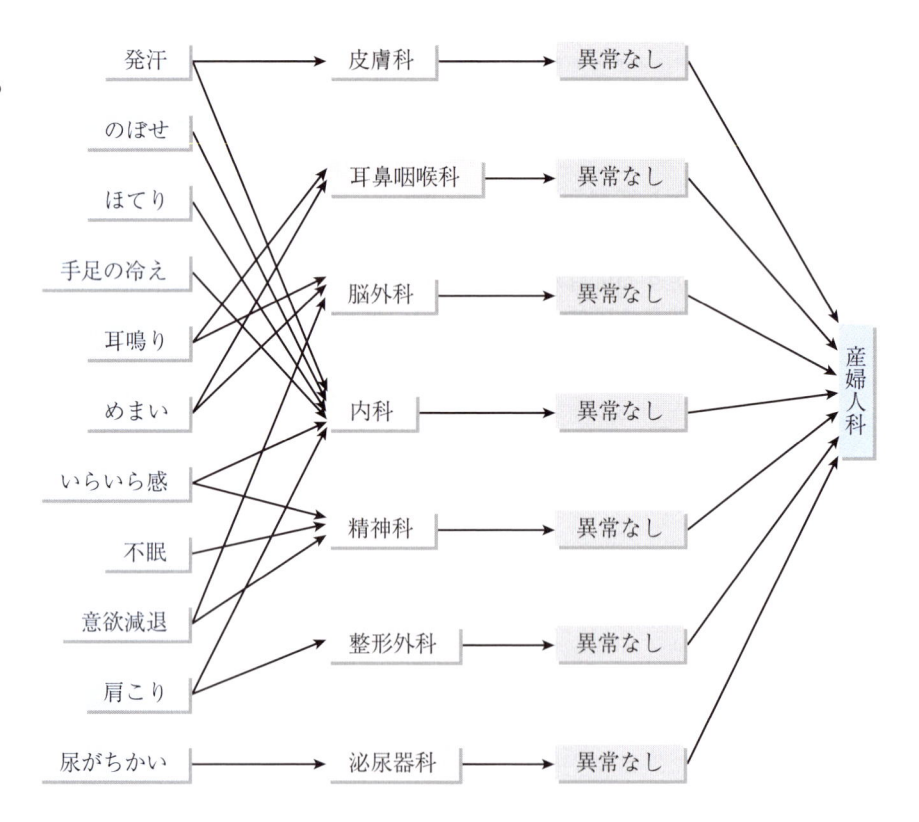

表1　主な更年期障害の症状

> 血管運動神経障害症状
> 　発汗，のぼせ，ほてり，四肢のひえ，動悸
> 運動器官障害症状
> 　肩こり，腰痛，背部痛，関節痛，手足のしびれ
> 精神神経障害症状
> 　不眠，いらいら感，意欲減退，疲労感，うつ症状，物忘れしやすい
> その他
> 　頭痛，頻尿，尿失禁，腟の違和感，腟の乾燥感

表2　更年期スコア

| | 症状 | 症状の程度 | | | | 症状 | 症状の程度 | | |
| --- | --- | --- | --- | --- | --- | --- | --- | --- | --- |
| | | 強 | 弱 | 無 | | | 強 | 弱 | 無 |
| 熱感 | 1. 顔がほてる | | | | 記憶障害 | 13. ものごとが覚えにくくなったり，もの忘れが多い | | | |
| | 2. 上半身がほてる | | | | | | | | |
| | 3. のぼせる | | | | 胸部症状 | 14. 胸がどきどきする | | | |
| | 4. 汗をかきやすい | | | | | 15. 胸がしめつけられる | | | |
| 不眠 | 5. 夜なかなか寝付かれない | | | | 疼痛症状 | 16. 頭が重かったり，頭痛がよくする | | | |
| | 6. 夜眠っても目をさましやすい | | | | | 17. 肩や首がこる | | | |
| 神経質,ゆううつ | 7. 興奮しやすく，イライラすることが多い | | | | | 18. 背中や腰が痛む | | | |
| | 8. いつも不安感がある | | | | | 19. 手足の節々（関節）の痛みがある | | | |
| | 9. 神経質である | | | | 知覚異常 | 20. 腰や手足が冷える | | | |
| | 10. くよくよし，ゆううつになることが多い | | | | | 21. 手足（指）がしびれる | | | |
| 倦怠感 | 11. 疲れやすい | | | | | 22. 最近音に敏感である | | | |
| | 12. 眼が疲れる | | | | | | | | |

日産婦生殖・内分泌委員会

※各症状の重症度に応じた指数化を行わず「強」「弱」「無」の3つで判定。

## Self Check

- ☐ 更年期は閉経を中心に前後5年ずつの約10年間の期間である。
- ☐ 卵巣ホルモンの低値と下垂体ゴナドトロピンの高値を示す。
- ☐ 更年期障害は器質的疾患を除外したうえで診断する。
- ☐ 血管運動神経障害症状，運動器官障害症状，精神神経障害症状など多彩な症状を示す。

〈小森慎二〉

## I-C. 検査の基本を学ぶ

# 月経周期の検査法

## 月経周期とは

　卵巣内で起こる卵胞発育・排卵・黄体形成という一連の流れのなかで分泌されるホルモンにより形成される約1カ月のサイクルのことである。

　卵巣内に発育した卵胞からエストロゲン（卵胞ホルモン）が生成され，排卵して黄体化することによりプロゲステロン（黄体ホルモン）が生成される。また，黄体からは引き続きエストロゲンも生成されているのである。妊娠が成立しない場合は，黄体が退行して生成されていたホルモンが減少する。その後は，新たな卵胞発育が始まり次の月経周期が開始することになる。月経周期は，卵巣単独で維持されているのではなく，視床下部-下垂体-卵巣の絶妙な連携により制御されている（p.26，図2参照）。

　卵巣からのホルモンの代表的な標的組織である子宮内膜は，エストロゲンにより増殖し，プロゲステロンにより成熟して受精卵の着床の準備をする。妊娠が成立しない場合は，ホルモンの消失に伴い月経となり菲薄化する。

　卵胞が発育してエストロゲンが生成される時期を卵胞期（低温期），排卵する時期を排卵期，排卵後黄体が形成されてプロゲステロンが生成される時期を黄体期（高温期），そして増殖・成熟した内膜が剥がれて出血する時期を月経期と称する【図1】。

　卵巣ホルモンの変動により変化がみられるものには，基礎体温・子宮内膜・子宮頸管粘液などがあり，その関係を調べるため数々の検査・測定および負荷テストが試みられる。

## 基礎体温

　基礎体温とは十分な睡眠がとれた朝，覚醒直後に舌下で測る体温のことである。

　卵胞期には低温を示し，排卵により黄体期となったときには高温となる。一般的には排卵があれば二相性を示し，排卵後に高温が形成されるのは，黄体から分泌されるプロゲステロンが体温中枢を刺激する作用をもつからである。基礎体温の計測は不妊症の検査や避妊などの目的に用いられ，排卵の有無・黄体機能不全の診断・妊娠の成立などを診断するのにも役立っている【図1】。基礎体温を計測するのに使用される体温計は，専用の婦人体温計である。

## 子宮頸管粘液検査

　子宮頸管粘液は，子宮頸管内膜の頸管腺から分泌される粘液であり，月経周期における卵胞および黄体から生成される性ステロイドホルモンにより調節されている。つまり子宮頸管粘液の量や性質（透明度，粘稠度，牽糸性，結晶形成）はホルモン変化を反映している。

　卵胞期にはエストロゲンの増加により子宮頸管粘液量が増加し，粘稠度が低下して牽糸性が増大する。これは精子の穿通を容易にしている。また，このような状態にある子宮頸管粘液を採取しスライドグラス上にて乾燥させて観察すると，羊歯状結晶形成がみられる【図2】。

　排卵後は，黄体から分泌されるプロゲステロンが作用し，子宮頸管粘液量は減少し，粘稠度が増加して牽糸性の低下がみられ，羊歯状結晶形成もみられなくなる。

　子宮頸管粘液の量とその性状は性ステロイドホルモンの分泌状態を反映し，卵胞発育における卵胞成熟の指標に利用されるが，超音波検査の普及で意義は薄れた。

---

**Side Memo**

**子宮頸管粘液による卵胞成熟の指標**
子宮頸管粘液量が0.3mL以上，牽糸性10cm以上，結晶形成＋＋＋

**Side Memo**

**子宮頸管粘液と男性配偶子のテスト**（p.94，「不妊症検査」参照）
子宮頸管粘液の検査には，子宮頸管粘液自体の量・性状を検査するほかに，男性配偶子との関係をみる検査（Huhner試験，Miller-Kurzrok試験）も行われている。子宮頸管粘液と精子の相性試験ともいわれる。

## 子宮内膜日付診

　子宮内膜は，卵巣から分泌されるエストロゲン・プロゲステロンにより形態的変化を周期的に繰り返しており，子宮内膜の組織を観察することによりそのホルモン分泌状態を推測することが可能である。

　子宮内膜日付診は，子宮内膜組織の観察から月経周期における日付を診断したもので，Noyes（1956）により確立された（p.34，図8参照）。子宮内膜日付診察のための組織は子宮前後壁よりそれぞれ1～2カ所ずつ採取され，ヘマトキシリン・エオジン（HE）染色にて観察される。採取される時期は月経周期の分泌期中期に行われることが多く，排卵後の日付と子宮内膜組織診のずれが2日以内を正常と判定し，それ以上のずれは黄体機能不全と診断される。ただし侵襲的検査のため，あまり行われなくなった。

HE：Hematoxylin-Eosin（ヘマトキシリン・エオジン）

## ホルモン測定

　月経周期の要となるホルモンはエストロゲンとプロゲステロンである。これらは卵巣（卵胞・黄体）から分泌されるが，月経周期は卵巣単独では維持されておらず，視床下部および下垂体（前葉）と密接な連携をもって維持されている。視床下部からはゴナドトロピン放出

図1　月経周期と基礎体温

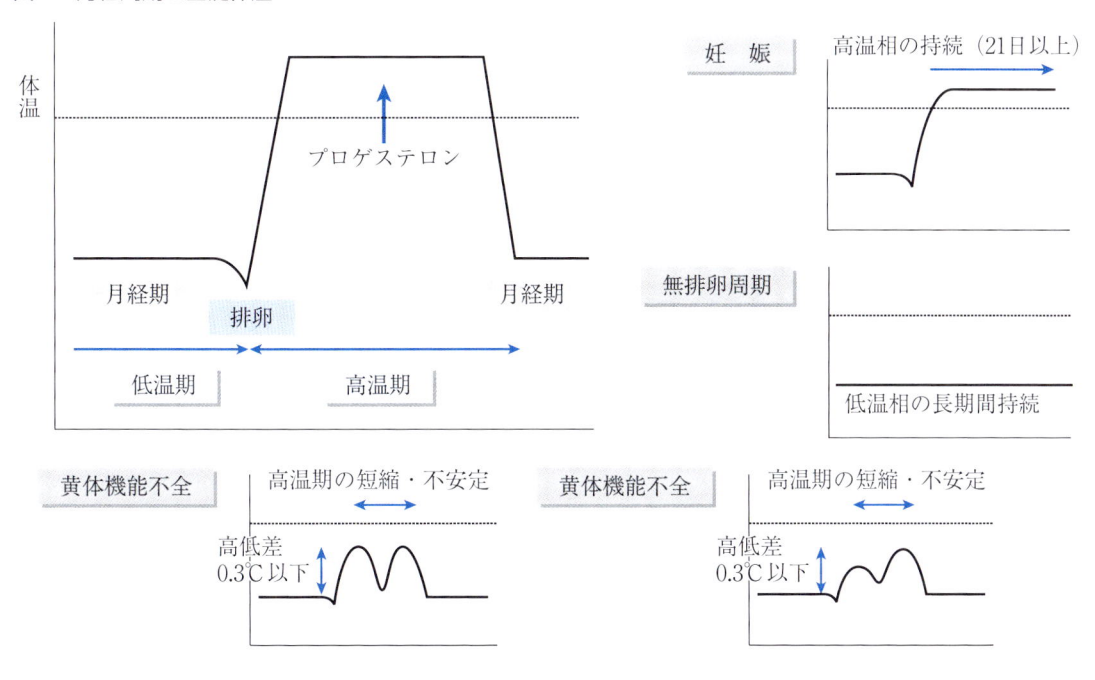

図2　羊歯状結晶形成
羊歯状結晶がよく形成されている。

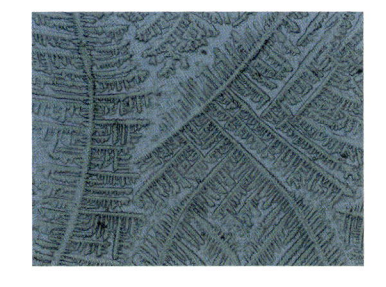

ホルモン（GnRH），下垂体からは性腺刺激ホルモン（卵胞刺激ホルモン（FSH），黄体化ホルモン（LH））が分泌される。その他月経周期のなかで計測されるホルモンには，乳汁分泌に関与するプロラクチン（PRL），そして多嚢胞性卵巣や男性化徴候などの病的な異常が疑われるときに計測されるテストステロン（T）が存在する。

## ホルモン負荷試験

### ◆プロゲステロン（ゲスターゲン）負荷試験
プロゲステロンを体外から投与した後に消退出血の有無をみる負荷試験であり，消退出血を有する場合はエストロゲンによる子宮内膜の発育があることを意味する。この状態の無月経を第1度無月経と判定する。

### ◆エストロゲン・プロゲステロン負荷試験
プロゲステロン試験で無反応を示した症例に行い，エストロゲンその後プロゲステロンを順次体外から投与した後に消退出血の有無をみる負荷試験である。消退出血を有する場合はエストロゲンを産生していないことによる無月経を意味しており，第2度無月経と判定する。これにより，子宮は卵巣ホルモンに対して正常に機能することが証明され，消退出血を有しない場合は，子宮のホルモンに対する反応性に異常があると考えられ子宮性無月経と診断される。

### ◆ゴナドトロピン負荷試験
閉経女性の尿から抽出したヒト閉経期尿性ゴナドトロピン（hMG）を投与してエストロゲンの分泌や卵胞の発育・子宮頸管粘液の量や性状・腟細胞診をみてエストロゲンの増加してくる状態を検査する試験だが，本試験は，卵胞モニタが容易でなくゴナドトロピン療法が高度で危険性が高かった時代の症例選択のための負荷試験に利用されてきた試験である。

### ◆GnRH負荷試験
GnRHを投与して血中に放出されるLH・FSHの濃度の変化を投与前と投与15・30・60・120分後に測定する検査である【図3】。

下垂体の視床下部ホルモンに対する反応性をみる検査で，月経異常が視床下部・下垂体・卵巣のどこにあるかの部位診断をすることが可能となる。しかし，ゴナドトロピンの基礎値とエストロゲンの測定から障害部位とその程度は予測がつくことが多く，本検査の施行意義が低くなっている。

①間脳不全型：投与前値はやや低めであるが，正常に反応を示すもの。
②下垂体不全型：投与前値が低めであり，反応も悪いもの。
③卵巣不全型：投与前値が異常に高く，反応も良好なもの。
④多嚢胞性卵巣型：LHの投与前値が高く，反応も異常に高いもの。FSHは正常に反応。

### ◆エストロゲン負荷試験（プレマリン®試験）
本試験は，エストロゲンによるポジティブフィードバックを人為的につくるテストであり，視床下部が正常ならば，卵胞期中期に結合型エストロゲン（プレマリン®）を投与することにより，一時ネガティブフィードバック作用を引き起こしLH・FSH値は減少する。しかし，その後ポジティブフィードバック作用でLH・FSH値が上昇する。この作用（Hohlweg効果）を利用して排卵誘発したり，反応が正常であることよりクロミフェン療法選択の検討に利用する。

---

GnRH：gonadotropin releasing hormone（ゴナドトロピン放出ホルモン）

FSH：follicle stimulating hormone（卵胞刺激ホルモン）

LH：luteinizing hormone（黄体化ホルモン）

PRL：prolactin（プロラクチン）

T：testosterone（テストステロン）

hMG：human menopausal gonadotropin（ヒト閉経期尿性ゴナドトロピン）

◆ 甲状腺刺激ホルモン放出ホルモン（TRH）試験（プロラクチン分泌刺激試験）

TRHを投与して投与前と15・30・60・120分後に血中プロラクチン値を測定する試験である。

TRH：thyrotropin releasing hormone（甲状腺刺激ホルモン放出ホルモン）

## 卵胞発育

経腟からの超音波断層法が開発される前は，経腹からのアプローチおよび尿中や血中のホルモン測定，そして子宮頸管粘液検査を用いて卵胞の発育状態を推定してきたが，経腟からのアプローチが可能となってからは，卵胞径が正確に計測できるようになり，排卵の推測に有意義な検査である。

◆ 月経終了後【図4】

月経終了頃になると直径2〜4mmくらいの複数の小さな卵胞が卵巣の表層に観察される。

図3 GnRH負荷試験の評価

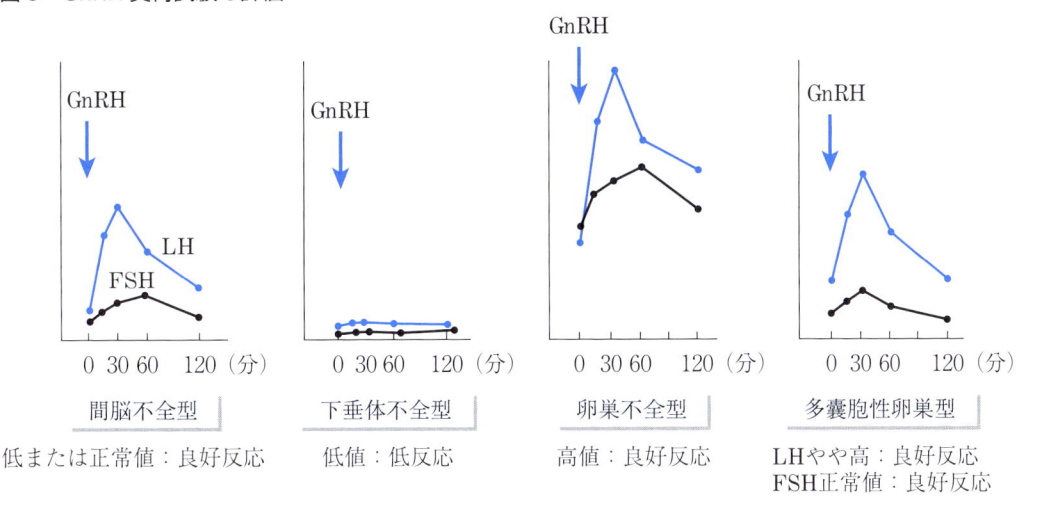

| 間脳不全型 | 下垂体不全型 | 卵巣不全型 | 多囊胞性卵巣型 |
|---|---|---|---|
| 低または正常値：良好反応 | 低値：低反応 | 高値：良好反応 | LHやや高：良好反応 FSH正常値：良好反応 |

（青野敏博ほか：排卵障害の鑑別診断と治療方針．臨床婦人科産科，39, 9, 712, 3, 1985. より引用）

図4 月経周期における卵胞発育および子宮内膜・子宮頸管の超音波像 ①月経終了後

①卵胞：小さな卵胞が卵巣の表層に複数認められる，②内膜：子宮内膜は菲薄化し線状像を呈する。

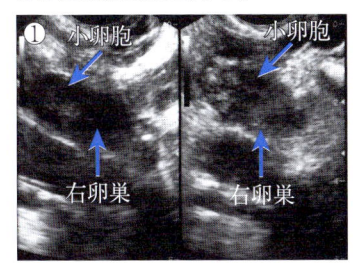

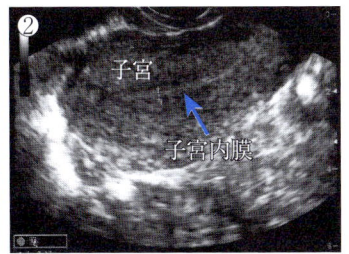

◆ 卵胞発育初期〜中期【図5】
　卵胞は徐々に発育を続けるが，多くの場合排卵に向かう発育卵胞は1つに絞られ（主席卵胞の選択），1〜2mm/日でその径が増加する【図6】。

◆ 卵胞発育後期（排卵前）【図7】
　主席卵胞は20mm前後となり排卵へと向かう。エストロゲンにより子宮頸管粘液も増量し，子宮頸管の開大が確認される症例も見受けられる。

◆ 排卵【図8】
　排卵は，卵胞の消失（縮小）および卵巣周囲の卵胞液の存在にて観察される。

◆ 黄体期【図9】
　排卵を終えた卵胞は黄体へと変化し，充実様パターンや編目様そして囊腫様のさまざまなエコー像を示す。

図5　主席卵胞の発育

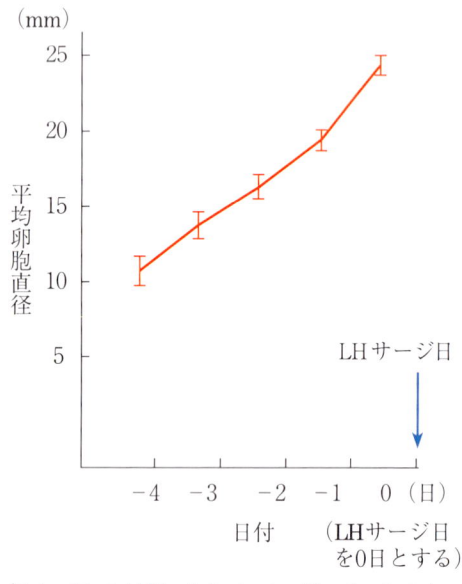

(Kerin, J.F., et al：Morpholog：cal and functional relations of Graafian follicle growth to ovulation in women using ultrasonic, laparoscopic and biochemical measurments. Br J Obstet Gynecol, 88：81-90, 1981. より引用)

図6　月経周期における卵胞発育および子宮内膜・子宮頸管の超音波像　②卵胞発育初期〜中期
①卵胞：卵胞発育が見られ1つ卵胞が選択されて大きさを増す，②子宮内膜：子宮内膜は"triple-line" sign を呈するようになる。

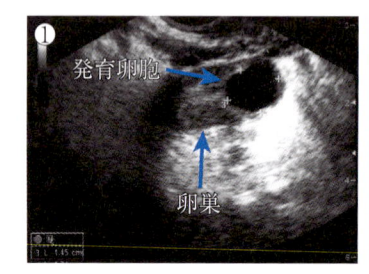

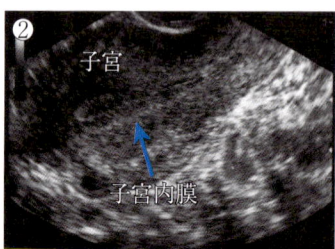

図7　月経周期における卵胞発育および子宮内膜・子宮頸管の超音波像　③卵胞発育後期〜排卵前
①卵胞：直径20mm前後の卵胞がみられる，②子宮内膜：子宮内膜も肥厚し少しずつ高輝度を呈する，③子宮頸管：子宮頸管粘液によると思われる開大が認めれる。

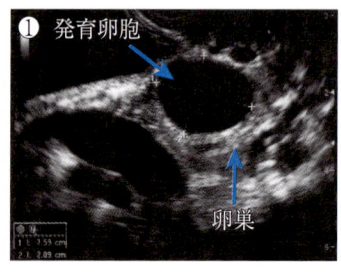

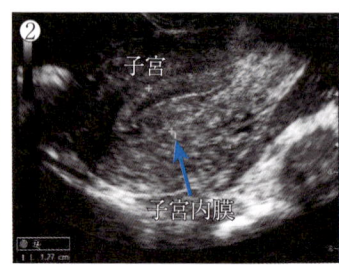

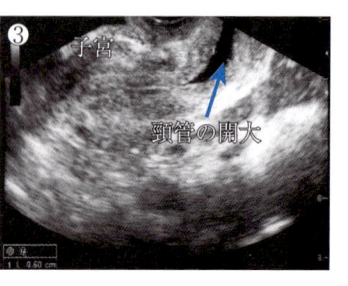

**図8 月経周期における卵胞発育および子宮内膜・子宮頸管の超音波像 ④排卵後**
①卵胞：卵胞の縮小・変形が認められる．②内膜：子宮内膜の高輝度化が進んでいる

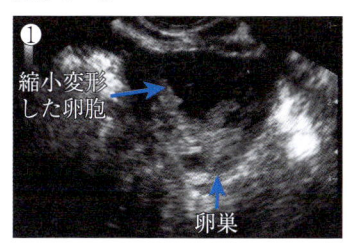

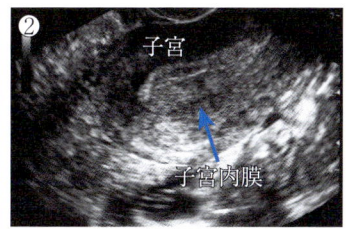

**図9 月経周期における卵胞発育および子宮内膜・子宮頸管の超音波像 ⑤黄体期**
①黄体：卵胞が消失した後に黄体が観察される．②子宮内膜：子宮内膜は一様に高輝度パターンを呈する．

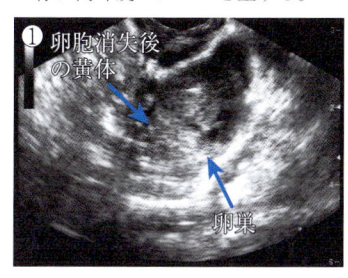

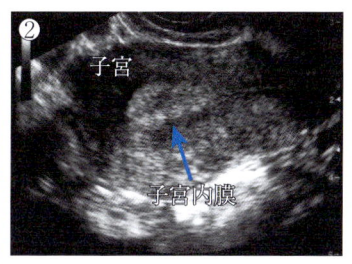

## Level up View

●卵胞発育と子宮内膜の関係

子宮内膜は，卵胞から分泌されるエストロゲンそして黄体から分泌されるプロゲステロンに反応し周期的な変化をみせる．

月経終了直後の子宮内膜は1〜3mmの線状像を呈する．この菲薄化した子宮内膜は，卵胞発育によるエストロゲンに反応して機能層を肥厚させ，超音波像では"triple-line"signまたは木の葉状パターンとして認識される．排卵期周辺となると内膜像は徐々に高輝度パターンを示し，黄体期は子宮内膜が一様に高輝度パターンとなり卵胞期にみられた"triple-line"signまたは木の葉状パターンは消失する．妊娠が成立しない場合は，増殖肥厚・成熟の過程を踏んだ子宮内膜は月経血となって剝脱しまた菲薄化した状態に戻る．

## Self Check

- [ ] 基礎体温測定により排卵の有無を推測できる．
- [ ] 頸管粘液量の増加はエストロゲンと関係が深い．
- [ ] エストロゲン・プロゲステロンの周期的分泌が月経周期を司っている．
- [ ] PRLの分泌亢進は月経周期に影響を及ぼす．
- [ ] GnRHテストは無月経の障害部位診断に役立つ．
- [ ] 卵胞発育の計測には経腟からの超音波診断法が有用である．

〈齊藤英和，齊藤隆和〉

## I-C. 検査の基本を学ぶ

# 成熟発達の検査法

## 胎児の出生前診断

　胎児の染色体異常や遺伝子異常を妊娠の前半期に発見するための検査法について述べる。この検査は，結果によっては人工妊娠中絶へとつながることがあるので，慎重で十分なカウンセリング，中立的な情報提供が求められる。

　出生前診断は，スクリーニングとして行われるものと，特定の遺伝性疾患の有無を判定するために行われるものとに分けられる。多く行われているのは前者であり，すなわち胎児の染色体異常を発見するために行われている。

　出生児の0.6～0.9％に染色体異常が認められる。最も多いのは21トリソミーである。頻度は0.1％であるが，母体年齢が上昇するほど確率が高くなることが知られており，40歳の妊婦では1％以上となる。

## 検査法（1）　羊水検査

　羊水中に含まれる浮遊細胞（羊水細胞）を用いて染色体分析や遺伝子診断を行うことができる。

　このうち羊水染色体検査の適応としては，高齢妊娠，両親のいずれかが転座保因者，染色体異常児出産の既往，母体血清マーカー試験陽性，異常超音波所見などがある。

　検体採取には羊水穿刺を行う。羊水穿刺は，妊娠中期（15～17週）以降に経腹壁的に子宮内に細い針を刺入して羊水とともに浮遊細胞を採取する手技である【図1】。この時期には羊水量が200～300mLと比較的多いため採取が容易であり，また培養時の細胞の増殖力も旺盛である。

　超音波装置を併用して行えば操作は容易で，母児に対する危険性も少ない。穿刺に起因する合併症としては感染，出血，破水，流産などがあるが，このうち流産の危険率は0.5％以下とされる。母体細胞の混入が少ない点も利点である。羊水採取量は通常の染色体分析であれば20mL程度である。羊水穿刺後は1～数時間の経過観察の後に帰宅可能である。

　培養羊水細胞による染色体分析には2週間，DNA分析には2～3週間を要する場合が多い。

　羊水染色体検査の結果のうち，注意を要するものの1つにモザイクがある。複数の培養容器で同一の染色体異常が複数の細胞に認められた場合にのみ真性モザイクと診断され，0.1～0.3％の頻度でみられる。また母体細胞の混入により2種類の核型が得られることもある。

## 検査法（2）　絨毛検査

　胎盤の絨毛細胞を用いて染色体分析や遺伝子診断，先天代謝異常症の酵素診断などを行うことができる。

　絨毛採取は妊娠初期（9～11週）に経腹壁的にあるいは経頸管的に行われる【図2】。操作は羊水穿刺よりも熟練を要する。絨毛採取後の流産率は1～4％である。妊娠8週以前に施行した場合に胎児の四肢奇形の発生率が上昇することが報告された。また絨毛が母体組織である脱落膜と接しているため，母体組織の混入による誤診の可能性が高くなることがある。

　一方，最大の利点は，羊水検査に比べて実施の時期，検査結果の判明時期が早いことである。検査結果により，やむなく人工妊娠中絶を選択するような場合，妊婦の心理的・肉体的

---

**Side Memo**

**出生前診断**
胎児の異常の有無を判定することを目的として妊娠中に実施する検査のこと。通常の妊婦健診でも行われる超音波検査などもこれに含まれるが，狭義では異常が疑われる妊娠（高齢妊娠，遺伝性疾患の保因者の妊娠，超音波検査で異常を指摘された妊娠など）に対して，胎児の染色体や遺伝子，酵素活性などを調べるために，特に妊娠の前半期に行われる検査をさすことが多い。

**Side Memo**

**染色体検査**
個体自体に異常を引き起こす先天的な染色体異常を診断するために行われる検査。ヒトの場合は末梢血リンパ球を用いるが，出生前診断には羊水細胞または絨毛細胞が用いられ，培養後に通常はG分染法で分析する。さらに必要に応じて異なる分染法やFISH法を併用し，総合的な細胞学的診断を行う。

負担を軽減できる。また羊水に比べて培養せずにかなりの量のDNAが抽出できるので，遺伝子診断には適している。

絨毛採取後は，採取された組織が絨毛であることを実体顕微鏡下に確認する必要がある。絨毛膜は脱落膜と接しているので，脱落膜が誤って採取されたり混入してきたりする可能性は高い。脱落膜の存在は誤診の最大の原因となる。DNAを増幅して診断を下すような症例ではとくに慎重を期す必要がある。

絨毛染色体検査の適応は基本的に羊水検査と同様である。

経腹壁的絨毛採取後の性器出血は1％以下であるが，経頸管的採取では15〜25％にみられる。

絨毛による染色体分析では高頻度（0.6〜0.8％）のモザイクの存在が問題になる。モザイクであれば羊水細胞や胎児血による確認検査を行うが，そのうち約3/4の胎児染色体は正常核型を示す。

図1　羊水穿刺

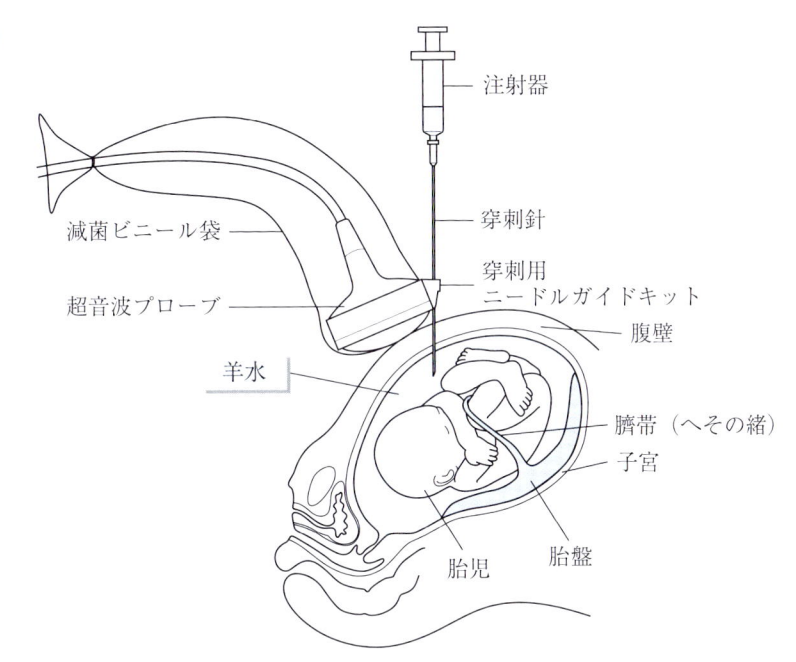

図2　絨毛採取

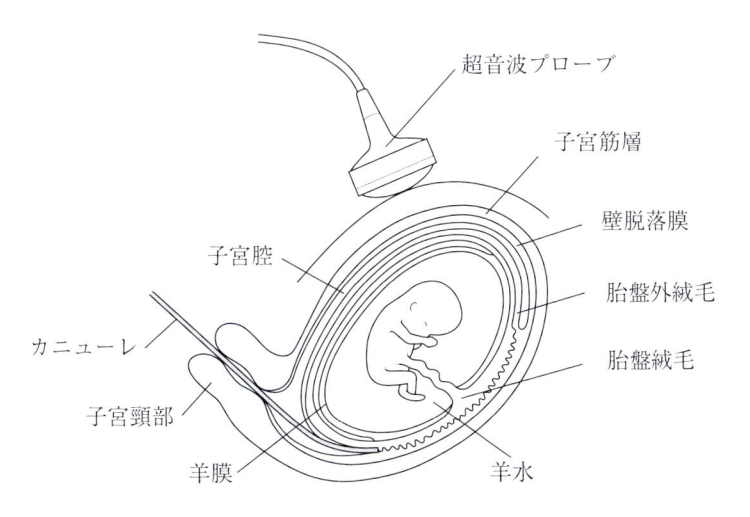

## 検査法（3） 胎児血検査

出生前診断には，胎児自身から採取された血液分析が求められることもある。

その場合，超音波ガイド下の臍帯穿刺による胎児採血法が用いられる。胎児採血は妊娠17週頃から可能で，2mLはとれる。臍帯の穿刺部は，臍帯が固定している胎盤付着部位がよい【図3】。

合併症の発現頻度は2.5〜5％であり，約1％の頻度で2週間以内の胎児喪失が発生している。絨毛膜羊膜炎と破水が主な原因である。

羊水診断では間に合わない場合や遺伝子解析では結果が出ないような血液系統の遺伝性疾患に対して行われる。

ただし胎児遺伝子解析には初期胎盤絨毛が用いられるようになり，妊娠中期の羊水細胞からもDNAがとれることから，胎児血が必要な出生前診断症例は減少しつつある。

## 検査法（4） 着床前診断

体外受精を行い，着床する以前の4〜8細胞期の受精卵から，その1〜2個の割球を採取して遺伝子や染色体の診断を行う方法【図4】。検査した細胞に異常がなければ，残りの受精卵細胞塊は異常がないことになり，この受精卵を子宮に戻して着床させる。1〜2個の割球を除いた後の受精卵からも正常な個体が形成される。

この方法の長所は，検査をした項目に対し正常な受精卵のみを子宮に戻せることにある。

短所は排卵誘発剤を用いて多くの卵子を採取して体外受精を行わなければならない点，子宮に戻す際に妊娠が成立しにくい（妊娠率20〜30％）という点である。

着床前診断は通常の遺伝子診断と比べて，診断する材料が極少量であること，再検ができないこと，胚移植まで時間的制約があることから，非常に高い診断精度が要求される。

わが国でもDuchenne型筋ジストロフィー，均衡型転座に由来する習慣流産などの場合から実施が開始されている。

### Side Memo
**体外受精**
生殖医療における不妊治療の一つで，卵と精子を体外で受精させ，分裂した胚を子宮内に移植することにより妊娠をはかる。通常は卵管閉塞などの器質的原因や，その他の不妊治療では妊娠に至らなかった場合，乏精子症などの男性因子が存在する場合に用いられる。受精障害がある場合には顕微授精を行うこともある。

### Side Memo
**均衡型転座**
2本の染色体にともに切断が入り断片同士を交換すると相互転座が生じる。交換だけであれば遺伝子量の過不足が生じていないので均衡型転座となる。染色体の構造異常の中ではもっとも頻度が高い（0.25％）。本人には転座による症状は見られないが，その精子や卵には遺伝子の不均衡が生じるため，不妊，反復流産，周産期死亡，児の多発奇形などの重要な原因となる。

図3 臍帯穿刺

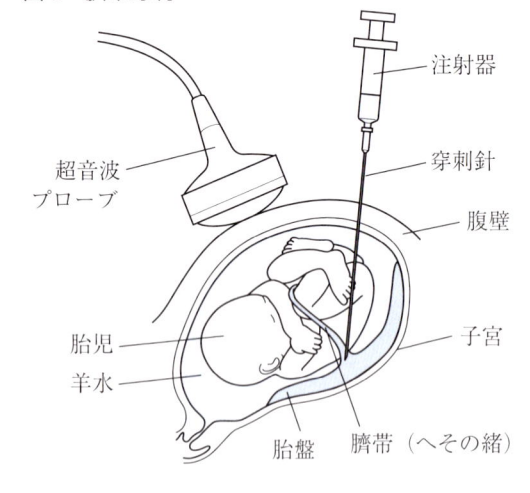

注射器
穿刺針
超音波プローブ
腹壁
胎児
羊水
子宮
胎盤
臍帯（へその緒）

図4 着床前診断（割球採取）

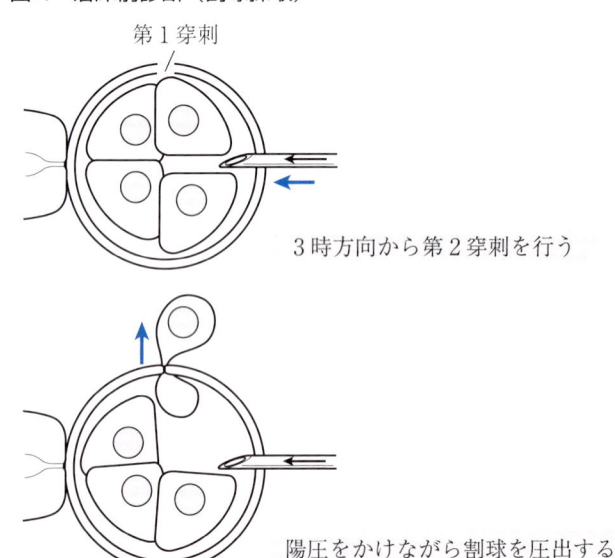

第1穿刺

3時方向から第2穿刺を行う

陽圧をかけながら割球を圧出する

## 母体血清マーカー検査

母体血清マーカー検査とは，母体が21トリソミーの胎児を妊娠している場合にAFP（α-フェトプロテイン），hCGなどの母体血清中濃度が通常とは分布が異なることを利用して，児がトリソミーである確率を統計学の手法を用いて算出する検査である。母体年齢も確率計算には加味される。

AFP，hCG，uE3（エストリオール）の3種類を用いる検査がトリプルマーカーテスト，これにインヒビンを加えたものがクアトロテストなどと呼ばれている。

母体から妊娠15週以降（通常20週くらいまで）に採血を行うのみで情報が得られるという簡便さの反面，結果が確率でしか示されず確定診断には羊水染色体検査を要する点がかえって妊婦の不安を助長するという欠点も有する。

もともとは欧米で特定地域の21トリソミー児出生をなるべく減少させる目的で開発されたスクリーニング検査であった。したがってカットオフ値が存在し，1/300と設定されることが多い。その場合，全妊婦がこの検査を受けたと仮定した場合の21トリソミー児の発見率は60〜70％程度となる。

しかしわが国への導入にあたっては一律に検査を勧めることへの倫理的批判，カウンセリング体制の不備，日本人データの不足などの問題点が指摘され，現状では一部の妊婦が本人の自発的意志により希望する検査という位置づけにとどまっている。

## NIPT（無侵襲的出生前遺伝学的検査）

母体血を利用して胎児の遺伝学的検査を行う方法であり，他の検査法に比べて，検体採取に伴うリスクがなく，精度も高いのが特徴である。母体血液中には胎児由来DNAが10％程度含まれることを利用し，特定の染色体由来のDNA断片が母体血中で増加することからトリソミーを検出するという原理を用いている。

わが国では検査対象疾患を13，18，21トリソミーとし，35歳以上の妊婦や超音波検査等で異常所見を認めた妊婦などに対象を限定して2013年に臨床研究として開始され，2017年までに5万人以上が検査を受けた。陽性的中率は対象疾患によって異なるが平均90％で，侵襲的な羊水検査数を減らす利点が示された。他の染色体疾患や35歳未満の妊婦への対象拡大が議論されている。

NIPT：Noninvasive prenatal genetic testing（無侵襲的出生前遺伝学的検査）

## Self Check

- ☐ 出生前診断のために採取される検体としては，羊水，絨毛，臍帯血，受精卵の割球がある。
- ☐ 羊水穿刺は比較的安全であるが，結果が得られる週数が遅い。
- ☐ 絨毛採取は流産率が高いが，早い週数で施行でき，結果が早く得られる利点がある。
- ☐ 着床前診断を行うためには体外受精が必要であり，対象となる疾患もまだ限られている。

〈難波　聡〉

## I-C. 検査の基本を学ぶ

# 不妊症検査

### 子宮卵管造影法(HSG);卵管因子と子宮因子の検査（女性因子では最も重要）

◆ 方法

　月経終了から排卵前の時期に，造影剤を子宮内に注入し，X線の陰影から子宮形態および卵管疎通性，卵管周囲の癒着などを調べる。嘴管法（子宮頸部に器具を固定），バルーン法（小児用尿道カテーテルを子宮内に挿入し固定）があるが，前者は子宮内腔の形態観察に適している。また，子宮卵管造影施行後（水性造影剤は15～60分後，油性造影剤は翌日）に腹部単純撮影を行い，腸管の蠕動による腹腔内の造影剤の拡散を見る。これは，卵管周囲の癒着や卵管留水症の判定に用いる。

◆ 判定

　【図1～6】に示す。

◆ 問題点

　造影剤アレルギー，骨盤内感染の可能性。

### Rubin法；卵管因子の検査

◆ 方法

　月経終了から排卵前の時期に，一定量の炭酸ガスを子宮内に注入し，子宮内圧を記録し炭酸ガス流出音を聴診することで，卵管疎通性を調べる【図7】。

HSG：hystero-salpingography（子宮卵管造影法）

---

**図1　子宮卵管造影（正常子宮形態，両側卵管通過性良好，嘴管法）**

嘴管法の器具（白矢印）の先端から造影剤を注入，内子宮口と左右卵管角の3点（青色矢印）でつくる三角形が正常な子宮内腔，左右の卵管から腹腔内に出た造影剤が拡散した像（左右白丸）を認める。

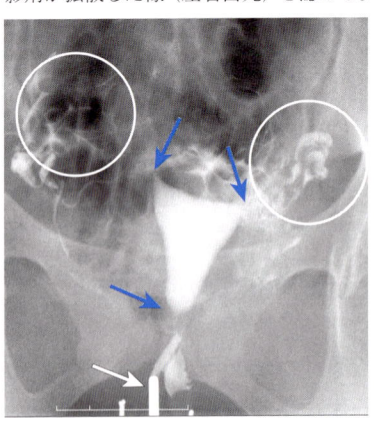

**図2　子宮卵管造影（正常子宮形態，両側卵管閉塞，バルーン法）**

内子宮口と左右卵管角の3点（青色矢印）でつくる三角形が正常な子宮内腔であるが，左右卵管角の先の卵管がまったく造影されていない。子宮内圧が高くなりバルーン（白矢印）が腟内に脱出し，造影剤が腟内に逆流（白丸）している。

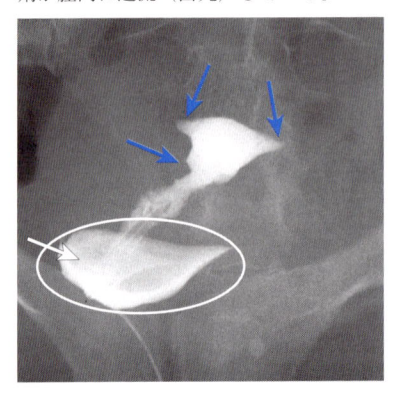

**図3　子宮卵管造影（正常子宮形態，右卵管正常，左卵管閉塞，左卵管留水症，嘴管法）**

内子宮口と左右卵管角の3点（青色矢印）でつくる三角形が正常な子宮内腔，右卵管から腹腔内に造影剤が拡散した像（青色丸）を認めるが，左卵管から腹腔内に造影剤が拡散した像はなく卵管の一部が太く（白丸）なっている。子宮内圧が高くなり，造影剤が腟内に逆流（白矢印）している。

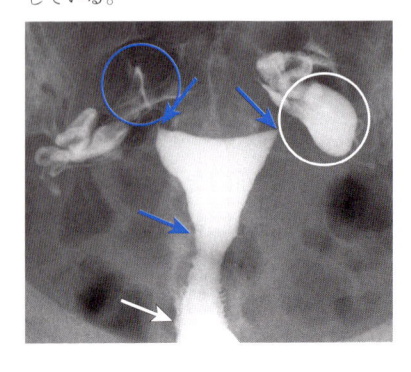

◆ 判定
　子宮内圧曲線から，正常型，攣縮型，癒着型，狭窄型，閉鎖型の判定を行い【図7】，炭酸ガス流出音から少なくとも片側の卵管疎通性の有無を判定する。

◆ 問題点
　診断精度が低いため，現在では実施しない施設も多い。一次スクリーニングとして行う。

図4　図3の子宮卵管造影を施行後の腹部単純撮影（左卵管留水症）
右卵管から出た造影剤は腸管の蠕動により腹腔内で拡散（青色丸）しているが，左卵管から腹腔内に造影剤が拡散した像はなく卵管の一部が太く（白丸）なっており，その形態は図3と同じである。

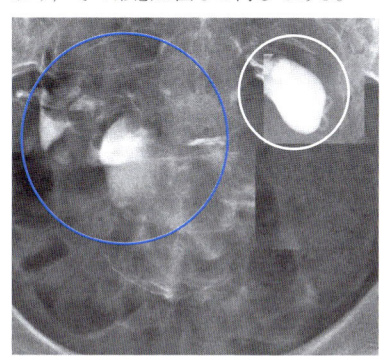

図5　子宮卵管造影（左単角子宮，左卵管通過性良好，嘴管法）
嘴管法の器具（白矢印）の先端から造影剤を注入，右子宮はなく，内子宮口と左卵管角の2点（青色矢印）でつくる子宮内腔は左単角子宮，左の卵管から腹腔内に造影剤が拡散した像（白丸）を認める。

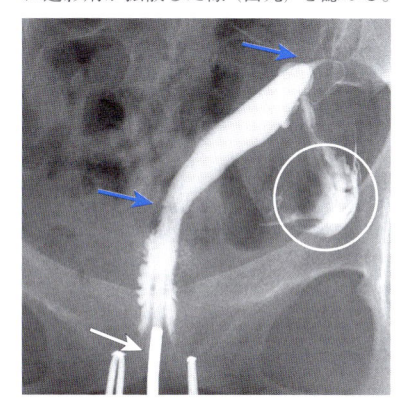

図6　子宮卵管造影（中隔子宮か双角子宮，両側卵管通過性良好，嘴管法）
嘴管法の器具（白矢印）の先端から造影剤を注入，内子宮口と左右卵管角の3点（青色矢印）でつくる子宮内腔の内側に大きくくぼみ（青色矢頭）がある。左右の卵管から腹腔内に造影剤が拡散した像（白丸）を認める。子宮卵管造影だけでは中隔子宮か双角子宮の判断がつかない。この鑑別には超音波検査かMRIを要す。

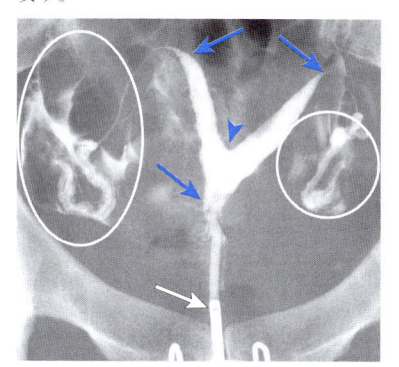

図7　Rubin法の方法と子宮内圧曲線
バルーンを子宮内で膨らませ空気が漏れないように固定（子宮卵管造影のバルーン法と同様）し，一定量の炭酸ガスを子宮内に注入し，子宮内圧を記録する。子宮内圧曲線から，正常型（初めから一定の圧で変動あり），攣縮型（いったん圧が上昇し，ガスが卵管を通り抜けると低下する），閉鎖型（圧が振り切れる）などの判定を行う。腹腔内に炭酸ガスが流出する際に「ポコポコ」音がするのを聴診する。

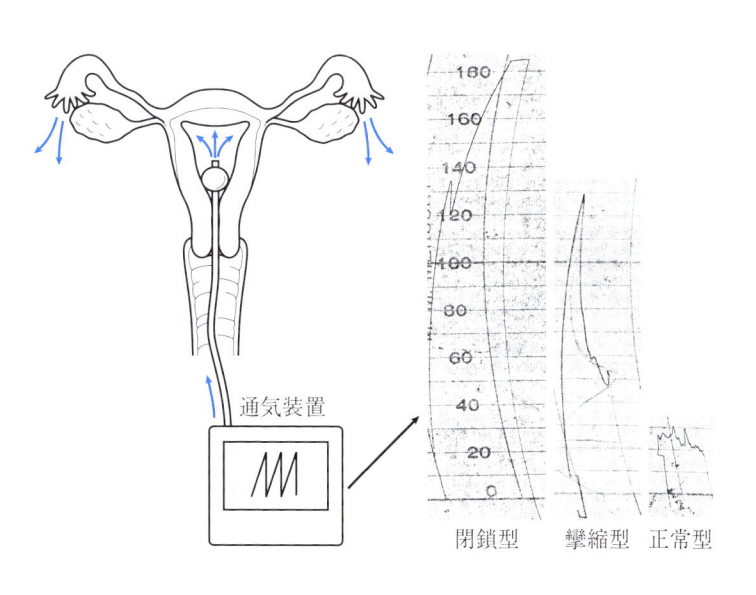

通気装置

閉鎖型　攣縮型　正常型

## 精液検査；男性因子の検査

### ◆方法
2〜7日禁欲の後に用手的（自慰）に採取し，顕微鏡下で観察する。

### ◆判定
WHO基準が広く用いられている【表1】。

## Huhner試験；*in vivo*での精子〜頸管粘液適合試験，頸管因子の検査

### ◆方法
排卵期に，2日以上禁欲の後，性交を行い，9〜24時間後に子宮頸管粘液中の運動精子を顕微鏡下で観察する【図8】。

### ◆判定（例）
高速前進運動精子が1個以上あれば正常である（WHO基準）。検査結果はさまざまな条件によって変化するため，異常の場合は再検査を行う。

### ◆問題点
判定方法にはさまざまな基準があり，施設によって異なる。このため検査の信憑性を疑問視する考えもある。

表1　精液検査の基準値（WHO基準）

|  | 基準値（すべて満たせば正常） | 異常の場合 |
|---|---|---|
| 精液量 | 2.0mL以上 |  |
| pH | 7.2以上 |  |
| 精子濃度 | $20 \times 10^6$/mL以上 | $20 \times 10^6$/mL未満→乏精子症 |
| 精子運動率 | 50%以上（直進運動のみ） | 50%未満→精子無力症 |
| 精子正常形態率 | 15%以上 | 15%未満→奇形精子症 |

精液中に精子がまったく認められない場合に無精子症という。単に精液中に存在しない場合であり，精巣での造精能の有無は問わない。無精子症でも精巣に精子が存在する場合には，体外受精や顕微授精によって妊娠は可能である。

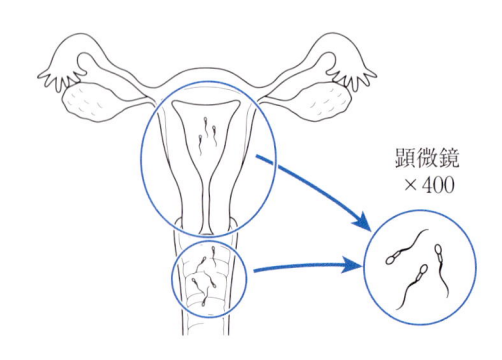

図8　Huhner試験の方法と判定

排卵期に性交を行い，運動精子を顕微鏡下で観察する。正常ならば，腟内に射精された精子は，子宮頸管粘液内を通り子宮腔に達する。子宮頸管粘液中の前進運動精子の有無がWHOの判定基準であるが，子宮腔のサンプルを調べる方法もある。なお腟内の精子は死滅してしまうため判定には用いないが，射精の証拠として重要。

顕微鏡 ×400

## Miller-Kurzrok試験；in vitroでの精子～頸管粘液適合試験,頸管因子の検査

### ◆方法
子宮頸管粘液を冷蔵保存し，37℃で30分，スライドグラス上で精液と接触させ，頸管粘液に侵入した精子の状態を顕微鏡下で観察する【図9】。

### ◆判定
精子が頸管粘液内に侵入していれば正常，侵入していない場合には，抗精子抗体の存在を疑う【図9】。

### ◆問題点
あくまで in vitro の検査であり，Huhner試験の代用にはならない。

- Side Memo
**受精と授精**
受精＝fertilization，例：体外受精，受精卵
授精＝insemination，例：人工授精，顕微授精

図9 Miller-Kurzrok 試験の方法と判定

*in vitro* での精子～頸管粘液適合試験であり，子宮頸管粘液をスライドグラス上で精液と接触させ（①），頸管粘液に侵入した精子の状態を顕微鏡下で観察する。精子が頸管粘液内に侵入していれば適合（②：正常），侵入していない場合には不適合（③：異常）。

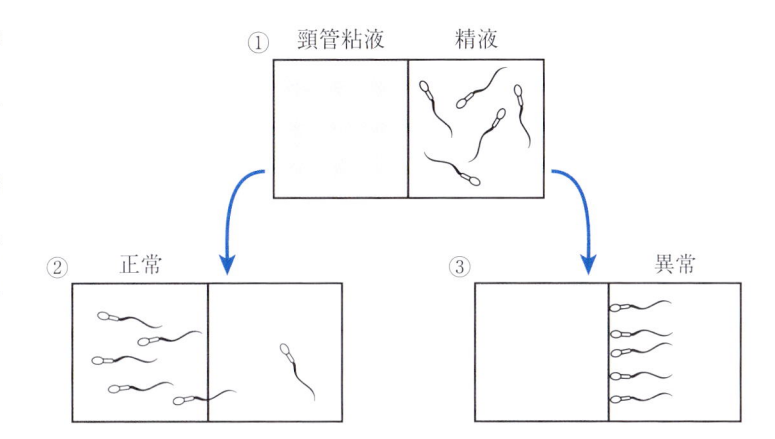

① 頸管粘液　精液
② 正常
③ 異常

---

### Basic Point　physiology

● 「不妊症検査→不妊因子」のまとめ
- 内分泌検査（p.86,「月経周期の検査法」参照）→排卵因子
- 子宮卵管造影，Rubin 法，クラミジア検査→卵管因子
- 子宮卵管造影，超音波検査，MRI 検査，ヒステロスコピー→子宮因子
- Huhner試験，Miller-Kurzrok試験→頸管因子
- 超音波検査，MRI 検査，腹腔鏡検査，CA-125 →子宮内膜症
- 精液検査→男性因子

---

## Self Check

- [ ] 卵管因子の検査には，子宮卵管造影法と Rubin 法がある。
- [ ] 男性因子の検査は，精液検査である。
- [ ] 精子～頸管粘液適合試験（頸管因子の検査）には，Huhner試験と Miller-Kurzrok試験がある。

〈松林秀彦〉

## I-C. 検査の基本を学ぶ

# 病理検査と腫瘍マーカー

## 子宮頸部細胞診

　子宮頸部細胞診は，無症状での婦人科定期検診あるいは不正性器出血などなんらかの婦人科的症状がある患者に対して，子宮頸癌もしくはその前駆病変の有無を確認することを目的に施行される。

　現在汎用されている細胞診の分類法の原型はPapanicolaouにより始められた，Papanicolaouクラス分類である【表1】。子宮腟部の擦過細胞を染色し，その細胞の観察所見から細胞の悪性度を5段階に分けた分類である。その後，主に子宮頸部の扁平上皮系疾患を念頭に置き，子宮頸部異形成（軽度異形成・中等度異形成・高度異形成）を疑うclass Ⅲを2つに分け全6段階で分類する日母分類が日本では汎用されてきた歴史がある【図1，2】。

　細胞診所見は，細胞採取時，固定時，染色時そして鏡検時とさまざまなphaseにおいて影響を受ける。細胞採取法が適切でなければ（乾いた綿棒などで採取すると細胞表面の水分が綿に吸収されてしまい，いとも簡単に細胞は乾燥する。また固定までに数秒以上かかればやはり細胞は乾燥してしまう），固定液のアルコール濃度が低ければ，染色液が古ければ，そして細胞検査士が疲れていれば，採取された細胞は適正に評価されないことになってしまう【図3，4】。

　近年は，細胞診標本の適正さをも診断に組み入れる新たな考え方が米国から輸入されつつある。国際的にはTBS2001とよばれる細胞診評価法が一般的になりつつある【表2】。これは，3段階となっている前癌病変段階（class Ⅲa，Ⅲb，Ⅳ）を大きく2つの範疇に分ける方法であり，癌化の可能性の低いL-SILと可能性の高いH-SILとに分類される（p.102, Level up Viewを参照）。

## 子宮内膜細胞診

　子宮頸部細胞診が検診などに頻用されている一方で，子宮内腔から細胞を採取し【図5，6】，頸部細胞診と同様に染色し主に悪性所見の有無を判定する子宮内膜細胞診は，臨床の現場でよく用いられる手技である。検査施行時に患者に与える疼痛が強い場合が多いこと，手技自体が比較的難しいことなども理由であるが，内膜細胞の評価自体が頸部細胞診と比較して難しいこと，その結果として内膜細胞診の精度管理が困難であること，そして何よりターゲッ

TBS：The Bethesda System（ベセスダシステム）

L-SIL：low grade-squamous intraepithelial lesion（軽度扁平上皮内病変）

H-SIL：high grade-squamous intraepithelial lesion（高度扁平上皮内病変）

表1　Papanicolaouクラス分類

| |
|---|
| class Ⅰ：異型または異常な細胞を認めない。 |
| class Ⅱ：異常細胞を認めるが，悪性所見はない。 |
| class Ⅲ：悪性の疑いがある異型細胞を認めるが決定的に悪性とは判定できない。 |
| class Ⅳ：悪性が強く疑われる異型細胞を認める。 |
| class Ⅴ：決定的に悪性といえる異型細胞を認める。 |

表2　ベセスダシステムに基づく細胞診の分類
①扁平上皮細胞

| 略語 | 結果 | 推定される病理診断 |
|---|---|---|
| NILM | 陰性 | 非腫瘍性所見，炎症 |
| ASC-US | 意義不明な異型扁平上皮細胞 | 軽度扁平上皮内病変の疑い |
| ASC-H | HSILを除外できない異型扁平上皮細胞 | 高度扁平上皮内病変の疑い |
| LSIL | 軽度扁平上皮内病変 | HPV感染，軽度異形成 |
| HSIL | 高度扁平上皮内病変 | 中等度異形成，高度異形成，上皮内癌 |
| SCC | 扁平上皮癌 | 扁平上皮癌 |

②腺細胞

| 略語 | 結果 | 推定される病理診断 |
|---|---|---|
| AGC | 異型腺細胞 | 腺異型または腺癌疑い |
| AIS | 上皮内腺癌 | 上皮内腺癌 |
| Adenocarcinoma | 腺癌 | 腺癌 |
| other malig. | その他の悪性腫瘍 | その他の悪性腫瘍 |

トとしている子宮体癌は早い段階から性器出血をきたし早期に発見されることが多く，その結果として予後が比較的良好であることなどから，検診の対象とはなりにくい現状がある。事実，現在厚生労働省は，子宮体癌検診を検診事業から除いている。現時点で実際に子宮内膜細胞診が使用されるのは，閉経期前後の女性が不正性器出血を主訴に来院した場合や，経腟超音波断層法において子宮内膜の異常な肥厚が認められたといった場合に限られる。

図1 子宮頸部細胞診NILM（classⅠ）

図2 子宮頸部細胞診HSIL（classⅢb）

図3 子宮頸部細胞診採取器具

図4 綿棒①，ブラシ②を用いた子宮頸部細胞採取法
①綿棒　②サイトブラシ

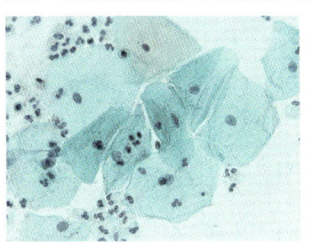

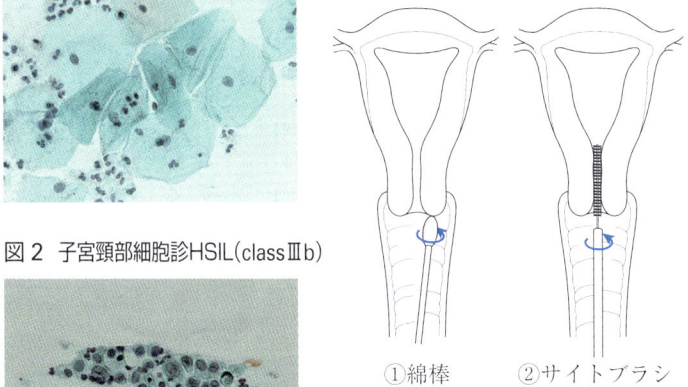

図5 子宮内膜細胞診採取器具
エンドサーチ　エンドサイト

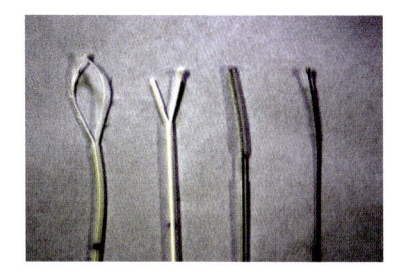

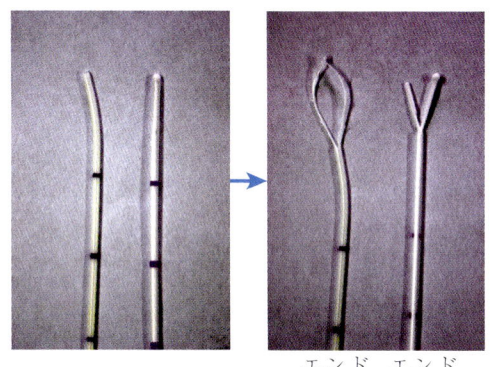

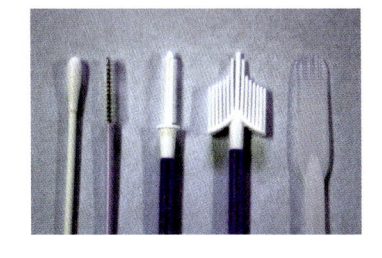

図6 エンドサイトを用いた子宮内膜細胞診
子宮内膜病変
エンドサイド

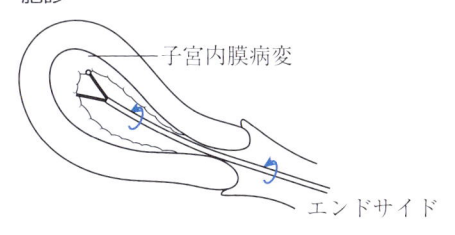

## Level up View

### ●内膜細胞診の分類

　子宮内膜細胞診では，主に子宮内膜細胞の異常の有無を検討することから，対象は主に（子宮内膜）腺細胞となる。子宮頸部細胞診ではスライドグラス上に出現してくる細胞は主に扁平上皮細胞であり，子宮頸部の腫瘍性病変も多くが扁平上皮系疾患であるため，扁平上皮系疾患を念頭に置いた日母分類が用いられているが，日母分類を腺系病変が主体である子宮内膜細胞診に適用することは難しい。そのため，多くの施設では腺系の異型細胞を陰性・擬陽性・陽性の3分類に分けて使用している【図A】。歴史的に子宮内膜癌の癌前駆病変についての認識が子宮頸癌の癌前駆病変ほど十分にされていなかったためと考えられるが，腺系細胞の診断が扁平上皮系細胞の診断よりもはるかに困難であるという実情も理由と考えられる。ただし，オリジナルのPapanicolaouクラス分類を使用している施設も多く，その場合の読み換えは，classⅠ,Ⅱ：陰性，classⅢ：疑陽性，classⅣ,Ⅴ：陽性，となる。

図A 子宮内膜細胞診（陽性）

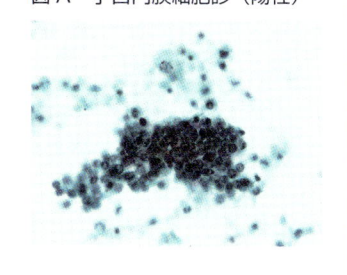

## 子宮頸部組織診とコルポスコピー

子宮頸部細胞診にて異常（class Ⅲa をくり返す場合もしくは class Ⅲb 以上）が認められた場合，コルポスコープ【図7】を用いて，酢酸加工（3～5％酢酸）を加えた子宮頸部上皮の変化を観察する検査（コルポスコピー）を施行する【図8】。明らかな異常所見が認められた場合には，生検鉗子を用いて最強病変が存在すると思われる部位から組織を生検する（コルポスコピー下狙い組織診）【図9】。

## 子宮内膜組織診

不正性器出血が持続し，経腟超音波断層法などの画像検査において子宮内膜の肥厚像が認められる場合，あるいは子宮内膜細胞診において異常な結果が得られた場合には，腫瘍性病変の存在を推定し，子宮内膜生検による組織診（子宮内膜組織診）が行われる。キュレットを用いて，子宮内の少なくとも4方向から子宮内膜搔爬による生検を行い病理診断を得る。得られた診断によって対処法を考慮する。施行の際には，キュレットによる子宮穿孔の可能性があるため，子宮消息子（ゾンデ），塚原氏（子宮腟部）把持鉗子などを用い，十分に慎重に施行する【p.63, 図1参照, 図10】。この際，あくまでもこの生検は試験搔爬であり，病変の存在が強く疑われるコルポスコピー下狙い生検とは根本的に質が異なることに注意すべきである。すなわち，搔爬した部分にはたまたま病変が存在しなかったが，病変自体は生検部以外の部位に存在している可能性があることを念頭に置くべきである。子宮内膜細胞診と子宮内膜組織診の結果に乖離がある場合には，こういった可能性を十分に考慮し，場合によってはさらなる検査（子宮腔内全面搔爬術）を考慮すべきである。これらの手技は，必ずしも悪性腫瘍に関連した疾患の存在が疑われる場合のみならず，子宮内膜ポリープの搔爬，子宮内膜日付診などの目的においても施行される。

## 腫瘍マーカー

### ◆腫瘍マーカーとは

「その物質の定性的ないし定量的分析が悪性腫瘍の存在または進行度の指標となりうる物質のこと」と定義されている。

### ◆腫瘍マーカーの使用法

#### ◇腫瘍がある場合，その腫瘍が悪性である可能性の類推（卵巣癌）

卵巣癌以外の多くの婦人科癌（子宮頸癌・子宮体癌など）では，悪性腫瘍の診断は術前の生検でつけられるが，卵巣癌は開腹手術を施行するまで悪性の診断を確定できない。そのような際に，腫瘍マーカー値によってその腫瘍が悪性腫瘍である類推が可能である。

#### ◇悪性腫瘍が存在する場合，腫瘍の総量の推測（各種婦人科癌）

腫瘍マーカー値は，そのマーカーを産生する腫瘍細胞の数に相関すると考えられる。すなわちマーカー値が高ければ，生存している腫瘍細胞の数が多いことが推測される。子宮頸癌に対する放射線治療時，絨毛癌・卵巣癌に対する抗癌化学療法施行時などの治療効果判定の際に指標として重要である【図11】。

#### ◇悪性腫瘍の治療後の経過観察・再発予知（各種婦人科癌，胞状奇胎）

治療開始時に高い値を示していた腫瘍マーカーが治療に伴い正常化した場合，腫瘍マーカーを継続して定期的にモニターすることにより，再発を早期に予知できることがある。各種婦人科癌において，治療後の経過観察時に検査されている。また，胞状奇胎の場合，子宮

内容除去後の経過観察・続発変化の監視目的のために，判別線（discriminaton line）を用いた尿中・血清中 hCG のモニタリングは必須である【図 12】。

hCG：human chorionic gonadotropin（ヒト絨毛性ゴナドトロピン）

図 7　コルポスコープ

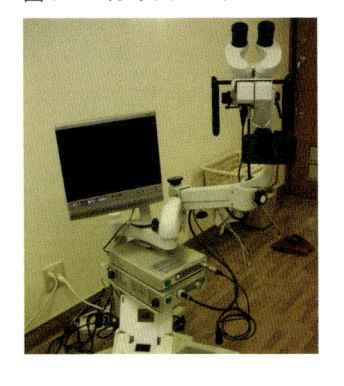

図 8　コルポスコープ下の子宮頸部所見（正常子宮頸部）

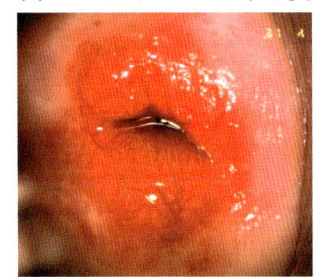

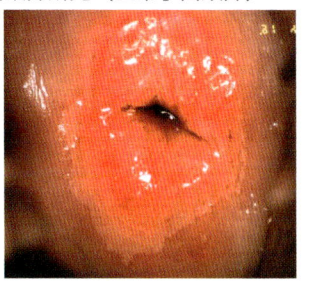

酢酸加工前　　　　　酢酸加工後

（泉　陸一：コルポアトラス．アトムス，東京，2000．より引用）

図 9　コルポスコープ下の子宮腟部病変（CIN Ⅲ）とコルポスコピー下狙い生検

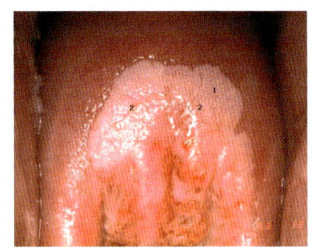

①酢酸加工後（白色上皮）

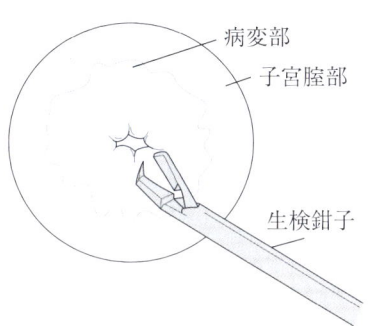

②コルポスコピー下狙い生検

病変部
子宮腟部
生検鉗子

（泉　陸一：コルポアトラス．アトムス，東京，2000．より引用）

図 10　子宮内膜組織診の実際

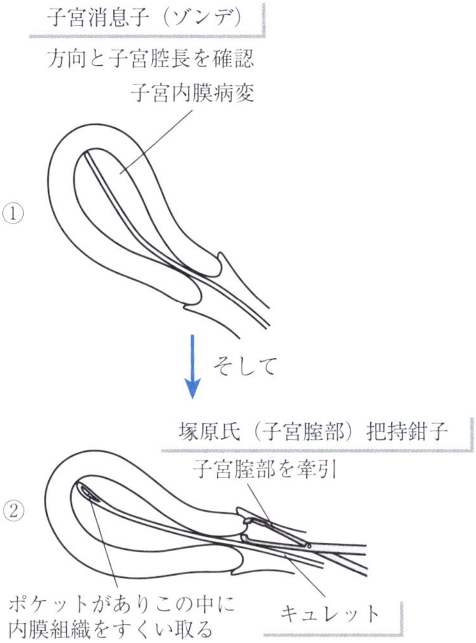

子宮消息子（ゾンデ）
方向と子宮腔長を確認
子宮内膜病変

① 

そして

塚原氏（子宮腟部）把持鉗子
子宮腟部を牽引

② 

ポケットがありこの中に内膜組織をすくい取る

キュレット

図 11　卵巣癌（漿液性腺癌Ⅲc期）患者経過

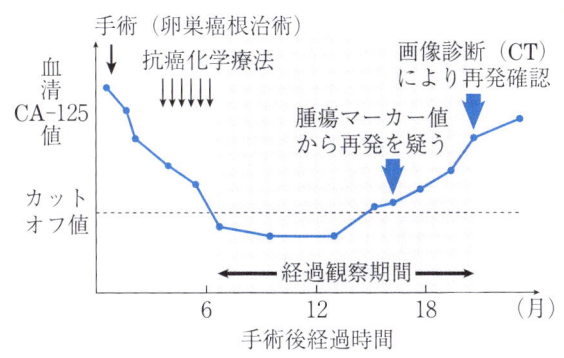

手術（卵巣癌根治術）
抗癌化学療法
画像診断（CT）により再発確認
腫瘍マーカー値から再発を疑う

血清CA-125値
カットオフ値
経過観察期間
手術後経過時間（月）

図 12　判別線（discrimination line）

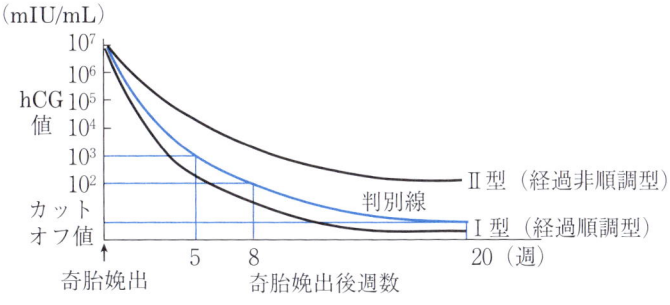

(mIU/mL)

hCG値

カットオフ値

奇胎娩出　　奇胎娩出後週数

Ⅱ型（経過非順調型）
判別線
Ⅰ型（経過順調型）

（日本産科婦人科学会／日本病理学会編：絨毛性疾患取り扱い規約．第 2 版，金原出版，東京，1995．より引用）

## ◆ よく用いられる腫瘍マーカーの種類

- 子宮頸癌（扁平上皮癌）：SCC抗原
  （腺癌）：CA125, CA-199, CEA
- 子宮体癌：CA125
- 卵巣癌（表層上皮性・間質性腫瘍）：CA125, CA-199, CEA, HE4
  （性索間質性腫瘍）：$E_2$, インヒビン
  （胚細胞腫瘍）：AFP, CEA, SCC抗原, LDH, hCG
- 卵管癌：CA125
- 胞状奇胎, 絨毛癌：hCG

## ◆ 腫瘍マーカー使用上の注意点

ここで触れた腫瘍マーカーは，いずれも悪性腫瘍存在時に特異的に上昇するものではない。腫瘍マーカーの値はさまざまな状況によって影響を受けるため，注意深く読み解く必要がある。以下にいくつかの例を示す。

SCC抗原：squamous cell carcinoma（扁平上皮癌）
CA125：carbohydrate antigen 125（糖鎖抗原125）
CEA：carcinoembryonic antigen（癌胎児性抗原）
HE4：human epididymis protein 4（ヒト精巣上体蛋白4）
$E_2$：estradiol（エストラジオール）
AFP：α-fetoprotein（α-フェトプロテイン）
LDH：lactate dehydrogenase（乳酸脱水素酵素）

## Level up View

### ●TBS

1987年11月のWall Street Journalに掲載された記事により，子宮頸部細胞診による診断結果には多くの偽陰性が含まれていることが指摘され，その原因の多くは医師側のミスに起因するとされた。この記事がきっかけとなり，細胞診の解釈を臨床医に明確かつ適切な方法で伝えることのできる細胞診報告システムの作成が必要とされ，1988年12月に米国メリーランド州Bethesdaにおいて開催された会議において新たな細胞診報告システム，いわゆるBethesda systemが創設された。この細胞診報告システムはその後2度の改変を経て，TBS 2001として現在世界の多くの国で用いられている【図B】。日本においても，2008年に日本産婦人科医会が導入を決定している。日母分類では，①標本が適正に評価しうるものであるか否かを判定することができない，②推定病変をしっかりと記載できておらず，精度管理上問題がある，③HPV（human papillomavirus：ヒトパピローマウイルス）検査との整合性をどう図るかが不鮮明，④診断困難な異型細胞の記載法が不備，⑤欧米など外国諸国ではTBS 2001が汎用されつつあり，整合性をとる必要がある，などの問題点があったため，このような点を改善する必要がありTBS 2001の導入が決定されてきたと考えられる。具体的には，【図B】のごとくこれまでの日母分類との整合性が図られることになった。なお，以上の記載はすべて子宮頸部の扁平上皮系病変に対する対応であり，子宮頸部の腺系病変や子宮内膜病変に対してはこれらの疾患頻度が低いことからあまり多くの記載はされていない。ただ，癌とまでは言えない異型腺系病変をすべて1つの範疇，AGC（atypical glandular cells：異型腺細胞）と記載し，できるだけその由来（子宮頸部腺由来の異型細胞か子宮内膜由来の異型細胞か）を記載することになっている。

図B　子宮頸癌癌前駆病変の捉え方：日母分類とTBS 2001

SIL：squamous intraepithelial lesion（扁平上皮内病変）
NILM：negative for intraepithelial lesion or malignancy（陰性（上皮内病変ではない/悪性ではない））
ASC-US：Atypical squamous cells of undetermind significance（意義不明な異型扁平上皮細胞）
ASC-H：Atypical squamous cells cannot exclude HSIL（HSILを除外できない異型扁平上皮細胞）
CA：invasive carcinoma（浸潤癌）

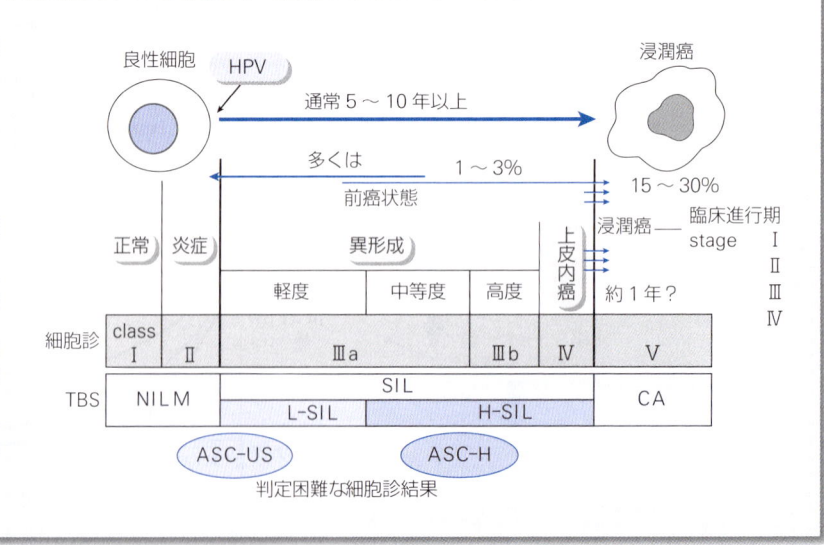

- CA125：月経中，子宮内膜症存在時，炎症性疾患合併時，腹膜刺激病変（結核など）存在時，妊娠中などの場合には，カットオフ値を超え高値をとることがある。
- CA-199：月経中，子宮内膜症存在時に高値をとることあり。
- AFP：肝疾患時，妊娠時上昇することあり。
- CEA：肝疾患時，消化管疾患時上昇することあり。
- SCC抗原：皮膚疾患，呼吸器疾患，日焼け時などに上昇することあり。
- hCG：妊娠時週数に応じた上昇あり。閉経後には黄体化ホルモン（LH）とのクロスリアクションにより上昇することあり。

LH：luteinizing hormone（黄体化ホルモン）

## Basic Point　cell biology

### ●HPV 感染と子宮頸癌

子宮頸癌の原因が HPV 感染にあることはほぼ周知の事実となっているが，現時点では HPV 感染が Koch's postulates を満たしているとは言い切れず（現代医学に Koch's postulates をそのまま適用することが妥当か否か，Koch の四原則の概念など，さまざまな考え方はあるが），あくまでも子宮頸癌の癌前駆病変である子宮頸部異形成・子宮頸部上皮内癌などの原因と捉えるべきであろう。若い女性を追跡した研究から，性行為の経験後間もなく，6 割以上の女性が HPV に感染することが知られており，そのほとんどが高リスク型の HPV 感染であると考えられている。日本での研究から，病院を受診した女性の子宮頸部には，高リスク型 HPV は 15～19 歳代の半数以上，20～24 歳代の 36%に感染していることが判明しているが，軽度の子宮頸部異形成の場合には HPV 感染後 2 年以内にその 9 割が消失することが報告されている。そして HPV に感染した女性のわずか 10%ほどに持続的な HPV 感染が起こり，その結果前癌状態に発展，さらにそのごく一部（数%以下）が癌になると考えられている。前癌状態（子宮頸部異形成・子宮頸部上皮内癌）から初期浸潤癌に進行するに従い，HPV DNA の検出率は上昇するが，検出される HPV コピー数は減少していくことが知られており，これは中等度異形成レベル付近でのHPV DNA の宿主の細胞核内 DNA への integration に伴う現象であろうと以前より理解されてきた。最近では，HPV DNA の integration に伴って細胞の腫瘍化が起こり，中等度異形成を境に，高度異形成以上では明らかな腫瘍化，それ未満の病変では HPV が感染しているだけの段階で，HPV DNA は episomal status にあることが示されてきている。この点においても，TBS 2001 において，子宮頸癌の癌前駆病変が L-SIL と H-SIL の 2 つの範疇に分類されたことは，
- L-SIL = HPV 感染性疾患であり腫瘍化は起っていない，すなわち自然治癒しやすい
- H-SIL = HPV が integrate されている状態で腫瘍化が起ってきている，すなわち自然治癒しづらい

と考えられ，生物学的にも理解しやすいといえる【図B】。

## Self Check

- [ ] 細胞診ではその精度管理が大事。標本の乾燥を防ぐこと，種々の要因によって診断の間違いが起こりやすいことを念頭に置く。
- [ ] 基本的なことだが，細胞診の class 分類と子宮頸癌・子宮体癌の進行期（stage）を混同しない。
- [ ] 腺系病変の報告様式は扁平上皮系病変の報告様式とは異なる。
- [ ] 日母分類の役割は終わり，新たな細胞診報告様式が取り入れられつつある。
- [ ] 子宮頸部組織診は必ずコルポスコピー下で行う。
- [ ] 子宮内膜組織診は，子宮穿孔を起こさないよう注意深く施行する。
- [ ] 子宮内膜日付診では，子宮内膜のホルモンに対する感受性，ホルモン環境の異常などを検出できる。
- [ ] 腫瘍マーカーは腫瘍に特異性が高い物質だが，必ずしも特異的な物質ではない。腫瘍検出の検査手段と捉えても必ず，偽陽性，偽陰性があるため，注意深い解釈が必要。
- [ ] 腫瘍マーカーは臨床現場において，①腫瘍の悪性の推定，②治療効果の判定，③再発の経過観察の3 つの目的で用いられることが多い。

〈藤村正樹〉

# I-C. 検査の基本を学ぶ

# 内視鏡検査

産婦人科における内視鏡検査には，腹腔鏡検査，ヒステロスコピー（子宮鏡検査），卵管鏡検査がある。

## 腹腔鏡検査

腹腔鏡検査は，経腹的に腹腔内に内視鏡を挿入して，子宮，卵管，卵巣を直視下に観察する検査法で，多くの疾患の診断に用いられている。卵管の疎通性や卵管周囲癒着などの卵管性不妊の検索，子宮内膜症や原因不明不妊の診断に有用であり，生殖医療には必須の検査となっている。また，腹腔鏡検査に引き続いて腹腔鏡下手術が可能である。

腹腔鏡検査：laparoscopy

### ◆器機・器具【図1, 2】

必要最低限の腹腔鏡システムは，光源装置，ライトガイドケーブル，細径スコープ，画像記憶装置，気腹装置である。検査のみであれば，気腹針，トロカール（腹腔内へのアクセスポート），把持鉗子，吸引灌流用鉗子，子宮操作鉗子などがある。

図1 腹腔鏡器機システム

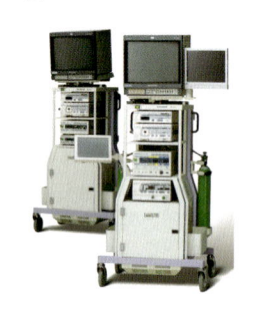

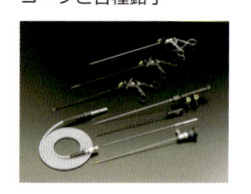

### ◆体位

一般的には砕石位で，15°前後の骨盤高位（Trendelenburg体位）とする。骨盤高位をとることによって腸管や大網を上方に移動させ，骨盤内に十分な視野を得ることができる。

### ◆視野の確保

腹腔内の視野を得る方法として，吊り上げ法と気腹法がある。気腹法は炭酸ガスを腹腔内に注入し視野を得る方法で，腹腔鏡検査の場合は気腹法により行われる場合が多い。吊り上げ法には，Kirschner鋼線を皮下に通し，これを吊り上げることにより空間をつくる皮下鋼線吊り上げ法と，腹腔内に専用機器を挿入し腹壁全体を吊り上げる腹壁全層吊り上げ法がある。吊り上げ法は，気腹ガスによる合併症がなく，高価な気腹装置や消耗品を使用しないため，経済性にも優れるなどの利点があるが，視野の確保は気腹法に比しやや劣る。

図2 検査用3mm径スコープと各種鉗子

### ◆腹腔内観察【図3～7】

腹腔内にスコープを挿入後，子宮・卵巣・卵管の状態，癒着の有無と程度，子宮内膜症病変の有無などを観察する。クラミジア感染が疑われるときは，肝周囲炎（Fitz-Hugh-Curtis症候群）による肝表面の癒着を認める場合がある。不妊症例では，インジゴカルミン希釈液による卵管通色素検査を行い卵管の疎通性を確認する。異常所見を認めたときは可能な限り腹腔鏡下に処置を行う。卵管・卵巣周囲癒着では癒着剥離，子宮内膜症の腹膜病変には電気メスによる焼灼を行い，腹腔内を十分な生理食塩水で洗浄する。

### ◆麻酔法

一般的には，気管内挿管による全身麻酔下で行う。検査のみであれば，局所麻酔下でも可能だが、血管損傷や腸管損傷などの合併症に対し直ちに対処できる体制が必要である。また，ラリンジアルマスクを使用した全身麻酔を行う場合は，誤嚥を予防するため腹腔内圧の過度な上昇を避け，急激な体位変換をしないことが大切である。

### ◆適応【表1】

#### ◇卵管性不妊症の診断

不妊症の30％前後は卵管因子よる不妊症と考えられる。通常，卵管因子の診断は，子宮卵管造影法（HSG）と腹腔鏡検査により行われる。HSGによるスクリーニングの後に，卵管の通過性と卵管周囲癒着の診断のため，腹腔鏡検査による骨盤内観察が行われる。卵管性

HSG：hysterosalpingography
（子宮卵管造影法）

104

図3 インジコカルミン希釈液による卵管通色素検査

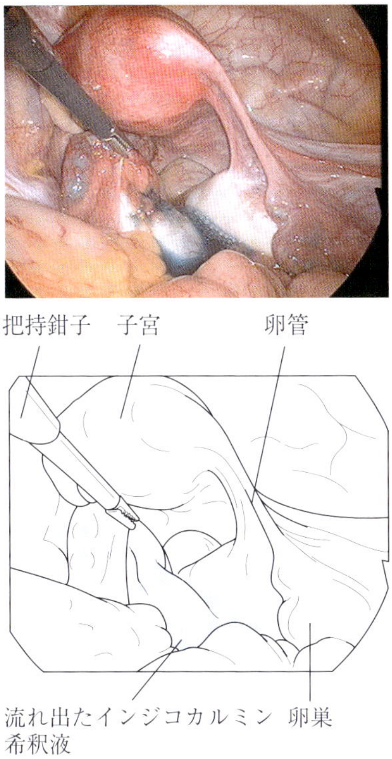

把持鉗子　子宮　卵管

流れ出たインジコカルミン　卵巣
希釈液

図4 クラミジア感染による子宮後面から卵管周囲に至る癒着

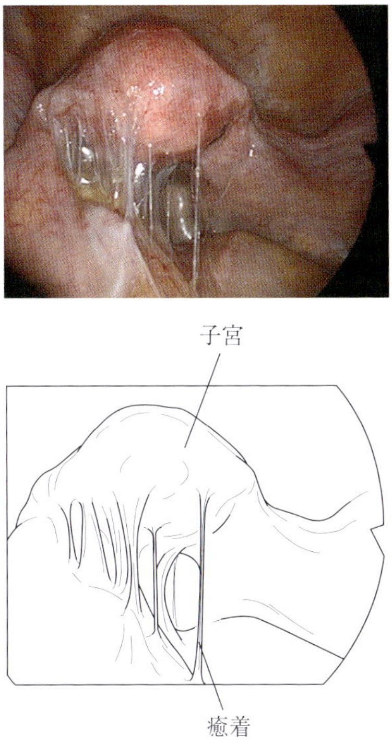

子宮

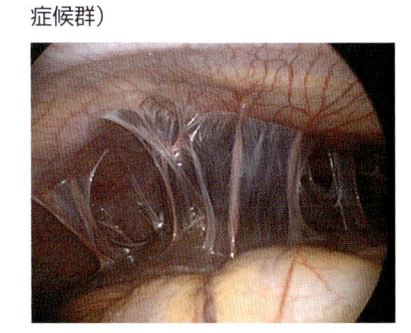

癒着

図5 肝周囲炎（Fitz-Hugh-Curtis症候群）

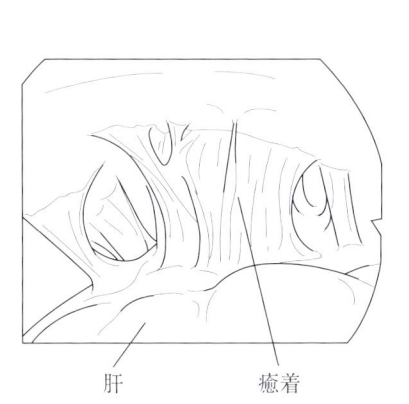

肝　　癒着

図6 子宮内膜症の腹膜病変

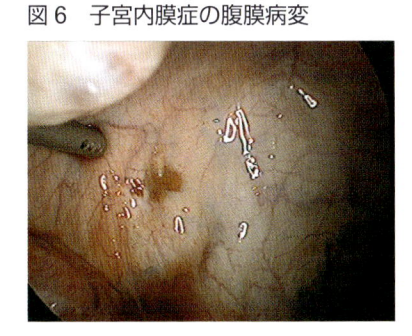

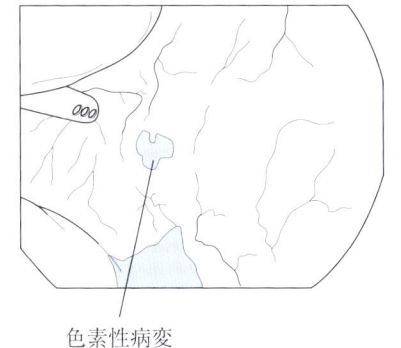

色素性病変

図7 子宮内膜症病変を電気メスにて焼灼したあと

子宮　電気メスにて焼灼したあと

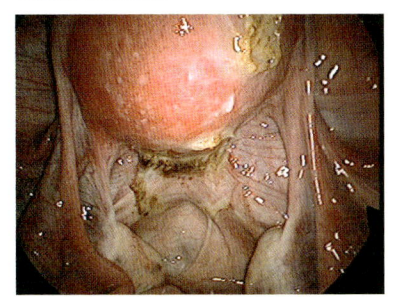

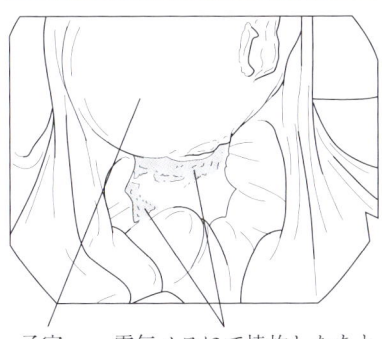

表1　腹腔鏡下検査の適応

| |
|---|
| 卵管性不妊の診断（卵管周囲癒着，卵管留水症，卵管閉塞） |
| 原因不明不妊症のスクリーニング |
| 子宮内膜症の診断 |
| 子宮外妊娠の診断 |
| 卵巣出血の診断 |
| 骨盤内腫瘍の鑑別 |
| 悪性腫瘍の進行期診断 |
| 卵巣腫瘍の術後や化学療法後の治療効果判定 |
| 原因不明の下腹部痛の診断 |

不妊症の原因として，クラミジア感染が重要であり，クラミジア抗体陽性例では卵管周囲癒着や卵管閉塞などの卵管障害の頻度が高い。したがってHSGで卵管の疎通性が確認された場合でも，クラミジア抗体陽性例では卵管周囲癒着の診断をするうえで重要な検査であり，軽度の癒着であれば腹腔鏡下手術後の妊娠率の改善が期待できる。

◇原因不明不妊症のスクリーニング

原因不明不妊症患者の20％前後に子宮内膜症や腹腔内癒着などの異常所見を認め，腹腔鏡検査時に発見された子宮内膜症病変を腹腔鏡下に処置した例では妊娠率の向上が期待できる。

◇子宮内膜症の診断

卵管・卵巣周囲癒着や子宮内膜症などの腹膜病変の診断に有用である。また，腹腔鏡下に癒着剥離術や子宮内膜症病変の焼灼などの処置を行うことができ，不妊因子に対する治療的意義も見出されている。

◇子宮外妊娠の診断

早期に子宮外妊娠を確定できた場合，卵管保存手術やメトトレキサート（MTX）による薬物療法も可能である。

MTX：methotrexate（メトトレキサート）

◇卵巣出血の診断

卵巣出血は保存療法の適応であるが，貧血の進行する例や腹痛など症状の軽快しない場合に，腹腔鏡検査で出血部位を確認し止血する。

◇骨盤内腫瘍の鑑別

後腹膜や腸管由来の腫瘍との鑑別，CT検査やMRI検査によっても鑑別できない腫瘍の確定診断に用いられる。

◇悪性腫瘍の進行期診断

卵巣癌や子宮癌などの手術前に進行期を診断するために行う。腫瘍の性状や被膜の状態，腹膜播種や遠隔転移の有無，また腹水を採取し細胞診を行うが，現在はほとんど行われていない。

◇卵巣腫瘍の術後や化学療法後の治療効果判定（second look laparo scopy）

治療効果を判定するために行う。卵巣癌などの悪性腫瘍では，主に初回手術後の化学療法の治療効果判定に行われるが，現在はほとんど行われていない。

◇原因不明の下腹部痛の診断

超音波断層法やMRI検査によっても診断されない下腹部痛の診断に用いられることがある。子宮内膜症や骨盤内の癒着が観察されることがある。

## ヒステロスコピー（子宮鏡検査）

子宮鏡を経頸管的に子宮内腔に挿入し，子宮内腔を灌流しながら観察する検査法で，粘膜下子宮筋腫や子宮内膜ポリープの診断を行う。細径のファイバースコープ（軟性鏡）が開発され，麻酔や頸管拡張を必要としなくなり，外来的に可能である。また，生検も可能である。

子宮鏡検査：hysteroscopy

◆器具【図8】

子宮鏡には，ファイバースコープと硬性鏡があり，ヒステロスコピー（子宮鏡検査）には，ファイバースコープが多く用いられている。ファイバースコープは操作性に優れているが，画像の解像度は硬性鏡に比べやや劣る。CCDカメラが装着されたスコープと映像を映すテレビモニターを用意する。

CCD：charge couple device（電荷結合素子）

## ◆ 灌流液

生理食塩水や10%ブドウ糖液の点滴用バッグを，患者の体から約75cm上方から落下することにより，子宮内腔を拡張し，灌流しながら観察する。

## ◆ 施行時期

月経直後あるいは卵胞期初期に行う。排卵期前後や分泌期は子宮内膜が肥厚しているので，子宮内膜ポリープなどを見落とすことがあり，出血しやすく検査時期には適さない。

## ◆ 適応【表2】

粘膜下子宮筋腫【図9】や子宮内膜ポリープ【図10】の術前診断，不正子宮出血の診断，子宮内膜癌の頸管浸潤の有無に有用である。

図8 ヒステロファイバースコープ

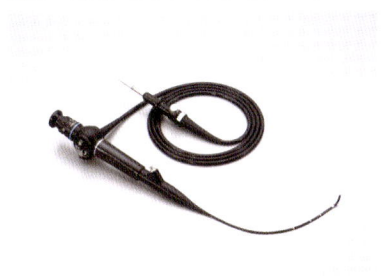

表2 子宮鏡検査の適応

粘膜下子宮筋腫の診断
子宮内膜ポリープの診断
不正性器出血の診断
Ashermann症候群（子宮腔癒着症）の診断
子宮内膜癌の診断
子宮奇形の診断
胎盤ポリープの診断
子宮内異物の除去
不育症のスクリーニング

図9 子宮腔内に突出した粘膜下子宮筋腫

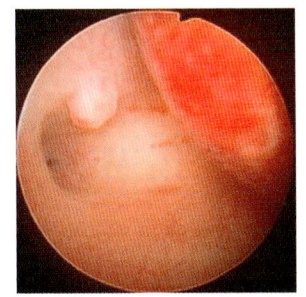

ポリープ
卵管口　粘膜下子宮筋腫

図10 子宮内膜ポリープ

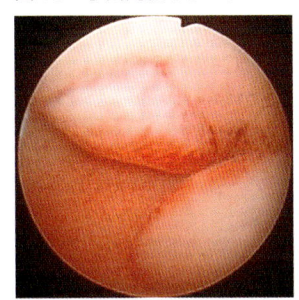

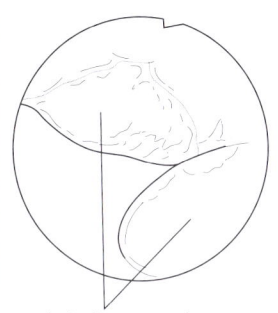

子宮内膜ポリープ

### Basic Point　anatomy

● 腹壁血管

腹壁血管損傷は，腹腔鏡検査の術中損傷で多い合併症である。トロカールを刺入する際に損傷する腹壁血管は，大腿動脈枝の浅腸骨回旋動脈と浅腹壁動脈，外腸骨動脈枝の深腸骨回旋動脈と下腹壁動脈などである【図A】。これら血管の損傷を防ぐには，腹腔鏡で腹壁を投光し（transillumination method）腹壁血管の走行を確認しながら，穿刺することが重要である。

図A 腹壁血管

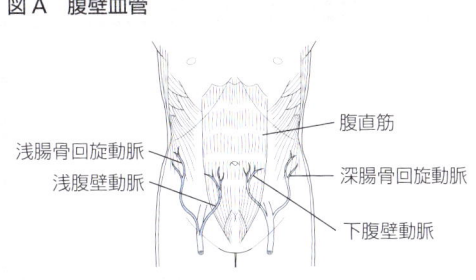

腹直筋
浅腸骨回旋動脈
浅腹壁動脈
深腸骨回旋動脈
下腹壁動脈

◆ 合併症

　高齢者では，子宮頸管が狭小化し子宮も萎縮していることが多く，子宮鏡を無理に挿入すると子宮穿孔を起こすことがある。また，子宮や付属器に感染がある場合は，炎症が広がる危険があるので禁忌である。

## 卵管鏡検査

卵管鏡検査：falloposcopy

　卵管鏡を卵管内腔に挿入し卵管内腔を観察する検査法で，経腹的に腹腔鏡下に行う方法と経子宮腔的方法がある。極細径内視鏡を使用するため画像の解像度はやや鮮明性に欠ける。最近は，経子宮腔的に FT カテーテルシステムを用いた方法を行うことが多い。FT カテーテルシステムは，伸縮性のバルーンを卵管口から挿入し，バルーンを推し進め卵管内腔の閉塞部位や狭窄部位を拡張することにより通過障害の改善を図り，卵管内腔を観察する。

FT：falloposcopic tuboplasty（卵管鏡下卵管形成術）

◆ 器具

　FT カテーテルシステムは，バルーンカテーテル【図 11】とその中に挿入する極細径ファイバースコープ【図 12】からなり，それに光源装置，CCD カメラ，テレビモニタ，ビデオ装置，灌流ポンプなどを使用する。

◆ 手技

　子宮内に挿入したカテーテルを病変側の子宮卵管口側に回転させ，卵管鏡で子宮卵管口を確認し，カテーテル外筒を専用腟鏡に固定した後，前進操作を開始する。バルーンの拡張・収縮を繰り返しながら前進し，卵管内腔を観察する。

## Level up View

● THL（transvaginal hydrolaparoscopy：経腟腹腔鏡）【図 B，C】

　THL は，Douglas 窩から挿入したスコープで，骨盤内を観察するものである。THL での視野確保は，生理食塩水を骨盤内に注入することにより得るので，局所麻酔下で行うことが可能であり，気腹操作を行わないため全身麻酔や呼吸管理の必要がない。ただし，視野は子宮後面の一部，卵管，卵巣，子宮広間膜後葉ならびに骨盤側壁などに限られる。高度子宮内膜症による Douglas 窩閉塞例には，直腸損傷の危険があるので本検査の適応はない。経腟超音波にて Douglas 窩に echo free space として，腹水貯留を認めるときには検査は可能である。

　THL の最も大きな利点は，卵管采の微細な形態や卵管周囲癒着，卵巣周囲癒着などの多様な情報が得られることである。これは THL が自然な位置にある卵管や卵巣を近接して観察することと生理食塩水中での観察が効果的と考えられ，卵管性不妊症や原因不明不妊症のスクリーニング検査として最適な検査法といえる。

図 B　卵管采の微細な構造を確認

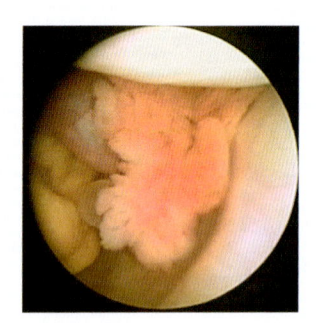

図 C　卵管采よりインジゴカルミン希釈液の流出を確認

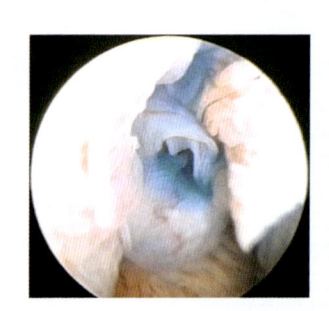

◆ 合併症とその予防

　バルーン先端から卵管鏡が飛び出したまま前進操作を行うと卵管穿孔を起こす。これを避けるには，位置とカテーテルの位置を常に意識しながら前進操作を行う。腹腔鏡下に行うと，卵管内のカテーテルを鉗子で補助することが可能であり，卵管周囲癒着や卵管采の状態，子宮内膜症の有無などの検索にも有用である。

◆ 適応

　間質部や狭部の閉塞や通過障害の診断だけでなく，卵管内腔の形態的変化の評価に有用である。

図11　FTカテーテル　　　　図12　卵管鏡

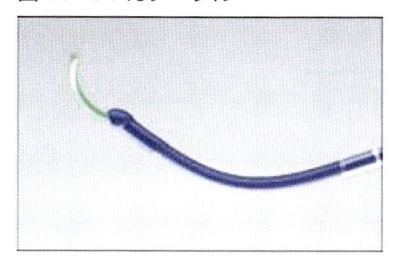

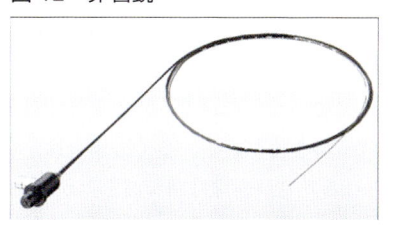

## Self Check

- [ ] 腹腔鏡検査の気腹法は，炭酸ガスを使用する。
- [ ] Fitz-Hugh-Curtis症候群は，クラミジア感染による肝周囲炎である。
- [ ] 腹腔鏡検査は卵管性不妊症の確定診断に用いる。
- [ ] ラリンジアルマスクを使用した全身麻酔で腹腔鏡検査を行う場合は，誤嚥を予防することが重要である。
- [ ] 早期に子宮外妊娠を確定できた場合，卵管温存手術も可能である。
- [ ] 腹腔鏡検査は，子宮内膜症などの腹膜病変の診断に有用である。
- [ ] 腹腔鏡検査は，骨盤高位（Trendelenburg体位）で行う。
- [ ] 子宮鏡検査は，卵胞期初期に行う。
- [ ] 子宮鏡検査は，子宮内腔を拡張し，灌流しながら観察する。
- [ ] 子宮鏡検査は，子宮内に感染がある場合は禁忌である。
- [ ] 卵管鏡検査は，極細径内視鏡を使用するため画像の解像度はやや鮮明性に欠ける。
- [ ] 卵管鏡検査は，卵管内腔の形態的変化の観察が可能である。

〈西井　修〉

## I-C. 検査の基本を学ぶ

# 画像検査（1）
# 超音波断層法（婦人科超音波検査）

産科と同様，婦人科の診断においても超音波断層法は必要不可欠な検査となっている。今日では，ほとんどの内診台に超音波診断装置が設置してあり，内診に際しては，必ずといってよいほど超音波検査が行われる。

婦人科での超音波検査の目的は，まず第1は腫瘤像の検出である。なかでも重要なのは子宮の腫瘤と卵巣の腫瘤である。

また，生殖内分泌および不妊症の領域では，卵胞の発育や子宮内膜の様子を観察することで，排卵のタイミングを計ることができる。

## 超音波に映る画像

産婦人科の超音波は，その多くが経腟走査で得られている。経腟走査では，【図1】のように腟内に超音波プローベを挿入し超音波画像を得ている。多くの場合は，【図1】のように前腟円蓋にプローベが挿入される。得られる超音波画像は超音波を上から当てたイメージになることが多いため，画像としては【図2】のようになる。この場合，【図1】で得られたイメージを90°反時計回りに回した写真となるため，【図2】では，向かって左が患者腹側，右が背側となり，写真の下側が患者頭側となる。

また，この後に，主として子宮や卵巣の腫瘤像の読み方で「充実性」と「囊胞性」という言葉が出てくる。充実性とは細胞成分や線維などがぎっしり詰まったものをいい，囊胞性とは，液体成分が溜まったもののことを示す。超音波画像では，充実性パターンでは腫瘤内部全域にエコーを認めるのに対し，水そのものは超音波を反射しないので，囊胞性パターンでは腫瘤内部からのエコーがまったくあるいはほとんど見られないのが特徴である。低輝度，すなわち黒い背景にうっすらと点状，あるいは線状のエコー像が認められるものでは，内部に溜まっているのは血液や毛髪など超音波を反射するものが含まれていることを示している。

## 子宮の超音波画像

【図2】では中央に映っているのが子宮である。この画像では，子宮体部が写真左，すなわち患者腹側にあるので前屈子宮である。逆に向いているものを後屈子宮という。一般に前屈子宮のほうが頻度が高い。子宮の正常な大きさは鶏卵大とされている。

### ◆ 正常子宮の超音波像

【図2】では，子宮体部から子宮頸部の中央に高輝度（白い）一筋の線が見え，体部ではその周囲にもう2本の高輝度の線が見え，あたかも木の葉状を呈している。このように子宮内膜に3本の高輝度の線が見え，木の葉状を呈するのは月経周期の子宮内膜増殖期，すなわち排卵前の子宮内膜の特徴的な所見である。排卵後，すなわち分泌期には子宮内膜は【図3】のように全体的に高輝度な，厚みをもった部分として描出される。

### ◆ 子宮筋腫や子宮腺筋症の超音波像

子宮筋腫は，子宮にできる線維腫であり，その超音波像は多くは辺縁が明瞭で，子宮筋層に比べ低輝度（黒い）円形ないし類円形の充実性腫瘤像を呈する【図4】。有茎性の漿膜下筋腫では充実性卵巣腫瘍との鑑別を必要とする場合があるほか，筋腫が変性すると，内部エコーに囊胞性に見える部分が発生したり複雑な像を呈する場合がある。子宮腺筋症は子宮筋

腫ほど境界が明瞭でなく，全体的あるいは部分的に茫洋と子宮が腫大してくるうえに，しばしば筋層内の出血が【図4】のような音響陰影を呈する。

### ◆ 子宮頸癌・子宮体癌の超音波像

子宮頸癌の診断は細胞診，コルポスコピー，組織診が主で超音波は腫大した子宮頸部腫瘍

図1 経腟走査法における超音波プローベの位置と得られる画像のイメージ

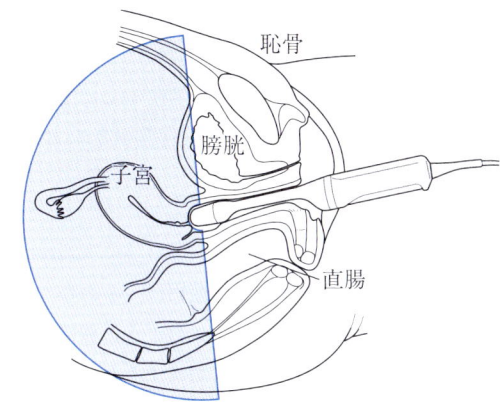

図2 正常子宮の超音波像＝子宮内膜増殖期（排卵前）

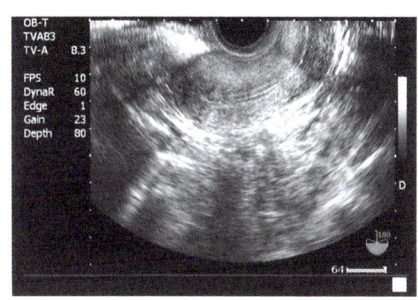

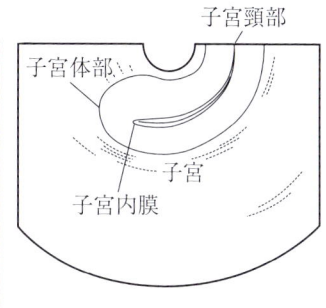

図3 子宮内膜分泌期（排卵後）の子宮内膜

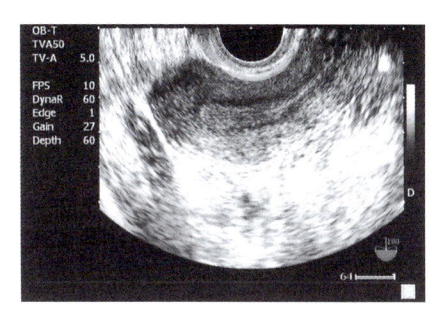

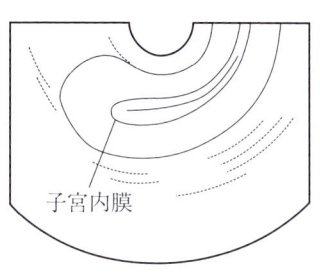

図4 子宮筋腫

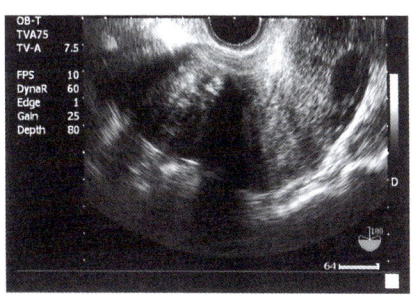

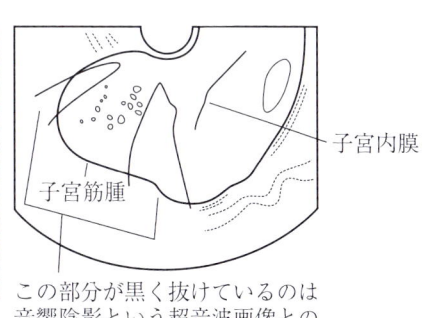

この部分が黒く抜けているのは音響陰影という超音波画像とのアーチファクトの1つ

の様子を観察するために用いられるが，癌の診断や進行期分類に必須の検査とはなっていない。子宮体癌は，閉経後に多く発症する。閉経すると子宮内膜は菲薄化し超音波上も薄い線状エコーとなる。子宮体癌の診断においては，閉経後にもかかわらず超音波により子宮内膜の肥厚が認められる場合，より積極的に細胞診や組織診を行うことを考慮する必要がある。子宮体癌では，子宮内膜は比較的高輝度を呈し肥厚してくる【図5】。筋層浸潤例では，筋層への浸潤の様子も観察することができるが，その診断精度は MRI のほうがやや高い。

◆ 子宮内膜ポリープの超音波像

　子宮の内膜にしばしばポリープなどの隆起性病変が存在することがある。これらは，通常の経腟超音波でも観察可能であるが，子宮内に生理食塩水などを少量注入する sonohysterography を用いると，診断が容易である【図6】。

## 卵巣の超音波画像

　卵巣の正常な大きさは，母指頭大とされており，性成熟期には，そのなかにいくつかの小さな卵胞像が認められる。卵巣の周囲にあたかもネックレスのように卵胞像がきわめて多く認められる場合は，多嚢胞性卵巣症候群の可能性がある。閉経すると卵巣は萎縮し，超音波では観察できなくなるのが普通である。

### Basic Point　ultrasonology

●超音波で見えるもの＝超音波を当てると跳ね返るもの

　「超」音波とは，人に聞こえる範囲を「超えた」高い周波数の音波のことをさす。一般に人に聞こえる範囲はだいたい 50 ～ 20,000Hz といわれているが，超音波断層法で用いられるのは 3.5 ～ 7.5MHz（1MHz = 10 万 Hz）である。超音波は，普通の音波と異なり，空気中では遠くまで届かず，逆に水中では遠くまで伝わっていく。超音波の実用応用の第 1 号は，第一次世界大戦中の潜水艦探査用ソナーであるとされている。超音波のもう 1 つの特徴は，進むのが光などに比べ遅いということがあげられる。光の速度は秒速 30 万 km であるのに対し，音は，普通の音波では空気中を秒速 340m，超音波は生体中をおよそ秒速 1,500m で進む。したがって，あるところから超音波を発生させ，生体中の超音波反射体（超音波を当てると跳ね返るもの）に当たって跳ね返ってくるまでの時間 $t$（秒）は，超音波を発生させた場所から反射体までの距離 $l$（m）により

$$t = 2l/1{,}500$$

となり，送波と受波の時間差から反射体までの距離を知ることができる。さらに第 3 の特徴として，生体は超音波に対して，いわば「半透明」であることがあげられる。送波された超音波は反射体に当たって，一部は跳ね返るが，一部はこれを通過し，次の新たな反射体に当たって，また一部は跳ね返ってくる。跳ね返りの強さによってグレースケールをつけることができ，このように超音波のプローベから送波と受波を繰り返すことで，B モード画像が得られている【図A】。

図A　超音波断層法の原理

生体内の超音波反射体 A に対して超音波を①→⑤のように送受信した場合，①，⑤ではまったく跳ね返らず，②では A のへりで一度だけ跳ね返り，③，④では 2 度跳ね返る。跳ね返るまでの時間と跳ね返りの強さから超音波における B モード画像が得られている。

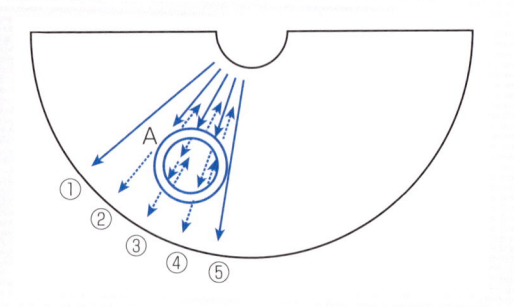

## ◆ 正常卵巣の超音波像

【図7】は月経周期第11日の正常卵巣である。右卵巣の中央の卵胞が主席卵胞として排卵に向かっていくような印象がある。【図8】は別な患者の月経周期第10日の写真であるが，【図7】に比べ卵胞の数が多く，また主席卵胞が認められない。多囊胞性卵巣症候群の可能性が考えられる。

図5 子宮体癌
後壁方向には筋層浸潤があることをうかがわせる。

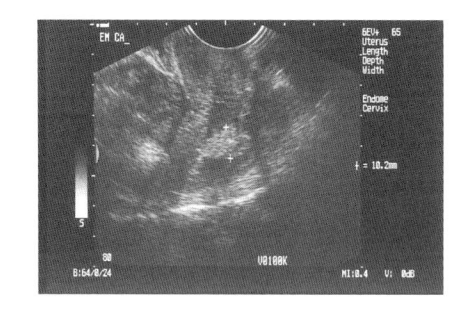

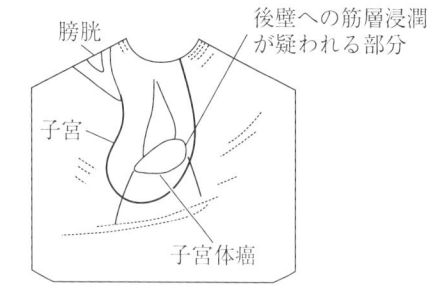

図6 sonhysterographyによる子宮内膜ポリープ像
この子宮は後屈している。

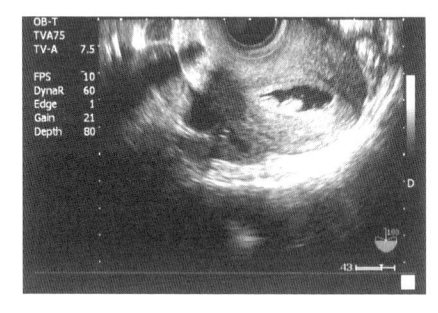

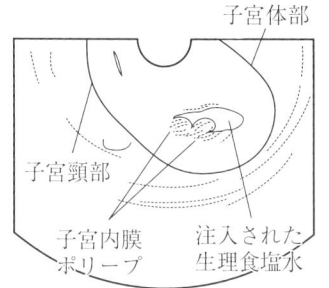

図7 月経周期第11日の正常卵巣
写真向かって左が患者右卵巣，右が左卵巣である。

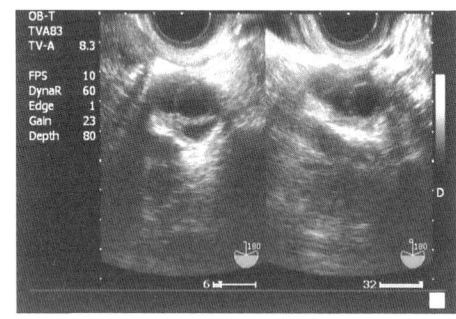

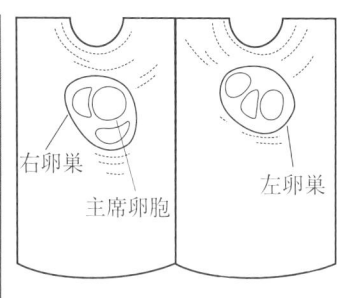

図8 月経周期第10日の卵巣
【図7】の症例に比べ卵胞の数が多く主席卵胞が認められない。

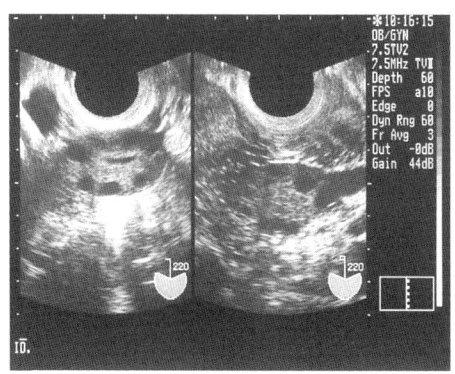

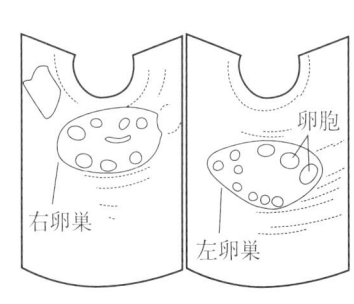

◆ 卵胞と黄体の超音波像

　排卵後の卵巣には，主席卵胞があった場所に黄体が形成される。黄体の超音波像は，卵胞がつぶれたものの中に少量の血液が貯留した形で認められるが【図9】，しばしば出血量がやや多くなると出血性黄体嚢胞を形成する【図10】。出血性黄体嚢胞は，内容液が血液なので，ときに子宮内膜症性卵巣との鑑別が必要となる。出血性黄体嚢胞は，機能性の腫瘤であり，その多くは次の月経を迎えると急速に縮小するので，鑑別を要する場合は，月経を一度はさんで再検するとよい。

◆ 卵巣腫瘍の超音波像

　卵巣は腫瘍の宝庫とよばれる。それほど卵巣腫瘍は種類が多く，良性・悪性のほかに境界悪性腫瘍とよばれる一群の腫瘍もあり，その良・悪性の診断はしばしば困難である。現在わが国では，【図11】のように卵巣腫瘍を超音波パターンから分類している。それぞれのパターンにおける悪性の可能性を【表1】に示す。要約すると，Ⅰ～Ⅲ型の嚢胞性パターンでは悪性の可能性はほぼ2％以下と低く，充実性と嚢胞性の混合パターンや充実性パターンではおおよそ50％程度の悪性や境界悪性の可能性がある。【図12～14】に典型的なⅠ～Ⅲ型の卵巣腫瘍の超音波像を示す。【図15】は原発性卵巣悪性腫瘍を，【図16】には転移性卵巣腫瘍を示す。

図9　右卵巣に認められる黄体

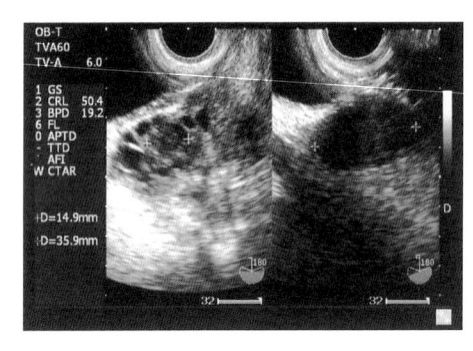

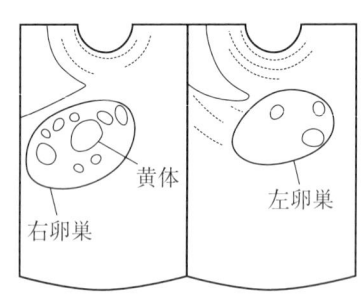

図10　出血性黄体嚢胞

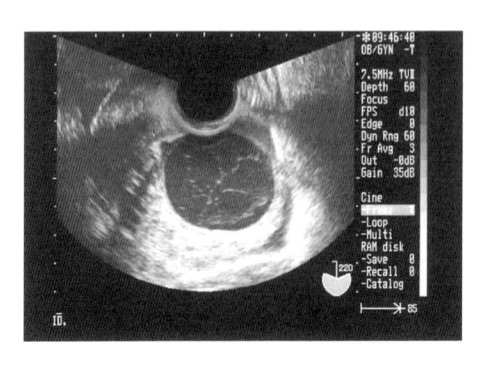

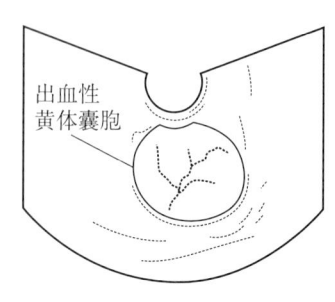

## 図 11　卵巣腫瘍の超音波パターン分解

隔壁全体または一部が厚い場合には，充実性部分とみなし，Ⅳ型に入れる。

| パターン | | | 追記が望ましい項目 | 解説 |
|---|---|---|---|---|
| Ⅰ型 | 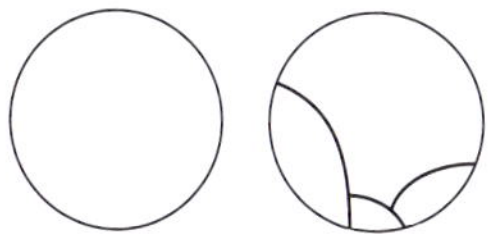 | 囊胞性パターン（内部エコーなし） | 隔壁の有無（二房性～多房性） | 1～数個の囊胞性パターン<br>隔壁の有無は問わない<br>隔壁がある場合は薄く平滑<br>内部は無エコー |
| Ⅱ型 | 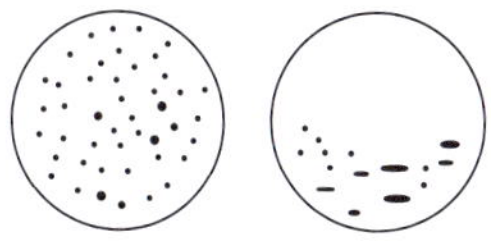 | 囊胞性パターン（内部エコーあり） | 隔壁の有無（二房性～多房性）<br>内部エコーの状態（点状・線状）（一部～全部） | 隔壁の有無は問わない<br>隔壁がある場合は薄く平滑<br>内部全体または部分的に点状エコーまたは線状エコーを有する |
| Ⅲ型 | 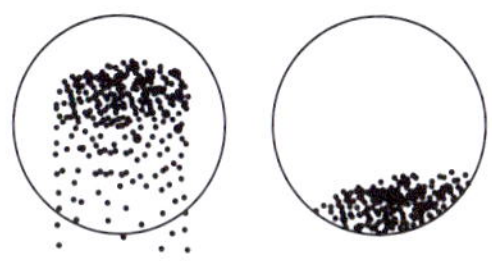 | 混合パターン | 囊胞性部分：隔壁の有無，内部エコーの状態<br>充実性部分；<br>　均質性：均質・不均質<br>　辺　縁：粗雑・平滑 | 中心充実エコーないし偏在する辺縁平滑な充実エコーを有する<br>後方エコーの減弱（音響陰影）を有することもある |
| Ⅳ型 | 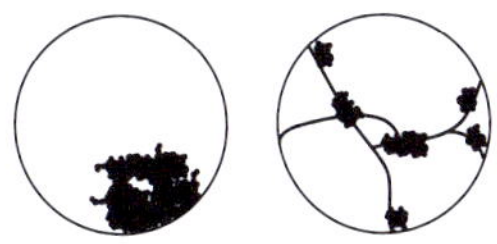 | 混合パターン（囊胞性優位） | 囊胞性部分：隔壁の有無，内部エコーの状態<br>充実性部分；<br>　均質性：均質・不均質<br>　辺　縁：粗雑・平滑 | 辺縁が粗雑で不整形の（腫瘤壁より隆起した）充実エコーまたは厚く不均一な隔壁を有する |
| Ⅴ型 | 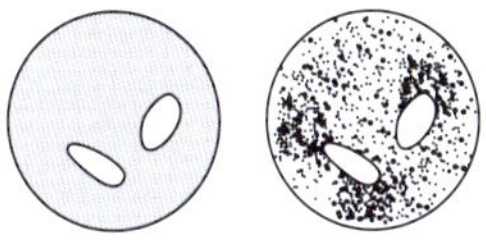 | 混合パターン（充実性優位） | 囊胞性部分：隔壁の有無，内部エコーの状態<br>充実性部分；<br>　均質性：均質・不均質<br>　辺　縁：粗雑・平滑 | 腫瘤内部は充実エコーが優位であるが，一部に囊胞エコーを認める<br>充実性部分のエコー強度が不均一な場合と均一な場合がある |
| Ⅵ型 | 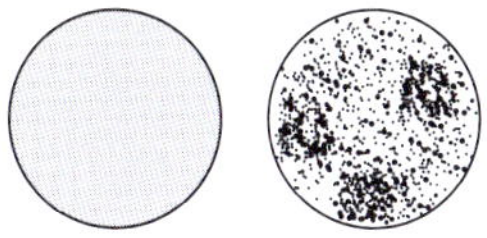 | 充実性パターン | 内部の均質性：<br>　均質・不均質 | 腫瘤全体が充実性エコーで満たされる<br>内部エコー強度が均一な場合がある |
| 分類不能 | | | 上記すべての項目 | Ⅰ～Ⅵ型に分類が困難 |

（日本超音波医学会超音波診断基準に関する委員会案．より）

### 表 1　超音波パターン分類の各パターンと悪性の可能性

| | Ⅰ型 | Ⅱ型 | Ⅲ型 | Ⅳ型 | Ⅴ型 | Ⅵ型 | 合計 |
|---|---|---|---|---|---|---|---|
| 悪性（％） | 1.9 | 1.1 | 1.1 | 37.4 | 63.3 | 41.3 | 20.9 |
| 境界悪性（％） | 0.0 | 1.1 | 0.0 | 11.9 | 3.7 | 0.0 | 3.8 |
| 良性（％） | 48.6 | 40.2 | 94.1 | 37.4 | 28.4 | 58.7 | 52 |
| 類腫瘍（％） | 49.5 | 57.5 | 4.8 | 13.2 | 4.6 | 0.0 | 23.3 |

（赤松信雄，ほか：76-WO12 卵巣腫瘍のエコーパターンの分類2000の有用性の検討（第2報），J Med Ultrasonics Vol.30 Supplement，2003．より引用）

図12 典型的なⅠ型パターンを示す卵巣嚢腫
内部エコーはまったく認められず，壁の肥厚も認めない。漿液性嚢胞腺腫など良性の可能性が高い。

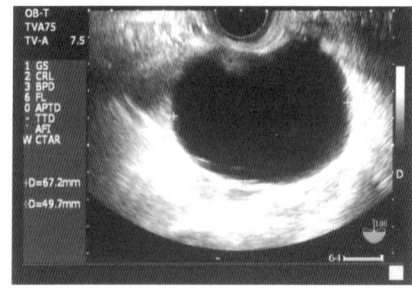

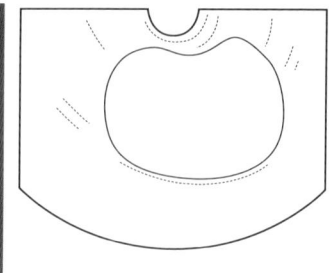

図13 典型的なⅡ型パターンを示す卵巣嚢腫
嚢胞内部の内部エコー像の赤血球が超音波に反射してできるものと考えられる。内溶液は血性でチョコレート嚢胞を考えるパターンである。

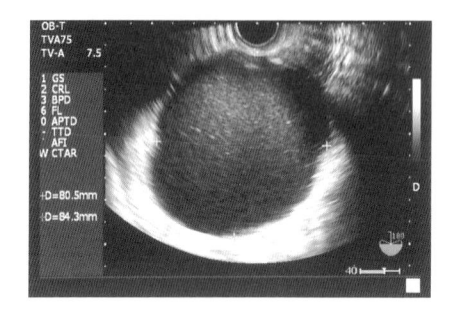

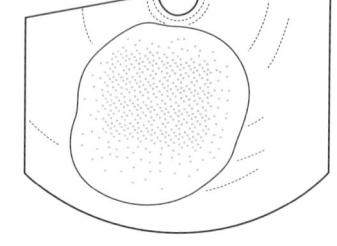

嚢胞部分の内部エコーはチョコレート嚢胞を示すⅡ型より全体に粒が粗かったり短い線状を示す。

図14 典型的なⅢ型を呈する卵巣嚢腫
画面中央はいわゆる hair ball とよばれる脂肪と毛髪の混合した部分で，皮様嚢腫を示している。

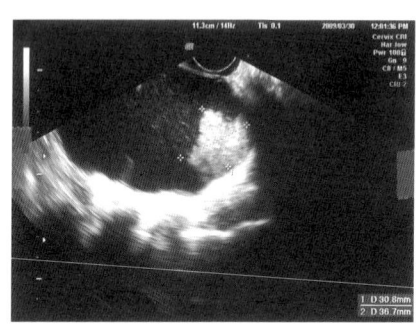

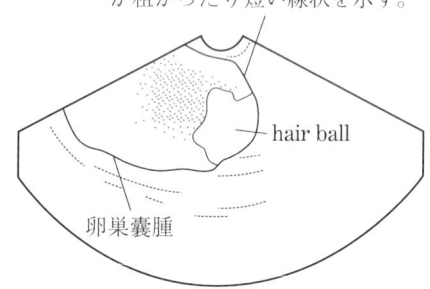

図15 原発性悪性卵巣腫瘍（漿液性嚢胞腺癌）
本症例ではほぼ充実性の腫瘍像を呈していた。

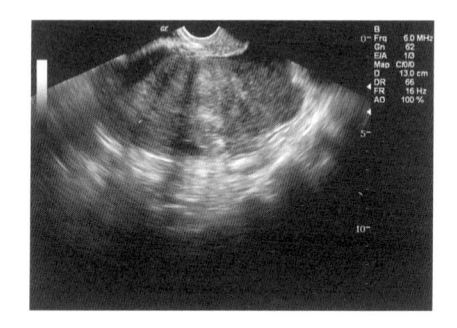

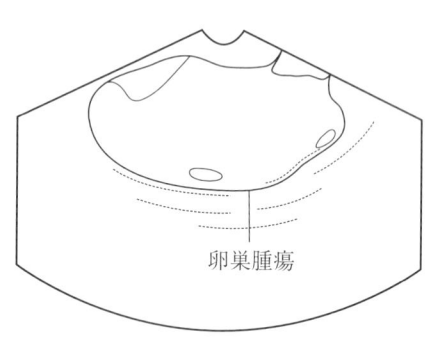

図16 転移性卵巣腫瘍（原発は直腸癌）

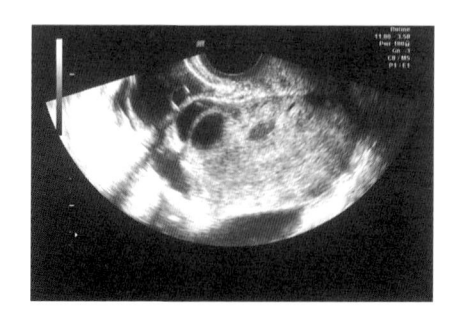

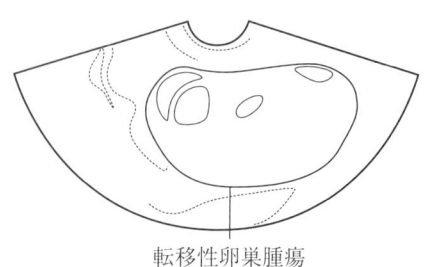

## Level up View

●超音波で性器脱や尿失禁を診る

　性器脱は，尿失禁，とくに腹圧性尿失禁（咳やくしゃみなど，腹圧をかけると尿が漏れる）との関連が指摘されている。腹圧性尿失禁の病態は，膀胱頸部の過可動と，内尿道括約筋不全によるものとされ，それぞれ分娩との関連が示唆されている。最近では，会陰ないし陰唇の間から膀胱頸部の超音波画像を撮り，実際に患者に腹圧をかけてもらって膀胱頸部の動きを観察することが広まってきている【図B】。実際に，腹圧によって膀胱頸部がより多く動く群に腹圧性尿失禁が多いというデータもあり，チェーン膀胱尿道造影などこれまでのさまざまな検査に比べ痛みも伴わないことから，今後の臨床応用が期待されている。

図B　経会陰（陰唇間）超音波によって得られる膀胱頸部

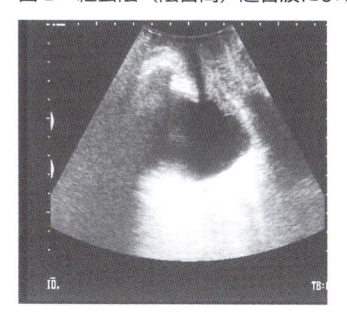

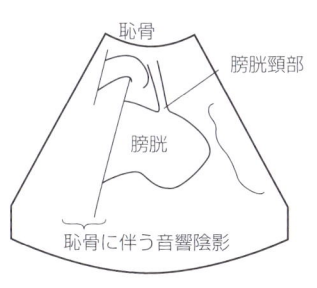

## Self Check

☐　子宮内膜の超音波像は，増殖期と分泌期とでは異なる。

☐　子宮筋腫は境界明瞭で，子宮筋層より低輝度な円形・類円形の充実性腫瘤像を呈す。

☐　子宮粘膜下筋腫や子宮内膜ポリープの診断に，sonohysterography が有効である。

☐　出血性黄体嚢胞は子宮内膜症性卵巣嚢胞との鑑別が必要なことがあり，月経を一度はさんで再検するとよい。

☐　卵巣腫瘍の超音波パターンでは，充実性と嚢胞性の混合パターンや充実性パターンでは悪性，境界悪性の可能性が高くなる。

〈小林浩一，坂巻　健〉

## I-C. 検査の基本を学ぶ
# 画像検査（2）
# MRI，CT，PET/CT

　産婦人科領域の画像診断が他の領域と異なる点は，対象が若い性成熟期女性である頻度が高い点である．大きく重要な点を分けると，質的診断に寄与する点とステージングを示す点である．前者の代表は MRI であり，後者は CT および陽電子放射断層撮影（PET/CT）である．

PET：positoron emission tomography（陽電子放射断層撮影）

## MRI

### ◆ 基礎
　MRI は，人体に多く存在しているプロトンを利用し，磁場のなかで磁気共鳴現象によりコンピュータにより画像化を行ったものである．磁気共鳴現象は，磁場のなかのプロトンに対し固有の周波数の等しい電磁波（RF パルス）を照射し，それを止めた後に発生する現象の信号のことであり，この現象を利用することで MRI を得ることが可能となる．MRI はそのパラメータを変化させることにより多様な画像を得ることが可能であり，まずその代表的な画像である T1 強調画像および T2 強調画像を見分けることが重要である．T1 強調画像および T2 強調画像には【表1】のような特徴があり，読影に際してはまずその画像がどちらの系統に属する画像か判断する必要がある．また，脂肪抑制法を用いた画像を利用することで，脂肪成分の有無を評価することも可能である．

RF：radiofrequency

### ◆ 長所および短所
　性器に与える放射線被曝がなく，自由なスライス方向を病変に合わせて撮像することが可能である．組織コントラストにも非常に優れ，CT では描出することが難しい子宮や卵巣の内部構造を描出し，腫瘍と正常組織のコントラストを明瞭に描出する．また多様な MRI の画像を組み合わせることにより，腫瘍内部に存在する蛋白質や脂肪，血液の成分を反映した画像を得ることを可能とする．しかし，検査時間が CT と比較して長時間かかることや，埋め込み式ペースメーカや体内金属などによって検査が禁忌となる場合があることから，患者の状態や既往歴を十分に把握して検査を施行することが重要である．

#### Side Memo
**脂肪の信号強度**
T2 強調画像の信号強度は，スピンエコー法で撮像した場合はやや低信号を呈していたが，近年高速撮像法が主に利用され脂肪は高信号として描出されている．

#### Side Memo
**脂肪抑制法**
脂肪の信号のみを抑制する撮像法で，脂肪抑制法で低信号に変化していれば脂肪の部位であると判断できる方法である．

### ◆ 婦人科臓器 MRI 正常解剖
　子宮および卵巣は T2 強調画像で明瞭な組織コントラストを示し，良好な解剖構築を描出する．

#### ◇ 子宮
　子宮は体部と頸部に分けられるが，子宮体部は頸部に比し大きく，内膜は T2 強調画像で高信号，junctional zone は低信号，体部筋層は淡い高信号を呈する【図1】．junctional zone は，更年期女性では不明瞭になり同定がしづらくなることが知られている．子宮頸部は，高信号の頸管，低信号の間質，やや高信号の筋層により構成される【図1】．

#### ◇ 卵巣
　卵巣は，T2 強調画像において卵胞の存在する丸い高信号の部位を探すことにより同定される．卵胞の大きさは月経周期により変化するので，病変と間違えないように注意することが必要となる．また，卵巣の間質は T2 強調画像でやや低信号を示すので描出されないことも多くみられる【図2】．

#### ◇ 胎児
　超音波は，体表から胎児を観察することから胎児の深い領域評価は困難な場合もある．しかし，MRI では胎児全体の把握が可能であり，臓器の所在や相互位置の関係を明瞭に把握

#### Side Memo
**junctional zone**
子宮体部に T2 強調画像で同定される帯状の低信号帯．子宮体部の内側筋層に位置し，子宮体癌の筋層浸潤の有無に重要な役割を果たす．

することができ客観性のある評価が可能である【図3】。撮像の方法は，通常のT1強調画像やT2強調画像では撮像時間が長時間になることや，胎動による動きが画像のアーチファクトとなることから，高速撮像法を用いた呼吸停止で短時間に撮像できるT1強調画像，T2強調画像を用いている。

# CT

## ◆ 基礎

X線ビームをX線検出器で受けたものをコンピュータによりデジタル画像化したものが，CTである。以前は横断像を撮像しそれを評価していたが，最近はマルチスライスCTを使用して膨大な情報量を得ることにより，正方形の形状のデータ収集が可能となり，再構成画像の矢状断像，冠状断像も得た評価も行われている。

表1 T1強調画像，T2強調画像の特徴

|  | T1強調画像 | T2強調画像 |
|---|---|---|
| 画像の特徴 | 水が低信号　脂肪が高信号 | 水が高信号 |
| TR | 短い（500〜700msec） | 長い（2,000msec以上） |
| TE | 短い（15〜20msec） | 長い（60msec以上） |

TR：repetition time（繰り返し時間）
TE：echo time（エコー時間）

図1 MRI 子宮　T2強調画像の矢状断像
①子宮頸部，②子宮体部，③内膜，④junctinal zone。

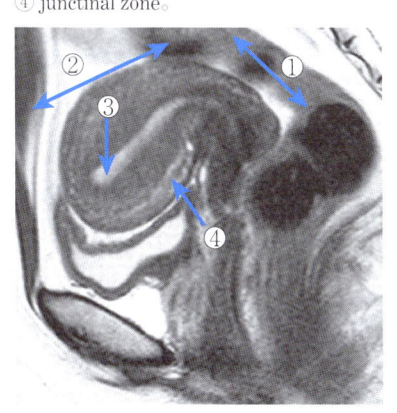

図2 MRI 卵巣　T2強調画像の横断像
色矢印が卵巣で正常卵胞が高信号に同定される。

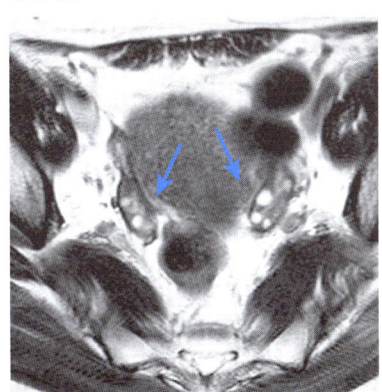

図3 MRI 胎児　True FISP 画像（呼吸停止高速T2強調画像）
前置胎盤があるが，胎児との位置関係がわかりやすい。

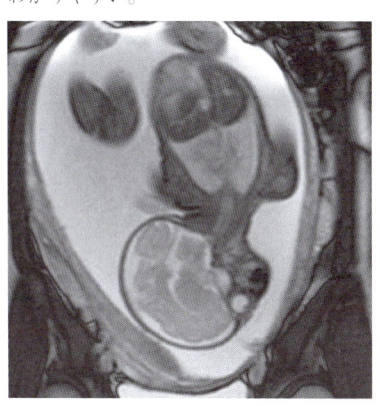

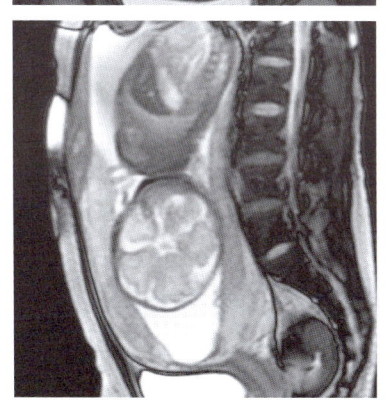

## Basic Point　genetics

● 胎児MRIと造影検査
　超音波では見えにくい部位の精査に超音波の補助として利用されることが多い。明らかな後遺症を胎児もたらすという報告はないが，胎児への影響は未知数であり，器官形成期への影響を避けるために妊娠初期は基本的には使用しないとしている施設が多い。また，ガドリニウムの造影剤は，胎盤通過性があり，胎児への造影剤の影響が不確定であることから通常は使用しないで検査を行う。

## ◆ 長所および短所

　放射線を利用した画像法のため，産婦人科では対象が若い性成熟期女性である頻度が高く，放射性被曝の点が問題となる。しかし，空間分解能に優れ，短時間で広範囲を撮像可能である点を生かしたリンパ節転移や転移性病変の検出をはじめとし重要な役割を果たしている。また，石灰化や脂肪の存在も非常に明瞭に描出されるため，質的診断にも有用である。しかし，放射線被曝を伴うことから，良性の疾患の経過観察などでは，性器に与える影響を考え安易な使用は控えるべきである。

## ◆ 婦人科領域での骨盤 CT の利用

### ◇ 卵巣病変

　質的診断の可能な病変評価として，成熟奇形腫にて検出される脂肪や石灰化を含有した腫瘍の診断に非常に有用である【図4】。脂肪は，視覚的に画像では水と空気の間の濃度として検出され，石灰化は非常に強い高濃度として描出される。また，CT値を用いると，脂肪は－50〜－100HU前後を呈することが多く，石灰化も多くの場合500HU以上のCT値を呈する。また，卵巣腫瘍の悪性か否かの評価には充実性部位の有無が重要であるが，造影剤を利用することでその評価も可能である。

> **Side Memo**
> CT値
> 空気を－1,000，水を0として定義し示す相対値，単位をHUとする。
>
> HU：Hounsfield unit（ハンスフィールド単位）

### ◇ 子宮病変

　子宮体癌や頸癌は直腸や膀胱，尿管などの周囲臓器に浸潤を示すことがあるが，これらの変化も明瞭に描出する。近年はマルチスライスCTの登場により再構成画像を利用することが可能となり，矢状断あるいは冠状断の再構成画像を利用して周囲臓器への浸潤や再発病変の診断も可能となっている【図5】。また，陳旧性の閉経後にみられる，石灰化した子宮筋腫を明瞭に描出する【図6】。

### ◇ リンパ節転移

　子宮体癌，子宮頸癌，卵巣癌など悪性腫瘍の評価にリンパ節転移の把握は非常に重要である。リンパ節転移の評価には，収縮した腸管が腫大したリンパ節と非常に紛らわしいことがあるために経口造影剤として希釈したガストログラフィンを使用した検査が一般的である【図7】。

# PET および PET/CT

## ◆ 基礎

　陽電子（ポジトロン）を放出する核種は，陰電子と陽電子が衝突し消滅すると，高いエネルギーのγ線を180°反対方向に出すという性質があるが，これを検出器で捉え画像化したものがPET画像である。現在さまざまな診断薬が開発されているがほとんど使用されているのはFDGである。このPET画像は，空間分解能の低さが問題となるが，それを補うためにCTを組み合わせたPET/CTの世界的普及とともに，婦人科領域においても利用されている。

> FDG：18F-fluorodeoxy-glucose（フッ素18-デオキシグルコース）

> **Basic Point** anatomy
>
> ● ガストログラフィン
>
> 　ガストログラフィンが，CTにおいて婦人科疾患のリンパ節転移を評価するために利用されることがある。CTでの使用時で経口造影剤として使用する場合は，1〜2%に希釈し検査開始20〜30分前に飲用する。この経口造影剤は，腸管内をこの造影剤で満たし，リンパ節の検出を容易とすることを目的として使用する。

## ◆ 長所および短所

　広範囲をカバーする検査であり，遠隔転移の病変検出やCTで評価しにくいことがある播種性病変や再発病変の評価に非常に有用であるとされる。FDG PETは，糖代謝の亢進を画像化することにより，悪性腫瘍と良性腫瘍の鑑別に非常に有用であるとされるが，炎症巣や一部の良性腫瘍にも集積が強くみられたりすることもあり注意は必要である。PET単体での画像評価では，FDGが尿中に排泄されることから，しばしば骨盤内の病変において，尿路や膀胱との区別が困難となる場合も生じていた。しかし，近年PET/CTの利用によりその欠点もやや改善されている。

## ◆ 婦人科領域でのPETおよびPET/CTの利用

### ◇ 子宮癌

　術前の存在診断や鑑別診断の役割は限定的とされるが，病期診断としてのリンパ転移や遠隔転移および再発病変の評価には非常に有用である【図8】。

> **Side Memo**
> FDG PETの注意点
> 糖代謝が集積に関与しているので，検査前4〜6時間は絶食として検査を行う。

図4　造影CT像
骨盤内に腫瘍を認めるが，①石灰化，②脂肪が明瞭に描出できる。

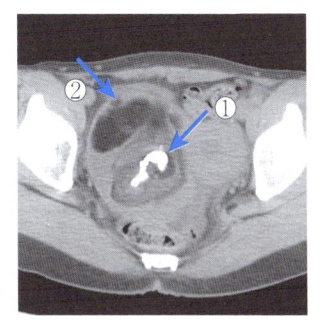

図5　造影CT
子宮頸癌の再発病変だが，再構成矢状断画像で腸管との位置関係がわかりやすい。

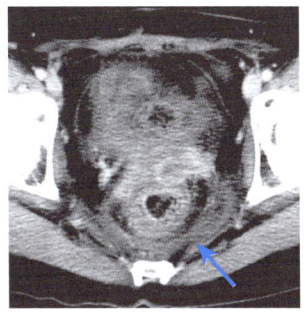

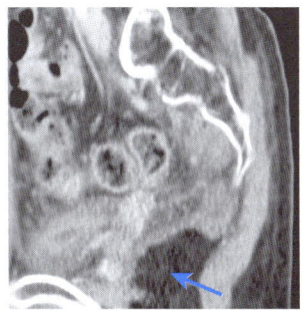

図6　単純CT像
子宮筋腫の石灰化。

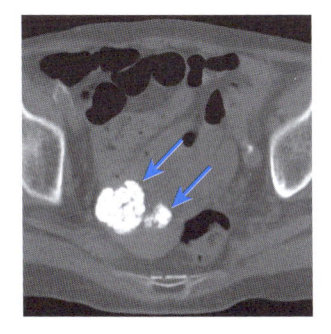

図7　造影CT像
骨盤内右側にリンパ節転移を認める。小腸内はガストログラフィンで満たされている。

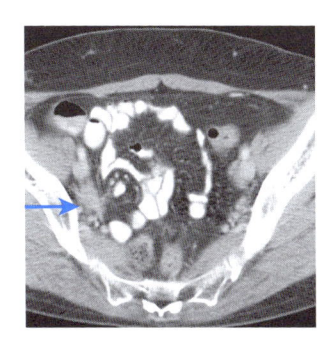

図8　PET画像①およびPET/CT画像②
子宮頸癌切除後断端部再発腫瘍。

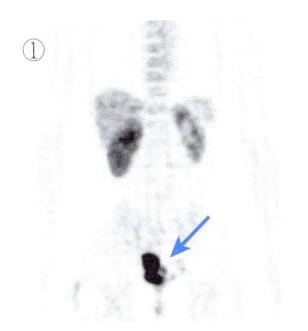

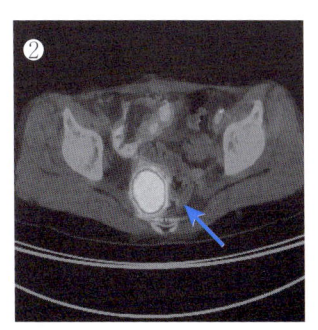

◇卵巣癌

　卵巣癌は，一般的な腫瘍の場合と同様に充実性の部位に集積することが多いが，嚢胞性病変が多いことから良・悪性の鑑別にはその利用は限界があるとされる。しかし，卵巣癌は比較的早期から腹腔内播種が生じやすいことが知られており，造影 CT や MRI で同定しにくい腹膜播種も FDG PET 検査では非常に明瞭に描出することができる【図9】。

> **Side Memo**
> **腎盂尿管造影**
> 経静脈性ヨード造影剤を用いて行う検査である。子宮頸癌の治療前後の水腎症の有無による尿管の状態を把握するために用いられる。

## Level up View

●T1 強調画像で高信号を呈する卵巣病変　奇形腫と内膜症性嚢胞と粘液性嚢胞腺腫の鑑別のためのポイント

　これらの病変は，T1 強調画像，T2 強調画像ともに高信号を示すことがある。

　奇形腫，内膜症性嚢胞はともに T1 強調画像で皮下の脂肪組織とほぼ同程度の高信号を示す。奇形腫は脂肪抑制画像の T1 強調画像で低信号を呈し，T2 強調画像で低信号を示したり，沈着物が内部の液面形成が存在する場合は内膜性嚢胞を疑う。粘液性嚢胞腺腫は，T1 強調画像で皮下の脂肪組織よりは低い高信号のことが大部分で，比較的大きな内部に隔壁を伴う腫瘤のことが多い【図 A〜C】。

**図 A　卵巣奇形腫**

①T1 強調画像，②脂肪抑制 T1 強調画像。左卵巣の腫瘤が，T1 強調画像で高信号，脂肪抑制 T1 強調画像で低信号にみえる脂肪を含有した腫瘤で，奇形腫を考える。

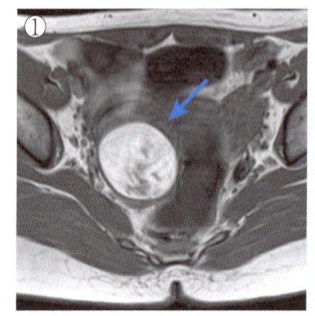

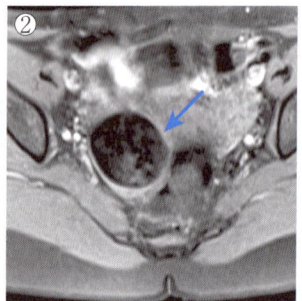

**図 B　卵巣内膜症性嚢胞**

①T1 強調画像，②脂肪抑制 T1 強調画像，③T2 強調画像。左卵巣の腫瘤はやや壁が厚く，内部信号は T1 強調画像高信号で，T2 強調画像はやや低信号である。

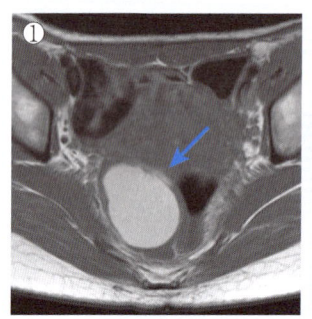

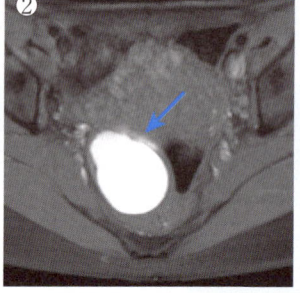

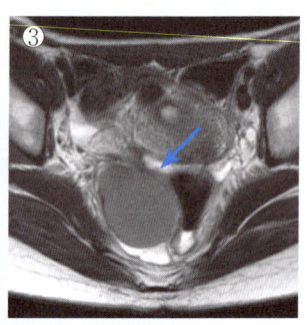

**図 C　卵巣粘液性嚢胞腺腫**

①T1 強調画像，②脂肪抑制 T1 強調画像，③T2 強調画像。左卵巣の腫瘤が，T1 強調画像で淡い高信号で多様な信号強度が混在し，脂肪抑制 T1 強調画像ではより明瞭にそれらの変化が描出されている場合は，粘液性嚢胞腺腫を考える。

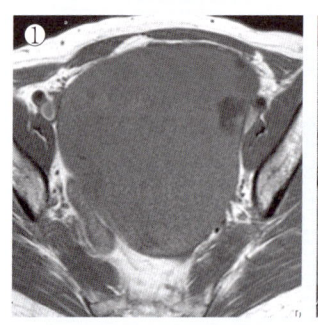

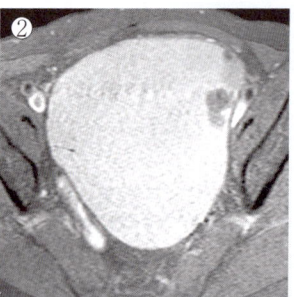

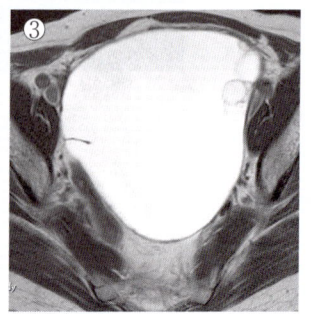

**図9 PET 画像（左）および PET/CT 画像（右）**
①右横隔膜下への腹膜播種，②骨盤内腹膜播種，③右横隔膜下への腹膜播種，④骨盤内腹膜播種。

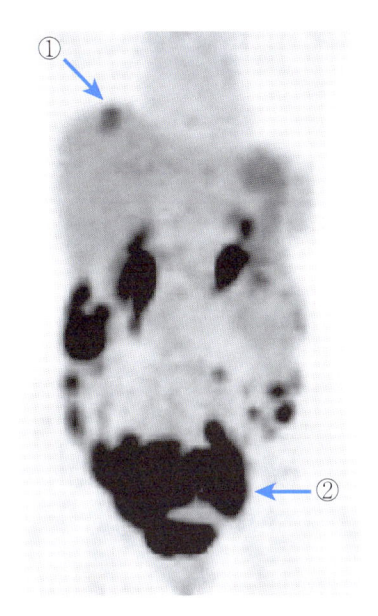

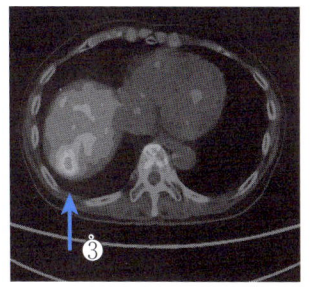

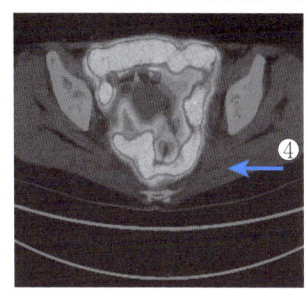

## Level up View

● **卵巣静脈**

卵巣静脈は，両側の大腰筋の腹側を走行し，右卵巣静脈は下大静脈へ，左卵巣静脈は左腎静脈へ流入する。卵巣の充実性腫瘍の場合に卵巣静脈が拡張することがあり，造影 CT あるいは MRI で卵巣静脈の同定を行うことが腫瘍の発生部位の判断に非常に有用なことがある【図 D】。

**図 D　造影 CT**
①右大腰筋の腹側に卵巣静脈の走行を認める。②卵巣粘液性嚢胞腺腫を骨盤内に腫瘤を認めるが，右腹側で拡張した卵巣静脈を認める。

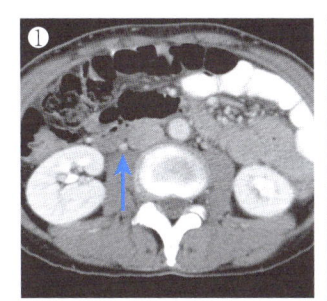

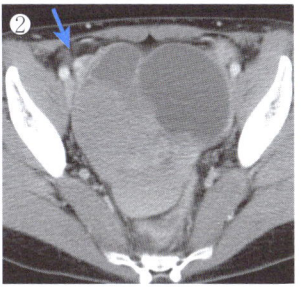

## Self Check

- [ ] MRI は優れた組織コントラストから子宮卵巣の正常解剖を明瞭に描出することができる。
- [ ] MRI の信号強度の評価は，卵巣の質的診断に有用である。
- [ ] マルチスライス CT において，再構成画像により矢状断画像，冠状断画像を用いた評価が可能である。
- [ ] PET 画像は，子宮癌や卵巣癌の腹膜播種病変や遠隔転移の病変評価に有用である。

〈小澤栄人，田中淳司〉

## I-C. 検査の基本を学ぶ

# 胎児の診察

## 胎位，胎向，胎勢，回旋とは

- 胎位：胎児の縦軸と母体の縦軸との関係。頭の位置が下か上か横か（頭位・骨盤位・横位など）【図1】。
- 胎向：背中が母体のどちらを向いているか。第1胎向は児背が母体の左側，第2胎向は児背が母体の右側にあることを示す【図2】。
- 胎勢：頭と体との関係。顎を引いているのかのけぞっているのか。のけぞっているなら，どのくらいか（後頭位・前頭位・顔位など）【図3】。
- 回旋：分娩中，児は顎を引き，回りながら下降し，最後は首を反屈させて出てくる。その過程を回旋といい，第1回旋から第4回旋までに分けられる（詳細は p.392，「正常分娩の生理と管理/回旋」参照）。
一番多い「第1（または2）前方後頭位」での分娩については，【図4】に示す。

## Leopold 触診法【図5】

母体の腹部を触診する（外診）ことで，胎児の胎位，胎向，児頭の下降度（固定・嵌入）を知る手技。4段階に分けられる。
- 第1操作：子宮底の高さ，胎位の評価。
- 第2操作：胎位，胎向の評価。羊水量の評価。
- 第3操作：胎児下降部の種類，下降度の評価。
- 第4操作：胎児下降度の評価。

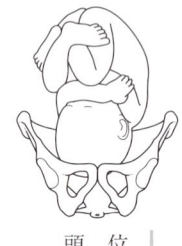

**図1 胎位**
胎児の縦軸と母体の縦軸との関係。

頭位　骨盤位　横位

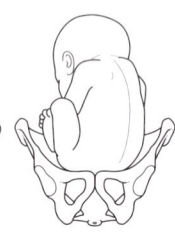

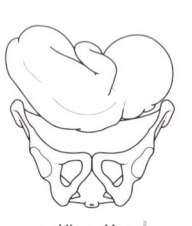

**図2 胎向**
胎児の背中が母体のどちらを向いているか。

第1胎向　第2胎向

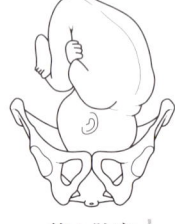

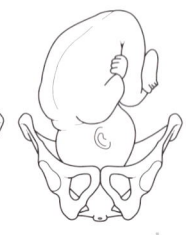

**図3 胎勢**
胎児の頭と体の関係。顎を引いているか，のけぞっているか。

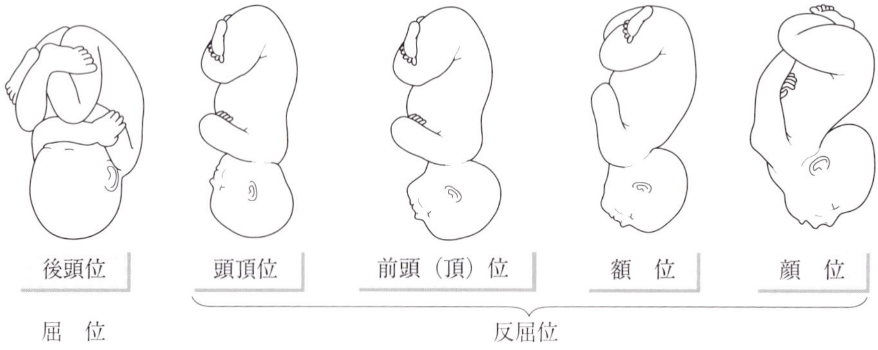

後頭位　頭頂位　前頭（頂）位　額位　顔位

屈位　反屈位

図4 胎児の状態の表現法

第1（2） ＋ 前方 ＋ 後頭位

胎向：「1」なら分娩開始時，胎児の背中が母体の左側

先進部が母体の恥骨側（つまり**前方**）に向かって回りながら下降してくる

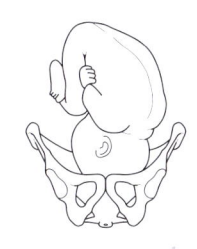

先進部がどこか。後頭位ということは顎を引いている，ということ。胎位＋胎勢を表現

第1胎向

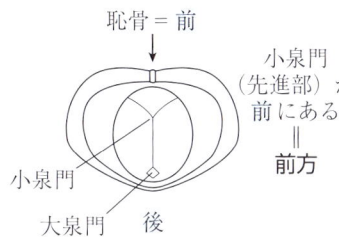

恥骨＝前
小泉門（先進部）が前にある
＝前方
小泉門
大泉門　後

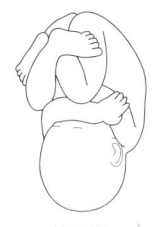

後頭位

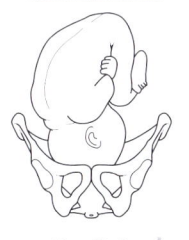

第2胎向

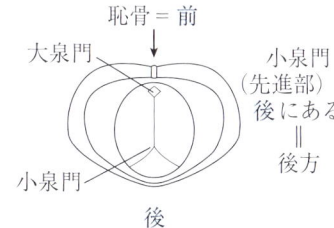

恥骨＝前
大泉門
小泉門（先進部）が後にある
＝後方
小泉門
後

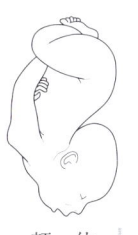

顔位

図5 Leopold触診法

母体の腹部を触診することで，胎児の胎位，胎向，児頭の下降度を知る手技。

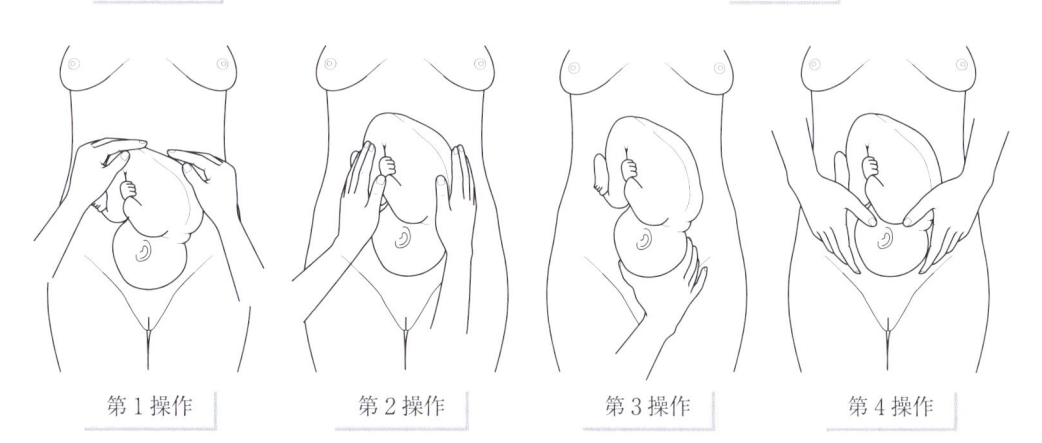

第1操作　第2操作　第3操作　第4操作

## Self Check

☐ 胎位は，胎児の縦軸と母体の縦軸との関係を示す。頭位・骨盤位・横位など。
☐ 胎向は，背中が母体のどちらを向いているかを示す。第1胎向は児背が母体の左側，第2胎向は児背が母体の右側。
☐ 胎勢は，頭と体との関係を示す。後頭位・前頭位・顔位など。
☐ Leopold触診法は，母体の腹部を触診することで，胎位，胎向，児頭の下降度を知る手技で，4段階に分けられる。

〈西林　学〉

## I-C. 検査の基本を学ぶ

# 胎児機能検査

胎児の健康状態（well-being）を知るための検査の総称である。胎児心拍数，羊水量，胎動の情報や，パルスドプラによる胎児・臍帯などの血流情報も用いられる。基本になる胎児心拍数の表記用語を【表1】に示す。

## ノンストレステスト（NST）【図1】

胎児の well being を知るのにまず行うべき検査である。胎動と胎児心拍の関係をみる。胎動があると，生理的に一過性頻脈を呈するのが正常の反応である【図2】。陣痛（子宮収縮）のない，すなわち胎児にストレスのかかってない状況での胎児の反応をみることで，well-being を確認する検査である（異常所見については p.418，「胎児機能不全」参照）。

【図2】のパターンは reactive pattern とよばれるが，一般に心拍基線が 110bpm 以上 160bpm 以下，基線細変動 6bpm 以上 25bpm 以下，一過性頻脈は 15 秒以上，15bpm 以上（妊娠 32 週未満では 10 秒以上，10bpm 以上）の所見を示すものを正常のパターン reassuring とする。基線細変動を伴う一過性変動徐脈や遅発一過性徐脈の頻発，sinusoidal pattern の出現するパターンは異常パターンであり，胎児の低酸素血症やアシドーシスと関連する。

心拍モニタでは正常以外がすべて胎児の状況が悪いことを示すわけではないので正常

NST：non-stress test（ノンストレステスト）

bpm：beat per minute（拍/分，心拍数）

### 表1 胎児心拍数の表記用語

1. 胎児心拍数基線（FHR baseline）
   ①正常（整）脈（normocardia）：110～160bpm
   ②徐脈（bradycardia）：＜110bpm
   ③頻脈（tachycardia）：＞160bpm
2. 胎児心拍数基線細変動（FHR baseline variability）
3. 胎児心拍数細変動（FHR variability）
4. 胎児心拍数一過性変動（periodic or episodic change of FHR）
   ①一過性頻脈（acceleration）
   ②一過性徐脈（deceleration）
   ・早発一過性徐脈（early deceleration）
   ・遅発一過性徐脈（late deceleration）
   ・変動一過性徐脈（variable deceleration）
   ・遷延一過性徐脈（prolonged deceleration）

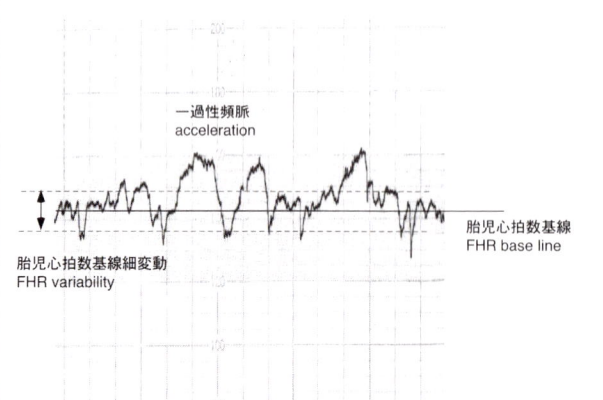

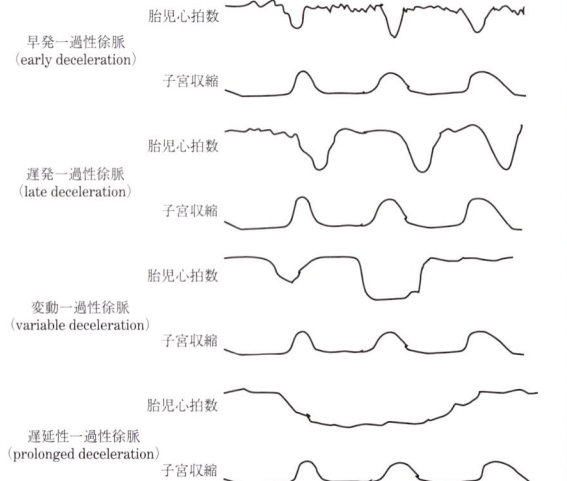

FHR：fetal heart rate（胎児心拍数）

reassure 以外の心拍パターンを non-reassuring と表記することになった。

　胎動に反応して一過性頻脈のみられないもの non-reactive NST とよぶが，妊娠中期以降は 20 ～ 40 分の胎児の active-quiet（REM-nonREM）の睡眠リズムがみられるので，一過性頻脈がみられない場合は持続的なモニタリングが必要になる。

図 1　ノンストレステスト（NST）

胎児心拍数陣痛図記録装置（GG）
陣痛用プローブ
記録紙
胎児心拍用プローブ

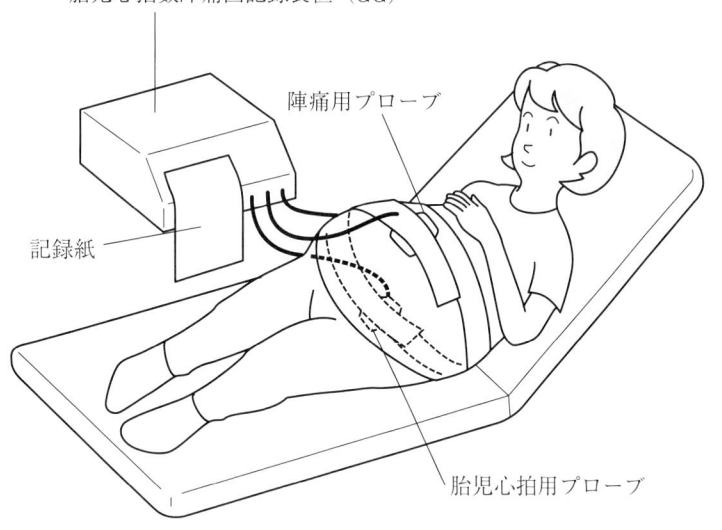

図 2　胎児心拍数図

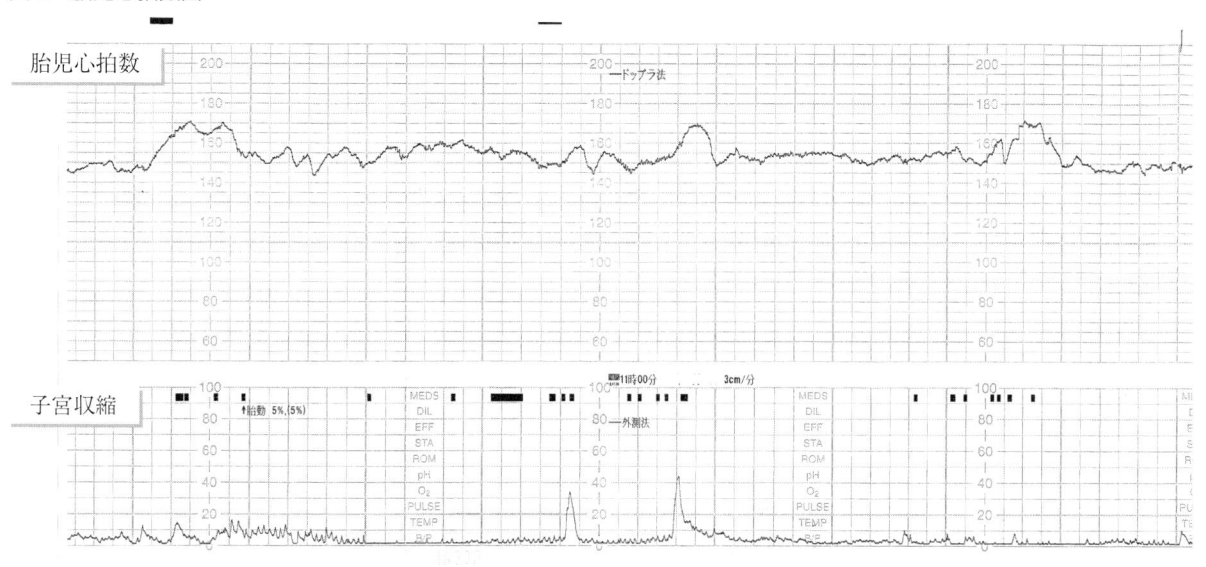

胎児心拍数

子宮収縮

◆ reassuring とは

　心拍数図の評価は一種のパターン認識で行われている。心拍数パターン評価は胎児の状況がよいことを判断する目的としてその精度は高いが，胎児の状況が悪いことを評価する指標として用いるには問題が多いことが指摘されている。すなわち，心拍数の基線，細変動が正常で一過性頻脈を認める場合は胎児の状況は reassure（安心である）ことが示されるが，それ以外では評価は難しい場合があるということである。したがって non-reassuring といわれる状況にはさまざまな段階が存在することになる【図3】。現時点で胎児の状況が明らかに悪いことに関してほぼコンセンサスが得られているのは基線細変動の消失した，遅発一過性徐脈，変動一過性徐脈や持続性徐脈と正弦波用パターン（sinusoidal pattern）とされる。

## コントラクションストレステスト（CST）

　NSTで潜在的な胎児の状況悪化（低酸素血症の可能性）が疑われる場合に，薬剤や乳頭刺激などで子宮収縮を誘発し，陣痛と胎児心拍の関係を記録する。ストレスをかけることで胎児予備能を調べる。子宮収縮の誘発により変動一過性徐脈，遅発一過性徐脈などの異常心拍所見が現れたものを CST 陽性とする。状況により急速遂娩あるいは帝王切開の適応となる。

CST：contraction stress test（コントラクションストレステスト）

## BPS

　BPSは，Manning らにより提唱された方法で，胎児心拍所見に胎児呼吸様運動（FBM），胎動，筋緊張，羊水量の情報を加えたスコアリング法【表2】である。心拍以外の情報は胎児の未熟性の影響が少ないとされ，NSTのバックアップテストとして有用とされる。妊娠週数に関するパラメーターがないこと，心拍数の異常の有無，FBMの有無などを同じ重みでポイント化しているなど，病態生理学的評価法としては問題が多いと思われるが，胎児 well-being の臨床的スクリーニング法として有効な手法である。10点を正常とし，羊水量正常の8点は10点と同様に扱う。羊水量減少であれば分娩を考慮する。

BPS：biophysical profile score（バイオフィジカルプロファイルスコア）

FBM：fetal breathing movement（胎児呼吸様運動）

図3　心拍数図の評価

| 胎児の状況 | | 心拍パターン | |
|---|---|---|---|
| 正常 | 良好 | 基線，基線細変動　正常　一過性頻脈を認める | reassuring |
| | | さまざまなパターンを示す | non-reassuring |
| 低酸素血症 | 悪化 | | |
| 低酸素症 | 病的 | | |
| アシドーシス | | 基線細変動の消失した　遅発一過性徐脈　変動一過性徐脈　sinusoidal pattern | non-reassuring abnormal pattern |

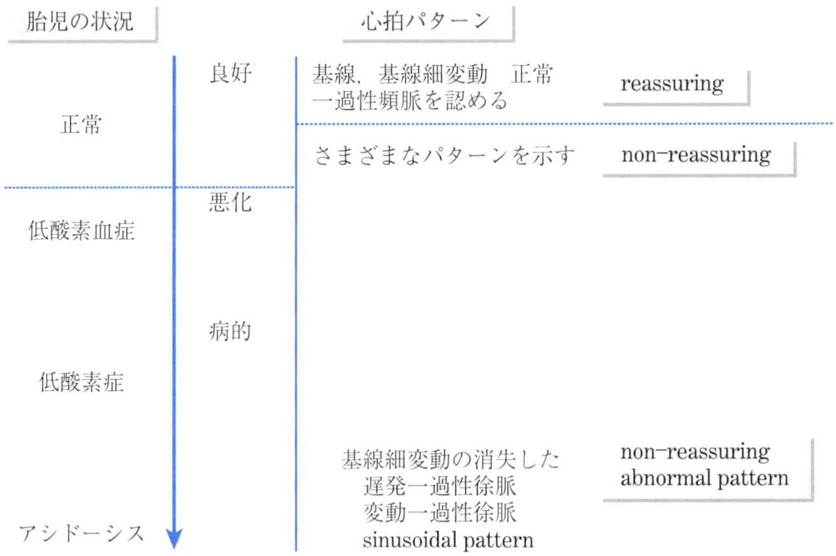

## 臍帯穿刺

侵襲的な胎児検査法である。超音波診断装置で観察しながら穿刺針で母体の皮膚から子宮壁を通して臍帯静脈を穿刺する。

### ◆ 胎児採血

血液検体から解析可能な検査項目が適応であるが、検査にリスクが伴うので他の検査で代用できず必要性の高いものが適応となる。胎児の低酸素状態などの胎児機能不全の判断は超音波 Doppler 法や胎児心拍モニタリングなどの非侵襲的手段で対応する。

### ◆ 胎児治療

胎児貧血などの治療として臍帯穿刺を行い胎児に輸血を行うことがある。

### Side Memo
**胎児胎盤機能検査**
胎児胎盤機能を間接的に評価する生化学的検査法として母体尿中 $E_3$（estriol），hPL（human placentallactogen）の測定が行われた。BPS，血流計測や心拍モニタリングのほうが胎児の状況をリアルタイムかつ直接的・定量的に評価できることから，$E_3$・hPL の臨床的意義はうすれ現在ではほとんど用いられない。

表2　BPS

| 項目 | 正常（2点） | 異常（0点） |
|---|---|---|
| NST | 20～40分の観察で，15bpm 以上かつ15秒以上の一過性頻脈が2回以上 | 20～40分の観察で，15bpm 以上かつ15秒以上の一過性頻脈が1回，もしくは認められない |
| FBM | 30分間の観察で，30秒以上持続する胎児呼吸様運動が1回以上認められる | 30分間の観察で，30秒以上持続する胎児呼吸様運動が認められない |
| 胎動（gross fetal body movement） | 30分間の観察で，胎児体幹や四肢の運動を3回以上認める（連続した運動は1回と数える） | 30分間の観察で，胎児体幹や四肢の運動が2回以内 |
| 筋緊張（fetal tone） | 30分間の観察で，四肢の伸展とそれに引き続く屈曲運動，もしくは手の開閉運動を1回以上認める | 30分間の観察で，四肢の伸展屈曲もしくは手の開閉運動を認めない |
| 羊水量（amniotic fluid volume） | 羊水ポケットが2cm 未満 | 羊水ポケットが2cm を超える |

### Basic Point　physiology

● 心拍制御の生理学

胎児心拍数の増減，そのパターンで胎児の well-being をみることになるが，胎児心拍の増加には交感神経（β）と低下には迷走神経が関与する。通常は主に圧受容体による反応であるが，低酸素刺激には化学受容体反射による迷走神経径による心拍低下，交感神経系からのカテコラミンによる修飾が加わることになる。胎児低酸素症の心拍所見として臨床的には基線細変動（variability）の低下の所見が重要視される。

## Self Check

- □ 胎動に伴う一過性頻脈がみられれば胎児の well-being が確認できる。
- □ 羊水量は胎児 biophysical scoring における重要な所見である。
- □ non-reassure とされる所見にはさまざまな段階がある。

〈篠塚憲男〉

## I-C. 検査の基本を学ぶ

# 産科超音波検査

## 超音波検査の目的

### ◆ 妊娠初期
①妊娠の確定診断
②妊娠週数・分娩予定日の診断
③異常妊娠・多胎妊娠の診断
④胎児異常の診断
⑤子宮および付属器の異常の診断

### ◆ 妊娠中期以降
①胎児発育診断
②胎児 well-being（健康状態）の診断，胎児機能検査，超音波ドプラ法
③胎児異常の診断
④子宮頸管の観察

## 妊娠の確定診断

　子宮内に胎嚢（GS）を証明する。エコーによりGSがあると認識できるようになるのは，早くても4週の後半であり【図1】，ヒト絨毛性ゴナドトロピン（hCG）が陽性でも，GSが確認できない時期が存在する。妊娠5週（受精後3週）には正常の経過であれば100% GSが確認できるはずである。6週以降は卵黄嚢（york sac）と胎芽心拍が確認される。

GS：gestational sac（胎嚢）

hCG：human chorionic gonadotropin（ヒト絨毛性ゴナドトロピン）

## 妊娠週数・分娩予定日の診断【図2, 3】

　妊娠週数・分娩予定日が不明確であれば，その後の胎児発育評価が意味をなさない。分娩予定日は最終月経から算出するのが基本であるが，妊娠初期の胎芽の発育には個体差がほとんどないとされているため，経腟エコーによる頭殿長（CRL）を計測し【図4】，臨床上必要と考えられる場合には，CRLの計測値などを参考として妊娠週数（予定日）の修正を行う。

CRL：crown-rump length（頭殿長）

## 胎児発育診断

　基本的な胎児の計測断面【図5】で計測を行い，以下の式で推定胎児体重（EFW）を計

EFW：estimated fetal weight（推定胎児体重）

図1　胎嚢

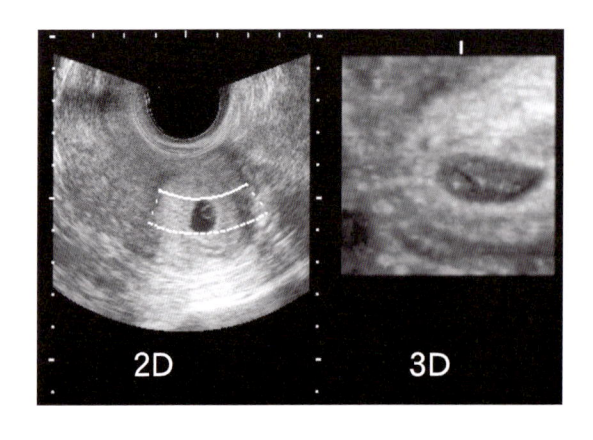

2D　　　　　3D

図2 GS, CRL, BPD 妊娠週数の関係
（平均 ± 1.5SD）

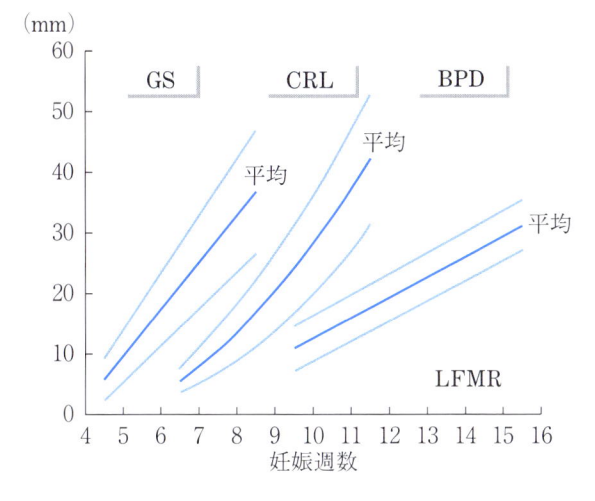

GS　　CRL　　BPD

平均

平均

平均

LFMR

妊娠週数

図3 BPD と妊娠週数
（平均 ± 1.5SD）

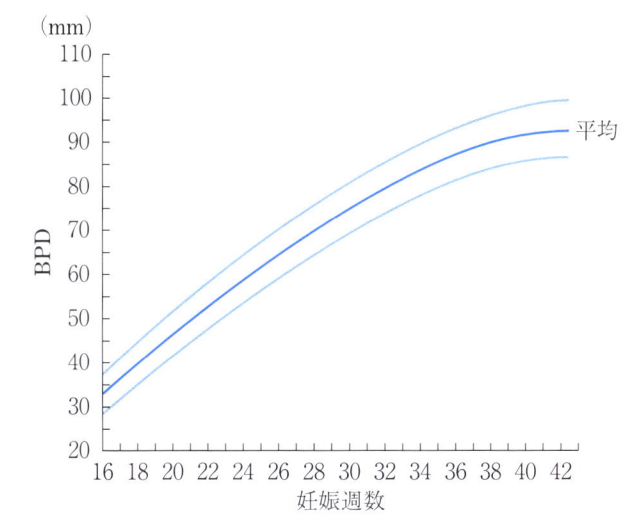

平均

BPD

妊娠週数

図4 CRL の計測

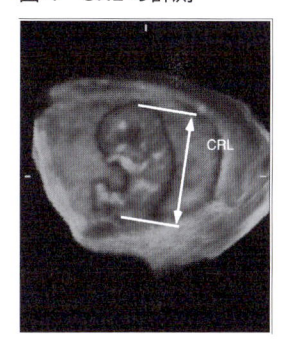

CRL

図5 超音波による胎児基本計測部位

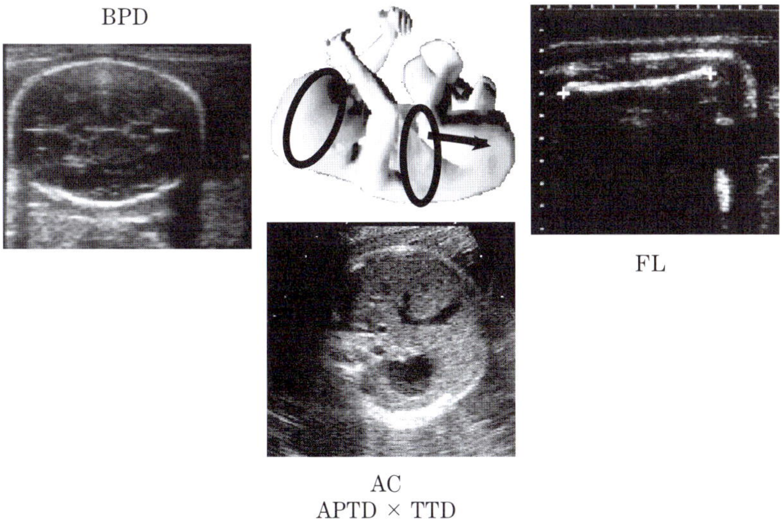

BPD

FL

AC
APTD × TTD

算する。

$$EFW = 1.07 \times BPD^3 + 3.42 \times APTD \times TTD \times FL$$
$$EFW = 1.07 \times BPD^3 + 0.30 \times AC^2 \times FL$$

EFW はその絶対値だけでなくその週数における分布，偏差値（SD）で評価する。

EFW の基準値（子宮内発育曲線）を【図6】に示す。また，胎児の発育には個体差があることや，超音波計測には必然的に 10% 程度の誤差が伴うことを理解しておく。

◆ 血流ドプラ検査

◇ 原理

超音波反射波が対照の相対的運動によりその周波数が変化するというドプラ効果を応用し，血流速度を計測する【図7】。胎児では主に臍帯動静脈，中大脳動脈などの血流計測が行われる。収縮期血流速度，拡張期血流速度，平均速度から，RI や PI などの指標を計算する【図8】。臍帯血流波形の RI（resistance index），や PI（pulsatility index）値の上昇や拡張期血流の途絶・逆流は胎児状況の悪化を示す指標とされる。

## 胎児発育異常

子宮内外の種々の要因【表1】により胎児発育不全（FGR）が発症する。FGR は周産期死亡率，罹患率，長期予後などの臨床上の諸問題から，FGR を的確に予測，診断する目的で上記の EFW が用いられる。妊娠 20 週前後の時期に多少時間をかけて胎児の観察を行うことで多くの胎児の形態異常・奇形のスクリーニングも可能である。

## 胎盤・羊水量の診断【図9】

低置・前置胎盤は周産期における大量出血の要因となるため，エコーによる胎盤の位置を同定は重要である。妊娠中期以降の羊水は胎児尿に由来し，羊水量は胎児 well-being や胎児異常の指標として重要である。羊水の量を数量化して評価するのは現実的には難しいが，より客観的に表す方法として羊水腔を計測する方法がある。羊水腔のうち最大ポケットを描出しその部位の垂直長を測定して，8cm 以上なら羊水過多，2cm 以下なら過少と判断する。誤差やばらつきを少なくするため 4 カ所で羊水腔を計測し，それぞれの羊水腔の垂直距離を計測し合計した AFI（amniotic fluid index）を算出する方法もある。AFI が 25cm 以上ならば羊水過多と，5cm 以下なら過少と判断する。

BPD：biparietal diameter（大横径）

APTD：antero-posterior trunk diameter（躯幹前後径）

TTD：transverse trunk diameter（躯幹横径）

FL：femur length（大腿骨長）

AC：abdominal circumference（腹囲）

SD：standard deviation（標準偏差値）

RI：resistance index

PI：pulsatility index

FGR：fetal growth restriction（胎児発育不全）

AFI：amniotic fluid index

図6　子宮内胎児発育曲線（EFW 基準曲線）

± 2.0SD の範囲に 95.4%，± 1.5SD の範囲に 86.6% の AFD が含まれる基準値。

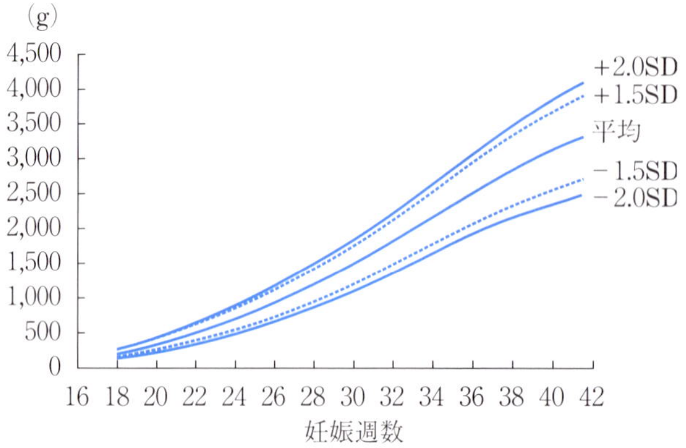

AFD：appropriate for date（正期産正常体重出生児）

## 子宮頸管の観察

早産予知・予防に関連して子宮頸部の頸管の長さを測ることの有用性が報告されている。

図7 血流ドプラ検査

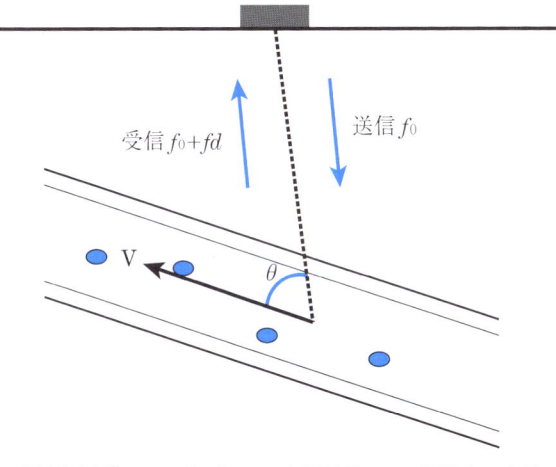

$f_0$：送信周波数，$fd$：ドプラシフト周波数，$C$：組織内の音速，$V$：血球の速度，$\theta$：超音波ビームと血流方向のなす角度

$fd = 2V\cos\theta \cdot f_0 / C$

図8 血流計測

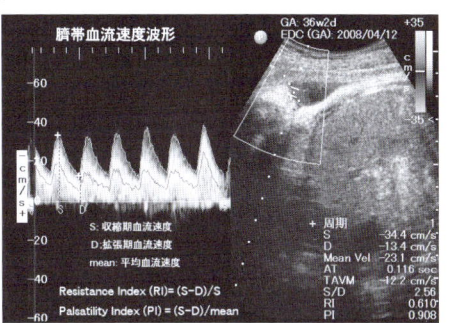

表1 FGRの要因

母体側要因
　環境因子
　・栄養
　・社会要因
　・薬物使用
　・喫煙
胎児側要因
　・先天異常・奇形
　・遺伝・染色体異常
　・子宮内感染
母児双方の要因
　・妊娠高血圧腎症
　・母体合併症・妊娠合併症
　・胎盤異常

図9 AFIと妊娠週数

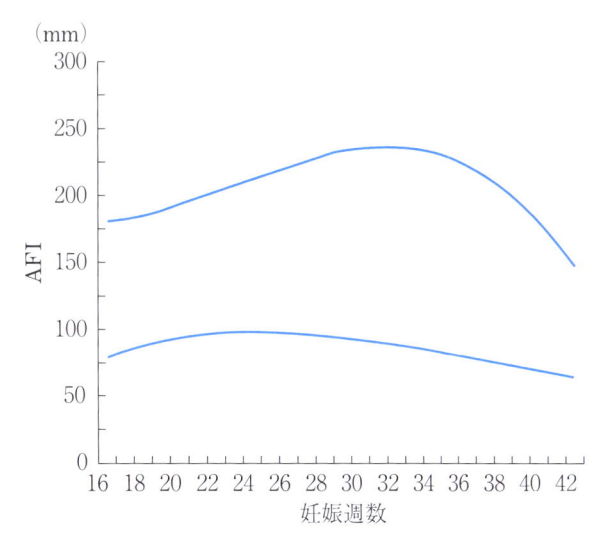

## Self Check

☐ 妊娠初期の胎芽の大きさにはほとんど個体差はない。
☐ 胎児発育の診断はエコーによる計測，体重推定によって行われる
☐ FGRは母体・胎児側などさまざまな要因によって発症する。

〈篠塚憲男〉

## I-C. 検査の基本を学ぶ／妊産褥婦の診察と検査

# 妊娠の診断と妊婦管理

## 妊娠の診断

月経の遅延を契機に妊娠を疑い産婦人科を受診することが多く，主にヒト絨毛性ゴナドトロピン（hCG）検出と超音波検査（USG）により妊娠が診断される。

### ◆ hCG 検出（妊娠反応）

受精卵（胚）が子宮内膜に着床し，形成された絨毛から hCG が分泌される。酵素イムノアッセイ（EIA）を用いた市販の尿中 hCG 測定キットでは，月経予定日頃の妊娠4週（基礎体温で高温相持続 14～15日目）には 25IU/L が陽性となる。hCG が異常高値となる絨毛性疾患（胞状奇胎など）ではプロゾーン（反応阻止帯）現象により偽陰性となる場合がある。

### ◆ 妊娠初期の経腟超音波検査

妊娠4週後半～5週（血中 hCG 値 500IU/L 以上）になると，脱落膜化した子宮内膜内に高輝度の輪郭（white ring）をもつ胎嚢（GS）が確認され【図1①】，続いて GS 内に卵黄嚢（yolk sac）がみられる。6週頃には，ほとんどで胎児心拍が 100拍/分（bpm）前後で確認される【図1②】。妊娠8～9週には頭部と体幹が区別でき，心拍数は 180bpm 前後まで一時的に上昇する。hCG 値上昇，GS 径の拡大，胎児心拍数の増加などは妊娠予後の評価に重要である。hCG 値は上昇するが，子宮内に GS を確認できない場合は子宮外妊娠を疑い厳重な管理を行う。子宮内腔の貯留液が pseudo GS として観察されることもあり注意深く観察する。胞状奇胎では子宮内に高輝度の囊胞像がみられる。

## 妊娠週数・分娩予定日の確定

妊娠初期に正確な妊娠週数を確定しないと，その後の胎児発育の評価が困難になる。最終月経初日を0日として，満280日（40週0日）を分娩予定日とする。しかし，月経開始日から排卵日（≒受精日）までの日数には個人差があり，基礎体温の低温相最終日を排卵日（14日）とし，266日を加えて分娩予定日を算定したほうが正確である。実際には，岡林式妊娠暦【図2】や妊娠暦計算機を利用して算出する。また，妊娠8～11週（頭殿長（CRL）が 14～35mm の頃）に，CRL 値から算定した妊娠週数，分娩予定日も信頼性が高い【図3】。

---

Side Memo
妊娠反応と妊娠の診断

Side Memo
妊娠時期の診断

hCG：human chorionic gonadotropin（ヒト絨毛性ゴナドトロピン）

USG：ultrasonography（超音波検査）

EIA：enzyme immunoassay（酵素イムノアッセイ）

GS：gestational sac（胎嚢）

bpm：beat per minute（拍/分，心拍数）

CRL：crown-rump length（頭殿長）

---

### 図1 妊娠初期の超音波画像
①：妊娠5週。高輝度のリング状エコー（white ring）に囲まれた胎嚢。その周辺の低輝度のエコーは粘液や血液などの液体貯留。②：妊娠6週。胎嚢の中に，数 mm の胎芽とリング状の卵黄嚢が見える（左：B モード画像）。胎芽の心拍動を2拍分計測して，心拍数は 119bpm と算出される（右：M モード画像）。

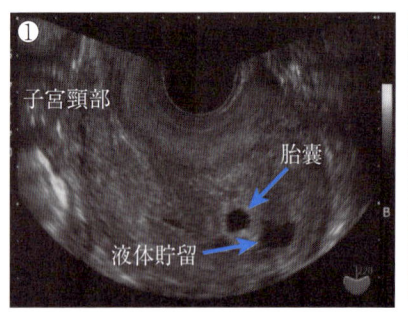

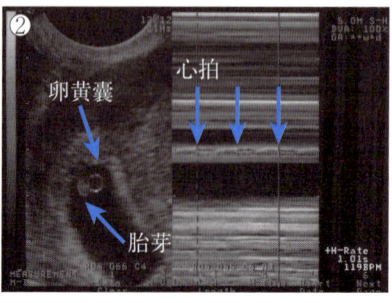

### 図2 岡林式妊娠暦による妊娠週数・分娩予定日の算定
4月10日に最終月経が開始，あるいは4月24日に排卵が推測される場合には，このように合わせて，現在の妊娠週数を算定する。また，40週0日の日付が分娩予定日となる。

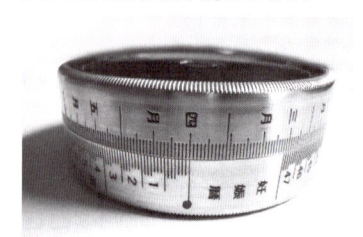

妊娠12〜20週に初めて受診した場合は，児頭大横径（BPD）値から算定するが精度は低くなる．妊娠週数と妊娠区分，trimesterとの関係を示す【図4】．

## 妊娠届，母子健康手帳，妊婦健康診査

法律に基づいた種々の妊産婦の保護規定があり，妊娠届，母子健康手帳，妊婦健康診査（妊婦健診）などが行われている【表1】．

### ◆ 妊娠の届出および母子健康手帳の交付

市町村長（政令指定都市の場合は保健所長を経由して市長）に妊娠の届出をすることが義務づけられており，市町村からは母子健康手帳が交付される．母子健康手帳（一部の市町村

BPD：biparietal diameter（児頭大横径）

**Side Memo**
**産休制度**
労働基準法第65条は，産前産後の休業期間を定めている．使用者は，出産予定日の6週間（多胎妊娠の場合14週間）以内に，女子が休業を請求した場合，就業させてはならない．また，産後8週間を経過しない女子を就業させてはならない．ただし，産後6週間を経過した女子が請求した場合，医師が支障がないと認めた業務に就かせることは，差し支えない．

図3 妊娠週数の確定
妊娠9週相当の胎児．CRLは胎児（胎芽）矢状断，軽度の自然屈曲位で計測する．CRL値から算定した妊娠週数が，最終月経から算出した妊娠週数より4日以上小さい場合は，妊娠週数，分娩予定日を修正する．妊娠週数を進める場合は注意が必要（月経10日目より前に排卵することはまれなため）．

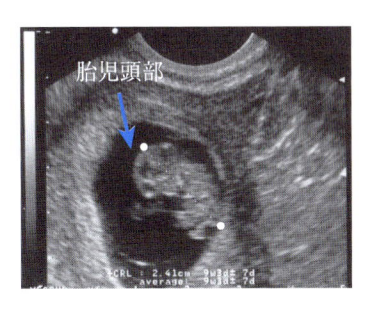

図4 妊娠週数，妊娠区分，trimesterの関係

| 妊娠週数（週） | 0 | 1 | 2 | 3 | 4 | 5 | 6 | 7 | 8 | 9 | 10 | 11 | 12 | 13 | 14 | 15 | 16 | 17 | 18 | 19 | 20 | 21 | 22 | 23 | 24 | 25 | 26 | 27 | 28 | 29 | 30 | 31 | 32 | 33 | 34 | 35 | 36 | 37 | 38 | 39 | 40 | 41 | 42 | 43 |
|---|---|---|---|---|---|---|---|---|---|---|---|---|---|---|---|---|---|---|---|---|---|---|---|---|---|---|---|---|---|---|---|---|---|---|---|---|---|---|---|---|---|---|---|---|
| 妊娠月数（か月） | | 1 | | | | 2 | | | | 3 | | | | 4 | | | | 5 | | | | 6 | | | | 7 | | | | 8 | | | | 9 | | | | 10 | | | | 11 | | |
| 胎齢（週） | | | 0 | 1 | 2 | 3 | 4 | 5 | 6 | 7 | 8 | 9 | 10 | 11 | 12 | 13 | 14 | 15 | 16 | 17 | 18 | 19 | 20 | 21 | 22 | 23 | 24 | 25 | 26 | 27 | 28 | 29 | 30 | 31 | 32 | 33 | 34 | 35 | 36 | 37 | 38 | 39 | 40 | 41 |
| 妊娠区分 | ←妊娠初期→ | | | | | | | | | | | | | | | ←妊娠中期→ | | | | | | | | | | | | ←妊娠後期→ | | | | | | | | | | | | | | | | |
| trimester | ←first trimester→ | | | | | | | | | | | | | | | ←second trimester→ | | | | | | | | | | | | ←third trimester→ | | | | | | | | | | | | | | | | |
| 分娩 | | | | | | | | | | | | | 流産 | | | | | | | | | | | 早産 | | | | | | | | | | | | | 正期産 | | | | | | 過期産 |

表1 妊産婦に関連する法律

| |
|---|
| 母子保健法（1965年制定）<br>母子保健に関する知識の普及，妊産婦と乳幼児を対象とした保健指導と健康診査，妊娠の届出と母子健康手帳の配布，妊産婦および新生児や未熟児への訪問指導，低出生体重児の届出，養育医療，母子保健センターの設置が定められている． |
| 労働基準法（1947年制定）<br>生理日休暇などの母性保護．妊産婦の危険有害業務制限，産前産後休業，時間外労働制限，育児時間などの事項が定められている． |
| 雇用の分野における男女の均等な機会及び待遇の確保等に関する法律（1972年制定）<br>雇用における男女の平等に加え，女性労働者の母性専重として，婚姻や妊娠，出産を理由とする解雇の禁止，再就職の援助，妊娠中・出産後の保健指導や健康診査の時間確保が定められている． |
| 母体保護法（1996年優生保護法から改正）<br>改正により，「不良な子孫の出生を防止する」という文言が削除され，胎児側の理由による人工妊娠中絶は認められなくなった．不妊手術や人工妊娠中絶の実施・届出，受胎調節，受胎調節実施指導員制度，受胎調節指導のために必要な医薬品の販売が定められている． |
| 戸籍法（1947年制定）<br>出生後14日以内に出生地の市町村長へ届出義務． |
| 死産の届出に関する規程（1946年制定）<br>妊娠満12週以後のすべての死産の届出義務． |

では，親子手帳）【図5】は，母子の健康と成長の記録，妊娠と育児に関する指導書，児の予防接種の記録でもある。

母子健康手帳には，妊娠初期に施行される血液型検査，梅毒血清検査，B型肝炎抗原検査などを記載する欄がある。また，妊婦健診ごとの診察日，妊娠週数，子宮底長，腹囲，血圧，浮腫，尿蛋白，浮腫，その他特に行った検査，体重，特記指示事項，施設名または担当者名，さらに，出産時の母子の状態や出産場所，分娩取扱者の氏名，その後の母子の健診所見などが記載される。

◆ 妊婦健康診査（妊婦健診）

妊婦健診では，胎児発育や妊婦の生理的変化の観察，偶発合併症や産科異常の早期発見，分娩方法の選択などが行われる。妊婦の医学的・社会的リスク因子の把握は重要である。安全性と医療効率とを確保するため，高リスク妊婦は新生児集中治療室（NICU）などのある中核病院で，低リスク妊婦は周辺の診療所で管理するなど，周産期オープンシステムなどでリスクスコア調査票が利用されている。

妊娠初期の各種検査【表4】，妊婦健診時の体重，血圧，尿蛋白・糖，浮腫，腹囲，子宮底長などは母子健康手帳に記載される。また，胎児心音の聴取，妊娠中期以降は，Leopold手技による4段の触診法で胎位，胎向，胎勢を把握，36週頃からは，子宮口の開大，展退，硬さ，児頭下降度なども診察する。

### Side Memo

厚生労働省児童家庭局長通知により，正常妊婦の妊婦健診は，妊娠23週までは4週間ごと，妊娠24～35週は2週間ごと，妊娠36週以降は1週間ごとに行われる（計14回程度。リスクの低い妊婦に対しては，フランスでは7回，オランダでは12回，フィンランド，ノルウェー，米国では14回程度の健診が勧められているが，適切な健診頻度に関する明確なエビデンスはない。

NICU：neonatal inensive care unit（新生児集中治療室）

図5 母子健康手帳

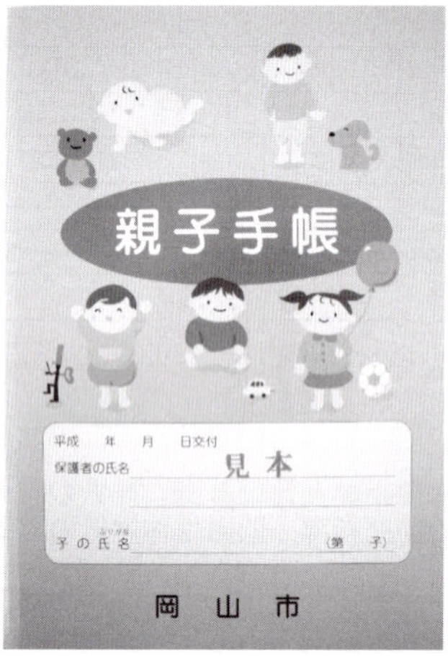

### Level up View

●従来の妊婦健診に追加される検査

妊婦健診で，妊娠20週頃には経腟超音波検査による前置胎盤や子宮頸管の短縮・開大の確認，妊娠34～36週には腟，会陰，肛門内のGBS（group B streptococcus：B群溶連菌）の検査，妊娠36週頃からはNST（non-stress test：ノンストレステスト）による胎児well-beingの評価を行う施設が増加している。近年，USGにより胎児発育，羊水量，胎位などが評価されることが多く，腹囲，子宮底長の測定や触診法の意義は低下している。

表4 妊娠初期に施行される検査

| 実施すべき項目 |
| --- |
| 血算（ヘモグロビン，ヘマトクリット，血小板数，白血球数） |
| ABO式血液型，Rh式血液型，間接Coombs試験（不規則抗体スクリーニング） |
| HBs抗原，HCV抗体，梅毒スクリーニング，風疹抗体（HI） |
| 実施が勧められる項目 |
| HIV抗体 |
| 血糖値 |
| 実施を考慮すべき項目 |
| HTLV-1抗体 |
| トキソプラズマ抗体，サイトメガロウイルス抗体検査 |
| 出血時間，凝固系検査 |
| 子宮腟部細胞診，子宮頸管の性器クラミジア核酸検査 |

HBs：hepatitis B virus surface（B型肝炎表面）
HCV：hepatitis C virus（C型肝炎ウイルス）
HI：hemagglutination inhibition（血球凝集抑制反応）
HTLV：human T cell leukemiq virus（成人型T細胞白血病ウイルス）

注）HIV抗体検査は，偽陽性や陽性の場合の説明ができる体制で説明と同意のもと行われる。HTLV-1抗体検査は，保有者頻度の地域差（日本の南西部，離島などで高率）も考慮して対応されている。また，母乳による感染のため妊娠中期以降のスクリーニングでも可。

## Level up View

### ●多胎妊娠の膜性診断

多胎の場合は，妊娠初期（妊娠11週頃まで）のほうが，膜性診断は容易である【図A】。DD (dichorionic-diamniotic：二絨毛膜性二羊膜性) 双胎，MD (monochorionic-diamniotic：一絨毛膜性二羊膜性) 双胎，MM (monochorionic-monoamniotic：一絨毛膜性一羊膜性) 双胎の順に発生頻度は低下し，胎児リスクは上昇する。妊娠初期に一方が枯死卵や胎芽死亡となった場合はバニシングツイン（vanishing twin）とよばれる。

### 図A 多胎妊娠の超音波画像

①：DD双胎。胎嚢が2つ確認できる。②：三絨毛膜性三羊膜性三胎。不妊治療（排卵誘発）による妊娠例。③，④：MD双胎。胎嚢が1つでも，卵黄嚢や心拍が1つかどうかをよく観察する。妊娠初期には羊膜の確認が困難で，MD双胎とMM双胎との区別が困難な場合もある。

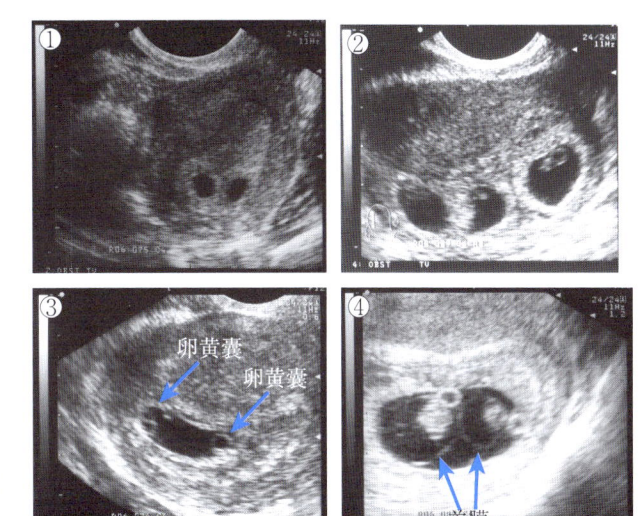

## Self Check

- [ ] 初期妊娠の予後評価は，尿中あるいは血中hCG値の推移と経腟超音波画像により行う。
- [ ] 妊娠8〜11週にはCRL値から妊娠週数を算定して，必要なら修正する。
- [ ] 母子保健法に基づき，妊娠の届出，母子健康手帳の配布，妊婦健康診査が行われる。
- [ ] 妊娠初期のリスク因子の把握は重要であり，血算，血液型，間接Coombs試験，各種感染症などの検査も行われる。
- [ ] 妊娠20週頃には経腟超音波検査による前置胎盤や子宮頸管の短縮・開大の確認が行われる。

〈中塚幹也〉

# I-C. 検査の基本を学ぶ／妊産褥婦の診察と検査

# 産婦の診察と検査

　分娩とは，妊娠している女性から胎児およびその付属物がその女性の体外に排出される事象である。陣痛の発来をもって分娩が開始したとみなされる。ここでいう陣痛の発来とは，周期的で胎児娩出まで続く子宮収縮で，周期が10分以内，または1時間に6回の頻度になったもの，と定義されている。ある女性において分娩が進行中の場合，この女性を「妊婦」から区別して「産婦」とよぶ。産婦の診察とは，分娩の進行の管理を中心に進められることになる。

　分娩の進行に関係する因子は，娩出力，産道，および胎児であり，これら3つを分娩の三要素とよぶ。このうち，娩出力は主として子宮収縮による力学的因子であり，主として外診および胎児心拍教陣痛図（CTG）中の陣痛モニタにより評価される。それに対して産道と胎児は，刻々と変化する形態的因子であり，主として内診により評価される。これら古典的三要素に，さらに胎児のwell-beingが加味されて，分娩管理方針が決定される。

CTG：cardiotocogram（胎児心拍教陣痛図）

## 娩出力

　子宮収縮と娩出時の産婦による努責（いきみ）からなる。子宮収縮を外診により評価する方法は，介助者が手掌を母体の腹壁上において子宮が硬くなるのを触診して観察する。このときに産婦は痛みを感じるのが通常であり，「陣痛」とよばれる理由である。また，子宮収縮が周期的にみられるようになった状況で，子宮収縮の起こっている状態を陣痛の「発作」，子宮収縮の起こっていない状態を陣痛の「間欠」という。

　子宮収縮のCTGによる評価には，腹壁上にトランスデューサを固定して計測する外測法と，経腟的に子宮腔内に水圧計を設置して計測する内測法がある。内測法では水圧の絶対値を知ることができるが，感染防御および簡便性の点から外測法が行なわれるのが通例である。また，CTGの名のとおり，外測法であれ内測法であれ，子宮収縮と同時に胎児心拍数を同時にモニタする。

　子宮収縮の強さと持続時間，および間欠時間に注意しながら評価する。CTGを使用する場合は，子宮収縮の波形と胎児心拍の波形の関係に注意する。これらを客観的に評価し，記録に残し，かつ経時的な変化を知るという点では，CTGによる記録が望ましいが，腹壁に器具を固定することにより産婦の行動を過度に制限するとして，CTGによる記録を必要最小限にとどめるべきとの見方もある。

## 産道，胎児

　分娩における産道・胎児の要素の進行状況は主として内診により診断する。正しい診断を得るためには，骨盤の解剖および骨産道の構造を理解することが重要である。

### ◆骨盤平面系

　従来の古典的平面や，Hodge，Caldwell，Moloyらの定義した平面による骨産道の区分があるが，現在日本で多くの産婦人科医が採用している日本産科婦人科学会の区分は次のようなものである【図1】。

　骨盤内に入口面，濶面，峡面，出口面を設定し，その部位での前後径を含み入口面に平行な平面を考える。入口面は仙骨岬と恥骨結合上縁を含む平面でありその面での前後径を解剖学的真結合線というが，実際にはこの部位での最小前後径は恥骨結合上縁よりもやや下方の

恥骨結合内側縁を含む面であり，ここでの前後径を産科学的真結合線という。濶面は，第2仙椎と第3仙椎の間と仙骨内側縁の最小径を含む平面，峡面は恥骨結合下縁と左右坐骨棘を含む平面，出口面は恥骨結合下縁と尾骨終縁を含む平面である。

入口面を上限とし，分界線下縁を含み入口面と平行な面を下限とした空間を入口部，その下方で峡面までの空間を濶部，その下方で，恥骨結合下縁と仙骨下縁を含む面までの空間を峡部，さらにその下方で出口面までの空間を出口部という。

また，骨盤各面前後径の中点を結ぶ線を想定し，この線を骨盤軸という。

### ◆骨盤の種類

女性の正常骨盤は，その入口面の形態により，Caldwellの4型に分類される【図2】。実際の骨盤の分類では，入口面の横径により骨盤を前後に二分し，前後を別々に4型に分類される。

①女性型（gynecoid）：入口部の後縦径が前縦径よりも少しだけ短い，後半部側面が丸く広い，前半部側面がやや膨らんでいる，という特徴をもつ。
②男性型（android）：入口部の後縦径が前縦径よりもかなり短い，後半部側面および前半部側面に丸みがなく直線的である，という特徴がある。
③類人猿型（anthropoid）：入口部前後径が横径よりも長い，入口面は縦に長い楕円形を呈する，という特徴がある。
④扁平型（platypelloid）：入口部横径が前後径よりも長いという特徴をもつ。

### ◆軟産道

軟産道は，子宮峡部，子宮頸管，腟，会陰部からなり，それぞれに分娩の障害となりうるが，分娩に関して最も問題となるのは子宮頸管であり，欧米では，子宮頸管が異常に硬く開大しにくいことをもって子宮頸管強靭症とする臨床診断も存在するが，日本では一般に軟産道全体から総合的に軟産道強靭症と診断することが多い。

分娩に向けて子宮頸管が軟化ししだいに開大していく変化を子宮頸管の熟化という。この変化は，コラゲン線維の分解やグリコサミノグリカンの質的変化など，組織学的かつ生化学

図1 骨産道各部位の現在の分類

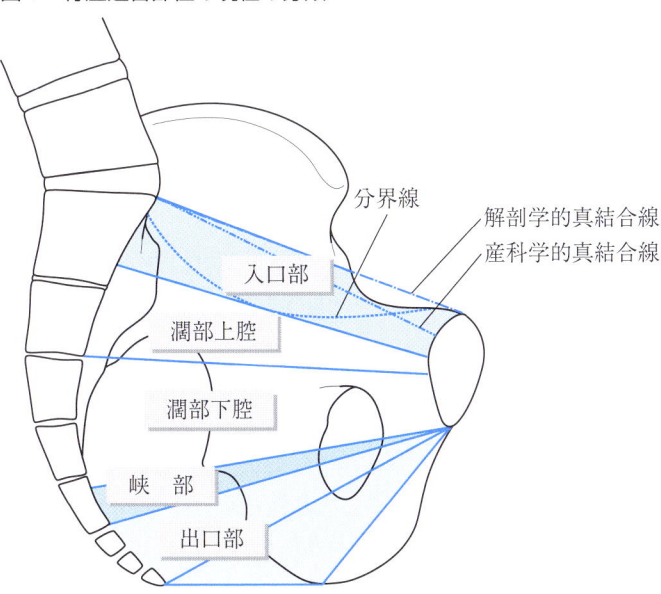

図2 骨盤入口面の分類（Caldwell）

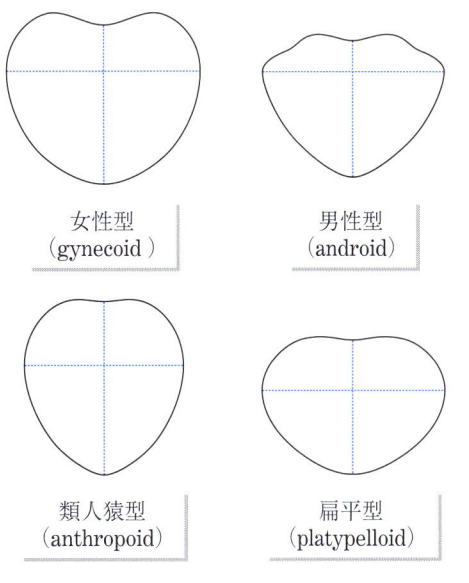

的な変化の表れである．しかし，この子宮頸管の変化を的確かつ経時的に捉えるためには，内診が必須である．この際，分娩の進行状況を客観的に評価するには「展退」の概念の理解が欠かせない．内診により，子宮頸管の変化だけでなく，子宮頸管以外の軟産道の状態も把握しうる．

## ◆展退

子宮頸管は，非妊時には内外子宮口が閉じており，子宮頸管全体は硬く「円筒状」の形状を呈している．妊娠して分娩が進行すると，子宮口は全開大の状態へ向けて徐々に開大し，同時に子宮頸管は徐々に軟化する．こうして子宮頸部は開大と同時に軟化し，「円筒状」の形状は徐々にその丈を短くしていき，最後には薄いリング状のものとなる．このもはや管とよべなくなった状態のことを，展退（effacement）といい，ここに至る道のりを百分率で表したものが展退度である．非妊時同様の完全な円筒状の形状の保たれている状態が0％であり，管状とはいえない薄い状態に達したものが100％である．この所見は内診により子宮頸管の内外を十分に触知して診断する．

## ◆児頭下降度

児頭の下降度を客観的に表現する方法にDeLeeの提唱するstationの概念がある．この概念は，Hodgeによる骨盤平行平面系が基礎となっている【図3】．この平行平面は，恥骨結合上縁と仙骨岬を結ぶ入口面（1P）を設定し，それに平行な平面を順次下方に想定するものである．この平行平面のうち，左右の坐骨棘を含む平面（3P）に児頭先進部が到達した状態をstation±0とする．ここから，Hodge平面に対して垂直な方向で上方に児頭先進部がある場合を，station−とし，児頭先進部の3Pからの距離（cm）に応じて，−1，−2などと表現する．児頭先進部が3Pよりも下方に達している場合は，stationは＋であり，児頭先進部の3Pからの距離（cm）に応じて，＋1，＋2などと表現する．

児頭下降度も，内診により診断する．このときに，坐骨棘の位置を把握することが正しい診断につながる．

## ◆子宮頸管開大度

子宮頸管の開大は，以上の娩出力と骨産道・軟産道の抵抗を要素として，初期には緩徐で，次第に開大速度が速くなるという傾向がある．Friedmanは，子宮頸管開大の経時的変化をlatent phase（潜伏期），active phase（活動期）に分け，Friedman曲線を提唱した【図4】．

分娩進行を管理するうえで，子宮頸管開大度は，児頭下降，子宮頸管の展退とともに内診により客観的に評価することが求められる．その目的で客観的評価法がさまざまに考案されたが，今日広く使用されているのは，Bishopスコアである．

## ◆Bishopスコア

Bishopによるスコアリングシステムは，内診による分娩進行の定量的評価法としては最初のものであり，その簡便性から今日でも臨床的に広く使用されている【表1】．子宮頸管開大度，子宮頸管展退度，児頭下降度，子宮頸管の硬度，と位置，の5項目からなっており，単純ではあるが，どの項目も客観的な診断に達するためには，十分な経験を積む必要がある．

しかし，Bishopスコアによって示されるのは，分娩進行の経過にすぎず，もしもその経過に異常がみられた場合，その異常をもたらす原因について評価するものではない．娩出力，産道，胎児の三要素を総合的に診断して，異常の原因を追究することが必要である．このうち，胎児の要素については，内診によって最も多くの情報を得ることが可能である．内診を行う際には，Bishopスコアを判定するとともに，児頭の回旋の進行，骨盤への進入軸の方向，児頭の先進部位の診断，および軟産道の状態の診断を行うことが必要である．

## 胎児の well-being

　胎児の well-being は分娩の進行とは区別して考えることが重要である。一般に分娩の進行とともに，胎児心拍数の下降など，低酸素による徴候が出現しやすくなるが，分娩の進行と関係なく子宮内環境の悪化が起こっていることもある。したがって，分娩開始前から胎児の well-being に注意を払い，随時ノンストレステストなどを行っておくことが望ましい。また，分娩開始以後は児頭圧迫，臍帯圧迫などによる低酸素徴候を速やかに察知するために，分娩監視を行う。このときに使用する装置が CTG である。また，腟鏡診により羊水混濁を認めるか否かも，胎児の well-being を診断する一助になる。

　CTG を用いて胎児の well-being を診断するには，心拍の基線心拍数，基線細変動，一過

### 図3　Hodge の骨盤平行平面系
平行平面に垂直な直線 A を基準に児頭下降度（station）を診断する。破線 B は実際の児頭の進行する方向を示す。

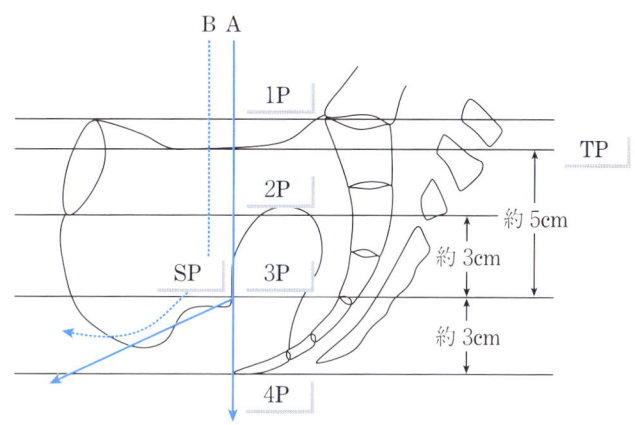

### 図4　Friedman の子宮頸管開大度曲線
実線は子宮頸管開大度，破線は児頭下降度を示す。加速期，最大傾斜期，減速期を合わせて活動期という。

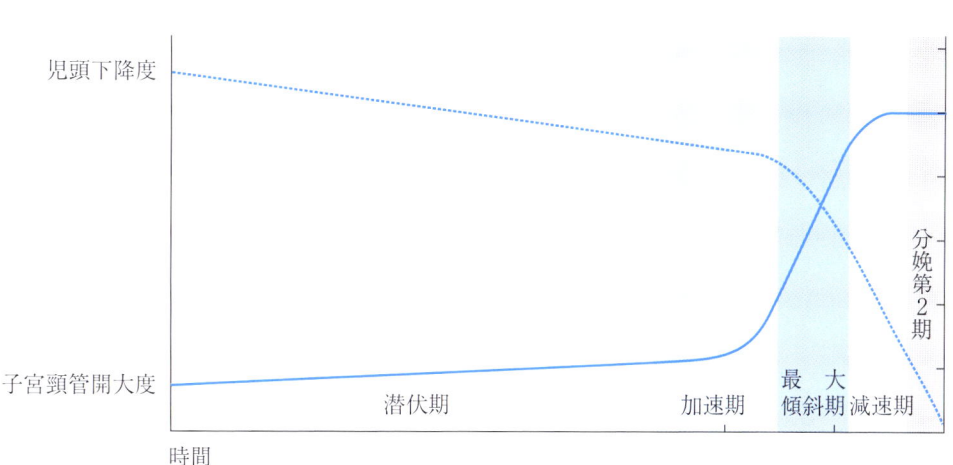

### 表1　Bishop のスコアリングシステム

|  | 0 | 1 | 2 | 3 |
|---|---|---|---|---|
| 子宮頸管開大度（cm） | 0 | 1〜2 | 3〜4 | 5〜6 |
| 展退度（％） | 0〜30 | 40〜50 | 60〜70 | 80〜 |
| 児頭下降度（station） | −3 | −2 | −1〜0 | +1〜+2 |
| 子宮頸管の硬度 | 硬い | 中 | 軟らかい | |
| 子宮口の位置 | 後 | 中 | 前 | |

性変動の3つの要素があり，これらを総合して診断することが必要である。

妊娠後期の基線心拍数は140bpm程度の恒常状態を保っており，おおむね120〜160bpmの範囲にある。

基線細変動は，胎児心拍数基線の細かい変動であるが，1分間に2サイクル以上の変動であり，振幅・周波数とも規則性がないものと定義されている。基線細変動は，肉眼で判断された振幅の大きさにより，①細変動消失（振幅：0bpm），②細変動低下（振幅：5bpm以下），③細変動正常（振幅：6〜25bpm），④細変動増加（振幅：26bpm以上）に分類される。心拍曲線が規則的でなめらかなサイン曲線を示すものをサイナソイダルパターン（sinusoidal pattern）というが，基線細変動の分類には含めない。

一過性変動は，子宮収縮，胎動，触診，音刺激などに関連して発生する心拍数の変動であり，数秒から1分またはそれ以上続くものである。心拍数の変動により，一過性頻脈と一過性徐脈がある。妊娠後期の健常な状態では，胎動や刺激に対して胎児が反応し，一過性頻脈がみられるのが通例である。また，一過性徐脈は胎児の低酸素状態を反映することが多いが，早発一過性徐脈は分娩進行に伴う児頭の圧迫により出現することもある。

bpm：beat per minute
（拍/分，心拍数）

## 分娩経過図

分娩経過図とは，陣痛の増強していく状況，子宮口の開大，児頭の下降など分娩進行を表

図5　分娩経過図（PARTOGRAM）

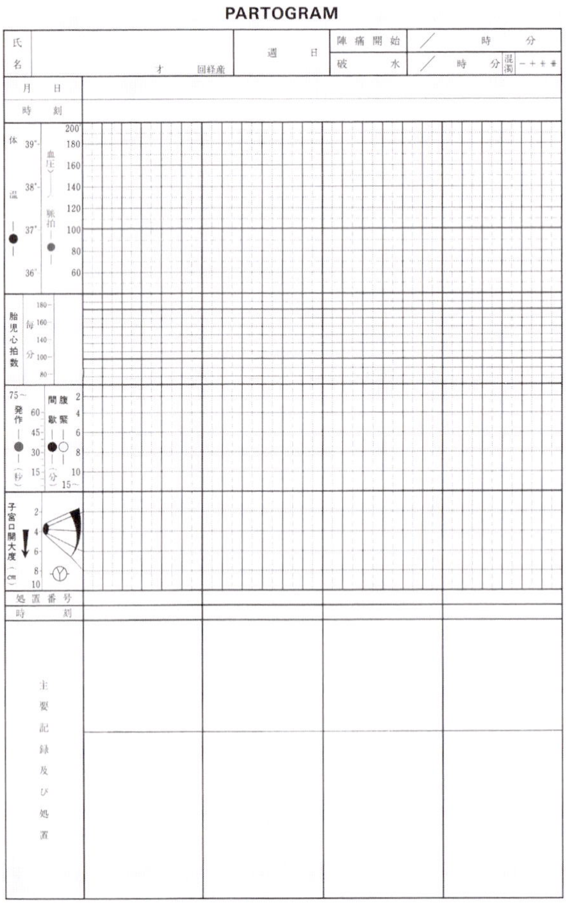

す主要な所見を横軸の時間経過に従って1つの図のなかに表示する図表であり，分娩経過を総覧し，異常の有無，方針決定，処置の必要性の判定に有用である。さらに，この図表のなかに，母体のバイタルサインおよび胎児の心拍数などを書き込むことにより，緊急時の対応に役立つことになる。【図5】に分娩経過図の一例を示す。これに対して，妊娠が成立してから分娩までの長期間にわたる経過を，子宮底長や腹囲，血圧，尿所見などを中心に表示する図は妊娠経過図とよばれるが，胎児超音波診断の普及とともにその内容に変化がみられる。

## Self Check

- 娩出力，産道，胎児が分娩の3要素である。
- 胎児の well-being の監視は分娩進行上，重要であるが，分娩開始前にも評価する必要がある。
- 分娩進行中の内診で，軟産道の状態，子宮頸管の開大度・硬度と展退・位置，児頭下降度を診断する。

〈久具宏司〉

## 新生児期の診察と検査

### 出生時の蘇生・診察

　新生児の娩出時に注意する点は在胎週数，羊水混濁の有無，呼吸・啼泣の有無，筋緊張の4点である．4点とも問題がなければ，皮膚の水分をタオルで拭き，口腔内の羊水をタオルなどで除去する．その後，皮膚色の改善，心拍数，呼吸状態を確認する．

　また，児の皮膚色，呼吸，心拍数が安定したら，初めての診察として，全身をくまなくチェックする．主なチェック項目として，髄膜瘤，鎖肛，指趾欠損，多指など外表奇形の有無，大泉門・小泉門，心音，心雑音，呼吸の様子，呼吸音，腹部膨満，腹部腫瘤，四肢の長さ，原始反射の有無などを確認する【表1】．

### Apgar スコア，臍帯血検査

　Apgar スコアは新生児蘇生時に新生児仮死を含む児の状態評価と蘇生の有効性の評価として広く用いられている．Apgar スコアは1953年に麻酔科医の Apgar が提案した．5つの要素は appearance（皮膚色），pulse（心拍数），grimace（反射興奮性），activity（筋緊張），respiration（呼吸）からなり，それぞれ0〜2点で点をつけ，その合計点で状態評価を行う（p.464，表1参照）．8点以上が正常範囲，4〜7点が軽度新生児仮死，3点以下が重度新生児仮死である．

　Apgar スコアは新生児の分娩時の評価としては有用であるが，近年，必ずしも児の状態を反映してないことが報告されている．そこで，分娩時に児に近い臍帯を鉗子で止め，臍動脈のpHを測定し，アシドーシスの有無を判定する．臍帯血の血液ガス検査で pH7.20以下は有意な胎児の低酸素状態を反映する．とくに pH7.00以下は注意を要する．

### 新生児の成熟徴候

　新生児を診察する場合，早産児（在胎37週未満）と正期産児ではその後の病態予測，治療が異なるため，在胎週数を判断することは重要である．しかし，妊娠早期から産科でフォローされていない場合，在胎週数の評価は難しい．

#### ◆身体的特徴
##### ◇皮膚

　成熟した新生児は皮下脂肪が発達し，皮膚も厚いが，在胎20週台後半の早産児では皮膚が薄く，より赤みを帯びており，皮下脂肪も薄くなる．また，全身をうぶ毛によって覆われている．さらに在胎20週台前半の早産児ではうぶ毛はなく，皮膚がより薄くなり，みずみずしく光沢をもつようになる．

##### ◇足底の皺

　在胎36週では足底の前1/3のみに皺を認めるが，在胎38週になると踵まで皺を認めるようになる．

#### ◆Dobowitz 法

　1970年に Dubowits 夫妻は出生した児の外表所見・神経学的所見からその在胎週数を推測する方法を提唱した．外表所見では皮膚，足底，乳房，耳介，性器の5つ，神経学的所見では筋緊張と関節の柔軟度の2つでスコアをつける【p.146-147，表2，3】．これらの合計点

$x$ から予想在胎週数 $y$) を次の式で推測する。
$$y = 0.2642x + 24.595$$

## 原始反射

原始反射とは新生児，乳児期に認められ，ある一定の刺激に対して反射的・自動的に応じる運動で，脳の成熟に伴い消失する。4～5カ月までに消失するMoro反射，緊張性頸（tonic neck）反射，探索（rooting）反射，吸引（sucking）反射，手掌把握（palmar grasp）反射，足底把握（planter grasp）反射と，2歳頃まで残るBabinski反射がある【p.148，表4】。

出生時から認めない場合は先天異常や外傷などによる運動機能障害を疑う。また消失すべき時期が来ても改善しないときは中枢神経障害を考える。

## 黄疸

新生児黄疸は日齢2～3に始まり，日齢4～5にピークとなることが多く，ほとんどすべての新生児で認められる。生理的黄疸がほとんどを占めるが，ビリルビンの異常高値が遷延すれば核黄疸などをきたすため，毎日の診察，検査が必要となる（p.466,「新生児黄疸」参照）。

## 新生児マススクリーニング

先天性の代謝疾患や内分泌疾患のなかには早期診断を行うことによって，特殊ミルクやホルモン補充により，児の成長，発達の障害を予防できる疾患がある。新生児マススクリーニング検査はそのための検査で，行政の公的事業として行われ，母乳やミルクを安定して飲ん

表1　新生児の診察項目

| 全身状態 | チアノーゼ<br>呼吸状態<br>末梢循環<br>全身の皮膚色（ピンク色なら良好，蒼白はアシドーシスやショック，重度の貧血）<br>全身の姿勢，麻痺の有無<br>染色体異常などを疑わせる特徴的顔貌 |
|---|---|
| 心臓 | リズムが整か<br>心拍数が100/分以下または200/分以上でないか<br>心雑音の有無 |
| 呼吸 | 多呼吸（60回/分以上）<br>陥没呼吸<br>鼻翼呼吸<br>呻吟 |
| 腹部 | 腹部膨満<br>肝脾腫<br>腹部腫瘤の有無 |
| 四肢 | 体格に比べて四肢短縮はないか<br>股関節脱臼の有無 |
| 外性器 | 正常な外性器か<br>陰茎が2.5 cm以上あるか |
| 神経学的所見 | 全身を動かしているか，一部の四肢を動かさないか<br>原始反射の有無 |

### Level up View

●新生児の診察

新生児の診察は大きく分けて4つの時期に分けることができる。

①出生時（日齢0）
　出生後，全身をくまなく診察する。
②日齢1（出生翌日）
　出生翌日には診察に加え，ミルク嘔吐の有無，消化管閉鎖の可能性を考えて胎便の排泄，全身状態の評価として体重の生理的減少・十分な排尿，急激な黄疸の増悪を確認する。
③退院時（日齢5～8）
　退院頃にはミルクが順調に増量できているか，体重の減少が続いていないか，治療を要する黄疸がないか，肺血管抵抗の減弱に伴う心雑音の増強がないかを確認する。
④1か月（1か月健診時）
　退院後の哺乳・嘔吐の様子，身長・体重・頭囲の増加，黄疸，光や音への反応，便色，発熱の有無などを身体診察とともに確認する。

表2 Dubowitz法① (外表所見による成熟度の評価)

| 項目 \ 点数 | 0点 | 1点 | 2点 | 3点 | 4点 |
|---|---|---|---|---|---|
| 浮腫 | 手足に明らかな浮腫 脛骨部圧痕(+) | 手足に明らかな浮腫 脛骨部圧痕(+) | なし | | |
| 皮膚の構造 | 非常に薄くゼラチン様(gelatinous)の感じ | 薄くて滑らか | 滑らか,厚さは中等度,発疹または表皮剥脱 | わずかに厚い,表在性の亀裂と剥脱(とくに手足) | 厚く羊皮紙様,表在性または深い亀裂 |
| 皮膚の色 | 暗赤色 | 一様にピンク | うすいピンク,体の部分により変化あり | 蒼白:耳,唇,手掌,足底のみピンク | |
| 皮膚の(不)透明度(体幹) | 多数の静脈,細静脈がはっきりとみえる(とくに体幹で) | 静脈とその支流がみえる | 腹壁で,数本の大きい血管がはっきりみえる | 腹壁で,数本の大きい血管が不明瞭にみえる | 血管がみえない |
| うぶ毛(背部) | なし | 多数:背中全体に多数,密生 | まばら(とくに背面下部で) | 少ない,うぶ毛のない部分あり | 背中は少なくとも1/2は,うぶ毛なし |
| 足底の皺 | なし | 足底の前半分にかすかな赤い線 | 前半分より広い領域にはっきりした赤い線,前1/3より狭い領域にはっきりした陥凹線 | 前1/3より広い領域に陥凹した線 | 前1/3より広い領域にはっきりと深く陥凹した線 |
| 乳頭の形成 | 乳頭がほとんど見えない,乳輪なし | 乳頭がはっきり見える,乳輪:平胆で滑らか 直径<0.75cm | 乳輪:点刻状(つぶつぶ)辺縁隆起せず 直径<0.75cm | 乳輪:点刻状(つぶつぶ)辺縁隆起 直径<0.75cm | |
| 乳房の大きさ | 乳腺組織を触れない | 一側または両側に乳腺組織を触れる 直径<0.5cm | 両側に乳腺組織 一側または両側の直径0.5〜1.0cm | 両側に乳腺組織 一側または両側の直径>1.0cm | |
| 耳の形 | 耳介が平坦で,形の形成不十分,辺縁の巻きこみ(内彎曲)は(−)またはわずか | 耳介辺縁の一部巻きこみ | 耳介上部全体が不完全ながら巻きこみ | 耳介上部全体が十分に巻きこみ | |
| 耳の硬さ | 耳介は軟らかく容易に折り曲げることができる.反跳的に元の形に戻ることがない | 耳介は軟らかく容易に折り曲げることができる.ゆっくり反跳して元の形に戻る | 耳介の辺縁まで軟骨(+),しかし軟らかい.反跳的に元の形に戻る | 耳介は硬く辺縁まで軟骨(+),瞬間的,反跳的に元の形に戻る | |
| 性器 男児 | 両側とも精巣下降を認めず | 少なくとも1個の精巣が陰嚢内にある(ただし高位) | 少なくとも1個の精巣が完全に下降 | | |
| 女児(股関節で半分外転) | 大陰唇が広く離開小陰唇突出 | 大陰唇は小陰唇をほとんど覆う | 大陰唇が小陰唇を完全に覆う | | |

A=神経学的所見のスコア+外表所見のスコア　推定週数=0.2642A+24.595

表3 Dubowitz法② (神経学的所見による成熟度の評価)

| 検査項目 | 0点 | 1点 | 2点 | 3点 | 4点 | 5点 |
|---|---|---|---|---|---|---|
| 1. 姿勢（posture）<br>仰臥位，安静 | 腕と脚を伸展 | 股関節，膝関節でわずかに屈曲，腕は伸展 | 脚が，より強く屈曲，腕は伸展 | 腕はわずかに屈曲，脚は屈曲外転 | 腕と脚が完全に屈曲 | |
| 2. 角窓（square window）<br>検者の母指と示指で，児の手を前腕の方向へ十分屈曲させるように圧力を加える | 90°<br>前腕と小指球の角度90° | 60° | 45° | 30° | 0° | |
| 3. 足首の背屈（ankle dorsiflexion）<br>術者の母指を児の足蹠に，他の指を児の脚の背面に置き足を脚の前面に向けて屈曲させる | 90° | 75° | 45° | 30° | 0° | |
| 4. 腕の戻り反応（arm recoil）<br>仰臥位，児の腕を5秒間屈曲させた後，手を引っ張って十分に伸展させ，それから手をはなす | 180°<br>伸展，または無目的の運動 | 90〜180°<br>屈曲不完全，または反跳ゆっくり | <90°<br>迅速，完全に屈曲 | | | |
| 5. 脚の戻り反応（leg recoil）<br>仰臥位，股関節と膝関節を完全に屈曲（5秒間），次いで足を引っ張って脚を伸展した後，手をはなす | 180°<br>屈曲（-），またはわずか | 90〜180°<br>不完全な屈曲 | <90°<br>股関節および膝関節で完全に屈曲 | | | |
| 6. 膝窩角（popliteal angle）<br>検者の左の母指と示指で，児の上腿を胸壁につけた後（膝胸位），右の示指で足関節の後部を圧して，脚を伸展させる | 180°<br>膝窩角180° | 160° | 130° | 110° | 90° | <90° |
| 7. 踵-耳（heel to ear maneuver）<br>児の足を持って頭部に近づける。足と頭の距離，膝の伸展の度合を観察 | | | | | | |
| 8. スカーフ徴候（scarf sign）<br>仰臥位，児の手を持って，頭部の前を通過して他側の肩へ，そして後方へ向けて，できるだけ引っ張る | 肘が他側の腋窩線に達する | 肘が正中線と腋窩線との間 | 肘が正中線の位置 | 肘が正中線に達しない | | |
| 9. 頭部の遅れ（head lag）<br>仰臥位，児の両手（小さな児では腕）を握り，ゆっくりと坐位に引き起こす。頭部と体幹の位置関係を観察 | 頭部が完全に後方に垂れる | 頭部が不完全ながら体幹の動きについていく | 頭部を体幹の線に保つことができる | 頭部を体幹より前に出す | | |
| 10. 腹位水平宙づり（ventral suspension）<br>腹臥位，検者の手を児の胸の下に置いて児を持ち上げる。背部の伸展度，腕と足の屈曲，頭部と体幹の位置関係を観察 | | | | | | |

(L Dubowitz et al., : Clinical assessment of gestational age in the new born infant. J Pediat, 77, 1, 1970. より引用)

でいる日齢4〜5に採血を行う。

　現在，6疾患を対象としており，フェニルケトン尿症，ホモシスチン尿症，メープルシロップ尿症，ガラクトース血症の4つの代謝性疾患（酵素異常）と先天性甲状腺機能低下症（クレチン症），先天性副腎過形成の2つの内分泌疾患（ホルモン分泌不全）である【表5】。ヒ

表4　主な原始反射

|  | 中枢 | 概要 | 消失時期 |
|---|---|---|---|
| Moro反射 | 脳幹 | 仰臥位から児を引き起こし，頭を急激に後方に落とすと，上肢を伸展，外転し，手を開大する。その後，抱え込むように屈曲する二相反射。 | 3〜4か月 |
| 非対称性緊張性頸反射 | 脊髄-橋 | 寝ている児の頭を左右どちらかに向けると，顔の向いた側の上下肢を伸展し，逆側を屈曲する。 | 3〜4か月 |
| 把握（grasp）反射 | 脊髄 | 手掌把握と足底把握があり，手掌・足底の母指球を圧迫すると，全指が屈曲する。 | 手は6か月 足は10〜12か月 |
| 探索反射 | − | 指や乳首が児の顔に触れると，乳首を吸うように口で追いかける。 | 2〜3か月 |
| 吸引反射 | − | 口腔内に入った指や乳首を吸う。 | 2〜3か月 |
| Galant反射 | 脊髄 | 脊柱と平行に背を肩甲骨下角から腸骨稜までこすると，こすられた側に脊柱を曲げる。 | 4か月 |
| Babinski反射 | 脊髄 | 児の足底の外側を踵から爪先に向けてこすると，母趾が甲側にゆっくり曲がり（拇指現象），ほかの4本の指は外側に開く（開扇現象）。 | 2〜3歳 |

表5　新生児マススクリーニング

|  | 症状 | 頻度 | 測定物質 | 一次検査法 | 治療法 |
|---|---|---|---|---|---|
| フェニルケトン尿症 | 知能障害，脳波異常，痙攣 | 10万人に1人 | フェニルアラニン | Guthrie法 酵素プレート法 HPLC法 | フェニルアラニン除去ミルク |
| ホモシスチン尿症 | 知能障害，水晶体脱臼，骨格の異常（高身長，手足，指が長い），血栓・塞栓症 | 90万人に1人 | メチオニン | | 低メチオニンミルク |
| メープルシロップ尿症 | 哺乳不良，嘔吐，全身状態不良，痙攣，意識障害 | 50万人に1人 | ロイシン | | 分岐鎖アミノ酸除去ミルク |
| ガラクトース血症 | 哺乳力低下，嘔吐，下痢，黄疸，肝腫大，発育障害 | 90万人に1人 | ガラクトース | Beutler法 Paigen法 酵素法 | 乳糖除去ミルク |
| 先天性甲状腺機能低下症 | 遷延性黄疸，便秘，臍ヘルニア，体重増加不良，皮膚乾燥，不活発，巨舌，嗄声，手足の冷感，浮腫，小泉門の開大 | 2,200人に1人 | TSH（遊離$T_4$） | ELISA法 | 甲状腺ホルモン補充 |
| 先天性副腎過形成 | 塩類喪失症状，副腎過形成，黒い皮膚色，女児外性器男性化 | 2万人に1人 | 17α-ヒドロキシプロゲステロン | | 糖質コルチコイド補充 |

TSH：thyroid stiumulating hormone（甲状腺刺激ホルモン放出ホルモン）
$T_4$：throxin（チロキシン）
HPLC：high performance liquid chromatography（高速液体クロマトグラフィ）
ELISA：enzyme-linked immunosorbent assay（酵素免疫抗体法）

スチジン血症は知的障害を認めないことがわかり，1992年にスクリーニングからはずされた。近年，タンデムマスという質量分析装置を用い，フェニルケトン尿症，ホモシスチン尿症，メープルシロップ尿症を含む有機酸・脂肪酸代謝異常を幅広く検査できるようになり【表6】．今後，普及していくものと考えられている。

表6 タンデムマスにより障害を予防できる可能性の高い代謝性疾患・内分泌疾患

| 現在対象としている病気 | タンデムマスで見つかる左記以外の病気 | |
|---|---|---|
| ＜アミノ酸血症＞<br>①フェニルケトン尿症<br>②メープルシロップ尿症<br>③ホモシスチン尿症<br>＜その他の病気＞<br>④ガラクトース血症＊<br>⑤甲状腺機能低下症＊<br>⑥先天性副腎過形成＊ | ＜アミノ酸血症＞<br>シトルリン血症<br>アルギニノコハク酸尿症<br>アルギニン血症<br>シトリン欠損症<br>＜有機酸血症＞<br>メチルマロン酸血症<br>プロピオン酸血症<br>イソ吉草酸血症<br>複合カルボキシラーゼ欠損症<br>グルタル酸尿症Ⅰ型 | グルタル酸尿症Ⅱ型<br>ヒドロキシメチルグルタル酸血症<br>＜β酸化異常症＞<br>VLCAD 欠損症<br>MCAD 欠損症<br>SCAD 欠損症<br>三頭酵素欠損症<br>CPT 1 欠損症<br>CPT 2 欠損症<br>TRANS 欠損症<br>全身性カルニチン欠乏症 |

＊：タンデムマスでは検査できない疾患（従来の方法で検査を行う）
VLCAD：very-long-chain acyl-CoA dehydrogenase（極長鎖アシル-CoA脱水素酵素）
MCAD：medium-chain acyl-CoA dehydrogenase（中鎖鎖アシル-CoA脱水素酵素）
SCAD：short-chain acyl-CoA dehydrogenase（短鎖鎖アシル-CoA脱水素酵素）
CPT1 and CPT2：carnitine palmitoyltransferase 1 and 2（カルニチンパルミトイルトランスフェラーゼ）
TRANS：carnitine acylcarnitine translocase（トランスロカーゼ）

（島根大学医学部のタンデムマスの資料より抜粋）

## Self Check

- [ ] Apgarスコアは皮膚色，心拍数，反射興奮性，筋緊張，呼吸で判定する。
- [ ] Dubowitz法は皮膚，足底，乳房，耳介，性器の5つの外表所見と緊張と関節柔軟度の2つの神経学的所見でスコアをつける新生児の在胎週数の推測法である。
- [ ] 新生児マススクリーニングは4つの代謝性疾患（フェニルケトン尿症，ホモシスチン尿症，メープルシロップ尿症，ガラクトース血症）と2つの先天性甲状腺機能低下症（クレチン症），先天性副腎過形成を対象としている。

〈松崎陽平，池田一成〉

# 妊婦の感染症検査

## クラミジア

　性器クラミジア感染症は，クラミジア（*Chlamydia trachomatis*）が性交により感染し，女性では子宮頸管炎と骨盤内炎症性疾患を発症する．クラミジアは，すべての性感染症のうちで最も多い．男女ともに無症状または無症候の保菌者が多数存在する．女性のクラミジア検査法としては，原則として，子宮頸管の分泌物か，擦過検体からクラミジア検出を行う【表1】．しかし，女性のクラミジア感染症は，子宮頸管のみの検索はきわめて限られたものであり，腹腔内感染があっても子宮頸管からは検出できないこともあるため，血清抗体検査なども行うことがある．血清抗体価では，治癒判定はできない．

## 細菌性腟症（BV）

　BVは，常在菌叢の崩壊により起こるもので，特定の原因微生物はない．BVの約半数は無症状であり，自覚症状としても帯下感の訴えは軽い．腟壁にも明らかな炎症所見はみられない．BVは，腟内*Lactobacillus*属の菌量の減少に伴い，種々の好気性菌や嫌気性菌が，正常腟内で異常に増殖している状態である．世界保健機構（WHO）のBVの診断基準を【表2】に示す．実際には，腟分泌物のpHは5.0以上であるとすることが望ましい．BVを，Gram染色標本を用いたNugentの方法【表3】により診断すると，客観的に診断できる．近年，BVの簡易検査法に関する研究が進み，*Gardnerella vaginalis*や嫌気性菌などの分泌する酵素シアリダーゼを検出する簡易キット，pHやアミンテストなどが可能なキットが検討されているが，日本では市販されていない．

BV：bacterial vaginosis（細菌性腟症）

WHO：World Health Organization（世界保健機構）

## TORCH症候群

　胎内感染により胎児に重篤な症状を引き起こす感染症が，総称してTORCH症候群ともよばれてきた【表4】が，近年では，症状でグループ化する意義が薄れているため，個々の病因の追及が重要と考えられるようになっている．

　感染症の症状が出現したばかりの患者の血中抗体を測定しても，免疫グロブリン（Ig）MとIgGの上昇時期にずれがあるため，正確な診断ができないことが多い．したがって，発症初期と抗体価が上昇したと考えられる発症2〜3週間後の2回に分けて採血を行い（ペア血清），血中抗体価を測定する必要がある．発症初期と比較して，2〜3週間で明らかに抗体価が上昇していたならば，特定の感染症と診断できる【表5】．

　抗原が体内に侵入すると，最初に形質細胞から最も分子量の大きいIgMが産生され，抗原と結合して抗原の侵入を阻止する．その後，最も分子量の小さいIgGが産生されて抗原に対応する．

　再感染時は，形質細胞が初感染時の抗原メモリーを有しているので，速やかにIgGが産生される．

　IgGは胎盤を通過するため，新生児が抗体を獲得できるメリットがある．これに対して，IgMは胎盤通過性がないため，臍帯血からIgMが検出された場合には，母体由来ではなく胎児由来と判定できるため，胎内感染の診断が可能である．臍帯血から胎盤通過性があるIgGが検出された場合には，母体由来と胎児由来の両方の可能性があるため，胎児感染と断定できない．

Ig：immunogolobulin（免疫グロブリン）

表1　クラミジア検査法

1. 子宮頸管の分泌物または擦過検体
   ①分離同定法：研究室など限られた施設しか実施できない
   ②遺伝子学的検査
   ・核酸検出法
     DNAプローブ法：PCR法などの進歩に伴いほとんど使用されなくなった
   ・核酸増幅法
     PCR法
     LCR法
     SDA法
     TMA法
2. 血液（血清）検体
     EIA法：子宮頸管は陰性であるが腹腔内感染を疑う場合

PCR：polymerase chain reaction（ポリメラーゼ連鎖反応）
LCR：ligase chain reaction（リガーゼ連鎖反応）
SDA：strand displacement amplification
TMA：transcription mediated amplification
EIA：enzyme immunoassay（酵素イムノアッセイ）

表2　WHOのBVの診断基準

以下に述べる4項目のうち少なくとも3つの項目が満たされた場合に、細菌性腟症と診断する。
　①腟分泌物の性状は、薄く、均一である。
　②腟分泌物の生食標本で、顆粒状細胞質を有するclue cellsが存在する。
　③腟分泌物に、10% KOHを1滴加えたときに、アミン臭がある。
　④腟分泌物のpHが4.5以上である。

KOH：potassium hydroxide（水酸化カリウム）

表3　腟分泌物のGram染色所見を用いたBVの判定基準（Nugentの方法）

| type | *Lactobacillus* type | | | | | *Gardnerella* type (*Prevotella* などのGram陰性小桿菌含む) | | | | | *Mobiluncus* type | | | | 合計 |
|---|---|---|---|---|---|---|---|---|---|---|---|---|---|---|---|
| 菌数/視野 | 0 | <1 | 1〜4 | 5〜30 | >30 | 0 | <1 | 1〜4 | 5〜30 | >30 | 0 | <1 | 1〜4 | 5〜30 | >30 |
| スコア | 4 | 3 | 2 | 1 | 0 | 0 | 1 | 2 | 3 | 4 | 0 | 1 | 1 | 2 | 2 |

表4　TORCH症候群

T：toxoplasmosis　トキソプラズマ
O：others　梅毒，水痘，コクサッキー，B型肝炎など
R：rubella　風疹
C：cytomegalovirus　サイトメガロウイルス
H：herpes simplex　単純ヘルペス

表5　母子感染後の血中抗体価

| | 初感染 | 再感染 | 持続感染 |
|---|---|---|---|
| 主な病原体 | 風疹ウイルス<br>単純ヘルペスウイルス<br>サイトメガロウイルス<br>梅毒トレポネーマ<br>ヒトパルボウイルスB19<br>トキソプラズマ<br>水痘・帯状疱疹ウイルス | 風疹ウイルス<br>単純ヘルペスウイルス<br>サイトメガロウイルス<br>梅毒トレポネーマ<br>ヒトパルボウイルスB19<br>トキソプラズマ<br>水痘・帯状疱疹ウイルス | B型肝炎ウイルス<br>C型肝炎ウイルス<br>ヒト免疫不全ウイルス<br>成人T細胞性白血病ウイルス |
| IgM | 最初に出現し，感染後1〜2週間でピークとなり，その後低下する | 再感染後，一時的に上昇 | 初感染後の血中抗体価は一定 |
| IgG | 2週間程度で出現し，感染後1〜2か月でピークとなり，その後10年以上持続する | IgMと同時期に上昇 | 初感染後の血中抗体価は一定 |

## ヒト免疫不全ウイルス（HIV）

HIV感染症とは，レトロウイルスの一種であるHIVによる感染症であり，感染様式には，陣痛時の経胎盤感染，産道感染，母乳感染の3種類がある。産科的に最も問題となるのは分娩時の感染である。

HIVの児への感染予防を実施しないで分娩に臨んだ場合には，児への垂直感染の確率は20〜40％である。しかしながら，日本では，抗HIV薬の使用，選択的帝王切開術の実施などにより，垂直感染の確率を1％以下まで低下させることが可能となっている【表6】。

HIV：human immunodeficiency virus（ヒト免疫不全ウイルス）

## B型肝炎ウイルス（HBV）

HBV母子感染の約90％が産道感染である。HBVキャリア妊婦および妊娠中にHBVに罹患した妊婦において，HBs抗原陽性・HBe抗原陰性妊婦の場合には，分娩時に産道感染が起こる確率は約10％で，新生児が無症候性キャリアになる確率はまれであるが，HBs抗原陽性・HBe抗原陽性妊婦の場合には，分娩時に産道感染が起こる確率は約90％で，新生児が無症候性キャリアになる確率は80％と高率である。成人のHBV感染では，キャリア化することはまれであるが，母子感染や3歳以下の水平感染では，児の免疫系が未発達であるためキャリア化することがある。そのため，日本では1985年からB型肝炎母子感染防止事業に基づいて，【図1】に示したような妊婦スクリーニングが実施されている。

HBV：hepatitis B virus（B型肝炎ウイルス）

## C型肝炎ウイルス（HCV）

C型肝炎は，HCVが主に血液（性行為感染，かつては血液製剤による感染などもあり）を介して感染する。日本の妊婦のHCV抗体陽性率は，0.5〜1.0％であり，このうちの70％からHCV-RNAが検出される【図2】。HCV母体感染例の5〜10％に胎児感染が認められ，HCV-RNAが高値であるほど，新生児への感染リスクが増大する。感染経路は，産道感染

HCV：hepatitis C virus（C型肝炎ウイルス）

表6　HIVの母子感染予防

| 母体治療 | | | | 新生児治療 | |
|---|---|---|---|---|---|
| 妊娠14〜34週 CD4$^+$細胞数・HIV-RNA量が一定の水準を超えている | 妊娠14〜34週 CD4$^+$細胞数・HIV-RNA量が一定の水準を超えていない | 妊娠14〜34週 | 分娩後8時間〜生後6週まで | 授乳時 | |
| HAART療法（多剤併用療法） | AZTの単剤療法 | 帝王切開 | AZTドライシロップ投与 | インフォームドコンセントを得て授乳を禁止（人工栄養） | |
| HIVの増殖を強力に抑制する | HIVの増殖を抑制する | 分娩時の産道感染を防止する 陣痛開始前（原則として妊娠35〜36週）に帝王切開術を実施することで経胎盤感染を防ぐ | 継続的投与によりHIVの増殖を抑制する | 母乳感染を防ぐ | |

HAART：highly active antiretroviral therapy（高活性抗レトロウイルス療法）
AZT：azidothymidine（アジドチミジン）

最多で，ときに経胎盤感染がみられる。HCV の母子感染を確実に予防する方法はないため，長期の経過観察が必要となる。感染児の約 30％は，3 歳頃までに自然に陰性化し，70％の陽性児でも約 50％はインターフェロン治療が有効であるが，インターフェロン無効例では将来の肝硬変，肝癌の発症リスクが上昇する。

## 成人 T 細胞白血病ウイルス（HTLV-1）

HTLV-1 は，主に母乳感染するため，母乳哺育を中止し，人工栄養にすることで約 95％の感染が防止できる。HTLV-1 に感染するとキャリア化し，ほとんどは発症しないが，ごく一部が成人 T 細胞白血病 adult T-cell leukemia（ATL）を発症する。日本の ATL 患者は，九州・沖縄の患者が半数以上を占めている。

HTLV-1：human T-cell leukemia virus type 1＝adult T-cell leukemia（成人 T 細胞白血病ウイルス）

図 1　B 型肝炎母子感染防止事業に基づいた HBV に関する妊婦スクリーニング

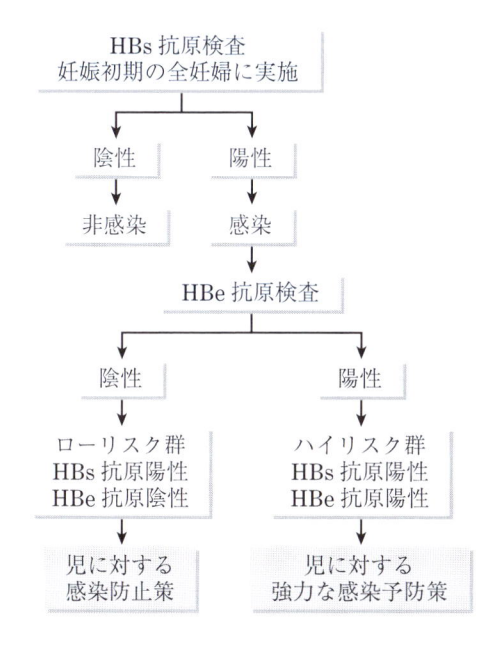

図 2　HCV 抗体陽性

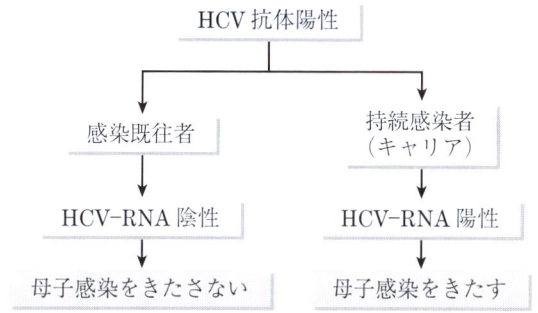

## Self Check

□ クラミジア子宮頸管炎を疑った場合には，クラミジア抗原検査を実施する。クラミジア血清抗体価検査ではクラミジア感染症の治癒判定はできない。
□ 細菌性腟症に関連する特定の病原微生物はない。臨床現場では，経験的に診断されることが多いが，WHO の基準や Nugent の方法により客観的に診断することが望ましい。
□ HIV の母子感染予防のために実施する検査としては，$CD4^+$細胞数，HIV-RNA 量が重要である。
□ HBs 抗原陽性・HBe 抗原陽性妊婦の場合には，分娩時に産道感染が起こる確率は約 90％で，新生児が無症候性キャリアになる確率は 80％と高率である。
□ HCV 母体感染例の 5～10％に胎児感染が認められ，HCV-RNA が高値であるほど，新生児への感染リスクが増大する。
□ HTLV-1 は，主に母乳感染するため，母乳哺育を中止し，人工栄養にすることで約 95％の感染が防止できる。

〈三鴨廣繁〉

# I-D. 主な治療を学ぶ

# ホルモン療法

月経異常（排卵障害）の治療において，最も重要なことは挙児希望の有無である．挙児希望があれば排卵誘発が治療の主目的となる．挙児希望のない未婚若年女性の場合は，月経周期の正常化，すなわちホルモン環境の適正化が主目的となる．一方，卵巣機能が低下し低エストロゲン状態にある中高年女性においては，エストロゲン単独あるいはエストロゲンとプロゲスチンの両者を補充するホルモン補充療法（HRT）が施行される．本項ではこれらのホルモン療法を中心に取り上げ，子宮内膜症・子宮筋腫など性器の器質的病変に対するホルモン治療については p.261，「子宮内膜症」，p.254，「子宮筋腫」の項を参照のこと．

HRT：hormone replacement therapy（ホルモン補充療法）

## 性ステロイドホルモン補充療法

これは，挙児希望のない月経異常（排卵障害）に対するホルモン療法である．

実施に際し，性ステロイドホルモンの子宮内膜に対する作用および消退出血に関するKupperman の五原則【表1】が参考になる．

### ◆ Holmstrom 療法【図1】

#### ◇適応・作用機序

ある程度のエストロゲン分泌が保たれ増殖期にある子宮内膜を，プロゲスチンの投与により分泌期に変化させ，投与終了後に消退出血を誘発する方法である．1954 年，米国の産婦人科医 Holmstrom により提唱された．第1度無月経，無排卵周期症，希発月経，若年期機能性子宮出血などが適応となる．適当な卵胞発育がある場合は，プロゲスチン投与が引き金となり黄体化ホルモン（LH）の分泌が亢進し，結果として排卵がみられることがある．多嚢胞性卵巣症候群（PCOS）において持続的な高エストロゲン環境は子宮内膜癌の発生リスクを高めるので，定期的なプロゲスチン投与が必要である．

LH：luteinizing hormone（黄体化ホルモン）

PCOS：polycystic ovary syndrome（多嚢胞性卵巣症候群）

#### ◇方法

月経周期または消退出血開始 15 日目からプロゲスチン剤を 10 日間使用する．通常3〜4周期繰り返す．ホルモン剤の内服による悪心などの副作用がある場合は，注射薬を使用する．消退出血は，内服薬では投与終了後 5 日以内，非デポー筋注薬では 7 日以内，デポー筋注薬では 14 日以内に起きる．

#### ◇処方の実際

エストロゲン作用のないプレグナン系製剤を使用する．

・ジドロゲステロン（デュファストン®錠）10〜15mg/日
・酢酸クロルマジノン（ルトラール®錠）4〜8mg/日
・酢酸メドロキシプロゲステロン（プロベラ®錠，ヒスロン®錠）5〜10mg/日
・プロゲステロン（プロゲホルモン®注，ルテウム®注）25〜50mg/日筋注，周期の 15 日目から 10 日間
・カプロン酸ヒドロキシプロゲステロン（オオホルミンルテウムデポー®注，プロゲデポー®注）デポー剤なので，周期の 15 日目に 125mg 1 回筋注

### ◆ Kaufmann 療法【図2】

#### ◇適応・作用機序

正常な月経周期では卵胞期にエストロゲン，黄体期にエストロゲンとプロゲステロンが卵巣から分泌されている．このような周期的変動を外因性にエストロゲンとプロゲスチンを

投与して再現し，子宮内膜に増殖期と分泌期を形成させて消退出血を誘発する方法である。1933年，ドイツの産婦人科医Kaufmannにより提唱された。第2度無月経，卵巣性無月経（Turner症候群，早発閉経，卵巣摘出症例など），機能性子宮出血などが適応となる。本法により視床下部-下垂体機能を抑制した後に投与を中止すると，跳ね返り現象による自然排卵がみられることがある。若年・性成熟期女性においては，卵巣性無月経により長期間低エストロゲン状態にあると骨量減少，性器の萎縮，脂質代謝異常を招来するため，これらを予防するホルモン補充療法としての意義もある。

◇**方法**

月経周期または消退出血開始5日目からエストロゲン剤を10日間使用し，引き続きエストロゲン剤とプロゲスチン剤（あるいはエストロゲン・プロゲスチン（EP）合剤）を11日間使用する。通常3〜4周期繰り返す。

◇**処方の実際**

- 結合型エストロゲン（プレマリン®錠）0.625〜1.25mg/日を連日21日間，その後半にはプロゲスチン剤（デュファストン®錠10〜15mg/日，ルトラール®錠4〜8mg/日，プロベラ®錠5〜10mg/日）を11日間併用
- 結合型エストロゲン（プレマリン®錠）0.625〜1.25mg/日を連日10日間，引き続きEP合剤（プラノバール®錠，ノアルテン-D®錠，ルテジオン®錠，ソフィア-C®錠）1〜2錠/日を11日間使用
- エストロゲンデポー（プロギノンデポー®注，オバホルモンデポー®注）を10mg筋注し，10日後にEP合剤デポー（ルテスデポー®注，EPホルモンデポー®注）1mL筋注

表1 Kuppermanの五原則

1. エストロゲンによる消退出血は，エストロゲンの作用中絶後5〜7日後に起こり，剝脱はしばしば不完全であり，消退出血は多量でかつ遷延することが多い。
2. プロゲスチンによる消退出血は，プロゲスチンの作用中絶後4〜5日後に起こり，剝脱は完全であり，4〜5日で止血する。
3. 適当量のプロゲスチンは，エストロゲンによる消退出血を阻止できる。
4. エストロゲンは，プロゲスチンによる消退出血を阻止できない。
5. プロゲスチンは，エストロゲンがあらかじめ子宮内膜に作用していないときには，内膜の剝脱を起こしえない。

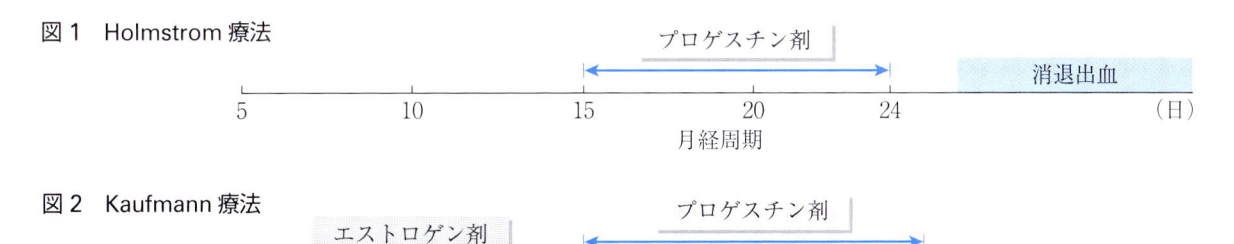

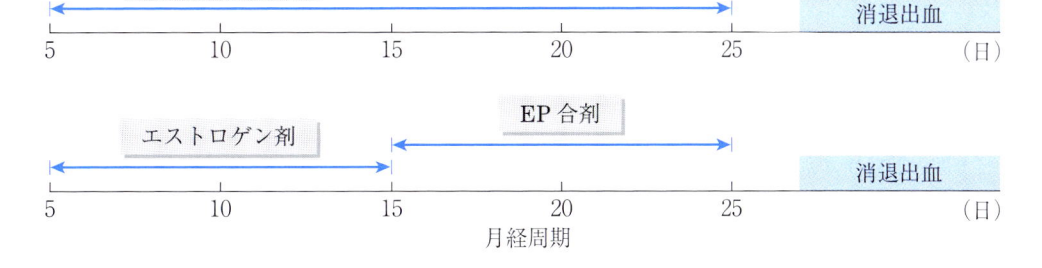

図1 Holmstrom療法

図2 Kaufmann療法

## ◆ Pincus療法【図3】
### ◇適応・作用機序
挙児希望のない女性の機能性子宮出血に対してHolmstrom療法が有効でない場合，EP合剤を使用した本法が施行され強い止血効果を発揮する。機能性月経困難症も適応となるが，対象が思春期女性であることが多いので，最近ではホルモン含有量の少ない低用量経口避妊薬が使用される。低用量経口避妊薬に含有されるプロゲスチンが子宮内膜萎縮，月経血量の減少，子宮内膜におけるプロスタグランジン産生低下による抗炎症作用を誘導し，症状が改善すると考えられている。

### ◇方法
機能性子宮出血に対しては，止血を目的として月経周期または消退出血開始5日目からEP合剤を21日間使用する。通常2～3周期繰り返し，長期連用による副作用を予防するために休薬期間をおく。機能性月経困難症に対しては，低用量経口避妊薬を月経周期開始日より21日間内服して7日間休薬する28日を1周期とし，数周期は使用し，有効であれば数年間継続する。

### ◇処方の実際
- EP合剤（プラノバール®錠，ノアルテン-D®錠，ルテジオン®錠，ソフィア-C®錠）1～2錠/日を21日間使用
- EP合剤（ソフィア-A®錠）2～4錠/日を21日間使用
- EP合剤デポー（ルテスデポー®注，EPホルモンデポー®注）1mL筋注
- 低用量経口避妊薬

# 排卵誘発法としてのホルモン療法

これは，挙児希望のある月経異常（排卵障害）に対するホルモン療法である。
排卵障害の部位を正しく診断し，適切な治療法を選択することが重要である。

## ◆ 抗エストロゲン剤療法
### ◇適応・作用機序
内因性エストロゲンと競合して視床下部のエストロゲン受容体と結合し，内因性エストロゲンによるネガティブフィードバックを阻害しゴナドトロピン放出ホルモン（GnRH）分泌を増加させ，さらには下垂体からのゴナドトロピン分泌を刺激し排卵を誘発する。ある程度の内因性エストロゲン分泌が保たれている第1度無月経または無排卵周期症などが適応となる。

### ◇方法
月経周期または消退出血開始5日目からクエン酸クロミフェン【図4】またはシクロフェニルを使用する。後者の抗エストロゲン作用はやや弱い。

### ◇処方の実際
- クエン酸クロミフェン（クロミッド®錠）50～150mg/日を5日間使用
- シクロフェニル（セキソビット®錠）400～600mg/日を5～10日間使用

## ◆ ゴナドトロピン療法
### ◇適応・作用機序
ヒト閉経期尿性ゴナドトロピン（hMG）は，閉経女性の尿中より精製されたゴナドトロピンであり，卵胞刺激ホルモン（FSH）とLHを含有している。とくにFSHは卵胞の発育・成熟を促進する主役であり，近年LHの含量を減らした製剤の開発が進められてきたが，最

GnRH：gonadotropin releasing hormone（ゴナドトロピン放出ホルモン）

hMG：human menopausal gonadotropin（ヒト閉経期尿性ゴナドトロピン）

FSH：follicle stimulating hormone（卵胞刺激ホルモン）

近ではLHをまったく含有せず、hMGよりも生物活性の高いrFSHが使用できるようになった。ヒト絨毛性ゴナドトロピン（hCG）は、妊婦尿中より抽出されLH作用をもつゴナドトロピンであり、人工的にLHサージを起こし排卵を誘起するために用いる。排卵は、hCG投与後約36時間後に起きる。通常、hMGあるいはrFSH投与開始後排卵まで7〜14日間を要する。このhMG-hCG療法は、ゴナドトロピン分泌不全による排卵障害と診断され、抗エストロゲン剤療法が無効の場合に適応となる。hMG-hCG療法の主たる副作用である卵巣過剰刺激症候群（OHSS）を予防するためには、FSH製剤の低用量漸増投与法が推奨される。

◇**方法**

月経周期または消退出血開始3〜5日目からhMG製剤75〜300単位/日を連日筋注し、卵胞が成熟し径17〜18mmに達したらhCG製剤5,000〜1万単位を筋注して排卵を誘発する。rFSHの場合は、50単位から開始する。

rFSH：recombinant FSH（レコンビナントFSH）

hCG：human chorionic gonadotropin（ヒト絨毛性ゴナドトロピン）

OHSS：ovarian hyperstimulation syndrome（卵巣過剰刺激症候群）

図3　Pincus療法

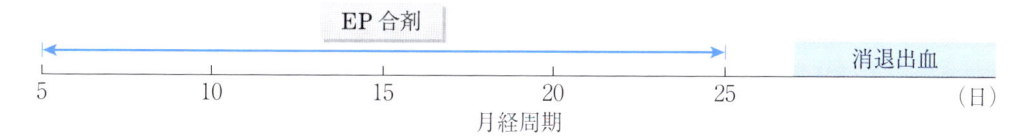

図4　クエン酸クロミフェン

分子式：$C_{26}H_{28}ClNO \cdot C_6H_8O_7$
分子量：598.08

## ◆ ゴナドトロピン・GnRH アナログ併用療法
### ◇適応・作用機序

　GnRH は 10 個のアミノ酸からなるが，Gly6 を D 体アミノ酸で置換すると分解酵素に対する抵抗性が増し，[D-Ala-3 (2-naphtyl)] のような疎水性アミノ酸による置換では，さらにアルブミンとの結合が増して血中からの排泄が遅延する。また 10 位の glycinamide を ethylamide あるいは Aza-Gly で置換すると GnRH 受容体への結合能が著しく増加する。これらの GnRH アゴニスト【表 2】は GnRH の数十〜数百倍の生物活性を有している。GnRH アゴニストの投与初期には，一過性のゴナドトロピン分泌刺激（flare up 現象）がみられるが，3〜4 週間後には下垂体の GnRH 受容体の脱感作現象（down regulation）が起こり，かえってゴナドトロピン分泌が抑制され，続いて性ステロイドホルモンの産生が抑制される。一方，GnRH アンタゴニスト【表 2】は，アゴニストにみられる flare up 現象がなく，強力にしかも迅速にゴナドトロピン分泌抑制効果を示す。1・2・3 位のアミノ酸の置換によりアンタゴニストとしての作用を示すとともに，受容体との結合能を高め，さらに 6・10 位のアミノ酸の置換により分解酵素抵抗性を高めている。現在，体外受精プログラムにおいて，ゴナドトロピンに GnRH アナログを併用した過排卵刺激法により，ゴナドトロピン単独法でよくみられた premature LH サージは抑制され，採取される成熟卵数は有意に増加し妊娠率も高まった。

### ◇方法【図 5】

　GnRH アゴニストのブセレリン 900μg/日を黄体期中期より hCG 注射時まで点鼻投与する long protocol が標準的である。GnRH アンタゴニストは，0.25mg をゴナドトロピン投与 6 日目から，あるいは主席卵胞径 14mm の時点から連日 hCG 投与日まで皮下注射する。アゴニスト併用の long protocol と比較して臨床成績は同程度であるが，ゴナドトロピンの総投与量は少なく OHSS の重症化が避けられる。

## ◆ ドパミンアゴニスト療法
### ◇適応・作用機序

　高プロラクチン血症による排卵障害が適応となる。ドパミンアゴニストは下垂体前葉のプロラクチン産生細胞のドパミン $D_2$ 受容体を介してプロラクチン分泌を抑制する。

### ◇方法

　悪心，嘔吐，便秘，起立性低血圧などの副作用を生じることがある。食直後に少量から内服を始め，慣れるに従い徐々に増量していく。

### ◇処方の実際

　麦角アルカロイド誘導体を使用する。
- ブロモクリプチン（パーロデル®錠）2.5〜5.0mg/日
- テルグリド（テルロン®錠）0.5〜1.0mg/日
- カベルゴリン（カバサール®錠）1 週 0.25〜1.0mg/週

## ◆ GnRH パルス療法
### ◇適応・作用機序

　GnRH は視床下部から 60〜90 分間隔でパルス状に分泌され，下垂体からゴナドトロピンも同様にパルス状に分泌される。そこで，比較的重症の視床下部性無排卵症に対し，生理的状態を模して GnRH 製剤をパルス状に投与し下垂体からのゴナドトロピン分泌を促進するという方法が考案された。ゴナドトロピン療法と比較し OHSS の発生率は低いが，排卵まで 2〜3 週間を要し治療期間が長い。

◇**方法**

　月経周期または消退出血開始3～5日目から，黄体化ホルモン放出ホルモン（LHRH）製剤（ヒポクライン®注）を携帯型電動式ミニポンプにより60～90分間隔で1回に10～20μg皮下注射する。卵胞が成熟し径17～18mmに達したらhCG製剤5,000～1万単位を筋注して排卵を誘発する。

LHRH：luteinizing hormone-releasing hormone（黄体化ホルモン放出ホルモン）

### 表2　日本で使用可能なGnRHアナログ

| | アミノ酸配列 | | | | | | | | | | 投与様式と投与量 |
|---|---|---|---|---|---|---|---|---|---|---|---|
| | 1 | 2 | 3 | 4 | 5 | 6 | 7 | 8 | 9 | 10 | |
| 天然型GnRH | pGlu | His | Trp | Ser | Tyr | Gly | Leu | Arg | Pro | Gly-NH2 | |
| **GnRHアゴニスト** | | | | | | | | | | | |
| ブセレリン（スプレキュア®） | | | | | | DSer(tBu) | | | | NH-Ethylamide | 鼻腔内噴霧（両鼻）300μg×3回/日　徐放性microparticles皮下注射1.8mg×1回/月 |
| リュープロレリン（リュープリン®） | | | | | | DLeu | | | | NH-Ethylamide | 徐放性microcapsules皮下注射3.75（1.88）mg×1回/月 |
| ナファレリン（ナサニール®） | | | | | | DNal | | | | | 鼻腔内噴霧（片鼻）200μg×2回/日 |
| ゴセレリン（ゾラデックス®） | | | | | | DSer(tBu) | | | | Aza-Gly | 徐放性ポリマー重合体皮下注入3.6（1.8）mg×1回/月 |
| **GnRHアンタゴニスト** | | | | | | | | | | | |
| セレトレリクス（セトロタイド®） | Ac DNal | DCpa | DPal | | | DCit | | | | DAla | 0.25（3）mg皮下注射×1回/日 |
| ガニレリクス（ガニレスト®） | Ac DNal | DCpa | DPal | | | DhArg(Et2) | hArg(Et2) | | | DAla | 0.25mg皮下注射×1回/日 |

### 図5　体外受精プログラムにおけるゴナドトロピン・GnRHアナログ併用療法

GnRHアンタゴニスト0.25mg反復投与

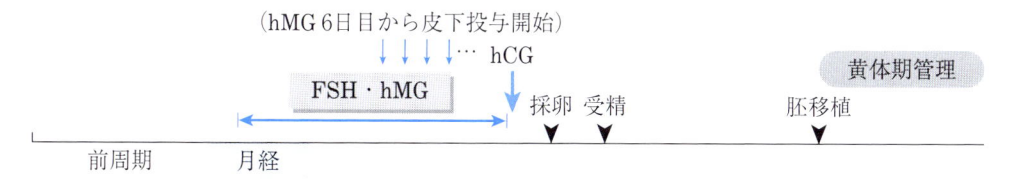

（hMG6日目から皮下投与開始）
↓↓↓↓…hCG
FSH・hMG
採卵　受精　　黄体期管理　胚移植
前周期　月経

ブセレリン0.9mg反復投与

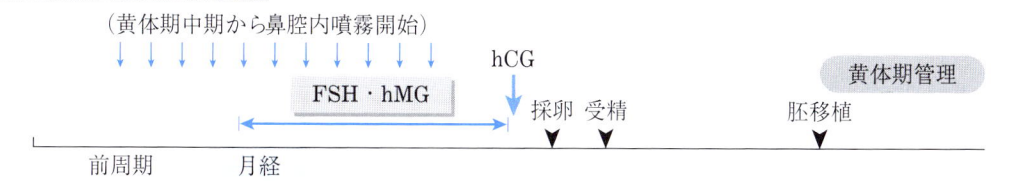

（黄体期中期から鼻腔内噴霧開始）
↓↓↓↓↓↓↓↓↓↓↓↓
hCG
FSH・hMG
採卵　受精　　黄体期管理　胚移植
前周期　月経

# HRT

　HRTは卵巣機能が低下する更年期（45～55歳）以降に減少するエストロゲンを補充するもので，中高年女性のQOLを高めるために有用である。更年期障害・骨粗鬆症などが適応となる。子宮摘出後の女性にはエストロゲン製剤のみを投与するが，子宮を有する女性にはエストロゲン製剤単独使用による子宮内膜癌発生を予防するためにプロゲスチン製剤が併用される。

QOL：quality of life

## ◆実施法

### ◇使用されるホルモン剤

1) エストロゲン製剤

①結合型エストロゲン錠：HRTに最も古くから使用されている妊馬尿から精製された天然結合型エストロゲン剤であり，エストロン硫酸ナトリウムおよびエクイリン硫酸ナトリウムを主成分とする。プレマリン®錠 0.625mg/日あるいはその半量を内服する。

②エストラジオール錠：ジュリナ®錠 0.5～1.0mg/日

③経皮吸収型エストラジオール：エストラジオールが連続的に放出され，直接皮膚の毛細血管から吸収されるため血中濃度が50～60pg/mL程度に安定する。貼付薬のエストラーナ®とゲル剤のル・エストロジェル®，ディビゲル®がある。内服薬と異なり肝臓での初回通過効果を受けないため，TG増加作用がないのが利点である。

TG：triglyceride（トリグリセリド）

④エストリオール：エストラジオールに比べてエストロゲンとしての効果は弱いので，子宮内膜への影響も少なく単独投与が可能であり，長期使用あるいは高齢女性に適している。通常1～2mg/日を内服する。まれに子宮内膜肥厚例もみられるので，その場合はプロゲスチンを併用する。

2) プロゲスチン製剤
　酢酸メドロキシプロゲステロン（MPA）2.5～10mg/日が使用される。

3) EP配合剤
　貼付薬でエストラジオール・酢酸ノルエチステロン配合のメノエイド®コンビパッチとエストラジオール・レボノルゲストレル配合のウエールナラ®配合錠が使用される。

MPA：medroxy pragesterone acetate（酢酸メドロキシプロゲステロン）

### ◇投与方法【図6】

1) エストロゲン単独投与法
　エストロゲン製剤を連日投与する方法で，更年期障害やエストロゲン欠乏性腟炎などに対する比較的短期間の治療や，子宮摘出後の女性を対象とする場合などに行われる。

2) 周期的投与法
　主に周閉経期の女性を対象とし，エストロゲン製剤を休薬することなく投与し続け，毎月の1日から12日間MPA 5～10mgを周期的に併用する。MPA服用終了後に消退出血をみる。

3) 逐次的投与法
　主に周閉経期の女性を対象とし，エストロゲン製剤を25日間投与し，その後半の12日間にMPA 5～10mgを併用し，5～6日間休薬を1サイクルとしてこれを繰り返す。休薬期間中に消退出血をみる。

4) 持続併用投与法
　主に閉経後の比較的高齢患者を対象とし，エストロゲン製剤とプロゲスチン製剤を同時に連続して投与する。

◆有害事象

　頻度が高く患者のコンプライアンスとの関係で問題になる有害事象は，不正性器出血と乳房痛である。長期間の HRT により乳癌，高齢者の冠動脈疾患，虚血性脳卒中，血栓塞栓症の発症リスクが高まるが，閉経後早期から開始し低用量で短期間のものであれば，そのリスクを低減・回避できることが判明してきた。また，これまでの知見はプレマリン®錠と MPA によるものであり，その他の新薬によるデータの蓄積を待って，将来はより安全な HRT の実施法が確立されるであろう。

図6　HRT の投与形式

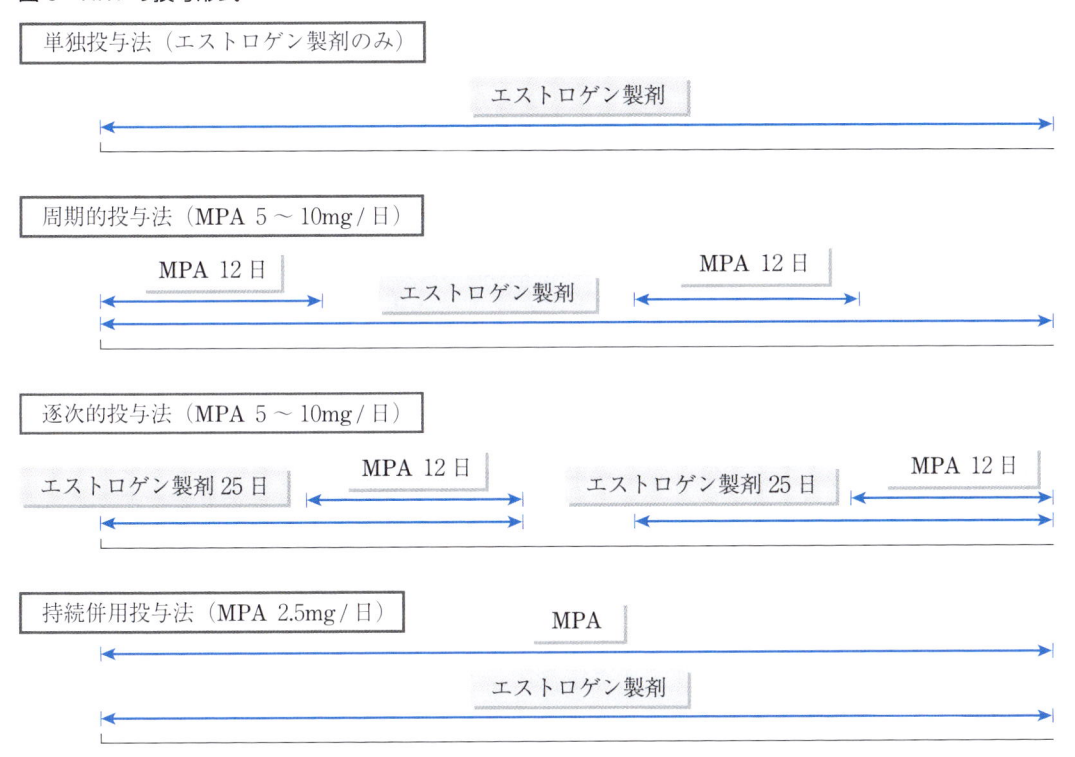

単独投与法（エストロゲン製剤のみ）
　　　　　　　　　　　エストロゲン製剤

周期的投与法（MPA 5～10mg/日）
　MPA 12日　　　エストロゲン製剤　　　MPA 12日

逐次的投与法（MPA 5～10mg/日）
　エストロゲン製剤25日　MPA 12日　エストロゲン製剤25日　MPA 12日

持続併用投与法（MPA 2.5mg/日）
　　　　　　　　　　MPA
　　　　　　エストロゲン製剤

## Self Check

- 挙児希望があれば排卵誘発が治療の主目的となる。
- 挙児希望のない未婚若年女性の場合は，月経周期の正常化が主目的となる。
- 中高年女性に対しては，ホルモン補充療法が施行される。

〈矢野　哲〉

# 感染症の薬物療法

## 抗菌薬

抗菌薬は，その抗菌薬が有効な病原微生物による感染症に限って使用するのが原則である。抗菌薬の投与開始前に，起因菌を特定するための検査として，局所の検体を採取するが，結果が出るまでには数日かかることが多いため，原因微生物を推定して抗菌薬の投与開始を先行させることが通常で，結果に応じて投薬内容の見直しが必要である。

### ◆細菌性腟症（BV）における抗菌薬

腟の常在菌である乳酸桿菌 *Lactobacillus* が優勢の状態から好気性菌の *Gardnerella vaginalis* や嫌気性菌の *Bacteroides* 属などの複数菌感染で起こると考えられている。通常局所療法が行われ，好気性菌，嫌気性菌に対して広い抗菌作用を有するクロラムフェニコール腟錠が投与されている。

BV：bacterial vaginosis（細菌性腟症）

### ◆骨盤腹膜炎（PID）における抗菌薬

尿道や肛門や子宮頸管に存在する微生物の子宮卵管を通じた上行性感染によって子宮，付属器，骨盤腹膜，骨盤結合織などの骨盤内の感染症が引き起こされる。起因菌としては大腸菌，腸球菌などの腸内細菌が多いが，クラミジアも増加している。複数の病原体の混合感染である可能性が高いため，抗菌薬の広いセフェム系とクラミジアに感受性のあるものを併用して治療される。

PID：pelvic inflammatory disease（骨盤内炎症性疾患）

### ◆性感染症（STD）における抗菌薬

性器クラミジア感染症の頻度が最も高く，子宮頸管炎からときに上行感染し子宮付属器炎など PID を起こす。*Chlamydia trachomatis* はペニシリン系やセフェム系の抗菌薬には感受性がなく，テトラサイクリン系，マクロライド系，ニューキノロン系抗菌薬が使用される。パートナーの検査と治療も同時に進める必要がある。淋菌はペニシリン系やセフェム系の抗菌薬に感受性があるが，耐性を獲得しやすいため，セフェム系の単回投与などが行われている。腟トリコモナス症も性行為感染が主な感染経路であり，メトロニダゾールの経口投与が原則である。外陰・腟カンジダ症は，主に *Candida albicans* によって起こる真菌感染症で，抗真菌薬の腟錠や外用などの局所療法を行う。

STD：sexually transmitted disease（性感染症）

### ◆産科領域における抗菌薬

産科領域においては胎児への薬剤移行，とくに妊娠初期投与における胎児の催奇形性などが問題となる。一般に妊婦に使用されるのはペニシリン系，セフェム系，マクロライド系である。アミノグリコシド系は新生児第8脳神経障害，テトラサイクリン系は胎児骨組織沈着，歯牙黄色沈着，先天性白内障などを起こすので禁忌である。キノロン系，ニューキノロン系も安全性が確立していないため原則として投与されない。妊婦のクラミジア感染症にはマクロライド系が用いられる。

## 抗ウイルス薬

ウイルスは感染した宿主細胞の代謝系を利用して増殖し自身の細胞を有しないため，宿主細胞と異なる形質を標的として病原体の細胞を直接破壊する抗菌薬と異なり，ウイルスのみを排除するような選択性の高い抗ウイルス薬は多くない。

◆ 性器ヘルペス

　単純ヘルペスウイルス（HSV）の感染によって性器に浅い潰瘍性または水泡性病変を形成する疾患で，ウイルスは神経節に潜伏感染し，しばしば再発を繰り返す。細胞内でのウイルス合成を阻害する抗ヘルペスウイルス薬であるアシクロビルの内服治療が行われ，軽症例には軟膏の塗布や重症例では点滴静注による治療も行われる。年6回以上再発を繰り返す症例には持続的に抗ヘルペスウイルス薬を服用する再発抑制療法がある。

◆ ヒト免疫不全ウイルス（HIV）感染症

　HIVによる感染症で血液，体液などを介して感染し，性的接触が主要な感染経路であるがときに母子感染も起こる。HIVの複製を妨げる抗HIV薬として逆転写酵素阻害薬（AZTなど）とプロテアーゼ阻害薬を3剤組み合わせる多剤併用療法（HAART）が基本で，母子感染対策としても母親にHAARTを実施した場合の母子感染率の低下が期待され，妊娠14週以降からAZT投与が勧められている。

◆ 尖圭コンジローマ

　ヒトパピローマウイルス（HPV）が原因で外性器，肛門周囲に疣贅を形成する。焼灼などの外科的治療以外にイミキモド5％クリームの外用療法があり，この外用薬は自己の免疫力を高めることでウイルスに特異的な免疫力を高めてウイルスを排除することを目的とした免疫調整剤である。

◆ インフルエンザ

　抗インフルエンザウイルス薬としては，タミフル，リレンザ，シンメトレル（塩酸アマンタジン）がある。発症から48時間以内に投与開始すると，発熱期間の短縮とウィルス排泄量の減少が見込まれる。妊婦は重症化ハイリスク群であるため，疑われる場合には速やかな治療開始または予防的投与が推奨され，薬剤服用による利益は可能性のある薬剤副作用より大きいと考えられている。

HSV：herpes simplex virus（単純ヘルペスウイルス）

HIV：human immunodeficiency virus（ヒト免疫不全ウイルス）

AZT：azidothymidine（アジドチミジン）

HAART：highly active antiretroviral therapy（高活性抗レトロウイルス療法）

HPV：human papilloma virus（ヒトパピローマウイルス）

## Level up View

● HPVワクチン

　HPVの持続感染を引き金として子宮頸癌は発生する。HPVが子宮頸癌の原因であることが明らかになりHarald zur Hausen氏は2008年のノーベル医学生理学賞を受賞した。ウイルスが発見されてHPVワクチンの開発が進められ，感染してない女性に接種してHPV感染を予防することで子宮頸癌の発症率の低下をめざす予防ワクチンは，HPV16型や18型といった子宮頸癌発生の高リスクな型の感染を予防するものが完成し，臨床試験で100％近い効果が確認されて現在海外の多くの国々で若年女性を対象に使用開始されている。わが国でも2009年に認可された。子宮頸癌を発症している患者に対する治療ワクチンに関しては依然研究段階である。

## Self Check

☐ 妊婦に使用される抗菌薬はペニシリン系，セフェム系，マクロライド系である。
☐ 性器ヘルペスの治療には抗ヘルペスウイルス薬が用いられる。
☐ HPVワクチンは高リスク型HPVウイルス感染を予防して子宮頸癌の発症率の低下をめざす予防ワクチンである。

〈後藤友子〉

## I-D. 主な治療を学ぶ／化学療法と放射線療法

# 悪性腫瘍の化学療法

## 抗癌薬

　婦人科領域の癌では手術療法と放射線療法との組み合わせにより用いられることが多い。抗癌薬を用いた化学療法により治癒が期待できるものから，延命が期待できるもの，効果が期待できないものもある。絨毛性疾患は化学療法の有効性が確立している。卵巣癌も手術療法とともに化学療法が有効である。子宮癌は手術療法や放射線療法に併用する形で化学療法が行われている。化学療法を行う場合には，まず全身状態や主要臓器機能や合併症の有無を確認し，治療の目標を明確にしたうえで抗癌薬による効果および毒性について十分な説明と同意が必要である。

### ◆子宮頸癌

　子宮頸癌の治療は手術療法と放射線療法が主体であるが，放射線療法を主体として治療する場合には，化学療法を同時併用して行う化学放射線療法（CCRT）で予後が改善することが報告されており，シスプラチンの週1回静注併用などが行われる。

### ◆子宮体癌

　子宮体癌は手術療法が治療の主体であるが，手術病理結果で再発に対する予後危険因子がある場合，術後化学療法が行われている。アントラサイクリン系薬剤と白金製剤を含めた化学療法やタキサン製剤を併用した化学療法が行われることが多い。エストロゲン依存性のものが多い高分化型腺癌では，エストロゲンに拮抗作用を有するプロゲステロンとして酢酸メドロキシプロゲステロン（MPA）の経口投与による高用量のホルモン療法が用いられる場合もある。子宮肉腫では化学療法の効果は期待しがたい。

### ◆卵巣癌

　卵巣癌は化学療法が奏効しやすい腫瘍で，手術と化学療法による集学的治療が原則となり，またしばしば再発することからも多くの症例が化学療法の対象となる。上皮性卵巣癌の現在の標準療法はパクリタキセル（T）＋カルボプラチン（C）の併用療法（TC療法）である。再発または耐性と考えられる場合にはセカンドラインとして交差耐性のない薬剤が用いられる。胚細胞性腫瘍は若年者に好発し，化学療法に感受性が高く，妊孕能温存術後にブレオマイシン（B）＋エトポシド（E）＋シスプラチン（P）の併用療法（BEP療法）が行われる。

### ◆絨毛性疾患

　化学療法により治癒が期待できる腫瘍の1つである。メトトレキサート（M）＋アクチノマイシンD（A）＋シクロホスファミド（C）の併用療法（MAC療法）やエトポシド（E）＋メトトレキサート（M）＋アクチノマイシンD（A）＋シクロホスファミド（C）＋ビンクリスチン（O）併用療法（EMACO療法）などが用いられる。

### ◆抗癌薬の副作用

　ほとんどの抗癌薬は短時間で分裂する増殖の速い細胞を標的にして細胞分裂を阻害するため癌細胞に効果を発揮するが，同様に増殖の速い正常細胞にも影響を及ぼすため，有害事象としての副作用が起こる。副作用は発現時期によって異なる【表1】。

CCRT：concurrent chemoradiotherapy（同時化学放射線療法）

MPA：medroxyprogesterone acetate（酢酸メドロキシプロゲステロン）

表1 発現時期による抗癌薬の副作用

| 発現時期 | 副作用 |
|---|---|
| 即時性（直後〜数日） | アレルギー，嘔気・嘔吐，食欲不振，倦怠感 |
| 早発性（数日〜数週） | 骨髄抑制，脱毛，口内炎，便秘・下痢，肝機能障害，神経毒性，間質性肺炎 |
| 遅発性（数週〜数か月） | 貧血，色素沈着，聴神経毒性，肺線維症，腎不全 |
| 晩発性（数年） | 不妊症，二次発癌，白質脳症 |

### Level up View

●分子標的治療薬

　分子生物学の進歩により新しく登場した分子標的治療薬は，癌の増殖，浸潤，転移などの生物学的特性に関連した遺伝子や蛋白を標的とし，癌の増殖を止める作用をもつ。創薬の段階から分子レベルの標的が定められ，従来の抗癌薬と異なり正常組織に対する副作用を少なくすることが期待されている。婦人科癌領域でも臨床試験が進行中である。

### Level up View

●新薬の臨床試験

　新薬の臨床開発や新治療法の確立には，適切なデザインの臨床試験での正確な評価が必須である。臨床試験はヒトを対象とした研究であり，被験者の人権に最大限の配慮がなされねばならず，その実施においては，ヘルシンキ宣言等の国際的倫理原則，厚生労働省の臨床研究に関する倫理指針等を遵守し，施設の IRB（institutional review board：倫理審査委員会）の承認を得ることが必須とされる。第Ⅰ相試験では，期待される抗癌剤が初めてヒトに投与され，毒性の評価と推奨投与量の決定がなされる。第Ⅱ相試験では，各がん種において推奨用量での効果と安全性の評価がなされ，更なる検討に進むかどうかが決定される。第Ⅲ相試験では，従来の治療法との比較がなされ，治癒率や生存期間など本来の有用性において新治療法が優れることが検証されると，新たな標準的治療として確立することになる。

### Self Check

- [ ] 子宮頸癌の放射線療法に，化学療法を同時併用する化学放射線療法（CCRT）が行われている。
- [ ] 子宮体癌では，手術病理結果によって，術後化学療法が行われる。
- [ ] 卵巣癌は化学療法が奏効しやすく，手術・化学療法による集学的治療を行う。

〈後藤友子〉

# 悪性腫瘍の放射線療法

## 放射線療法の役割

放射線療法は悪性腫瘍の根治を目的に利用されることが多いが（根治的照射），止血や疼痛改善を目的として，狭い範囲に少量の照射が行われることもある（対症療法；姑息的照射）。

放射線療法は単独で，あるいは化学療法や手術と併用されることもある。すなわち，放射線療法単独（最近は化学療法との併用が多い）で治療を行う場合と，手術後に残存腫瘍や予後不良因子がある場合に，予防的に照射（術後照射）することがある。

## 適応疾患

婦人科の悪性腫瘍は放射線療法が有効で根治を期待できる疾患も多い。各疾患に対する適応は【表1】のごとくである。

## 放射線療法の実際

放射線には大きな機械を使って体外から照射する方法（外照射）【図1】と，放射性同位元素の小さな塊（小線源）を腫瘍部位に直接接触させる方法（内照射；小線源治療）がある。小線源治療には体の腔を利用して挿入する方法（腔内照射）【図2】と，腫瘍組織内に針のようにして埋め込む方法（組織内照射）がある。放射線単独で治療を行う場合，外照射と小線源治療を併用することで，良好な治療成績を得られる【表2】。外照射や小線源治療に用いる治療線量，治療する範囲（照射野）はほぼ確立した治療法になっている。

## 放射線療法の副作用

放射線療法の有害事象は発生の時期で2種類に分類され，それぞれに特徴がある【表3】。晩期の有害事象は回復が困難なため，放射線治療では晩期有害事象を極力発生させない治療が重要である。

### Basic Point

●組織型との関係

放射線療法の有効性は組織型と深く関連する。一般に扁平上皮癌には放射線療法が有効であるが，腺癌や肉腫は放射線療法が奏効しないことが多い。

### Level up View

●放射線の副作用の機序

早期有害事象は再生組織（皮膚・毛髪，骨髄，粘膜，性腺）における幹細胞が放射線障害を受けるため，一時的に再生が停止した状態で発生する。晩期有害事象は放射線により組織の線維化が発生し，細血管や毛細血管が押しつぶされ，二次的に血行障害が誘発されるために発生する。

表 1　各種婦人科悪性腫瘍の放射線療法の適応

| 放射線療法の治療効果 | 適応疾患 |
|---|---|
| 手術と同様な成果（手術に代わる治療法） | 子宮頸癌（扁平上皮癌），腟癌，リンパ腫 |
| ある程度効果に期待（手術より劣る） | 子宮頸癌（腺癌），外陰癌，子宮体癌 |
| あまり効果を期待できない | 卵巣癌，肉腫 |

図 1　骨盤部の外照射の照射野（照射範囲）
所属リンパ節と原発巣を含めて照射する。

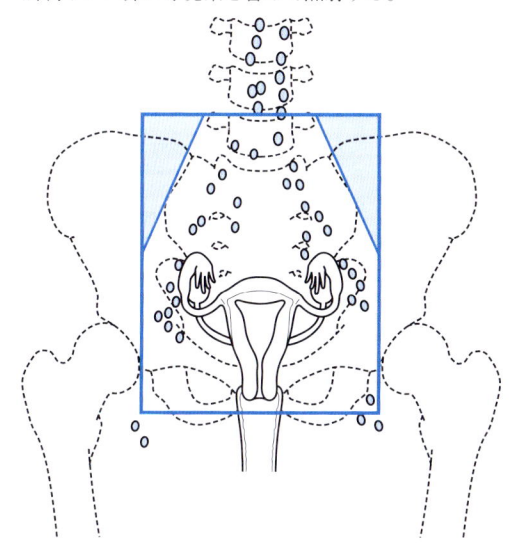

図 2　腔内照射
子宮内にはタンデムとよばれる管を 1 本，腟にはオボイド（グレーの部分）とよばれる管を 2 本挿入し，その後，線源（色の部分）を挿入して照射する。

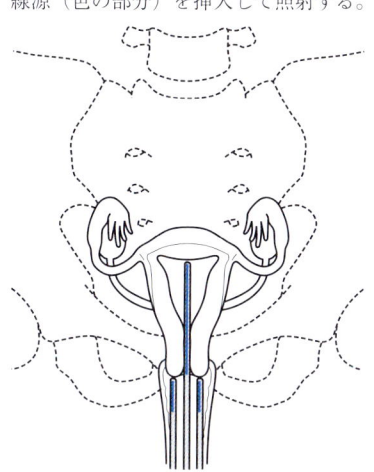

表 2　各種婦人科悪性腫瘍の照射法の適応

| 悪性腫瘍 | 照射法の組み合わせ |
|---|---|
| 子宮頸癌，腟癌，子宮体癌 | 外照射＋腔内照射（＋化学療法） |
| 外陰癌 | 外照射＋組織内照射（＋化学療法） |
| リンパ腫 | 外照射（＋化学療法） |

表 3　早期と晩期有害事象の特徴

| 分類 | 早期（急性）有害事象 | 晩期（慢性）有害事象 |
|---|---|---|
| 発生時期 | 治療中～治療後 3 か月 | 治療後 3 カ月以上経過 |
| 特徴 | 治療を中断すると回復 | 放射線療法に特有，1 回発生すると回復は困難 |
| 症状 | 食欲不振，下痢，頻尿，白血球減少など | 下血（貧血），腹痛（腸閉塞），血尿，頻尿など |

## Self Check

☐ 放射線療法には放射線単独療法と他の治療との併用法があり，目的により根治的照射（根治させる）と姑息的照射（症状緩和あるいは延命）に分けられる。
☐ 根治的療法の場合は，外照射と小線源療法（内照射）が併用される。
☐ 放射線療法の有害事象は早期と晩期に大別される。

〈伊東久夫〉

I-D. 主な治療を学ぶ／婦人科手術

# 子宮摘出術

　子宮摘出術は婦人科領域において最も広く行われている手術であり，産婦人科全体でみても帝王切開術に次いで頻繁に行われる手術である．子宮摘出術の歴史は非常に古く16世紀における子宮脱に対する腟式子宮全摘術から始まった．19世紀になって開腹下に子宮を摘出する腹式子宮全摘術が開発され，麻酔技術や抗菌薬の開発など周術期管理の進歩に伴い格段に安全性が高まった．その後20世紀半ばには子宮頸癌に対する広汎子宮全摘出術が開発された．最近では子宮摘出術に対する腹腔鏡手技の導入が進んでいる．

## 子宮摘出術の種類

　開腹下に子宮を摘出する腹式子宮全摘術には子宮を筋膜外に摘出する腹式単純子宮全摘術，初期浸潤子宮頸癌（Ia1期およびIa2期）に行われる準広汎子宮全摘出術，局所進行子宮頸癌（Ia2期およびIb期，IIa期），子宮体癌II期の一部に行われる広汎子宮全摘出術がある．一方，経腟的に子宮を摘出する方法としては腟式子宮全摘術がある．一部の施設では子宮頸癌に対し腟式広汎子宮全摘出術が行われている．腹腔鏡を用いた子宮全摘術には腹腔鏡補助下腟式子宮全摘術があり，子宮円索および固有卵巣索あるいは卵巣提索を腹腔鏡下に切断した後に経腟的に子宮を摘出する．腹腔鏡の操作に熟練した術者はさらに子宮動脈の切断までを腹腔鏡下に行う場合やすべての子宮摘出操作を腹腔鏡下に行う腹腔鏡下子宮全摘術を行うこともある．

## 子宮摘出術の適応【表1】

　子宮摘出術の適応は良・悪性を問わず広く婦人科疾患全般にわたる．腹式子宮全摘術全体の適応は子宮筋腫が最も多く約40％を占める．次いで子宮腺筋症を含む子宮内膜症が約13％，悪性腫瘍が12％と続く．腟式子宮全摘術では半数近くを子宮脱が占める．また，施設あるいは術者によって差異はあるが子宮のサイズが手拳大以下あるいは妊娠12週相当以下の子宮筋腫，子宮腺筋症も腟式子宮全摘術の適応となる．腹腔鏡補助下腟式子宮全摘術は腟式子宮全摘術と同じく子宮筋腫，子宮腺筋症，子宮内膜症などの良性疾患が適応になるが，子宮内膜症などにより腹腔内の癒着の存在する症例や腟腔が狭い症例など腟式操作が困難な症例にも適応可能である．

## 腹式単純子宮全摘術【図1】

　開腹下に子宮を摘出する方法でほとんどの良性疾患，子宮の温存の必要がない子宮頸部異形成，上皮内癌およびIa期子宮頸癌の一部，子宮内膜増殖症およびII期の一部を除く子宮体癌，卵巣癌，卵管癌，腹膜癌，絨毛性疾患など非常に広い適応をもつ．子宮円策および固有卵巣索あるいは卵巣提索を切断，子宮広間膜を広く切開した後，膀胱を子宮頸部から剥離する．その後，子宮動脈上行枝を含む子宮傍組織，仙骨子宮靱帯，膀胱子宮靱帯，最後に腟管を切断し，筋膜外に子宮を摘出する．子宮頸癌，子宮体癌，卵巣癌，卵管癌，腹膜癌などの悪性疾患においては同時にリンパ節郭清が行われることがある．

## 腟式子宮全摘術【図1】

　前述のように子宮脱および子宮のサイズが小さい良性疾患が主な適応となる．腹式単純子

---

**Side Memo**

子宮頸癌治療ガイドラインでは子宮頸部円錐切除術で脈管侵襲あるいは癒合浸潤を認めた子宮頸癌Ia1期および脈管侵襲や癒合浸潤を認めなかった子宮頸癌Ia2期を準広汎子宮全摘出術の適応としている．

局所進行子宮頸癌において手術療法と放射線療法はほぼ同等の予後を有する．よって高齢者や内科合併症を有する患者に対しては放射線療法あるいは同時化学放射線療法が行われることが多い．

子宮体癌II期患者に対する広汎性子宮全摘術の適応については専門医の間でも議論が分かれており，準広汎性子宮全摘術あるいは腹式単純子宮全摘術でよいとの意見も多い．

宮全摘術と同様の操作を腟から頭側に向かって逆方向に行う。腹壁の切開を伴わないため美容的にも優れ、術後の回復が早く、入院期間の短縮、患者のQOLの向上につながる。子宮脱においては同時に腟壁の形成術が行われるが、最近はメッシュを用いた骨盤底支持靱帯の補強が行われるようになっており腟式子宮全摘術が行われないことがある。

QOL : quality of life

## 腹腔鏡補助下腟式子宮全摘術【図2】

適応は腟式子宮全摘術と同様に子宮のサイズが小さい良性疾患であるが、腹腔鏡下に癒着剝離操作が可能であり腹腔癒着を有する患者にも適応可能である。また、分娩経験のない患者など腟腔が狭く経腟的操作が困難な患者においても開腹術の回避を可能にする。子宮円索および固有卵巣索あるいは卵巣提索を腹腔鏡下に切断した後に腟壁の切開、子宮支持靱帯の切断を行い子宮を摘出する場合が多いが、術者の腹腔鏡操作の熟練度が高い場合には子宮鏡による操作部分を増やすことが可能である。腹腔鏡操作の併用により腟式子宮全摘術の適応範囲を拡大することができるが、腹腔鏡操作特有の合併症が起こりうる。

表1 子宮摘出術の適応
子宮摘出術の適応は良・悪性を問わず非常に多岐にわたる。

| 良性疾患 | 悪性疾患 |
|---|---|
| 子宮筋腫 | 子宮頸部異形成 |
| 子宮腺筋症 | 子宮頸部上皮内癌 |
| 子宮内膜症 | 浸潤子宮頸癌 |
| 子宮脱 | 子宮内膜増殖症 |
| 骨盤内感染症 | 子宮体癌 |
| 子宮出血（産科異常出血を含む） | 卵巣癌 |
|  | 卵管癌 |
|  | 腹膜癌 |
|  | 絨毛性疾患 |

図1 腹式単純子宮全摘術および腟式単純子宮全摘術の切除ライン
実線が腹式単純子宮全摘術、破線が腟式単純子宮全摘術の切除ラインである。

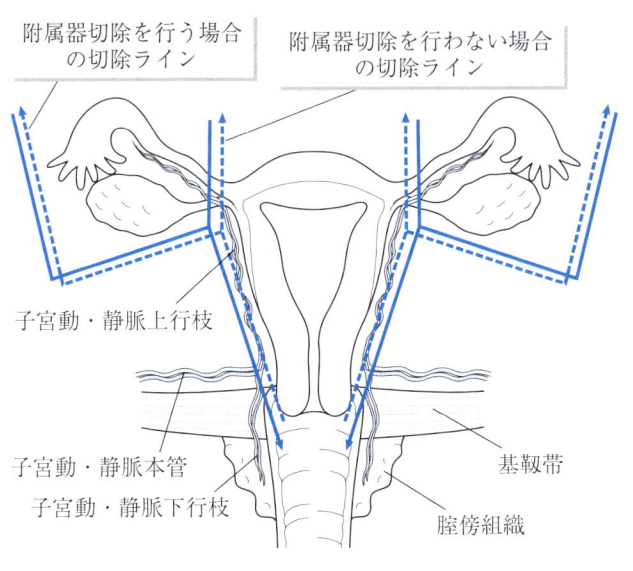

図2 腹腔鏡補助下腟式子宮全摘術の切除ライン
実線が腹腔鏡操作、破線が腟式操作による切除ラインである。

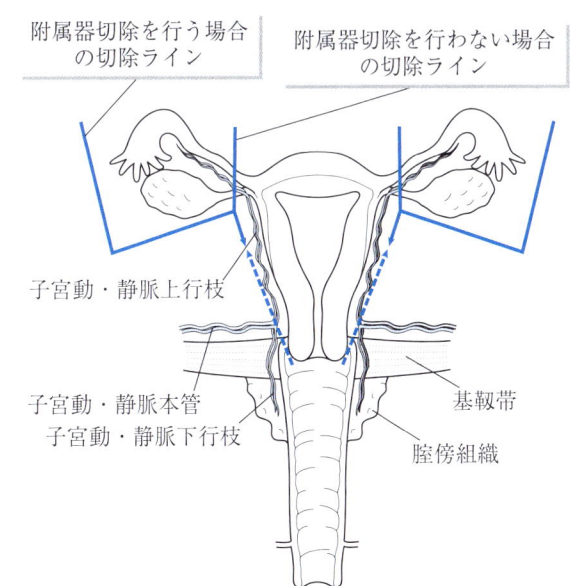

## 広汎子宮全摘出術【図3, 4】

　局所進行子宮頸癌（Ⅰa2 期およびⅠb 期，Ⅱa 期），子宮体癌Ⅱ期が適応になる。子宮頸癌においてほぼ同等の予後を有する放射線療法に比較し，腟壁の柔軟性の保持による性交障害の回避や卵巣機能温存の可能性，摘出物の病理学的精査が可能などの利点を有する。ただし，扁平上皮癌の 0～0.5％，腺癌の 2～14％に卵巣転移が報告されているため，特に腺癌においては卵巣の温存について慎重に適応を考慮する必要がある。子宮頸癌は腟壁へ直接浸潤あるいは基靱帯内のリンパ管を通して骨盤内リンパ節に進展することが知られているため広汎子宮全摘出術では子宮本体に加え腟傍組織を含む腟壁および基靱帯の切除，さらに骨盤内リンパ節郭清が行われる。合併症では交感神経の損傷による術後の膀胱機能障害が最も問題になる。最近では膀胱機能障害の回避のため骨盤神経温存術式が広く試みられ良好な結果が報告されている。

## 子宮摘出術の合併症

　出血，感染症といった非特異的な合併症に加え，子宮摘出術に特徴的な合併症に尿管損傷，膀胱損傷がある。子宮摘出術の発展の歴史は尿路損傷の回避に対する工夫の歴史といっても過言ではない。手術法の改良に伴い最近では尿路損傷の発生は 1％以下に減少している。

### Side Memo

T11～L2 および S2～4 から出た交感神経が仙骨子宮靱帯の背外側で骨盤神経叢を形成し，その後子宮枝と膀胱枝に分かれ，膀胱枝は膀胱子宮靱帯後層を通って膀胱に入る。膀胱に入る交感神経の損傷が膀胱機能障害につながるため，交感神経を同定し温存する術式が広く試みられている。最近では根治性を損なうことなく骨盤神経の温存が可能とする報告が多い。

## Level up View

### ●広汎子宮頸部摘出術【図A】

　近年，初婚年齢の上昇に伴い子宮頸癌における妊孕能温存のニーズが増してきている。広汎子宮頸部摘出術は子宮頸癌に対する妊孕能温存のために開発された術式で，子宮頸部および基靱帯，腟傍組織および腟壁のみを切除し子宮体部を温存する術式である。病巣の切除後に子宮断端と腟断端を縫合する。基本的に腫瘍体積の小さい径 2cm 以下の子宮頸癌が適応とされる。現在までに全世界で 200 例以上の妊娠の報告があり，その約 85％で妊娠 32 週以降まで妊娠継続が可能であったと報告されている。

**図A　広汎子宮頸部摘出術の切除範囲**

囲みの内側が広汎子宮頸部摘出術の切除範囲である。子宮動脈は切除される場合と温存される場合がある。

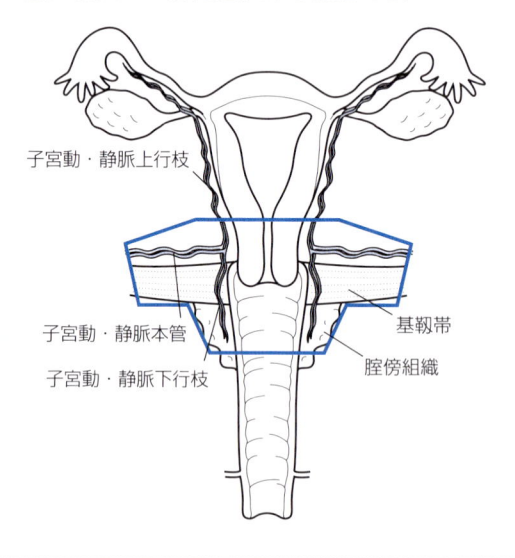

図3 広汎子宮全摘出術の切除ライン

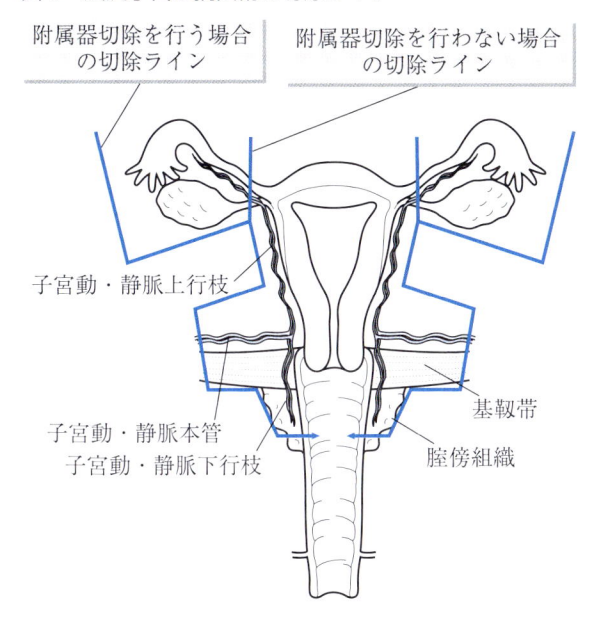

附属器切除を行う場合の切除ライン
附属器切除を行わない場合の切除ライン
子宮動・静脈上行枝
子宮動・静脈本管
子宮動・静脈下行枝
基靱帯
腟傍組織

図4 広汎子宮全摘出術の摘出物写真

子宮および附属器に加え基靱帯組織，腟傍組織および腟壁が広汎に切除されている。

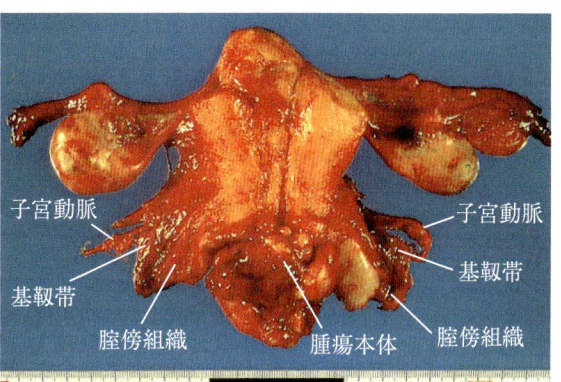

子宮動脈
基靱帯
腟傍組織
腫瘍本体
子宮動脈
基靱帯
腟傍組織

## Self Check

☐ 子宮全摘術が適応となる疾患では子宮筋腫が最も多い。

☐ 腟式子宮全摘術は子宮脱および子宮のサイズが手拳大以下あるいは妊娠12週相当以下の子宮筋腫，子宮腺筋症などの良性疾患が適応となる。

☐ 腹腔鏡補助下腟式子宮全摘術は腹腔内の癒着を有する症例や腟腔の狭い症例における開腹術の回避に有用である。

☐ 広汎子宮全摘出術では膀胱機能障害が高率に発生するため最近では骨盤神経温存術式が広く試みられている。

〈長尾昌二〉

# I-D. 主な治療を学ぶ／婦人科手術
# 悪性卵巣腫瘍・CIN の手術

## 悪性卵巣腫瘍の手術

手術による正確な臨床進行期決定は，その後の治療戦略を立てるための大前提である。卵巣癌の予後は臨床進行期と手術の完遂度（いかに残存腫瘍を 1cm 未満の optimal surgery（完全摘出術）とするか）によって左右される。しかし，卵巣癌は silent disease（無症候性の疾患）とよばれるように自覚症状がなく，Ⅲ，Ⅳ期（進行癌）で発見されることがほとんどである。

### ◆ 基本術式
基本術式は子宮摘出術，両側付属器摘出術および大網切除術を行う【図1】。

### ◆ staging laparotomy（リンパ節郭清を含む基本術式）
進行期の確定に必要な手技を含む手術で，基本術式に加え腹水細胞診，腹腔内各所の生検，後腹膜リンパ節（骨盤・傍大動脈）郭清（または生検）を行う。腹腔・骨盤内臓器の丹念な視診・触診後に播種・転移を疑う異常所見があれば生検あるいは可及的に腫瘍を摘出する。つまり残存腫瘍 1cm 未満の optimal surgery にすることが必要不可欠である。
① 腹水細胞診：進行期分類に必要な基本的検査である。
② 大網切除術：播種・転移しやすい臓器である。
③ 後腹膜リンパ節（骨盤・傍大動脈）郭清（または生検）【図2, 3】：正確な進行期を知るうえで，その診断的意義は確立されているが，治療的意義は確立されていない。

### ◆ exploratory laparotomy（試験開腹術）
試験開腹術のことで原発腫瘍の摘出が困難な場合。例えば癌性腹膜炎で癒着が強度で大量の出血が予想される場合，広汎な腸切除や肝臓切除などが必要で患者に大きな侵襲が加わる可能性が大きい場合など。このような場合は生検と最小限の進行期確認にとどまる手術を行う。

### ◆ 腫瘍減量手術（debulking（cytoreductive）surgery）
病巣の完全摘出または可及的に最大限の腫瘍減量に必要な手技を含む手術で，腹腔内各所の播種病変の切除を行う。

## CIN の手術

子宮頸部上皮内腫瘍（CIN）の定義は，異形成と上皮内癌（CIS）を総括したものをいう。現在では CIN を 3 段階に分けて軽度異形成に相当する CIN 1，中等度異形成に相当する CIN 2，高度異形成および CIS に相当する CIN 3 に分類することが国際的に主流となっており，わが国の取扱い規約でも CIN 分類が併記されることとなった。ここでは，CIN 3（高度異形成および CIS）を中心に至適な治療法について述べる。

### ◆ CIN 3 の至適治療法（診断的円錐切除術と治療的円錐切除術）
CIN 3 と診断されたもののなかには，少なからず微小浸潤癌，浸潤癌が含まれていることがあるので，まずは診断的円錐切除術を施行し確定診断を行ったうえで子宮全摘の要否を決定する。ただ，完全摘出（術後病理診断にて浸潤病変がなく切除断端部に病変が残存していない；margin free）の場合は，治療的円錐切除として注意深いフォローアップとなる。

### ◆ 挙児希望を有する CIN 3 の至適治療法
妊娠を望む症例では円錐切除術をすることにより子宮頸部が短縮され流・早産の原因とな

---

**Side Memo**

妊孕性温存を希望する症例（挙児を希望する場合）に対する保存手術術式
基本術式に含まれる手技としては片側付属器摘出術および大網切除術である。しかし，適応としては患者本人が挙児を強く望んでいること，患者および家族が疾患を深く理解していること，十分なインフォームドコンセントが得られ，厳重かつ長期的フォローアップが可能であることである。また病理学的な必要条件はⅠa 期（片側の卵巣にとどまっている場合）で高分化型または境界悪性腫瘍であることとされている。

CIN：cervical intraepithelial neoplasia
（子宮頸部上皮内腫瘍）

CIS：carcinoma *in situ*
（上皮内癌）

ることがある。その場合は，切除範囲に十分注意し，必要以上の拡大切除とならないよう気をつける。

### ◆子宮頸部円錐切除術式

円錐切除の具体的な方法としては，以前はメスによるもの（cold knife）が一般的であったが，1990年代以後レーザーが用いられはじめ，最近では高周波電流や超音波などによるものも普及している。

### ◆子宮頸部冷凍凝固法およびレーザー蒸散法

最近，CIN 1（自然消失が期待できないもの），CIN 2 に対して冷凍凝固，レーザー蒸散などが試みられている。その施行に際しては高度な診断精度が要求され十分慎重であらねばならない。

図1 標準術式摘出標本（子宮，付属器，大網編）

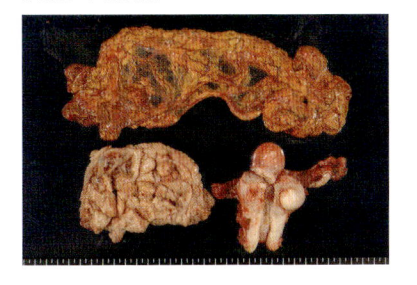

図2 卵巣癌に係りがある骨盤および大動脈周囲リンパ節
解剖学的にリンパ管は左側において図に示されるように左腎静脈に流入している。

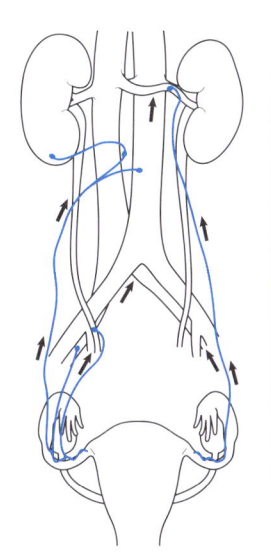

図3 傍大動脈リンパ節郭清術後

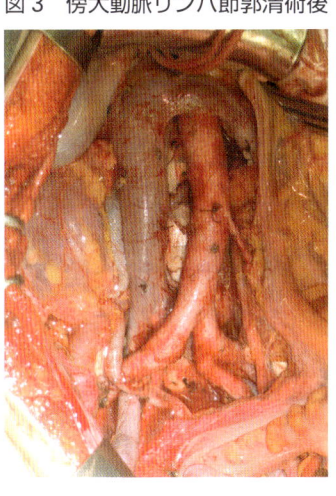

図4 進行癌初回開腹時所見

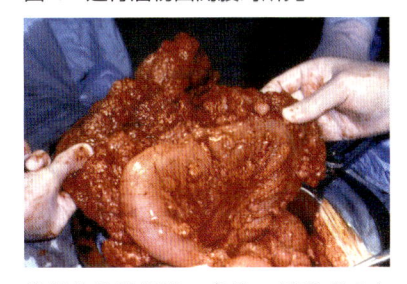

(Pickel, H., et al.: The spread of ovarian cancer. Bailliere's Clin Obstet Gynaecol 3: 3-12. 1989.より引用)

横行結腸腸間膜の多数の播種病変と大網への播種が認められる（omental cake）。このような場合でもできる限りの debulking surgery（DS）を行うことが重要である。

図5 下平式での（高周波）円錐切除術

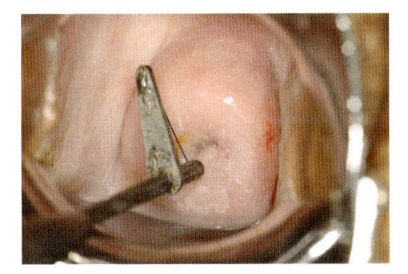

図6 円錐切除術後の子宮腟部

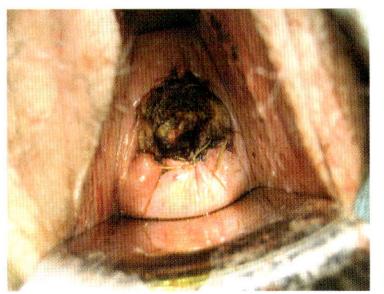

## Self Check

- □ 上皮性卵巣癌の基本術式は単純子宮全摘出術、両側付属器切除術および大網切除術である。
- □ 卵巣癌の手術ではいかに optimal 手術にするかが重要である。
- □ 子宮頸部円錐切除術は妊孕性温存手術である。

〈平澤　猛〉

# 良性疾患の手術

## 付属器摘出術，卵巣摘出術【図1】

付属器切除術は，良性の卵巣腫瘍に対する一般的な術式で，卵巣と卵管を摘出するものである。卵巣腫瘍があっても卵管は正常な場合も多く，卵巣だけを摘出することもできるが，卵管のみ温存する意義は少ない。

## 卵巣嚢腫摘出術【図1】

若年で悪性が否定的な卵巣嚢腫に対して行われる，卵巣の正常部分を温存し卵巣嚢腫のみを摘出する術式である。

## 卵巣楔状切除術【図2】

卵巣生検の目的で行われることがある。従来の多嚢胞性卵巣症候群の治療としての役割は，現在では腹腔鏡下の卵巣多孔術に取って代わられた。

## 筋腫核出術【図3】

将来の妊孕性温存を目的とした，子宮筋腫のみを摘出して子宮を温存する手術である。本術式は子宮筋腫に対する根治手術とはならない。

## 子宮奇形の形成術

習慣流産などの症状を呈する弓状子宮や単頸双角子宮に対して Strassmann 手術【図4】や Jones & Jones 手術【図5】が行われる。子宮底部に陥凹のない中隔子宮に対しては，子宮鏡下に中隔切除術が行われることが多い。

### 図1 卵巣腫瘍摘出のための切開線

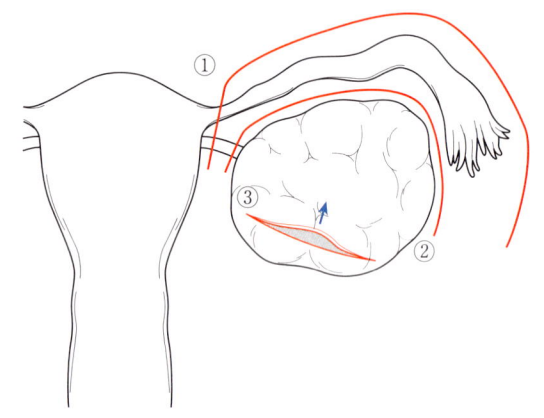

付属器摘出術（ライン①）：子宮側で卵管および固有卵巣索を，骨盤側で卵巣提索と子宮広間膜を切断する。
卵巣摘出術（ライン②）：卵管を温存する場合，切除線を固有卵巣索～卵巣間膜～卵巣提索とする。
嚢腫摘出術（ライン③）：表面に浅い切開を加え，嚢腫周囲に被膜のように存在する正常な卵巣実質を剥ぐように腫瘍部分のみ摘出する。

### 図2 卵巣楔状切除術

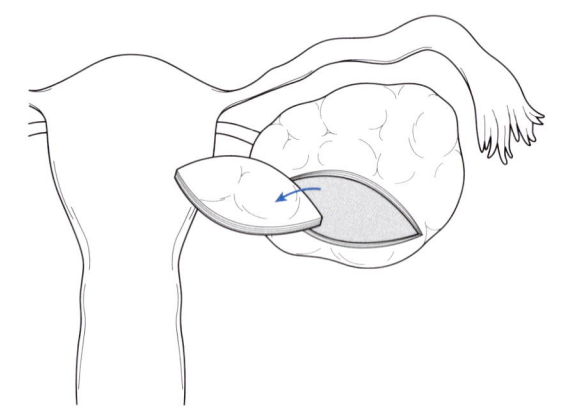

卵巣の自由縁側を長径に沿って楔状に切開する。

図3 子宮筋腫核出術
ほとんどの子宮筋腫は正常筋層との境界が明らかであり，容易に筋腫核のみ摘出できる。

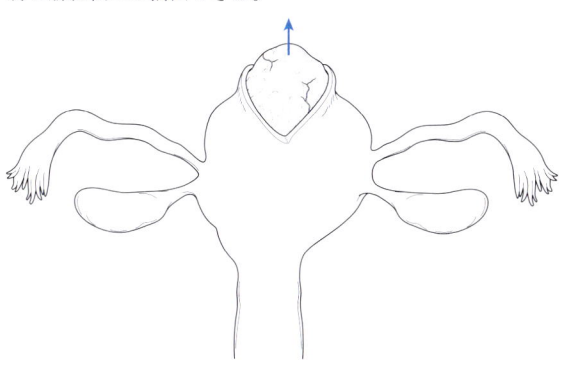

図4 Strassmann 手術
子宮底部を左右に切開し病変部を切除する。その後，創の中央から，前縁は前縁，後縁は後縁同士で縦に縫合する。

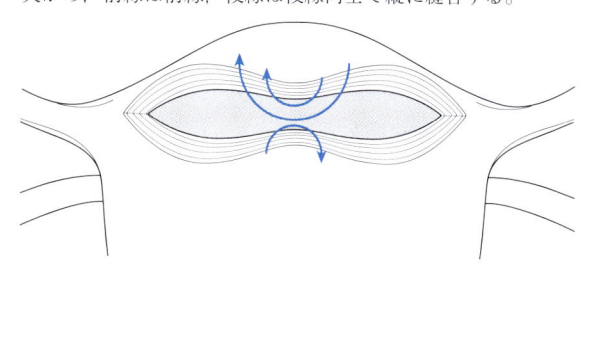

図5 Jones & Jones 手術
子宮を前後に切開し，縦に楔状に病変を切除した後，左右の対称面を縫合する。

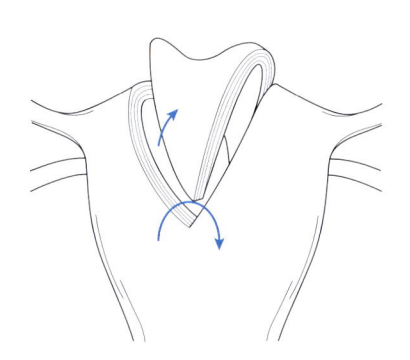

## Level up View

● 腹腔鏡下手術
　下腹部を中心に3～4カ所の小孔を開けて手術を行うもので，創部が小さく，術後疼痛が軽く回復が早いという利点がある。婦人科におけるほとんどの良性疾患がその対象となり，本項で示した多くの術式は腹腔鏡下に施行されつつある。
　二次元のモニタ画面上で内視鏡を通して術野を見るという立体感の喪失，手指ではなく鉗子を通してしか得られない触感の乏しさ，縫合結紮などの手技を行う際の鉗子操作性の制限などに慣れておく必要がある。

## Self Check

☐ 卵巣嚢腫摘出術は，若年で悪性の可能性が低い場合に適応となる。
☐ 子宮筋腫核出術は，子宮筋腫に対する根治手術ではない。
☐ 弓状子宮などの子宮奇形は，無症状であれば手術適応はない。

〈村上　節，喜多伸幸〉

## I-D. 主な治療を学ぶ／婦人科手術

# urogynecology

## 骨盤内臓器の解剖学的支持組織とその再建

　骨盤内臓器の支持組織をまとめると,【図1】のようになる。レベル1は子宮を仙骨の方向へ強く固定する組織で, 仙骨子宮靱帯 (子宮支体後部) と基靱帯 (子宮支体中部) である。レベル2は腟管上部2/3の支持組織で, 前腟壁では恥骨頸部筋膜, 後腟壁では直腸腟筋膜である。レベル3は腟管下部1/3の支持組織で, 肛門挙筋と会陰 (腟の下端と肛門の間) である。これらの支持組織の弱体化により腟口に向かって脱出してくる骨盤内臓器は, 前から後ろの順に, ①尿道, ②膀胱, ③子宮, ④小腸, ⑤直腸である。【図1】を見ると, 恥骨頸部筋膜-子宮頸部-直腸腟筋膜のラインが①～⑤の脱出に対する最終防衛線をなすことがわかる。

　レベル1の補強として, 基靱帯を切断して子宮頸部に再度縫い付ける手術 (Manchester手術) や, 腟式に子宮を全摘したうえで腟の盲端を仙骨子宮靱帯断端または仙棘靱帯 (仙骨と坐骨棘の間の強靱な構造) に縫合固定する方法がとられてきた【図2-①, ②】。しかしながら, 生来の組織を用いた修復では, 後年また組織の弛緩とともに再発がみられることが問題とされてきた。

　近年開発されたTVM手術は, 恥骨頸部筋膜と直腸腟筋膜のかわりに人工材料 (ポリプロピレンソフトメッシュ) をハンモック状に埋め込むことによりレベル2を補強するものである【図3】。メッシュには"ハンモックを張るためのロープ"に相当するアームがついている。前壁のメッシュのアームは恥骨と坐骨棘の間 (骨盤筋膜腱弓) を貫通して閉鎖孔を通り, 外陰部の皮下に無縫合固定されており, 後壁のメッシュのアームは仙棘靱帯を貫通して殿部の皮下に固定されている。

　レベル3の補強としては, 肛門挙筋の縫縮術や会陰部皮膚をV字に切除して左右で縫い寄せる会陰再建術があり, 弛緩していた腟は巾着の紐をしぼるように狭くなる。

　なお, 前後の腟壁を正中部で縫い合わせて閉鎖する術式もあり, 中央腟閉鎖術またはLe Fort法とよばれる。侵襲が低いため高齢者や合併症の重い症例に行われるが, 術後に子宮癌検診ができなくなること, 性交が不能になること, 帯下が奥に貯留する可能性があること

TVM : tension-free vaginal mesh (現在適当な日本語訳がない。tension-freeとは, 腹圧をかけたときのみ骨盤内臓器がメッシュに押し付けられるように工夫されており, 普段は臓器が圧迫されないという意味である)

### Level up View

●TVM手術の修復レベル
　TVM手術はレベル2の修復であると述べたが, 後腟壁のメッシュの一部は子宮頸部に縫合固定されており, 一方でアームは仙棘靱帯を貫通しているので, 術中にアームを引いて後腟壁のメッシュを張ると, 子宮頸部が仙棘靱帯に向かって引き上げられていく。つまり, レベル1の修復も同時に行われている。

### 図1　骨盤臓器の支持組織
①尿道瘤, ②膀胱瘤, ③子宮脱, ④小腸瘤, ⑤直腸瘤

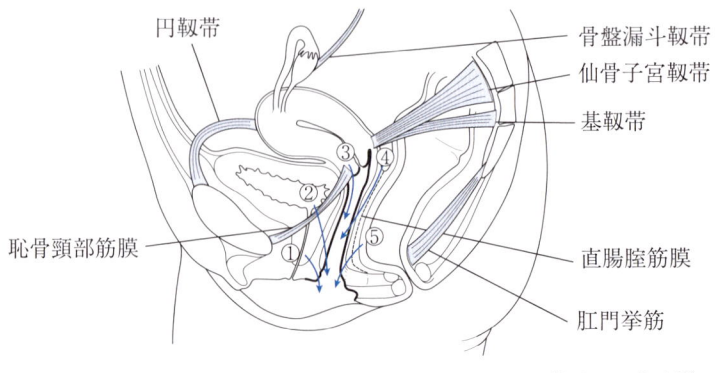

円靱帯／骨盤漏斗靱帯／仙骨子宮靱帯／基靱帯／恥骨頸部筋膜／直腸腟筋膜／肛門挙筋

(DeLanceyによる)

などが弱点である。

## 腹圧性尿失禁の手術治療

尿道支持組織を Cooper 靱帯に縫合補強する Burch 法などが行われていたが，やはり生来の組織を用いた縫合修復では再発が多いことが問題であった．TVT 手術は，尿道下に U 字型にポリプロピレンメッシュテープを留置するものである．【図4】のようにテープは経腟的に挿入され，テープの両端は恥骨上の皮下または閉鎖孔を通して外陰部の皮下に，テープと組織との摩擦力によって無縫合で固定されている．

TVT：tension-free vaginal tape（現在適当な日本語訳がない．tension-free とは，腹圧をかけたときのみ尿道がテープに押し付けられるように工夫されており，普段は尿道が圧迫されないという意味である．したがって，尿道は"吊りあげられて"はいない）

図2　旧来の術式：腟断端固定術
①子宮全摘＋腟断端の仙骨子宮靱帯への固定
②子宮全摘＋腟断端の仙棘靱帯への固定

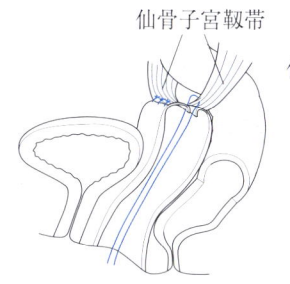

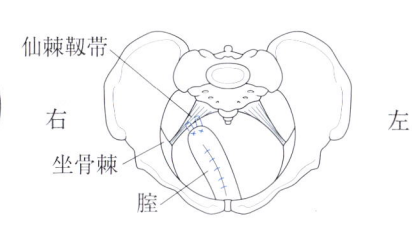

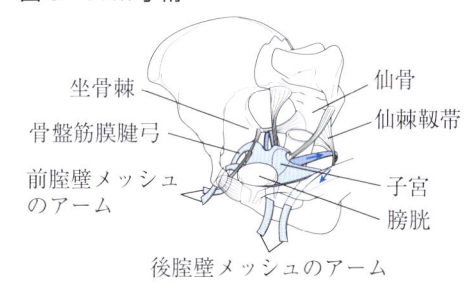

（Amundsen, C.L., et al.：Anatomical correction of vaginal vault prolapse by uterosacral ligament fixation in women who also require a pubovaginal sling, J Urol, 169：1770, 2003. より引用）

図3　TVM 手術
（古山による）

図4　TVT 手術
中部尿道の下にテープを回す．図は恥骨上皮下固定法．

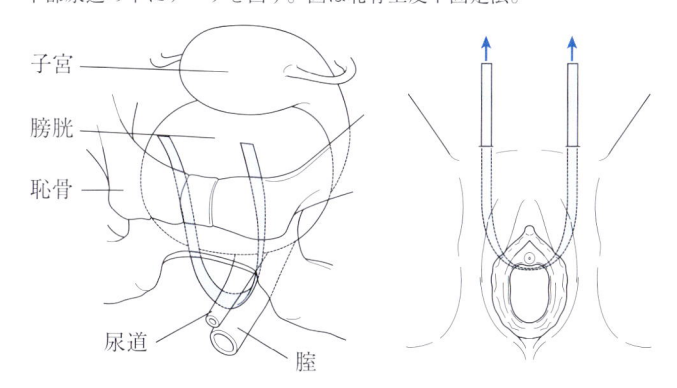

### Basic Point　gynecology

●骨盤機能再建手術
　urogynecology では，骨盤臓器脱や腹圧性尿失禁の治療として骨盤機能再建手術を行う．

## Self Check

□ 骨盤臓器脱（性器脱）手術においては，骨盤内臓器を支持する組織のどこが弱体化しているかを診断し，その部位を補強する．
□ 骨盤臓器脱（性器脱）や尿失禁の手術において，人工材料の埋め込み手術が行われるようになってきた．

〈古山将康〉

## I-D. 主な治療を学ぶ／婦人科手術

# 内視鏡下手術

## 腹腔鏡下手術

腹腔鏡下手術：laparoscopic surgery

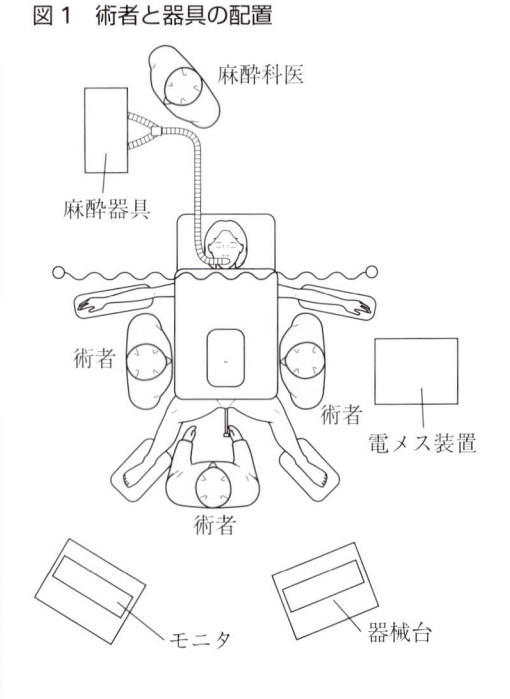

### ◆ 適応
【表1】は不妊症における腹腔鏡下手術の不妊因子別の対象疾患と適応術式を示し，【表2】にはそれぞれ疾患別の術式を上げた。

### ◆ 器機・器具【図1】
腹腔鏡検査と同様に腹腔鏡システムが必要である。手術に使用する器具は，把持鉗子，剥離鉗子，鋏鉗子，単極電気凝固鉗子（モノポーラ），双極電気凝固鉗子（バイポーラ），持針器，吸引灌流用鉗子，穿刺注入針などであり，その他にKTPやNd:YAGなどのレーザーや超音波凝固切開装置がある。

### ◆ 体位【図1】
腹腔鏡検査と同様に砕石位とし，15°前後の骨盤高位（Trendelenburg体位）で行う。

### ◆ 視野の確保
腹腔内の視野を得る方法として気腹法と吊り上げ法がある。気腹法では，炭酸ガスを腹腔内に注入し視野を得る。

### ◆ 麻酔法
腹腔鏡下手術の麻酔は，十分な筋弛緩と気腹が得られ，骨盤高位がとれる気管内挿管による全身麻酔が理想的である。

表1 不妊症における腹腔鏡下手術

| 不妊因子 | 疾患 | 術式 |
|---|---|---|
| 子宮因子 | 子宮筋腫 | 筋腫核出術 |
| 卵巣因子 | 多嚢胞性卵巣症候群 | 卵巣焼灼術 |
| 卵管因子 | 卵管性不妊（卵管周囲癒着，卵管留水症，卵管閉塞） | 卵管周囲癒着剥離術，卵管形成術，卵管開口術，卵管大量通水法 |
| その他 | 子宮内膜症 | 内膜症性嚢胞摘出術，内膜症病巣焼灼術，癒着剥離術 |

表2 子宮，卵巣および卵管疾患と腹腔鏡下手術

| | 疾患 | 術式 |
|---|---|---|
| 子宮 | 子宮筋腫 | 腹腔鏡下（腟式）子宮全摘術 |
| | 子宮腺筋症 | 子宮腺筋症病巣切除術 |
| 卵巣 | 嚢胞腺腫（漿液性，ムチン性） | 付属器摘出術 |
| | 成熟嚢胞性奇形腫 | 嚢腫摘出術，卵巣摘出術 |
| | 多嚢胞性卵巣 | 卵巣部分切除術 |
| | 卵巣出血 | 卵巣焼灼・止血術 |
| 卵管 | 卵管妊娠 | 卵管切除術，卵管線状切開術（保存手術） |

図1 術者と器具の配置

## ◆ 主な手術

### ◇筋腫核出術【図2】

腹腔鏡下子宮筋腫核出術には，筋腫の切開，核出，止血，縫合操作までのすべての操作を腹腔鏡下に行う腹腔鏡下筋腫摘出術（LM）と，腹腔鏡下に筋腫の切開，剥離あるいは核出まで行い，腹壁に小切開を加えた後に，腹腔外から筋腫核出・摘出や止血，縫合操作を行う腹腔鏡補助下筋腫摘出術（LAM）がある。LMとLAMの厳密な選択の基準はないが，LMは筋腫核が数個以内でかつ最大径が6〜7cm以内とし，それ以上であればLAMとする。

### ◇チョコレート囊胞摘出術，内膜症病巣焼灼術【図3，4】

子宮内膜症の手術は，腹膜病変に対する焼灼術，癒着病変に対する剥離術，卵巣チョコレート囊胞に対する囊胞摘出術に分けられる。腹腔鏡下卵巣チョコレート囊胞（内膜症性囊胞）摘出術は，囊胞摘出，卵巣修復のすべてを腹腔内で行う腹腔鏡下卵巣囊胞摘出術（TLC）と囊胞摘出，卵巣修復ともに腹腔外で行う腹腔鏡補助下卵巣囊胞摘出術（LAC）に分けられる。卵巣チョコレート囊胞は癒着が強く卵巣の可動性が十分得られないことが多いので，TLCが適している。

### ◇腹腔鏡下子宮全摘術【図5】

腹腔鏡を用いた単純子宮全摘術は，子宮上部の靱帯（子宮円索，固有卵巣索），付属器の切断までを腹腔鏡下に行う腹腔鏡補助下腟式子宮全摘術（LAVH），子宮動脈の処理まで腹腔鏡下に行う腹腔鏡下子宮全摘術（LH），子宮の回収以外すべての操作を腹腔鏡下に行う全腹腔鏡下子宮全摘術（TLH）の3種類に分類される。

### ◇子宮外妊娠【図6，7】

子宮外妊娠は，血行動態が安定していれば腹腔鏡下手術を行う。根治手術は，妊孕性温存を希望しない例や卵管峡部妊娠，間質部妊娠，また癒着や破裂などの卵管損傷の著しい例が適応となり，卵管切除を行う。保存手術は，卵管線状切開により内容を物除し，卵管を温存

---

LM：laparoscopic myomectomy（腹腔鏡下筋腫摘出術）

LAM：laparoscopically assisted myomectomy（腹腔鏡補助下筋腫摘出術）

TLC：total laparoscopic cystectomy（腹腔鏡下卵巣囊胞摘出術）

LAC：laparoscopically assisted cystectomy（腹腔鏡補助下卵巣囊胞摘出術）

LAVH：laparoscopic assisted vaginal hysterectomy（腹腔鏡補助下腟式子宮全摘術）

LH：laparoscopic hysterectomy（腹腔鏡下子宮全摘術）

TLH：total laparoscopic hysterectomy（全腹腔鏡下子宮全摘術）

---

図2　子宮壁を切開後，筋腫を牽引しながら核出する

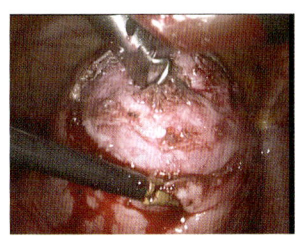

図3　卵巣チョコレート囊胞

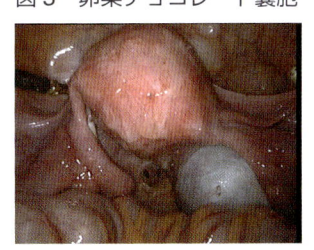

図4　卵巣を切開しチョコレート状の内容物が流出，囊胞を摘出する

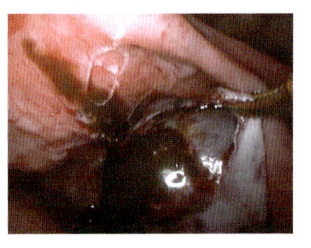

図5　LH（子宮円索，卵管，固有卵巣索をバイポーラにより凝固後，切開する）

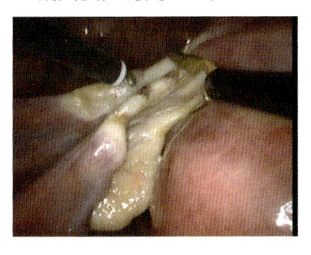

図6　卵管膨大部妊娠

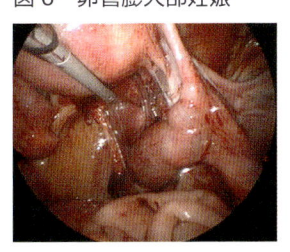

図7　卵管線状切開により卵管を温存する

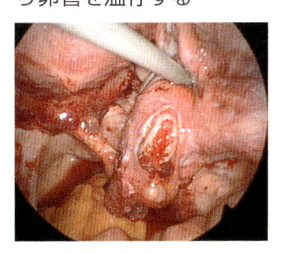

する手術である。未破裂の卵管膨大部妊娠や卵管峡部妊娠の一部が適応となるが、絨毛遺残による外妊存続症の危険がある。

## 子宮鏡下手術

子宮鏡下に子宮内腔を灌流しながら観察し、高周波電極を使用した切開、蒸散、止血などを行うことにより、子宮筋腫や子宮内膜ポリープを切開、切除する。子宮内腔癒着剝離や子宮中隔などの子宮奇形の手術、あるいは過多月経に対する子宮内膜蒸散などがある。

### ◆ 器具

子宮鏡下手術に用いるのは、泌尿器科領域で使用されるレゼクトスコープ【図8】と同一の手術用硬性鏡である。持続灌流式になっており、外套管、スコープ、内套管と電極操作用のハンドル部からなる。高周波電極により、切開や止血を行う。

### ◆ 灌流液

モノポーラ電極を使用するため、電解質を含まない3% D-ソルビトール（ウロマチックS®）を使用する。バイポーラやレーザーを使用する際は、生理食塩水の使用も可能である。灌流圧は70〜80mmHgとし、なるべく灌流圧は高めないことが重要である。

### ◆ 術前処置

手術時期は卵胞期初期に行うが、術前にGnRHアナログを使用すれば時期を選ばない。

#### ◇ GnRHアナログの術前投与

術前にGnRHアナログを2〜3ヵ月投与すると、貧血の改善のみでなく筋腫の縮小を図れ、手術時の操作性の向上が期待でき、出血量の減少に役立つ。

#### ◇ 術前の準備

ラミナリア桿やダイラパン®やラミセル®を挿入し、頸管の拡張を行う。

### ◆ 手順

① 砕石位の体位をとる。
② 子宮穿孔を避けるため超音波モニター下に行う。その際に病変部位とレゼクトスコープの位置関係、子宮筋層からの深さを確認しやすくするため膀胱内に生理食塩水を充満する。
③ 有茎性の筋腫、あるいは無茎性で筋層内の進展が50％以内の場合は、レゼクトスコープにより体積を縮小し除去する【図9】。筋層内進展が50％以上の子宮筋腫は、むしろ腹腔鏡下手術の適応である。

### ◆ 合併症と術中管理

#### ◇ 子宮穿孔

無茎性、とくに筋層内進展のある粘膜下子宮筋腫に起こりやすい。これを避けるために超音波断層法で常にレゼクトスコープと切除電極の位置を確認しながら操作を行う。手術操作に慣れるまでは、切除電極を常に遠位からスコープに向かって操作することが重要である。

#### ◇ 出血

灌流液に血液が混入するため術中出血量の管理が難しく、手術時間は1時間以内にする。

#### ◇ 水中毒、低ナトリウム血症

灌流液による過剰の水分負荷が原因であるので、手術中の灌流量と排液量を監視することと、長時間の手術を避ける。

## 卵管鏡下卵管形成術（FT）

間質部や峡部の閉塞や通過障害の治療に有効である。伸縮性のバルーンを卵管口から挿入

子宮鏡下手術：hysteroscopic surgery

FT：falloposcopic tuboplasty
（卵管鏡下卵管形成術）

し，バルーンを推し進め卵管近位側の閉塞部位や狭窄部位を拡張することにより通過障害の改善を図る。なお，腹腔鏡下に卵管采から逆行性に挿入するFTカテーテルも開発されている。

### ◆手技

子宮内に挿入したカテーテルをいったん子宮底部に達してから病変側の子宮卵管口側に回転させ，そのまま推し進め子宮卵管口に押し付ける。次いで卵管鏡で子宮卵管口を確認し，カテーテル外筒を専用腟鏡に固定した後，前進操作を開始する。解像度のより優れた卵管鏡も開発されたことにより，子宮卵管口の確認も容易になった。バルーンの拡張，収縮を繰り返しながら前進することにより，閉塞部位を鈍的に拡張する。このときバルーンの内方が伸長しながら前進するため，卵管内腔の損傷を防ぐことができる。卵管鏡下卵管形成術時に腹腔鏡を併用すると，FTカテーテルの先端部の位置を確認できる。

### ◆合併症

卵管穿孔を避けるには，卵管鏡の位置とカテーテルの位置を常に意識しながら前進操作を行う。最近，モニタで卵管内腔を確認しながら操作ができるようになり，より安全になった。

図8 レゼクトスコープ

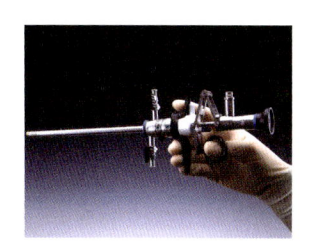

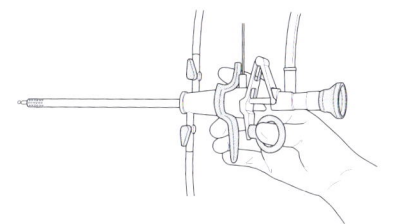

図9 粘膜筋腫を子宮鏡下に切除

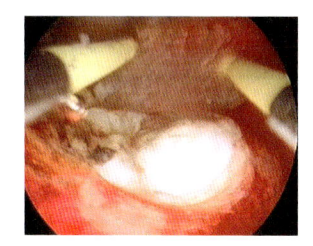

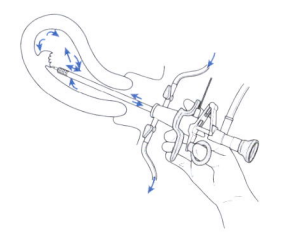

### Basic Point  anatomy

● 卵管の機能

卵管は，卵管膨大部，峡部，間質部によりなる。その構造には若干の差はあるが，漿膜，1層または2層の平滑筋層，粘膜よりなる。卵管内腔には粘膜の襞が存在する。上皮は線毛細胞と分泌細胞からなり，卵管液により環境が整えられている。

卵管は，卵子の捕獲・輸送，精子の輸送・貯蔵・成熟，受精の場の提供，受精卵の保持・発育・輸送など，さまざまな機能をもっている。平滑筋の収縮，線毛の活動，卵管液の流れなどの複雑な機構が関与している。卵巣ステロイドなどにより調整され，タイミングよく子宮内へ初期胚を輸送する大切な役目を担っている。

## Self Check

☐ オープン法は，腹腔内癒着が疑われる場合の第1トロカール挿入に適している。
☐ 子宮外妊娠の保存手術の場合は，絨毛遺残による外妊存続症の危険がある。
☐ 長時間の子宮鏡下手術では，血清電解質のチェックが必要である。
☐ 卵管間質部閉塞は卵管鏡下卵管形成術の適応である。

〈西井 修〉

I-D. 主な治療を学ぶ

# 産科手術

妊娠中の手術では母体のみならず胎児への影響もあり，その管理は母児への注意が必要となる。妊娠中の手術適応疾患は，産科疾患，婦人科疾患，他科疾患に分けられる。産科手術とは，このなかの産科疾患に対する手術のことをいう。本項では産科手術のなかで中核をなす急速遂娩術と頸管無力症に対する頸管縫縮術について述べていく。

## 急速遂娩術とは

分娩経過中に母体もしくは胎児に危険が生じ，自然の分娩の進行を待つことができない場合に，可及的速やかに児を娩出させることを急速遂娩という。手術適応として子宮破裂の危険性がある場合や常位胎盤早期剥離，分娩停止，重症妊娠高血圧症候群などの母体適応や，胎児機能不全（non-reassuring fetal status）などの胎児適応がある。急速遂娩法には，帝王切開術，鉗子・吸引分娩がある。

## 急速遂娩術の選択

帝王切開術は児に対する負担は少ないが，母体への侵襲は正常分娩やほかの急速遂娩術より大きくなる。しかし，分娩第1期または第2期で，産道からの経腟分娩が困難となり，しかも胎児を急速に娩出しなければならない場合は帝王切開が選択される。経腟分娩が可能かどうかは，産道内の児頭の位置や最大周囲径の下降度，児頭の大きさ，児頭の回旋などが重要で，原則としてそれに応じた分娩法が選択される（p.387，図1参照），【図1】。

## 帝王切開術

帝王切開術は子宮壁を切開して胎児を娩出させる方法で，近年さまざまな理由で増加傾向にある。しかし帝王切開術は経腟分娩に比べてリスクを伴う【表1】。経腟分娩に比し，母体では出血，感染，血栓症などのリスクが高く，また次回妊娠の際も子宮破裂，癒着胎盤，帝王切開創部妊娠などを合併する頻度が上昇する。新生児では新生児一過性多呼吸（TTN）の頻度が増える。このため帝王切開術は適応がある場合のみ行う【表2】。帝王切開術にはあらかじめ日程を決めて行う選択的（予定）帝王切開術と，急速遂娩術として行う緊急帝王切開術がある。選択的帝王切開術の場合は術前より母児の異常をある程度予想し，準備することができるが，緊急帝王切開術の場合は決定から手術までの時間がないため，パンフレットや母親学級であらかじめ緊急時の対応について教育しておく。

### ◆ 麻酔の実際

誤嚥性肺炎のリスクが妊婦では高い点，麻酔薬が児に移行し児を抑制してしまう点などから，帝王切開術の麻酔は禁忌がない限り区域麻酔（脊椎くも膜下麻酔・硬膜外麻酔）を選択する。しかし，緊急度と母体の状態によっては全身麻酔を選択する場合もある。また，脊椎くも膜下麻酔による帝王切開術時には，仰臥位低血圧症候群が起こりやすく注意が必要である。それぞれの麻酔法の利点・欠点を示す【表3】。

### ◆ 帝王切開術の実際

皮膚切開は恥骨上から臍下に至る縦切開と，横切開がある。子宮切開法には，子宮下部横切開（深部横切開），子宮体部縦切開（古典的帝王切開）があるが，通常は子宮下部横切開を行う。子宮下部横切開は，子宮下部にあたる部位の臓側腹膜を膀胱直上で切開・剥離し，

---

**Side Memo**

**non-reassuring fetal status**
日本産婦人科学会により「胎児仮死」という用語が「non-reassuring fetal status」に改称され，その和訳として「胎児機能不全」を使用することになった。しかしながら現在「胎児機能不全」という用語に厳密な定義はなく議論中である。

TTN：transient tachypnea of the newborn（新生児一過性多呼吸）

図1 急速遂娩術の選択

| 日本産婦人科学会区分 | station（cm） | 児頭最大周囲径の位置 | 急速遂娩術 |
|---|---|---|---|
| 入口部 | ＋1以上 | 高在 | 帝王切開 |
| 濶部 | ＋2 | 高中在 | 症例ごとに検討 |
| 濶部 | ＋3 | 低中在 | |
| 峡部 | ＋4 | 低在 | 鉗子・吸引分娩 |
| 出口部 | ＋5 | 出口部 | |

## 表1 帝王切開術のリスク

1. 母体への影響
    ①麻酔による合併症
        ・仰臥位低血圧症候群
        ・誤嚥性肺炎
    ②術中・術後合併症
        ・出血, 輸血
        ・他臓器損傷（膀胱・尿管など）
        ・感染症
        ・深部静脈血栓症, 肺血栓塞栓症
        ・術後腸閉塞（イレウス）
        ・縫合不全
        ・入院の長期化
2. 次回妊娠への影響
    ・帝王切開術の反復
    ・子宮破裂
    ・前置胎盤, 癒着胎盤
    ・帝王切開創部妊娠
3. 新生児への影響
    ・TTN

## 表2 帝王切開術の適応

①母体適応

| 選択的帝王切開 | 緊急帝王切開 |
|---|---|
| ・前回帝王切開の既往<br>・子宮手術（子宮筋腫核出術など）の既往<br>・狭骨盤<br>・児頭骨盤不均衡<br>・前置胎盤 | ・切迫子宮破裂<br>・子宮内感染<br>・分娩遷延, 分娩停止, 回旋異常<br>・常位胎盤早期剥離<br>・重症妊娠高血圧症候群 |

②胎児適応

| 選択的帝王切開 | 緊急帝王切開 |
|---|---|
| ・胎位・胎勢の異常（骨盤位, 反屈位など）<br>・胎児異常（水頭症など）<br>・巨大児, 胎児発育不全<br>・多胎 | ・胎児機能不全<br>・臍帯脱出, 臍帯下垂 |

## 表3 帝王切開術の麻酔法の比較

①脊椎くも膜下麻酔

| 利点 | 欠点 |
|---|---|
| ・手技が比較的容易で成功率が高い<br>・十分な麻酔範囲が得られるまでの時間が短い<br>・鎮痛効果が強い | ・低血圧の頻度が高い<br>・術中追加投与できない<br>・硬膜穿刺後頭痛 |

②硬膜外麻酔

| 利点 | 欠点 |
|---|---|
| ・血圧低下が緩徐で血行動態が安定している<br>・術中追加投与や術後鎮痛に使用できる | ・十分な麻酔範囲を得るまでやや時間がかかる<br>・ブロックの強さが不十分になりやすい<br>・局所麻酔薬の使用量が多くなり, 局麻中毒を起こすことがある<br>・出血傾向や抗凝固療法中は不可 |

③全身麻酔

| 利点 | 欠点 |
|---|---|
| ・最短で麻酔をかけることができる<br>・著明な循環血漿量の減少により脊椎麻酔が禁忌の患者に対して行うことが可能<br>・凝固障害のある患者に対して行うことが可能 | ・誤嚥性肺炎を起こすことがある<br>・気管内挿管困難な場合がある<br>・ハロゲン化揮発性麻酔薬は, 子宮筋を弛緩させるため出血量が増大する可能性が高くなる<br>・麻酔薬が児に移行するため児を抑制してしまう |

膀胱を下方に押し下げ子宮下部（峡部）を露出する。その部位を横切開し，さらに卵膜を破膜し，胎児の娩出を行う。その後臍帯を切断し，胎盤の娩出を行う。子宮腔内に胎盤・卵膜などの遺残がないことを確認し，切開した子宮筋層を縫合する。この方法では子宮体部縦切開に比べ，出血量も少なく，術後の癒着も少ないなどのメリットがある。そのため子宮体部縦切開の適応は子宮下部横切開が行えない症例などに限られる【表4】。術後，子宮収縮不良による弛緩出血や，血栓症，感染症などの合併症には十分注意する。

## 鉗子・吸引分娩【図2, 3】

分娩中に，胎児機能不全・分娩遷延・母体疲労などが生じ，胎児を速やかに娩出しなければならない場合，分娩第2期（子宮口全開大以降）であれば，胎児を経腟的に急速遂娩させる方法として鉗子・吸引分娩が選択される。鉗子・吸引分娩には適応【表5】と要約（必要条件）【表6】があり，この条件が1つでも満たされていない場合は行ってはならない。

鉗子分娩の利点は，牽引力が強く，確実かつ早急に児を娩出できることである。しかし，問題点は手技に熟練を要し，不適切な鉗子手技では児への損傷や，産道損傷の頻度が高くなる点である。一方，吸引分娩の利点は，操作が容易であるうえ，児頭圧迫による障害や母体の産道損傷も起こりにくいことである。問題点は，鉗子分娩に比べ牽引力が弱く，吸引カップが滑脱し，不成功に終わる例が多い点である。また，吸引部直下の不自然な力により，頭血腫，さらに帽状腱膜下血腫など，児頭皮下への損傷や眼底出血が起こりやすくなる【表7】。

### ◆鉗子分娩の実際

鉗子分娩は児頭に鉗子をかけて牽引する急速遂娩法である。その確実な牽引力と迅速性の点で優れている。鉗子の圧力は胎児上顎を中心に分散され児頭への圧力はそれほど増大しない。また頭蓋骨を圧迫するというよりは，産道を開きながら上顎骨を牽引するという作用をもつ。さらに鉗子では骨盤誘導線に沿って牽引できることが大きな特徴である。産科臨床で最も一般的な鉗子はNaegele産科鉗子である。その他，回旋鉗子であるKjelland産科鉗子や，後続児頭鉗子であるPiper鉗子などがある。

鉗子は原則として左葉，右葉の順に挿入し，陣痛発作が始まったら両葉を合致させて牽引を開始する。鉗子の牽引は産婦の陣痛に合わせて，徐々に力を加え，児頭が動き始めたら

表4　帝王切開術の術式による比較

|  | 子宮体下部横切開 | 子宮体部縦切開<br>（古典的帝王切開） |
|---|---|---|
| 切開部位 | 子宮下部（峡部）を横切開 | 子宮体部を縦切開 |
| 適応 | ほとんどの症例 | 横切開が行えない症例<br>・前置胎盤<br>・子宮筋腫や子宮頸癌の合併妊娠<br>・子宮下部の展退が不十分な症例（早産など） |
| 特徴 | ・出血量が少ない<br>・次回妊娠時の子宮破裂の危険が少ない | ・出血量が多い<br>・次回妊娠時に子宮破裂をきたしやすい |

一定のスピードでゆっくりと持続的に牽引する。牽引の方向は骨盤誘導線に沿って行い，児頭の下降度に応じて1位，2位，3位の方向の順に，すなわちやや後方から水平，その後2位の方向に牽引し，児の後頭結節が下降し恥骨弓の下に見えるようになったら3位の方向に牽引する【図4，5】。鉗子の抜去は軟産道損傷を避けるため，児頭の発露の時点で遅れない

図2 鉗子

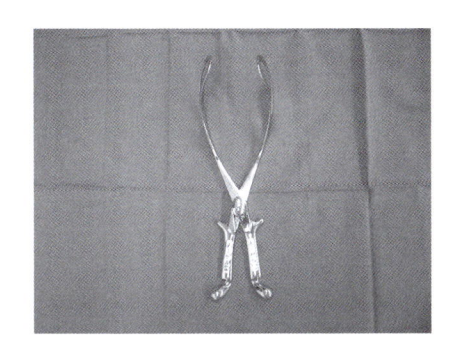

図3 吸引カップ

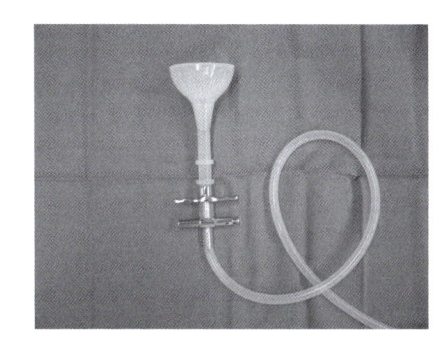

### 表5 鉗子・吸引分娩の適応

- 胎児機能不全
- 分娩第2期の遷延もしくは停止
  回旋異常，軟産道強靱，出口部狭窄，続発性陣痛微弱，母体疲労など
- 母体適応
  合併症（循環器疾患，妊娠高血圧症候群など努責を回避する場合や分娩第2期を短縮したい場合）

### 表6 鉗子・吸引分娩の要約（必須条件）

- 母体側要因
  ①子宮口が全開大である
  ②児頭骨盤不均衡がない
  ③すでに破水している
- 胎児側要因
  ①児頭が鉗子・吸引適位にある（少なくとも骨盤濶部まで下降，station＋2以上嵌入していること）
  ②児頭が成熟に近い正常児頭である
  ③児が生存している

### 表7 鉗子分娩と吸引分娩の比較

|  | 鉗子分娩 | 吸引分娩 |
| --- | --- | --- |
| 手技習得 | 難 | 易 |
| 牽引力 | 強い | 中等度 |
| 母体合併症 | ・軟産道損傷の頻度が高い<br>・直腸損傷<br>・子宮破裂　など | ・軟産道損傷の頻度が低い |
| 新生児合併症 | ・顔面損傷<br>・頭蓋骨骨折　など | ・頭血腫<br>・帽状腱膜下血腫<br>・頭蓋内出血<br>・眼底出血など |

図4 鉗子分娩の牽引方向

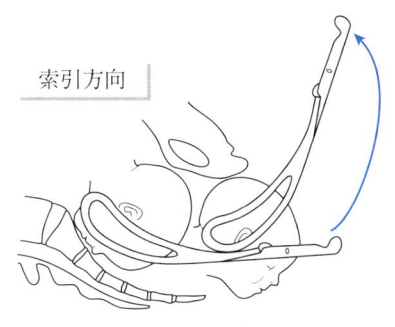

牽引方向

図5 吸引のようす

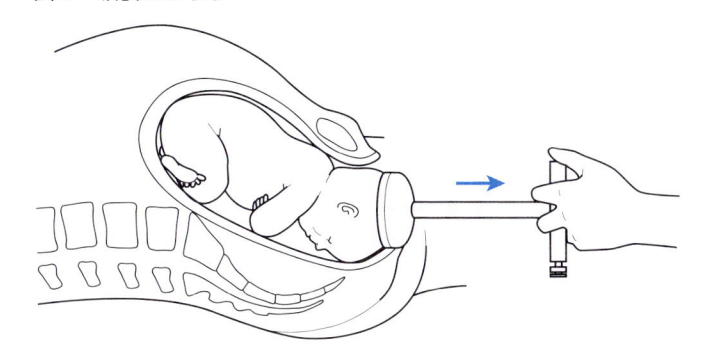

ように行う．

### ◆吸引分娩の実際

　吸引分娩は児頭に吸引カップを陰圧により吸着させて牽引する急速遂娩法である．吸引カップには金属製のものとプラスチック製のもの（ソフトカップ）がある．牽引力は金属カップのほうが優れているが，迅速性ではソフトカップのほうが優れている．

　吸引カップの装着は産瘤が著明な場合，顔位の場合は行わない．カップ装着の際は，児頭との間に子宮頸管や腟壁をはさみこんでいないかどうか確認し，小泉門と矢状縫合の一部にまたがるように装着する（大泉門への装着を避ける）．陰圧をかけて児頭を吸着し，陣痛が開始したら吸引圧を上げる．鉗子分娩と同様に牽引は産婦の陣痛に合わせて行い，骨盤と児頭の位置を考慮しながら，カップに垂直に，骨盤軸に沿って牽引する．児頭が発露したら牽引を中止する．吸引カップの離脱は児頭が発露した時点でも，児頭が娩出されてからでもかまわない．

## 頸管縫縮術

　頸管縫縮術は，頸管無力症と診断された症例に対して，妊娠の継続を目的として行われる．頸管無力症とは，外出血や子宮収縮などの切迫流早産兆候を認めないにもかかわらず，子宮口が開大してくる状態である．経腟超音波上，頸管長の短縮や内子宮口の楔状開大を認めることが多いが，来院時に外子宮口が開大し胎胞形成を認める場合もある．予後は頸管無力症の診断時期，手術の適応・時期などに影響される．前回の妊娠経過から頸管無力症と診断され今回の妊娠中に予防的に行う縫縮術と，今回の妊娠の経過中に子宮口の開大を認め緊急に行う縫縮術とでは，後者の方が予後不良の場合が多い．予防的頸管縫縮術は，流産の危険が少なくなる妊娠12週から16週の間に行うのが安全で効果が高い．破水，出血，絨毛膜羊膜炎の症例には頸管縫縮術は行わない．

　頸管縫縮術の術式にはShirodkar（シロッカー）法とMcDonald（マクドナルド）法がある【表8】．Shirodkar法は膀胱を十分に剝離し，内子宮口の高さで子宮頸管を縫縮する方法で，頸管をより強固に閉鎖できる．一方McDonald法は子宮腟部粘膜を剝離することなく，外子宮口に近い高さで巾着縫合を行う．McDonald法はShirodkar法に比べ簡便であり，子宮腟部粘膜の剝離が困難な症例や，頸管壁が極めて菲薄化している症例に適している．

### Level up View

●被膜児帝王切開法

　未熟児は成熟時に比べ，圧迫などのストレスに弱く，帝王切開での児の娩出はできる限り非侵襲的に行うことが大切となる．被膜児帝王切開法とは破膜せずに卵膜に包まれたままの状態で児を娩出する方法で，胎児が破水後急激に収縮する子宮筋に捕獲・圧迫されることや，胎位異常（横位など）により胎児の娩出が困難となることを防ぐことができる．

　実際の手技は，子宮切開創から子宮内へ手を挿入し，卵膜と胎盤を十分に剝離した後，子宮の収縮に合わせて児を卵膜ごと娩出させ，未破水の状態で児を娩出する．胎盤の剝離から児娩出までに時間がかかると，母体から供給される酸素が遮断された状態のため児が低酸素状態となること，また胎盤からの出血により胎児が失血（貧血）をきたすこともあり，速やかに行うことが重要である．

表8　頸管縫縮術

| | 術式 | 特徴 |
|---|---|---|
| Shirodkar法 | ←内子宮口 | ・内子宮口の高さで縫合<br>・頸管をより強固に閉鎖 |
| McDonald法 | ←外子宮口 | ・外子宮口に近い高さで縫合<br>・比較的操作が簡便<br>・子宮腟部粘膜の剥離が困難な症例，頸管壁がきわめて菲薄化している症例にも可能 |

# Self Check

- □ 急速遂娩術には帝王切開，鉗子・吸引分娩がある。
- □ 帝王切開術は児に対する負担は少ないが，母体への侵襲はほかの急速遂娩術より大きい。
- □ 帝王切開術の母体合併症は出血，感染，血栓症などである。また次回妊娠時，子宮破裂，癒着胎盤などのリスクが高くなる。
- □ 鉗子・吸引分娩は適応と要約（必要条件）を満たした場合のみ行う。
- □ 鉗子分娩は確実な牽引力と迅速性の点で優れているが，軟産道裂傷の頻度が高い。
- □ 吸引分娩は操作が容易であるうえ，軟産道裂傷の頻度は低いが，児の頭血腫，帽状腱膜下血腫など児頭皮下への損傷が起こりやすい。

〈田中利隆，竹田　省〉

# 妊娠中の麻酔

妊婦の 1.0 ～ 1.5％は外科的手術を受ける。①妊娠の継続や娩出を目的とする手術（頸管縫縮術など），②妊娠偶発合併症の手術（卵巣茎捻転，外傷，急性虫垂炎，胆嚢炎など），③胎児治療の手術となる。それ以外の手術は妊娠や胎児への悪影響を避けるため，緊急を要する手術以外は行わないのが原則である。手術が必要な場合は，器官形成期を避けた妊娠中期に行うのが最も安全である。

妊婦特有の生理学的・解剖学的変化をよく理解したうえで，母体および胎児への影響を最小限とし，流・早産を避けるよう麻酔管理を行う。

## 母体の安全

妊婦では，検査の正常値が非妊婦とは異なる【表1】。気道の浮腫やうっ血，乳房の腫大による喉頭鏡の操作困難，食道下部括約筋の緊張低下に起因する Mendelson 症候群（誤嚥性肺炎）の発生を考慮し，できうる限り全身麻酔は避ける。妊娠後期はたとえ絶飲食をしていてもフルストマックと考えたほうがよい。麻酔薬に対する感受性は高まっており，吸入麻酔薬や局所麻酔薬の必要量が少なくなっている。

また，凝固能亢進および妊娠子宮による下大静脈圧迫により，深部静脈血栓症や肺血栓塞栓症が発生しやすいので，その予防に努める。

## 胎児の安全

### ◆ 奇形発生の予防

ベンゾジアゼピンと亜酸化窒素は催奇形性が疑われているが，麻酔関連薬剤でヒトにおける催奇形性が証明されているものはない。最も問題となるのは，低酸素血症と高二酸化炭素血症である。母体低酸素・高二酸化炭素血症を避け，子宮胎盤循環を維持するようにする。

### ◆ 流・早産の予防

麻酔法は流・早産のリスクに影響しない。流・早産のリスクは，術式により多く影響される。下腹部・骨盤内の手術後では流産の確率が高い。妊娠中に手術および麻酔を受けた母体から生まれた児には低出生体重児がより多い。また，できれば胎児心拍と子宮収縮モニタリングを周術期に行う。鎮痛薬投与により，陣発による痛みを訴えない可能性もありうる。

### ◆ 胎児酸素化，子宮胎盤循環の維持

子宮の血流量（500 ～ 700mL／分）は，自己調節能（＝一定範囲内で平均血圧が変化しても臓器血流量が変化しない）が欠如しているため，母体の血圧が低下すれば減少する。そのため，母体の低血圧や子宮動脈の収縮を起こさないようにする。揮発性麻酔薬の過剰投与や脊髄くも膜下麻酔などにより低血圧をきたしやすいが，一方，浅麻酔でも，内因性カテコラミンが増加し子宮動脈が収縮するため，子宮血流は減少する可能性がある。また 20 週以降の妊婦では，拡張した子宮が仰臥位になると大動脈と下大静脈を圧迫するため，低血圧をきたしやすくなる（仰臥位低血圧症候群）。子宮の左方移動や輸液負荷が必要となる。

表 1 妊婦の生理学的変化

|  | 変化 | 妊娠末期 | 備考 |
|---|---|---|---|
| **心血管系** | | | |
| 　心拍出量 | ↑ | ＋40〜50% | 分娩直後は100%増加 |
| 　1回拍出量 | ↑ | ＋30% | |
| 　心拍数 | ↑ | ＋15〜20% | |
| 　末梢血管抵抗 | ↓ | －15% | |
| 　平均血圧 | ↓ | －15mmHg | 仰臥位低血圧症候群のため，上肢の血圧が正常でも，下肢，子宮灌流圧低下の危険がある |
| 　中心静脈圧 | → | | |
| **血液系** | | | |
| 　血漿量 | ↑ | ＋40〜50% | |
| 　赤血球量 | ↑ | ＋15〜20% | 血漿量増加量が多いため相対的貧血 |
| 　血小板数 | ↓あるいは→ | ＋25〜＋150% | 出血時間は延長しない |
| 　凝固因子 | ↑ | －20% | フィブリノゲン濃度は400〜450mg/dLに上昇 |
| 　PT | ↓ | －20% | |
| 　APTT | ↓ | | |
| **呼吸器系および血液ガス** | | | |
| 　分時換気量 | ↑ | ＋50% | |
| 　1回換気量 | ↑ | ＋40% | |
| 　呼吸数 | ↑ | ＋15% | |
| 　酸素消費量 | ↑ | ＋20% | |
| 　肺活量 | → | | |
| 　機能的残気量 | ↓ | －15〜－20% | このため母体の低酸素血症をきたしやすい |
| 　動脈血 pH | → | | |
| 　$PaO_2$ | ↓ | －10mmHg | |
| 　$PaCO_2$ | ↓ | －10mmHg | |
| 　BE | ↓ | －2〜－4 | |

↑：増加，↓：減少，→：変化なし
PT：prothrombin time（プロトロンビン時間）
APTT：activated partial thromboplastin time（活性化部分トロンボプラスチン時間）
$PaO_2$：partial pressure of oxygey in artery（動脈酸素分圧）
$PaCO_2$：partial pressure of carbon dioxide in artery（動脈二酸化炭素分圧）
BE：base excess（塩基過剰）

# Self Check

- ☐ 流・早産や胎児への悪影響を避けるため，妊娠継続のための手術などを除いて妊婦では定時手術は行わない。手術が必要な場合は器官形成期をすぎた妊娠中期に行う。
- ☐ 妊娠後期はたとえ絶飲食をしていても，フルストマックの状態である危険がある。
- ☐ 催奇形性が証明されている麻酔薬はない。
- ☐ 妊婦では麻酔薬の必要量が減少する。
- ☐ 子宮胎盤循環と胎児環境を保つため，低血圧と低酸素血症，高二酸化炭素血症を避ける。
- ☐ 妊娠中期以降は，仰臥位低血圧症候群を防ぐため子宮の左方偏位を必ず行う。

〈原　厚子，稲田英一〉

## I-D. 主な治療を学ぶ

# 産科救急治療

## 産科救急治療とは

妊娠・分娩・産褥期に早急に対応しないと母体や胎児，そして新生児の生命が脅かされる場合が産科救急治療の対象となる。日本の妊産婦死亡率（出産10万対）は減少の一途をたどり50年前に比較し約1/60になり，2007年には3.1までに低下している。しかしながら分娩時に重篤な状況に陥る妊産婦は，実際の死亡者数の70倍以上（分娩250件に1人の割合）とされ，産科医の判断や管理がきわめて重要である。

## 産科ショック

晩婚や高齢出産から内科疾患合併妊娠，妊娠高血圧症候群の発症頻度の増加，子宮筋腫合併妊娠などの増加により，分娩時に救急治療を要するハイリスク妊娠が増加している。

そのなかで，急性循環不全である産科ショックに対し迅速に対応しないと死に至る。母体のショックが胎盤血流量の減少につながり，胎児死亡をきたす。産科ショックの種類と原因を【表1】に，鑑別診断を【図1】にまとめる。

## 産科播種性血管内凝固症候群（DIC）

DICは血管内の局在的な血栓ではなく，全身的に広範囲に微小血栓症をきたし，二次線溶とともに凝固因子の枯渇により出血傾向をきたす。

産科DICの特徴は産科的基礎疾患と関連性が大きく，急性で突発的に発生する病態として常位胎盤早期剝離によくみられる子宮内圧の上昇の結果，脱落膜や胎盤絨毛細胞の母体血中への流入，もしくは母体血との接触が引き金になる形式がある。他の病態としては循環血液量減少性ショックを伴うような多量出血による消費凝固障害を起こすDICがある。その際には赤血球濃厚液だけでなく新鮮凍結血漿（FFP）で凝固因子を補充することが大切であり，血小板減少に対しては血小板輸血が不可欠である。産科DICの基礎疾患をSide Memoに示す。

## 母体搬送時のタイミングと留意点

分娩後は子宮収縮状態，腟壁や子宮頸管の裂傷，卵膜や胎盤遺残などを手早く確認し，裂傷縫合中でも顔色不良，心拍数増加，血圧低下などに気をつける必要がある。出血が多い場合，人手を集め全身状態評価とともに輸液開始，輸血の準備，クロスマッチのほか，循環血液量減少やDIC対策を行いつつ止血操作を行う。出血量と止血見通しが重要で，1,000mL以上で止血困難なら早めに高次医療機関に搬送する。出血量1,500mL以上になると輸血が必要になることが多いので，早めに輸血を準備してから搬送する。この際も子宮の双手圧迫や子宮腔内のガーゼ強充填タンポンなど一次止血をしっかりして搬送する。

## 新生児搬送の留意点

まったく正常な妊娠経過から予測不能な早期産が生じる場合や，正常な分娩経過でも病的新生児が出生することがある。呼吸管理を要することから短時間の搬送が望まれるが，新生児搬送においては時間よりもいかに安定した状態で搬送するかが重要である。新生児が搬送

---

**Side Memo**

厚生労働省における発表では妊産婦死亡は徐々に減少傾向にあり，わが国は世界で最も少ない国の1つである。
世界の妊産婦死亡は年間50万人（2008年）以上であり，出血によるものが最も多い。日本での死因の多くは分娩後出血と産科的塞栓症であるが，間接死因である脳出血などの脳血管疾患が多い。

DIC：disseminated intravascular coagulation（播種性血管内凝固症候群）

FFP：fresh frozen plasma（新鮮凍結血漿）

**Side Memo**

産科DICの基礎疾患
出血性ショック
常位胎盤早期剝離
HELLP症候群
子癇，重症妊娠高血圧症候群
羊水塞栓症
死胎児症候群
敗血症

**Side Memo**

妊娠・分娩では，母児の生命がかかわっており，急変時には両者に対する救命処置が不可欠である。出血リスクが最も高く，突発かつ大量となり，出血性ショックやDICに陥りやすい。このため出血部位の検索，診断をするとともに早急に全身管理および止血法を的確に施行することが大切である。出生後の新生児においては，呼吸状態や低体温に注意する。

されることで母児分離が生じるため，両親に児の状況を説明し，接触してもらう時間をつくる必要がある。

**表1　産科ショックの種類と原因**

1. 出血性ショック
    ①妊娠初期
      流産，子宮外妊娠（子宮頸管妊娠），絨毛性疾患，絨毛膜下血腫など
    ②妊娠中期以降
      前置胎盤，常位胎盤早期剥離，絨毛膜下血腫など
    ③分娩時
      ・経腟分娩：弛緩出血，子宮内反症，多胎妊娠，子宮破裂，腟壁・会陰・子宮頸管の裂傷および血腫
      ・帝王切開：反復帝王切開，多胎妊娠，胎盤の異常(前置・癒着胎盤)，子宮筋腫・腺筋症合併妊娠
2. 非出血性ショック
    心原性ショック（肺血栓塞栓症，羊水塞栓症，肺水腫など）
    敗血症性ショック（グラム陰性桿菌やMRSAによるトキシックショック症候群など）
    アナフィラキシーショック（薬剤，ラテックス，食物など）
    神経原性ショック（子宮内反症，抜歯など）
    その他，仰臥位低血圧症候群，脊椎麻酔

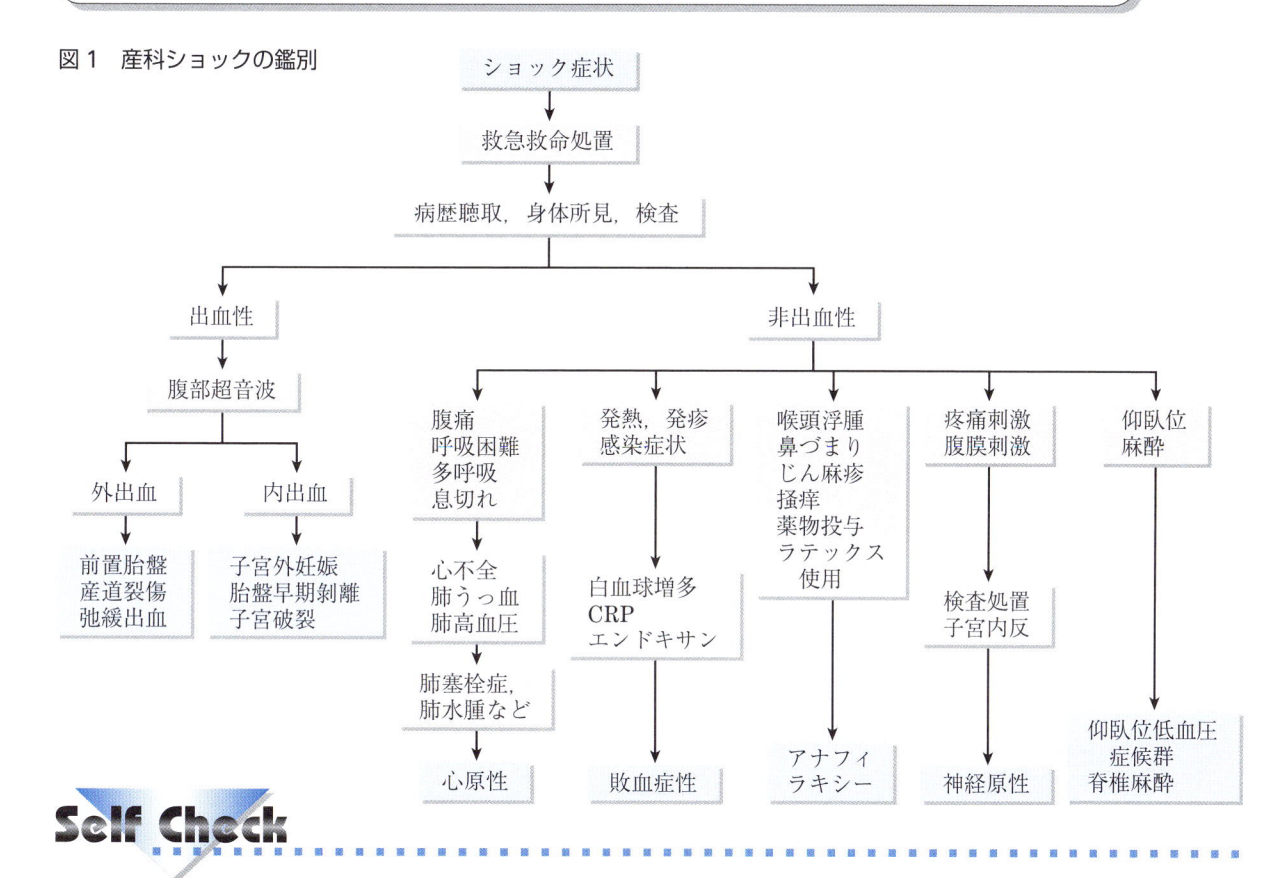

**図1　産科ショックの鑑別**

```
                    ショック症状
                        ↓
                    救急救命処置
                        ↓
                病歴聴取，身体所見，検査
                   ↓              ↓
                出血性           非出血性
                   ↓         ┌────┬────┬────┬────┬────┐
              腹部超音波    腹痛    発熱，発疹  喉頭浮腫  疼痛刺激  仰臥位
                           呼吸困難  感染症状   鼻づまり  腹膜刺激   麻酔
                           多呼吸             じん麻疹
                           息切れ             掻痒
                ↓    ↓       ↓                薬物投与
             外出血 内出血  心不全              ラテックス
                           肺うっ血             使用
             前置胎盤 子宮外妊娠 肺高血圧    白血球増多           検査処置
             産道裂傷 胎盤早期剥離  ↓        CRP                子宮内反
             弛緩出血 子宮破裂   肺塞栓症,  エンドキサン           ↓
                              肺水腫など     ↓         ↓         仰臥位低血圧
                                 ↓         敗血症性  アナフィ     症候群
                                心原性              ラキシー    脊椎麻酔
                                                            神経原性
```

## Self Check

- □ 産科救急治療とは母体や胎児，そして新生児の生命が脅かされる場合の救急治療である。
- □ 産科DICでは急速な血液の喪失から全身状態の悪化に移行するため，早期の輸血を含めての対処が肝要である。
- □ 輸血においては赤血球だけでなく凝固因子の補充も重要である。
- □ 新生児の変化を産科医だけでなく助産師，小児科医の全員で観察していく必要がある。

〈長野宏史，竹田　省〉

## I-D. 主な治療を学ぶ

# 新生児の救急治療

全出生児の約10％は呼吸開始のためになんらかの補助を必要とし，そのうちの約10％がバッグ・マスクや気管挿管などの積極的な蘇生処置を要するといわれている。新生児医療では救急治療を行う頻度が高く，迅速で適切な対応が常に求められている。

ILCORから心肺蘇生の指針（Consensus 2005）が出され，それに基づいてわが国独自の新生児蘇生法（NCPR）普及事業が開始されている。

## 蘇生の適応判定

新生児では出生時に以下の4項目を評価し，それに応じて蘇生処置を開始する。つまり，①胎便性の羊水混濁，②早産児，③弱い呼吸・啼泣，④筋緊張低下のうち1つでも該当すれば，アルゴリズム【図1】に則った蘇生のステップに入る。

## 初期処置

新生児では蘇生のABCDに加え，保温が非常に重要である。児をインファントラジアントウォーマーに収容して保温し，体を拭いて乾かしながら，気道を開通させる。気道開通では必要に応じてバルブシリンジもしくは吸引カテーテルを用いて吸引を行う。

### ◆ 胎便性の羊水混濁のある場合

全分娩の約10％において胎便による羊水混濁を認める。羊水が胎便で混濁しているときは気道の胎便除去を最優先に行う。児に活気がある場合，すなわち，力強く呼吸し，筋緊張が良好で，心拍が100回/分以上の場合には太めの吸引カテーテルで咽頭部までの吸引を行う。それ以外の場合は，喉頭展開のうえ，気管吸引を行う。自発呼吸を誘発するのは吸引物が清明になってからとする。

### ◆ 酸素投与とバッグ・マスクによる人工呼吸

最初のステップの後30秒経過したら呼吸，心拍数，皮膚色を評価する。中心性チアノーゼが続く場合には酸素投与を行う。あえぎ呼吸や無呼吸が続いたり，心拍数が100回/分未満の場合，また酸素投与後も中心性チアノーゼが持続する場合には人工呼吸を開始する。呼吸回数は40〜60回/分を目安にする。人工呼吸の基本はバッグ・マスクであり，多くの場合はそれのみで呼吸状態は改善する。しかし，バッグ・マスクの効果が不十分な場合や薬物の気管内投与を行う場合などは，気管挿管の適応となる。新生児では直式ブレードの喉頭鏡を用い，スニッフィングポジションをとらせると挿管しやすい。気管チューブの口唇からの挿入長は体重（kg）＋6cmが指標となる。

### ◆ 胸骨圧迫（胸骨圧迫心臓マッサージ）

30秒間適切な換気を行っても心拍数が60回/分未満のときに，胸骨圧迫の適応となる。胸骨圧迫には胸郭包み込み両母指圧迫法（サム法）【図2】と二本指圧迫法（ツーフィンガー法）の2つがあるが，サム法が基本となる。胸骨の下1/3の部分を，胸郭前後径の1/3の深さまで圧迫する。胸骨圧迫では2人（胸骨圧迫と人工呼吸）がペアになり，2秒間で胸骨圧迫3回と換気1回を行う（胸骨圧迫を行う者が"1, 2, 3, バッグ"と声を出す）。これを30秒間行った後，再度，呼吸，心拍数，皮膚色を評価する。

## 薬物投与

適切なバッグ・マスクと胸骨圧迫でも心拍数が60回/分未満の場合には，アドレナリン投与の適応となる。アドレナリンは経静脈投与（臍カテーテルを考慮）を第一選択とし，投与量は0.01〜0.03mg/kgとする。静脈ルートが確保されていない場合には気管内投与（投与量0.03〜0.1mg/kg）を行う。

---

ILCOR：International Liaison Committee on Resuscitation

NCPR：neonatal cardio-pulmonary resuscitation（新生児蘇生法）

**Side Memo**

新生児蘇生法（NCPR）
Consensus 2005に基づいたわが国独自の新生児蘇生法がNCPRである。

**Side Memo**

胎便性の羊水混濁を認めた場合，以前は胎便吸引症候群の予防対策として，児頭娩出後，肩が出る前に胎児の気道の混濁した羊水を吸引するという方法（分娩中吸引）がとられてきた。しかし，その後の大規模な多施設無作為比較対照試験ではその効果は明らかとはならず，Consensus 2005では推奨はされていない（禁忌ではない）。

図2　人工呼吸と胸骨圧迫（胸郭包み込み両母指圧迫法：サム法）

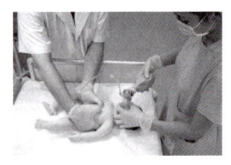

（田村正徳監：新生児蘇生法テキスト，58，図5-1，メジカルビュー社，東京，2007．より引用）

循環血液量の不足が疑われる場合には，生理食塩水10mL/kgを5〜10分でゆっくりと静脈投与する。

## 蘇生後の処置

蘇生を必要とした出生児は，バイタルサインが回復しても，その後に状態が悪化する危険性がある。モニタリングを継続し，新生児集中治療室（NICU）に搬送して適切なケアを行うことも考慮される。

NICU：neonatal intensive care unit
（新生児集中治療室）

図1　新生児の蘇生法アルゴリズム

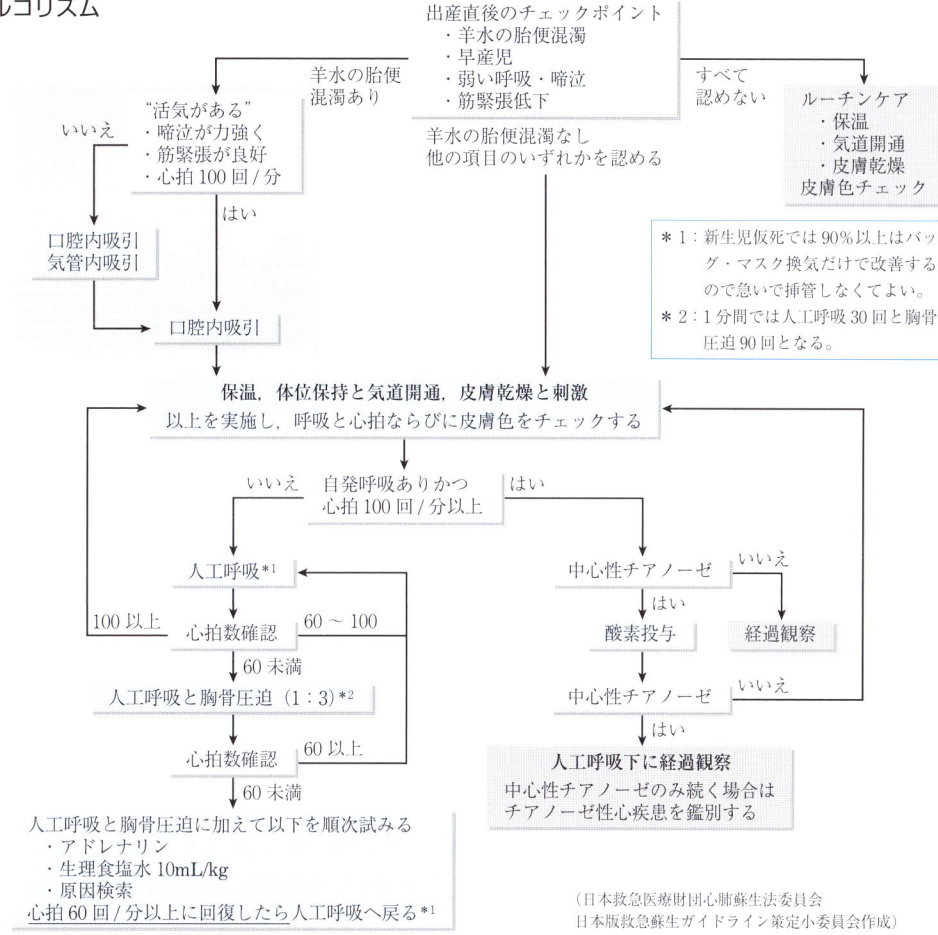

出産直後のチェックポイント
・羊水の胎便混濁
・早産児
・弱い呼吸・啼泣
・筋緊張低下

"活気がある"
・啼泣が力強く
・筋緊張が良好
・心拍100回/分

ルーチンケア
・保温
・気道開通
・皮膚乾燥
皮膚色チェック

口腔内吸引
気管内吸引

口腔内吸引

＊1：新生児仮死では90％以上はバッグ・マスク換気だけで改善するので急いで挿管しなくてよい。
＊2：1分間では人工呼吸30回と胸骨圧迫90回となる。

**保温，体位保持と気道開通，皮膚乾燥と刺激**
以上を実施し，呼吸と心拍ならびに皮膚色をチェックする

自発呼吸ありかつ
心拍100回/分以上

人工呼吸＊1

心拍数確認　60〜100
60未満

人工呼吸と胸骨圧迫（1:3）＊2

心拍数確認　60以上
60未満

人工呼吸と胸骨圧迫に加えて以下を順次試みる
・アドレナリン
・生理食塩水10mL/kg
・原因検索
心拍60回/分以上に回復したら人工呼吸へ戻る＊1

中心性チアノーゼ
酸素投与　経過観察

中心性チアノーゼ

**人工呼吸下に経過観察**
中心性チアノーゼのみ続く場合は
チアノーゼ性心疾患を鑑別する

（田村正徳監：新生児蘇生法テキスト，35，図1-1，メジカルビュー社，東京，2007，より引用）

（日本救急医療財団心肺蘇生法委員会
日本版救急蘇生ガイドライン策定小委員会作成）

## Self Check

- [ ] 全出生児の約10％は蘇生を必要とし，約1％はバッグ・マスクや気管挿管などの積極的な処置を要する。
- [ ] 新生児蘇生の適応の判断項目は，①胎便性の羊水混濁，②早産児，③弱い呼吸・啼泣，④筋緊張低下である。
- [ ] 新生児蘇生では30秒ごとに呼吸，心拍数，皮膚色を評価する。
- [ ] 新生児の人工呼吸は40〜60回/分を目安に行う。
- [ ] 胸骨圧迫では胸骨の下1/3の部分を胸郭の前後径の1/3がへこむ程度に圧迫し，人工呼吸と連動しながら，2秒間に胸骨圧迫3：人工呼吸1のペースで行う。
- [ ] 胸骨圧迫を行っても心拍数が60回/分に達しない場合はアドレナリンの適応である。

〈和田雅樹〉

# I-D. 主な治療を学ぶ

# 不妊治療と生殖補助医療（ART）

## 生殖補助医療とは

生殖補助医療（ART）とは配偶子（精子，卵）や受精卵（胚）に人為的な処理や操作を加えて，受精から胚発生までの過程に有益な効果をもたらし，妊娠の成立を補助することをさす。代表的な技術に体外受精-胚移植法，顕微授精法，胚凍結保存法がある。

ART：assisted reproductive technology（生殖補助医療）

## 体外受精（IVF）

体外受精-胚移植法（IVF-ET）は卵巣刺激を行って，経腟超音波検査下に卵胞を穿刺して卵子を採取し，調整した精子浮遊液を添加して（媒精）培養皿の中で受精させ，さらに2～5日間培養して得られた胚を子宮に移植する方法である。1978年にSteptoeとEdwardsにより世界最初の体外受精児が誕生した。保険適応外の医療である。

IVF：*in vitro* fertilization（体外受精）

IVF-ET：*in vitro* fertilization and embryo transfer（体外受精-胚移植法）

### ◆ 適応

これ以外の医療行為によっては妊娠の見込みがない場合が適応となる【表1】。
具体的には以下の場合である。
① 卵管性不妊症：卵管再建術が実施可能な場合は手術療法を優先する。
② 男性不妊症（精子過少症）：配偶者間人工授精（AIH）を行っても妊娠が成立しなかった場合，もしくは成立しないと予測される場合。
③ 免疫性不妊症
④ 原因不明不妊症：AIHなど他の治療を行っても妊娠が成立しなかった場合。

AIH：artificial insemination with husband's semen（配偶者間人工授精）

### ◆ 実施法

主に卵巣刺激法の種類によって区別される。

#### ◇ 自然周期法

排卵誘発剤を投与しないで患者自身の月経周期を利用して採卵する。成熟卵胞は1個なので，採取卵子も1個である。

#### ◇ クロミッド法

クロミッド®を投与して，卵胞成熟徴候を確認し，ヒト絨毛性ゴナドトロピン（hCG）を投与して採卵する。卵巣刺激に対して低反応な症例（poor responder），加齢女性では他法より本法が有効なことがある。

hCG：human chorionic gonadotropin（ヒト絨毛性ゴナドトロピン）

#### ◇ ロング法（p.158，参照）

ゴナドトロピン放出ホルモン（GnRH）アゴニストを治療前周期の黄体期から投与し，ダウンレギュレーションにより下垂体からの内因性黄体化ホルモン（LH）（卵胞刺激ホルモン（FSH）も）を抑制し，FSH製剤/ヒト閉経期尿性ゴナドトロピン（hMG）製剤を投与して卵胞成熟を図る。

GnRH：gonadotropin releasing hormone（ゴナドトロピン放出ホルモン）

LH：luteinizing hormone（黄体化ホルモン）

FSH：follicle stimulating hormone（卵胞刺激ホルモン）

#### ◇ ショート法（p.158，参照）

治療予定周期の第1日目からGnRHアゴニストを投与し，第3日目からFSH製剤/hMG製剤の投与を開始する。GnRHアゴニスト投与後数日間はフレアアップの効果を，それ以後は下垂体のダウンレギュレーションの効果を利用する。

hMG：human menopausal ganadotropin（ヒト閉経期尿性ゴナドトロピン）

#### ◇ アンタゴニスト法【図1】

GnRHアンタゴニストの下垂体抑制効果は直ちに得られるので，月経第2日目からFSH

製剤/hMG製剤を投与して，発育卵胞となったらアンタゴニストの投与を開始する。卵胞成熟徴候の確認後，同様に採卵を計画する。

複数卵子の採取を図るロング法が代表的な方法であり，この場合には採取された卵子（COC）の85％が成熟卵子（第2減数分裂中期卵子）である。成熟卵子に媒精すると受精率は70〜80％であり，それらの5〜7％に多精子受精が起こる。

COC：cumulus oocyte complex（卵丘卵子複合体）

### ◆プロセス

① 卵巣刺激

② 採卵：発育卵胞内の卵子は第1減数分裂前期の状態で停止しており，LHサージの作用を受けて減数分裂が再開し，核の成熟を果たす。このようにLHサージは必須であるが，生理的LHサージを検出することは困難であるので，通常はhCGを投与して，排卵する前（35時間後）に採卵を実施する。卵胞成熟徴候を確認後，LHサージ前にhCGを投与し，その35時間後に採卵する。LHサージを確認しピークから17時間後に採卵する方法もあるが，タイミングの把握が難しい。採卵は経腟超音波診断装置に卵胞穿刺針を付けて経腟的に静脈麻酔下に行うが，無麻酔で行うこともある。

③ 精液採取：採取精液から運動性が良好な精子を密度勾配遠心法やswim up法で回収し，媒精用の精子浮遊液を作成する。

④ 媒精：培養用のシャーレに精子浮遊液を添加する。培養液の最終運動精子濃度は10万〜

### 表1 ARTの適応

1. IVFの適応
   ① 卵管性不妊症
   ② 男性不妊症
   ③ 免疫性不妊症
   ④ 原因不明不妊症（AIH無効例）
2. ICSIの適応
   ① 男性不妊症
   ② IVFでの受精障害例

### 図1 アンタゴニスト法

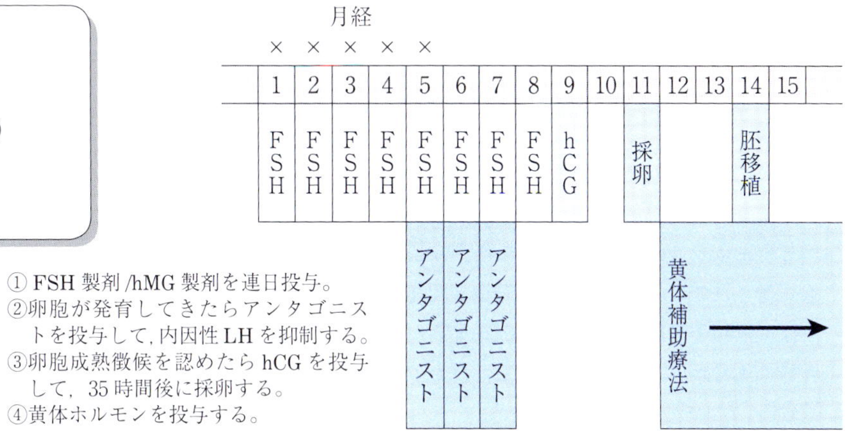

月経
× × × × ×

| 1 | 2 | 3 | 4 | 5 | 6 | 7 | 8 | 9 | 10 | 11 | 12 | 13 | 14 | 15 |
|---|---|---|---|---|---|---|---|---|----|----|----|----|----|----|
| FSH | FSH | FSH | FSH | FSH | FSH | FSH | FSH | hCG |  | 採卵 |  |  | 胚移植 |  |

アンタゴニスト（5〜9日）
黄体補助療法 →

① FSH製剤/hMG製剤を連日投与。
② 卵胞が発育してきたらアンタゴニストを投与して，内因性LHを抑制する。
③ 卵胞成熟徴候を認めたらhCGを投与して，35時間後に採卵する。
④ 黄体ホルモンを投与する。

## Level up View

● 卵子凍結，卵巣凍結

卵子は受精卵と異なり凍結保存が困難で，卵子凍結や卵巣凍結はまだ確立されていない。

受精していない卵子では受精卵と細胞膜の性状が異なり，凍結による障害を受けやすい。紡錘体も損傷しやすいといわれている。卵巣組織の凍結は，凍結組織から卵子を回収することは研究されているが困難なのが現状である。凍結組織を自家移植して卵胞発育を期待する方法も試みられている。女性が悪性腫瘍のために化学療法や放射線治療を受けると卵子が不可逆的に障害される。それを避けるために，治療前に卵子，あるいは組織片として卵巣を凍結することが試みられている。32歳の悪性リンパ腫の女性から治療前に摘出した卵巣片を7年間凍結保存し，融解後自家移植を行い，4カ月後に月経発来し，その後に自然妊娠して出産した例が報告された（2004年）。この場合，悪性腫瘍細胞を同時に移植してしまうリスクが懸念される。

20万/mLである。

⑤胚培養：day 1（媒精後翌日）に受精判定を行い，受精卵を培養する【図2】。
⑥胚移植：day 2～day 5で子宮に1個の胚を移植する。良好胚を選択する方法として胚盤胞培養法があり，day 5まで胚を培養して良好形態の胚盤胞を選択して移植する。胚移植後に良好胚が残存しているときは，胚を凍結保存することができる。
⑦黄体補助療法：移植胚の着床を補助する目的で黄体ホルモンの補充療法を行う。下垂体を抑制するロング法では必須である。

◆ 成績
採卵あたりの妊娠率は20%，生児獲得率は19%である。流産率が17%，子宮外妊娠の発生率が2～5%，多胎妊娠率が15%程度である。

## 顕微授精

卵細胞質内精子注入法（ICSI）は現在主に実施されている顕微授精法で，1個の精子を選択してマイクロニードルを用いて成熟卵子の細胞質内に注入する【図3】。精子側の受精のために必要な受精能獲得，先体反応，超活性化運動，精子卵子融合などのステップがバイパスされて受精が成立する。運動性がない精子でも生存していれば用いることができる。

ICSI：intracytoplasmic sperm injection
（卵細胞質内精子注入法）

◆ 適応
IVFの受精障害例（具体的には重度の男性因子例）。

◆ 実際
IVF実施法のなかで，媒精の代わりに倒立顕微鏡とマイクロマニピュレーターを用いて精子を卵子内に注入する。注入する直前に精子尾部の細胞膜を傷つける精子不動化処理を行う。この処理は注入後の精子と卵子の相互作用を速やかに進行させるのに重要である。注入後は通常のIVFと同様に卵子を培養する。

◆ 成績
IVFの成績と同等。採卵あたり妊娠率が16%，移植あたり生産率15%である。児の染色体異常や形態異常が多いという報告がある。また，IVFやICSIに関連していると思われるエピジェネシスの異常による児の疾患（Beckwith-Wiedemann症候群，Angelman症候群など）も報告されている。代表的な造精機能関連遺伝子がY染色体上のAZF領域にあり，精子過少症や無精子症例では遺伝子の欠失を5～15%に認めている。これらの精子を用いた場合，同様の異常が男児に受け継がれる。以上のようなリスクが存在するので，不必要なICSIを避ける。

## 胚凍結保存法

温度を下げて胚を凍結すると水分が凍結するので，氷晶が形成され浸透圧が高くなり胚が損傷される。冷却速度の工夫や凍結保護剤を用いてそれらの影響を抑える方法が考案され，超急速ガラス化法（vitrification）などが採用されている。最終的に胚を液体窒素中（−196℃）に保存する。

◆ 適応
①凍結保存に適する余剰胚が発生した場合
②着床に適した内膜が形成されていない場合
③悪性腫瘍の治療を受ける前に予防的に妊孕性の保存を図る場合
④重症卵巣過剰刺激症候群（OHSS）の発生が予測される場合

OHSS：ovarian hyperstimulation syndrome
（卵巣過剰刺激症候群）

◆ 凍結胚移植法

自然周期やホルモン補充周期で胚を融解して移植する。現在、凍結融解胚からの妊娠率は新鮮胚の成績より良好である。

図2　卵子・胚
①未受精卵子，②前核期胚（媒精後1日），③4細胞期胚（媒精後2日），④8細胞期胚（媒精後3日），⑤桑実期胚（媒精後4日），⑥胚盤胞（媒精後5日）。

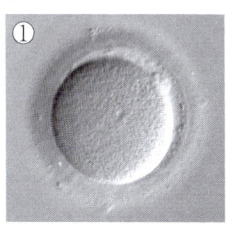

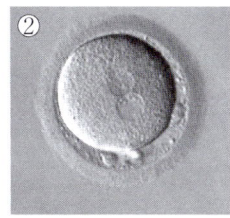

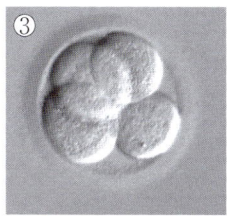

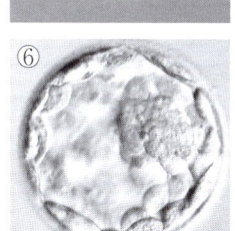

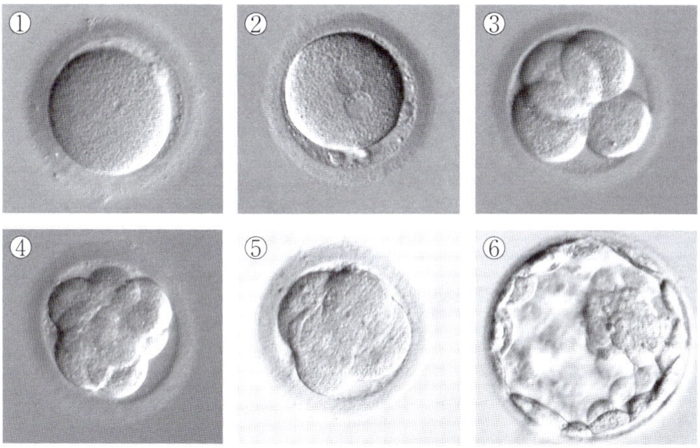

図3　ICSI
卵保持用マイクロピペット　　第1極体
精子注入用マイクロニードル

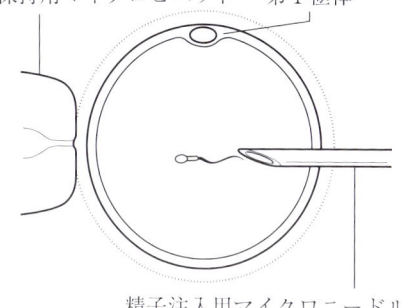

### Basic Point

●不妊治療の中のART（ART in treatment of intertility）

わが国では年間1万9,000人の子供たちがARTにより誕生し，累積出生児数は17万人を超える。もはやIVFやICSIは特殊な不妊治療法ではなく、タイミング法やAIHと同列の主たる不妊治療法である【図A】。しかし、一方で十分に把握されていない遺伝的リスク、あるいはエピジェネティクスの異常の発生が考えられるために、不必要に適応とすることを避けるように指導されている。IVFはそれ以外の治療で妊娠に至らなかった場合に選択されるより強力な治療であるが、その妊娠率は一般不妊治療と同じように女性の年齢に依存する。この点はICSIでも同様であり、加齢による卵子の質の低下に対処する方法はない。また、媒精しても受精がまったく成立しない（受精障害）ことが10〜15%に起こり、ICSIでも受精障害は起こりうる（1〜5%）。IVFとICSIでは反復実施した場合、累積妊娠率が5回でプラトーに達し、最終的な症例あたり妊娠率は50%である。

図A　不妊治療とART

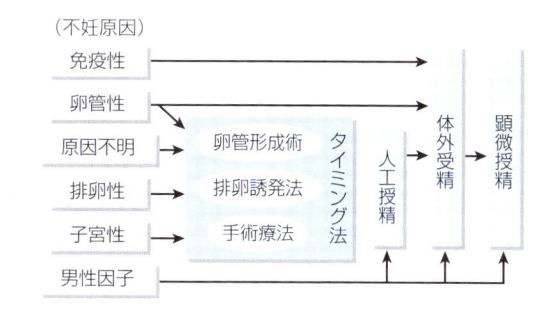

（不妊原因）
免疫性
卵管性
原因不明　　卵管形成術　　タイミング法　　人工授精　　体外受精　　顕微授精
排卵性　　　排卵誘発法
子宮性　　　手術療法
男性因子

## Self Check

☐　体外受精は卵管性因子，男性因子，免疫性因子をもつ不妊症例が適応である。
☐　体外受精は人工授精でも妊娠に至らない原因不明不妊例も適応である。
☐　顕微授精は体外受精の受精障害例が適応となる。
☐　一般的な顕微授精法はICSIである。
☐　体外受精-胚移植での代表的な副作用はOHSSと多胎妊娠である。
☐　AZF領域の微小欠失がある例ではICSIによって誕生した男児に同様の遺伝子異常が認められる。

〈栁田　薫〉

## I-D. 主な治療を学ぶ
# 第三者の関与する不妊治療（含む AIH）

## 人工授精

人工授精とは，射精された精液をそのまま，あるいは洗浄濃縮して，カテーテルで子宮腔内（IUI），あるいは子宮頸管（CI）に注入することにより妊娠を図る治療技術である【図1】。通常，夫の精液を妻の子宮内に注入するが（配偶者間人工授精（AIH）），夫が無精子症などでやむをえない場合，第三者から提供された精子を用いて人工授精を行う場合もある（非配偶者間人工授精（AID），後述）【表1】。

AIH の適応は，男性不妊，精子頸管粘液不適合，射精障害などである【表2】。

## 精液処理

人工授精では，精液をいったん採取して授精するため，この間に精液に処理を加えることができる。代表的なものは密度勾配溶剤を用いた精液の洗浄濃縮【図2】と，精液凍結保存である。前者は精子濃度が低い場合や精漿を除去する必要があるとき，後者は男性悪性腫瘍患者の妊孕性保存法として用いられる。

## 第三者の関与する不妊治療

### ◆ AID

第三者から提供された精子を，妻に人工授精することにより子供を得る方法で，原則として無精子症がその適応となるが，重度の男性不妊症で顕微授精を複数回行って妊娠に至らない症例などもAIDの適応となる。精液を介した感染症の水平感染を防ぐため，ウイルス感染のwindow periodを考慮して，凍結精液を使用するのが原則である。

この治療では，子供は夫婦の子として妻が分娩することになり，「婚姻期間中に生まれた子供は夫婦の子と推定する」という民法規定があるため，夫が同意していれば夫婦の実子として法的にも認められることになり，養子縁組をする必要はない。

### ◆ 卵子提供，代理懐胎

AID 以外の夫婦以外の第三者が関与する不妊治療として代表的なものに，卵子提供と

> **Side Memo**
> 配偶者間人工授精（IUI，AIH）
> 夫の精液を子宮内に注入して妊娠をはかる治療。
>
> CI：cervical insemination（頸管内授精）
>
> AIH：artificial insemination with husband's semen（配偶者間人工授精）
>
> AID：artificial insemination with donor's semen（非配偶者間人工授精）

> **Side Memo**
> 非配偶者間の生殖医療（提供配偶子など）
> 無精子症などの夫婦で，夫以外の第三者の精子を子宮内に注入して妊娠をはかる治療。

図1 人工授精の手技（子宮内に授精用カテーテルを挿入しているところ）

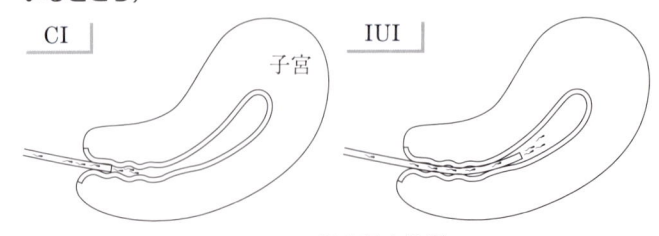

CI　　　　　IUI
　　　　子宮

IUI：intrauterine insemination（子宮腔内授精）

表1 人工授精の分類

①配偶者間人工授精（AIH）：夫精子を授精
②非配偶者間人工授精（AID）：提供精子を授精

表2 人工授精の適応

①男性不妊：精子過少症，精子無力症，精液過少症，奇形精子症
②精子頸管粘液不適合：Huhner 試験不良
③精漿除去が必要な場合：精液（精漿）アレルギー，感染症（HIV 感染症など）
④射精障害：射精障害，逆行性射精
⑤性交障害：勃起不全，尿道下裂，腟痙

HIV：human immunodeficiency virus（ヒト免疫不全ウイルス）

代理懐胎があるが，いずれも現在日本では認められていない。卵子提供は，卵巣不全症やTurner症候群の女性に対して，第三者の卵子を夫の精子と体外受精させ，これを妻の子宮へ移植して妊娠を図る。代理懐胎は，先天的に子宮がない女性（Rokitansky症候群など）や，婦人科悪性腫瘍などで子宮摘出した女性に対して，夫婦由来の受精卵を第三者の子宮に移植して子供を得る方法である。婦人科悪性腫瘍などで子宮・卵巣ともに摘出した女性が子供を希望する場合，代理懐胎では第三者の卵子提供を受けてこれを夫の精子と体外受精させ，卵子を提供した女性とは別の女性の子宮に移植して子供を得る方法（体外受精型代理懐胎）を行う国が多い【図3】。

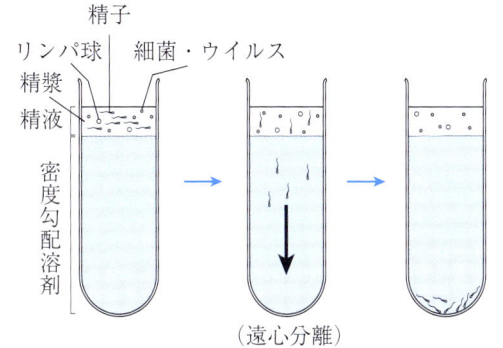

図2　精子洗浄濃縮法

図3　代理懐胎

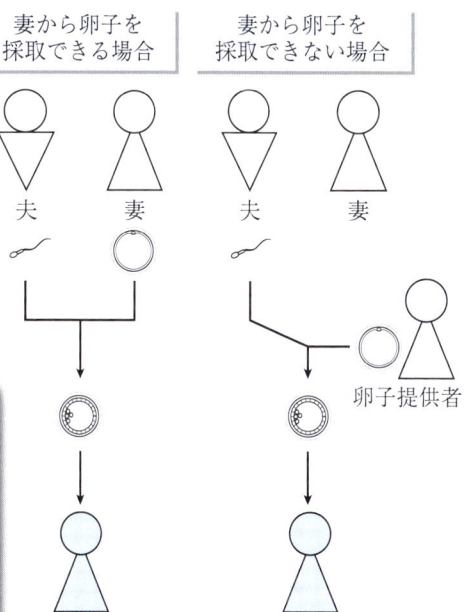

## Level up View

●子どもが自己の出自を知る権利

AIDでは，子供と父親には遺伝関係はなく，精子を提供した第三者が生物学的な親となる。現在，日本では提供は匿名で行われており，またこの治療ではAIDの事実を子供に話さず，自分たちの本当の子供として育てる夫婦が多い。しかし近年，親に対して，AIDの事実を子供に話すこと（告知）を勧め，また提供者の情報を子供が知ることを子供の権利（出自を知る権利）として認めようという動きが海外で広がっている。

## Basic Point

●精子洗浄濃縮（semen processing）

精子洗浄濃縮法では，精液を特殊な液（密度勾配溶剤）に重層して遠心する。精子は密度の重い頭部を下に向けることになり，試験管底部に向かって泳ぐことになるため，適当な遠心力と時間を設定することにより，運動精子をより多く管底部に濃縮して集めることができる。また，このとき精漿はほとんど沈降しないため，精子と精漿を分離することができる【図2】。

## Self Check

☐　尿道下裂は人工授精の適応となる。
☐　現在わが国ではAIDにおける精子提供は匿名で行われている。
☐　AIDで生まれた子供は，生まれた後で養子縁組の手続きをしなくてもよい。
☐　現在わが国では代理懐胎は認められていない。

〈久慈直昭〉

# II. 婦人科疾患を深く学ぼう

## A. 内分泌, 生殖
## B. 腫瘍および類腫瘍
## C. 炎症

## II-A. 内分泌，生殖／非典型的な性分化

# 染色体異常と半陰陽

## 染色体異常

### ◆ 染色体と性
　ヒト体細胞の染色体数は46本が標準であり，23本の染色体をもつ配偶子（精子または卵子）が受精により対になり，23本×2の46本のヒト体細胞を構成する。これら46本の染色体のうち性の決定に関係する2本の染色体を性染色体，それ以外の44本を常染色体という。この標準的な染色体の状態を正常核型とよび，女性は1対2本の相同なX染色体をもち，男性は1本のX染色体と1本のY染色体をもつ。44本の常染色体は22本がそれぞれ対になり，1番から22番に分類されている。

### ◆ X染色体の不活化
　性染色体異常症の症状は常染色体異常症に比べて軽度であるが，その理由の1つはX染色体の不活化にある。男性はX染色体を1本しかもたないので，この1本は遺伝的に活性がある。女性はX染色体を2本もち，遺伝的には1本は活性があるが，もう1本は一部の偽常染色体領域以外はほとんど不活化されている。X染色体の数的異常でも同様で，1本のX染色体のみが活性化されており，残りはほとんどが不活化されている【図1】。

### ◆ 性分化に関連する遺伝子
　原則的には男女の性分化は性染色体により決定されるが，実際は性染色体上に存在する精巣決定因子がその本態である。精巣決定因子には複数の因子があるが，とくに*SRY*はY染色体の短腕に存在し，未分化性腺を精巣に分化させ，個体を男性にする重要な機能をもつ。*SRY*が作用しないと未分化性腺は卵巣に分化し，個体は女性となる【図2】。

### ◆ 染色体異常と性分化異常
　*SRY*はY染色体短腕遠位端の偽常染色体領域（X染色体の短腕遠位部と対合し組換えを起こす）に近い部位に存在することから，これがX染色体に転座することがあり，その場合には*SRY*を欠失したY染色体をもつXY女性やX染色体に*SRY*をもつXX男性が生じる。ただし，性分化には*SRY*以外の遺伝子も複数関与しているため，*SRY*に異常を認めないXY女性やXX男性も存在する。

## Turner症候群

### ◆ 染色体核型
　標準的な核型は45, Xであるが，この核型を示すのはTurner症候群の半数程度で，これ以外に46, X, i（Xq）や46, X, r（X）や46, X, del（Xp）やこれらのモザイクなど多彩な核型を示す【表1】。Turner症候群はこれらX染色体のモノソミーや部分モノソミーにより生じるが，これらの核型に共通しているXpの欠失が，臨床症状を生じる責任領域とされている。

### ◆ 臨床症状
　頻度は女児の2,000～2,500人に1人程度とされる。140cm前後の低身長，卵巣機能不全に伴う第2次性徴の発達欠如と原発無月経により不妊，心疾患や大動脈などの異常，翼状頸，外反肘などがみられる【図3】。腟と子宮は存在するが，卵巣は痕跡状で繊維状の索状物（streak ovary）のことが多い。知的障害はないが，同胞に比べて知能指数がやや低い傾向があったり，

*SRY*：sex-determining region Y（性決定領域Y）

教育課程での学習・運動・会話能力などに多少劣る傾向があったりする。臨床検査では卵巣性無月経による高ゴナドトロピン血症と低エストロゲン血症が特徴である。

### ◆ 治療

根治的な治療法はないが，教育課程では個別の支援や，低身長には成長ホルモン，卵巣機能不全には女性ホルモン補充療法などが用いられる。

## Klinefelter 症候群

### ◆ 染色体核型

標準的な核型は 47, XXY であるが，46, XY とのモザイクの場合もある。

### ◆ 臨床症状

頻度は男児の 500～800 人に 1 人程度とされる。臨床症状は造精機能障害による不妊症で

図1 正常および性染色体異常症におけるX染色体の不活化

X染色体の不活化（色のついた染色体）と，X，Y両染色体に存在してX染色体不活化を免れて発現する遺伝子（黒丸印，実際は複数領域に複数の遺伝子が存在）。正常男性と女性では活性X染色体は1本で，両染色体発現遺伝子は2コピーである。性染色体（数的）異常では，活性X染色体は1本に保たれるためおおむね遺伝子発現量の量的不均衡は生じないが，一部の両染色体発現遺伝子のコピー数は変化することがわかる。

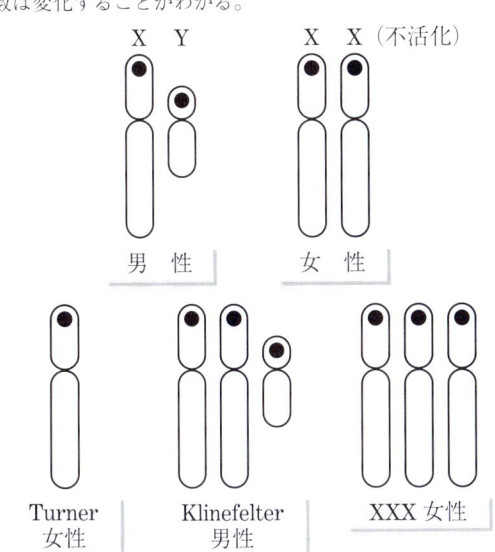

（大橋博文：性染色体異常．周産期遺伝相談，75，図4．医学書院，東京，2000．より引用）

図2 X染色体とY染色体の構造と性分化に関連する機能

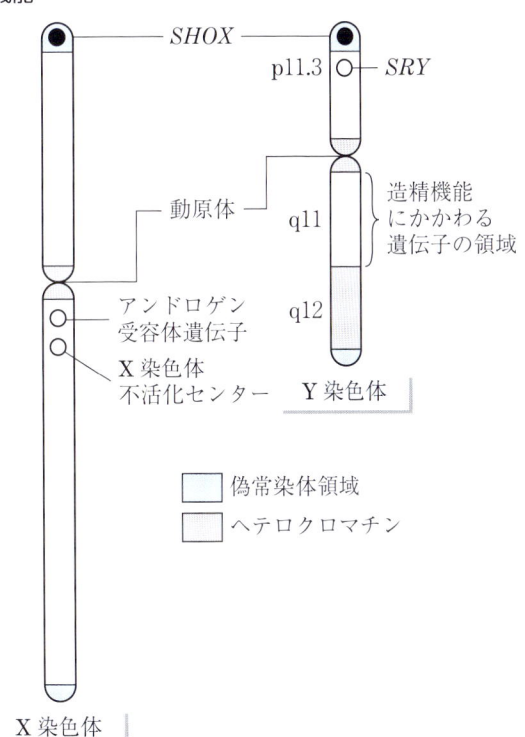

SHOX : short stature homeobox

表1 ターナー症候群の染色体核型と頻度

| | | |
|---|---|---|
| 標準的モノソミー | 45, X | 46% |
| X染色体モザイク | X/XX，X/XXX，X/XX/XXX | 7% |
| 同腕Xq染色体 | 45, X/46, X, i(Xq)，46, X, i(Xq) | 18% |
| 環状染色体 | 45, X/46, X, r(X) | 16% |
| Xp欠失 | 45, X/46, X, del(Xp)，46, X, del(Xp) | 5% |
| Y染色体構造異常 | | 6% |
| その他 | | 2% |

(Jacobs, P., et al. : Turner syndrome : a cytogenetic and molecular study. Ann Hum Genet, 61 : 471-483, 1997. より引用)

精巣は低形成の傾向があるが，陰茎は発育正常であり，性交は可能である．無精子症のことが多いが，精液内に少数の精子が認められることもあり，また精液内になくても精巣内精子が採取可能な場合もある．とくに47, XXY / 46, XYのモザイク例では精子の存在する可能性は非モザイク例よりも高い．比較的高身長，女性化乳房や女性的な体型なども特徴的である【図4】．通常知的障害はないが，同胞に比べて知能指数がやや低い傾向があったり，教育課程ではとくに言語発達の遅れによる学習障害を伴うこともある．しかし目立った臨床症状がなく，結婚後に不妊を主訴に受診して，染色体検査を受けて初めて診断されることも多い．臨床検査ではテストステロンの低下と高ゴナドトロピン血症が特徴である．

### ◆治療

思春期以降にテストステロン補充療法を行い，教育課程では個別の支援を行う．不妊については精子が採取できれば，顕微受精による体外受精で妊娠が成功することもある．

## 真性半陰陽

### ◆概念と原因

精巣と卵巣の両性の性腺が1人の個体に存在することを真性半陰陽という．厳密には病理組織学的に存在を確認する必要がある．外見的な性器の形態や状態はさまざまである．その他の非典型的性分化は偽性半陰陽（仮性半陰陽）といい，区別される．染色体は46, XXが過半数を占めるが，46, XYや46, XX / 46, XYなどモザイクや，性染色体の数的異常を伴うものなど多彩な核型を示す．*SRY*との関連も一律ではなく，Y染色体が存在すると男性に近い傾向はあるが，必ずしもY染色体と男性型は一致しない．原因は単一のものではないと考えられるが明確ではない．

### ◆臨床症状

内性器は腹腔内に存在する2つの性腺のどちらか一方が精巣，もう一方が卵巣である場合と，いずれも精巣と卵巣が混合した状態の卵精巣（ovotestis）の場合がある．また一方が卵精巣で，もう一方が精巣または卵巣ということもある．卵精巣は真性半陰陽の半数近くに認められる．卵巣は腹腔内にとどまるが，精巣は鼠径部に下降することもある．外性器は男性と女性の中間的な形態を示すことが多く，出生時の性別の判定が困難な場合もある．どちら

図3 Turner症候群の臨床所見

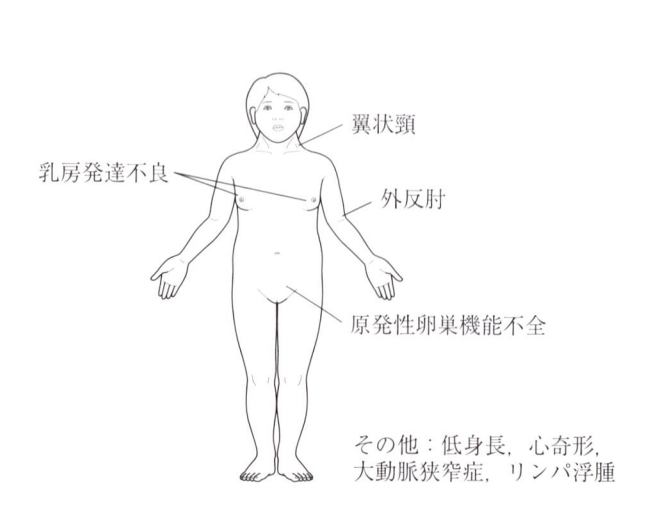

図4 Klinefelter症候群の臨床所見

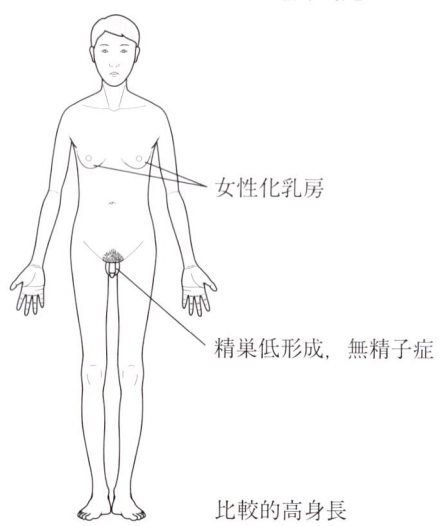

かというと男性の表現型をとることが多い。男性に近い型では滞在精巣や尿道下裂，女性に近い型では陰核肥大などの症状を示す。3～5％に性腺の腫瘍化の可能性がある。

## ◆治療

出生時の外性器の形態で性別を判定し，それに沿った養育を行うのが原則である。また決定した性別に沿ったホルモン補充療法も行う。外性器の形成手術や，内性器の腫瘍化が危惧される場合や内性器からの不適切なホルモン分泌がみられる場合には切除術も考慮する。

### Basic Point　genetics

●染色体不分離メカニズム

減数分裂時または体細胞分裂時に相同染色体または染色体分体が両極に分離しないことを染色体不分離というが，これにより親細胞の片極にこれら両方が移動し，結果的に娘細胞に染色体数の偏りが生じる。とくに減数分裂での不分離は染色体の数的異常の原因であり，不分離により染色体が1本増える細胞はトリソミーとなり，反対に1本減った細胞はモノソミーとなる。第1減数分裂で生じる場合と第2減数分裂で生じる場合がある【図A】。

図A　減数分裂による不分離とそれにより形成される個体の染色体構成

①第1減数分裂および②第2減数分裂における不分離。精母細胞における性染色体不分離の例を示したが，同様の異常は卵母細胞でも起こる。

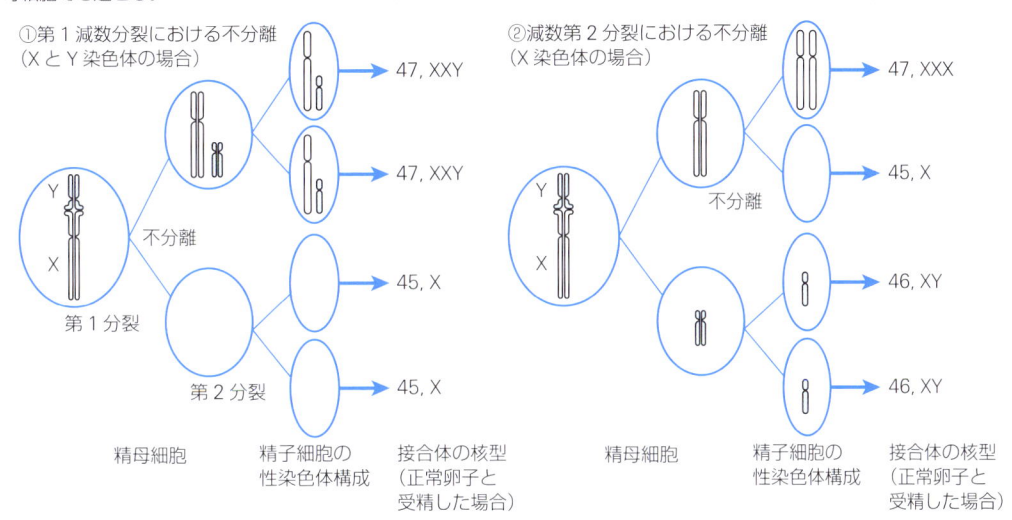

（孫田信一：性染色体異常発生のメカニズム——一般論，新版ターナー症候群，22，図1，メディカルレビュー社，大阪，2001．より引用）

## Self Check

☐ ヒト体細胞の染色体数は46本が標準で，2本の性染色体と46本の常染色体よりなる。
☐ Turner症候群は45, Xを標準的核型とし，卵巣は痕跡状で低身長を示す。
☐ Klinefelter症候群は47, XXYを標準的核型とし，精巣は低形成で比較的高身長を示す。
☐ 真性半陰陽は両性の精腺（精巣・卵巣・卵精巣）が1人の個体に存在するものである。

〈澤井英明〉

# II-A. 内分泌，生殖／非典型的な性分化
# アンドロゲン不応症

## アンドロゲン不応症（AIS）とは

　AIS はその程度により完全型と不完全型に分類される。完全型 AIS は，男性半陰陽の一種で，染色体は 46, XY であり，性腺は形成不全の精巣，内性器は Müller 管の発育はみられないが，外性器と第 2 次性徴は女性型であり，腟は正常部位に開口し，正常の長さをもつが盲端に終わる。体組織における男性ホルモン受容体の遺伝的な欠陥が病因である（産科婦人科用語集）。以前は精巣性女性化症候群（testicular feminization syndrome）とよばれていた。完全型 AIS の頻度はわが国では 13 万に 1 例，海外では 2 万 400 ～ 6 万 4,200 例に 1 例といわれている。ここでは，主として完全型 AIS（完全型精巣性女性化症候群）の診断，原因，治療と患者への対応について以下にまとめる。

## 病因（遺伝子異常）について

　性分化過程において，アンドロゲンは外性器の分化に重要な役割を担っており，アンドロゲンが作用しないと外性器は女性型になる。このアンドロゲン作用は他のステロイドホルモンと同様，その受容体である男性ホルモン受容体を介して発揮される。そのためもし男性ホルモン受容体に異常があるとアンドロゲン作用は十分に発揮されず，完全型 AIS に代表される完全な性分化異常から，造精機能障害のみの異常による男性不妊症まで，さまざまな程度の性分化異常をきたす。男性ホルモン受容体は X 染色体の長腕に存在しているので，その遺伝形式は伴性劣性遺伝となり，多くの場合は，発端者の母親が保因者となる場合がほとんどである。男性ホルモン受容体遺伝子の構造は，8 つのエクソン－イントロンより構成されている。ヒト男性ホルモン受容体の遺伝子異常として，①大きな遺伝子欠失がある場合，②小さな遺伝子異常による場合，③点突然変異による場合で停止コドンやスプライシングの異常をきたす場合，④点突然変異によりアミノ酸の置換が起こる場合，⑤ N 末端ドメインのグルタミンリピート数（CAG repeat 数）の異常の場合に分類される。

　点突然変異によりアミノ酸が置換した場合の症例は一番多く報告されている。多くの場合は，性分化異常の程度は同じ点突然変異で同じであるが，なかには同じアミノ酸置換でも完全型を示す場合と不完全型を示す場合が明らかになっており，男性ホルモン受容体の構造異常以外の他の因子の関与も示唆される場合もある。点突然変異の部位としては，エクソン 4 とエクソン 5 とエクソン 6 に多く集積している。

## 臨床症状；病態と検査診断

　AIS の性分化異常の程度は女性型を示す完全型や不完全から男性型を示す Reifenstein 症候群や男性不妊症に大別される【表1】。【図1】には外陰部の形態に基づく Quigley の分類を示した。初発症状としては，完全型 AIS の患者の場合は，多くは原発無月経で産婦人科を受診することが多い。それ以外には小児期に鼠径ヘルニアを主訴に病院を受診する場合もある。不完全型では種々の外陰部の形態異常により幼少期に診断される。一方造精機能障害の場合は，不妊症として夫婦で受診して男性不妊症として診断される。臨床症状としては，完全型 AIS の特徴を【表2】にまとめた。完全型の場合は，テストステロンより合成されるエストロゲンの影響を受けて外見上は正常の女性と区別はつかない。多くの場合，腟の長

---

Side Memo

**アンドロゲン**
アンドロゲンは性分化，男性機能の保持，造精機能などに深く関与している。
男性では主に精巣の Leydig 細胞で産生され，女性では主に卵巣と副腎で産生される。

AIS：androgen insensitivity syndrome（アンドロゲン不応症）

Side Memo

**アンドロゲン受容体**
ヒトのアンドロゲン受容体は，分子量 110～114kDa の蛋白であり，910～919 程度のアミノ酸残基より構成されている。

Side Memo

**精巣性女性化症候群**
精巣性女性化症候群（Testicular feminization 症候群）は，染色体は 46, XY であるにもかかわらず表現型が女性である疾患である。程度により完全型と不完全型に分類される。

表1 完全型 AIS の特徴

① 身体的特徴
・乳房の発育：正常
・腋毛，陰毛：欠損あるいは過少
・外性器：女性型、陰唇の発育不良，腟は盲端
・内性器：欠損あるいは痕跡的（子宮卵管）
・性腺（精巣）：腹腔内あるいは鼠径管に存在
・精巣上体・精管の発育：なし
・精子形成：なし

② ホルモンなどの検査所見
・テストステロン：正常の男性数値を示す
・DHT：正常男性の数値を示す
・エストラジオール：正常男性より高いが女性よりは低い
・FSH：正常あるいは軽度上昇
・LH：高値
・5α-レダクターゼ：正常
・尿中 17-KS：正常

DHT：dihydrotestosterone（ジヒドロテストステロン）
FSH：follicle stimulating hormone（卵胞刺激ホルモン）
LH：luteinizing hormone（黄体化ホルモン）
KS：ketosteroid（ケトステロイド）

(小森慎二，ほか：Ⅶアンドロゲン アンドロゲンの疾患．アンドロゲン不応症．臨床分子内分泌学 4 ―生殖内分泌系―，日本臨牀，64（4）：494-498，2006．より引用)

図1 AIS の臨床分類

①正常男性型，
②軽度男性化障害（尿道下裂など），
③高度男性化障害（陰茎短小，尿道下裂，二分陰嚢，潜在精巣），
④高度外性器異常（陰核様隆起，陰唇様の陰嚢，単一の会陰口），
⑤女性様外性器（陰核肥大，後陰唇癒合），
⑥正常女性型（陰毛あり），
⑦正常女性型（陰毛なし）

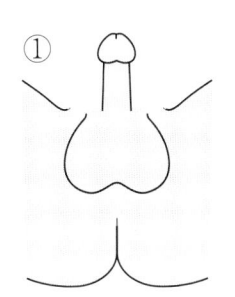

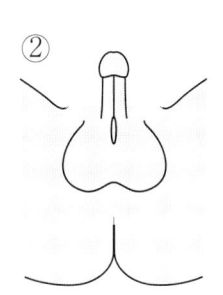

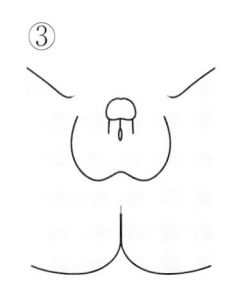

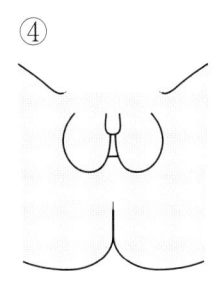

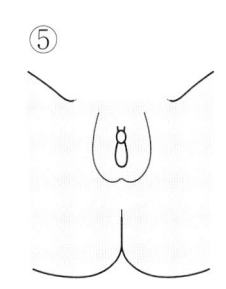

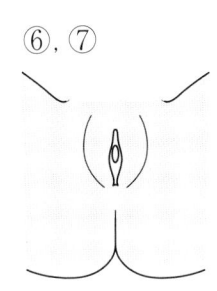

(Quigley, C.A., et al.：androgen receptor defect：historical, clinical and molecular perspective. Endocrine review, 16：271-321, 1995. より引用)

さも正常であり性交も可能である。なかには結婚後に発見される症例もある。ホルモン検査ではテストステロンは男性の正常値を示す。内診にて子宮は確認できない。また精巣は腹腔内か鼠径部に存在する。診断は染色体検査にて 46, XY の男性核型を証明することで容易である。患者の外陰部の組織より分離した線維芽細胞を用いた男性ホルモン受容体の機能解析にて男性ホルモン受容体機能の障害（結合能の低下その他）を証明することができるが，臨床応用はされていない。さらに，男性ホルモン受容体の遺伝子検査は患者が希望した場合には実施可能であるが，臨床的に必須ではない。ただ，患者の家系などの解析をする場合は有用である。

## Level up View

●アンドロゲンと性差

　アンドロゲンは性分化に関与している以外に，男性ホルモン受容体が脳に存在することより，脳の発達にも関与していることが明らかになってきた。ヒトにおいてセクシュアリティーを構成しているのは，解剖学的な性とジェンダーアイデンティティー（社会的性同一性）と性的指向と考えられている。このうち解剖学的性の決定と性的指向にアンドロゲンは関与していると考えられている。妊娠 12 〜 22 週に精巣より大量のアンドロゲンが分泌される（アンドロゲンシャワー）。これらのことより脳の男性化に関与していることが推察される。そのため，胎生期にアンドロゲンがまったく作用しない完全型の AIS では解剖学的な性とジェンダーアイデンティティー（社会的性同一性）と性的指向のすべてが女性型となる。このことは治療を考えるうえで非常に重要である。そのため先に述べたように，一般の治療として完全型の患者については，女性としての機能の保持を目的としたエストロゲンの補充療法を行う。

表2　AIS の表現型

| 表現型 | 完全型 AIS | 不完全型 AIS | Reifenstein 症候群 | 男性不妊症 |
|---|---|---|---|---|
| | 女性 ──────────────────────────────→ 男性 | | | |
| 体型，性格 | 女性型 | 女性型 | 男性型 | 男性型 |
| Wolf 管（精巣上体，精管，精嚢） | （−） | （−） | 不完全男性型 | 男性型 |
| Müller 管（子宮，卵管） | （−） | （−） | （−） | （−） |
| 泌尿生殖洞（腟，前立腺） | 女性型 | 女性型 | 不完全男性型 | 男性型 |
| 外性器 | 女性型 | 不完全女性型（陰核肥大，陰唇癒合） | 不完全男性型（尿道下裂） | 男性型 |
| 乳房発達 | 女性型 | 女性型 | 女性型 | 男性型 |
| 陰毛 | （−） | （＋）女性型 | 不完全男性型 | 男性型 |
| 遺伝形式 | X 関連劣性 | X 関連劣性 | X 関連劣性 | 不明 |

（岡部泰二郎，ほか：テストステロン受容体と睾丸女性化症．臨床分子医学，1：687-695，1993．より引用改変）

## 治療と予後

　完全型 AIS についての治療としては，まず 30％に精巣に腫瘍が発生する危険性があるので，診断が確定すれば精巣摘出術を行う。外性器は女性型であり，多くの場合は腟も正常に存在して性交も可能であるので，精巣摘出後はエストロゲン補充療法を行う。

　腟欠損では形成術，陰毛欠損では薬物療法や植毛を行う。さらに，メンタルケアも非常に重要である。こちらは，本人に加えて家族（とくに母親）に対して行う必要がある。本疾患では家族は大変な精神的ダメージを受けるので，十分な病因の説明に加えて精神的なケアも必要である。また，患者への今後の対応について，告知の有無を含めた治療計画の話し合いを行う必要がある。本人に対しては，性腺を摘出したので妊孕能がないこと，性生活は可能であることを説明し，さらに本人への告知に関しては両親とも相談のうえ，非常に慎重に取り扱うべきである。

　不完全型 AIS では，基本的に女性としての外陰部の形成を含めた完全型と同様の管理を行う。

## Self Check

- [ ] AIS は，男性ホルモン受容体異常による性分化異常である。
- [ ] 治療としては診断が確定すれば，性腺である精巣を摘出することが必要である。
- [ ] 性腺摘出後は，エストロゲン補充療法を行う。
- [ ] 一般治療に加えて，本人への疾患の告知については，家族とも十分に相談のうえ慎重に行う必要がある。
- [ ] 患者および家族へのメンタル面の支援も必要である。

〈田中宏幸，小森慎二〉

## II-A. 内分泌，生殖／非典型的な性分化

# 性器の形態異常

## 子宮奇形とは

Müller 管の発生・癒合・中隔消失の過程が障害され，子宮奇形は起こる【図1】。

## 子宮奇形の診断

診断のポイントは，子宮の外形と子宮内腔形態の把握である．腟鏡診で子宮腟部の数，経腟超音波で子宮外形，子宮卵管造影で内腔形態を診断する．診断できないときはMRIを行うが，腹腔鏡が必要となることは少ない．

## 子宮奇形の病態と分類【表1】

以下の②〜⑤が不妊や不育症と関連し，とくに⑤が重要である．

①低形成・無形成：非常にまれで，Müller 管自体の発生異常で起こる．
②単角子宮：片方の子宮無形成や低形成が原因で，子宮腟部は1個である．単角子宮と重複子宮の生児獲得率は40％と正常子宮よりやや低い．低形成側の子宮は副角子宮とよばれ，腟から月経血が排出されない場合，月経血が貯留し月経困難症を発症する．また，副角子宮の妊娠は子宮破裂の危険があるため，副角子宮を切除する．
③重複子宮：Müller 管は正常に発生するが癒合がまったく起こらず，腟から底部まで完全に分離する．一般には手術は行わない．
④双角子宮：子宮腟部は1〜2個で，Müller 管は子宮腟部を起点にして部分的に癒合する．子宮底部は分離し角状になり，中隔遺残により内腔も分離される．子宮奇形のなかで比較的予後はよく，流・早産の原因となるときは手術を行う．
⑤中隔子宮：子宮外形はまったく正常で，中隔のみが遺残する．初期流産率が子宮奇形中，最も高い．不妊や流産の原因となるときは手術を行う．
⑥弓状子宮：子宮はほぼ正常で，上部中隔がわずかに残っている．子宮卵管造影上，子宮底部上辺が洋弓状になる．正常子宮と妊娠・流産率は同等で治療は行わない．

## Mayer-Rokitansky-Küster-Hauser 症候群

原発無月経，先天的腟欠損，痕跡的子宮を主徴とする症候群で，発生頻度は5,000人に1人と比較的多い．染色体は46, XX の女性型で，卵巣と卵管は正常に存在する．子宮は二分され索状（痕跡的）となる．腟は存在しても短い．本症候群の10％は腎臓の発生異常・骨格筋異常・難聴を合併する．

### ◆診断法

内診で腟欠損，超音波で子宮の低形成と正常卵巣を，さらに，染色体が正常女性型であることを証明する．MRIは内性器異常の確認に役立つ．腹腔鏡検査は通常行わない．

### ◆管理法

◇心理的ケア

性器奇形の患者への告知は，深刻な精神的ダメージを与えるため，慎重に行う．

---

**Side Memo**

**Müller 管と子宮奇形**

胎生期に，まず2本の Müller 管が発生する．左右の Müller 管は正中で下方から癒合を開始し，最後に中隔が消失し，子宮が完成する．Müller 管上部は癒合せずに2本の卵管となり，下部は泌尿生殖洞と癒合し1本の腟を形成する．Müller 管の発生や癒合障害，中隔遺残の程度によって子宮と腟にさまざまな奇形を生じる．

◇**性交のための腟形成**

1）腟拡張法（Frank 法）

患者への侵襲が最も少なく第一選択の治療である．プロテーゼというプラスティック性棍棒を短い腟に挿入し，数か月かけて腟壁を伸展させる．

2）手術療法

上記で効果がない場合に行う．S 状結腸による造腟術や，Douglas 窩腹膜で腟を形成する Davydov 法などがある．

◇**挙児希望の場合**

妊娠のためには代理懐胎などの方法もあるが，日本では実施されていない．

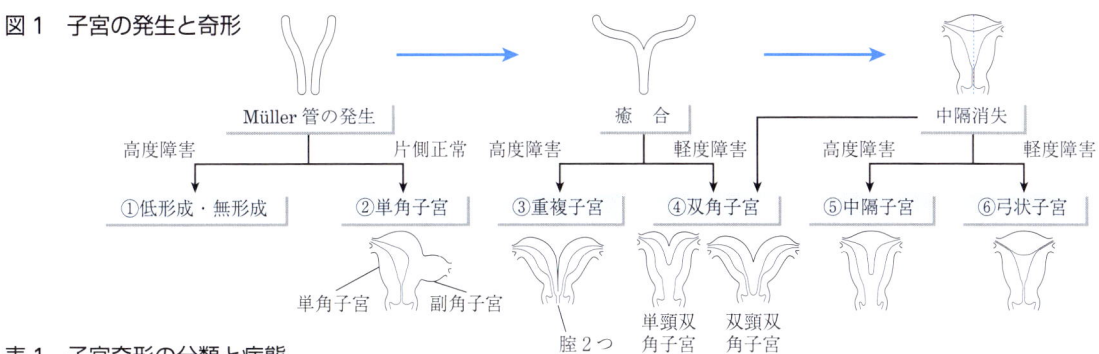

図1　子宮の発生と奇形

表1　子宮奇形の分類と病態

| | Müller 管の状態 | | | 腟 | | 子宮の形態 | | 予後 | | |
|---|---|---|---|---|---|---|---|---|---|---|
| | 発生 | 癒合障害開始 | 中隔消退 | 数 | 腟部 | 子宮内腔 | 底部外形 | 生児獲得 | 初期流産 | 後期流産 |
| ①低形成・無形成 | 2本低形成 | 不定 | 不定 | 1～2 | 不定 | 不定 | 不定 | — | — | — |
| ②単角子宮 | 1本低形成 | — | — | 1 | 1個 | 分離 | 分離 | 40% | 37.5% | 6.2% |
| ③重複子宮 | 正常 | 腟～ | — | 2 | 2個 | 完全分離 | 分離 | 40% | 20.0% | 6.6% |
| ④双角子宮 | 正常 | 頸部～ | 不全 | 1 | 1～2個 | 分離 | 分離 | 60% | 25.0% | 3.6% |
| ⑤中隔子宮 | 正常 | 正常 | 不全 | 1 | 1個 | 分離 | 正常 | 60% | 25.5～42.0% | 3.6～6.2% |
| ⑥弓状子宮 | 正常 | 正常 | ほぼ正常 | 1 | 1個 | 底部のみ中隔遺残 | 正常 | 82.7% | 12.7% | 1.8～7.9% |

重複子宮は Müller 管癒合障害の開始点が腟のため，腟が 2 つになる．
双角子宮では，癒合障害の開始が子宮頸部以上の位置になるので，腟は 1 つである．

## Self Check

☐ 中隔子宮は子宮奇形のなかで最も不妊や流産の率が高い．

☐ Mayer-Rokitansky-Küster-Hauser 症候群は原発無月経・先天的腟欠損を主徴とし，卵巣は存在する．

〈沖　利通，堂地　勉〉

## Ⅱ-A. 内分泌，生殖／月経異常

# 月経周期・量の異常

## 月経周期

月経周期日数とは，月経開始日より起算して，次回月経開始日までの日数をいう。正常範囲は周期日数が 25 〜 38 日間の間にあり，その変動は 6 日以内である。

## 月経周期の異常

### ◇原因

無排卵（多嚢胞性卵巣症候群（PCOS）など），摂食障害（神経性食欲不振症，過食症），過剰な運動，慢性疾患（高プロラクチン血症，甲状腺機能異常），卵巣機能不全などの原因により月経周期が延長，あるいは短縮する。

### ◆頻発月経

月経周期が短縮し，24 日以内で発来した月経をいう。頻発不正性器出血との鑑別のため，器質的婦人科疾患を除外診断する。原因の多くは 20 〜 21 日の周期をとる無排卵周期症である。排卵があれば通常問題はないが，黄体機能不全を伴う場合は黄体期が短縮し，頻発月経となる。

### ◇診断

基礎体温表を評価し，一相性であれば無排卵周期症と診断する。二相性の場合でも黄体期持続日数が 10 日未満の場合は黄体機能不全と診断する。また，血中黄体期中期ホルモン検査でプロゲステロン値が 10ng/mL 未満の場合も黄体機能不全と診断する。

### ◇治療

頻発月経に伴う頻回の性器出血により貧血が生じる場合，治療が必要となる。

挙児希望がない場合は，Kaufmann 療法や低用量ピルを用いて月経周期を調節する。挙児希望がある場合は，無排卵周期症に対してはクエン酸クロミフェン（クロミッド®，シクロフェニル（セキソビット®））などによる排卵誘発剤を用いる。黄体機能不全に対してはプロゲステロン補充やクエン酸クロミフェン投与を行う。

### ◆希発月経

39 日以上，3 か月以内で発来した月経をいう。原因としては PCOS が最も多い。また，摂食障害，過剰な運動に伴う体重の増減，内科的全身疾患も原因となりうる。

### ◇診断

まず問診で，食事摂取の異常，内科疾患の有無を評価する。①月経異常，②超音波検査での多嚢胞卵巣所見，③「血中アンドロゲン高値」または「黄体化ホルモン（LH）基礎値高値かつ卵胞刺激ホルモン（FSH）基礎値正常」，以上①〜③のすべて認める場合，PCOS と診断する。

### ◇治療

原疾患があればまずその治療を優先する。PCOS に対しては，挙児希望があればクエン酸クロミフェンを内服する。反応不良である場合はゴナドトロピン療法，または腹腔鏡下卵巣焼灼術による排卵誘発のいずれかを選択する。挙児希望がない場合は Holmstrom 療法もしくは Kaufmann 療法を行う。

---

PCOS：polycystic ovary syndrome（多嚢胞性卵巣症候群）

頻発月経：polymenorrhea

希発月経：oligomenorrhea

LH：luteinizing hormone（黄体化ホルモン）

FSH：follicle stimulating hormone（卵胞刺激ホルモン）

## 月経持続日数および量

月経持続日数の正常範囲は3〜7日である。
一般に，月経血量は1回の月経で20〜140mL，平均50〜60mLとされている。

## 月経持続日数および量の異常

### ◆ 過少月経

過少月経は月経の量が20mL以下のものをいう。

#### ◇原因

子宮の発育不全やAsherman症候群，子宮内膜炎などにより機能性の子宮内膜が欠損・減少している場合や，排卵障害に伴うことがある【表1】。

#### ◇診断

基礎体温表で排卵の有無を評価する。内診・超音波検査で子宮の萎縮の有無を，子宮卵管造影検査ならびに子宮鏡検査で子宮内腔の癒着の有無を評価する【図1】。

#### ◇治療

無排卵周期症に対しては，クエン酸クロミフェンによる排卵誘発を行う。子宮の発育不全に対してはKaufmann療法を行う。Asherman症候群で挙児希望のある場合はヒステロスコープ（子宮鏡）下子宮内膜癒着剥離術を施行し，保険適応外であるが子宮内避妊器具（IUD）を挿入し再癒着の予防を行う。

### ◆ 過多月経

月経の出血量が140mL以上をいう。月経量が異常に増加すると，鉄欠乏性貧血が生じ，日常生活におけるQOLが低下する。

#### ◇原因

器質的疾患と機能性疾患に大別される。器質的疾患には，子宮筋腫，とくに粘膜下筋腫，子宮腺筋症，子宮内膜ポリープなどがあり，性成熟期に好発する。機能性疾患は排卵性と無排卵性に分類される。無排卵性周期などは思春期に多い。その他，血液疾患や抗凝固薬の投与を見落とさないことが大切である。IUDが原因の場合もある。また，子宮体部癌などの

過少月経：metrorrhagia

IUD：intrauterine device（子宮内避妊器具）

過多月経：menorrhagia

QOL：quality of life

表1 過少月経の原因

①婦人科的な器質疾患
・子宮発育不全
・子宮内腔の癒着

②婦人科的な機能的疾患
・無排卵周期症
・黄体機能不全
・閉経周辺期

図1 過少月経の診断

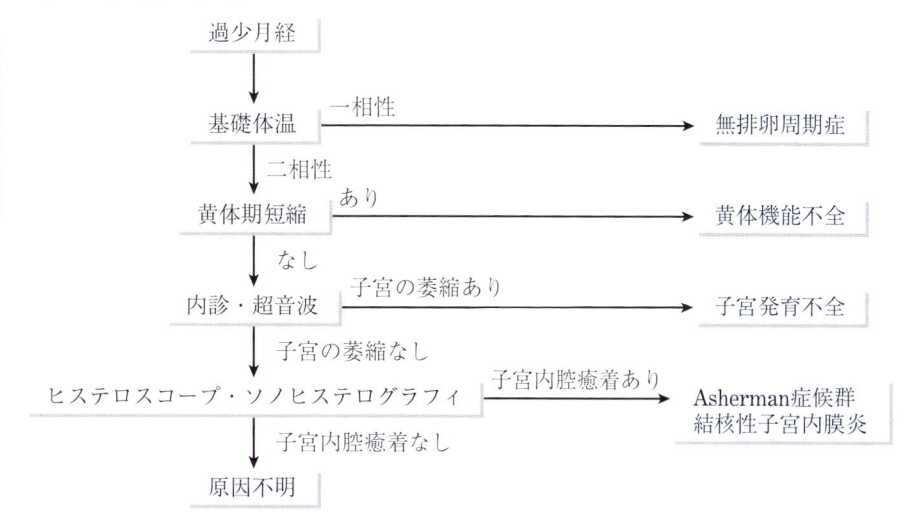

過少月経
↓
基礎体温 —一相性→ 無排卵周期症
↓二相性
黄体期短縮 —あり→ 黄体機能不全
↓なし
内診・超音波 —子宮の萎縮あり→ 子宮発育不全
↓子宮の萎縮なし
ヒステロスコープ・ソノヒステログラフィ —子宮内腔癒着あり→ Asherman症候群 結核性子宮内膜炎
↓子宮内腔癒着なし
原因不明

悪性腫瘍からの出血の可能性も十分に考えられ見落とさないことが重要である【表2】。

◇診断

原因がさまざまであることから問診が大変重要となる。血液疾患・甲状腺疾患などの全身性疾患や抗凝固薬の服用がないか確認を行う。月経については過多月経の出現時期，月経周期，タンポン・ナプキンの交換回数，凝血塊の有無なども聴取する。また流産や子宮外妊娠でも過多月経と同様な症状を示すこともあるので，妊娠の有無についての確認は必須である。血液検査では，血球数・血小板数算定（血算）による血中ヘモグロビン値を確認し，貧血の重症度を判定する。また，血小板数の確認により血液疾患の評価を行う。さらに，凝固因子異常の確認（プロトロンビン時間（PT）・活性化部分トロンボプラスチン時間（APTT）），婦人科内分泌異常の有無についての評価（LH・FSH・エストラジオール（$E_2$）・プロゲステロン（$P_4$）），甲状腺疾患の確認（甲状腺刺激ホルモン（TSH）・遊離トリヨードサイロニン（$T_3$）・遊離テトラヨードサイロニン（$T_4$））を行う。子宮頸癌，子宮内膜癌の場合も過多月経と同様の症状を示す場合があるため，悪性疾患の除外は必須である。さらに超音波検査，MRI，ヒステロスコープ（子宮鏡）などを用いて器質的疾患の有無を評価する。超音波検査では子宮内腔の隆起性病変に対しては，子宮内腔に蒸留水を注入しながら超音波検査を行うソノヒステログラフィも病変の評価に有用である。器質的疾患を除外できたら機能性出血と診断する。機能性出血の場合は基礎体温表を確認し，排卵の有無や黄体期の期間を確認する【図2】。

◇治療

器質性・機能性過多月経のいずれでも鉄欠乏性貧血をきたしている場合が多いため，対症療法として増血剤の投与が不可欠である。

器質疾患が原因の場合はその疾患の治療を優先する。手術やヒステロスコープ（子宮鏡）下腫瘍摘出術などが普及している。器質疾患がない場合は止血法としてホルモン製剤の投与や止血剤の投与，子宮内膜全面掻爬術を行う。周期的に繰り返す場合はホルモン製剤の周期性投与やKaufmann療法などで月経コントロールをする。無排卵・黄体機能不全が原因で挙児希望がある場合は，クエン酸クロミフェンにより排卵誘発を行う。

◆ 過短月経

出血日数が2日以内。過短月経の取り扱いは過少月経に準ずる。

◆ 過長月経

出血日数が8日以上続く。過長月経の取り扱いは過多月経に準ずる。

---

PT：prothrombin time（プロトロンビン時間）

APTT：activated partial thromboplastin time（活性化部分トロンボプラスチン時間）

$E_2$：estradiol（エストラジオール）

$P_4$：progesterone（プロゲステロン）

TSH：thyroid stimulating hormone（甲状腺刺激ホルモン）

$T_3$：triiodothyronine（トリヨードサイロニン）

$T_4$：tetraiodothyronine（テトラヨードサイロニン）

---

## Level up View

●過多月経の新しい治療法

経頸管的ヒステロスコープ（子宮鏡）下レゼクトスコピー，子宮内膜焼灼術，レボノルゲストレル放出型IUDなどがあり，それぞれの適用・特徴について【表A】に示す。

表A　過多月経の新しい治療

| | 経頸管的ヒステロスコープ（子宮鏡）下レゼクトスコピー | 子宮内膜焼灼術 | レボノルゲストレル放出型IUD |
|---|---|---|---|
| 適応 | 粘膜下筋腫<br>子宮内膜ポリープ | 子宮内膜ポリープ | 子宮筋腫<br>子宮内膜症 |
| 特徴 | 粘膜下筋腫では最適の治療。手術侵襲も少ない。 | 日帰り手術が可能。子宮内腔が変形している症例では無効なこともある。 | 外来で簡単に挿入可能である。粘膜下筋腫では無効なことがある。 |

（小堀広之，ほか：過多月経の鑑別診断と対策．産婦の世界，55（9）：23-28，2003．より引用改変）

表2 過多月経の原因

1. 器質性過多月経
   ①子宮の器質性疾患
     子宮筋腫（とくに粘膜下筋腫），子宮腺筋症，子宮内膜増殖症，子宮内膜ポリープ，子宮内膜炎，子宮内異物（IUD）
   ②血液凝固異常
     再生不良性貧血，血小板減少症，白血病，凝固因子異常，抗凝固療法中
   ③全身疾患
     甲状腺機能低下症，甲状腺機能亢進症，肝機能低下・肝硬変
2. 機能性過多月経

（植原貴史，ほか：5. 過多月経・過少月経．産科と婦人科，70（11）：1498-1501, 2003. より引用）

図2 過多月経の診断

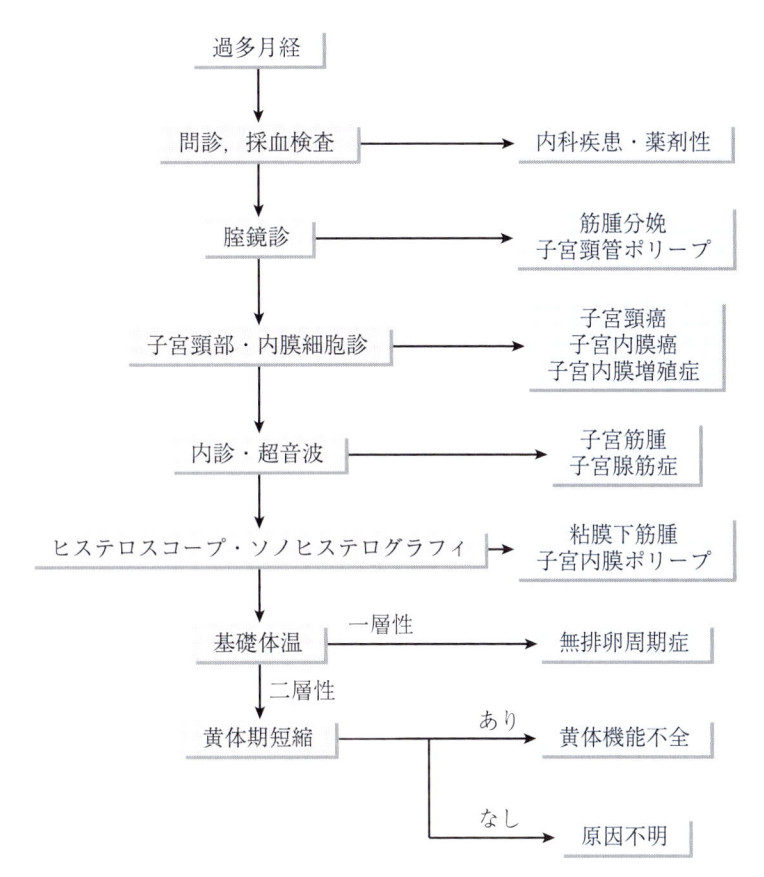

```
過多月経
  ↓
問診，採血検査 ─────→ 内科疾患・薬剤性
  ↓
腟鏡診 ─────→ 筋腫分娩
              子宮頸管ポリープ
  ↓
子宮頸部・内膜細胞診 ─────→ 子宮頸癌
                          子宮内膜癌
                          子宮内膜増殖症
  ↓
内診・超音波 ─────→ 子宮筋腫
                    子宮腺筋症
  ↓
ヒステロスコープ・ソノヒステログラフィ ─────→ 粘膜下筋腫
                                              子宮内膜ポリープ
  ↓
基礎体温 ──一層性──→ 無排卵周期症
  ↓ 二層性
黄体期短縮 ──あり──→ 黄体機能不全
          ──なし──→ 原因不明
```

## Self Check

- □ 月経周期の正常は 25〜38 日間で，その変動は 6 日以内である．
- □ 一般に，月経血量は 20〜140mL，平均 50〜60mL とされており，月経持続日数の正常範囲は 3〜7 日である．
- □ 月経周期の異常の原因として，無排卵，摂食障害，過剰な運動，慢性疾患，卵巣機能不全がある．
- □ 過多月経の原因として子宮筋腫などの器質的疾患と，内科疾患も含む機能性疾患がある．悪性腫瘍の鑑別が重要である．
- □ 過多月経に伴い重度の貧血をきたすこともあり，対症療法からホルモン療法，手術などその治療法は多岐にわたる．

〈永山志穂〉

# 機能性出血

## 機能性出血とは

機能性出血とは，月経や妊娠に関係した出血，子宮体部の器質的疾患（腫瘍，炎症など）による出血を除外したものをいう。日本産科婦人科学会では「器質性疾患を認めない子宮からの不正出血をいう。多くは内分泌異常によるが，まれに血液疾患によるものもある」と定義している。

## 病態

出血の病態は，消退出血と破綻出血とに分類される。消退出血は月経周期のいずれの期間にもみられる排卵性の出血をいい，一定のレベルに到達したエストロゲンやプロゲステロンが血中から急激に低下したときに生じる。破綻出血は無排卵でありながら成長した卵胞によるエストロゲンの分泌が長期に持続することで生じる出血をいう。子宮内膜の異常増殖による出血がみられる。

## 診断

機能性出血は，妊娠，器質性疾患に伴う出血を除外することが診断の基本である。診断のフローチャートを【図1】に示す。最終月経について，いつもどおりの月経と同じ症状や開始時期であったかを問診で確認する。妊娠の可能性が否定できない場合は妊娠反応検査を行う。

診察では，不正出血が必ずしも子宮体部からの出血とは限らないことに留意し，外陰部，尿道口，腟，子宮腟部からの出血がないかを確認する。肉眼的に筋腫分娩，子宮頸管ポリープなどは確認できる。

子宮からの出血であれば，内診，経腟超音波検査を行い，子宮筋腫，子宮内膜ポリープなどの器質的疾患の有無について検索する。閉経後の出血の場合，まず子宮体癌を疑う。経腟超音波検査で子宮内膜の肥厚の有無を確認し，子宮内膜細胞診および組織診を行う。器質性疾患がなければ機能性出血として扱う。

## 原因

機能性出血の原因は排卵の有無により排卵性と無排卵性，薬剤使用や出血傾向を伴う内科疾患に分類する【図2】。無排卵性の頻度は高く全体の80％を占める。

排卵性は出血の時期により診断する。月経後であれば黄体持続，排卵期では卵胞未成熟や卵胞持続，黄体期では黄体機能不全が主な原因である。無排卵性出血の原因には年齢による特徴が存在する。すなわち思春期の場合は視床下部-下垂体-卵巣系の未熟性に伴う排卵障害によることが多く，90％が無排卵性出血である。性成熟期では機能性出血の頻度は低く，無排卵性出血は20％程度と少ない。多嚢胞性卵巣症候群（PCOS）における機能性出血も原因の1つである。更年期の場合，エストロゲンの持続的な刺激に伴う内膜増殖による破綻性出血を原因とし，出血量は多く，持続期間も長い。子宮内膜増殖症を伴うことも多く注意を要する。

PCOS：polycystic ovary syndrome
（多嚢胞性卵巣症候群）

## 治療

### ◆ 短期止血法
- ホルモン療法：プロゲステロン製剤投与，エストロゲン＋プロゲステロン製剤投与などがあり，投与止血する。投与終了後に消退出血を伴う。
- 止血剤：軽症例にはトラネキサム酸などの止血剤を用いる。
- 子宮内膜掻爬術：出血が大量に持続する場合は有効である。更年期以降の患者には悪性腫瘍との鑑別に有用である。

### ◆ 排卵誘発法
無排卵性機能性出血に対し，クロミフェンによる排卵誘発法を行うことがある。

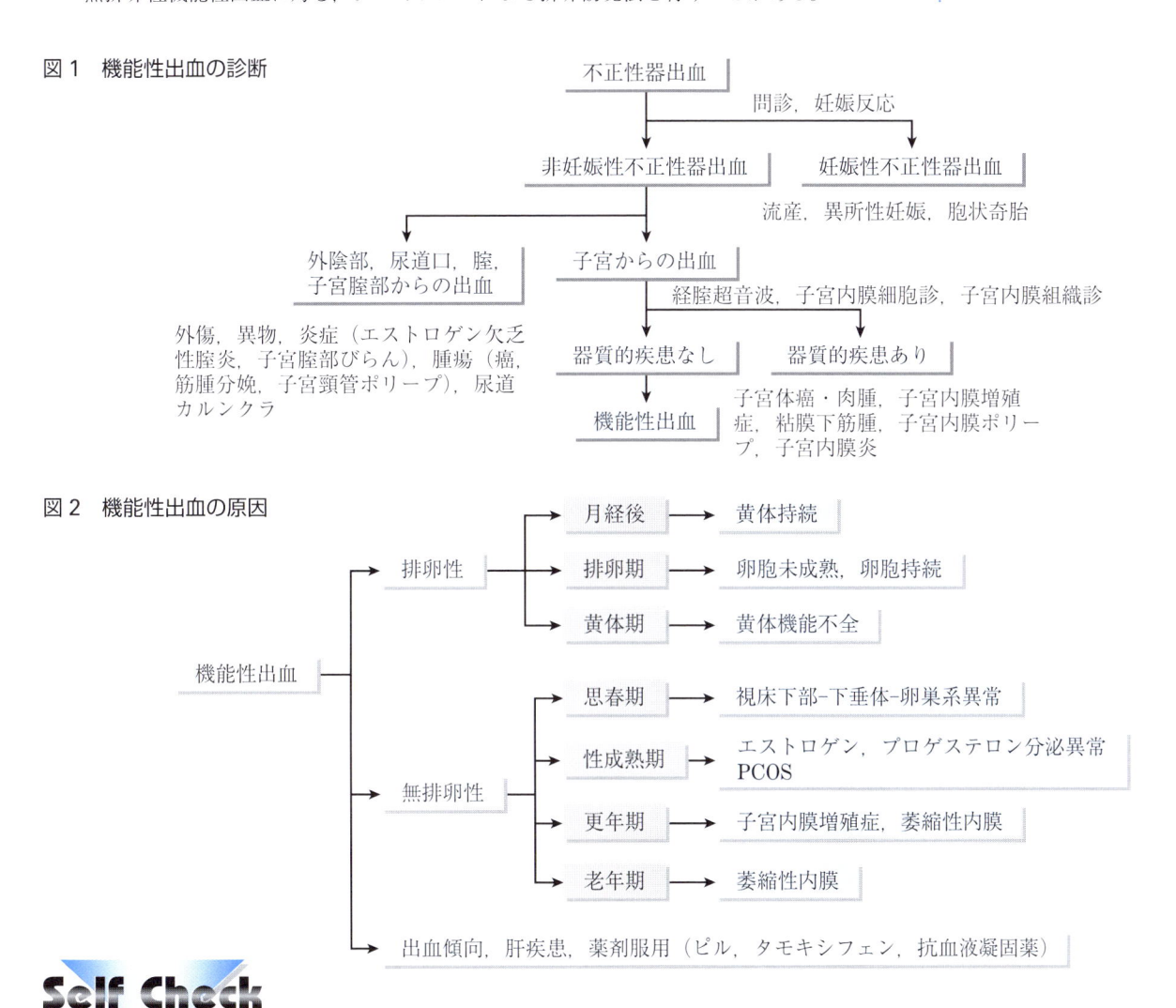

図1 機能性出血の診断

```
不正性器出血
  │ 問診，妊娠反応
  ├──────────────┐
非妊娠性不正性器出血    妊娠性不正性器出血
  │                   流産，異所性妊娠，胞状奇胎
  ├──────────────┐
外陰部，尿道口，腟，    子宮からの出血
子宮腟部からの出血       │ 経腟超音波，子宮内膜細胞診，子宮内膜組織診
                        ├──────────────┐
外傷，異物，炎症（エストロゲン欠乏    器質的疾患なし    器質的疾患あり
性腟炎，子宮腟部びらん），腫瘍（癌，     │           子宮体癌・肉腫，子宮内膜増殖
筋腫分娩，子宮頸管ポリープ），尿道    機能性出血     症，粘膜下筋腫，子宮内膜ポリー
カルンクラ                                          プ，子宮内膜炎
```

図2 機能性出血の原因

```
機能性出血
  ├─ 排卵性 ─┬─ 月経後  → 黄体持続
  │          ├─ 排卵期  → 卵胞未成熟，卵胞持続
  │          └─ 黄体期  → 黄体機能不全
  │
  ├─ 無排卵性 ─┬─ 思春期  → 視床下部-下垂体-卵巣系異常
  │            ├─ 性成熟期 → エストロゲン，プロゲステロン分泌異常
  │            │           PCOS
  │            ├─ 更年期  → 子宮内膜増殖症，萎縮性内膜
  │            └─ 老年期  → 萎縮性内膜
  │
  └─ 出血傾向，肝疾患，薬剤服用（ピル，タモキシフェン，抗血液凝固薬）
```

## Self Check

- [ ] 機能性出血の診断には，妊娠性，器質性疾患，とくに悪性子宮体部腫瘍の鑑別が重要である。
- [ ] 機能性出血はその発症時期により原因が異なる。
- [ ] 治療は短期止血法と排卵誘発法がある。

〈永山志穂〉

## II-A. 内分泌，生殖／月経異常

# 無月経

月経とは「約1カ月の間隔で自発的に起こり，限られた日数で自然に止まる子宮内膜からの周期的出血」と定義される。

## 無月経

### ◆ 定義
周期的な月経が発来すべき年齢層の女性において月経がない状態をいう。

### ◆ 分類
#### ◇ 生理的無月経
初経前，閉経後ならびに妊娠，産褥，授乳期における無月経。

#### ◇ 病的無月経
性成熟期における月経の異常な停止。
① 原発無月経：満18歳を迎えても初経の起こらない状態。
② 続発無月経：これまであった月経が3カ月以上停止した状態。ただし，生理的無月経は除く。

## 原発無月経

### ◆ 定義
満18歳になっても初経が起こらない状態。わが国女子の初経発来年齢は通常11〜13歳であり，13歳までに90％が，15歳までにほとんどが発来する。原発無月経の頻度は0.2〜0.3％とまれである。

### ◆ 原因
染色体異常（Turner症候群，精巣性女性化症候群など）が多く，その他，視床下部・下垂体性，性管分化異常など【表1】。

### ◆ 診断
診断手順をフローチャート【図1】に示す。十分な問診と全身所見，性器所見の把握が重要。通常の内診，Cusco診，超音波検査のほか，染色体検査，内分泌検査，MRI・CT，腹腔鏡検査などを行う。診察のポイントを【表2】に示す。

表1　原発無月経の原因

| 染色体異常 | その他 |
|---|---|
| Turner症候群 | 真性半陰陽 |
| 精巣性女性化症候群 | 副腎性器症候群 |
| 性線形成異常 | 卵巣形成異常 |
| アンドロゲン合成酵素欠損 | 　卵巣無形性・低形成 |
|  | FSH不応症候群 |
| 性管分化異常 | 視床下部・下垂体性無月経 |
| 　処女膜閉鎖症 | 　視床下部性原発性無月経 |
| 　腟閉鎖・腟欠損 | 　Kallmann症候群 |
| 　腟中隔 | 　Fröhlich症候群 |
| 　頸管閉鎖症 | 　Laurence-Moon-Biedl症候群 |
| 　子宮欠損 | 医原性 |
|  | 　Asherman症候群 |
|  | 　放射線治療・抗癌薬治療後 |

（柳田　薫：無月経の検査・治療．産婦人科診療指針（鈴木光明編），第2版，380-393，中外医学社，東京，2008．より引用改変）

図1 原発無月経の診断手順

```
全身所見・染色体検査
          │
    ┌─ 性器所見 ─┐
  男性型        女性型
    │           │
副腎性器症候群  内診・Cusco診
              ┌──┴──┐
           腟(あり)  腟(なし)
              │        │
     超音波・CT・MRI   処女膜閉鎖症
         ┌──┴──┐    腟欠損・腟閉鎖
      子宮(あり) 子宮(なし)  腟中隔
         │        │
         │     染色体検査
         │    ┌───┴───┐
         │  46,XX    46,XY
         │    │        │
         │  子宮欠損  精巣性女性化症候群
         │
    染色体検査
    ┌────┼──────────┐
 45,XO    46,XY       46,XX
 45,XO/46,XX  46,XY/46,XX
    │       │           │
 Turner症候群 性腺形成異常  内分泌検査
          混合性性腺形成異常  LH・FSH
          真性半陰陽      ┌──┴──┐
                       高値      正常/低下
                   (卵巣性無月経) (視床下部・下垂体性無月経)
                       │              │
                    卵巣生検          PRL
                   ┌──┴──┐       ┌──┴──┐
              原始卵胞(あり) 原始卵胞(なし) 高値    正常
                   │         │        │       │
              FSH不応症候群 卵巣形成異常 下垂体腺腫  続発無月経
                                     高プロラクチン血症 の診断へ
```

(柳田 薫:無月経の検査・治療. 産婦人科診療指針(鈴木光明編), 第2版, 380-393, 中外医学社, 東京, 2008. より引用改変)

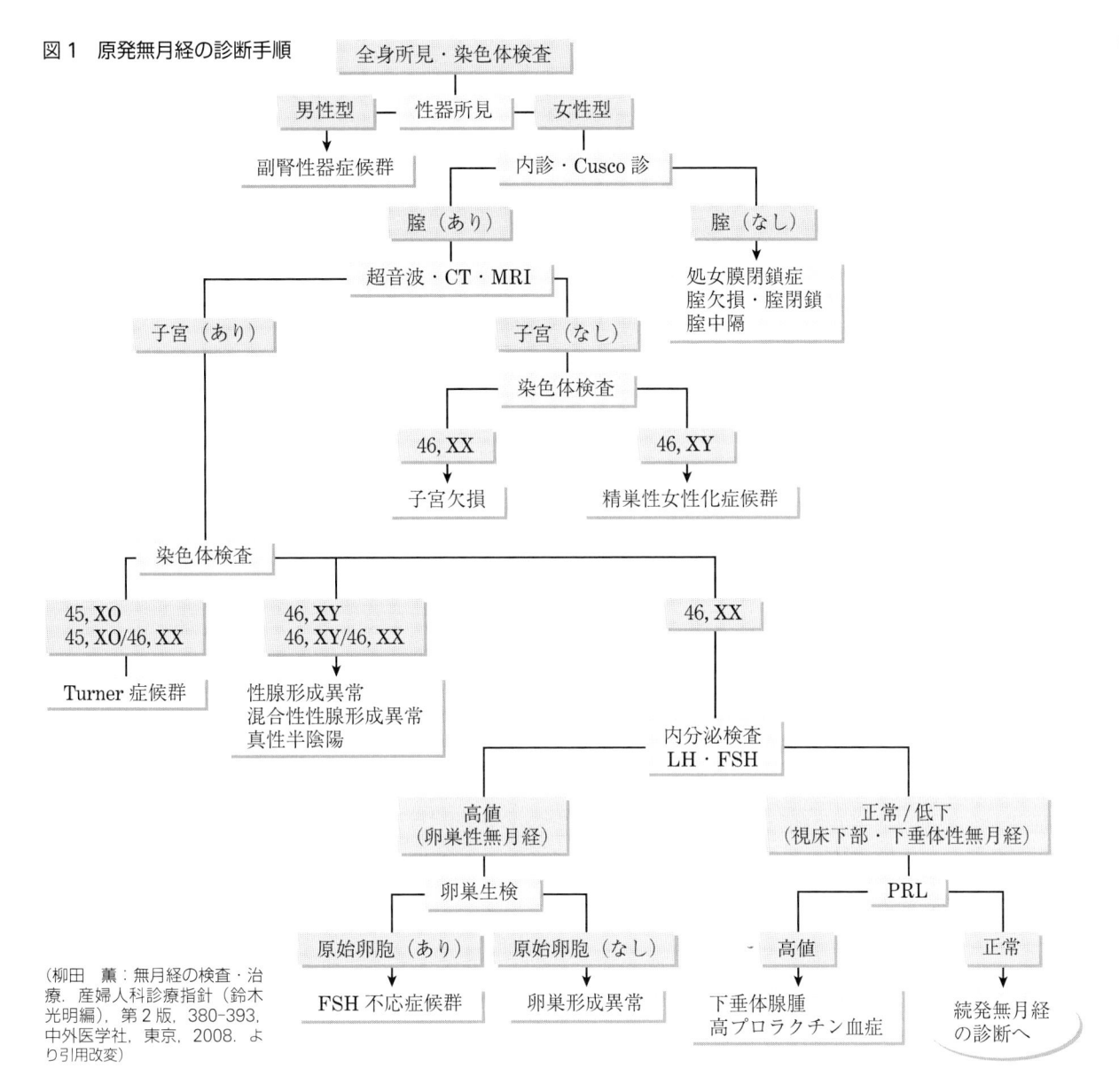

表2 原発無月経の診察ポイント

| | |
|---|---|
| 問診 | 第2次性徴の有無, 発現時期, 家族歴, 基礎体温など |
| | 月経モリミナ(周期的な下腹痛)………性管閉塞 |
| | 血縁者の月経異常などの家族歴…………染色体異常 |
| | 手術歴, 化学療法歴, 放射線治療歴……医原性 |
| 全身所見 | 身長, 体重, 体型, 手足, 頸部所見, 乳房・陰毛の第2次性徴など |
| | 低身長……………………………………Turner症候群, 副腎性器症候群 |
| | 肥満………………………………………Fröhlich症候群, Laurence-Moon-Biedel症候群 |
| | やせ………………………………………神経性食欲不振症 |
| | 外反肘・翼状頸…………………………Turner症候群 |
| | 嗅覚障害…………………………………Kallmann症候群 |
| 性器所見 | 外陰が男性型か女性型か, 腟・子宮腟部・子宮体部の有無など |
| | 男性型外性器……………………………副腎性器症候群 |
| | 腟(なし)………………………………腟閉鎖, 腟欠損, 腟中隔 |
| | 子宮(なし)……………………………精巣性女性化症候群, 子宮欠損 |
| | 停留精巣…………………………………精巣性女性化症候群 |

### ◆検査
◇染色体検査

診断，治療方針の決定に重要かつ必須の検査。最初に施行しておく。

◇内分泌検査

染色体異常がないとき，黄体化ホルモン（LH），卵胞刺激ホルモン（FSH），プロラクチン（PRL）や甲状腺ホルモン値を測定する。

視床下部・下垂体性の無月経時は続発無月経の診断へ。

◇MRI・CT

腟・子宮・卵巣の有無，停留精巣（精巣性女性化症候群），副腎腫瘍（副腎性器症候群），頭蓋内腫瘍（プロラクチノーマ）などを検索する。

◇腹腔鏡検査

卵巣生検による原始卵胞の有無を検索する。

### ◆治療

原因，病態により異なる。排卵・妊娠の希望，内分泌ホルモン環境の改善，性腺の悪性化予防，QOL の改善など。主な治療法を【表3】に示す。

LH：luteinizing hormone（黄体化ホルモン）

FSH：follicle stimulating hormone（卵胞刺激ホルモン）

PRL：prolactin（プロラクチン）

QOL：quality of life

## 続発無月経

### ◆定義

これまであった月経が3カ月以上停止した状態。

①第1度無月経：ゲスターゲン試験（プロゲステロン投与）により消退出血を認める。内因性エストロゲンの分泌があり，かつ子宮内膜が存在する状態。

②第2度無月経：プロゲステロン単独投与により消退出血なく，エストロゲンとプロゲステロン両剤の投与により消退出血を認める。内因性エストロゲンの分泌がなく子宮内膜が存在する状態。

### ◆原因

視床下部性，下垂体性，卵巣性，多嚢胞性卵巣症候群（PCOS），子宮性，その他【表4】。

### ◆診断

診断手順をフローチャート【図2】に示す。まず生理的無月経を否定する。十分な問診と全身所見，性器所見を把握する。診察のポイントを【表5】に示す。

### ◆検査
◇内分泌検査

PRL を測定し，高プロラクチン血症の有無を診断する。下垂体腺腫（プロラクチノーマ）のほか，薬剤性を見逃さないよう問診が重要である。同時に LH，FSH，エストラジオール

PCOS：polycystic ovary syndrome（多嚢胞性卵巣症候群）

$E_2$：estradiol（エストラジオール）

表3 原発無月経の主な治療法

| 排卵誘発 | ← 視床下部・下垂体性無月経（挙児希望） |
|---|---|
| ホルモン療法　ホルモン補充療法　副腎皮質ホルモン | ← 第2次性徴不良や骨密度低下　← 副腎性器症候群 |
| 性腺摘除 | ← 精巣性女性化症候群や性腺形成異常などでは性腺（精巣）の悪性化が起こりうるため |
| 性管閉鎖部の開口（処女膜切開・子宮口開口） | ← 処女膜閉鎖症，腟閉鎖，腟中隔 |
| 造腟術 | ← 腟欠損 |

表4 続発無月経の原因

| 視床下部性 | 卵巣性 |
|---|---|
| 間脳性腫瘍（頭蓋咽頭腫など），脳底動脈瘤<br>外傷，放射線障害<br>全身性・消耗性疾患，内分泌疾患<br>視床下部疾患（Fröhlich 症候群など）<br>Chiari-Frommel 症候群，Argonz-del Castillo 症候群<br>薬剤性（ドパミン拮抗薬，セロトニン増加薬など）<br>心因性，ストレス<br>摂食障害（神経性食欲不振症など），体重減少<br>GnRH 欠損・機能障害<br>原因不明視床下部機能低下 | 早発卵巣不全<br>染色体異常（Turner 症候群など）<br>手術後，放射線治療後，化学療法後 |
| | 多嚢胞性卵巣症候群 |
| | 子宮性<br>Asherman 症候群<br>子宮内膜炎<br>頸管癒着 |
| 下垂体性<br>Sheehan 症候群<br>下垂体腫瘍<br>GnRH 受容体異常，LH 遺伝子異常，FSH 欠損症など<br>下垂体腫瘍手術後 | その他<br>異所性ホルモン分泌腫瘍など |

（柳田 薫：無月経の検査・治療．産婦人科診療指針（鈴木光明編），第2版，380-393，中外医学社，東京，2008．より引用改変）

図2 続発無月経の診断手順

問診・全身所見・性器所見・内分泌検査（PRL, LH, FSH, $E_2$, $P_4$, T）

PRL
- 高値 → 高プロラクチン血症／下垂体腺腫／薬剤性
- 正常 → プロゲステロン投与
  - 消退出血（あり）→ 第1度無月経
    - LH
      - 高値 LH/FSH>1 → 多嚢胞性卵巣症候群（PCOS）
      - 正常/低値 → 視床下部性無月経
  - 消退出血（なし）→ エストロゲン＋プロゲステロン投与
    - 消退出血（あり）→ 第2度無月経
      - FSH
        - 高値（LH 高値）→ 卵巣性無月経
        - 正常/低値 → GnRH 負荷試験
          - 反応（あり）→ 視床下部性無月経
          - 反応（なし）→ 下垂体性無月経
    - 消退出血（なし）→ 子宮性無月経

（柳田 薫：無月経の検査・治療．産婦人科診療指針（鈴木光明編），第2版，380-393，中外医学社，東京，2008．より引用改変）

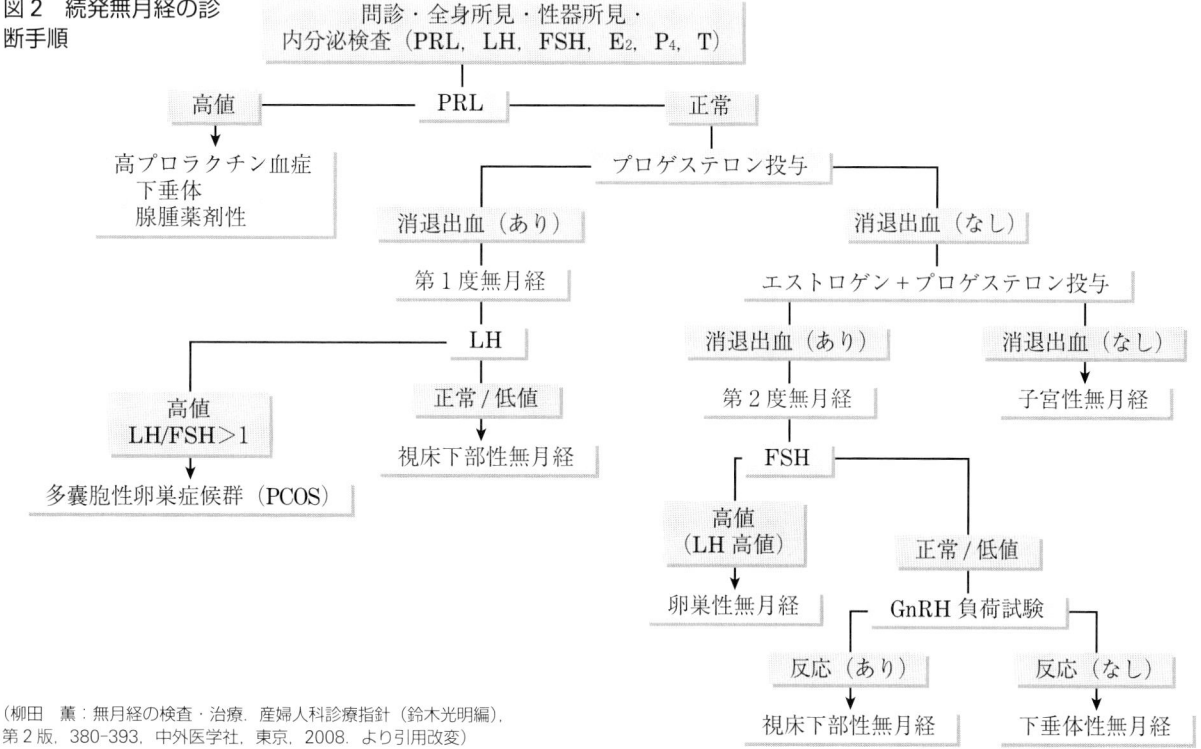

表5 続発無月経の診察ポイント

| 問診 | 全身所見 |
|---|---|
| 年齢<br>月経歴<br>妊娠・分娩歴（弛緩出血）<br>授乳歴<br>既往歴，合併症<br>薬剤使用歴<br>家族歴<br>体重変化<br>生活習慣<br>スポーツ歴<br>学校／職場環境<br>ストレス，など | 身長，体重，肥満／やせ<br>多毛／無毛／脱毛<br>陰毛／腋毛<br>乳房，乳汁分泌<br>甲状腺腫，など |
| | 性器所見 |
| | 子宮の大きさ／形態<br>卵巣の大きさ／形態<br>腟萎縮<br>頸管粘液，など |

（$E_2$），プロゲステロン（$P_4$），テストステロン（T）を測定する。

PRLが正常ならば，次いで第1度無月経，第2度無月経，子宮性無月経を鑑別する。

潜在性高プロラクチン血症の診断には甲状腺刺激ホルモン放出ホルモン（TRH）試験を，視床下部性と下垂体性の鑑別にゴナトロピン放出ホルモン（GnRH）負荷試験を施行する。

◇その他
- MRI：下垂体腺腫など頭蓋内腫瘍や性腺腫瘍，副腎腫瘍など。
- 骨密度測定：長期の低エストロゲン状態により骨粗鬆症を生じる。

◆ 治療

それぞれの原因に対応した治療を行う。主な治療法を【表6】に示す。

# 神経性食欲不振症

心理的要因による摂食障害から著しいやせをきたした状態で，下記の特徴を有し，器質的疾患を除外したもの。

① 10歳代半ば〜20歳代前半に好発し，30歳以上ではまれ
② 著しいやせ（標準体重の−20％以上）
③ 食行動の異常（拒食，多食，隠れ食い）
④ 体重増加への恐怖心・歪んだボディイメージ
⑤ 病識の欠如
⑥ 活動性の亢進

◆ 診断基準

厚生省特定疾患・神経性食欲不振症調査研究班の診断基準がある【表7】。

◆ 身体所見・検査所見

診断のポイントを【表8】に示す。

◆ 治療【表9】

本人の病識欠如と活動性の亢進から一見元気そうで，そのようにはみえないが，極端なや

---

$P_4$：progesterone（プロゲステロン）

T：testosterone（テストステロン）

TRH：thyrotropin releasing hormone（甲状腺刺激ホルモン放出ホルモン）

GnRH：gonadotropin releasing hormone（ゴナトロピン放出ホルモン）

神経性食欲不振症：anorexia nervosa

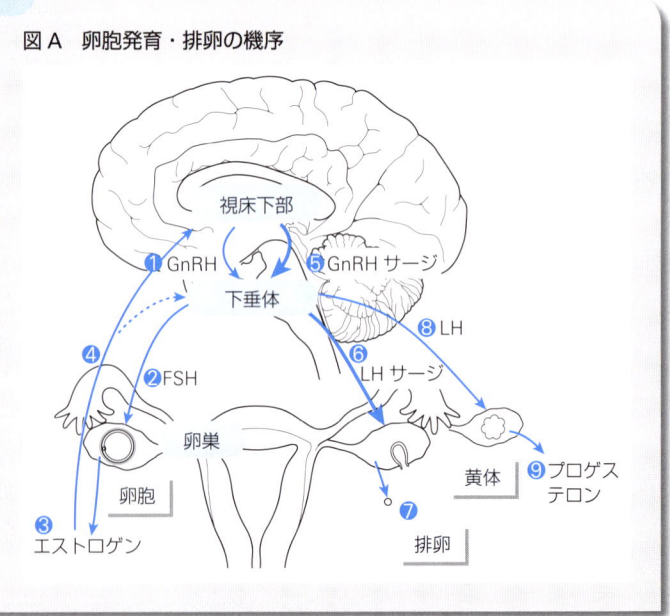

---

### Basic Point　physiology

● 卵胞発育と排卵の機序【図A】

通常の月経周期は，視床下部−下垂体−卵巣から分泌される各種ホルモンによる排卵周期により成立する。

まず，①視床下部からGnRHが放出され，②これを受けて下垂体からFSHが放出，これにより卵巣にて卵胞が発育すると顆粒膜細胞から③エストロゲンが産生される。④卵胞が成熟して血中エストロゲンが一定以上（200〜300pg/mL）に達すると，ポジティブフィードバックにより，⑤視床下部からGnRHサージが起こる。これにより，また一部は直接下垂体へのポジティブフィードバックを介して⑥下垂体からLHサージが起こり，⑦排卵する。排卵後は下垂体からのLHにより黄体が形成され，プロゲステロンが産生される。妊娠に至らないと消退出血として月経が発来する。

図A　卵胞発育・排卵の機序

せは身体的に命の危険を伴うこともあり注意が必要。基本的に精神疾患であり，精神科との連携は必須。体重回復，栄養改善には経口摂取による改善は難しく（食べても自ら嘔吐する），入院管理のうえ，中心静脈栄養を行う。無月経に対しては低エストロゲン状態による骨粗鬆症予防のほか，長期に無月経を放置すると治療抵抗性の第2度無月経となるため，早期からKaufmann療法を行う。病期の長いものは，治療抵抗性を示す。

## 体重減少性無月経

急激な体重減少により今まであった月経が停止したもの。

ストレス，環境変化，スポーツなどの原因のうちダイエットによるものが最多（40％）。精神疾患である神経性食欲不振症とは異なる。重度の体重減少や長期（≧3年）に経過した無月経例は難治。体重減少中の妊娠は，流産，胎児発育不全，胎児奇形，児の知能・発育障害，母体死亡のリスクがあるため避けるべき。体重回復後に妊娠を図る。

表6 続発無月経の治療法

| Kaufmann療法 | ← 月経周期回復 |
|---|---|
| 排卵誘発 | ← 挙児希望 |
| ホルモン補充療法 | ← 卵巣性など妊娠困難〜不可例や挙児希望のない場合<br>低エストロゲン状態による骨粗鬆症を予防しQOL維持のため |

表7 厚生省特定疾患・神経性食欲不振症調査研究班の診断基準

① 標準体重の−20％以上のやせ
② やせがある時期に始まり，3カ月以上持続する
③ 発症年齢：30歳以下
④ 女性
⑤ 無月経
⑥ 食行動の異常（不食・多食・隠れ食い）
⑦ 体重に対する歪んだ考え（やせ願望）
⑧ 活動性の亢進
⑨ 病識が乏しい
⑩ 除外規定（以下の疾患を除く）
 A．やせをきたす器質性疾患
 B．精神分裂病，うつ病，単なる心因反応

◯を満たすものは，広義の本症とする。全項目満たすものを狭義（中核群）の本症とする。

表8 神経性食欲不振症の所見のポイント

身体所見
  著しいやせ（標準体重の−20％以上）
  無月経（視床下部性第2度無月経）
  代謝低下（徐脈，低体温，低血圧）
  浮腫
検査所見
  LH低下
  FSH低下
  GnRH負荷試験低反応
  $E_2$低下
  骨塩量低下
  遊離トリヨードサイロニン（$FT_3$）低下

表9 神経性食欲不振症の治療法

| 精神的治療（精神科コンサルト） |
|---|
| 栄養改善（入院，点滴・中心静脈栄養） |
| 体重回復，Kaufmann療法　← 無月経 |
| 後遺症（骨粗鬆症，低身長，無月経）の予防 |

## Self Check

☐ 原発無月経は染色体異常が多く，性器の奇形・発育障害を伴うことが多い。
☐ 続発無月経は視床下部性が多い。
☐ 高プロラクチン血症では臨床上，薬剤性のものが少なからず問診が重要。
☐ 神経性食欲不振症は精神疾患であり，精神科・心療内科など専門科との連携が必須。
☐ 3カ月以上続く無月経に対しては，月経周期の回復，骨粗鬆症の予防，子宮・内膜萎縮の予防，無月経の重症化（第1度無月経→第2度無月経）防止とQOL改善を目的にKaufmann療法を行う。

〈髙見澤 聡〉

# 排卵障害

II-A. 内分泌，生殖／月経異常

排卵障害は，無排卵，希発排卵，黄体機能不全に分けられる。世界保健機関（WHO）では排卵障害を7つのグループに分類している【表1】が，本項ではグループIおよびIIに分類される排卵障害と，黄体機能不全について解説する。

WHO：World Health Organization（世界保健機関）

## 視床下部-下垂体性排卵障害

### ◆ 病態生理

卵巣における卵胞発育，排卵，黄体形成は下垂体から分泌される卵胞刺激ホルモン（FSH）および黄体化ホルモン（LH）によりコントロールされており，FSH，LHの分泌は視床下部から分泌されるゴナドトロピン放出ホルモン（GnRH）によってコントロールされている。卵胞発育により卵細胞周囲の顆粒膜細胞および莢膜細胞が増殖し，エストロゲンの産生，分泌が増加する。排卵期になると，卵胞成熟に伴うエストロゲンの急速な増加により，下垂体へのポジティブフィードバックにより，LH分泌のピーク（LHサージ）が生じる（p.24, 図1,

FSH：follicle stimulating hormone（卵胞刺激ホルモン）

LH：luteinizing hormone（黄体化ホルモン）

GnRH：gonadotropine releasing hormone（ゴナドトロピン放出ホルモン）

表1　WHOによる排卵障害の分類

| グループ | 診断名 | 徴候 | | | | | 備考 |
|---|---|---|---|---|---|---|---|
| | | E₂ | FSH | プロラクチン | 視床下部-下垂体占拠性病変 | 消退出血 | |
| I | 視床下部-下垂体機能不全 | 無 | 低 | 正常 | （－） | | グループII以外の無排卵症例　低性腺刺激ホルモン性性腺機能低下症 |
| II | 視床下部-下垂体機能低下 | 低 | 正常 | 正常 | （－） | | 無排卵症例の約97% |
| III | 卵巣機能不全 | 無 | 高 | 正常 | （－） | | |
| IV | 子宮内腔の異常（先天性または後天性） | | | | | 無 | |
| V | 視床下部-下垂体領域に占拠性病変がある高プロラクチン血症 | | | 高 | （＋） | | |
| VI | 視床下部-下垂体領域に検出可能な占拠性病変がない高プロラクチン血症 | | | 高 | （－） | | |
| VII | 視床下部-下垂体領域に占拠性病変があるプロラクチン分泌異常のない無月経 | 低 | 正常〜低 | 正常〜低 | （＋） | | |

WHOによる排卵障害の分類システムは3つの指標を用いている。
①内因性プロラクチン濃度
②内因性性腺刺激ホルモン（FSH, LH）
③内因性エストロゲン濃度
表の空欄は徴候のいかんを問わない。

2参照)。

## ◆ 診断と分類

視床下部-下垂体性排卵障害の診断と分類を表に示す【図1，表2】。

**図1　排卵障害（続発無月経・希発月経）の診断法（Kuppermannテスト）**

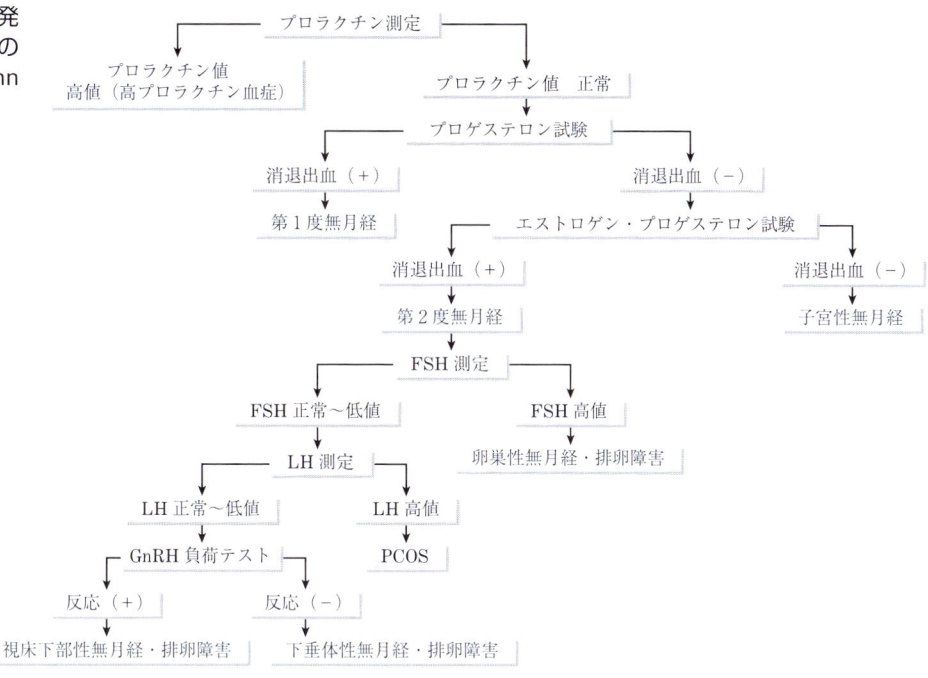

```
                    プロラクチン測定
                    ↙           ↘
        プロラクチン値            プロラクチン値 正常
        高値（高プロラクチン血症）        ↓
                              プロゲステロン試験
                              ↙           ↘
                    消退出血（＋）        消退出血（－）
                         ↓                  ↓
                    第1度無月経      エストロゲン・プロゲステロン試験
                                         ↙           ↘
                                  消退出血（＋）     消退出血（－）
                                       ↓                ↓
                                  第2度無月経        子宮性無月経
                                       ↓
                                    FSH 測定
                                    ↙      ↘
                           FSH 正常～低値    FSH 高値
                                ↓         卵巣性無月経・排卵障害
                             LH 測定
                             ↙     ↘
                     LH 正常～低値    LH 高値
                          ↓           PCOS
                     GnRH 負荷テスト
                       ↙       ↘
                   反応（＋）   反応（－）
                      ↓           ↓
              視床下部性無月経・排卵障害  下垂体性無月経・排卵障害
```

**表2　視床下部-下垂体性排卵障害の分類**

| 部位 | 分類 | 原因 |
|---|---|---|
| 視床下部性 | 体重減少性 | 単純体重減少性，神経性食欲不振症【表3】 |
| | 薬物性 | ドパミン受容体遮断薬，ドパミン生成抑制薬など【表4】 |
| | 心因性 | |
| | 運動性 | 体脂肪率の減少など |
| | 乳汁漏出性 | Chiari-Frommel 症候群，Argonz-del Castillo 症候群など |
| | 視床下部疾患 | 腫瘍，感染，Fröhlich 症候群*など |
| | GnRH 産生障害性 | Kallmann 症候群* |
| | 全身性 | 消耗性疾患，内分泌疾患，肥満など |
| | 原因不明の視床下部機能低下 | |
| 下垂体性 | Sheehan 症候群 | |
| | 腫瘍性 | プロラクチノーマなど |
| | 視床下部機能低下に引き続く二次的下垂体機能低下 | |
| その他 | PCOS | |

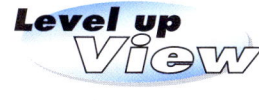

＊：原発無月経をきたす。

### Level up View

**●肥満による排卵障害**

インスリン抵抗性によるものが存在する。インスリン抵抗性改善薬（メトフォルミン，ピオグリタゾン）の投与が奏効する症例がある。

インスリン抵抗性は高アンドロゲン血症の要因になりえ，PCOS を呈することがある。

◇視床下部性排卵障害

①体重減少性：過度あるいは急激な体重減少により視床下部性の排卵障害（無月経あるいは希発月経）を生じる【表3】。
②薬物性：精神神経疾患や消化器疾患に伴う薬剤投与により排卵障害を生じる場合がある【表4】。
③心因性：カウンセリングや環境改善が重要である。
④運動性：過剰なトレーニングなどによる精神的・身体的ストレスや体脂肪率の減少により視床下部性排卵障害を生じる。
⑤乳汁漏出性（p.242,「不妊症・不育症／不妊に結び付く病態」参照）
⑥視床下部疾患（腫瘍；頭蓋咽頭腫，感染；サルコイドーシス，Fröhlich症候群など）
⑦GnRH産生障害（Kallmann症候群；低ゴナドトロピン性排卵障害＋嗅覚障害）
⑧全身性（消耗性疾患，内分泌疾患；副腎性器症候群，甲状腺機能低下症など，肥満）
⑨原因不明

Fröhlich症候群，Kallmann症候群は視床下部性原発無月経をきたす。下垂体および卵巣の機能異常はないためゴナドトロピンによる排卵が期待できる。

◇下垂体性排卵障害

①Sheehan症候群：分娩時の大出血によって下垂体の梗塞・壊死が起こり，下垂体前葉機能の障害が起こる。
②下垂体腫瘍（プロラクチノーマなど）
③視床下部機能低下に引き続く二次的下垂体機能低下

◇多嚢胞性卵巣症候群（PCOS）

以下の①〜③のすべてを満たす場合をPCOSとする。
①無月経，稀発月経，無排卵周期症のいずれかによる月経異常
②超音波断層検査で両側卵巣に多数の小卵胞が認められる多嚢胞卵巣
③血中男性ホルモン高値あるいはLH基礎値高値かつFSH基礎値正常

◆治療

視床下部-下垂体性排卵障害の治療方法としてクロミフェン療法，ゴナドトロピン療法，を行う。

◇クロミフェン療法（クロミフェン＝抗エストロゲン剤投与）

視床下部-下垂体が，エストロゲンが不足していると認識してネガティブフィードバックが作用し，エストロゲン増量のために下垂体からFSH分泌が促進される。FSHの卵胞発育作用により卵胞発育が生じ，排卵に至る。

◇ゴナドトロピン療法（FSH（またはhMG）＋hCG療法）

第2度無月経を生じる排卵障害に対して施行する。本来下垂体から分泌されるゴナドトロピンを外因性に投与して卵巣を刺激し，卵胞発育を促す。

# 黄体機能不全

排卵はあるが，黄体組織からの黄体ホルモン（プロゲステロン）産生量の低下，あるいはその産生期間が短縮した病態をいう。着床障害により不妊の原因となる。基礎体温（BBT）が診断に有用である（p.85, 図1参照）。

---

PCOS：polycystic ovary syndrome（多嚢胞性卵巣症候群）

**Side Memo**

**PCOS**
・多嚢胞卵巣は少なくとも一方の卵巣で2〜9mmの小嚢胞が10個以上存在するものとする。
・LH高値の判定はLH≧7mIU/mL，かつLH≧FSHとし，BMI 25以上の肥満例ではLH≧FSHでも可とする。
・クッシング症候群，副腎酵素異常，体重減少性無月経の回復期など本症候群と類似の病態を示すものを除外する。

PCOSの病因の1つとして，インスリン抵抗性が注目されており，インスリン非依存型糖尿病治療薬であるメトホルミン投与の有用性が報告されている。PCOSでは男性ホルモン（アンドロゲン）の過剰分泌に対して，脂質代謝異常が改善して脂肪内のアンドロゲンが減少する可能性がある。

hMG：human menopausal gonadotropin（ヒト閉経期尿性ゴナドトロピン）

BBT：basal body temperature（基礎体温）

表3 体重減少性排卵障害の診断基準

| 診断基準 | 単純性体重減少性排卵障害 | 神経性食欲不振症 |
|---|---|---|
| 体重減少（標準体重との比較） | −20％以上 | −20％以上 |
| 排卵障害（無月経あるいは希発月経）に先行する体重減少 | （＋） | （＋） |
| 病識の存在 | （＋） | （−） |
| 食行動の異常 | （−） | （＋） |
| 体重減少の原因となる器質的疾患 | （−） | （−） |

表4 排卵障害を生じる薬剤

| |
|---|
| ドパミン生成抑制薬<br>　レセルピン<br>　α−メチルドパ<br>　オピアト |
| 抗ドパミン作動性薬<br>　フェノチアジン系：クロルプロマジン<br>　　　　　　　　　　ペルフェナジン<br>　ブチロフェノン系：ハロペリドール<br>　三環系抗うつ薬：イミプラミン<br>　ベンズアミド系：スルピリド<br>　　　　　　　　　　メトクロプラミド<br>　$H_2$受容体拮抗薬：シメチジン |
| 下垂体直接作用<br>　エストロゲン：経口避妊薬 |

薬剤に起因する中枢性機序により高プロラクチン血症をきたし排卵障害を生じる。

## Level up View

● LUF（luteinized unruptured follicle syndrome：黄体化未破裂卵胞症候群）
　基礎体温が二相性であるにもかかわらず排卵が生じない状態。未破裂の発育卵胞が超音波検査により確認される。卵胞破裂（排卵）がなんらかの理由により障害されることが原因である。病態として卵巣表面の線維性組織による被覆説やプロスタグランジンの産生低下説などがある。

## Basic Point physiology

●標準体重
標準体重（kg）＝身長（m）×身長（m）× BMI 標準値
BMI 標準値＝ 22
BMI ＝体重（kg）÷（身長（m）×身長（m））
BMI 判定基準値：18.5 未満で「やせ」，18.5 以上 25 未満で「標準」，25 以上 30 未満で「肥満」，
　　　　　　　30 以上で「高度肥満」

## Self Check

☐ 基礎体温は黄体機能不全の評価に有用である。
☐ 基礎体温の低温相と高温相の平均の差が 0.3℃未満では黄体機能不全である。
☐ 高温相が 10 日未満では黄体機能不全である。
☐ 正常では高温中期のプロゲステロン値は 10ng/mL 以上である。

〈片桐由起子〉

## II-A. 内分泌, 生殖／月経異常

# 月経困難症, 月経前症候群(PMS)

## 月経困難症

### ◆ 定義
月経期間中に月経に随伴して起こる病的症状をいう。

下腹部痛, 腰痛, 腹部膨満感, 嘔気, 頭痛, 疲労, 脱力感, 食欲不振, いらいら, 下痢, 憂うつの順に多くみられる。

### ◆ 分類
①機能性月経困難症：婦人科器質疾患がないもの。
②器質性月経困難症：子宮筋腫, 子宮内膜症などの婦人科器質疾患に伴うもの。

機能性月経困難症と器質性月経困難症の比較を【表1】に示す。

### ◆ 原因
#### ◇ 機能性月経困難症【図1】
1) プロスタグランジン（PG）

月経開始とともに子宮内膜から産生されたPGが子宮収縮を誘発する。その結果, 子宮平滑筋が虚血状態になり, 下腹部痛が生じる。また, PGにより腸管平滑筋収縮が促進されるため, 嘔気, 下痢などの消化器症状が生じる。

また不明な点もあるが, 頭痛, 疲労, 脱力感などの月経困難症の症状の多くがPGのもつ血管拡張作用や平滑筋収縮作用が原因とされる。

2) 子宮頸管因子

若年者では, 子宮が発育途上のため子宮頸管が狭小である。そのため, 月経血を排出する際に子宮収縮が誘発され下腹部痛が生じる。

3) 心因

月経困難症の50%はプラセボ（偽薬）投与で軽快するとされる。月経に対する否定的感情などが影響すると考えられる。

#### ◇ 器質性月経困難症【図2】
器質性月経困難症の原因はさまざまであるが, 主要因として以下のものをあげる。

1) 子宮内膜面積の増大

子宮粘膜下筋腫などにより子宮内膜面積が増大し, PG産生量が増加する。

2) 子宮頸管狭小化

子宮筋腫などにより, 子宮頸管が狭小化すると, 月経血の流出が妨げられる。その結果, 月経血排出のために子宮収縮が誘発され下腹部痛が生じる。

3) 子宮周囲癒着

子宮内膜症により骨盤内臓器が相互に癒着し, 子宮収縮時に周囲臓器が牽引されることにより下腹部痛が生じる。

### ◆ 治療（Basic Point 参照）
#### ◇ 機能性月経困難症
1) 非ステロイド性抗炎症薬（NSAIDs）

シクロオキシゲナーゼ（COX）を阻害することにより, PGの産生を抑制し, 下腹部痛を改善。

---

PG：prostagrandin
（プロスタグランジン）

**Side Memo**

PGにはいくつかの種類があるが, 月経困難症に主に関連するのは $PGE_2$ と $PGF_{2\alpha}$ である。

NSAIDs：nonsteroidal antiinflammatory drugs
（非ステロイド性抗炎症薬）

COX：cyclooxygenase
（シクロオキシゲナーゼ）

**表1 機能性月経困難症と器質性月経困難症の比較**

|  | 機能性月経困難症 | 器質性月経困難症 |
|---|---|---|
| 原因 | 婦人科的器質疾患なし。 | 婦人科的器質疾患あり。子宮筋腫，子宮内膜症，子宮奇形，子宮内異物など |
| 発症年齢 | 10歳代〜<br>初経後1〜2年後から発症することが多い（排卵周期の確立とともに始まる）。 | 30歳代〜<br>初経後何年も経過してから発症する（子宮奇形を除く）。 |
| 疼痛の開始時期 | 月経開始直前から | 月経開始数日前から開始することが多い。 |
| 疼痛の持続時間 | 短い<br>月経量減少とともに軽快することが多い。 | 長い<br>月経終了後も疼痛を自覚することがある。 |
| 疼痛の程度 | さまざま<br>NSAIDsが有効なこと多い。 | さまざま<br>NSAIDsが無効な疼痛もある。 |

**図1 機能性月経困難症の原因**

子宮内膜から産性されるPGが下腹部痛や消化器症状，頭痛などの原因となる。その他子宮頸管因子や心理的因子が影響する。

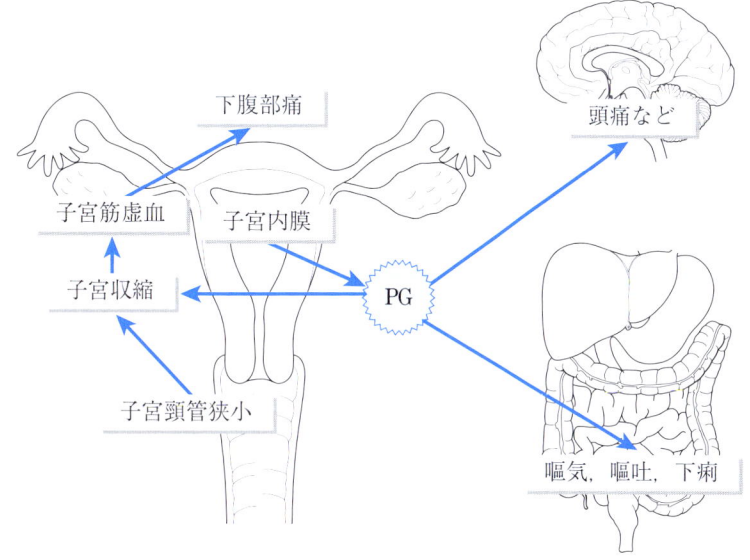

**図2 器質性月経困難症の原因（概略）**

子宮内膜面積の増大，子宮頸管の狭小化，骨盤内癒着が下腹部痛の原因となる。

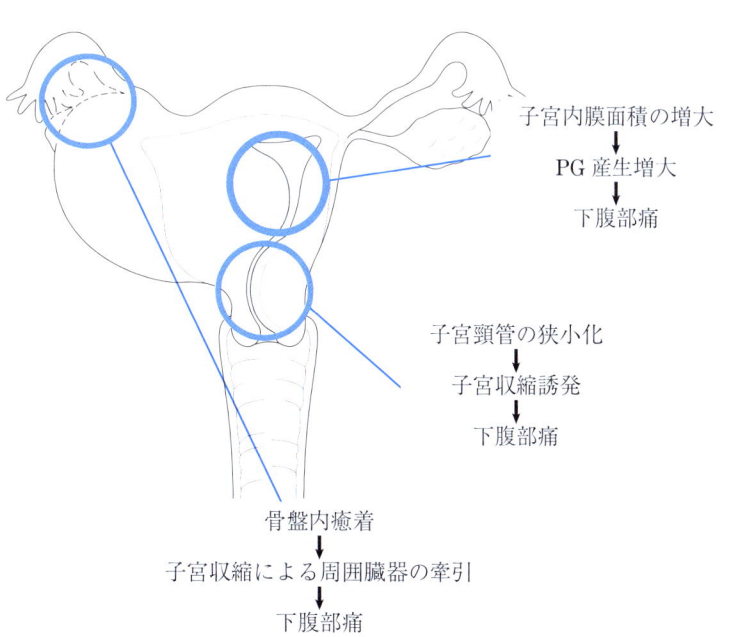

子宮内膜面積の増大
↓
PG産生増大
↓
下腹部痛

子宮頸管の狭小化
↓
子宮収縮誘発
↓
下腹部痛

骨盤内癒着
↓
子宮収縮による周囲臓器の牽引
↓
下腹部痛

2) エストロゲン＋プロゲステロン製剤（低用量ピルも含む）

子宮内膜を分泌期初期と類似した状態（PG の含有が少ない）にして月経痛を改善。また，月経血量を減少させることにより下腹部痛を改善。

3) 手術療法

保存的治療が無効な場合，腹腔鏡下仙骨子宮靭帯切断術（LUNA）を施行することもある。

◇器質性月経困難症；

軽症の場合には，機能性月経困難症に準じた治療を行う。前述の治療で改善しない重症例では器質疾患に対する治療が原則となる。

器質疾患に対する治療としては手術療法のほか，ゴナドトロピン放出ホルモン（GnRH）アゴニストやダナゾール，ジエノゲストによる保存的治療も考慮する。

LUNA：laparoscopic uterosacral nerve ablation（腹腔鏡下仙骨子宮靭帯切断術）

GnRH：gonadotropin releasing hormone（ゴナドトロピン放出ホルモン）

PMS：premenstrual syndrome（月経前症候群）

# 月経前症候群（PMS）

## ◆定義

月経前 3 〜 10 日の黄体期の間に続く精神的あるいは身体的症状で，月経開始とともに減退ないし消失するものをいう。

①精神的症状：抑うつ，易怒感，いらいら，不安，集中力の低下など
②身体症状：乳房痛，腹部膨満感，頭痛，浮腫

## ◆診断

PMS の診断は除外診断である。月経前症状を訴える女性全体のうち 25 〜 75％が他の内科的または精神的疾患の診断基準を満たすとされる。

前方視的に月経周期と症状の関係を最低 2 カ月記録させ，症状が黄体期後期に限られて，周期的に出現することを確認する。

## ◆原因

明確な原因は解明されていない。

初経前や閉経後女性，あるいは卵巣切除後の女性には PMS の症状が認められない。また月経がある女性でも無排卵周期では症状が認められないことから，性ホルモンの周期的変動が原因の 1 つと考えられる。

### Basic Point　physiology

●アラキドン酸の代謝，PG の産生【図 A】

アラキドン酸は COX の代謝を受け PG となる。NSAIDs は COX を阻害し，PG の産生を抑制する。

図 A　NSAIDs の作用機序

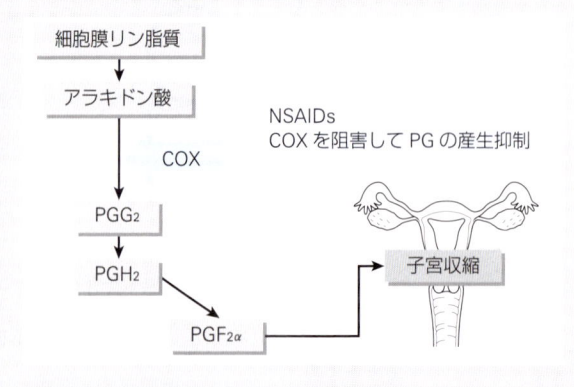

細胞膜リン脂質 → アラキドン酸 →（COX）→ $PGG_2$ → $PGH_2$ → $PGF_{2\alpha}$ → 子宮収縮

NSAIDs　COX を阻害して PG の産生抑制

◆ 治療

　原因が不明であるため，確立された治療方法はない．栄養学的治療（カルシウム，マグネシウム，ビタミン $B_6$ の補充）や，向精神薬（選択的セロトニン再取り込み阻害薬（SSRI））が有効とする報告がある．

　また，性ホルモンの周期的変動を抑制するために以下のホルモン療法を行うことがある．

①エストロゲン＋プロゲステロン製剤（低用量ピルも含む）：エストロゲンとプロゲステロンを一定量供給することにより，性ホルモンの周期的変動を抑制する．

② GnRH アゴニスト：視床下部-下垂体-卵巣系を抑制し，排卵を抑制することにより，性ホルモンの周期的変動を抑制する．

SSRI：selective serotonin reuptake inhibitor（選択的セロトニン再取り込み阻害薬）

## Level up View

● プロスタグランジン（PG）と子宮収縮

　子宮収縮を誘発し，月経困難症の原因となる PG は，逆にその子宮収縮作用を利用して産科疾患の治療に用いられる．微弱陣痛に対して用いることで，陣痛の誘発や促進をすることができる．また，弛緩出血（分娩後，子宮収縮が不十分であることが原因）に対して用いることで，子宮収縮を促し性器出血を減少させることができる．

## Self Check

- □ 婦人科器質疾患を伴わない月経困難症を，機能性月経困難症という．
- □ 機能性月経困難症は排卵周期確立以降（初経後 1〜2 年後）から認められる．
- □ 月経困難症の主要因は子宮内膜から産生される PG である．
- □ NSAIDs は，アラキドン酸からの PG 産生を抑制することにより鎮痛効果を発揮する．
- □ 器質性月経困難症の治療には手術療法のほか，各種薬剤による保存的治療を行うことがある．
- □ 月経前の黄体期に限って出現する身体および精神的症状を PMS という．
- □ PMS は月経開始とともに数日で消退する．
- □ 性ホルモンの周期的変動が PMS の原因の 1 つとされる．

〈藤永友佳子〉

## II-A. 内分泌，生殖／月経異常

# 早発思春期，早発閉経

## 早発思春期

8歳未満で第2次性徴を認めた場合，または10歳未満で初経が発来した場合をいう。

### ◆ 真性思春期早発症

視床下部性ゴナドトロピン放出ホルモン（GnRH）産生細胞がなんらかの抑制を受けているにもかかわらず，GnRHの分泌を開始し，下垂体前葉からのゴナドトロピンの分泌が亢進した状態を示す。原因としては脳腫瘍（神経膠腫，過誤腫，奇形腫など）や脳炎，髄膜炎，McCune-Albright症候群，原発性甲状腺機能低下症であり，原因が不明なものは特発性思春期早発症といわれている。

原因が明確なものに対しては，その原因に対する治療に準ずる。

### ◆ 仮性思春期早発症

性腺または副腎より性ホルモン（エストロゲン，アンドロゲンなど）の分泌が亢進した状態を示す。そのため下垂体からのゴナドトロピンの分泌が抑制される。原因としてはエストロゲン産生腫瘍（顆粒膜細胞腫，莢膜細胞腫など），およびアンドロゲン産生腫瘍や副腎性器症候群で，後2者では女性半陰陽となる。

原因が明確なものに対しては，その原因に対する治療に準ずる。

## 早発閉経

早発卵巣不全とも言う。早発卵巣不全（早発閉経）はいくつかの定義が存在するが，日本産科婦人科学会では40歳未満で続発無月経かつ，高ゴナドトロピン【図1】，低エストロゲン血症の状態としている。検査値として7～10回の間隔で測定した血中卵胞刺激ホルモン（FSH）値が40mIU/mL以上を2回以上示した場合，診断が確定する。EPテスト（Kuppermann試験）で第2度無月経を示す続発性卵巣性無月経に属する【表2】。原因としては次のようなものがあげられる。染色体異常：X染色体異常（末端欠失，45, XOのモザイク，他の染色体とのtranslocationなど），自己免疫疾患，ガラクトース血症，抗癌剤治療後，卵巣腫瘍の腫瘍切除後，遺伝子FMR1異常などである。その他の多くは特発性である。聖マリアンナ医科大学受診者では，自己抗体保有者50％，自己免疫疾患20％，染色体異常15％，遺伝子異常3％であった。治療としては原因を取り除くことは難しく，対症療法となり長期にわたるホルモン補充療法が必要となる。治療をしない場合には，骨粗鬆症，成人病疾患（冠疾患，脳梗塞など）のリスクが上昇するといわれている。多くの場合，挙児を希望しても難しい。

### Side Memo
**早発思春期**
早発思春期における原因疾患として，腫瘍性のものが多い。
まれな疾患より可能性が高い疾患から考慮すべきである。原因疾患に特徴的なホルモン値測定およびMRIによる画像診断が有用となる。

GnRH : gonadotropin releasing hormone（ゴナドトロピン放出ホルモン）

### Side Memo
**早発閉経**
診断に有用な検査は血中ホルモン値測定である。原因を探ることは非常に難しい疾患である。低エストロゲン状態を示す疾患として中枢性無月経があり，血中ゴナドトロピン値（FSH, LH（luteinizing hormone：黄体化ホルモン）値，GnRH負荷試験など鑑別診断が必要となる。

FSH : follicle stimulating hormone（卵胞刺激ホルモン）

FMR1 : fragile X mental retardation 1

表1 EPテスト（Kuppermann試験）

エストロゲン（E），プロゲステロン（P）を投与して消退出血*の有無をみる検査法。
・第1度無月経：Pで消退出血あり。
・第2度無月経：Pで起きず，EとPの両者の投与で起きる。
・子宮性無月経 ┐ EとPの両者
・仮性無月経　 ┘ の投与でも起きない。

### Level up View

● 早発閉経における妊孕性
早発閉経は全女性の1％の割合で存在する。挙児は難しいといわれている。現在多くの治療方法が検討され，ホルモン補充療法下体外受精や，海外の一部では卵子提供などが行われる。

図1 高ゴナドトロピン性無月経とは

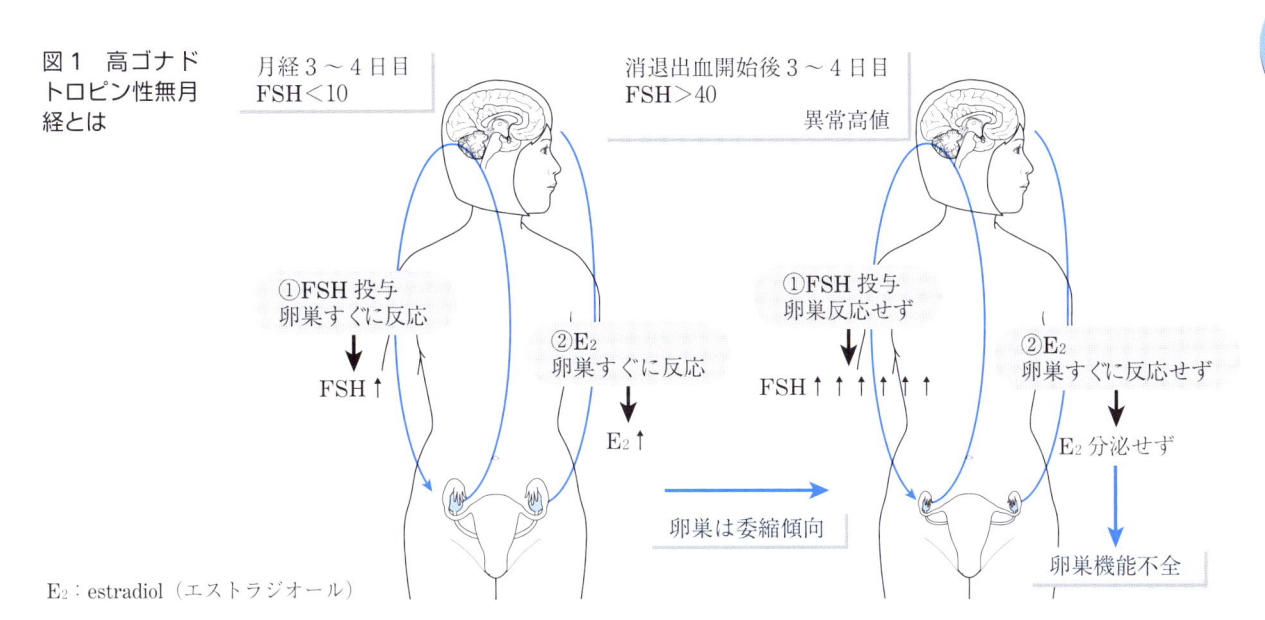

月経3～4日目 FSH<10

①FSH投与 卵巣すぐに反応
FSH↑

②E₂ 卵巣すぐに反応
E₂↑

消退出血開始後3～4日目 FSH>40 異常高値

①FSH投与 卵巣反応せず
FSH↑↑↑↑↑

②E₂ 卵巣すぐに反応せず
E₂ 分泌せず

卵巣は委縮傾向 → 卵巣機能不全

E₂：estradiol（エストラジオール）

表2 無月経の分類

| | 原発性 | 続発性 |
|---|---|---|
| 視床下部性（間脳性） | Fröhlich 症候群<br>遅発思春期<br>Laurence-Moon-Biedl 症候群 | 心因性，体重減少性無月経，運動性無月経，神経性食思不振症 |
| 下垂体性 | Kallmann 症候群<br><br>ゴナドトロピン単独欠損症<br>（LH 単独欠損症，FSH 単独欠損，GnRH 欠損症） | 乳汁分泌（漏出性）無月経症候群<br>（Chiari-Frommel 症候群<br>Argonz-del Castilli 症候群<br>Forbes-Albright 症候群）<br>Sheehan 症候群<br>Simmonds 病 |
| 卵巣性 | Turner 症候群<br>性腺形成異常症（gonadal disgenesis） | 多嚢胞性卵巣症候群（PCOS）（Stein-Leventhal 症候群）<br>早発閉経<br>ホルモン産生性卵巣腫瘍<br>手術や放射線による卵巣機能不全* |
| 子宮性 | Rokitansky-Küster-Hauser 症候群（子宮欠損症～発育不全症） | Asherman症候群（結核性子宮内膜炎）<br>子宮摘出術* |
| 腟性 | 腟欠損，腟閉鎖<br>処女膜閉鎖（月経モリミナ） | 外陰腫瘍など |
| その他 | 半陰陽（精巣性女性化症，副腎性器症候群など） | 代謝性：糖尿病<br>副腎性：Cushing 症候群，Addison 病<br>甲状腺性：Basedow 病 |

＊：医原性のもの

## Self Check

- 思春期早発症は10歳未満で初経がきた場合を示す。
- 早発思春期の原因には脳腫瘍が多い。
- 早発閉経は高ゴナドトロピン性無月経を呈する。

〈石塚文平，杉下陽堂〉

## II-A. 内分泌，生殖／不妊症・不育症

# 不妊症

## 不妊症とは

### ◆ 不妊・不妊症の定義

生殖年齢の男女が妊娠を希望し，1年以上通常の性生活を行っているが妊娠の成立をみない状態を不妊，妊娠を希望し，医学的治療を必要とする場合を不妊症とする。既往妊娠の有無，病因により【表1】のように分類される。

## 原因診断と分類

### ◆ 不妊症の分類

不妊症は，その病歴や病因によりそれぞれ分類される。既往妊娠の有無により原発不妊症と続発不妊症に，不妊の原因が夫側か，妻側かによって男性不妊と女性不妊，明らかな原因の有無によって器質性不妊と原因不明不妊に分類され，器質性不妊症はさらに卵巣性・卵管性・男性因子・頸管因子・子宮性・その他に分けられる【表2】。

### ◆ 不妊症の原因診断【図1】

妊娠が成立するためには，①健康な卵子が排卵され，②これが卵管采から卵管に取り込まれて，③卵管膨大部で子宮・卵管を通過してきた精子と受精し，④（受精卵として）卵管を子宮方向に下降して，⑤子宮で着床することが必要である。①～⑤までどのステップであっても，100％障害されれば不妊となる。

健康な卵子が排卵されないものが，卵巣性不妊である（卵巣因子）。代表的なものは，排卵がない無排卵症と，排卵された卵子の正常性に問題がある多嚢胞性卵巣症候群である。また，さまざまな内分泌異常では重症になると排卵が停止するが，中等度で排卵があっても不妊となり，またその病態を改善すると妊娠が成立することが多いので，高プロラクチン血症や甲状腺疾患，耐糖能異常も卵巣性不妊に分類されることが多い。排卵の確認は通常基礎体温が二相性であることで，内分泌異常は通常卵胞期初期に行われる各種ホルモン検査によって診断される。

卵管に閉塞や狭窄による通過障害や，卵管周囲・卵管采癒着のために卵管運動性が妨げられて不妊となるものを卵管性不妊とよぶ（卵管因子）。この病態では精子が閉塞部・狭窄部を超えて卵管膨大部に到達できない，あるいは子宮に下降できないなどの障害が起こることになる。診断法としては子宮卵管造影法が代表的で，卵管の疎通性・狭窄，卵管周囲の癒着の有無を診断する。

男性側原因により，腟内に十分な数の精子が射精されないため不妊となるものが男性不妊である（男性因子）。これは精子の量・運動性・あるいは絶対数が少ないなどの原因以外に，勃起不全，射精障害，尿道下裂など男性側に原因のある不妊症をまとめて男性不妊と称する。精液検査のほかに，泌尿器科的診察，あるいは詳細な問診が必要となる。

精子が子宮頸管を通過することができないために不妊となるものをとくに頸管性不妊とよぶ（頸管因子）。男性不妊同様，卵管膨大部に十分な数の精子が到達できないことが原因で，精液性状不良の場合も多いが，女性の頸管粘液の性状不良や，頸管粘液内に抗精子抗体が存在して精子を不動化してしまうなど，女性側の原因である場合が含まれている。とくに抗精子抗体が原因で不妊症になっている場合，免疫性不妊症とよぶこともある。

---

**Side Memo**

**不妊の定義**
生殖年齢の男女が妊娠を希望し，1年以上性生活を行っているが妊娠の成立をみない状態。

**Side Memo**

**不妊の分類**
・原発性不妊症
夫婦間で過去に一度も妊娠が成立していない。
・続発性不妊症
夫婦間で妊娠が成立したのち，一定期間（妊娠を試みても）妊娠が成立しない。
・男性不妊症
・女性不妊症
・器質性不妊症
不妊の原因となる疾患・異常が存在するもの
・原因不明不妊症
検査を行っても，不妊の原因が特定できないもの

**Side Memo**

**不妊症の原因診断**
1. 卵巣因子（無排卵症など）
2. 卵管因子（卵管閉鎖など）
3. 男性因子（勃起不全，乏精子症など）
4. 頸管因子（抗精子抗体など）

表1 不妊症の分類

1. 既往妊娠の有無による分類
   ①原発不妊症：夫婦間で過去1回も妊娠が成立したことがない場合
   ②続発不妊症：夫婦間で1回以上の妊娠が成立したが，最終妊娠の後，生殖可能な年齢にありながら妊娠しない場合
2. 不妊の原因が夫婦いずれにあるかによる分類
   ①男性不妊症：不妊の原因が夫にある場合
   ②女性不妊症：不妊の原因が妻にある場合
3. 不妊原因が診断可能であるかによる分類
   ①器質性不妊症：不妊の原因が明らかな場合
   ②原因不明不妊症：不妊の原因が明らかでない場合

表2 器質性不妊症の分類とその原因疾患

1. 卵巣性
   ①無排卵
   ②卵子の質低下：多囊胞性卵巣症候群，加齢など
   ③内分泌学的異常（高プロラクチン血症，甲状腺疾患，耐糖能異常）
2. 卵管性
   ①通過障害：卵管閉塞・狭窄
   ②卵管運動性制限：卵管周囲・卵管采癒着
3. 男性因子
   ①無精子症
   ②精液の異常：精子過少症，精子無力症，奇形精子症など
   ③性交障害：勃起不全，射精障害，尿道下裂など
4. 頸管因子
   ①頸管粘液性状不良
   ②抗精子抗体
5. 子宮性
   子宮内腔癒着，粘膜下筋腫など
6. その他
   子宮筋腫，子宮内膜症

図1 不妊症の原因

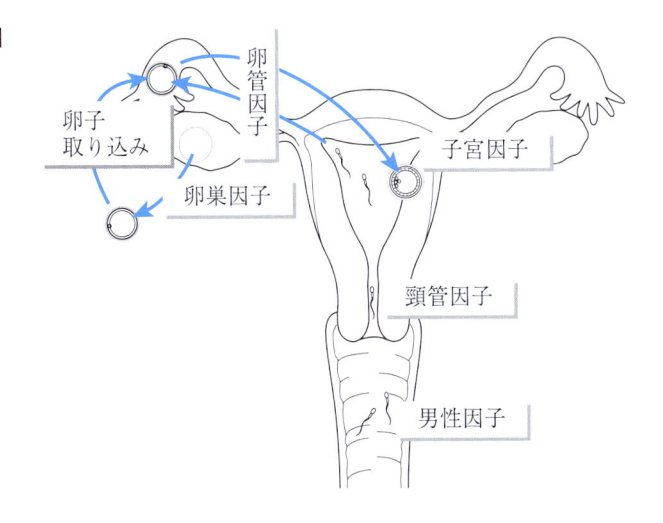

卵子取り込み　卵管因子　子宮因子　卵巣因子　頸管因子　男性因子

子宮内腔癒着，粘膜下子宮筋腫などにより着床が妨げられている場合を子宮性不妊とよぶ（子宮因子）。多くは子宮卵管造影法で診断可能である。
　これ以外に，子宮筋腫や，子宮内膜症が不妊の原因として知られている。子宮筋腫では増大した筋腫による卵管の圧迫や，着床障害などにより妊娠が妨げられると考えられており，また子宮内膜症では卵管周囲癒着や腹腔内炎症による卵管の硬化，あるいは炎症性腹水による受精卵への障害が不妊の原因として考えられている。ただし，この2つの疾患とも，必ず不妊になるわけではなく，子宮筋腫や子宮内膜症が存在しても妊娠が成立することもある。

## 女性年齢と不妊症

　実際にはどのくらいの期間妊娠しなかったら不妊症として治療が必要かは，女性の年齢にも関係する。
　例えば原因不明不妊の女性が，治療後2年以内に妊娠する確率は，初診時の年齢が35歳未満では75％だが，35歳以上では50％に低下する【図2】。これは，30〜35歳以上では不妊原因のない健康な女性であっても妊娠する可能性が低くなることを表しており，pick up障害などの増加がその原因といわれる。また，38歳を超えると体外受精でも妊娠率は低下し，これは卵子自身が妊娠できる受精卵をつくる力が低下することによるといわれている【表3】。したがって，不妊治療を開始するタイミングは，初診時の年齢が高いほど早くするのが普通であり，35歳以上では6カ月経っても妊娠しない場合は治療を開始すべきとの意見もある。

図2　原因不明不妊患者の初診時年齢別の治療後妊娠率

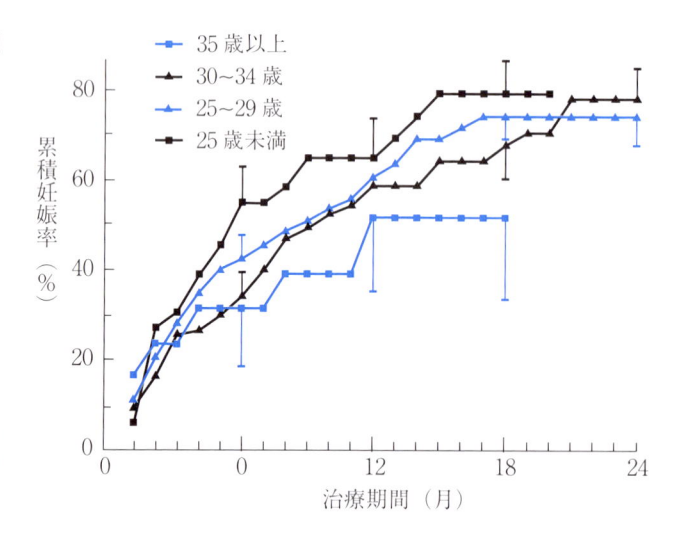

(Hull MG et al. Population study of causes, treatment, and outcome of infertility. Br Med J (Clin Res Ed). 1985；Dec 14；291（6510）：1693-7)

表3 女性の年齢と体外受精成功率

| (妻年齢) | 妊娠（％）<br>（移植あたり） | 流産（％）<br>（妊娠あたり） | 着床（％）<br>（移植胚あたり） |
| --- | --- | --- | --- |
| 25～29 | 35 | 5.9 | 18.2 |
| 30～34 | 31 | 8.1 | 16.1 |
| 35～39 | 31 | 11.5 | 15.3 |
| 40～44 | 16 | 42.9 | 6.1 |

(Hull MG et al. The age-related decline in female fecundity : a quantitative controlled study of implanting capacity and survival of individual embryos after in vitro fertilization. Fertil. Steril. 1996 Apr ; 65（4）: 783-90)

## Level up View

●原因不明不妊症

　一般的な不妊検査を行っても異常所見が見つからないのに，妊娠に至らない場合を原因不明不妊症（従来の機能性不妊症）とよび，現在の不妊検査では発見することができない原因が，どこかにあると推測される．その多くは，排卵された卵子を卵管采が採取（pick up）できない，いわゆる pick up 障害であるとされており【図A】，体内で受精が起こらないことが不妊原因であると考えられる．これを裏づけるように，これらの症例では，受精までを助ける体外受精法の成功率は高い．

図A　卵管采の排卵卵子 pick up 障害

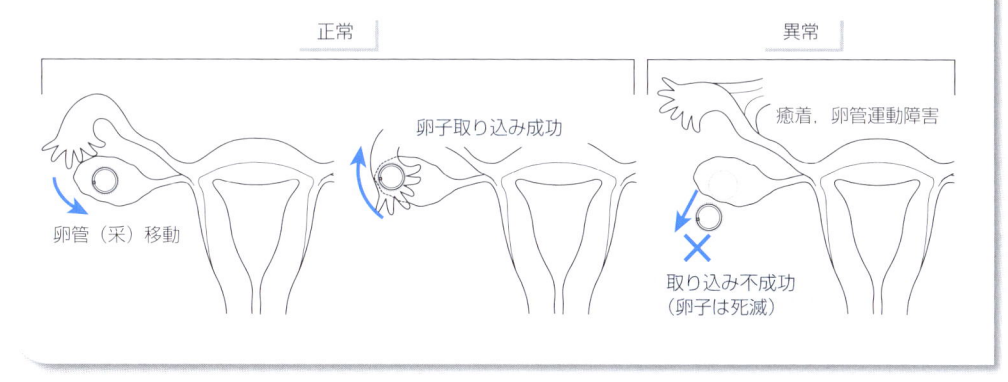

## Self Check

□　続発不妊症とは，炎症や子宮内膜症など原因疾患があって不妊症となったものをいう．
□　流産や分娩後，1年以上妊娠を望んで得られないものを続発性不妊症という．
□　不妊検査を行っても，原因が特定できないものを原因不明不妊症という．
□　女性の年齢が高くなるほど，一般に妊娠するまでの時間が長くかかり，また最終的に妊娠・分娩にいたる割合が低下する．

〈久慈直昭〉

## II-A. 内分泌，生殖／不妊症・不育症

# 不妊に結びつく病態

## Asherman 症候群

　Asherman 症候群は，主に流産手術などの子宮腔内手術操作により子宮内腔に部分的あるいは広範に癒着を生じた状態である。

　症状としては無月経，過少月経などの月経異常，不妊症をきたす。子宮卵管造影法（HSG）や子宮鏡検査で診断される。

　子宮鏡下に癒着を剝離し，可能であれば子宮内避妊器具（IUD）を挿入し内腔の再癒着を予防する。術後は Kaufmann 療法などにより，子宮内膜の再生を積極的に図る。

## 高プロラクチン血症

　プロラクチンは下垂体前葉から分泌されるホルモンであり，ドパミンを主とした視床下部のプロラクチン抑制因子（PIF）によって抑制的に調節されている。一方，視床下部に存在する甲状腺刺激ホルモン放出ホルモン（TRH）や血管作動性腸管ペプチド（VIP）はプロラクチン分泌を促進する（プロラクチン放出因子（PRF））。プロラクチンは乳汁分泌作用のみならずゴナドトロピンの分泌にも影響を与える。

　高プロラクチン血症とはプロラクチン分泌過剰による病的状態をいう。乳汁漏出や無月経を伴うことが多く，乳汁漏出性無月経症候群ともよばれる。

### ◆原因

　プロラクチン産生下垂体腺腫（プロラクチノーマ），機能性，薬剤性，甲状腺機能低下症などがあげられる【表1】。

---

HSG：hysterosalpingography（子宮卵管造影法）

IUD：intrauterine contraceptive device（子宮内避妊器具）

**Side Memo**
**Kaufmann 療法**
エストロゲンとプロゲステロンの周期的投与法。

PIF：prolactin inhibitory factor（プロラクチン抑制因子）

TRH：thyrotropin releasing hormone（甲状腺刺激ホルモン放出ホルモン）

VIP：vasoactive intestinal peptide（血管作動性腸管ペプチド）

PRF：prolactin releasing factor（プロラクチン放出因子）

---

表1　高プロラクチン血症の原因疾患と頻度

| 原因疾患 | 頻度（％） |
|---|---|
| プロラクチノーマ（Forbes-Albright 症候群[*1]） | 34.3 |
| 機能性 | 30.6 |
| 　　　　　　（Chiari-Frommel 症候群[*2] | 12.8) |
| 　　　　　　（Argonz-del Castillo 症候群[*3] | 17.8) |
| 薬剤服用に伴うもの | 8.6 |
| 原発性甲状腺機能低下症 | 5.2 |
| 先端巨大症に伴うもの | 2.6 |
| その他 | 14.7 |
| 合計 | 100 |

*1：プロラクチノーマによる高プロラクチン血症。
*2：分娩後無月経と乳汁分泌が持続する視床下部機能障害による高プロラクチン血症。
*3：分娩と無関係の視床下部機能障害による高プロラクチン血症。

### ◆症状
乳汁漏出と無月経・不妊を呈する。
視野障害や頭痛などの脳神経症状を認める場合にはプロラクチノーマを疑う。

### ◆診断
血中プロラクチン値が 15ng/mL 以上の場合に診断される。甲状腺機能検査も同時に行う。【表2】に示す薬剤内服の有無を確認する。

血中プロラクチン値が 50ng/mL 以上の場合はプロラクチノーマが原因である可能性があるため，下垂体の画像診断を行う。とくに下垂体 MRI が有用である。

### ◆治療
①プロラクチノーマによるもの
・薬物療法：ドパミン作動薬（カベルゴリン，テルグリド，ブロモクリプチン）
・手術療法：Hardy 手術など
②機能性によるもの
・薬物療法：ドパミン作動薬（カベルゴリン，テルグリド，ブロモクリプチン）
③薬剤性では当該薬を中止する
④原発性甲状腺機能低下症では甲状腺ホルモン製剤を投与する

**Side Memo**

**Hardy 手術**
経蝶形骨洞下垂体腺腫摘出術。

---

**表 2　高プロラクチン血症をきたす薬剤**

①向精神薬（フェノチアジン系，ブチロフェノン系，三環系抗うつ薬など）
②降圧薬（メチルドパなど）
③胃腸薬・制吐薬（メトクロプラミド，スルピリド，シメチジンなど）
④その他（エストロゲン）

---

## Level up View

●**潜在性高プロラクチン血症**
夜間睡眠時にプロラクチンが上昇し，排卵障害や黄体機能不全を起こす。TRH 負荷試験によりプロラクチンの過剰反応を示す。

# 多囊胞性卵巣症候群（PCOS）

PCOSは生殖年齢女性の3〜5%を占め，月経異常，多毛，肥満，不妊を呈し，卵巣の多嚢胞性変化と高アンドロゲン血症または血中黄体化ホルモン（LH）高値が特徴である。

## ◆ 診断

PCOSの診断基準を【表3】に示す。すなわち月経異常，超音波検査で多嚢胞卵巣を認め，血中アンドロゲン高値，またはLH基礎値高値かつ卵胞刺激ホルモン（FSH）基礎値正常，という3項目をすべて満たす場合をPCOSと診断する。

欧米でのPCOS典型例（肥満，多毛，アンドロゲン高値）はわが国では少なく，わが国においては月経異常，不妊を主症状とすることが多い。

PCOSの月経異常は第1度無月経や希発月経，無排卵周期症を示す。

超音波検査での両側性の卵巣腫大や嚢胞状変化をネックレスサインとよぶ【図1】。肉眼的には白膜肥厚や表面隆起を認め，組織学的には内莢膜細胞の肥厚・増殖，間質細胞の増生を認める。

内分泌検査では診断必須項目のほかに，ゴナドトロピン放出ホルモン（GnRH）負荷試験でLHの過剰反応，FSHのほぼ正常反応や，エストロン（$E_1$）/エストラジオール（$E_2$）比の高値を示すことが多い。

## ◆ 治療

### ◇挙児希望がない場合

Holmstrom療法またはKaufmann療法による消退出血を確認し，これを周期的に反復する。

### ◇挙児希望がある場合

①薬物療法
- クロミフェン療法：第一選択となる
- ゴナドトロピン療法：クロミフェン療法無効例に対して行われる。副作用として卵巣過剰刺激症候群（OHSS）や多胎妊娠を発生しやすい。

②手術療法
- 腹腔鏡下卵巣焼灼術：腹腔鏡下に電気メスやレーザーで卵巣表面を多数焼灼することにより排卵およびホルモン環境の改善を図る方法。クロミフェン療法無効例に対してゴナドトロピン療法と並ぶ選択肢の1つ。ゴナドトロピン療法と比較しOHSSや多胎妊娠の発生率が低いメリットがあるが，一方手術侵襲や排卵が永続的ではないなどのデメリットもある。

---

**PCOS**：polycystic ovary syndrome（多嚢胞性卵巣症候群）

**LH**：luteinizing hormone（黄体化ホルモン）

**FSH**：follicle stimulating hormone（卵胞刺激ホルモン）

**GnRH**：gonadotropin releasing hormone（ゴナドトロピン放出ホルモン）

$E_1$：estrone（エストロン）

$E_2$：estradiol（エストラジオール）

**Side Memo**
**Holmstrom療法**
プロゲステロンの周期的投与法。

**Side Memo**
**Stein-Leventhal症候群**
1935年にSteinとLeventhalにより「排卵障害，多毛，肥満，両側の卵巣腫大を伴う症候群」が報告され，Stein-Leventhal症候群と命名された。その後月経異常，卵巣の多嚢胞性腫大，高アンドロゲン血症をきたす症候群を広くPCOSとして扱うようになった。

**OHSS**：ovarian hyper-stimulation syndrome（卵巣過剰刺激症候群）

**Side Memo**
**インスリン抵抗性**
インスリン抵抗性はPCOSの病因の1つとして考えられている。インスリン抵抗性を有するPCOSにおいて，インスリン抵抗性改善薬のメトホルミン内服により排卵率・妊娠率を向上させるという報告がある。

---

## Level up View

● 卵巣楔状切除術

PCOSに対する古典的な手術法であり卵巣の一部を楔状に切除する方法。術後癒着による妊孕性低下などから現在ほとんど行われていない。

### 表3　PCOSの診断基準

> 以下の1〜3のすべてを満たす場合をPCOSとする。
> ① 月経異常
> ② 多嚢胞卵巣
> ③ 血中アンドロゲン高値
> 　または
> 　LH基礎値高値かつFSH基礎値正常

注1) 月経異常は，無月経，希発月経，無排卵周期症のいずれかとする。
注2) 多嚢胞卵巣は，超音波断層検査で両側卵巣に多数の小卵胞がみられ，少なくとも一方の卵巣で2〜9mmの小卵胞が10個以上存在するものとする。
注3) 内分泌検査は，排卵誘発剤や女性ホルモン剤を投与していない時期に，1cm以上の卵胞が存在しないことを確認のうえで行う。また，月経または消退出血から10日目までの時期は高LHの検出率が低いことに留意する。
注4) アンドロゲン高値は，テストステロン，遊離テストステロンまたはアンドロステンジオンのいずれかを用い，各測定系の正常範囲上限を超えるものとする。
注5) LH高値の判定は，スパック-Sによる測定の場合はLH ≥ 7mIU/mL（正常女性の平均値+1×標準偏差）かつLH ≥ FSHとし，肥満例（BMI ≥ 25）ではLH ≥ FSHのみでも可とする。
その他の測定系による場合は，スパック-Sとの相関を考慮して判定する。
注6) Cushing症候群，副腎酵素異常，体重減少性無月経の回復期など，本症候群と類似の病態を示すものを除外する。

（水沼英樹，苛原 稔，久具宏司，他．生殖・内分泌委員会：本邦における多嚢胞性卵巣症候群の新しい診断基準の設定に関する小委員会報告．日産婦誌．59, 868-886, 2007.）

### 図1　PCOSの卵巣超音波検査所見

両側卵巣の軽度腫大および多数の小卵胞を認める。とくに卵巣白膜下に小卵胞が多数並ぶ所見をネックレスサインとよぶ。

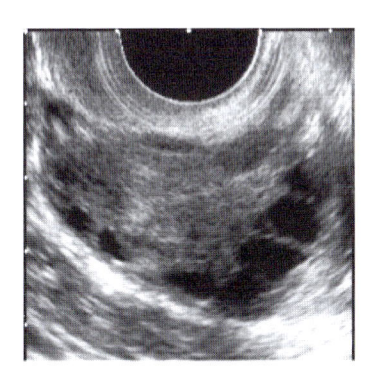

## Self Check

- [ ] 流産手術後の無月経・過少月経はAsherman症候群を疑う。
- [ ] 高プロラクチン血症は乳汁漏出と無月経・不妊を呈する。
- [ ] 高プロラクチン血症の原因としてプロラクチノーマ，機能性，薬剤性，甲状腺機能低下症がある。
- [ ] プロラクチノーマおよび機能性高プロラクチン血症に対する薬物治療としてドパミン作動薬（カベルゴリン，テルグリド，ブロモクリプチン）が使用される。
- [ ] 月経異常，多嚢胞卵巣，血中アンドロゲン高値，またはLH基礎値高値かつFSH基礎値正常，という3項目をすべて満たすものがPCOSと診断される。
- [ ] PCOSは月経異常，多毛，肥満，不妊を呈する。
- [ ] 挙児希望PCOS女性に対する治療法の第一選択はクロミフェン療法である。
- [ ] PCOS女性に対するゴナドトロピン療法は，副作用としてOHSSや多胎妊娠を発生しやすい。
- [ ] クロミフェン療法無効PCOS女性に対する手術療法として腹腔鏡下卵巣焼灼術が行われる。

〈鈴木達也〉

## II-A. 内分泌，生殖／不妊症・不育症

# 男性不妊症

近年の生殖補助医療（ART）の飛躍的な進歩に伴い，精巣内精子回収法（TESE）により精子を少数でも採取できれば，卵細胞質内精子注入法（ICSI）を用いることで受精，挙児が可能となった。

## 診断

問診，身体所見，精液検査，内分泌検査，超音波検査，染色体検査を行う（p.96，表1参照）。

## 精子の形成

精子は精巣の精細管内で精原細胞から分化・形成される【図1】。この過程には76日間を要し，下垂体から分泌された卵胞刺激ホルモン（FSH）が，精巣Sertoli細胞を刺激し精子形成を促進する【図2】。

## 精巣での造精機能障害

### ◆ 染色体異常【表1】
Klinefelter症候群では精巣萎縮と無精子症を呈する。顕微鏡を用いて採取部位を決めるmicrodissection TESEにより精子採取可能な例も少なくない。

### ◆ 視床下部-下垂体障害
腫瘍，手術，放射線治療，外傷，先天性疾患により下垂体からのゴナドトロピン分泌が低下し，精巣のテストステロン分泌能，精子形成能が障害される【図2】。内分泌療法（ゴナドトロピン補充療法）により精液所見の改善が期待できる。

### ◆ 精索静脈瘤
左右内精索静脈の解剖学的相違から左側に多い。治療は手術療法（精索静脈結紮術）である。

### ◆ 薬剤による造精機能障害
潰瘍性大腸炎の治療薬（サラゾピリン®）は精子形成能を障害する。男性ホルモン投与は黄体化ホルモン（LH）分泌抑制から造精機能障害を起こす。抗癌薬は造精機能を強く障害し，総投与量によっては不可逆的となる。生殖年齢男性では抗癌薬治療前の精子凍結保存が望ましい。

### ◆ ムンプス精巣炎
思春期以降のムンプスウイルス感染は14～35％で精巣炎を併発する。片側罹患であっても高度精子過少症や無精子症になりうる。

### ◆ 特発性造精機能障害
明らかな原因が不明な例では，その精液所見に応じて非内分泌療法，内分泌療法，ARTが順次選択される。

### ◆ 精子無力症
抗精子抗体により受精が障害される（免疫性不妊症）。精路感染症や特発性による膿精液症も精子運動率低下の原因となる。

### ◆ 奇形精子症
高度の奇形率を示すものではICSI以外に有効な治療法はない。

---

ART：assisted reproductive technology
（生殖補助医療）

TESE：testicular sperm extraction
（精巣内精子回収法）

ICSI：intracytoplasmic sperm injection
（卵細胞質内精子注入法）

FSH：follicle stimulating hormone
（卵胞刺激ホルモン）

**Side Memo**
**Microdissection TESE (MD-TESE)**
盲目的に精巣を生検するのではなく顕微鏡下に精巣を観察しながら精子を回収する方法

LH：leteinizing hormone
（黄体化ホルモン）

### ◆その他

停留精巣，精巣捻転症，精巣外傷，精巣への放射線照射，発熱により造精機能が障害される。

## 精路の通過障害【図3】

精巣上体（精巣上体炎後，精管，射精管閉塞に伴う二次性閉塞）や精管（避妊手術としての精管切断術後，鼠径ヘルニア術後）の閉塞では，精路再建術にて自然妊娠をめざす。

## 射精障害

射精には脊髄射精中枢，胸腰部交感神経などが関与しており，脊髄損傷やリンパ節郭清により無射精，手術や糖尿病，多発性硬化症，薬剤などにより逆行性射精（精液は膀胱へ排出）が生じる。

図1　精子形成過程

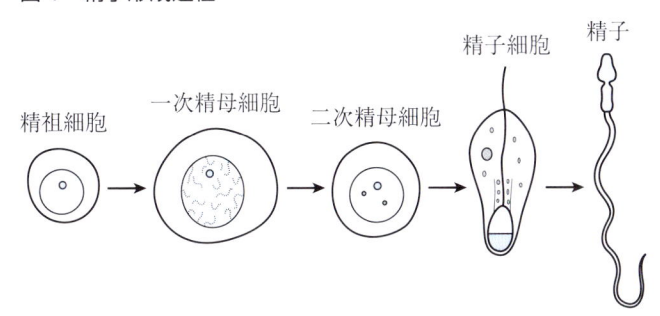

(Schlegel PN, et al：Physiology of male reproduction. Campbell's Urology, 7th Edition, Walsh PC, ed, p.1254-1286, WB Saunders, Philadelphia, 1998. より引用改変)

表1　男性不妊症における染色体異常

| 性染色体異常 | 常染色体異常 |
|---|---|
| Klinefelter症候群 | 相互転座 |
| 46, XX male | Robertson転座 |
| 47, XYY | 逆位 |
| Y染色体構造異常 | リング染色体 |

図2　視床下部-下垂体-精巣系

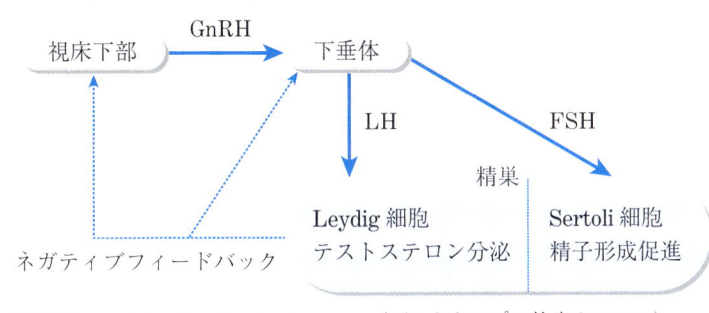

GnRH：gonadotropin releasing hormone（ゴナドトロピン放出ホルモン）

図3　精路の解剖

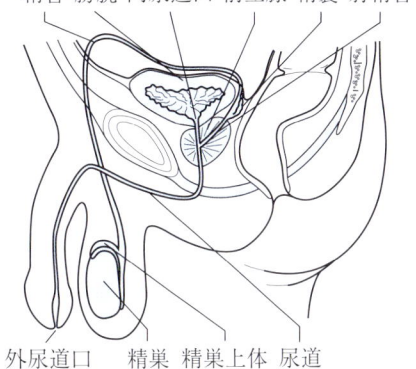

### Self Check

- □ WHOによる精子濃度の正常値は2,000万/mL以上である。
- □ 精巣での精子形成には76日間を要する。
- □ Klinefelter症候群（47,XXY）では萎縮精巣，造精機能障害を呈することが多い。
- □ 脳下垂体腫瘍では，下垂体ホルモン分泌障害により精巣機能障害をきたすことがある。
- □ 精巣への放射線照射は精子形成能を障害する。

〈今本　敬，市川智彦〉

## II-A. 内分泌，生殖／不妊症・不育症

# 不育症

## 不育症とは

"不育症"とは，厳密な定義をもつ医学用語ではない。強いて定義づければ，成立した妊娠を完遂できず，健康な生児に恵まれない症例をさすものといえる。一般的には習慣流産をさすことが多いが，同義ではない。習慣流産とは3回以上流産を繰り返すことであり，流産の定義上時期は妊娠22週未満に限定される。しかしながら，不育症といった場合は妊娠中期以降の子宮内胎児死亡や反復流産（流産回数2回）も含まれうる。妊娠10週未満の初期流産を3回以上繰り返したり，一度でも妊娠10週以降の原因不明子宮内胎児死亡を経験した場合，不育症を疑って検査を行うべきである。

## 主な検査異常とその治療

### ◆ 子宮奇形

中隔子宮，双角子宮，重複子宮，単角子宮などがある（p.211, 図1参照）。治療に関しては，単角子宮，重複子宮は特殊な例を除いて子宮形成術の適応はない。中隔子宮の場合は子宮鏡を用いて内視鏡下に中隔を削る方法（TCR）と，開腹して子宮形成術を行う方法がある。

TCR：transcervical resection（経頸管切除術）

### ◆ 黄体機能不全

黄体機能不全はプロゲステロン欠乏をきたし，その結果流産の原因となりうる。治療としては，妊娠維持のためにプロゲステロンの補充療法がある。

### ◆ 甲状腺機能異常

甲状腺機能異常は流産のリスクファクターである。Basedow病や橋本病など，自己免疫疾患はいくつかの自己抗体を合わせもつことがよくあるので，抗リン脂質抗体など妊娠に対して病原性のある他の自己抗体を介して流産が起きている可能性は否定できない。

### ◆ 糖尿病

妊娠初期の血糖値が高値の糖尿病患者の流産のリスクは高い。また糖尿病患者であってもコントロール良好症例では流産率は高くない。すでに糖尿病とわかっている患者の場合，妊娠前からの血糖値の管理が重要であり，妊娠してから血糖値をコントロールするのではなく，計画的に妊娠することが望ましい。

### ◆ 染色体異常

最近報告された日本での多施設研究の結果では，夫婦のどちらかに染色体転座をもつ不育症カップルの診断後次回妊娠成功率は63％と報告されており，染色体異常をもたない不育症カップルの次回妊娠成功率78.7％よりは低い。相互転座【図1】や，Robertson転座【図2】があると，配偶子に致死的な染色体異常が起こりやすいためである【図3, 4】。根本的な治療はなく，最近，着床前診断という方法が可能になったが，あくまでも研究段階であり，その有用性・安全性は確立していない。

### ◆ 抗リン脂質抗体症候群

不育症または血栓症患者で，抗リン脂質抗体をもつ場合，抗リン脂質抗体症候群という。抗リン脂質抗体の種類としては，抗カルジオリピン抗体，ループス抗凝固因子が重要である。治療としては，一般に抗凝固療法として広く用いられているワルファリンは催奇形性があり，原則として妊娠中は使用できないため，妊娠中に使用される薬剤はアスピリンとヘパリンが中心である。

## 図1 相互転座

不育症カップルで一番高頻度に見られる染色体転座。相互転座では染色体の一部の場所が入れ替わっていても、全体の遺伝情報は失われていないので、減数分裂が関わる生殖時以外では特に問題は無い。

## 図2 Robertson転座

14番と21番染色体のRobertson転座の一例。2つの染色体の短腕は失われているが、とくに症状はない。染色体の総数は45である。

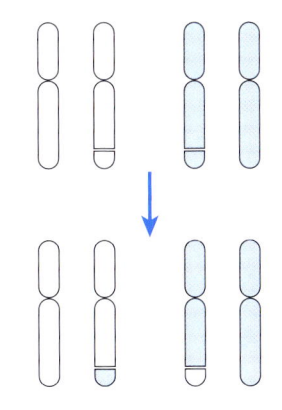

14番染色体　21番染色体　— lost

## 図3 相互転座の配偶子の組み合わせ

正常に産まれて来る事ができるのは、正常と保因者の2つの組み合わせの場合である。不均衡型の場合は、流産、胎児奇形などを引き起こす。保因者は、将来親と同様、不育症になる可能性がある。

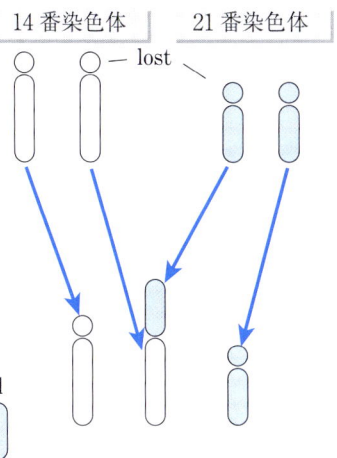

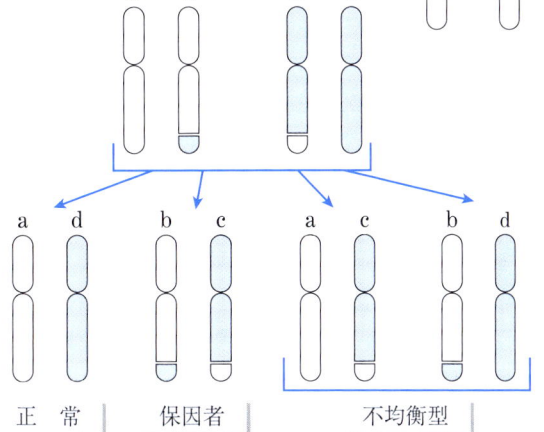

a　b　c　d

a d / b c / a c / b d

正常　保因者　不均衡型

## 図4 Robertoson転座の配偶子の組み合わせ

正常に産まれて来る事ができるのは、正常と保因者の2つの組み合わせの場合である。トリソミー21は、ほとんど流産するが、ダウン症候群として産まれて来る事がある。保因者は、将来親と同様、不育症になる可能性がある。

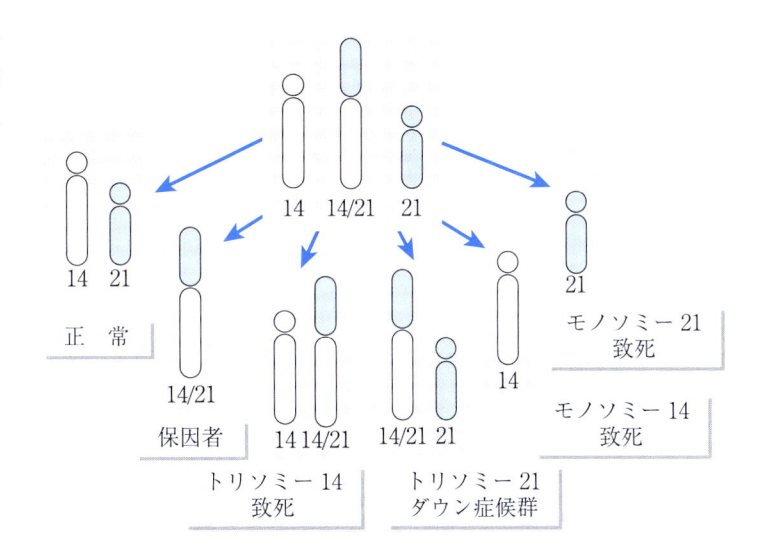

14　14/21　21

14　21　正常

14/21　保因者

14 14/21　トリソミー14　致死

14/21 21　トリソミー21　ダウン症候群

14　モノソミー14　致死

21　モノソミー21　致死

## Self Check

- □ 習慣流産や、妊娠中・後期の原因不明子宮内胎児死亡の既往のある場合、不育症の検査を行うべきである。
- □ 抗リン脂質抗体には、抗カルジオリピン抗体、ループス抗凝固因子などがある。
- □ 抗リン脂質抗体症候群の妊娠中の治療には、アスピリンやヘパリンが用いられる。

〈杉　俊隆〉

## 更年期・閉経後障害

### 更年期障害

更年期にみられる不定愁訴が更年期症状であり、これは、以下のように分かれる。
①卵巣機能の低下による症状
②社会・文化的な環境因子に関連する症状
③個々の女性の性格構造に基づく精神・心理的な要因による症状

さらにこれらの症状が相互に絡み合って複雑症状を示す。これらの更年期症状により日常生活に支障が出てくる場合に更年期障害となり、治療の対象となる。これは、一般には全体の20％程度といわれている。

治療は薬物療法が中心となるが、患者との対話やカウンセリングも重要であり、外来で患者と十分に時間をもって会話をすることも大変有用である。薬物療法では、ホルモン療法、漢方療法、抗うつ薬などがある。

◆ ホルモン療法

卵巣機能の低下が背景にあるので、卵巣ホルモンを補充することが基本となる。中心はエストロゲンの投与である。経口薬、貼付薬、ゲル製剤、注射薬とさまざまな剤形がある。年齢や症状により投与法や投与量を調整する必要がある。子宮がある場合は、子宮体癌のリスクを減らすためにプロゲストーゲンの投与が必須である。エストロゲンとプロゲストーゲンの合剤がわが国でも利用できる。ホルモン療法の利点と欠点を【表1】に示した。症状が軽快すれば、減量する必要がある。

◆ 漢方療法

更年期障害のような不定愁訴が中心となる症候群では非常に有用な方法である。薬剤の選択は患者の証をみて決定しなくてはいけないが、実際には大まかに評価して投与することが多い。代表的な漢方薬は【表2】に示した。比較的長期間使用することができる。

◆ 抗うつ薬，抗不安薬

精神神経障害症状が強い場合に使用するが、漫然と投与することには注意を要する。希死念慮がある場合、またある程度投与して効果が期待できない場合は、精神科医師にコンサルトすべきである。

◆ 自律神経調整薬，その他

上記以外に自律神経症状や肩こり、腰痛、冷え性、めまいなどの症状に【表3】の薬剤などを使用する。

上記の薬物療法以外に、患者のカウンセリングや生活習慣の改善や食事の改善などの方法で症状が緩和・軽快することもよく経験されるので、患者と十分に相談をして治療法を選択すべきである。

### エストロゲン欠乏性腟炎

閉経後は女性ホルモンの分泌が消失するので腟粘膜は萎縮する。エストロゲンの減少により腟の表層細胞が減少し、傍基底細胞が大半を占める。それに伴い腟内の清浄度も低下し、細菌感染が起こりやすく、その影響で慢性的に帯下が増加する。症状としては、掻痒感、灼

熱感，疼痛，帯下の増加，性器出血，性交痛などがある．治療法は，エストロゲン投与であり，高齢者に多いのでエストロゲン製剤のなかでも作用の弱いエストリオールの経口投与あるいは局所投与（腟坐剤）が用いられる．基本的には短期間の治療である．また，漢方を投与し有効な場合もある．子宮がある症例ではエストロゲンを長期に使用する場合は，子宮内膜への影響を考えて投与法を工夫したり，プロゲストーゲンの投与を考慮する必要がある．

## 骨粗鬆症

加齢とともに骨量は減少するが，男性に比べて女性は閉経後の10年間と70歳をすぎてか

表1　ホルモン療法

| 利点（リスクの低下） | 欠点（リスクの上昇） |
| --- | --- |
| 更年期障害に有効 | 乳癌 |
| 骨粗鬆症の予防 | 血栓症 |
| 結腸癌の予防 | 冠動脈疾患 |
| HDL-コレステロールの上昇 | 脳卒中 |
| 萎縮性腟炎に有効 | |

表2　更年期に使用する漢方

- 当帰芍薬散
- 桂枝茯苓丸
- 加味逍遥散
- 女神散
- 桂枝加竜骨牡蛎湯
- 半夏厚朴湯

表3　更年期障害に用いられる薬剤

- ホルモン剤
  - 結合型エストロゲン
  - エストラジオール貼付薬
  - エストリオール
  - メストラノール
  - エストラジオールゲル
  - 女性ホルモン・男性ホルモン注射薬
- 自律神経調整薬
  - トフィソパム
  - ガンマ-オリザノール
- 漢方薬
  - 当帰芍薬散
  - 加味逍遥散
  - 女神散
  - 桃核承気湯
  - 桂枝茯苓丸
  - 柴胡加竜骨牡蛎湯
  - その他
- 抗不安薬
  - クロアゼパム
  - クロキサゾラム
  - オキサゾラム
  - ロラゼパム
  - アプラゾラム
  - ロフラゼプ酸エチル
- 抗うつ薬
  - 塩酸マプロチリン
  - アモキサピン
  - 塩酸ミアンセリン
  - 塩酸アミトリプチリン
  - スルピリド

らの時期に急激に骨量が減少する。閉経後の骨量の減少は，エストロゲンの減少による。エストロゲンは骨髄のリンパ球の成熟に関与し，この成熟したリンパ球の減少が各種サイトカインの分泌を亢進し，破骨細胞の活性を高めて骨の吸収を促進し，骨量が減少する。一方，70歳をすぎてからの減少は，カルシウムの代謝障害および骨芽細胞の機能の低下によるものである。

治療としては，ビスホスホネート製剤，塩酸ラロキシフェン，ビタミンD製剤，カルシウム製剤などがある。閉経後の骨粗鬆症にはエストロゲンが有効であり，効果も期待できるが，骨粗鬆症の治療目的のみでの投与は現在では副作用などを考えて推奨されていない。

## 冠動脈疾患

女性ではエストロゲンの減少が，動脈硬化性疾患の発症に影響を与えている。動脈硬化のリスクファクターのなかに，高血圧，肥満，糖尿病とともに閉経も含まれる。エストロゲンは，脂質代謝に影響を与えて，その減少は高LDL-コレステロール血症および低HDL-コレステロール血症を引き起こす。血管内皮細胞からは一酸化窒素(NO)が産生され，血管のトーヌスを調整し，その産生が増加すると血管は拡張する。エストロゲンはこのNOの産生を促進する作用があると報告されている。また，血管周囲には好中球やマクロファージなどが存在し，それらの血管内皮への接着の抑制にエストロゲンが関与していると考えられている。さらにエストロゲンの血管平滑筋の収縮を抑制する作用も報告されている。一方でエストロゲンは凝固能を亢進する作用もある。さらにWHIによる大規模な無作為化比較試験(RCT)研究では，ホルモン補充療法により冠動脈疾患のリスクが高まるとの結果が出た。そのため，現在では冠動脈疾患の予防の目的ではホルモン療法は行われない。

LDL：low density lipoprotein（低比重リポ蛋白）

HDL：high density lipoprotein（高比重リポ蛋白）

NO：nitric oxide（一酸化窒素）

WHI：Women Health Initiative

RCT：randomized controlled trial（無作為化比較試験）

## Self Check

☐ 更年期障害の治療は生活指導，カウセリング，薬物療法である。
☐ 更年期障害の薬物療法には，ホルモン療法，漢方療法，抗うつ薬，抗不安薬，自律神経調整薬などがある。
☐ エストロゲンの減少で腟粘膜萎縮する。
☐ エストロゲン欠乏性腟炎では腟の表層細胞は減少し傍基底細胞が大半を占める。
☐ エストロゲン欠乏性腟炎の薬物療法には，エストロゲンの投与が基本であるが，短期間の治療が基本である。
☐ 女性の骨量の減少は閉経後と70歳以降の2回のピークがある。
☐ 骨粗鬆症の薬物療法には，ビスホスホネート製剤，塩酸ラロキシフェン，ビタミンD製剤，カルシウム製剤などがある。
☐ 骨粗鬆症ではホルモン療法は有効であるが，副作用を考慮すると骨粗鬆症のみを目的とした治療に使うべきではない。
☐ 閉経によるエストロゲンの低下により高LDL-コレステロール血症および低HDL-コレステロール血症を引き起こす。
☐ 冠動脈疾患の予防にホルモン療法を行うべきではない。

〈小森慎二〉

## II-A. 内分泌, 生殖

# 性器下垂・性器脱とurogynecology

## 高齢社会とurogynecology

　骨盤内には膀胱, 子宮, 直腸などの臓器があり, 加齢に伴うこれらの臓器の機能不全は排尿困難, 尿失禁, 性交障害, 排便困難, 便失禁などの症状を示し, QOLを著しく低下させる。人口の25%が65歳以上という高齢者社会において, 骨盤内臓器の機能不全はきわめて重要な問題として認識されるようになった。骨盤内臓器の機能障害の診断と治療(機能再建)を行う分野をurogynecologyという。urogynecologyは婦人科, 泌尿器科, 消化器外科から生まれ, 急速に発達しつつある新しい医学領域である。

## 骨盤臓器脱 (POP)

　人体には解剖学的にヘルニアを起こしやすい部位がいくつか存在する。POPは腟口を門としたヘルニアである。

　骨盤支持組織の弱体化によりヘルニアが発症する。【表1】にPOPの原因をあげた。とくに, 分娩の影響は大きい。分娩により骨盤内臓器(膀胱, 直腸)は著明に圧排される。腟を取り巻く骨盤底筋群は過度に伸展され, ときには鋭的・鈍的な損傷を受ける。前腟壁の支持組織(恥骨頸部筋膜)が弛緩すれば膀胱瘤となり【図1-①】, 後腟壁の支持組織(直腸腟筋膜)が弛緩すれば小腸瘤・直腸瘤となる【図1-②】。また, ときには分娩により肛門挙筋の断裂(腟壁裂傷3度)や直腸の損傷(腟壁裂傷4度)をも生じうることは産科で学んだとお

QOL：quality of life

**Side Memo**

urogynecology and Pelvic Reconstructive Surgery
(直訳すれば泌尿器婦人科学および骨盤再建外科学) 米国で提唱された専門医領域の概念。

POP：pelvic organ prolapse (骨盤臓器脱または性器脱)

表1　POPの病因

- 分娩(その結果生じる神経損傷)
- 加齢(閉経→エストロゲン欠乏)
- 手術(子宮全摘術の既往)
- 職業(立ち仕事, 力仕事)
- 先天性素因
- 慢性疾患(便秘, 咳嗽)
- 合併症(卵巣腫瘍, 子宮筋腫, 腹水)
- 神経損傷(脊椎破裂, 外傷, 脳疾患)

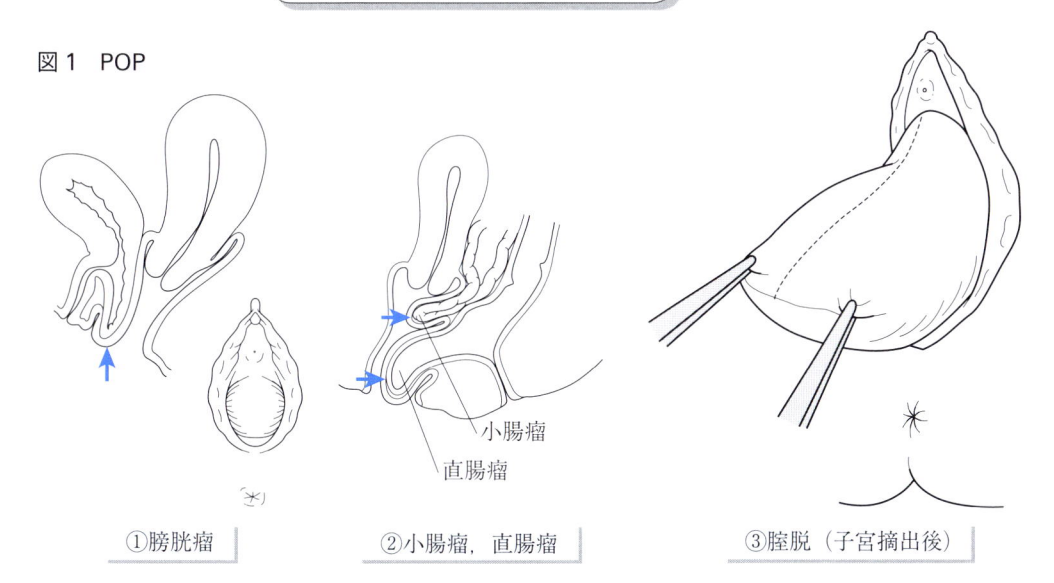

図1　POP

①膀胱瘤　　②小腸瘤, 直腸瘤　　③腟脱(子宮摘出後)

りである。肛門挙筋は肛門と腟を締める筋肉であり，その損傷により腟口が弛緩してヘルニア門が開く。

また，子宮を骨盤につなぎとめている仙骨子宮靱帯や基靱帯が弱体化すれば，子宮は下垂し，腟口から脱出する。子宮全摘後の症例では，腟壁が靴下を裏返すかのように翻転して脱出する場合もある【図1-③】。

患者の訴えとしては，「立ったり，いきんだりすると，腟から風船かピンポン玉のようなものが出てくる」といったものが多い。また，脱出の程度が強いときは排尿困難・排便困難を生じるし，性交も障害される。

## 腹圧性尿失禁（SUI）

尿漏れ（尿失禁）には，急に尿意をもよおしトイレまで間に合わず漏らしてしまうタイプ（切迫性尿失禁）と，咳や起立・歩行など，腹圧のかかる動作をすると漏らしてしまうタイプ（SUI）がある。両者が混在する場合には混合性尿失禁という。切迫性尿失禁は膀胱の過敏な収縮が原因であり，主に投薬により治療する。これに対しSUIは，中部尿道を支える組織の弱体化により，腹圧がかかったときに尿道が下方に動いてしまい（尿道過可動），尿道を支持組織に対して押し付けて閉鎖することができないことから漏れを生じるものであり，ときに尿道括約筋の弱体化が加わっている。SUIの程度が軽い場合には骨盤底筋群体操により改善する場合もあるが，尿漏れパッドが常に必要，運動や外出がしづらいなど，QOLの障害の程度が強い場合には，手術的治療が試みられている。

SUI：stress urinary incontinence（腹圧性尿失禁）

### Basic Point　gynecology

●骨盤底筋群

ヒトでは二足歩行のために，管腔である腟に向かって臓器が下垂・脱出しやすくなっており，これに対して骨盤底筋群を発達させて臓器の脱出を食い止めている。骨盤内臓器の支持が正常に働いているとき，立位では腟は地面と平行に走行するように保持されている。

### Level up View

●恥骨頸部筋膜

恥骨頸部筋膜は，膀胱と腟の間に存在し，ハンモック状に膀胱の底を支える組織である。ハンモックの前方は恥骨，後方は子宮頸部に付着している。また，ハンモックの左右は骨盤の側壁に付着しており，この骨盤壁への付着ライン（恥骨と坐骨棘の間を結ぶライン）は骨盤筋膜腱弓とよばれる。膀胱瘤は恥骨頸部筋膜が中央部でたるんでいるのみならず，側方で腱弓からはずれてしまうことによって発生する。そのきっかけとして分娩時損傷が重要である。

### Self Check

☐　POPや尿失禁は高齢者のQOLを阻害する疾病であり，治療の目的はQOLの回復にある。
☐　骨盤底臓器の解剖学的支持機構の破綻によって腟ヘルニアを生じる。

〈古山将康〉

## II-A. 内分泌，生殖

# 避妊

## 避妊法の理想条件と選択基準

　避妊法選択の理想条件とは，①避妊効果が確実，②簡単に使える，③性交のムードを壊さず，さらに性感を損なわない，④経費がかからない，⑤副作用がなく，妊娠しても胎児に悪影響を及ぼさない，⑥女性の意志だけで実行できる，さらに加えれば，⑦避妊以外の健康上の利点が期待できることなどがあげられる。この理想条件を完全に満たす避妊法はないが，使用するカップルの避妊に対する意識，性交頻度，妊娠を受容できるかどうか，生活習慣などを質すとともに，それぞれの避妊法の特徴，避妊機序，長所，欠点，使用法などを十分説明したうえで選択を促すことになる【表1】。

## 低用量経口避妊薬（OC）【表2】

OC：oral contraceptives（経口避妊薬）

　OCはエストロゲンとプロゲストーゲンの配合剤である。わが国で使用されているすべてのOCには実薬1錠あたり30～40μg（1μgは1/100万g）までに減量されたエチニルエストラジオール（EE）が，プロゲストーゲンにはノルエチステロン，レボノルゲストレル，デソゲストレルが用いられている。

EE：ethynyl estradiol（エチニルエストラジオール）

　OCの種類には服用する21日間を一相性，三相性というように分けて，エストロゲンとプロゲストーゲンの配合比の異なる錠剤を服用させる方法が工夫されている。また，飲み忘れを防ぐために，7日間の休薬期間にホルモン剤を含まない偽薬をおく28錠タイプ，偽薬をおかずに休薬する21錠タイプがある。

　2008年以降，月経困難症の保険適用を有する低用量エストロゲン・プロゲストーゲン（LEP）剤が発売されている。保険適用があるとはいえ，避妊目的に使用することができるのは言うまでもない。LEP剤まで避妊の選択肢を拡げるならば，プロゲストーゲンにはドロスピレノンが，EEについても，20μgの超低用量が加わることになるが，いずれのOC/LEPも避妊効果には大差がない。

表1　各種避妊法使用開始1年間の失敗率（妊娠率）

| 避妊法 | 理想的な使用*1（%） | 一般的な使用*2（%） | 1年間の継続率（%） |
|---|---|---|---|
| ピル（OC） | 0.3 | 9 | 67 |
| 男性用コンドーム | 2 | 18 | 43 |
| 殺精子剤 | 18 | 28 | 42 |
| ペッサリー | 6 | 12 | 57 |
| 薬物添加IUD | 0.2～0.6 | 0.2～0.8 | 78～80 |
| リズム法 | 3～5 | 24 | 47 |
| 女性避妊手術 | 0.5 | 0.5 | 100 |
| 男性避妊手術 | 0.1 | 0.15 | 100 |
| 避妊せず | 85 | 85 | |

*1：理想的な使用とは，選んだ避妊法を正しく続けて使用している場合
*2：一般的な使用とは，飲み忘れを含め一般的に使用している場合

OC の服用については,「初経から閉経まで生殖可能年齢のいかなる時期でも服用できる」,妊娠が完全に否定されるのであれば,「月経周期のいつからでも服用を開始できる」ことになっている。ただし,初めて服用する場合には,服用から7日間はコンドームなど他の避妊法をバックアップ法として併用する必要がある。OC の処方に際しては,「問診を重視し,血圧測定を必須とする」ことを原則とするが,性感染症の予防はできないので,コンドームの併用を勧める。

## 子宮内避妊器具(IUD),子宮内黄体ホルモン放出システム(IUS)

わが国で現在使用可能な IUD には,開放型とよばれる FD-1,ノバ T®380,ミレーナ®52mg がある。ノバ T®380 には銅が,ミレーナ®52mg にはレボノルゲストレルが付加されている。それぞれに一長一短があるが,医師にいったん挿入してもらうだけで,安全かつ長期間使うことができ,可逆的で,高い避妊効果を現すことから,IUD は広く世界の女性たちに受容される避妊具となっている。OC 服用禁忌の女性でも IUD を使用できること,ミレーナ®52mg では高い避妊効果が認められている。2014年から,ミレーナ®52mg は IUS として,過多月経・月経困難症を適用とする効能が追加された。

IUD : intrauterine device
(子宮内避妊器具)

IUS : intrauterine system
(子宮内黄体ホルモン放出システム)

表2 OC 服用に伴う副効用

| | 発生頻度 |
|---|---|
| 月経困難症 | ↓ |
| 過多月経 | ↓ |
| 子宮内膜症 | ↓ |
| 貧血 | ↓ |
| 良性乳房疾患 | ↓ |
| 子宮外妊娠 | ↓ |
| 機能性卵巣嚢胞 | ↓ |
| 良性卵巣腫瘍 | ↓ |
| 子宮体癌 | ↓ |
| 卵巣癌 | ↓ |
| 大腸癌 | ↓ |
| 骨粗鬆症 | ↓ |
| 尋常性痤瘡(にきび) | ↓ |
| 関節リウマチ | ↓ |

## 緊急避妊法（EC）

　避妊しなかった，避妊に失敗した，性犯罪被害を受けたなどに際して 72 時間以内に，レボノルゲストレルを成分とするノルレボ®錠（1.5mg）1 回 1 錠をできるだけ速やかに服用する，または妊娠経験のある女性では 120 時間以内に銅付加 IUD・ノバ T®380 を挿入することで妊娠を回避する最後の避妊法。わが国で実施されたノルレボ®錠の市販後使用成績調査の結果によれば，妊娠率 0.7％，妊娠阻止率 90.8％であった。性犯罪被害者に対する公費負担制度の一環として，性被害に遭遇した女性に対しては，医療機関，ワンストップセンターなどではノルレボ®錠を無料で提供する施設もあるが，警察への被害届が必要な都道府県もあるので事前に確認されたい。避妊効果が高く，悪心・嘔吐などのマイナートラブルがほとんどないことから高い評価を得ている。ただし，ノルレボ®錠には排卵を遅らせる作用があるので，服用後は次回月経まで性交を控えるか，翌日から OC の服用を開始させる。

EC：emergency contraception（緊急避妊法）

LNG：levonorgestrel（レボノルゲストレル）

### Basic Point　pharmacology

●ECP（Emergency Contraceptive Pill：緊急避妊ピル）の作用機序とは
　ECP の作用機序については未だ定説は存在しないが，以下筆者の経験から推論した。
① $E_2$（エストラジオール）レベルが低い時期に服用：子宮内膜が分泌内膜化し ECP 服用後の黄体ホルモンと卵胞ホルモンの急激な低下に伴う消退出血が認められる。
② $E_2$ レベルが上昇期にある時期に服用：まだ排卵の準備が整わない時期に ECP を服用すると黄体化非破裂卵胞の状態になる。
③ $E_2$ レベルがピーク時に服用：子宮内膜の成熟が促進される，一部に着床可能な内膜が形成されていれば妊娠が成立する可能性も否定できない。
④排卵後に ECP を服用した：子宮内膜の成熟が促進されることがある。ECP の服用によって一時的に黄体ホルモン量が高まることは，implantation windows のマーカーであり子宮内膜の表層部に形成されるピノポードの形成を加速させることで着床を阻害する可能性を示唆するものである。

### Self Check

- 経口避妊薬（OC）が理想的に使用されたときの失敗率（妊娠率）はコンドームの 7 分の 1 程度である。
- 経口避妊薬（OC）は性感染症を予防しない。
- 緊急避妊ピル（ECP）は一般に性交後 72 時間以内に服用する。
- 黄体ホルモンが付加された子宮内避妊システム（IUS）は高い避妊効果，月経血量の減少，月経困難症の改善が期待できる。

〈北村邦夫〉

## Ⅱ-B. 腫瘍および類腫瘍

# 子宮筋腫

## 子宮筋腫とは【図1】

婦人科腫瘍性疾患のなかで最も多く，40歳前後に好発し20～30％にみられる。子宮に発生する平滑筋腫であり，いわゆる子宮の「こぶ」である。最近では晩婚化に伴い，不妊症の原因や妊娠時の合併症として注目されている。

## 原因

子宮平滑筋細胞の腫瘍性増殖による。エストロゲン依存性に発育するため，エストロゲンが減少する閉経後には一般的に縮小する。

## 病理

平滑筋腫であり，良性腫瘍である。妊娠・閉経・ホルモン療法などによるホルモン環境の変化により子宮筋腫内に循環障害が起こり，続発性変化を起こすことがある。変性（硝子様変性，赤色変性，石灰化）したり，壊死に陥り液化したり，さらには感染を認めることがある。悪性化（子宮肉腫）することはきわめてまれである。

## 分類

子宮の解剖学的な位置により，体部筋腫（95％）と頸部筋腫（5％）に分類される【図2】。頸部筋腫の頻度は少ないが，妊娠時には分娩障害となることがある。さらに子宮壁を構成する3つの層における存在部位によって，漿膜下筋腫，壁内（筋層内）筋腫，粘膜下筋腫に分類される【図3】。粘膜下筋腫では筋腫分娩を起こすことがあり，有茎性漿膜下筋腫では茎捻転を起こすことがある。

## 症状

### ◆ 漿膜下筋腫

小さなものでは無症状のことが多い。大きいものでは下腹部腫瘤感や周辺臓器を圧迫することによる症状を認める。例えば膀胱を圧迫すれば頻尿・排尿障害，直腸なら便秘，脊椎なら腰痛が出現する。有茎性漿膜下筋腫で茎捻転を起こすと疼痛を伴う。

### ◆ 壁内（筋層内）筋腫，粘膜下筋腫

筋腫により子宮内腔の面積が増えることや，月経時の子宮収縮が起こりにくくなることにより一次止血が困難になるため，月経異常（過多月経，頻発月経，月経困難症）や不正性器出血を認めることがある。出血の程度が強いと貧血（鉄欠乏性貧血）となる。筋腫により子宮内腔の変形や血流障害が起こることで受精卵の着床を妨げたり，子宮頸管や卵管間質部が閉塞して精子の通過障害が起こり，不妊症・不育症の原因となることもある。

粘膜下筋腫の場合，ときに筋腫分娩を起こす。筋腫分娩を起こした場合は持続性の不正性器出血や，不規則な子宮収縮により陣痛様下腹部痛を認めることがある。

子宮筋腫に感染や壊死が起こると，疼痛を認めたり，帯下が増量したりする。妊娠中，子宮筋腫はエストロゲン依存性のために増大しやすく，同時に変性を起こしやすい。変性に伴

い感染を起こすと子宮収縮が起こり，切迫流産・切迫早産の原因となる。

## 診断

### ◆内診
弾性硬の子宮と連続した腫瘤として触れる。粘膜下筋腫や小さな筋腫の場合はわかりにくいことがある。

### ◆超音波断層法【図4】
一般的には超音波検査で十分に診断できる。経腟法が描出しやすいが，大きな子宮筋腫の場合は経腹法を併用する。子宮筋腫は境界明瞭で低エコーな腫瘤として描出される。超音波

図1　子宮筋腫
壁内（筋層内）筋腫　　漿膜下筋腫

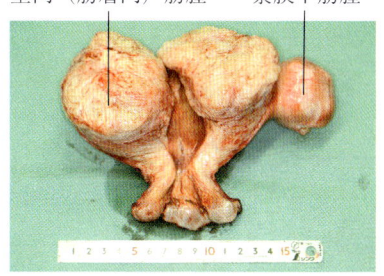

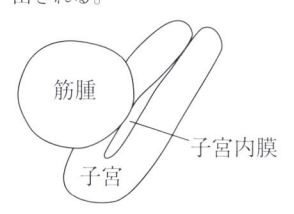

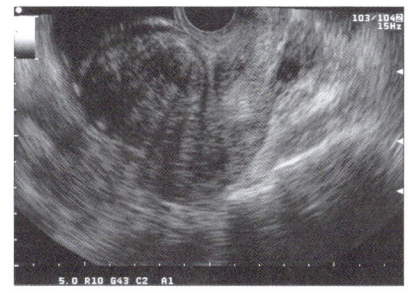

図2　体部筋腫と頸部筋腫
体部筋腫
頸部筋腫

### Level up View

●UAE（uterine artery embolization：子宮動脈塞栓術），FUS（focused ultrasound surgery：集束超音波治療）について

最近では子宮筋腫を切らずに治療する方法として，UAEやFUSといった新しい治療法が開発された。どちらもまだ保険適応はなく自費診療となる。

UAEはX線透視下に子宮動脈までカテーテルを進め，子宮動脈に塞栓物質を注入し閉塞させる。子宮筋腫への血流を遮断することで，子宮筋腫を壊死させ縮小させる。

FUSはMRIで子宮筋腫の位置を確認しながら，多方向からの超音波のエネルギーを1点に集束させ，熱エネルギーで子宮筋腫を焼灼する。

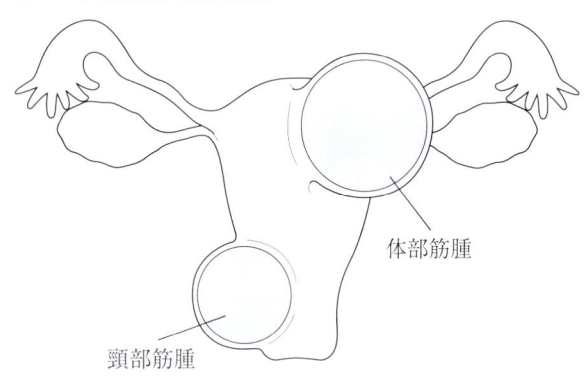

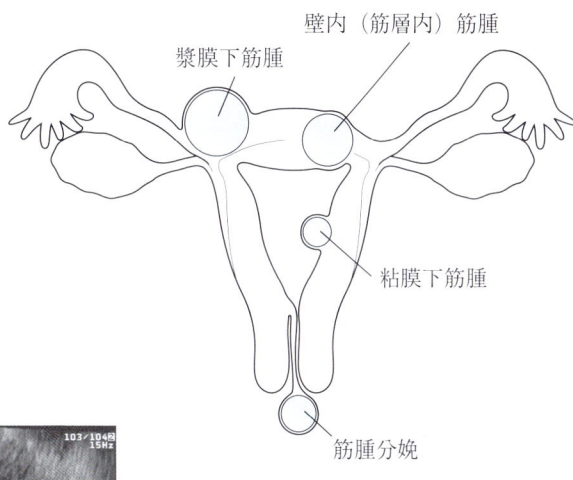

図3　子宮筋腫の分類
漿膜下筋腫
壁内（筋層内）筋腫
粘膜下筋腫
筋腫分娩

図4　超音波画像
境界明瞭な低エコー腫瘤として描出される。
筋腫
子宮内膜
子宮

カラー Doppler 法を用いて腫瘍周囲や腫瘍内部の血流を観察することで，子宮肉腫との鑑別の参考になる。

### ◆ MRI【図5】

最も優れた検査法である。子宮筋腫は T1，T2 強調画像で境界明瞭な低信号の腫瘤として描出される。変性を起こすと T2 強調画像で高信号を示すことがある【図6】。子宮腺筋症や卵巣腫瘍（卵巣線維腫などの充実性腫瘍）との鑑別が困難な場合に有用である。悪性の子宮肉腫の場合は非典型的な MRI 像（境界不明瞭，出血，壊死など）を示すことがあるが鑑別は困難である。

### ◆ 子宮鏡【図7】

子宮内腔を観察することができ，粘膜下筋腫を直視できる。子宮内膜ポリープや子宮体癌などとの鑑別もある程度可能である。

### ◆ 子宮内膜細胞診

子宮体癌を否定するために施行する必要がある。とくに子宮内腔に腫瘤がある場合や不正性器出血を認める場合，子宮体癌をしっかりと鑑別しなくてはならない。

## 子宮筋腫と子宮腺筋症との鑑別

### ◆ 共通点

ともにエストロゲンにより増悪するので，性成熟期女性に好発し，子宮の増大を認める。閉経後には縮小していく。症状として過多月経，月経痛を認め，不妊症の原因となりうる。

子宮筋腫と子宮腺筋症は多発性であり，合併することも多い。鑑別は MRI が最適である。悪性化はまれである。

### ◆ 相違点

子宮筋腫は妊娠により増大するが，子宮腺筋症はある程度軽快するといわれている。子宮筋腫は核出可能であるが，子宮腺筋症はびまん性の病変なので核出が困難である。子宮腺筋症は子宮内膜症を合併することが多く，月経痛や性交痛の原因となりやすい。

## 治療

典型的な子宮筋腫で，症状のないものは定期的に経過を観察する。一方，治療が必要となる子宮筋腫は，過多月経・貧血・月経痛などの症状のあるものや，挙児希望があり不妊症・不育症の原因となっているもの，妊娠した場合に変性して切迫流産・切迫早産などの問題となりそうなもの，検査で非典型的な所見（境界不明瞭，出血，壊死など）を認めたり閉経後に増大するなど悪性疾患の疑いがあるものなどがあげられる。基本的には手術療法を考慮する。

### ◆ 手術療法

・単純子宮全摘術（腹式，腟式，腹腔鏡下）：根治的な治療法である（p.168 〜 171，「子宮摘出術」参照）。
・子宮筋腫核出術（開腹，腹腔鏡下）：挙児希望などで子宮温存の希望がある場合に選択する。再発の可能性が高い。術後妊娠時の分娩方法は帝王切開が必要になる。
・子宮鏡下筋腫摘出術：粘膜下筋腫の場合，経腟的に切除が可能となる。

### ◆ 薬物療法

ゴナドトロピン放出ホルモン（GnRH）アゴニスト投与による偽閉経療法：卵巣機能を低下させ偽閉経状態にすることにより，エストロゲン依存性に増大する子宮筋腫を縮小させる

GnRH：gonadotropin releasing hormone（ゴナドトロピン放出ホルモン）

(p.264，本文⑤を参照)。手術前に施行することで月経を止めて貧血を改善させたり，子宮への血流を減少させて手術時の出血量を減少させることができる。閉経が近い人に投与して閉経時期を早めるために施行することもある。骨密度低下などの副作用などの点で投与期間に限りがあり，投与終了後に卵巣機能が回復するとエストロゲンの分泌が再開して子宮筋腫はもとの大きさに戻ってしまうことが問題点としてあげられる。

**図5　MRI（T2強調画像）**
多発子宮筋腫。T2強調画像で低信号を示す。

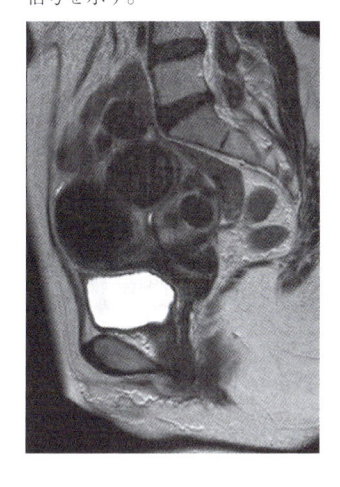

**図6　変性子宮筋腫のMRI（T2強調画像）**
筋腫内で液化した部位が高信号を示している。

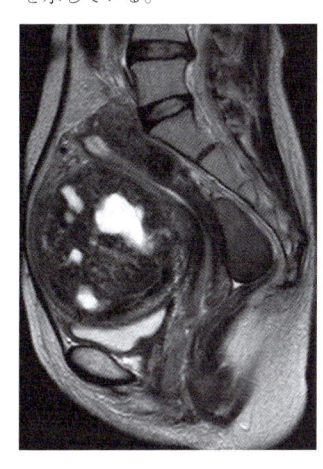

## Level up View

●子宮筋腫と子宮腺筋症のMRI像の違い，鑑別のポイント

　子宮筋腫と子宮腺筋症はMRIのT2強調画像でともに低信号を示す。子宮筋腫は良性腫瘍であるため境界明瞭な腫瘤とし描出されるのに対して，子宮腺筋症は子宮内膜が筋層内でびまん性に発育していくので子宮壁全体が肥厚していくことが多く，腫瘤を形成しても境界不明瞭に描出される【図A】。

**図A　子宮腺筋症のMRI（T2強調画像）**
子宮筋腫と同様に低信号を示すが，境界不明瞭で子宮壁全体が肥厚する。

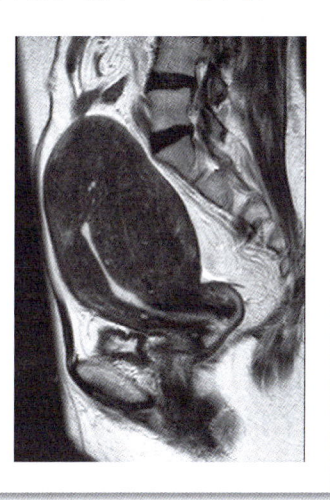

**図7　子宮鏡写真**
粘膜下筋腫を直視できる。

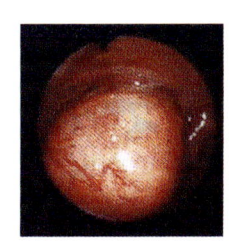

## Self Check

☐　子宮筋腫は婦人科腫瘍性疾患のなかで最も多く，40歳前後に好発する。

☐　エストロゲン依存性に発育するので，閉経後には縮小する。

☐　存在部位により，漿膜下筋腫，壁内（筋層内）筋腫，粘膜下筋腫に分類される。

☐　漿膜下筋腫は無症状のことが多いが，壁内（筋層内）筋腫や粘膜下筋腫は月経異常を引き起こしたり，不妊症の原因となることがある。

☐　診断は超音波断層法で十分可能であり低エコー腫瘤として描出されるが，MRIのほうが優れており，T2強調画像で低信号腫瘤として描出される。

☐　症状がある場合に治療の対象となり，単純子宮全摘術が基本的な治療である。挙児希望がある場合には子宮筋腫核出術を施行する。保存的治療として，GnRHアゴニストなどの薬物療法がある。

〈杉山太朗〉

## II-B. 腫瘍および類腫瘍

# 子宮腺筋症

子宮腺筋症：adenomyosis

## 子宮腺筋症とは

　子宮腺筋症は，本来子宮内腔面にある子宮内膜組織（ホルモンの影響により増殖，分化，剥離（月経）を繰り返す組織）を子宮筋層内に認める場合に用いる疾患名であり，広義の子宮内膜症に属する。病理所見では，①子宮筋層では内膜類似組織がびまん性に発生する，②病巣の境界は不明瞭である，③悪性変化をきたすことはまれである，などの特徴を有する【図1】。

## 臨床像

　性成熟期から更年期にかけて好発し，その発症は40歳代にピークとなる。子宮内膜症のそれよりやや高齢層に移行し，不妊症の合併頻度は子宮内膜症に比較して少なく，多くは経産婦である。未産婦であると流産を繰り返すことがある。子宮腺筋症が存在していると自己免疫異常が存在していることもあり，その自己免疫異常の種類によっては流産の危険因子になることが証明されている。子宮内膜症(チョコレート嚢胞)や子宮筋腫との合併頻度も高い。

## 症状

### ◆月経困難症

　月経開始直前から月経期にかけての激しい骨盤痛であり，発作性で間欠的であることが多い。通常は下腹部・腰部に限局するがときに背部や大腿部に放散する。子宮内膜症に比べて月経困難症の症状は強い。子宮が硬く，腫大しているために月経時，止血のための収縮がうまくいかず，さらに強く収縮するため痛みが増強する。

### ◆過多月経，不正性器出血

　子宮が腫大することにより月経時の出血量が増加する。また，月経終了後も少量の出血が持続することがある。これは，月経時に剥離する内膜の出血面積が増大することや子宮が収縮しにくくなるために出血量が増加するものと考えられている。慢性的な過多月経は二次的に貧血症の原因となる。

## 診断

### ◆内診

　表面が平滑で，子宮がそのまま大きく腫大し弾性硬に触れる。手拳大程度までの大きさであることが多く，それ以上に大きい子宮は子宮筋腫の合併を考える。子宮内膜症を合併しない例では子宮可動性は良好であり，月経時の子宮の圧痛が本症の特徴である。

### ◆超音波断層法

　子宮全体の均一な腫大，子宮壁の肥厚を認める。厚くなった筋層内には整然とした高輝度点状エコー（出血点）を認めることが多い【図2】。

### ◆MRI

　最も診断価値が高い。CTでは一様な密度をもった腫大子宮として認められ，子宮筋腫との鑑別が困難なことが多い【表1】。MRIではT2強調画像において病変部が子宮内膜から連続した形で，しかも正常筋層との境界不明瞭な低信号像のなかに異所性内膜組織像と思わ

れる点状の高信号が混在していることから診断される【図3】。T1強調画像でも，筋層内の明瞭な点状信号を認めることがある。

## ◆ CA-125

上皮性卵巣癌の腫瘍マーカーでもある CA-125 値が正常子宮内膜組織でも産生されることから，子宮腺筋症においても血中 CA-125 値が上昇することが知られている。子宮内膜症よりも高値を示すことが多い。

CA-125：carbohydrate antigen 125
（糖鎖抗原 125）

図1　腺筋症の病態

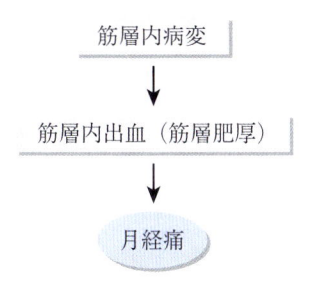

筋層内病変
↓
筋層内出血（筋層肥厚）
↓
月経痛

図2　子宮腺筋症の超音波像
子宮全体が均一に腫大し，高輝度点状エコーが散在する。

子宮内膜
腫大した子宮筋層
高輝度点状エコー

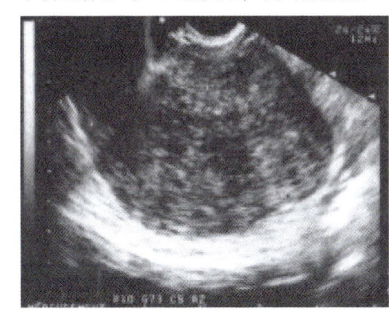

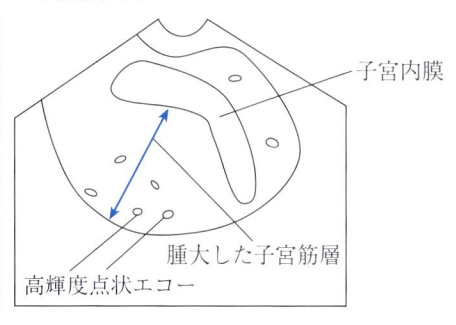

### 表1　子宮腺筋症と子宮筋腫の比較

|  | 子宮腺筋症 | 子宮筋腫 |
|---|---|---|
| 共通点 | ①30〜40歳代に多い<br>②症状：月経痛，過多月経，不妊，子宮増大<br>③互いに合併しやすい<br>④悪性化はまれ<br>⑤多発性（子宮筋腫は単発性のこともある）<br>⑥閉経後縮小する | |
| 相違点 | ①異所性子宮内膜（腫瘍でない）<br>②妊娠でよくなる<br>③びまん性の病変（核出困難） | ①良性腫瘍<br>②妊娠で増大することあり<br>③限局性（核出可能） |

図3　子宮腺筋症の MRI T2 強調画像
子宮後壁が肥厚し，肥厚した筋層内に点状の高信号領域（異所性内膜の出血点）を認める。

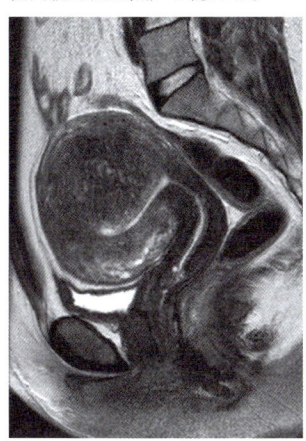

**Basic Point**　pathology

● 子宮腺筋症のメカニズム
　発症機序はいまだ不明であるが，子宮腺筋症と子宮内膜組織との接合部が認められることがあり，妊娠などの機会に伸展された子宮平滑筋層の間隙から，子宮内膜基底層の内膜組織が直接侵入することにより発生するとした Cullen 説（direct extension theory）が有力である。

## 治療

薬物療法や手術療法を患者個人の症状、ニーズに合わせて選択する。

### ◆薬物療法

#### ◇対症療法

疼痛に対しては鎮痛薬、過多月経による貧血に対しては鉄剤の投与を行う。

#### ◇ダナゾール療法、ゴナドトロピン放出ホルモン（GnRH）アナログ療法

下垂体からの GnRH の分泌を一時的に抑制し、卵巣からのステロイドホルモンの分泌を抑制することにより内膜の萎縮をもたらし、病変の縮小を図る。ダナゾールは副作用として、肝機能障害（AST、ALT の上昇）、男性化（多毛、にきび）、体重増加などがある。GnRH アナログ療法ではエストロゲン低下に伴う副作用として、卵巣欠落症状（のぼせ、いらいら、顔面紅潮、肩こり）や長期投与で骨粗鬆症を引き起こすこともある。

#### ◇低用量ピル

排卵を抑制して卵巣を休めることで病巣へのホルモン刺激が減り症状の改善、病巣の縮小が期待できる。子宮内膜症に伴う月経困難症に適応を有する治療用低用量ピルが開発された。

### ◆手術療法

#### ◇単純子宮全摘術

子宮腺筋症に対する唯一の根治療法である。摘出子宮では、肥厚した子宮筋層内に黒点状の出血点を認めることがある【図4】。

#### ◇腺筋症摘出術

妊孕性を温存するための手術。最近では腹腔鏡下での手術が主流となってきている。核出後は子宮壁の欠損のために妊娠中あるいは分娩中の子宮破裂に注意が必要である。また、病巣の完全摘出は困難であり術後再発も比較的多い。

GnRH：gonadotropin releasing hormone（ゴナドトロピン放出ホルモン）

AST：aspartate amino transferase（アスパラギン酸アミノトランスフェラーゼ）

ALT：alanine amino transferase（アラニンアミノトランスフェラーゼ）

図4 子宮腺筋症の摘出子宮
肥厚した筋層内に、黒点状の出血点を認める。

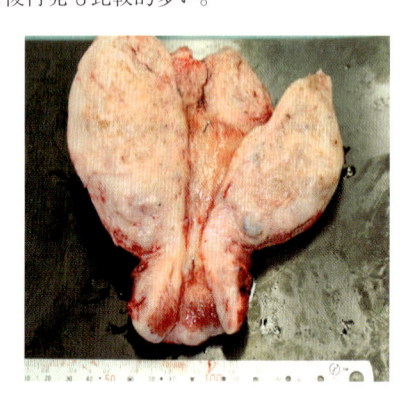

## Self Check

☐ 子宮腺筋症とは子宮筋層内に子宮内膜組織が存在するものをいう。
☐ 月経困難症、過多月経が特徴的な症状であり、子宮内膜症に比べて月経困難症は強い。
☐ MRI が最も診断価値が高い。T2 強調画像では肥厚した筋層内に点状の高信号域を認める（異所性内膜の出血点）。
☐ CA-125 は子宮内膜症よりも高値を示す。
☐ 薬物療法（鎮痛薬、ダナゾール療法、GnRH アナログ療法）をまず行い、無効なら手術療法を施行する。唯一の根治療法は単純子宮全摘術である。

〈西島義博〉

## II-B. 腫瘍および類腫瘍

# 子宮内膜症

子宮内膜症は，「子宮内膜およびその類似組織が子宮内膜層および子宮体部筋層以外の骨盤内臓器で増殖する疾患」と定義される．ただし，類似組織とは組織学的および生物学的に子宮内膜の特徴を備えた組織である．また，世界保健機構（WHO）の組織学的分類では，本症は子宮腺筋症とともに類腫瘍病変（tumor-like lesion）として分類される．

WHO：World Health Organization（世界保健機構）

Side Memo
かつては子宮腺筋症を内性子宮内膜症，子宮以外の部位に発生した子宮内膜症を外性子宮内膜症とよんだが，現在は旧外性子宮内膜症を子宮内膜症とし，子宮腺筋症は子宮内膜症とは区別している．また，卵巣の内部に出血を伴う卵巣病変については，卵巣腫瘍取扱い規約（1990）に基づき，腫瘍性病変に用いる「嚢腫」ではなく，類腫瘍病変として卵巣チョコレート「嚢胞」に統一された．

## 病態生理

子宮内膜症の発生機序には主に2つの学説がある．現在はどちらの機序もあると考えられている【表1】．

ただし，化生を誘導する因子も腹腔内へ逆流した月経血に関連すると考えられるので，どちらの機序であっても月経時の月経血逆流が発症に関与することに違いはない．したがって，子宮内膜症は通常初経以後に発症し，エストロゲン分泌が活発となる性成熟期に向かって本症の発症頻度は加速度的に増加し，発症のピークは30歳代前半である．そして，エストロゲン分泌が低下する40歳代後半から閉経期に向かって，その発症頻度は減少する．

## 臨床症状

子宮内膜症の二大主徴は疼痛と不妊である．その他，骨盤内臓器以外に広がった場合はそれぞれに特有の症状を呈する【表2】．

表1 子宮内膜症の発生機序に関する学説

①子宮内膜移植説（implantation theory）
月経血が経卵管的に腹腔へ逆流し，子宮内膜組織が骨盤腹膜面に生着するという学説．経卵管的なものだけでなく血行性，リンパ行性の転移もある．

②体腔上皮化生説（celomic metaplasia theory）
腹膜を構成する中皮細胞とその直下にある間葉細胞が，ある種の因子によってMüller管型上皮へ変化して子宮内膜症組織を形成するという学説．

表2 子宮内膜症の臨床症状

疼痛症状
　月経困難症（月経時の下腹部痛や腰痛）
　慢性骨盤痛（月経時以外の下腹部痛や腰痛）
　性交痛
　排便痛
妊孕能低下
　排卵障害
　黄体機能不全
　卵管周囲癒着
　着床障害
異所性子宮内膜症
　腸管（下血，腸閉塞（イレウス））
　膀胱・尿管（血尿，頻尿，尿管閉塞）
　肺・横隔膜（喀血，気胸）

## 診断

### ◆ 問診
初経後閉経までの女性で，年齢とともに進行する続発月経困難症を訴える場合には本症を疑う。その他，慢性骨盤痛，性交痛，排便痛などの特徴的な痛みに注意する。

### ◆ 内診，直腸診
内診により卵巣の腫大，子宮の可動性の制限，Douglas窩の硬結などを認める。また，病巣には圧痛を認めることが多い。直腸腟中隔など深部に病変が及ぶ場合もあるので，直腸診も重要である。

### ◆ 超音波検査
卵巣チョコレート囊胞は卵巣の肥厚した壁を有する囊胞性病変として描出される。内部エコーはびまん性均一であり，微細点状エコー（scatter）が特徴的である。内容が分離して鏡面像を呈することもある【図1】。

### ◆ CT
卵巣チョコレート囊胞は内容がほぼ均一な水に近いCT値を示す囊胞として描出される。まれに囊胞内の凝血塊が高濃度に描出されることがある。

### ◆ MRI
卵巣チョコレート囊胞は血液およびその二次成分を特徴的な信号として描出するので有用である。一般的にはT1・T2強調画像とも高信号を呈する囊胞だが，ときにT2強調画像においてshadingとよばれる低信号領域を認める【図2】。

### ◆ 血清CA-125
卵巣癌の腫瘍マーカーであるCA-125は，子宮内膜症の症例でも上昇する。CA-125値の高低は子宮内膜症の病勢を反映するので，治療効果の判定や再発の早期発見に有用である。

CA-125：carbohydrate antigen 125（糖鎖抗原125）

### ◆ 腹腔鏡検査
子宮内膜症の確定診断は原則として，腹腔鏡もしくは開腹術による視診および組織診で行うことが規定されている。直視下に認められる子宮内膜症の所見は【表3】に示すとおりである（p.179，図3参照）。

近年は腹腔鏡下手術の進歩により，より低侵襲に確定診断が可能となった。それでも外科的侵襲は皆無ではないので，必要性がリスクを上回る場合に実施される。直視下には診断されていないが画像診断やその他の自・他覚所見から強く子宮内膜症が疑われる場合には「臨床的子宮内膜症」として区別する。

### ◆ revised-ASRM分類
現在，世界中で用いられている代表的な病期分類法である。revised-ASRM分類は子宮内膜症病変の全体像で評価せず部位別に評価することを基本とし，病巣部と癒着病変，左・右とDouglas窩病変を各々分けてスコア化し，臨床的に進行期を4段階に分類している。さらに，解剖学的な病変の量的な問題だけでなく，質的な問題を分類法に加えなくてはならないとして，子宮内膜症性病変をred（red, red-pink, clear lesions），white（white, yellow-brown, peritoneal defects），black（black, blue lesions）の3つに分類し，それぞれの病変の存在率を追加記入するようにしたものである。

revised-ASRM分類：revised-American Society for Reproductive Medicine Classification

# 治療

## ◆ 薬物療法

①対症療法：鎮痛薬（非ステロイド性抗炎症（NSAIDs）），漢方薬。

②経口避妊薬：経口避妊薬は避妊を目的として排卵を抑制するエストロゲン・プロゲスチン配合薬である。その副効用として月経の量・期間を減少させ，月経困難症や月経前症候群を緩和する効果があることが知られている。この効果は子宮内膜症の症状に対しても有効なことが多く，また近年開発された低用量経口避妊薬は長期内服しても比較的安全であるため，最近多く用いられるようになりつつある。2008年にエチニルエストラジオールとノルエチステロンの配合薬が「子宮内膜症に伴う月経困難症の治療薬」として承認された（Level up View 参照）【図3】。

③プロゲスチン療法：偽妊娠療法や経口避妊薬はエストロゲンとの配合薬であるのに対し，比較的高用量のプロゲスチンを単独で用いる。排卵抑制だけでなく子宮内膜症組織に対する直接的な増殖や活性の抑制作用により効果を及ぼす。従来はジドロゲステロンや酢酸メドロキシプロゲステロン（MPA）が用いられていたが，2008年にさらにプロゲステロン作用の特異性が高い（ほかのステロイドホルモン作用をもたない）ジエノゲストが子宮内膜症治療薬として承認された（Level up View 参照）【図4】。

NSAIDs：nonsteroidal antiinflammatory drugs（非ステロイド性抗炎症薬）

MPA：medroxy progesterone acetate（酢酸メドロキシプロゲステロン）

図1　超音波検査所見

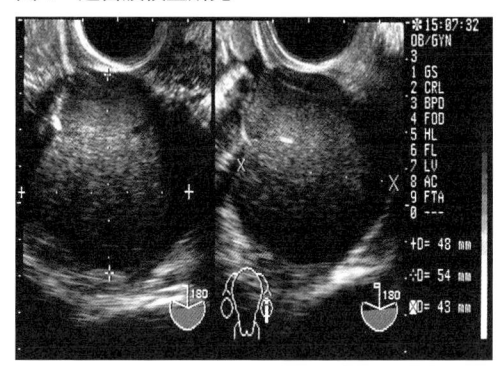

図2　MRI所見

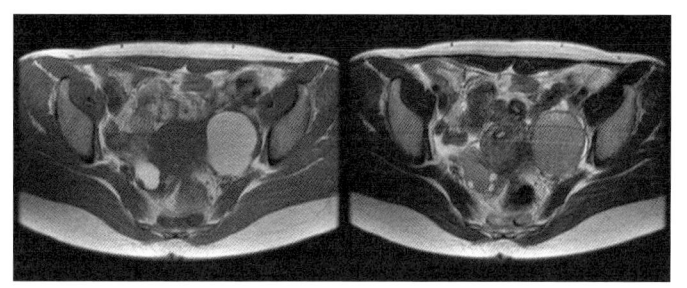

T1強調画像　　T2強調画像

表3　子宮内膜症の直視的所見

一次所見
1. 色素性病変
   ①ブルーベリー斑，②血性嚢胞，③散布状黒斑，④ヘモジデリン沈着，⑤点状出血斑，⑥漿膜下出血，⑦卵巣チョコレート嚢胞
2. 非色素性病変
   ①小水疱，②漿液性嚢胞，③充実性隆起

二次所見
①癒着，②ひだ状疲痕

図3　エストロゲン・プロゲスチン配合薬の構造

エチニルエストラジオール　　ノルエチステロン

④ゴナドトロピン放出ホルモン（GnRH）アゴニスト療法（偽閉経療法）：GnRHアゴニストはGnRHのアミノ酸を一部改変したデカペプチドである（p.159, 表2参照）。GnRHアゴニストを持続投与するとGnRH受容体に結合して一時的にゴナドトロピン分泌を刺激（flare-up）した後に，アンタゴニストとして作用することを利用し，ゴナドトロピン分泌抑制を介して卵巣からのエストロゲン分泌を抑制し，人工的に閉経状態を誘導して子宮内膜症の萎縮を惹起する。有効性が高い一方，低エストロゲンによる副作用（更年期症状，骨量減少，うつ症状）に注意しなければならない。

⑤ダナゾール療法：ダナゾールは17α-エチニルテストステロンのイソキサゾール誘導体であり，その構造類似性から生体内の各種ステロイドに対する細胞内受容体と親和性を有する【図5】。これにより排卵を抑制し，また子宮内膜症の細胞内アンドロゲンおよびプロゲステロン受容体と結合して直接に細胞増殖を阻止する。副作用として，体重増加，浮腫，にきび，肝機能障害，血栓症や低エストロゲンによる更年期症状をきたす。

⑥エストロゲン・プロゲスチン療法（偽妊娠療法）：妊娠により子宮内膜症の症状の改善と病巣の縮小がもたらされることから，数カ月間本剤を持続投与して妊娠中のホルモン状態を作り出す方法。1960年代に実施されていた偽妊娠療法は高用量であり血栓症，肝機能障害などの副作用の点から現在では用いられない。

## ◆手術療法

子宮内膜症に対する手術療法の術式としては【表4】に示すものがある。アプローチの方法として，近年は開腹術に加えて，腹腔鏡下手術が進歩し低侵襲な治療が可能になった。さらに，腹腔鏡下手術において，レーザーや超音波メスなどの機器の進歩や手術手技の開発により，病巣摘除や癒着剥離だけでなく直腸-腟中隔までの深部病変に対しても安全にアプローチできるようになり，薬物療法無効例に対しても有用性が確認されている。また，疼痛の緩和を目的として，腹腔鏡下仙骨子宮靱帯切断術（LUNA）や仙骨前神経（上下腹神経叢）切断術も試みられている。

GnRH：gonadotropin releasing hormone（ゴナドトロピン放出ホルモン）

LUNA：laparoscopic uterine nerve ablation（腹腔鏡下仙骨子宮靱帯切断術）

図4　ジエノゲストの構造

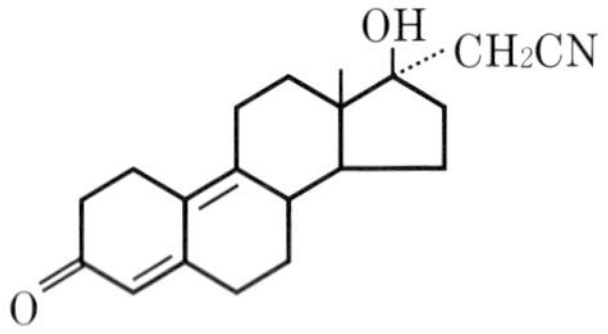

図5　ダナゾールの構造

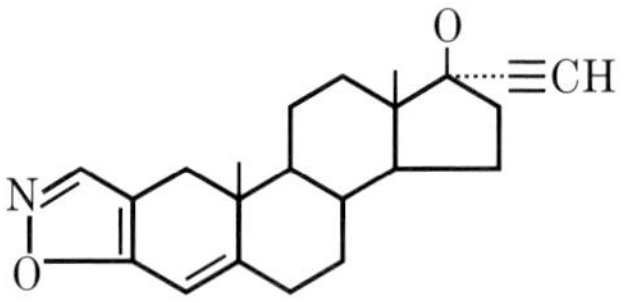

表4 子宮内膜症に対する手術術式

```
保存手術
    子宮内膜症病巣摘除・焼灼術
    癒着剥離術
    チョコレート嚢胞摘出術
    片側付属器切除術
根治手術
    両側付属器切除＋（適宜，単純子宮全摘術，病巣摘除術）
```

## Level up View

●子宮内膜症に対する新しいホルモン療法

子宮内膜症の薬物療法の変遷をたどると，1960年代から（高用量，中用量）経口避妊薬やプロゲスチン療法（ジドロゲステロン）が用いられていたのであるが，1980年代に非常に高い有効性を示すダナゾールとGnRHアゴニストが発売されて以来，この2剤が子宮内膜症の薬物治療の中心的な役割を担ってきた。この2剤は短期的には非常に有効な薬剤であるが，各々の副作用により使用期間が制限されている。一方，子宮内膜症は長期的には再発率がきわめて高く，長期的な管理法の開発が課題となっていた。このような状況のなかで，2008年に新しい子宮内膜症の治療薬が発売された。1つは従来の一相性低用量経口避妊薬と同一成分のエチニルエストラジオールとノルエチステロンの配合薬が「子宮内膜症に伴う月経困難症の治療薬」として承認されたものであり，もう1つは新しい世代のプロゲスチンであるジエノゲストである。ともに副作用の観点から長期投与が可能であるため，子宮内膜症の長期的管理には福音となる薬剤である。ダナゾールやGnRHアゴニストを含めて，それぞれの効果，副作用，コストが異なるので，年齢やほかの薬物療法に対する反応，手術療法との組み合わせなどの状況に応じて使い分けることのできる選択肢が広がったことになる。

## Self Check

- □ 子宮内膜症の発生には腹腔内への月経血の逆流が関与し，子宮内膜移植説と体腔上皮化生説がある。
- □ 子宮内膜症の主な症状は，疼痛（月経困難症，慢性骨盤痛，性交痛，排便痛）と不妊である。
- □ 超音波検査において卵巣チョコレート嚢胞は，内部エコーがびまん性均一な微細点状エコー（scatter）として描出される。
- □ MRI検査において卵巣チョコレート嚢胞は，T1・T2強調画像とも高信号を呈するが，ときにT2強調画像においてshadingとよばれる低信号領域を認める。
- □ 子宮内膜症のホルモン療法には，経口避妊薬，プロゲスチン，GnRHアゴニスト，ダナゾールがある。

〈百枝幹雄〉

## II-B. 腫瘍および類腫瘍

# 子宮頸癌とその前駆病変

## 疫学，病因

　子宮頸癌の年齢別の罹患率をみると，30 〜 40 歳代にピークを認める【図 1】。実際には，30 歳代までの若年層とそれ以降の年齢層とで比較すると，罹患率・死亡率とも若年層で増加傾向にあることが明らかであり，大きな問題となっている【図 2，3】。

　若年患者での問題は，治療予後が改善されていないことと並んで，治療により妊孕能，つまり妊娠する機能を失うことにある。

　国際間の比較においては，いわゆる発展途上国で多く認められることが知られている。

　ヒトパピローマウイルス（HPV）の感染が子宮頸癌の原因として重要であることが，以前より知られている。とくに，ハイリスク型（16，18 型に代表される）の持続感染が発癌の主たるリスクであることが認識されるようになり，予防，治療のターゲットとして臨床的に注目されている。

　疫学的な危険因子として，低年齢での性交開始，性的なパートナーが多い，多産，性感染症の罹患など，性的活動性が高いことが報告されている。その他，喫煙，経口避妊薬の服用もあげられている。ただし，これらの事実と患者個人のプロフィールはまったく別の問題であり，不用意に患者を傷つけることのないよう注意が必要である。

HPV：human papilloma-virus（ヒトパピローマウイルス）

## 組織学的分類

　子宮頸癌取扱い規約によれば，【表1】に示すように子宮頸部には多彩な組織型の腫瘍が発生するが，実際には大部分は上皮性腫瘍およびその関連病変である。そのうち約 80 〜 90% が扁平上皮癌，10% が腺癌，数% がその他のタイプといわれてきたが，近年では腺癌の増加傾向が認められる【図4】。

### ◆扁平上皮病変

・子宮頸部上皮内腫瘍（CIN）【図5】：異形成と上皮内癌を含めて，CIN として取り扱う。基底膜を超えない上皮内の病変で，HPV 感染の所見（コイロサイトーシス）を示すものも CIN 1 に含む。CIN 3 のうち，細胞の異型度が強いもの，扁平上皮としての極性を失っ

CIN：cervical intraepithelial neoplasia（子宮頸部上皮内腫瘍）

図1　年齢階級別罹患率（全国推計値）2013年（女性）

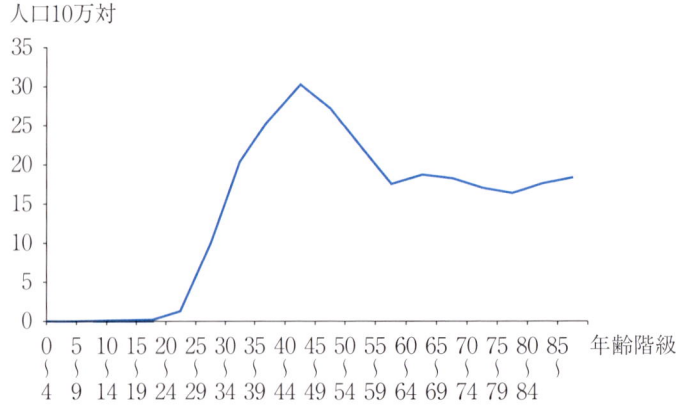

資料：国立がん研究センターがん対策情報センター
Source: Center for Cancer Control and Information Services, National Cancer Center, Japan

図2　年齢階級別罹患率（全国推計値）年次推移　子宮頸部（女性）

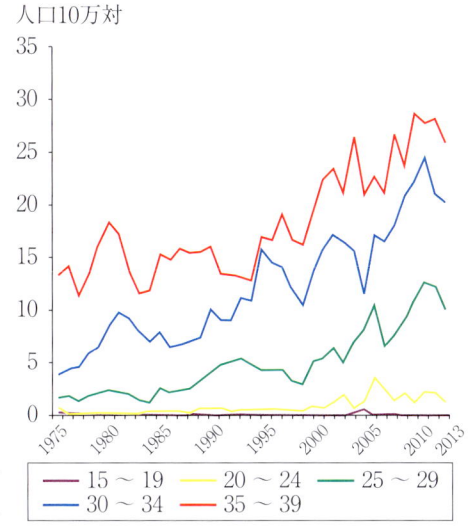

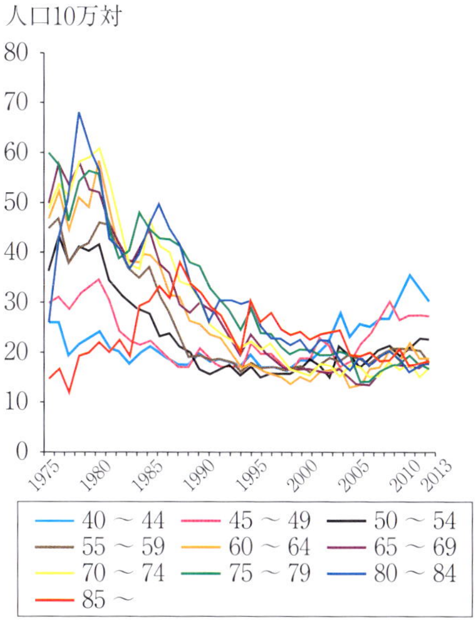

人口10万対

資料：国立がん研究センターがん対策情報センター
Source: Center for Cancer Control and Information Services, National Cancer Center, Japan

凡例：15～19、20～24、25～29、30～34、35～39

凡例：40～44、45～49、50～54、55～59、60～64、65～69、70～74、75～79、80～84、85～

図3　年齢階級別死亡率年次推移　子宮頸部（女性）

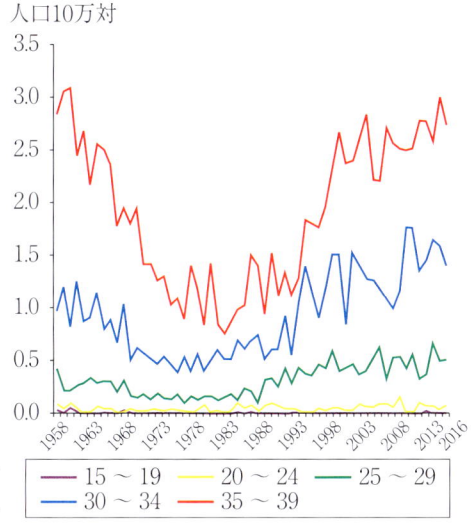

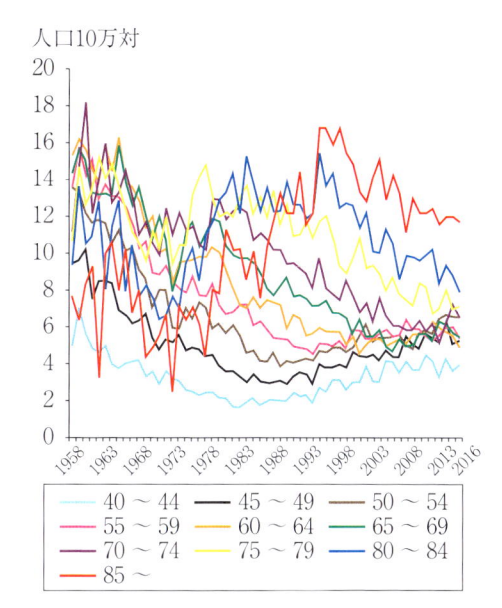

人口10万対

資料：国立がん研究センターがん対策情報センター
Source: Center for Cancer Control and Information Services, National Cancer Center, Japan

凡例：15～19、20～24、25～29、30～34、35～39

凡例：40～44、45～49、50～54、55～59、60～64、65～69、70～74、75～79、80～84、85～

表1　子宮頸癌の組織型別分類

A. 上皮性腫瘍と関連病変
　a　扁平上皮病変
　b　腺上皮病変
　c　その他の上皮性腫瘍
B. 間葉系腫瘍
　・ブドウ状肉腫（胎児横紋筋肉腫）
C. 上皮性・間葉性混合腫瘍
　・癌肉腫など
D. その他の腫瘍
　・悪性黒色腫
　・悪性リンパ腫
E. 続発性腫瘍

（子宮頸癌取扱い規約1997年10月より抜粋）

図4　子宮頸癌組織分類

近年，腺癌の比率が増してきている。

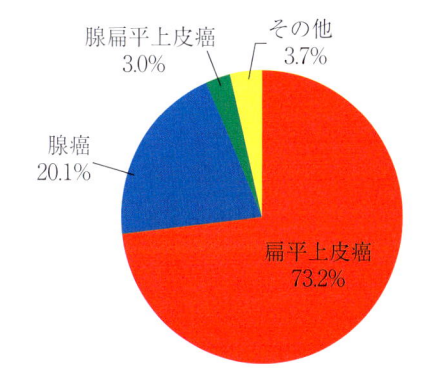

- 扁平上皮癌　73.2%
- 腺癌　20.1%
- 腺扁平上皮癌　3.0%
- その他　3.7%

出典：2016年，日本産科婦人科学会

たものを上皮内癌として扱うが，高度異形成との鑑別は困難なことも多い。
  ① CIN 1：軽度異形成（異型細胞の占拠範囲が，1/3までにとどまる）
  ② CIN 2：中等度異形成（異型細胞の占拠範囲が，2/3までにとどまる）
  ③ CIN 3：高度異形成＋上皮内癌（異型細胞の占拠範囲が，全層にわたる）
- 微小浸潤扁平上皮癌：癌の浸潤の深さが基底膜より計測して5mmを超えず，縦方向の広がりも7mmを超えないもの。
- 扁平上皮癌：角化型，非角化型，その他。

### ◆ 腺上皮病変
- 上皮内腺癌：正常の頸管腺の構造を保ったまま，腺細胞が悪性細胞に置換された状態で，発生部位は正常の頸管腺領域にとどまる。
- 微小浸潤腺癌：上皮内腺癌の状態から，間質への芽出（わずかに突出する）を認めるもの。
- 腺癌：粘液性腺癌（内頸部型，腸型），類内膜腺癌，明細胞腺癌，漿液性腺癌があり，粘液性腺癌内頸部型が最も多くみられる（いわゆる頸部腺癌）。

### ◆ その他の上皮性腫瘍
- 腺扁平上皮癌
- 小細胞癌：肺の小細胞癌に類似したきわめて悪性度の高い腫瘍で，早期から転移をきたす。
- 未分化癌

## 病態生理

子宮頸癌の主たる発生部位は，頸部扁平上皮と頸管腺上皮との境界領域；扁平円柱上皮境界（SCJ）である【図6】。HPVの感染自体は，成人女性においては一般的なイベントと考えられており，HPVがこの部位に感染しても多くの場合は一過性感染であり，自然消退してしまう。しかし，数％の症例でハイリスク型HPVが持続感染をきたし，さらにその一部がCINへ進展し，その後に浸潤癌となると考えられている。その間の時間経過に関しては，過去の観察的な知見から，10年単位の経過が想定されていたが，近年の若年進行癌患者の増加を考えると，何か他の要因が関与している可能性も否定できない。

局所での癌の進展が子宮頸部を超えると，腹側では膀胱，背側では直腸に直接浸潤することがある【図7】。また，転移様式は一般的にはリンパ行性転移が主であり，骨盤リンパ節が所属リンパ節であるが，さらに傍大動脈リンパ節に進展することもある。

扁平上皮癌では卵巣転移の頻度は低く，とくに若年患者の治療において温存の可能性が考慮されるが，一方で腺癌では扁平上皮癌に比べ卵巣転移率が高く，慎重な対応が必要とされる。

SCJ：squamocolumnar junction（扁平円柱上皮境界）

## 症状，診断

CIN，初期癌では無症状であり，検診によるスクリーニングやその他の診療機会に偶然発見されることがほとんどである。浸潤癌の典型的な症状は，性交後出血であるが，その他に帯下や不正性器出血を認めることも多い。近接臓器に浸潤した場合は血尿，下血，排尿，排便異常などの症状のほかに，腰痛や神経痛症状を認めることがある。

診断は，コルポスコープ観察下での狙い組織診により確定される。ただし，細胞診で異常を認めながらも，組織診が確定されない場合には，診断を目的とした円錐切除術が行われる。

次で触れる臨床進行期の決定には利用されないが，参考所見としてCT，MRIなどの画像検査，腫瘍マーカー（扁平上皮癌ではSCC抗原，CEAなど）の測定が行われる。

SCC：squamous cell carcinoma（扁平上皮癌）

CEA：carcinoembryonic antigen（癌胎児性抗原）

## 臨床進行期

　臨床進行期分類は，治療の最も基本となるものである．現在は国際産婦人科連合（FIGO）の臨床進行期分類を主に用い，必要に応じて TNM 分類を併用している【表2，図8】．以後，断りがない限り臨床進行期は FIGO システムのものをさす（2009FIGO 大会で若干の変更がなされることが決定された）．

　子宮頸癌の臨床進行期は治療前の臨床的検査によって決定され，以後変更しない．この点が，他の癌では術後臨床進行期が採用されているのと大きく異なる【図9】．

　臨床進行期の決定に行われる検査は，視触診（内診），コルポスコープ，胸部 X 線，尿路排泄造影検査などであり，CT，MRI などの画像検査は，治療計画に有用であっても進行期の決定には用いない【図10】．これは，国ごとの検査施行状況に差異があり，判断に統一性

FIGO：International Federation of Gynecology and Obstetrics（国際産婦人科連合）

### 図5　CIN
あくまでも基底膜を超えない，上皮内の病変であるが，異形細胞の占める範囲の程度によって，CIN 1，2，3 の分類がなされる．

### 図6　SCJ
腟壁側の扁平上皮と内頸管側の円柱上皮領域との境界に SCJ がある．

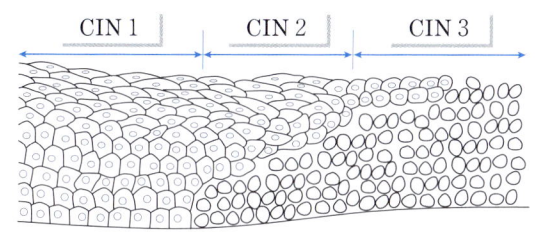

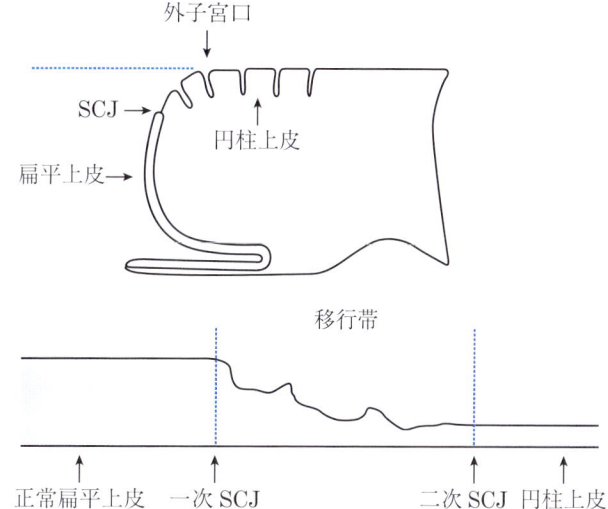

### 図7　子宮頸癌症例 MRI 像
子宮頸部の腫瘍が腹側の膀胱側に進展し，膀胱粘膜側の不整像が認められる（→）．膀胱浸潤が疑われる画像である．また，子宮頸部の腫瘍の進展・圧排によって，子宮体部に粘液が貯留している．

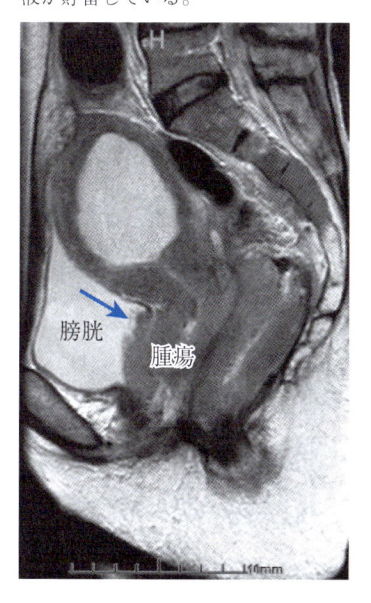

## Level up View

### ●婦人科検診，TBS について

　日本では子宮頸癌の検診として細胞診検診が行われ，これまでその判定にはクラス分類（class Ⅰ，Ⅱ，Ⅲa，Ⅲb，Ⅳ，Ⅴ）が用いられてきた．このクラス分類は悪性を推定する程度を示すもので，日本のスクリーニング検診で威力を発揮してきた．

　一方で，子宮頸癌の病理診断と細胞診のクラス分類が必ずしも整合性がとれていないこと，クラス分類の数字が臨床的な取り扱いの指標にならないことなどの問題も指摘され，新しいシステムが必要とされてきた．

　TBS（The Bethesda System）は細胞診の解釈を臨床に明確に伝えることを目的に開発された．最も大きな違いは，クラス分類でなく記述方式であること，臨床取り扱いの指針を明確にしたことで，日本以外の諸外国ではこの報告システムが採用されている．今後，日本でも採用され，より適切で効率のよい検診が行われるものと考えられている．

がないためである。

初期病変の診断を目的とした円錐切除は臨床検査とみなす【図11】。

## 治療，予後

他の癌と同様に，治療手段は手術，放射線，化学療法（抗癌薬）である。ただし，子宮頸癌に関しては，主治療は手術または放射線治療であり，化学療法は現時点では補助的な意味合いで行われる（【図14】参照）。

### ◆手術の種類
- 子宮頸部円錐切除術
- 単純子宮全摘術（p.168，「子宮摘出術」参照）
- 準広汎性子宮全摘術（p.168，「子宮摘出術」参照）
- 広汎性子宮全摘術（p.170，「子宮摘出術」参照）
- 骨盤除臓術

### ◆放射線治療

子宮頸癌，とくに扁平上皮癌は放射線感受性が高いことが知られている。

治療適応として，根治的放射線療法と術後の補助療法としての照射，再発腫瘍に対する姑息的照射などがある。

また，最近では同時化学放射線療法（CCRT）としてプラチナ製剤などの同時投与が広く行われている。

CCRT：concurrent chemoradiotherapy（同時化学放射線療法）

#### ◇根治的放射線療法の実際

外部照射と腔内照射とを併用する。【表3】に一般的なスケジュールを示す。
- 外部照射：骨盤リンパ節を想定した照射範囲である【図12】。
- 腔内照射：子宮内線源（タンデム）と腔内線源（オボイド）を用いて，マンチェスター法の線源配置で治療する【図13】。これは適正な病巣線量と近接臓器の被曝線量を計算する

**表2 子宮頸癌臨床進行期分類（日産婦1997年，FIGO 1994年）**

0期：上皮内癌
I期：癌が子宮頸部に限局するもの（子宮体部浸潤の有無は考慮しない）。
 Ia期：組織学的にのみ診断できる浸潤癌。肉眼的に明らかな病巣はたとえ表層浸潤であってもIb期とする。浸潤は，計測による間質浸潤の深さが5mm以内で，縦軸方向の広がりが7mmを超えないものとする。浸潤の深さは，浸潤がみられる表層上皮の基底膜より計測して5mmを超えないものとする。脈管（静脈またはリンパ管）侵襲があっても進行期は変更しない。
  Ia1期：間質浸潤の深さが3mm以内で，広がりが7mmを超えないもの。
  Ia2期：間質浸潤の深さが3mmを超えるが5mm以内で，広がりが7mmを超えないもの。
 Ib期：臨床的に明らかな病巣が子宮頸部に限局するもの，または臨床的に明らかではないがIa期を超えるもの。
  Ib1期：病巣が4cm以内のもの。
  Ib2期：病巣が4cmを超えるもの。
II期：癌が頸部を超えて広がっているが，骨盤壁または腟壁下1/3には達していないもの。
 IIa期：腟壁浸潤が認められるが，子宮傍組織浸潤は認められないもの。
 IIb期：子宮傍組織浸潤の認められるもの。
III期：癌浸潤が骨盤壁にまで達するもので，腫瘍塊と骨盤壁との間にcancer free spaceを残さない。または，腟壁浸潤が下1/3に達するもの。
 IIIa期：腟壁浸潤は下1/3に達するが，子宮傍組織浸潤は骨盤壁にまで達していないもの。
 IIIb期：子宮傍組織浸潤が骨盤壁にまで達しているもの。または明らかな水腎症や無機能腎を認めるもの。
IV期：癌が小骨盤腔を超えて広がるか，膀胱，直腸の粘膜を侵すもの。
 IVa期：膀胱，直腸の粘膜への浸潤があるもの。
 IVb期：小骨盤腔を超えて広がるもの。

図8 子宮頸癌臨床進行期分類

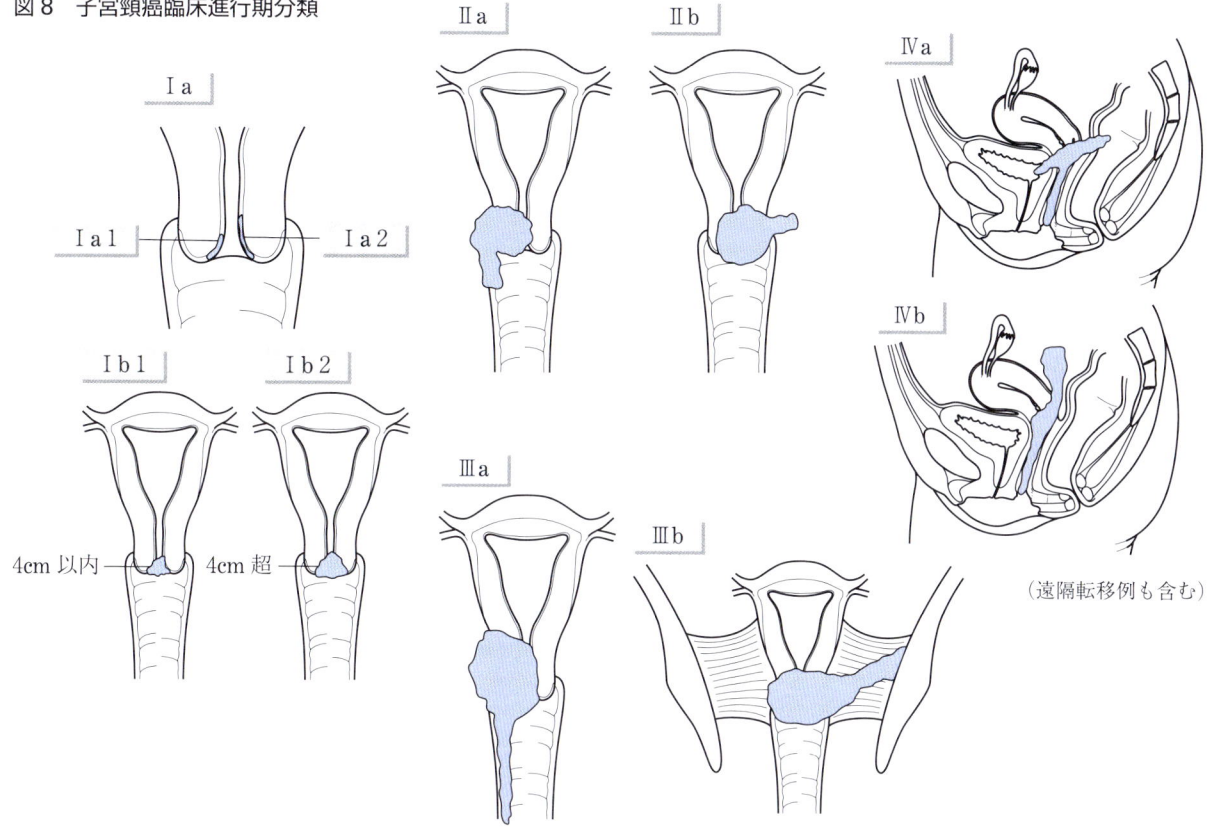

図9 臨床進行期Ib2期の一例

術前のMRI（①）で，子宮頸部に長径6cmの腫瘍を認める。診察所見（内診）でIb2期と診断された。術後の摘出検体（②）では，頸部から外向発育する大きな腫瘍が確認される。この症例では，摘出リンパ節に転移が認められたが，進行期は術前に決定されたIb2期である。

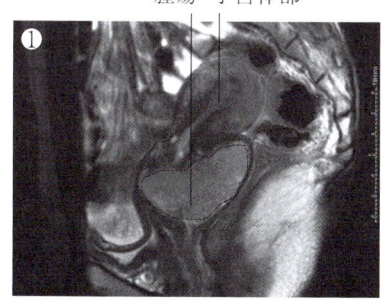

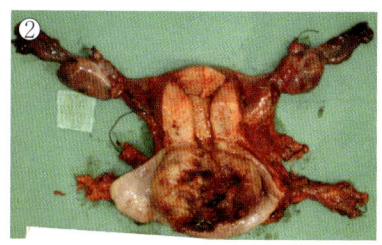

図10 臨床進行期Ⅲb期症例

① CTで右腎臓が水腎症をきたしている（→）。②同じ症例のIVPイメージングで右の尿路系が造影されていない。

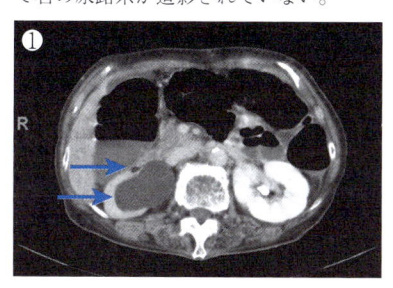

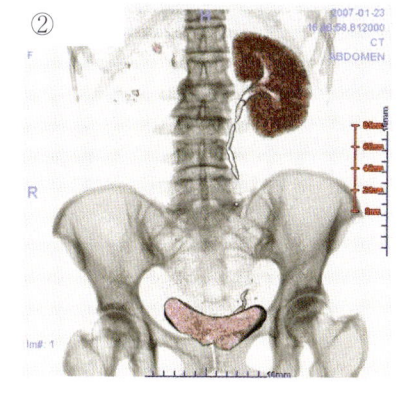

図11 子宮頸部円錐切除術

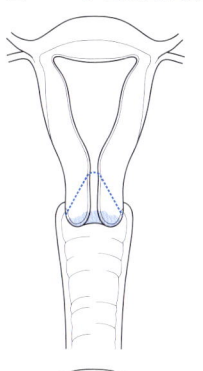

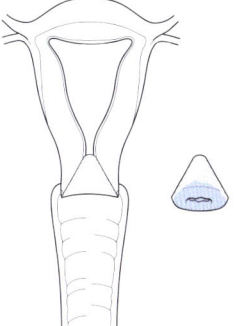

ためである。

### ◇術後照射

手術で肉眼的に病巣が摘出されても，再発のリスクが高いと判断される場合，術後に全骨盤照射あるいは化学療法併用全骨盤照射を選択することがある。

## ◆化学療法

子宮頸部扁平上皮癌はプラチナ化合物やタキサン製剤などの抗癌薬に対して感受性をもつことが知られている。しかし，主治療（根治治療）としての方法（レジメ）は確立されておらず，他の治療（手術，放射線）との組み合わせ，あるいは再発癌に対する治療として用いられる。

臨床進行期ごとに，実際に行われる治療と5年生存率を【図14】に示す。Ia1期に関しては基本的には子宮摘出が選択されるが，条件が満たされる場合においては，円錐切除による温存が慎重に適応される。また，日本は欧米と比べて手術適応の幅が広く，Ⅱb期まで手術が考慮されるが，欧米では一般的に同時化学放射線治療が推奨されている。

表3 放射線根治治療のスケジュール

外部照射と腔内照射が重なる期間は，近接する直腸，膀胱の線量を減少させる目的で，外部照射の際に中央を遮蔽して行う。

| 週数 | 1 | 2 | 3 | 4 | 5 | 6 | 7 |
|---|---|---|---|---|---|---|---|
| 外部照射 | ○ | ○ | ○ | ○ | ○ | | |
| 中央遮蔽 | | | | ○ | ○ | | |
| 腔内照射 | | | | ○ | ○ | ○ | ○ |

### Basic Point  genetics

#### ●HPVについて

HPV発見の功績に対しDr. zur Hausenに2008年のノーベル医学生理学賞が授与されたのは記憶に新しいと思う。博士は1970年代に，子宮頸癌組織の90％以上にHPVが認められることを明らかにし，子宮頸癌の原因がHPVであることを示唆していた。その後，分子生物学的な手法の発展により解明が進み，HPVが子宮頸癌の発生に重要な役割を有することが明らかとされ，現在ではHPVワクチンの開発などの臨床応用が始まっている。

HPVはヒト乳頭腫ウイルスともよばれる，パポバウイルス科に属するDNAウイルスである。その構造は初期遺伝子群（E1～7）と後期遺伝子群（L1, 2）とに大きく分かれ，初期遺伝子にコードされるE6, 7蛋白質が癌抑制遺伝子産物であるRbやp53の機能を抑制することが知られている。

HPVには100以上の型があり，大きく皮膚型（イボをつくる）と粘膜型とに分けられ，さらに粘膜型のうちで子宮頸癌との関連が強い高リスク型と尖圭コンジローマ（良性腫瘍）の原因となる低リスク型とに分かれる。一般的にはHPV 16, 18, 31, 33, 35, 39, 45, 51, 52, 56, 58, 59, 68, 73, 82を高リスク（oncogenic：癌原性）型とし，とくに16,18型が最も危険性が高いといわれているが，海外と日本とでは検出頻度が異なることが知られている。

現在，すでにHPVテストとHPVワクチンが臨床使用可能になっており，今後1つの例として【図A】のように若年からの管理計画が期待されている。

図A HPVテスト，HPVワクチンを用いた管理計画案

すでに海外ではHPVワクチンの若年女性への投与が開始されている。今後，その前提での管理が進められることが予想される。

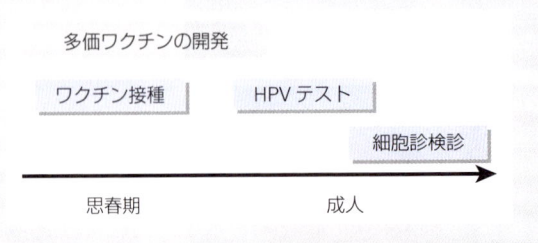

多価ワクチンの開発

ワクチン接種　　HPVテスト

細胞診検診

思春期　　　　　　　成人

**図 12　放射線治療の照射範囲**
骨盤腔を十分に含めた外部照射の範囲であるが、必要に応じて、中央を遮蔽（ブロック）する。

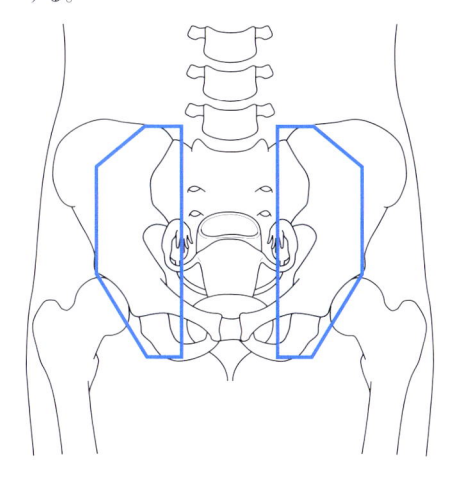

**図 13　腔内照射の方法**
腫瘍部位に適切な線量を照射するための線源配置（マンチェスター法）で治療を行う。

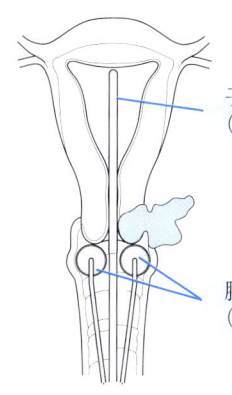

子宮内線源支持装置（タンデム）

腔内線源支持装置（オボイド）

**図 14　臨床進行期別の治療法と 5 年生存率**
最近の傾向として、手術の縮小化と放射線治療の適応拡大がみられる。

| 臨床進行期 | 0 期 | Ia 期 | Ib 期 | II 期 | III 期 | IV 期 |
|---|---|---|---|---|---|---|
| | | 単純子宮全摘術 | | 放射線／同時化学放射線療法 | | |
| | 子宮頸部円錐切除術 | | 広汎性子宮全摘術 | | | |
| | | 準広汎性子宮全摘術 | | | 化学療法 | |
| 5 年生存率 | 100% | 90〜95% | 80〜85% | 70〜75% | 40〜50% | 10〜20% |

## Self Check

□　子宮頸癌の罹患率は若年層で増加している。
□　16，18 型に代表される高リスク型の HPV の持続感染が、発癌に重要である。
□　組織型としては、扁平上皮癌が大部分を占めるが、腺癌も増加してきている。
□　臨床進行期は治療前に決定される。
□　治療としては、手術または放射線治療が主である。

〈福地　剛〉

## II-B. 腫瘍および類腫瘍
# 子宮体部悪性腫瘍（体癌・肉腫）とその前駆病変

## 子宮体部悪性腫瘍（子宮体癌・子宮内膜癌）

### ◆ 疫学

1970年以前，わが国の婦人科癌の代表的疾患といえば子宮頸癌であった。教科書的には1970年代の子宮体癌は子宮癌（子宮頸癌＋子宮体癌）全体の約5％と記されている。日本産科婦人科学会 婦人科腫瘍委員会によってはじめて報告された子宮体癌の患者年報は1983年から始まっており，年間患者数は976人で子宮癌全体の15.2％であった。以来，子宮体癌患者は年々増加傾向を示し，2000年代に入ってからは全体の40％を超え，年間約3,000人以上が罹患するまでに至っている。

### ◆ 病因

子宮体癌は臨床病理学的に2つの型に分類されている。I型体癌は，閉経前あるいは閉経直後の女性に発生するもので，エストロゲンの長期過剰刺激を背景として子宮内膜増殖症からしだいに高分化型の類内膜腺癌へと変化し，予後良好である。一方，II型体癌は，比較的高齢の女性に多く，エストロゲンに非依存的で，子宮内膜増殖症などの前癌病変を介さずに萎縮内膜から直接発生する。低分化型の類内膜腺癌や漿液性腺癌，明細胞腺癌といった特殊型の癌に移行し，予後不良である【表1】。

### ◆ 病態生理

I型体癌の前駆病変である子宮内膜増殖症の発生には，エストロゲンに対するプロゲステロンの拮抗作用が失われた状態（unopposed estrogen）が深く関与している。すなわち子宮内膜はエストロゲンの長期持続刺激に曝露され，内膜腺が過剰に増殖し不規則な腺腔構造を示す。多くは正常化するかあるいはそのままの状態にとどまっている。この増殖した内膜腺がさらに高密度に増殖し，各々の腺細胞内の核が肥大し異型変化を伴った場合には，子宮内膜異型増殖症となり一部は子宮体癌に移行するため，前癌病変（0期癌）といわれている。一方，II型体癌は前駆病変を経ずに突然発生する癌で，その発生機序は不明であり de novo 癌といわれている。

### ◆ 組織学的分類

子宮内膜増殖症（単純型・複雑型），子宮内膜異型増殖症（単純型・複雑型），類内膜腺癌（grade 1＝高分化，grade 2＝中分化，grade 3＝低分化）および特殊型として漿液性腺癌や明細胞腺癌などがある【図1】。

> **Side Memo**
> 組織学的分化度
> すべての類内膜腺癌は，癌がぎっしり詰まったような充実性増殖部分と腺腔構造を示す腺癌部分の割合によってそれぞれgrade 1（高分化型），grade 2（中分化型），grade 3（低分化型）に分類される。grade 1はgrade 3より予後良好である。その他，漿液性腺癌，明細胞腺癌，扁平上皮癌は核の異型度の違いからgradeを判定し，扁平上皮への分化を伴う場合は腺癌成分によってgradeを判定する。

表1 発生機序の違いによる子宮体癌の分類

|  | I型 | II型 |
|---|---|---|
| 発生機序 | ・エストロゲンに依存的<br>・unopposed estrogen の長期持続により，子宮内膜異型増殖症を経由して癌に至る | ・エストロゲンに非依存的<br>・子宮内膜異型増殖症を介さないで癌化する（de novo 癌） |
| 好発年齢 | 閉経前〜閉経早期 | 閉経後 |
| 頻度 | 80〜90％ | 10〜20％ |
| 子宮内膜異型増殖症 | あり | なし |
| 主な組織型 | 類内膜腺癌 | 漿液性腺癌，明細胞腺癌など |
| 分化度 | 高分化が多い | 低分化が多い |
| 予後 | 比較的良好 | 不良 |

## 図1 子宮内膜病変の組織像

### ①子宮内膜増殖症と子宮内膜異型増殖症

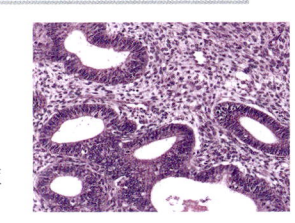

● SAH
- 子宮内膜異型増殖症
- 癌化は数％〜25％

● CAH
- 子宮内膜異型増殖症
- 癌化は数％〜25％

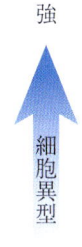

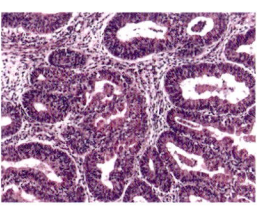

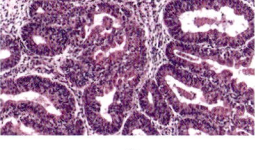

● SH
- 子宮内膜増殖症
- 癌化はまれ

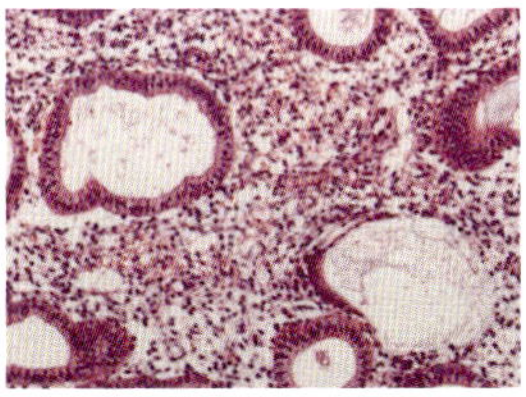

● CH
- 子宮内膜増殖症
- 癌化はまれ

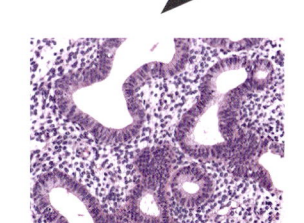

（縦軸：細胞異型 弱→強／横軸：構造異型 弱→強）

単純型子宮内膜増殖症（SH）：ecdometrial hyperplasia, simple
複雑型子宮内膜増殖症（CH）：endometrial hyperplasia, complex

単純型子宮内膜異型増殖症（SAH）：atypical endometrial hyperplasia, simple
複雑型子宮内膜異型増殖症（CAH）：atypical endometrial hyperplasia, complex

### ②子宮体癌の組織学的分化度

扁平上皮への分化を伴う類内膜腺癌の grade は腺癌成分によって判定する。
漿液性腺癌，明細胞腺癌，扁平上皮癌は核異型により grade を判定する。

|  | grade 1（高分化型） | grade 2（中分化型） | grade 3（低分化型） |
|---|---|---|---|
| 定義・病理組織像 | 充実性増殖の占める割合が腺癌成分の5％以下であるもの 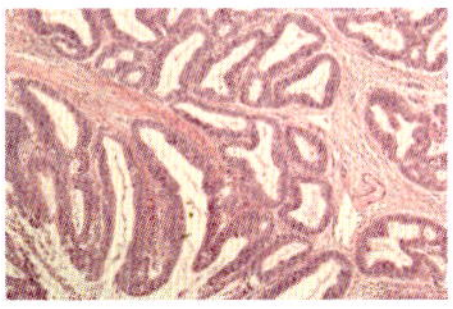 | 充実性増殖の占める割合が腺癌成分の6〜50％以下のもの，あるいは充実性増殖の割合が5％以下でも細胞異型の著しく強いもの 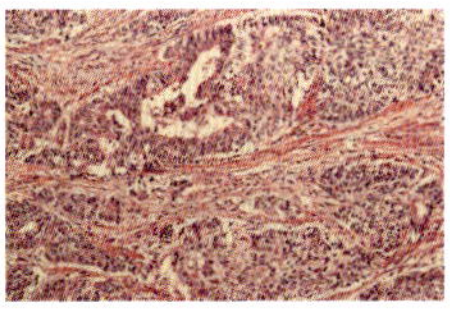 | 充実性増殖の占める割合が腺癌成分の50％を超えるもの，あるいは充実性増殖の割合が6〜50％でも細胞異型の著しく強いもの 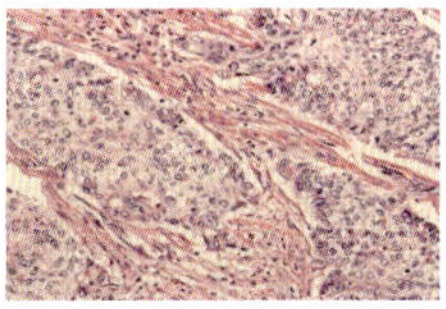 |
| プロゲステロン受容体陽性率 | 高 | 中 | 低 |
| 予後 | 良好 ←―――――――――――――――→ 不良 | | |

### ③子宮体癌の特殊型

漿液性腺癌，乳頭状の増殖を示す。

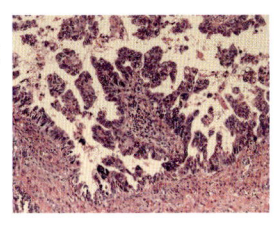

明細胞腺癌，細胞質が明るく透けている。

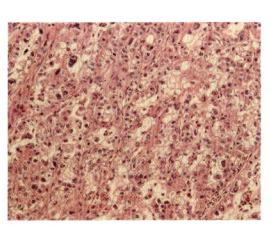

◆ 診断

　好発年齢は 50 歳代（40〜60 歳代）で，主訴の 90％以上に不正性器出血を認め来院する。経腟超音波検査で子宮内膜の肥厚像を認めた場合に，子宮内膜増殖症や子宮体癌を疑う（正常子宮内膜の厚さは，成熟期女性では 15〜20mm，閉経後女性では 3〜5mm である）。骨盤 MRI 検査の T2 強調画像は，癌の筋層内浸潤や頸部浸潤の有無を確認するのに有用である。確定診断はヒステロスコープなどを併用し，子宮内膜組織診を行うことである【図 2】。

◆ 臨床進行期分類

　【表 2，図 3】に示す（FIGO で部分的に改訂されることが決定された）。

◆ 治療

◇ 子宮内膜増殖症の治療

①子宮内膜増殖症（単純型・複雑型）：基本的には経過観察。病変が消失しない場合は，酢酸メドロキシプロゲステロン（MPA）療法を考慮する。

②子宮内膜異型増殖症（単純型・複雑型）：挙児希望がある場合は内膜全面掻爬＋高用量 MPA 療法を行い，以後厳重な観察が必要である。挙児希望がない場合には手術療法（単純子宮全摘術＋両側付属器摘出術）を選択する。

MPA：medroxy progesterone acetate（酢酸メドロキシプロゲステロン）

### 図 2　骨盤 MRI（T2 協調矢状断像）

T2 強調矢状断像で子宮内膜周囲の junctional zone の途絶の有無が子宮筋層浸潤の診断に有用である。

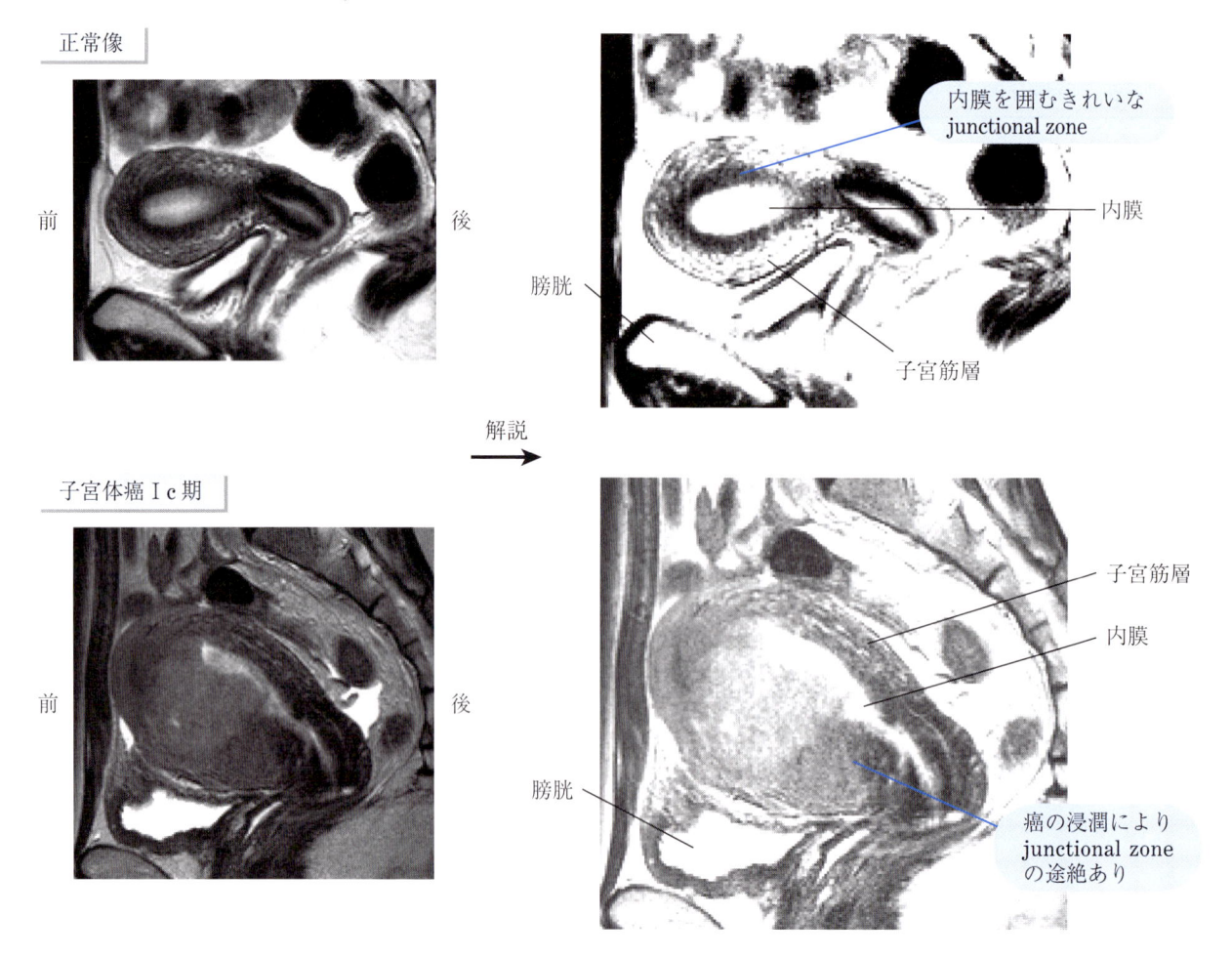

正常像

前　　後

内膜を囲むきれいな junctional zone
内膜
膀胱
子宮筋層

解説 →

子宮体癌 Ic 期

前　　後

子宮筋層
内膜
膀胱
癌の浸潤により junctional zone の途絶あり

表2 子宮体癌の臨床進行期分類（手術進行期分類が基本である）

> 0期：子宮内膜異型増殖症
> Ⅰ期：癌が子宮体部に限局するもの。
>   Ⅰa期：癌が子宮内膜に限局するもの。
>   Ⅰb期：浸潤が子宮筋層1/2以内のもの。
>   Ⅰc期：浸潤が子宮筋層1/2をこえるもの。
> Ⅱ期：癌が体部，および頸部におよぶもの。
>   Ⅱa期：頸管線のみを侵すもの。
>   Ⅱb期：頸部間質浸潤のあるもの。
> Ⅲ期：癌が子宮外に広がるが小骨盤腔をこえていないもの，または所属リンパ節転移のあるもの。
>   Ⅲa期：漿膜ならびに/あるいは付属器を侵す，ならびに/あるいは腹腔細胞診陽性のもの。
>   Ⅲb期：腟転移のあるもの。
>   Ⅲc期：骨盤リンパ節ならびに/あるいは傍大動脈リンパ節転移のあるもの。
> Ⅳ期：癌が小骨盤腔をこえているか，明らかに膀胱または腸粘膜を侵すもの。
>   Ⅳa期：膀胱ならびに/あるいは腸粘膜浸潤のあるもの。
>   Ⅳb期：腹腔内ならびに/あるいは鼠径リンパ節転移を含む遠隔転移のあるもの。

（日産婦 1995年，FIGO 1988年）

図3 子宮体癌手術進行期分類

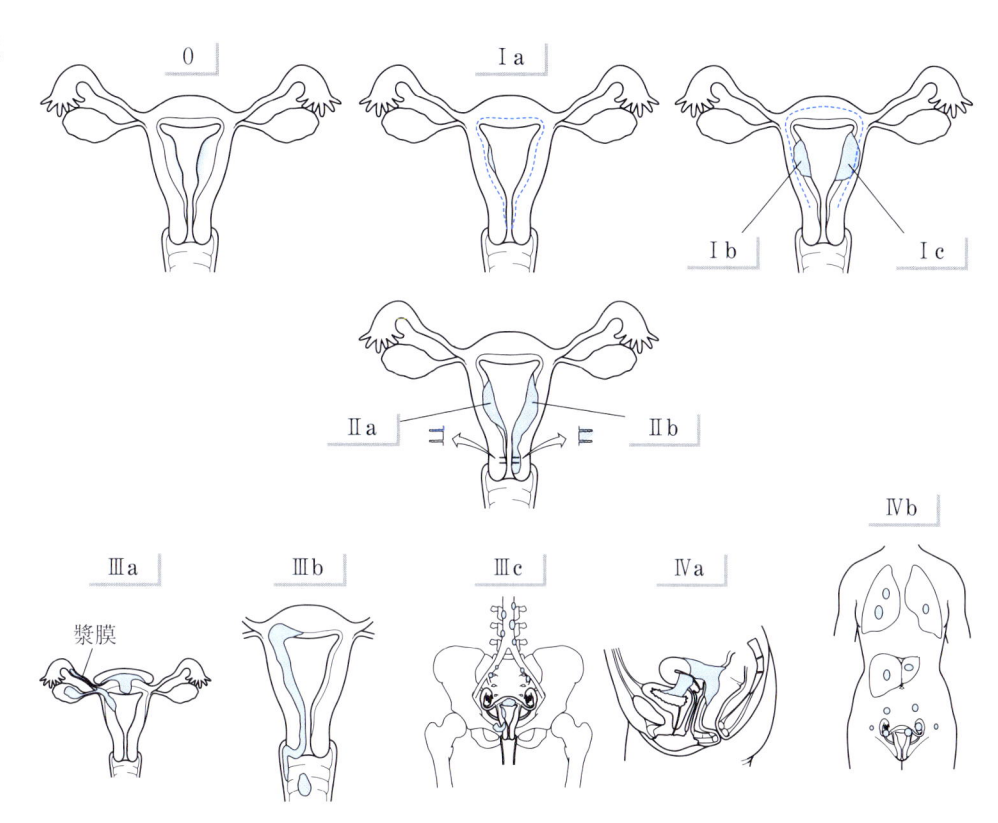

### ●エストロゲンの相対的過剰刺激

PCOS（polycystic ovary syndrome：多囊胞性卵巣症候群）は，月経異常，不妊，多毛，男性化，肥満を症状とする内分泌疾患の1つであるが，排卵障害によって黄体ができずプロゲステロンの分泌不全となり，プロゲステロンによって拮抗されない状態でエストロゲンが子宮内膜へ長期の持続刺激となり，子宮内膜増殖症が発生すると考えられる。その他には，肥満，長期エストロゲン製剤の投与，黄体機能不全などが unopposed estrogen となりうる。

◇子宮体癌の治療
①治療の基本は手術療法である。子宮体癌の70％以上は臨床進行期Ⅰ期，Ⅱ期の早期癌で発見されるので，一般に手術療法が第一選択となる。手術は進行度により単純子宮全摘術，準広汎性子宮全摘術あるいは広汎性子宮全摘術のいずれかが選択され，原則的には両側の付属器摘出術と骨盤内リンパ節郭清術が行われる。強い子宮筋層内への浸潤や骨盤内リンパ節への転移が疑われるような再発リスクが高い症例では，傍大動脈リンパ節郭清術が追加される。
②術後の補助化学療法はアンスラサイクリン系やプラチナ製剤を含む薬剤の選択が勧められている。また最近では，タキサン系薬剤の併用も試みられている。
③高用量MPA療法は，Ⅰ型体癌の高分化型腺癌患者で，とくに臨床進行期Ⅰaに相当し，挙児希望を考慮した子宮温存目的に行う場合である。MPA療法の重篤な副作用に血栓塞栓症があるため，脳・心筋梗塞などの血栓性疾患の患者には禁忌であり，治療を開始するにあたって十分なインフォームドコンセントが必要である。

◆予後
【表3】に示す。

## 子宮肉腫

子宮の悪性間質性腫瘍の総称であり，平滑筋とともにしばしば中胚葉性由来の組織から発生する。全子宮悪性腫瘍の約5％を占める。組織学的には，①平滑筋肉腫，②子宮内膜間質肉腫，③癌肉腫の3つに分類されている。
①平滑筋肉腫：高い細胞密度，著しい核の多形成や異型分裂像（10高倍率視野で10個以上の核分裂像）を示す。腫瘍内の凝固壊死や浸潤像を示すことから通常の平滑筋腫と区別される【図4】。
②子宮内膜間質肉腫：低悪性度では子宮内膜間質細胞類似の細胞増殖を示すが，ときに脈管侵襲を認める。高悪性度では多くの核分裂像（10高倍率視野で10個以上の核分裂像）所見を有し，低分化な組織像を示す。
③癌肉腫：診断には癌腫と肉腫の両方の組織成分の存在が必要である。本来，子宮由来の成分からなるものを同所性（homologous）癌肉腫といい，もともと子宮にはない骨，軟骨，横紋筋成分を含む異所性（heterologous）癌肉腫（悪性中胚葉性混合腫瘍）に分類される。
平滑筋肉腫はやや若い年齢層に発生するのに対して，癌肉腫は60歳前後に発生することが多い。不正性器出血を主訴に来院することが多いが，ときに疼痛や腫瘤感を訴える場合がある。
診断は，子宮腟部，子宮内膜細胞診にて異常細胞を認めることである。平滑筋肉腫では異常を示すのは約20％程度である。

### Basic Point

●randomized clinical trial
子宮体癌における術後の補助化学療法はいまだに確立されていない。2006年10月から特定非営利活動法人 婦人科悪性腫瘍化学療法研究機構により「子宮体がん再発高危険群に対する術後化学療法としてのドキソルビシン＋シスプラチン療法，ドセタキセル＋シスプラチン療法，パクリタキセル＋シカルボプラチン療法のランダム化第Ⅲ相試験（プロトコールJGOG2043）」が臨床試験として進行している。最終的にはこれら3つの治療後患者の無増悪生存期間を比べることが目的であり，本臨床試験を通して有効な化学療法が確立されていくであろう。

補助診断としては，画像診断で，変性や壊死を伴う子宮腫瘍として認められる場合があるほか，豊富な異常血管像を有する場合がある。一般に有用な腫瘍マーカーは存在せず，進行例で血清乳酸脱水素酵素（LDH）値の上昇を示す場合がある。

進行期分類は一般に国際産婦人科連合（FIGO）の子宮体癌臨床進行期に準じる。

### ◆治療
治療の第一選択は手術療法である。標準術式としては単純子宮全摘術，両側付属器摘出術。術後の放射線治療や化学療法などの補助療法の有効性は確立されていない。

### ◆予後
子宮に限局しているⅠ期，Ⅱ期でも約50％が再発。Ⅲ期，Ⅳ期では90％以上が2年以内に死亡している。

LDH：lactate dehydrogenase（乳酸脱水素酵素）

FIGO：International Federation of Gynecology and Obstetrics（国際産婦人科連合）

表3　子宮体癌の予後

| 臨床進行期（頻度％） | 5年生存率 |
| --- | --- |
| 0期（1％） | 100％ |
| Ⅰ期（65％） | 89～93％ |
| Ⅱ期（10％） | 75～85％ |
| Ⅲ期（21％） | 43～75％ |
| Ⅳ期（3％） | 20～31％ |

図4　子宮平滑筋肉腫の組織
核の腫大や異型を伴う大小さまざまな紡錘形細胞が不規則に増殖している。

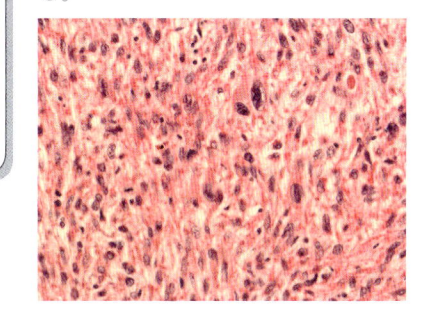

### Level up View

● 子宮体癌再発リスク

子宮体癌の術後の再発リスク分類として，以下のような低から高までの3段階の再発リスクが存在する。手術治療のみで経過観察可能なものは低リスク群のみで，中リスク群以上では術後に抗癌剤を主体とした追加治療が必要となる。以下は主な再発リスクをあげる。

・低リスク群：類内膜腺癌G1あるいはG2で筋層浸潤が1/2以内。子宮頸部浸潤なし。腹腔細胞診陰性など。
・中リスク群：類内膜腺癌G3で筋層浸潤1/2以内。類内膜腺癌で筋層浸潤1/2を超える。子宮頸部浸潤あり。腹腔細胞診陽性など。
・高リスク群：付属器・漿膜・基靱帯への進展。腟壁浸潤あり。骨盤あるいは傍大動脈リンパ節転移ありなど。

（子宮体癌治療ガイドライン2006年版（金原出版）参照）

### Basic Point  endocrinology

● 子宮筋腫とエストロゲン分泌の関係

子宮筋腫はエストロゲンに依存的な腫瘍のため，閉経前のエストロゲン分泌により増大傾向を示し，閉経後には縮小傾向を示す。しかし，閉経以降もなお増大してくる子宮腫瘍様であれば子宮肉腫などの悪性の可能性を考える必要がある。

### Self Check

□ 子宮体癌のタイプ別分類では，Ⅰ型体癌はエストロゲンに関与し予後良好で，Ⅱ型体癌はエストロゲンに非依存的で突然発症し予後不良である。

□ 子宮内膜増殖症は癌への移行は少ないが，子宮内膜異型増殖症の約20％は癌に進展し，子宮体癌の前癌病変（0期癌）である。

□ 子宮体癌の組織学的分化度とは，すべての類内膜腺癌は，充実性増殖部分と腺癌成分の占める割合で亜分類される。

□ MPA療法は血栓症をもつ患者には禁忌である。

〈村松俊成〉

## II-B. 腫瘍および類腫瘍

# 付属器腫瘍（良性・境界悪性・悪性）

## 卵巣腫瘍

### ◆ 分類

卵巣腫瘍は大きく分けて2通りの分類がある。1つは悪性度による分類で良性，境界悪性，悪性腫瘍に分類するもの，もう1つは腫瘍の由来（起源）による，すなわち上皮性腫瘍，性索間質性腫瘍，胚細胞腫瘍である【表1】。

### ◆ 疫学

上皮性腫瘍が最も多く卵巣腫瘍の約70%を占める。性索間質性腫瘍は5～10%，胚細胞腫瘍は15～20%を占める。近年，食生活の欧米化などの影響により，表層上皮性悪性卵巣癌の頻度は増加傾向にある。

### ◆ 診断

良・悪性の鑑別が重要。超音波断層法，CT，MRIにて嚢胞性か充実性か，単房性か多房性か，壁在結節や乳頭状構造，隔壁の不整肥厚が鑑別のポイントになる【図1】。その他に表層上皮性卵巣癌では血中CA-125が高値になることが多く診断に有用である。

CA-125：carbohydrate antigen 125
（糖鎖抗原125）

### ◆ 表層上皮性・間質性腫瘍

#### ◇ 良性腫瘍

自覚症状に乏しく偶然発見されることが多い。漿液性嚢胞腺腫，粘液性嚢胞腺腫の順に頻度が高く，その他，類内膜腺腫，明細胞腺腫などがあるがきわめてまれ。漿液性嚢胞腺腫は単房性，粘液性嚢胞腺腫は境界悪性，悪性も含めて多房性のことが多い。良性腫瘍では腫瘍マーカーは多くは正常である。ブレンナー腫瘍は大部分良性であり，移行上皮類似の腺管を有する。上皮細胞の核に立て溝を有し，コーヒー豆様と表現されるのが特徴。治療としては付属器切除あるいは嚢腫摘出術が行われ，腹腔鏡下手術も適応となる。

#### ◇ 境界悪性腫瘍

漿液性，粘液性腫瘍がほとんどであり，多くはⅠ期症例である。上皮性卵巣癌に比較して予後は良好であり，Ⅰ期であれば95%以上治癒する。手術は卵巣癌に準じるが若年でⅠ期症例であれば子宮や健常側卵巣の温存も可能。

#### ◇ 悪性腫瘍（卵巣癌）

わが国では年々増加の傾向にある。漿液性癌，粘液性癌，類内膜癌，明細胞癌などがあり，好発年齢は50歳以上の高齢者。良性腫瘍と同様，自覚症状に乏しいためⅢ期以上の進行癌で発見されることが多い。後述のごとく基本術式を施行し，手術でなるべく腫瘍を摘出し残存腫瘍を1cm以下にすることが予後を左右するポイントとなる（腫瘍減量術）。

1) 漿液性癌

表層上皮性卵巣癌のなかで最も頻度が高い。血液中のCA-125が高値を示す例が多く，約半数以上が播種を認めるⅢ期以上の進行癌症例である。癌細胞が乳頭状に増殖し，しばしば砂粒体を認める。抗癌薬感受性は高い。

2) 粘液性癌

好発年齢は漿液性腺癌よりも若く，しばしば若年者にも発症する。Ⅰ期症例が多く，抗癌薬感受性は低い。子宮頸管腺や腸上皮類似の腺管を認める。

### 表1 卵巣腫瘍の分類　　　　　　　　　◎最重要　○重要

| | 良性腫瘍 | 境界悪性腫瘍/低悪性度腫瘍/悪性度不明の腫瘍 | 悪性腫瘍 |
|---|---|---|---|
| 上皮性腫瘍 | ◎漿液性嚢胞腺腫・腺線維腫<br>漿液性表在性乳頭腫<br>◎粘液性嚢胞腺腫・腺線維腫<br>類内膜嚢胞腺腫・腺線維腫<br>明細胞嚢胞腺腫・腺線維腫<br>ブレンナー腫瘍<br>漿液粘液性嚢胞腺腫・腺線維腫<br>子宮内膜症性嚢胞 | ◎漿液性境界悪性腫瘍<br>◎粘液性境界悪性腫瘍<br>類内膜境界悪性腫瘍<br>明細胞境界悪性腫瘍<br>境界悪性ブレンナー腫瘍<br>漿液粘液性境界悪性腫瘍 | ○低異型度漿液性癌<br>◎高異型度漿液性癌<br>◎粘液性癌<br>◎類内膜癌<br>◎明細胞癌<br>悪性ブレンナー腫瘍<br>漿液粘液性癌<br>未分化癌 |
| | | 微小乳頭状パターンを伴う漿液性境界悪性腫瘍 | |
| 間質性腫瘍 | | | 類内膜間質肉腫 |
| 混合型上皮性間質系腫瘍 | | | 腺肉腫<br>癌肉腫 |
| 性索間質性腫瘍 | ◎線維腫<br>◎莢膜細胞腫<br>硬化性腹膜炎を伴う黄体化莢膜細胞腫<br>硬化性間質性腫瘍<br>印環細胞間質性腫瘍<br>微小嚢胞間質性腫瘍<br>○ライディッヒ細胞腫<br>ステロイド細胞腫瘍<br>○セルトリ・ライディッヒ細胞腫（高分化型） | 富細胞性線維腫<br>若年型顆粒膜細胞腫<br>○セルトリ細胞腫<br>輪状細管を伴う性索腫瘍<br>セルトリ・ライディッヒ細胞腫（中分化型）<br>その他の性索間質性腫瘍<br>◎成人型顆粒膜細胞腫 | 線維肉腫<br>悪性ステロイド細胞腫瘍<br>セルトリ・ライディッヒ細胞腫（低分化型） |
| 胚細胞腫瘍 | ◎成熟奇形腫<br>○良性卵巣甲状腺腫<br>脂肪腺腫 | | ◎未分化胚細胞腫<br>◎卵黄嚢腫瘍<br>◎胎芽性癌<br>絨毛癌（非妊娠性）<br>混合型胚細胞腫瘍<br>悪性甲状腺腫（乳頭癌，濾胞癌）<br>脂腺癌<br>○癌（扁平上皮癌，その他） |
| | | ◎未熟奇形腫（Grade1〜3）<br>カルチノイド腫瘍 | |
| 胚細胞・性索間質性腫瘍 | | 性腺芽腫<br>分類不能な混合型胚細胞・性索間質性腫瘍 | |
| その他 | 卵巣網腺腫 | ウォルフ管腫瘍<br>傍神経節腫<br>充実性偽乳頭状腫瘍 | 卵巣網腺癌<br>小細胞癌<br>ウィルムス腫瘍<br>悪性リンパ腫<br>形質細胞腫<br>骨髄性腫瘍<br>◎二次性（転移性）腫瘍（Krukenberg腫瘍） |

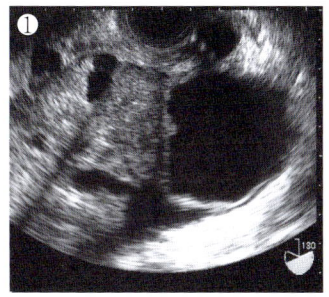

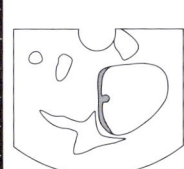

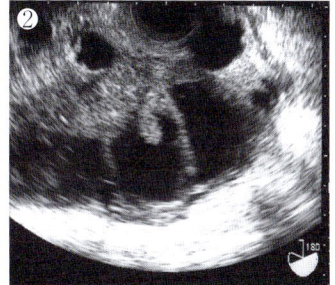

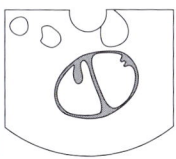

### 図1 卵巣癌の超音波写真

高エコーを呈する壁在結節を認める。①左側の充実性部分と，壁在結節・壁の不整。②充実性部分と，嚢胞内に突出する乳頭状病変。

## Level up View

● 卵巣の類腫瘍

　卵巣の類腫瘍には貯留嚢胞としてルテイン嚢胞，OHSS（ovarian hyperstimulation syndrome：卵巣過剰刺激症候群），などがある。

・ルテイン嚢胞：LH（luteinizing hormone：黄体化ホルモン）またはhCG（human chorionic gonadotropin：ヒト絨毛性ゴナドトロピン）の過剰刺激により発生する。妊娠初期や胞状奇胎などのときに認められる。妊娠により生じるルテイン嚢胞は妊娠経過とともに自然消退し，治療の必要はない。

・OHSS：排卵誘発の際のhMG（human menopausal gonadotropin：ヒト閉経期尿性ゴナドトロピン），hCG投与後に卵巣が急激に嚢胞化したもの。

3) 類内膜癌

子宮内膜癌の場合と同様の腺管構造を認める。子宮内膜症に合併することあり。

4) 明細胞癌

日本では明細胞癌は欧米と比較して頻度が高い。I 期症例が多いが，他の組織型に比較して転移再発しやすく予後不良であり，抗癌薬感受性も低い。子宮内膜症が発症母地になるとも考えられており，チョコレート嚢胞の経過観察中に癌化することもある。組織学的には明るい胞体を有する細胞と hobnail pattern とよばれる特徴的な細胞からなる。

## ◆ 性索間質性腫瘍

### ◇ 良性腫瘍

莢膜細胞腫，線維腫，セルトリ・ライディッヒ細胞腫（高分化型），ライディッヒ細胞腫などがある。

1) 莢膜細胞腫

エストロゲンを産生し，不正性器出血や子宮内膜増殖症などの原因になることがある。

2) 線維腫

胸水・腹水を伴う Meigs 症候群を呈することがあるが，腫瘍の摘出とともに胸腹水は消失する。

3) セルトリ・ライディッヒ細胞腫，ライディッヒ細胞腫，ステロイド細胞腫瘍

アンドロゲンを産生し男性化徴候（陰核肥大，多毛など）を呈する。

### ◇ 境界悪性腫瘍

顆粒膜細胞腫は成人型と若年型に分類され，エストロゲンを産生し不正性器出血や子宮内膜増殖症などの原因になることがある。その他にセルトリ・ライディッヒ細胞腫（中分化型），などがある。

### ◇ 悪性腫瘍

セルトリ・ライディッヒ細胞腫（低分化型）などがあるがまれである。

## ◆ 胚細胞腫瘍

### ◇ 良性腫瘍

1) 成熟嚢胞性奇形腫（皮様嚢腫）

卵巣腫瘍のなかで最も頻度が高い。内・中・外胚葉すべての成分から構成される。骨や歯牙を有することが多く，単純 X 線撮影において骨盤内に石灰化が認められれば本疾患を念頭に置く必要がある。MRI では T1, T2 強調画像で高信号，T1 強調脂肪抑制画像で低信

### Level up View

● 傍卵巣腫瘍

傍卵巣腫瘍は卵巣の近傍に発生する腫瘍であり，多くは良性である。治療法は外科的手術により摘出する。

### Level up View

● 腹膜癌

腹膜表面から発生する腺癌で，漿液腺癌に類似の組織像を呈する。多量の腹水貯留で発見されることが多く，すでに広範囲に腹膜播種を認める。治療法は上皮性卵巣癌に準じる。

号を示す．茎捻転を起こしやすく，ときに腫瘍の一部が悪性化することがあり（悪性転化），その場合は扁平上皮癌のことが多い．

2) 卵巣甲状腺腫

　甲状腺に類似した構造を呈する疾患．甲状腺ホルモンを産生することは少ない．

## ◇境界悪性腫瘍・悪性腫瘍

1) 未熟奇形腫

　未熟な胎児成分を伴う奇形腫．未熟神経組織の分化度により悪性度が異なる．境界悪性以上の腫瘍として分類される．

2) その他の腫瘍

　カルチノイドや甲状腺腫性カルチノイドなどがある．

## ◇悪性腫瘍

　胚細胞腫瘍の悪性腫瘍は卵巣悪性腫瘍の約5％とまれであり，いずれも若年者に好発する．抗癌薬の感受性は比較的高い．

1) 未分化胚細胞腫

　胚細胞性悪性腫瘍のなかで最も頻度が高い．充実性の腫瘍で精巣のセミノーマに相当し，血中の乳酸脱水素酵素（LDH）が高値を示す．組織学的には大型の類円形の腫瘍細胞が増生し，間質にリンパ球浸潤を認める．放射線感受性が高い．

2) 胎芽性癌（胎児性癌），卵黄嚢腫瘍

　いずれも悪性度が高い腫瘍．しばしば合併し，血中α-フェトプロテイン（AFP）が高値を示す．胎芽性癌では絨毛癌の成分が混在することがあり，血中のhCGが高値を示すことがある．

## ◇その他

1) 二次性（転移性）腫瘍

　Krukenberg腫瘍ともよばれ，消化管，とくに低分化な胃癌からの転移が多く，通常両側性である．血中のCA-125は比較的低値で，CEAが高値のことが多い．原発巣からの転移腫瘍なので予後は不良．

LDH：lactate dehydrogenase
（乳酸脱水素酵素）

AFP：α-fetoprotein
（α-フェトプロテイン）

CEA：carcinoembryonic antigen
（癌胎児性抗原）

## Level up View

● 腹膜偽粘液腫

　粘液性腺腫の亜型であり，組織学的には腸上皮に類似した高円柱状の良性細胞からなる腫瘍であるが，腹腔内に多量の粘液貯留をきたし種々の治療に対して抵抗性であり，徐々に全身状態が悪化し悪性の経過をたどる．近年ではほとんどが虫垂原発であるという説もある．

表2 卵巣癌（卵管癌・腹膜癌を含む）の臨床進行期分類

Ⅰ期：卵巣あるいは卵管内限局発育
　ⅠA期：腫瘍が一側の卵巣（被膜破綻がない）あるいは卵管に限局し，被膜表面への浸潤が認められないもの。腹水または洗浄液の細胞診にて悪性細胞の認められないもの。
　ⅠB期：腫瘍が両側の卵巣（被膜破綻がない）あるいは卵管に限局し，被膜表面への浸潤が認められないもの。腹水または洗浄液の細胞診にて悪性細胞の認められないもの。
　ⅠC期：腫瘍が一側または両側の卵巣あるいは卵管に限局するが，以下のいずれかが認められるもの
　　ⅠC1期：手術操作による被膜破綻
　　ⅠC2期：自然被膜破綻あるいは被膜表面への浸潤
　　ⅠC3期：腹水または腹腔洗浄細胞診に悪性細胞が認められるもの
Ⅱ期：腫瘍が一側または両側の卵巣あるいは卵管に存在し，さらに骨盤内（小骨盤腔）への進展を認めるもの，あるいは原発性腹膜癌
　ⅡA期：進展ならびに/あるいは転移が子宮ならびに/あるいは卵管ならびに/あるいは卵巣に及ぶもの
　ⅡB期：他の骨盤部腹腔内臓器に進展するもの
Ⅲ期：腫瘍が一側または両側の卵巣あるいは卵管に存在し，あるいは原発性腹膜癌で，細胞学的あるいは組織学的に確認された骨盤外の腹膜播種ならびに/あるいは後腹膜リンパ節転移を認めるもの
　ⅢA1期：後腹膜リンパ節転移陽性のみを認めるもの（細胞学的あるいは組織学的に確認）
　　ⅢA1(i)期：転移巣最大径10mm以下
　　ⅢA1(ii)期：転移巣最大径10mmをこえる
　ⅢA2期：後腹膜リンパ節転移の有無にかかわらず，骨盤外に顕微鏡的播種を認めるもの
　ⅢB期：後腹膜リンパ節転移の有無にかかわらず，最大径2cm以下の腹腔内播種を認めるもの
　ⅢC期：後腹膜リンパ節転移の有無にかかわらず，最大径2cmをこえる腹腔内播種を認めるもの（実質転移を伴わない肝および脾への被膜への進展を含む）
Ⅳ期：腹膜播種を除く遠隔転移
　ⅣA期：胸水中に悪性細胞を認める
　ⅣB期：実質転移ならびに腹腔外臓器（鼠径リンパ節ならびに腹腔外リンパ節を含む）に転移を認めるもの

図2 卵巣癌の臨床進行期分類

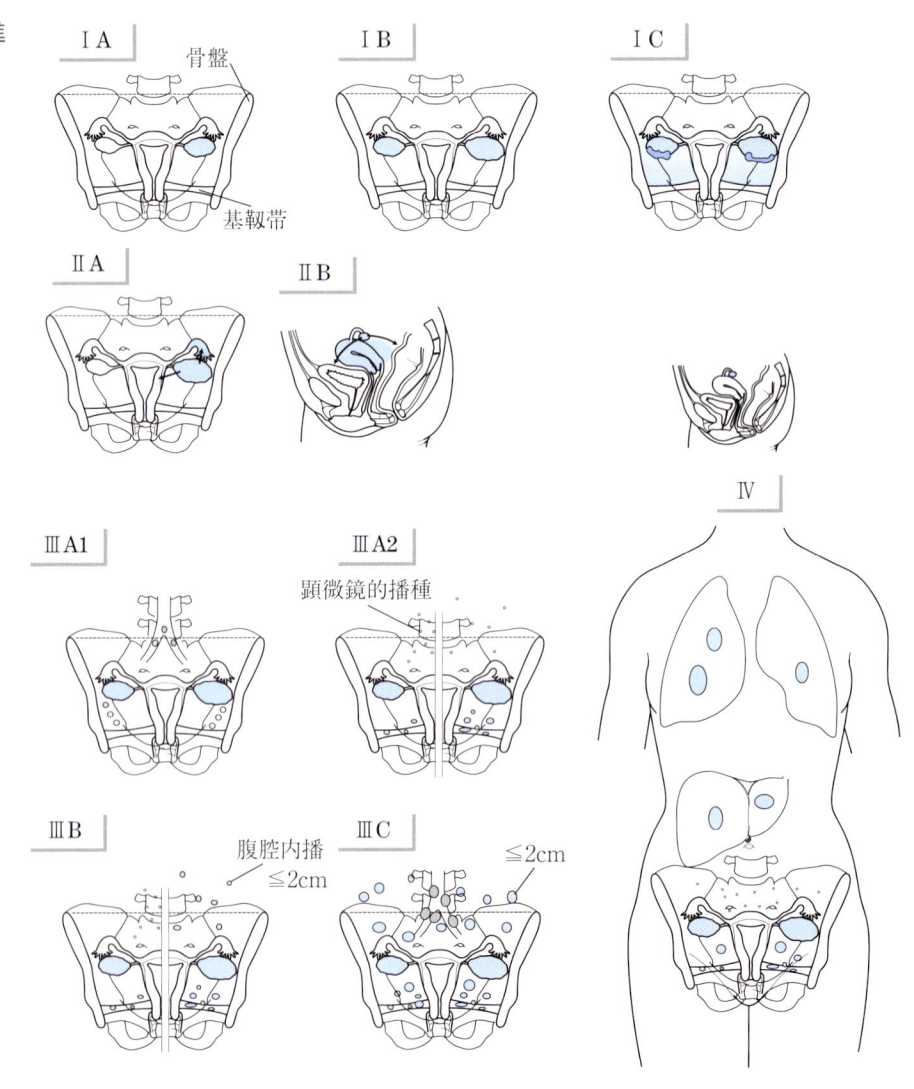

### ◆ 卵巣癌の治療
#### ◇病期分類
卵巣癌の進行期分類には国際産婦人科連合（FIGO）分類（2014）【表2，図2】とTNM分類がある．FIGO分類はⅠ～Ⅳ期に分類され，外科的手術により決定される．Ⅰ期は癌が卵巣に限局する，Ⅱ期は子宮や卵管，直腸などの骨盤内臓器に進展するもの，Ⅲ期は骨盤外（上腹部）の腹膜播種，後腹膜リンパ節転移，肝表面への転移を有するもの，Ⅳ期は腹腔外の遠隔転移（肺転移や悪性胸水など）や肝実質転移を伴うものである．各病期は腫瘍の破綻の有無や悪性腹水の有無，播種の直径などにより細分類される．

FIGO：International Federation of Obstetrics and Gynecology（国際産婦人科連合）

#### ◇手術療法
卵巣癌の基本術式としては子宮全摘，両側付属器切除，大網切除であり，さらにstaging laparotomy（病期決定に必要な術式）として腹水細胞診や後腹膜リンパ節郭清などを行う．しかしながら，ⅠA期に相当する症例（境界悪性腫瘍，高分化型上皮性卵巣癌；明細胞癌を除く，胚細胞腫瘍）では患側の付属器切除と大網切除（＋後腹膜リンパ節生検）を行い，子宮と健常側卵巣を残して妊孕能を温存することが可能．

#### ◇化学療法
上皮性卵巣癌の標準的治療法はプラチナ製剤とタキサン製剤の併用療法である．胚細胞腫瘍に対してはブレオマイシン，エトポシド，シスプラチンの3剤併用療法（BEP療法）などが行われる．

## 卵管の腫瘍

女性性器に発症する腫瘍のなかで最も頻度が低い．卵管の良性腫瘍はきわめてまれ．卵管癌の症状のトリアス（三徴）には水様性帯下／不正性器出血，下腹痛，腹部腫瘤がある．画像上，腫瘍はソーセージ様に腫大し，組織型は腺癌が多い．治療は卵巣癌に準じる．

## Self Check

- 上皮性卵巣癌はⅢ期以上の進行癌が約50％以上で，年々増加の傾向．
- 線維腫はMeigs症候群の原因となる．
- ホルモン産生腫瘍
    エストロゲン：莢膜細胞腫，顆粒膜細胞腫，一部の上皮性・間質性腫瘍など
    アンドロゲン：セルトリ・ライディッヒ細胞腫，ライディッヒ細胞腫，ステロイド細胞腫瘍
- 卵巣腫瘍の腫瘍マーカー
    CA-125：上皮性卵巣癌（とくに漿液性癌，類内膜癌）
    CEA：Krukenberg腫瘍（転移性癌）
    LDH：未分化胚細胞腫
    AFP：胎芽性癌，卵黄嚢腫瘍
- 卵巣癌Ⅲ期は骨盤外腹腔内播種（大網転移など）あるいは後腹膜リンパ節転移，肝実質転移はⅣ期．
- 卵巣癌の基本術式は子宮全摘，両側付属器切除，大網切除（＋後腹膜リンパ節郭清）．病期決定にはさらに腹水細胞診，後腹膜リンパ節郭清などが必要．
- 上皮性卵巣癌の標準化学療法はプラチナ製剤とタキサン製剤の併用療法．

〈小林陽一〉

## II-B. 腫瘍および類腫瘍

# 絨毛性疾患
# （胞状奇胎，存続絨毛症，絨毛癌）

## 絨毛性疾患（胞状奇胎，存続絨毛症，絨毛癌）とは

### ◆ 概念

絨毛性疾患とは，胎盤栄養膜細胞（トロホブラスト）の異常増殖をきたす疾患の総称であり，胞状奇胎，侵入胞状奇胎（侵入奇胎），絨毛癌，胎盤部トロホブラスト腫瘍（PSTT），類上皮性トロホブラスト腫瘍（ETT）ならびに存続絨毛症の6つに分類される。

### ◆ 疫学

胞状奇胎の発生頻度には地域差，人種差，年齢差が認められていて，アジア，アフリカに多い。わが国においては，1980年代後半から出生数が減少しており，胞状奇胎の発生数も減少してきている。

胞状奇胎の一次管理中，全胞状奇胎（全奇胎）の10～20%，部分胞状奇胎（部分奇胎）の2～4%に侵入奇胎の続発が認められ，二次管理中では全奇胎の1～2%に絨毛癌の続発が認められる。

絨毛癌はあらゆる妊娠に由来する栄養膜細胞の悪性化によって生ずるので，その先行妊娠は正常妊娠，流産，異所性妊娠，正常分娩と多岐にわたる。最近の傾向では，正常分娩後に発症する絨毛癌の頻度が多い。

### ◆ 病因

胞状奇胎は全奇胎と部分奇胎に分けられる。全奇胎は細胞遺伝学的に雄核発生による二倍体で，すべての染色体は父親由来である。90%以上が46,XXの染色体核型を示す。一方，部分奇胎はほとんどが2精子受精による三倍体である。胞状奇胎の発症機序を【図1】に示す。

### ◆ 分類

「絨毛性疾患取扱い規約」に従った絨毛性疾患の分類を【表1】に示す。

## 定義・診断基準

2011年7月に改訂された「絨毛性疾患取扱い規約 第3版」より，胞状奇胎は肉眼的所見ではなく，組織学的所見に基づいて診断することとなった。その理由の一つとして，解像度の高い超音波診断機器の使用により異常妊娠の診断時期が早まっており，特徴的な奇胎絨毛の変化が見られないうちに異常妊娠として処置されるため，肉眼的な診断基準が適切ではなくなったということがあげられる。

### ◆ 全胞状奇胎（全奇胎）

典型例では大部分の絨毛が水腫状に腫大し，ブドウの房状を呈する。妊娠早期の胞状奇胎では絨毛の腫大を確認することは難しい。組織学的には，大部分の絨毛間質が水腫状変化を示し，輪郭は類円形あるいは貝殻模様や不整形で，その中央に槽を形成する。栄養膜細胞の増殖が広範囲に見られる。通常，胎芽や胎児成分を伴わない。$p57^{kip2}$免疫組織化学染色では，全奇胎の細胞性栄養膜細胞や間質細胞の核は染色されない。

### ◆ 部分胞状奇胎（部分奇胎）

肉眼的に正常絨毛と水腫状に腫大した絨毛の2種類からなり，組織学的には，一部の絨毛の栄養膜細胞の軽度増殖と間質の浮腫が認められ，胎児の有核赤血球や胎児成分が認められることが多い。$p57^{kip2}$免疫組織化学染色では，全奇胎と違い細胞性栄養膜細胞や間質細胞の核が染色される。

### ◆ 胎児共存奇胎

正常妊娠と全奇胎との双胎をいう。発症頻度は，1/22,000～1/100,000妊娠とされる。生児を得ることは可能であるが，同時に全奇胎を長期間子宮内に留めることになるため，続発症の発症や妊娠合併症（胎児死亡，出血，妊娠高血圧症候群，肺塞栓症など）の発症リスクが高く，厳重な妊娠・分娩管理と奇胎娩出後の管理が重要である。

### ◆ 侵入胞状奇胎（侵入奇胎）

奇胎（全奇胎または部分奇胎）絨毛が子宮筋層あるいは筋層の血管内へ侵入したものをいう。確定診断は組織学的所見による。

---

栄養膜細胞：trophoblast

全胞状奇胎：complete hydatidiform mole

部分胞状奇胎：partial hydatidiform mole

侵入胞状奇胎：invasive hydatidiform mole

**Side Memo**

水腫様流産：hydropic abortion

従来，顕微鏡的に絨毛間質の水腫化が認められるものを顕微鏡的奇胎として扱っていたが，組織学的に栄養膜細胞の異常増殖がないものは奇胎としないため，水腫様流産という呼称で統一された。

**Side Memo**

胎盤部トロホブラスト腫瘍（PSTT）

絨毛性疾患の1～2%を占めるまれな腫瘍である。胎盤着床部に中間型栄養膜細胞に類似した細胞増殖による腫瘍からなり絨毛形態は認めない。絨毛癌と異なりtwo cell patternはみられず，単一の細胞から構成され筋層を分けるように浸潤する。免疫組織化学的にはヒト胎盤性ラクトーゲン（hPL）が高率に陽性であるが，ヒト絨毛性ゴナドトロピン（hCG）は局所的に陽性である。過半数は満期分娩後に発症しているが，約10～15%の症例で予後不良の経過をたどる。

**Side Memo**

類上皮性トロホブラスト腫瘍（ETT）

絨毛膜の中間型栄養膜細胞に類似した細胞増殖により子宮に腫瘍を形成する。原発部位は子宮頸部から子宮体下部のことが多く，子宮頸癌との鑑別を必要とする。約35%の症例に転移が認められ，肺転移が最も多い。

## ◆絨毛癌

合胞体栄養膜細胞，細胞性栄養膜細胞，中間型栄養膜細胞と認識される3成分の増殖性破壊性病巣からなる悪性腫瘍で絨毛形態を認めないものをいう。病巣から多数の組織切片を得て，組織学的に絨毛形態を伴わないことを確認して確定診断を行う。したがって，子宮内容掻爬物のみによる組織診断は確定診断としていない。化学療法が奏効する本疾患は子宮を温存することが多く，組織所見を有しない，絨毛癌診断スコア【表2】によって診断される臨床的絨毛癌も多く存在する。

非妊娠性絨毛癌（non-gestational choriocarcinoma）とは，妊娠に由来しないものをいう。

## ◆存続絨毛症

妊孕性を保持するために化学療法を先行することが多く，子宮内容物以外の病理組織を得られないことがある。このような症例を臨床的に区別する目的でこの項目が設けられた。奇胎後 hCG 値を観察していく間に，hCG 値の下降が不十分であったり，逆に hCG 値が上昇し【図8】，存続絨毛症と診断される。

欧米では，病巣が明らかでないものも含めて一括して妊娠性絨毛性腫瘍（GTN）とよんでいる。国際産婦人科連合（FIGO）では Stage 分類に世界保健機関（WHO）予後スコアを併用することによって low risk と high risk に分類している。臨床的侵入奇胎が low risk group に，臨床的絨毛癌が high risk group にほぼ相当すると考えられる【表3】。

絨毛癌：choriocarcinoma

存続絨毛症：persistent trophoblastic disease

GTN：gestational trophoblastic neoplasia（妊娠性絨毛性腫瘍）

FIGO：International Federation of Gynecology and Obstetrics（国際産婦人科連合）

WHO：World Health Organization（世界保健機関）

図1　胞状奇胎の成因とその染色体核型の例

正常妊娠
卵子　　精子
23, X ＋ 23, Y → 46, XY（男児）
23, X ＋ 23, X → 46, XX（女児）

部分奇胎　　2精子受精
卵子　　精子 ＋ 精子
23, X ＋ 23, X ＋ 23, X → 69, XXX（三倍体）
23, X ＋ 23, X ＋ 23, Y → 69, XXY（三倍体）

全奇胎
卵子　　　　　　精子
卵子不活化 ＋ 23, X → 二倍体化 → 46, XX（ホモ奇胎）
卵子不活化 ＋ 23, Y → 二倍体化 → 46, YY（致死的）生存不可
卵子不活化 ＋ 23, X ＋ 23, Y → 46, XY（ヘテロ奇胎）
　　　　　　　　2精子受精

表1　絨毛性疾患の臨床的分類

1. 胞状奇胎　hydatidiform mole
   (1) 全胞状奇胎（全奇胎）　complete hydatidiform mole (complete mole)
   (2) 部分胞状奇胎（部分奇胎）　partial hydatidiform mole (partial mole)
2. 侵入胞状奇胎（侵入奇胎）　invasive hydatidiform mole (invasive mole)
   (1) 侵入全胞状奇胎（侵入全奇胎）　invasive complete hydatidiform mole
   (2) 侵入部分胞状奇胎（侵入部分奇胎）　invasive partial hydatidiform mole
3. 絨毛癌　choriocarcinoma
   (1) 妊娠性絨毛癌　gestational choriocarcinoma
      a. 子宮絨毛癌　uterine choriocarcinoma
      b. 子宮外絨毛癌　extrauterine choriocarcinoma
      c. 胎盤内絨毛癌　intraplacental choriocarcinoma
   (2) 非妊娠性絨毛癌　non-gestational choriocarcinoma
      a. 胚細胞性絨毛癌　choriocarcinoma of germ cell origin
      b. 他癌の分化異常によるもの
         choriocarcinoma derived from dedifferentiation of other carcinomas
4. 胎盤部トロホブラスト腫瘍　placental site trophoblastic tumor (PSTT)
5. 類上皮性トロホブラスト腫瘍　epithelioid trophoblastic tumor (ETT)
6. 存続絨毛症　persistent trophoblastic disease
   (1) 奇胎後hCG存続症　post-molar persistent hCG
   (2) 臨床的侵入奇胎　clinical invasive mole
   (3) 臨床的絨毛癌　clinical choriocarcinoma

図2　全奇胎絨毛の肉眼的嚢胞所見

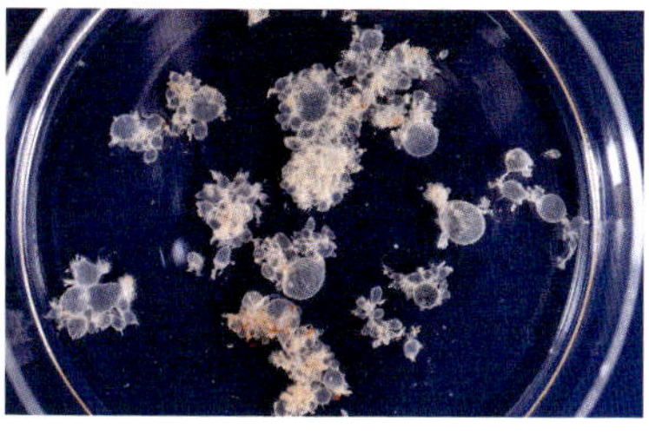

## 診断・治療

### ◆ 自他覚所見

近年，超音波診断機器の使用により異常妊娠の診断時期が早まっており，胞状奇胎の古典的症状（無月経後の不正性器出血，重症妊娠悪阻，高血圧・蛋白尿などの妊娠高血圧症候群様症状，妊娠週数に比して大きい子宮，卵巣ルテイン囊胞など）を必ず伴うとは限らない。

ルテイン囊胞：lutein cyst

### ◆ 検査所見

hCG値は正常妊娠に比べて異常高値（10万～100万mIU/ml）を示すことが多いが，妊娠早期の胞状奇胎や部分奇胎では必ずしも異常高値とならない場合がある。原則として血中のhCG値を測定する。血中hCGは腫瘍マーカーとして疾患の管理に用いられる。

hCG：human chorionic gonadotropin（ヒト絨毛性ゴナドトロピン）

### ◆ 超音波検査所見

胞状奇胎では，子宮内腔に囊胞化絨毛に由来する多数の囊胞像（multivesicular pattern）と，血液貯留あるいは凝血塊に由来する不規則な輪郭のfreeないしlow echo領域が認められる（【図4】に妊娠早期の全奇胎超音波断層像，【図5】に典型的な超音波断層像を，【図6】にその摘出子宮を示す）。

**表2　絨毛癌診断スコア**

| スコア（絨癌である可能性） | 0 (～50%) | 1 (～60%) | 2 (～70%) | 3 (～80%) | 4 (～90%) | 5 (～100%) |
|---|---|---|---|---|---|---|
| 先行妊娠[*1] | 胞状奇胎 | – | – | 流産 | – | 満期産 |
| 潜伏期[*2] | ～6カ月未満 | – | – | – | 6カ月～3年未満 | 3年～ |
| 原発病巣 | 子宮体部子宮傍結合織腔 | – | – | 卵管卵巣 | 子宮頸部 | 骨盤外 |
| 転移部位 | なし・肺骨盤内 | – | – | – | – | 骨盤外（肺を除く） |
| 肺転移巣　直径 | ～20mm未満 | – | – | 20～30mm未満 | – | 30mm～ |
| 　大小不同性[*3] | なし | – | – | – | あり | – |
| 　個数 | ～20 | – | – | – | 21～ | – |
| hCG値 | ～$10^6$ mIU/mL未満 | $10^6$～$10^7$ mIU/mL未満 | – | $10^7$ mIU/mL～ | – | – |
| BBT[*4]（月経周期） | 不規則・一相性（不規則） | – | – | – | – | 二相性（整調） |

合計スコア { 4点以下：臨床的侵入奇胎と診断する。
5点以上：臨床的絨毛癌と診断する。

*1：直前の妊娠とする。
*2：先行妊娠の終了から診断までの期間とする。
*3：肺陰影の大小に直径1cm以上の差がある場合に大小不同とする。
*4：先行妊娠の終了から診断までの期間に少なくとも数カ月以上続いてBBTが二相性を示すか，あるいは，規則正しく月経が発来する場合に整調する。
なお，整調でなくともこの間に血中hCG値がカットオフ値以下であることが数回にわたって確認されれば5点を与える。

**表3　FIGO 2000 staging and risk factor scoring system for gestational trophoblastic neoplasia（GTN）**

FIGO Staging
- Stage I　　Disease confined to the uterus
- Stage II　　GTN extends outside of the uterus, but is limited to the genital structures (adnexa, vagina, broad ligament)
- Stage III　GTN extends to the lungs, with or without known genital tract involvement
- Stage IV　All other metastatic sites

FIGO Scoring

| Score | 0 | 1 | 2 | 4 |
|---|---|---|---|---|
| Age (years) | < 40 | ≥ 40 | – | – |
| Antecedent pregnancy | Mole | Abortion | Term | – |
| Interval months from index pregnancy | < 4 | 4～< 7 | 7～<13 | ≥ 13 |
| Pre-treatment serum hCG (IU/l) | < $10^3$ | $10^3$～< $10^4$ | $10^4$～< $10^5$ | ≥ $10^5$ |
| Largest tumor size (cm) (including uterus) | < 3 | 3～< 5 | ≥5 | – |
| Site of metastases | Lung | Spleen, kidney | Gastro-intestinal | Liver, brain |
| Number of metastases | – | 1～4 | 5～8 | > 8 |
| Previous failed chemotherapy | – | – | Single drug | 2 or more drugs |

*合計スコア6点以下をlow risk GTN，7点以上をhigh risk GTNとし，前者では単剤化学療法を，後者では多剤化学療法を推奨している。

◆ 治療

　胞状奇胎の診断がつけば，治療は奇胎妊娠の中絶である。多くの場合，子宮内容除去術が行われる。原則的には初回の子宮内容除去術1週間後に再掻爬術を行う。40歳以上の挙児を希望しない例では，腹式子宮単純全摘出術が行われることもある。

◆ 胞状奇胎娩出後の管理

　術後の管理についてそのアルゴリズムを【図7】に示す。

　侵入奇胎の大部分そして絨毛癌の約半数の症例が胞状奇胎に続発するので，奇胎娩出後の管理が重要となる。奇胎娩出後5週で1,000mIU/mL，8週で100mIU/mL以下，24週で血中hCG値がカットオフ値以下，を示す3つのチェックポイントを結ぶ判別線を，いずれの時期においても下回る場合を経過順調型とし，いずれか1つ以上の時期でこの線を上回る場合を経過非順調型と分類している【図8】。

　経過順調型を示す症例はそこで奇胎娩出後の一次管理を終了し，その後半年間にわたって月に1回血中hCG値の測定を施行する。二次管理の期間として，3～4年間はhCG値の測定が必要である。

　hCG値の下降が遅延する症例，あるいは再上昇を示す経過非順調型の症例については直ちにCTやMRIなどの画像診断を含めた精密検査を施行する（血行性に転移することから遠隔転移病巣の発見にも努力する）。画像診断などで病巣を確認できれば絨毛癌診断スコア【表2】を用いて臨床的侵入奇胎あるいは臨床的絨毛癌と診断される。病巣を確認できない症例は，奇胎後hCG存続症と診断される。

図4　妊娠早期の全奇胎超音波断層像

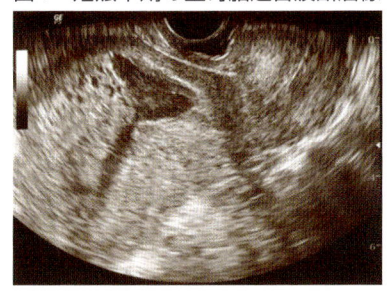

図5　典型的な全奇胎の超音波断層写真

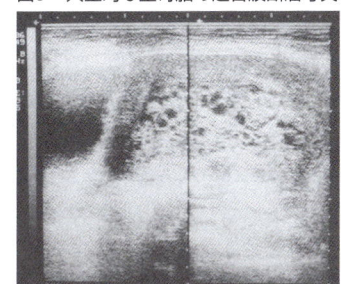

図6　全奇胎症例
子宮に割を入れたので子宮腔内の全容がよくわかる。

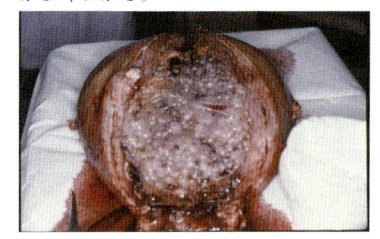

図7　胞状奇胎のアルゴリズム

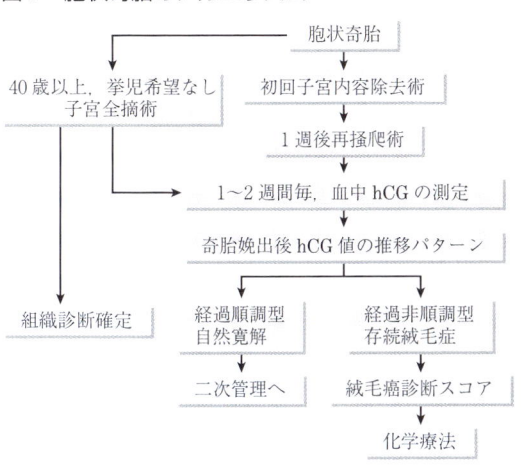

図8　胞状奇胎娩出後hCG値の減衰パターン分類

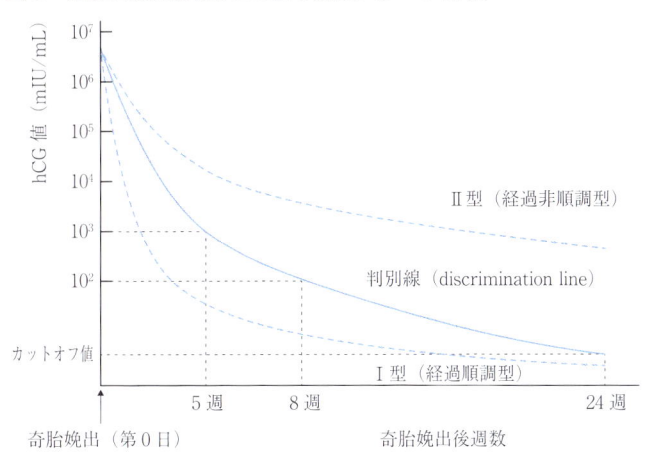

◆ 存続絨毛症・侵入奇胎・絨毛癌の診断

前述した通り，hCG 値の下降が不良な場合には画像診断を行って，組織学的診断が不可能な場合には絨毛癌診断スコアを用いて診断する。

## 存続絨毛症・侵入奇胎・絨毛癌の治療・予後

治療には化学療法，手術療法，放射線療法がある。絨毛癌は化学療法がきわめて有効であるために，化学療法が第一選択となる。

◆ 奇胎後 hCG 存続症，侵入奇胎の治療・予後

病巣が得られない奇胎後 hCG 存続症，非転移性侵入奇胎に分類される場合には単剤の化学療法のみでほぼ100%寛解する。しかし，挙児希望のない症例では単純子宮全摘術が行われることがある。

単剤の化学療法に主として汎用されている薬剤には，メトトレキサート（MTX；M），アクチノマイシン D（ACT-D；A），エトポシド（etoposide；E）などがある。

単剤で効果が得られないときには多剤併用化学療法に切り換える。

◇ 予後

ほとんどの症例で100%寛解する。

◆ 絨毛癌の治療・予後

◇ 治療

絨毛癌は化学療法の感受性が高く，また転移を有することも多いため多剤併用化学療法が治療の主体である。メトトレキサート（MTX），アクチノマイシン D（ACT-D），エトポシド（ETP）を中心としたレジメンが使用され，EMA/CO 療法（MTX, ETP, ACT-D, シクロホスファミド；C, ビンクリスチン；O）や MEA 療法（MTX, ETP, ACT-D）が第一選択として用いられる。薬剤抵抗性の症例では EMA/CO の CO を EP（ETP, シスプラチン；P）に変更した EP/EMA 療法や FA 療法（フルオロウラシル；F, ACT-D）が用いられる。

手術療法としての子宮摘出術は，病巣が子宮に限局し挙示希望がない症例，化学療法に抵抗性で子宮に病巣がある症例，子宮出血が保存的治療でコントロール不可能な症例，などに対して行われる。

◇ 予後

近年，転移巣のない絨毛癌はほぼ 100%，肺転移【図 9】を伴う症例でも 90% 程度の寛解が得られるが，なお肝転移，脳転移【図 10】を伴うような難治性症例の予後にはまだ厳しいものがある。

MTX：methotrexate（メトトレキサート）

ACT-D：actinomycin-D（アクチノマイシン D）

図 9 絨毛癌の肺転移症例 CT 所見

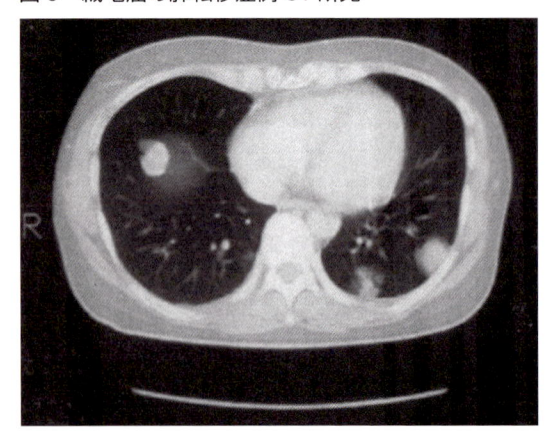

図 10 絨毛癌脳転移症例の CT 所見

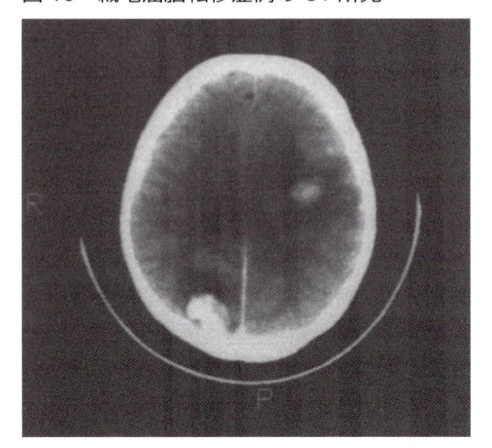

## Level up View

●phantom hCG（false positive hCG）
免疫学的反応によって hCG を検出する場合，heterophilic antibody の存在によって真の hCG が存在しないにもかかわらず，false positive となることが知られている。米国で 1998 年，この false positive に気がつかずに治療が継続されて，子宮を摘出したところ病変が全く認められなかったことから問題となり，phantom hCG とよばれるようになった。免疫学的反応で検索する検査には常に false positive に気をつけなければならない。

●hyperglycosylated hCG
syncytiotrophoblast から産生される regular hCG と異なって cytotrophoblast から産生される，大きなオリゴ糖鎖を有する分子量のより大きい hCG で hyperglycosylated hCG（hCG-H）とよばれる。着床時や絨毛癌が増殖するときに分泌され，regular hCG とはその役割が異なるとされている。一般的な検出・測定方法がまだ開発段階にある。

●quiescent GTD
胞状奇胎娩出後 hCG は下降するものの 50～100mIU/mL のレベルで数か月持続するため，CT や MRI の検索を行うが病巣は発見できない。絨毛癌を疑って化学療法を行うが hCG 値に変化がみられない。病変の進展がみられない状態で low level hCG が数か月，あるいは数年観察される症例を quiescent GTD とよんでいる。本疾患の約 10～15％ は活動的な GTN に進展するとされ，長期間にわたる hCG 値の測定と厳重な管理が必要である。

## Self Check

- □ 絨毛性疾患は妊娠に起因する胎児側の栄養膜細胞の異常増殖に基づく疾患である。
- □ 全胞状奇胎は卵の雌性前核は不活化され父親由来の遺伝子からなる雄性発生である。
- □ 部分胞状奇胎は雌性前核も受精に関与するがそのほとんどが二精子受精による 3 倍体である。
- □ 全胞状奇胎の約 10～20％ に続発性絨毛性疾患を発症するため娩出後の管理が重要である。
- □ 絨毛性疾患のフォローアップには血中絨毛性ゴナドトロピン（hCG）の測定が重要である。
- □ 絨毛性疾患には MTX や ActinomycinD などの化学療法が著効する。
- □ 絨毛癌は流産や正常分娩後にも発症してくる。
- □ 絨毛癌の寛解率は 90％ に及ぶが，なお肝臓や脳に転移すると難治性である。

〈佐々木　茂，佐々木　康〉

## Ⅱ-B. 腫瘍および類腫瘍

# 外陰・腟腫瘍とその関連病変

## 外陰部腫瘍

### ◆ 外陰癌

#### ◇ 疫学，病因

外陰癌は女性の外陰部に発生する比較的まれな悪性腫瘍である【図1】。好発年齢は60歳代以降の高齢層であるが，若年者においても初期病変が認められることがある。

子宮頸癌と同様に，ヒトパピローマウイルス（HPV）との関連が注目されている。

HPV：human papillomavirus（ヒトパピローマウイルス）

#### ◇ 組織学的分類

90％以上の症例が扁平上皮癌である。その他にPaget病，肉腫，悪性黒色腫（malignant melanoma），腺癌などが認められる。

1）外陰上皮内腫瘍（VIN）

外陰上皮内の腫瘍を生検の結果をもとに分類する。扁平上皮病変に関しては，異型の程度によってVIN 1（軽度異形成），VIN 2（中等度異形成），VIN 3（高度異形成，上皮内癌）に分類する。以前の用語であるBowen病はVIN 3にあたる（Level up View 参照）。

VIN：vulvar intraepithelial neoplasia（外陰上皮内腫瘍）

2）Paget病（乳房外Paget）

組織学的には外陰の扁平上皮表皮下に増殖する腺癌細胞（Paget細胞）を認める。肉眼的には外陰に炎症・発赤を認めるのみで，生検による確定診断が重要である。

3）外陰悪性黒色腫

他の部位での発生例と同様に非常に悪性度が高く，早期に転移をきたす場合が多い。

#### ◇ 臨床進行期，治療，予後

【表1】に臨床進行期を示す。

5年生存率（扁平上皮癌）はⅠ期79％，Ⅱ期59％，Ⅲ期43％，Ⅳ期13％である。

手術療法が基本であるが，高齢患者に対し放射線治療が選択される場合もある。

広汎外陰切除術に両側鼠径リンパ節郭清を併せる術式を基本に【図2】，進行期別に縮小した手術が行われる。Ⅰa期では外陰部分切除術が適応される。

## 腟腫瘍

### ◆ 腟癌

腟癌はまれな悪性腫瘍で，50～60歳代の中高年に好発する。

組織学的には扁平上皮癌が主で，まれに腺癌も認められる。扁平上皮癌の場合は，子宮頸癌の進展の可能性，腺癌の場合には転移性腫瘍の可能性も考えられる。

特殊なものとして，女児ないし若年女性に発生する明細胞腺癌がある。患者の母親が，妊娠初期にホルモン剤ジエチルスチルベストロール（DES）投与を受けていることと強い関連があり（子宮内曝露），良性腫瘍であるadenosisの発生にも同様の関連が認められている。

手術，放射線治療などが行われるが，初期病変を除くと予後は不良である。

DES：diethylstilbesterol（ジエチルスチルベストロール）

### ◆ 腟の良性腫瘍

腟ポリープ，乳頭腫，腟囊胞（Gartner囊胞）（Level up View 参照）などが認められる。（後）腟円蓋部に子宮内膜症を認めることがある。

**図1 外陰癌**
左の陰唇から陰核部にかけて，潰瘍を伴った腫瘍が形成されている。

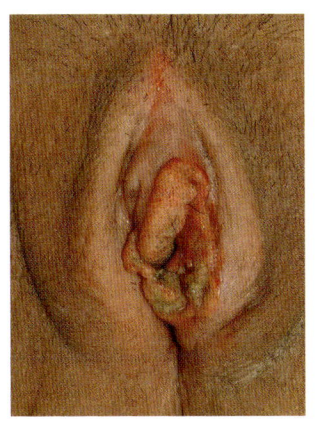

**図2 広汎外陰切除術**
①先の【図1】の症例の病巣摘出後の状態である。②欠損部を腹部より採取した皮弁で修復する。

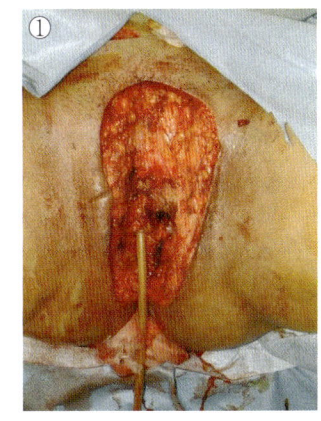

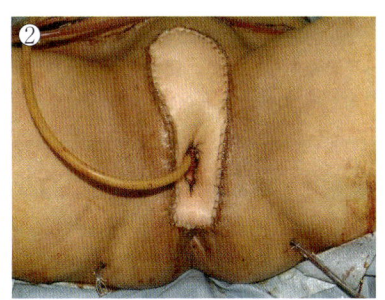

**表1 外陰癌の進行期分類（FIGO）**

> 0期：上皮内癌
> Ⅰ期：外陰または会陰に限局した最大径2cm以下の腫瘍。リンパ節転移はない。
> 　Ⅰa期：外陰または会陰に限局した最大径2cm以下の腫瘍で，間質浸潤の深さが1mm以下のもの。
> 　Ⅰb期：外陰または会陰に限局した最大径2cm以下の腫瘍で，間質浸潤の深さが1mmを超えるもの。
> 　＊浸潤の深さは隣接した最も表層に近い真皮乳頭の上皮間質接合部から浸潤先端までの距離とする。
> Ⅱ期：外陰および/または会陰のみに限局した最大径2cmを超える腫瘍。リンパ節転移はない。
> Ⅲ期：腫瘍の大きさを問わず，
> 　①隣接する下部尿道および/または腟または直腸に進展するもの，および/または
> 　②一側の所属リンパ節転移があるもの。
> Ⅳa期：腫瘍が次のいずれかに浸潤するもの；
> 　　　上部尿道，膀胱粘膜，直腸粘膜，骨盤骨および/または両側の所属リンパ節転移があるもの。
> Ⅳb期：骨盤リンパ節を含むいずれかの部位に遠隔転移があるもの。

FIGO：International Federation of Gynecology and Obstetrics（国際産婦人科連合）

## Level up View

●Bowen病
　外陰部にみられる，湿疹様の皮膚症状を伴った表皮内の扁平上皮癌に対し，従来Bowen病という用語を用いてきた。しかし，皮膚所見を伴うさまざまな病変に対し，それぞれ多くの用語が用いられて混乱したため，現在では病理組織所見をもとに用語が統一された。VIN 3がBowen病にあたる病変を含んでいる。
　若年者において，Bowen病と同様の像を示しながら，自然消退する例が認められる。Bowen様丘疹症（Bowenoid papulosis）という用語が用いられているが，これもVIN 3に含める。

## Level up View

●外陰部の良性腫瘍・疾患
・Bartholin 腺嚢胞：外陰両側に存在する Bartholin 腺が嚢胞となり，感染をきたすと膿瘍を形成する。
・尖圭コンジローマ：HPV 6, 11 型などの低リスク型が関与しているといわれる。外陰部に，特徴的な鶏冠状の腫瘍を形成する。
・Behçet 病：全身の病態の一部として，外陰に潰瘍を形成する場合がある。

## Level up View

●Gartner 嚢胞
　胎生期の Wolff 管は，女性の場合多くは消失してしまうが，まれに Gartner 管として遺残する。そこから発生する嚢胞を Gartner 嚢胞という。腟の側壁から尿道よりの部位に発生するが，多くの場合は無症候である。非常にまれなケースとして，この遺残から腺癌が発生することが知られている。

## Self Check

□　外陰癌は大部分が扁平上皮癌であるが，Paget 病や悪性黒色腫の発生も認められる。
□　手術が基本治療であるが，放射線治療が適応される場合もある。
□　腟癌はまれな悪性腫瘍で，多くは扁平上皮癌である。
□　特殊な病態として，ホルモン剤の胎内曝露を受けた女児の腺癌の報告がある。

〈福地　剛〉

## II-C. 炎症／炎症性疾患

# 外陰部，腟の炎症性疾患

## 腟・外陰炎とは

　性成熟期には，Döderlein 桿菌が腟上皮細胞の産生するグリコーゲンを乳酸に分解するため腟内は酸性（pH4〜5）に保たれ，細菌の侵入を防止する。なんらかの原因でこの自浄作用が破綻したときには腟炎を発症しやすくなる。腟炎の主な症状は帯下と掻痒感である。外陰部のかゆみは全身性疾患の症状の一部である可能性もあるので留意する。

　診察にあたっては，接触による腟外陰炎の可能性もあるので，ナプキン，タンポンの使用，コンドームや潤滑剤使用の有無などを問診する。

　診断にはまず視診を行い，外陰部の発赤，びらんの有無や腟分泌物の量・性状を観察し，陰毛の状態もチェックする。腟鏡を挿入し，帯下の状態，局所の発赤・びらん・腫脹・水疱の有無，腟内異物の有無を観察する。後腟円蓋より綿棒で腟分泌物を採取し，顕微鏡で観察する。直接検鏡によりトリコモナス腟炎の診断が可能である。また，さまざまな培地で培養し，原因を同定する。クラミジア感染症の場合は子宮頸管より細胞を採取し DNA 診断を行うことにより抗原検査が可能である。

DNA : deoxyribonucleic acid

## 腟カンジダ炎

　腟カンジダ炎では外陰炎を併発しやすく，掻痒感があることが多い。80％は *Candida albicans* が原因となり，残りの10％が *Candida glabrata* が原因となる。エストロゲン分泌亢進のため引き起こされる腟内 pH の低下による細菌叢の変化（妊娠時など），糖尿病，抗菌薬・抗癌薬投与などによる菌交代現象，免疫抑制剤や副腎皮質ホルモン使用時などの宿主側の感染防御能が低下した際に起こりやすい。粥状・酒粕状の白色帯下の増量と外陰の掻痒を症状とする。CA-TG 培地や水野・高田培地，Sabouraud 培地などで培養する。治療は硝酸オキシコナゾールなどの抗真菌薬の腟錠や軟膏を使用する。

## トリコモナス腟炎

　トリコモナス腟炎はトリコモナス原虫の感染により起こる。症状は淡黄色の泡沫状帯下であり，掻痒感を伴うことも多い。治療は抗トリコモナス薬の腟内投与あるいは経口投与を行う。主として性交で感染するためパートナーの治療も同時に行う。

## クラミジア感染症

　クラミジア感染症は *Chlamydia trachomatis* の感染により起こる性感染症である。症状が出ないことが多いため，感染を自覚していない患者が多く患者数が増加している。子宮頸管より上行性に感染が広がる。症状は水様帯下や下腹痛であるが症状がないことも多い。治療はマクロライド系，テトラサイクリン系の抗菌薬や合成抗菌薬を投与するが，妊娠中はテトラサイクリン系の抗菌薬や合成抗菌薬は禁忌であるため，妊婦のクラミジア感染症の治療にはマクロライド系抗菌薬しか投与できない。

## 細菌性腟炎

　細菌性腟症（bacterial vaginosis）は真菌やトリコモナスが否定された腟炎で，ガードネレ

ラ菌や嫌気性菌が主な原因となる。帯下を症状とするが無症状のことも多い。腟分泌物の培養を行い起因菌を同定する。腟内がpH5.0以上，アミン臭，糸玉状細胞の検出が特徴となる。抗菌薬の経口投与や抗生剤含有の腟錠で治療する。妊娠中に本症を発症すると絨毛膜羊膜炎に進展し，早産の原因となるので治療が必要である。

## エストロゲン欠乏性腟炎

　エストロゲン欠乏性腟炎はエストロゲンの減少により腟粘膜が萎縮菲薄化し，重層扁平上皮の傍基底細胞のみが出現し，腟の自浄作用が低下するために発症する。症状は腟壁の発赤・出血や褐色帯下，掻痒感である。腟分泌物の培養を行い起因菌を同定する。抗菌薬含有の腟錠のほか，エストロゲン含有の腟錠が有効である。

### Level up View

●腟炎を引き起こす全身疾患
　帯下を主訴とする患者を診察する際には，全身疾患の合併がないか留意する。糖尿病，肝疾患（胆汁うっ滞，肝炎，肝硬変），腎疾患（腎不全，尿毒症）などが原因で腟炎を起こすことがあるため，局所の診察にとどめず全身のチェックが必要である。

### Self Check

- 腟カンジダ症は粥状・酒粕状の白色帯下の増量と外陰の掻痒を症状とする。
- トリコモナス腟炎の症状は淡黄色の泡沫状帯下であり，掻痒感を伴うことも多い。
- クラミジア感染症の症状は水様帯下や下腹痛であるが症状がないことも多い。
- 細菌性腟症は帯下を症状とするが無症状のことも多い。早産の原因となる。
- エストロゲン欠乏性腟炎の症状は腟壁の発赤・出血や褐色帯下，掻痒感である。エストロゲン治療が有効である。

〈清水康史〉

## II-C. 炎症／炎症性疾患

# 子宮の炎症性疾患

## 子宮腟部びらん

### ◆ 症状

#### ◇ 帯下
びらんの範囲が広いと分泌機能をもつ頸管腺上皮が多いため，帯下が増加する。頸管腺上皮は1層の円柱上皮（columnar epithelium）からなり，細菌感染に弱く炎症を起こすと腺の増殖，分泌亢進が起こる。

#### ◇ 不正性器出血
円柱上皮は血管に富み機械的・化学的刺激に弱く，接触出血を起こしやすい。

### ◆ 診断
外子宮口周囲に，健常な上皮組織と明瞭に区別される赤色に変色した部分を認めれば臨床的に診断しうる。コルポスコピーで観察すると円柱上皮と移行帯（transformation zone）が主たる所見である。色調で区別つきにくいときでも頸管腺の開口やNaboth卵を認めれば移行帯と診断しうる。

癌性びらんとの鑑別が重要である。

### ◆ 治療
子宮腟部びらんは生理的なものであり，症状のない場合にはとくに治療の必要はない。しかし炎症が発生し帯下が増量し不正出血を生ずる場合には治療の対象となる。冷凍療法，レーザー治療，高周波凝固などが行われる。

> **Side Memo**
> **子宮腟部びらん**
> 子宮腟部が赤色に変色しているものをいう。子宮頸管の上皮が外子宮口を越えて，子宮腟部の表面にみられるものをいう。この名称は肉眼的な臨床上のものであり，仮性びらんとよばれる。
> 真性びらんは子宮腟部先端部の粘膜が欠損して発症するものをいう。ほとんどが人為的なものによる。

### Basic Point  Anatomy

●**子宮腟部びらんの年齢による変化【図A】**

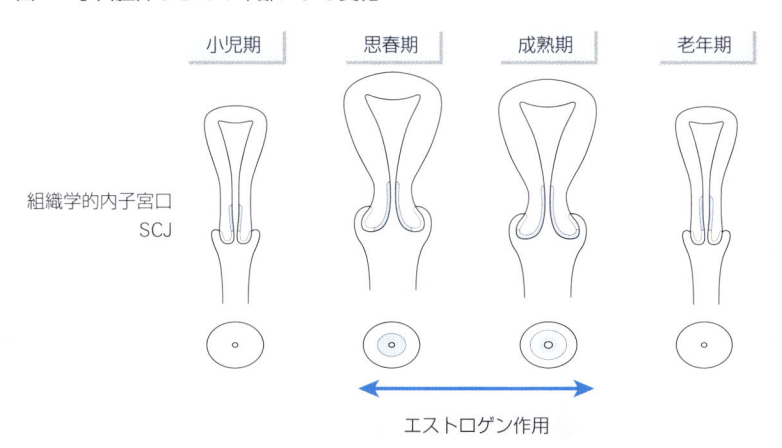

子宮腟部びらんの発生は性ホルモン，とくにエストロゲン作用による子宮頸管内膜の外反によると考えられている。思春期以前には頸管腺は子宮頸管内にあるが，思春期以降になるとエストロゲン効果により腟腔側に外反するようになる。閉経期以降，萎縮により頸管腺は子宮頸管内に限局する。

図A　子宮腟部びらんの年齢による変化

小児期　思春期　成熟期　老年期

組織学的内子宮口
SCJ

エストロゲン作用

SCJ：squamocolumnar junction（扁平円柱上皮境界）

## 子宮頸管炎

### ◆ 症状
　帯下は増加し，淡黄色，淡黄白色の粘液膿性の分泌物をみる。淋菌によるものは，帯下増量や外陰部に炎症が起こり搔痒感，灼熱感など急性症状を起こすが，クラミジアの場合，症状が現れにくく感染に気づかないことが多い。

### ◆ 診断
　子宮頸管分泌物の培養や酵素抗体法により起因菌を証明する。クラミジアの検査では核酸増幅法などが用いられる。

### ◆ 治療
　起因菌に対し感受性のある抗菌薬を使用する。淋菌に対する第一選択はペニシリン系であるが，セファロスポリン系も有効である。しかし淋菌は耐性を誘導しやすくその時期の感受性薬剤を使用する。クラミジアに対してはテトラサイクリン系，マクロライド系，ニューキノロン系抗菌薬が選択される。妊婦の場合，マクロライド系が選択される。

## 子宮内膜炎

### ◆ 症状
　発熱，下腹部痛，悪臭を伴う帯下の増量。

### ◆ 診断
　子宮口からの膿性分泌物を観察。細菌同定。大腸菌，ブドウ球菌によるものが多い。

### ◆ 治療
　抗菌薬の経口ないしは静脈内投与。子宮口を開大し子宮内を洗浄する。

#### ◇ 慢性子宮内膜炎
　分娩後1カ月経過し膿性の帯下が持続し，長期間の子宮内避妊器具（IUD）挿入により細菌感染を起こしたものをいう。起因菌は，大腸菌，ブドウ球菌，嫌気性菌が多い。発熱，下腹部痛を認める。抗菌薬の投与を行う。IUDの抜去し子宮腔内を洗浄する。

#### ◇ 老人性子宮内膜炎
　高齢者における子宮内感染をいい，多くは子宮体癌に細菌感染が起こり膿性分泌物が増加する。発熱，下腹部痛を認める。細菌培養，子宮内膜組織診を行い診断する。抗菌薬の投与を行う。悪性腫瘍に対する抗癌薬投与や子宮全摘術を行う。

---

**Side Memo**
**子宮頸管炎**
子宮頸管部に炎症の起こったものをいい，性病や性感染症の初期感染部位となる。急性症状を起こす淋菌性子宮頸管炎がある。また近年，クラミジア（*Chlamydia trachomatis*）感染によるものが増加している。

**Side Memo**
**子宮内膜炎**
子宮頸管から侵入した細菌感染により発症するが，腫瘍性病変に細菌感染が合併して発症するものもある。分娩，流産，産褥後に，子宮口が閉鎖し子宮内に膿が貯留し子宮筋層内膜炎に至る。

IUD：intrauterine contraceptive device（子宮内避妊器具）

---

## Self Check

- [ ] SCJは，思春期以前には頸管腺は子宮頸管内にある。
- [ ] SCJは，思春期以降になるとエストロゲン効果により腟腔側に外反するようになる。

〈千島史尚，山本樹生〉

## II-C. 炎症／炎症性疾患

# 付属器，骨盤の炎症性疾患

## 付属器，骨盤の炎症性疾患とは

### ◆ 付属器炎
卵管炎，卵巣炎の総称で付属器の炎症をいう。

### ◆ 卵管留膿症
卵管炎などにより卵管が癒着，卵管采が閉鎖し，卵管内に膿が貯留した状態。卵管内に膿ではなく滲出液が貯留した場合は卵管水腫症という。さらに卵巣まで巻き込むと卵管卵巣膿瘍（tubo-ovarian abscess）となる。

### ◆ 骨盤内炎症性疾患（PID）
広義では子宮付属器炎や子宮内膜炎も PID に含まれるが，狭義では骨盤腹膜炎をさす【図1】。

## 原因

下部性器からの上行性感染が主な原因で，性感染症（STD），とくにクラミジアや淋菌感染などのほか，月経や子宮内の処置（流産，中絶などの子宮内容除去術や子宮内避妊器具の挿入など）などを契機に発症することがある。通常子宮頸管の粘液栓により腟内の細菌が子宮内に侵入できないようになっているが，そのバリア機構が機能せず腟内細菌が子宮内に侵入することで発症する。最も多い原因はクラミジアである。そのほか淋菌，大腸菌，ブドウ球菌，レンサ球菌，嫌気性菌のバクテロイデスなどが原因となる。まれに結核性の卵管炎があり，これは肺結核から二次的な血行性感染により発症する【表1】。

## 症状【表2】

下腹部痛や発熱，帯下の増量や不正性器出血などを起こす。骨盤腹膜炎や Fitz-Hugh-Curtis 症候群などのように，腹膜刺激症状や上腹部に及ぶ強い腹痛を呈する場合もあれば，

---

PID : pelvic inflammatory disease
（骨盤内炎症性疾患）

STD : sexually transmitted diseases
（性感染症）

**Side Memo**
子宮頸管には扁平上皮，円柱上皮とその移行帯があり，クラミジアや淋菌は性交によりこの円柱上皮に感染する。その後円柱上皮に覆われた部分を経由して上行性感染を起こす。またオーラルセックスなどで咽頭に感染することもある。

**Side Memo**
Fitz-Hugh-Curtis 症候群
クラミジア感染が上腹部に及ぶことで起こる肝周囲炎。強い右季肋部痛や心窩部痛がみられ，肝臓周囲に膜様の癒着を認める。

---

**図1 骨盤炎症性疾患**
付属器炎から骨盤腹膜炎にわたる広い疾患の総称で主に上行性感染により発症する。

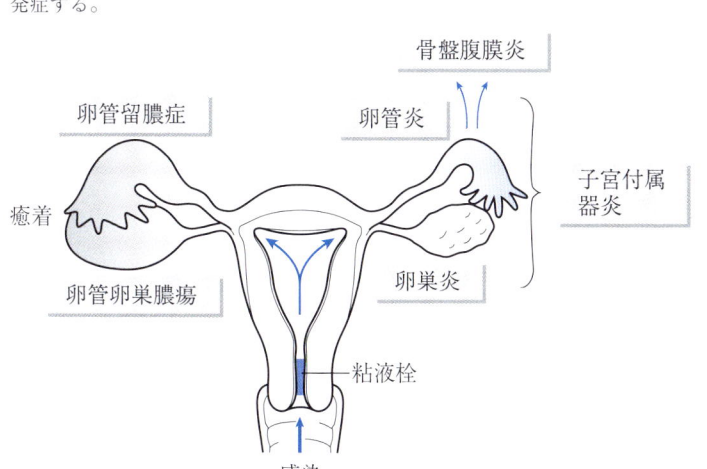

**表1　PIDの原因菌と感染経路**

| 血行性 | 結核（卵管炎，子宮内膜炎を起こすが比較的まれ） |
|---|---|
| 上行性 | クラミジア／淋菌　}STD　大腸菌，ブドウ球菌，レンサ球菌，バクテロイデスなど |

軽い圧痛や性交痛などまで症状の程度はさまざまである．妊娠中では絨毛膜羊膜炎を起こし流・早産の原因となることもある．またクラミジアや淋菌に感染していても無症状のまま経過し，卵管炎から卵管の癒着や閉鎖を起こし，不妊症を契機に発見される場合もある【表3】．とくに無症候性の感染者は感染源として重要である．

## 検査【表2】

PIDや付属器の炎症が強い場合，血液検査で白血球，CRP上昇や赤沈亢進などがみられる．しかし局所に限局している場合や無症候性のものでは炎症反応がみられない場合もある．起因菌の検査は子宮頸管からポリメラーゼ連鎖反応（PCR）法や酵素イムノアッセイ（EIA）法によるクラミジアや淋菌の検出，あるいは腹水や膿瘍内の細菌培養を行う．性器結核についてはツベルクリン反応や月経血の結核菌培養が必要である．卵管留膿症や卵管卵巣腫瘍など腫瘤を形成している場合は，超音波検査やCT，MRIなどでも検出できる．また手術症例では病理組織学的に炎症の有無を確認する．

CRP：C-reactive protein（反応性蛋白）

PCR：polymerase chain reaction（ポリメラーゼ連鎖反応）

EIA：enzyme immuno-assay（酵素イムノアッセイ）

## 治療

起因菌に対し抗生物質を投与する．軽症例では外来で経口投与での治療も可能だが，全身状態の悪化や膿瘍形成を認める重症例では入院のうえ治療が必要である．重症例，難治例では開腹ドレナージや感染巣の除去（卵管切除や付属器切除など）などの手術が必要となることもある．また原因がSTDであれば，パートナーの検査・治療も忘れてはならない．

## 予後

PIDでは癒着を引き起こすことが多い．一度形成した癒着は，炎症や起因菌の治療を行っても自然消失しない．そのため卵管やその周囲が癒着すれば卵管閉鎖や卵管の通過障害が起こり，卵管性不妊や子宮外妊娠の原因となる．また骨盤内の癒着，とくに腸管との癒着を起こした場合，月経困難症や慢性骨盤痛（性交痛，腰痛）の原因となりうる【表3】．

表2　PIDの症状と検査所見

| 症状 |
| --- |
| 無症候性 |
| 下腹部痛：子宮，付属器の圧痛または子宮頸部の移動痛 |
| 帯下の異常：量の増加，膿性血性帯下など |
| 発熱 |
| 流・早産：絨毛膜羊膜炎から |
| 不妊：卵管性など |
| 検査所見 |
| 血液検査で炎症反応：白血球，CRP上昇や赤沈亢進 |
| 子宮頸管からクラミジア/淋菌を分離 |
| 超音波やCT，MRIでの卵管留膿症の所見 |

表3　PIDの後遺症

| | |
| --- | --- |
| 卵管の癒着 | 卵管性不妊<br>子宮外妊娠<br>（卵管の受精卵移送能障害による） |
| 骨盤内の癒着 | 月経困難症<br>慢性骨盤痛<br>（性交痛，腰痛） |

## Self Check

- □ PIDは主に上行性感染により発症し，起因菌はクラミジア，淋菌などのSTD以外にも大腸菌，ブドウ球菌，レンサ球菌，バクテロイデスなどがある．
- □ PIDの症状は下腹痛，発熱，帯下の異常などがあるが，無症候性のこともある．
- □ PIDの後遺症として卵管性不妊や子宮外妊娠，月経困難症や慢性骨盤痛などがある．

〈種市明代〉

## II-C. 炎症

# 性感染症（STD）

　性感染症は，性行為により感染するすべての感染症をさす。また，英語では，sexually transmitted diseases（STD）とよばれるが，最近は無症状のものを含めて sexually transmitted infections（STI）と表記される。

## 淋菌感染症

- グラム陰性双球菌である淋菌は，性交渉を介して女性性器に感染すると子宮頸管炎，子宮内膜炎，卵管炎，付属器炎，骨盤内炎症性疾患（PID）を引き起こす【p.302, 図1】。また，性器以外では，結膜炎，咽頭感染，直腸に感染することがある。
- 男性の菌性尿道炎による自覚症状は，激烈な灼熱感を伴う排尿痛が特徴的である。しかし，子宮頸管炎は，無症状のことが多く，放置されると上行感染して卵管炎や子宮付属器炎を発症する。これらは，卵管障害や癒着を引き起こし不妊症の原因になる。
- 淋菌性子宮頸管炎が妊婦に合併すると産道感染により新生児結膜炎を引き起こす。
- 診断は，子宮頸管から分泌物を採取しグラム染色標本の検鏡，New York City 培地，Modified Thayer Martin 培地を用いた分離培養法や核酸増幅法により行われる。
- 淋菌は，抗菌薬に対する耐性化が進みペニシリン系およびテトラサイクリン系だけでなく，これまで特効薬とされていたキノロン系抗菌薬も無効になりつつある。現在，確実に治療が可能な薬剤は，セフェム系抗菌薬の注射薬のみである。

PID：pelvic inflammatory disease（骨盤内炎症性疾患）

## 梅毒

- *Treponema pallidum* は，皮膚や粘膜に存在する微小な傷から性交を介して侵入し，血行性に全身へ広がり多彩な全身症状を呈する。
- 胎盤を通じて母体内で胎児に *T. pallidum* が感染した状態を先天梅毒といい，生後感染した後天梅毒と区別される。妊娠早期の感染では，死産や早産を引き起こし，妊娠後期に感染すると先天性梅毒の新生児を出産することになる。
- 感染後の時間経過により第1〜4期に分類される【表1】。発疹など多彩な症状を認めるが，症状のない無症候性梅毒とよばれる潜伏状態が存在する。

表1　顕性梅毒でみられる臨床的特徴

|     | 発症時期<br>（感染後） | 特徴的な症状 | 発生部位 |
| --- | --- | --- | --- |
| 第1期 | 約3カ月まで | 初期硬結　（無痛性の硬結）<br>硬性下疳　（初期硬結が自壊してできた潰瘍）<br>無痛性横痃（鼠径部リンパ節の無痛性の腫脹） | 感染局所（大陰唇，小陰唇，子宮頸部） |
| 第2期 | 約3カ月から約3年まで | 梅毒性バラ疹（四肢・顔面に認められるかゆみを伴わない紅斑）<br>丘疹性梅毒疹（全身性に発生する暗紅色の丘疹）<br>扁平コンジローマ（乳頭状の扁平丘疹）<br>梅毒性脱毛症 | 全身の皮膚と粘膜 |
| 第3期 | 約3年から約10年まで | 結節性梅毒疹（硬い暗褐色の結節）<br>ゴム腫瘍（ゴム様硬度の結節） | 全身の皮膚 |
| 第4期 | 約10年以後 | 神経梅毒（進行麻痺や脊髄癆）<br>心血管梅毒（大動脈炎，大動脈瘤） | 全身の血管，神経 |

- 湿潤性皮疹（初期硬結，軟性下疳，丘疹性梅毒疹）の表面をメスで刺激し得た分泌物にブルーブラックインクを1滴添加すると，鏡検により螺旋状の *T. pallidum* を確認できる。
- 不顕性梅毒の診断は，血液検査によりカルジオライピンを抗原とするガラス板法と *T. pallidum* を抗原とするトレポネーマ・パリズム感作血球凝集試験（TPHA）法を組み合わせて行う【表2】。梅毒血清試験（STS）法は，妊娠中や膠原病など梅毒以外の疾患で陽性化することがあり，これは生物学的偽陽性とよばれる。
- 治療は，ペニシリン系抗菌薬が第一選択薬である。STS定量値が8倍以下になれば治癒と考える。なお，TPHAの定量値は，治癒後も高値が続くため治療効果の判定に用いない。

TPHA：treponema pallidum hemoagglutination assay（トレポネーマ・パリズム感作血球凝集試験）

STS：serological test for syphilis（梅毒血清試験）

BFP：biological false positive（生物学的偽陽性）

## 性器クラミジア感染症

- *Chlamydia trachomatis*（クラミジア）は，一般細菌と異なりミトコンドリアを保有せず自ら増殖することができない。このため子宮頸部や卵管などの上皮細胞に寄生し細胞質内に封入体を形成し増殖する。
- クラミジアによる子宮頸管炎は，無症状のことが多い。この子宮頸管炎を無治療のまま放置すると感染が上行性に波及し，子宮内膜炎，卵管炎，子宮付属器炎，PID，肝臓周囲炎（Fitz-Hugh-Curtis症候群）を引き起こす【図1】。
- 子宮付属器炎やPIDは，子宮外妊娠（異所性妊娠）や卵管性不妊症の原因になる。妊婦に合併すると産道感染し新生児結膜炎，新生児肺炎を引き起こす。
- 診断は，子宮頸管擦過検体をスワブで採取し，菌体を核酸増幅法により検出して行う。
- 治療は，マクロライド系，キノロン系，テトラサイクリン系抗菌薬が有効である。ペニシリン系，セフェム系，アミノグリコシド系抗菌薬は，効果がない。
- 妊婦には，キノロン系，テトラサイクリン系抗菌薬を投与しない。

## 腟トリコモナス症

- 腟トリコモナス症は，トリコモナス原虫によって発症し，しばしば腟炎を伴う。

図1 女性性器における上行性感染と後遺症（クラミジア・淋菌）

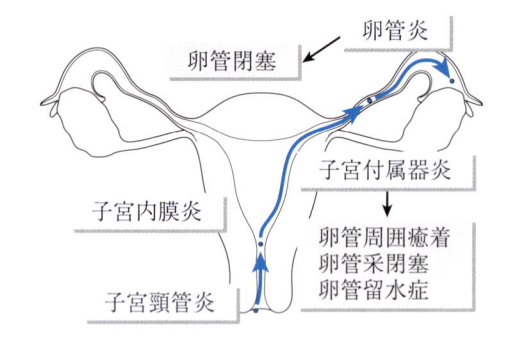

表2 STS法とTPHA法の組み合わせによる判定結果

| STS法 | TPHA法 | 反応の解釈 |
|---|---|---|
| − | − | 非梅毒 |
| + | − | BFP |
| + | + | 初期の梅毒感染<br>梅毒（第1〜4期）<br>治療後の梅毒 |
| − | + | 治癒 |

- 主に性交により感染するが，性交経験のない女性や幼児にも感染例がありタオルや便器，浴槽を通じて感染することがある。
- 悪臭の強い多量の泡沫状帯下，外陰部の強い掻痒感，腟壁の発赤が代表的な臨床症状である。
- 腟分泌物の生鮮標本では，活発に運動する虫体を鏡検で確認することができ診断に用いられる【図2】。
- メトロニダゾール内服，メトロニダゾールの腟錠により治療する。

図2 腟分泌物の生鮮標本（腟トリコモナス症）
鞭毛を使い活発な腟トリコモナス原虫

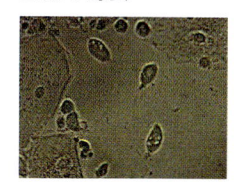

## 性器カンジダ症

- 女性における性器カンジダ症は，カンジダ属真菌によって起こる腟炎や外陰炎をさす。
- 原因菌は，*Candida albicans* が最も多く，次に *Candida glabrata* が多い。
- 症状は，外陰，腟の掻痒感と帯下増加（酒粕様，ヨーグルト様）であるが，これらは腟カンジダ症に特異的症状でない。
- カンジダは，腟の常在菌であり放置しても大事に至らないが，治療後も再発することがある。
- 副腎皮質ステロイド薬大量投与，抗菌薬の内服，妊娠，糖尿病は，性器カンジダ症の誘因となる。
- 診断は，帯下の生鮮標本の鏡検により胞子や仮性菌糸を確認することにより可能である。培養法による診断は，カンジダ属簡易検出用培地（CA-TG 培地）などが用いられる。
- 治療は，抗真菌薬の腟錠（腟坐剤）と外用薬（クリーム）を併用し行う。帯下増加や掻痒感など自覚症状や腟・外陰炎を認めなければ単にカンジダを保有しているだけであり性器カンジダ症とは診断されず治療を要しない。

## 性器ヘルペス

- 単純ヘルペスウイルス（HSV）は，ヒトに感染すると知覚神経を上行し神経節に潜伏感染する。潜伏感染したウイルスが再活性化すると知覚神経を下行して皮膚や粘膜に潰瘍性病変を形成し再発を繰り返す。
- 単純ヘルペス1型と2型があり，1型が主に目・口・脳などの上半身に，2型は主として性器に感染するといわれている。
- 性器ヘルペスは，初めて発症する初発型と繰り返し発症する再発型に分類される。初発型では，感染後3～7日目に小水疱や疼痛を伴う浅い潰瘍が外陰部に多発する。また，発熱や両側の鼠径部のリンパ節の腫脹を認めるが2～4週間で自然治癒する。再発型は，知覚神経節に潜伏したウイルスが再活性し，皮膚や粘膜に水疱や潰瘍性病変を形成する。初発型に比べ症状は軽く1週間以内に自然治癒する。
- 特徴的な臨床症状により診断されることが多いが，初感染から7～10日後に免疫グロブリン（IgM）抗体が陽転化するため血清抗体価（IgM, IgG）の測定が行われる。
- 抗ヘルペス薬（アシクロビル）の点滴静注，内服，軟膏により発症期間の短縮や疼痛の緩和が可能である。
- 性器ヘルペスでは、産道感染を防ぐため分娩時に外陰部に病変があれば選択的帝王切開を行う。

HSV：herpes simplex virus
（単純ヘルペスウイルス）

IgM：immunoglobulin
（免疫グロブリン）

## 尖圭コンジローマ

- 尖圭コンジローマは，ヒト乳頭腫ウイルス（HPV）の皮膚や粘膜への感染により発症する。100種以上のHPVが確認されているが，尖圭コンジローマはHPV 6型と11型により引き起こされる。これらは，子宮頸癌と関連のある16型，18型と異なり，癌化する可能性は低いと考えられている。
- 典型的な臨床症状は，カリフラワー状や鶏冠状を呈する先の尖った乳頭腫であり大・小陰唇，会陰，肛門に好発する【図3】。
- 治療は，局所的な外科的治療法と薬物療法がある。外科的治療は，電気焼灼，炭酸ガスレーザー蒸散，液体窒素による凍結療法が行われる。また，薬物療法は，局所の細胞性免疫応答を賦活化することでHPVの排除を促進する免疫調整外用薬である5%イミキモドクリームが用いられる。

HPV：human papilloma virus（ヒト乳頭腫ウイルス）

## ヒト免疫不全ウイルス（HIV）感染症／エイズ（AIDS）

- HIVは，血液や体液を介して主に性交渉により感染するが，局所に存在するCD4$^+$Tリンパ球に感染するため性器に病変を形成しない。初感染後5〜10間を経て血中CD4$^+$Tリンパ球が減少すると全身の免疫能が低下しエイズ／後天性免疫不全症候群を発症する。
- 酵素免疫抗体法（ELISA）法などによる抗体スクリーニング検査が陽性であり，さらに抗体確認検査（western blot法など）とHIV抗原検査（ポリメラーゼ連鎖反応（PCR）法など）のいずれかが陽性であればHIV感染症と診断される。また，HIV感染症の診断基準を満たし，指標疾患（厚生労働省エイズ動向委員会）の1つ以上を明らかに認めた場合にエイズと診断される。HIVに感染してから抗体が産生されスクリーニング検査が陽性化するまでの空白期間（4〜8週間）をウィンドウ・ピリオドとよぶ。
- 経胎盤感染，経産道感染，母乳感染により母子感染を引き起こす。妊娠中は，多剤併用療法を行い，帝王切開による分娩を選択し授乳を避ける。
- 治療は，血漿中のウイルス量（HIV-RNA量）を検出限界以下に抑えることを目的として多剤併用療法（HAART）を行う。無症状病原体保有者であってもCD4$^+$Tリンパ球数が200個/μL以下で治療を開始する。

HIV：human immuno-deficiency virus（ヒト免疫不全ウイルス）

AIDS：acquired immune deficiency syndrome（エイズ）

ELISA：enzyme-linked immunosorbent aasay（酵素免疫抗体法）

PCR：polymerase chain reaction（ポリメラーゼ連鎖反応）

HAART：highly active anti-retroviral therapy（高活性レトロウイルス療法）

図3 外陰部に発生した尖圭コンジローマ

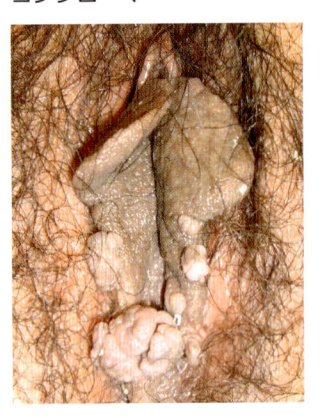

### Self Check

- □ 淋菌やクラミジアによる子宮頸管炎は，無症状のことが多く，治療せず放置すると卵管炎や子宮付属器炎を発症し，不妊症の原因になる。
- □ 性器カンジダ症は，酒粕様，ヨーグルト様の帯下を認め，また腟トリコモナス症は，悪臭を伴う泡沫状帯下が特徴である。
- □ 性器クラミジアおよび淋菌感染症，梅毒，性器ヘルペス，HIV感染症は，母子感染を引き起こす。
- □ 尖圭コンジローマは，HPVの感染により発症し，カリフラワー状や鶏冠状の乳頭腫を大小陰唇，会陰，肛門に形成する。

〈野口靖之〉

# Ⅲ. 妊娠分娩を深く学ぼう

## A. 妊娠経過とその異常

III-A. 妊娠経過とその異常／妊娠による母体の生理的変化

# 性器の変化

## 子宮の変化

　非妊娠時の子宮は鶏卵大のやや硬い臓器である。妊娠により子宮は急激に増大する。

　妊娠中の子宮増大には平滑筋細胞の肥大と伸展が関与している。血管やリンパ管もこれに伴って増大する。子宮血流量も増加し妊娠末期には 450 〜 650mL/ 分に達する。胎盤からの血流を受ける静脈は大きな子宮静脈洞を形成する。妊娠当初の数カ月間，子宮はホルモン（エストロゲンとプロゲステロン）の作用によって増大するとされるが，12 週以降は子宮内圧の上昇が子宮増大に関与していると考えられている。

　子宮の形状は，最初の数週間は妊娠前の洋ナシ型を保つが，しだいに球状となる。子宮の増大は左右対称ではなく，着床部位はより急速に増大し部分的に膨隆する（Piskacek 徴候，【図 B】参照）。子宮の大きさは 12 週末には骨盤腔を超える。その後も子宮は増大を続け，やがて腹壁に達するようになり，腸管を外側あるいは上方に押しのけながら最終的に肝下面にまで達する大きさになる。子宮が骨盤を超えて徐々に増大する際に少し右側に回転するが，これは S 状結腸が骨盤左側に位置しているためと考えられている。

　腫大した子宮は腹壁から触れることができる。壁は薄くなり腹壁から児を触知できるほどやわらかくなる。【図 1】に妊娠各時期における子宮底の高さと子宮の大きさを示す。妊娠 6 か月末に子宮底はほぼ臍高となる。

## 卵巣の変化

　妊娠期間中は排卵や新たな卵胞の成熟は起こらない。排卵後形成された黄体は，妊娠が成立すると妊娠黄体となり，妊娠維持作用を有するプロゲステロンを産生する。妊娠の進行に伴い，妊娠黄体はしだいに退縮してプロゲステロンの産生部位は徐々に胎盤に移行する。妊娠 7 〜 12 週頃からプロゲステロンの主な産生部位は胎盤となる。妊娠初期に黄体嚢胞（ルテイン嚢胞）が嚢胞性腫瘤として認められることがあるが，多くは一過性で自然退縮する。

## 腟と外陰部の変化

　妊娠中は血流が豊富となり，会陰や腟の皮膚や筋肉が充血し結合組織は軟化する。腟分泌物の増加や，外陰部の色素沈着もみられるようになる。腟粘膜はやや肥厚し結合組織は疎

> **Side Memo**
> 妊娠中は，妊娠子宮の増大によって頻尿（膀胱の圧迫）・便秘（直腸などの圧迫，これに生理的腸管運動低下も加わる）などが起こりやすい。骨盤内神経圧迫による神経痛，また姿勢の変化による坐骨神経痛なども起こりやすい。

### Basic Point　obstetrics

●仰臥位低血圧症候群【図 A】
　妊娠末期の妊婦や下腹部腹腔内腫瘤の患者が仰臥位になると脊柱の右側を上行する下大静脈が圧迫され，右心房への静脈還流量が減少して心拍出量が減少し低血圧となる。血圧が低下し，頻脈，悪心・嘔吐，冷汗，顔面蒼白などの症状を呈する。患者を仰臥位から（左）側臥位にし，静脈環流の改善を図ることで症状は軽快する。

図 A　仰臥位低血圧症候群

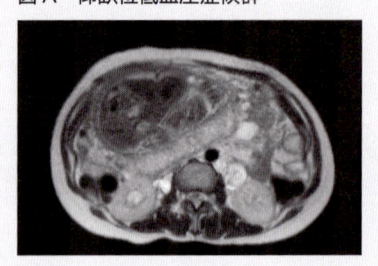

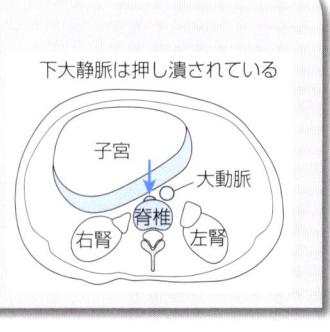

下大静脈は押し潰されている

子宮／大動脈／脊椎／右腎／左腎

になり平滑筋は肥大する。腟の常在菌である乳酸桿菌（Döderlein 桿菌）がグリコーゲンを乳酸に変換し，腟内は酸性環境（pH3.5〜4.5）となる。

**図1　子宮の大きさの推移**
妊娠各時期（各月末）における子宮底の高さと子宮の大きさを示す。

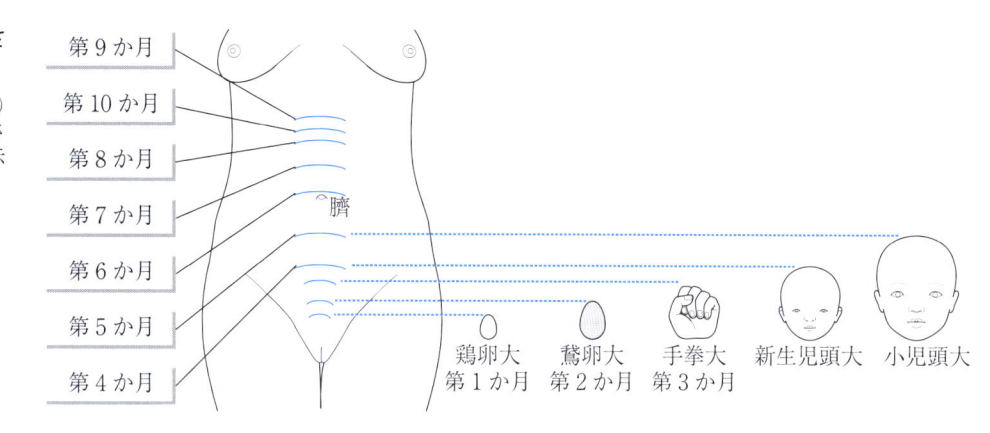

## Level up View

●内診によりわかる妊娠の徴候
　妊娠反応検査薬や超音波検査の発達により内診のみで妊娠の診断をすることはなくなったが，妊娠子宮の増大や軟化を内診で捉えた以下の徴候が以前は用いられていた。
・Piskacek 徴候【図 B】：着床部位の部分的膨隆。
・Hegar の第1徴候【図 C】：子宮頸部双合手診で内外両指が触れ子宮実質が消失した感じ。
・Hegar の第2徴候：双合手診にて子宮体部前壁をつまむことができる。
・Gauss 徴候：子宮頸部を動かしても体部は動かない。

図 B　Piskacek 徴候：着床部位の膨隆　　図 C　Hegar の第1徴候

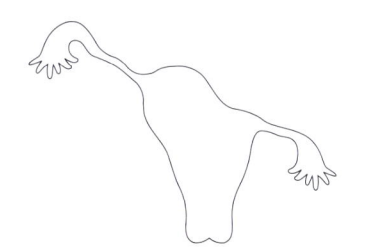

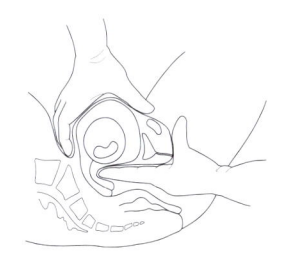

## Basic Point　obstetrics

●子宮底長の概算法
　子宮の大きさを知る指標として，妊娠20週頃からそれ以降の妊婦健診時には子宮底長（恥骨上縁から子宮底までの距離）が測定される。大まかな目安として，妊娠18〜34週頃までは，子宮底長と妊娠週数はほぼ同じである（つまり妊娠30週なら子宮底長30cm）。妊娠第6か月以降は（妊娠月数×3＋3）が子宮底長（cm）とする概算法もある（つまり妊娠第8か月末なら8×3＋3＝27cm）。

## Self Check

☐　妊娠第6か月末に子宮底は臍高となる。
☐　正常妊娠ではプロゲステロンの主な産生部位は7〜12週頃から胎盤となる。

〈近藤朱音，石本人士〉

## Ⅲ-A. 妊娠経過とその異常／妊娠による母体の生理的変化

# 全身の変化

## 体重の変化

体重は妊娠末期までに約7～12kg増加する。内訳を【図1】に示す。詳細は p.314,「妊産婦の栄養指導」を参照。

## 内分泌系の変化

- 胎盤性ホルモン：胎盤はヒト絨毛性ゴナドトロピン（hCG），エストロゲン，プロゲステロン等のホルモンを産生する【図2】。分娩終了（＝胎盤娩出）と共にこれらの血中濃度は急激に減少する
- 甲状腺ホルモン：妊娠中の甲状腺ホルモンと関連物質の推移を【図3】に示す。妊娠初期には急増した hCG の構造が甲状腺刺激ホルモン（TSH）の構造と一部類似しているため，TSH 受容体が「誤作動」して刺激され，free $T_4$ の増加とネガティブフィードバックによる TSH の低下が生じる。この甲状腺機能亢進状態は hCG の低下とともに消失する一過性の現象である。
- 下垂体ホルモン：下垂体前葉で産生されるホルモンは【表1】のように変化する。下垂体後葉ホルモンであるオキシトシンは陣痛発来時に血中濃度が増加する。
- 副腎皮質ホルモン：副腎皮質刺激ホルモン（ACTH）は妊娠の進行につれ母体血中濃度が増加する。ACTH は母体副腎皮質でのステロイドホルモン産生を全般に増加させる。

hCG：human chorionic gonadotropin（ヒト絨毛性ゴナドトロピン）

TSH：thyroid stimulating hormone（甲状腺刺激ホルモン）

$T_4$：tetraiodothyronine（チロキシン，あるいはサイロキシン）

## 代謝の変化

### ◆ 糖代謝

正常妊娠の糖代謝では，空腹時の低血糖（軽度），食後の高血糖と高インスリン血症が特徴である（p.370，図A参照）。膵臓のインスリン産生細胞であるランゲルハンス島のβ細胞は増生・肥大する。これらの変化は，胎盤で産生されるヒト胎盤性ラクトーゲン（hPL）やエストロゲン，プロゲステロンなどがインスリン抵抗性増大に働くためと考えられている。つまり食後に増加したブドウ糖は母体で利用されにくいため，胎盤を介して胎児に供給されその栄養源となる。このように母体のインスリン抵抗性は胎児発育のために合目的に働いている。一方で，妊婦に元々耐糖能低下があれば，以上のような生理的変化はインスリン分泌の不足を生じ，妊娠糖尿病の発症につながる。

### ◆ 脂質代謝

成長している胎児になるべくブドウ糖やアミノ酸を供給するため，母体は中性脂肪（トリグリセリド）の分解産物である遊離脂肪酸やグリセロールなどの脂質を自分のエネルギー源として利用するように変化する。このため妊婦は生理的に血清中性脂肪やコレステロールが高値となる。このような妊娠に伴う脂質異常症（高脂血症）は分娩後，哺乳開始とともに比較的速やかに低下するので，将来の哺乳に備えて妊娠中に脂質をプールしているものとも解釈される。

### ◆ 水・ナトリウム代謝

- 水分貯留傾向が生じる。浸透圧調節機構が変化して，口渇が生じたりや抗利尿ホルモン（バゾプレッシン）が分泌される血漿浸透圧の閾値が，妊娠初期から約10mOsm/kg 低下することが1つの原因と考えられる。

### 図1 妊娠により増加する体重の内訳

脂肪を除けば，かなりの部分が水分量の増加である．胎児，胎盤，子宮の増加分にも当然水分は含まれる．

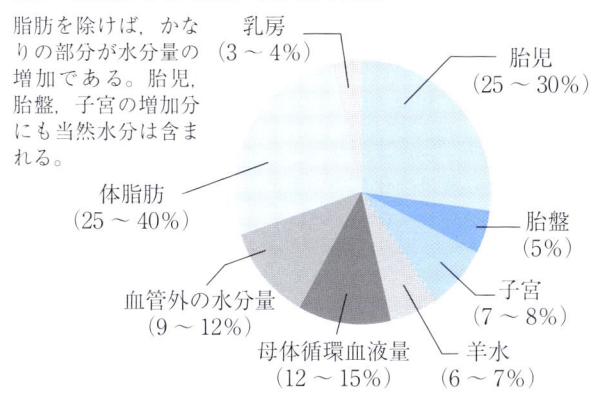

- 乳房（3～4%）
- 胎児（25～30%）
- 胎盤（5%）
- 子宮（7～8%）
- 羊水（6～7%）
- 母体循環血液量（12～15%）
- 血管外の水分量（9～12%）
- 体脂肪（25～40%）

### 表1 下垂体前葉で産生・分泌されるホルモンの妊娠による変化

| 増加（↑） | 変化なし（～） | 減少（↓） |
|---|---|---|
| プロラクチン | TSH（妊娠中期以降） | TSH（妊娠初期） |
| ACTH* | FSH |  |
|  | LH |  |

*：ACTH は妊娠初期には一過性に減少するが原因は不明である．
FSH：follicle stimulating hormone（卵胞刺激ホルモン）
LH：luteinizing hormone（黄体化ホルモン）

### 図2 妊娠中の胎盤性ホルモンの変化

hCG は妊娠早期から産生が増加し妊娠 8～10 週をピークとし，その後減少する．エストロゲン，プロゲステロン，hPL の産生は妊娠が進行し胎盤が発育するにつれ増加する．

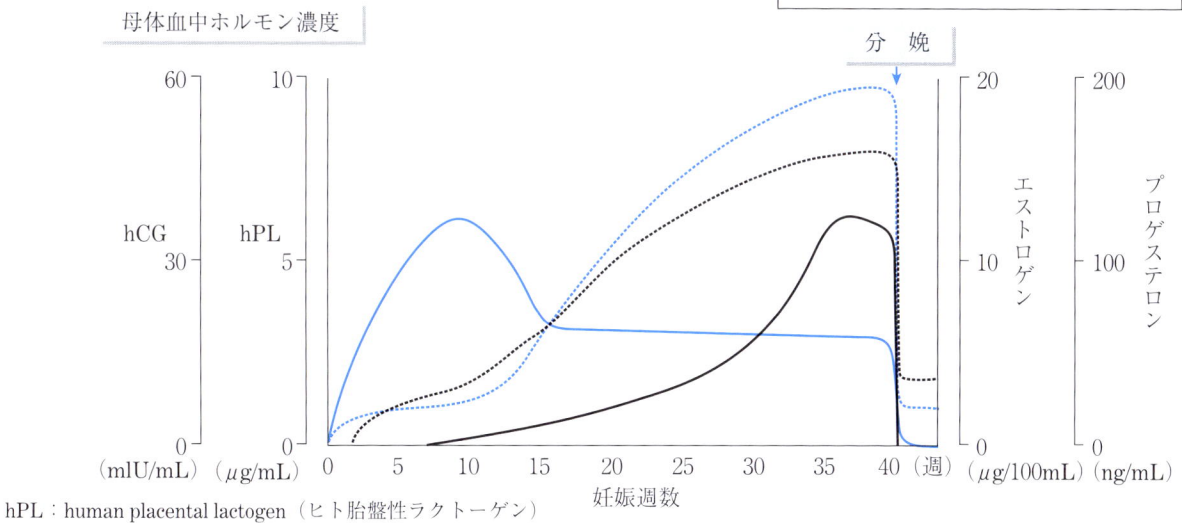

蛋白ホルモン
— hCG
— hPL

ステロイドホルモン
‥‥ エストロゲン
‥‥ プロゲステロン

hPL：human placental lactogen（ヒト胎盤性ラクトーゲン）

（医療情報科学研究所編著：病気が見える vol.10 産科（井上裕美ら監修），第 1 版，22 頁，下図，メディックメディア，東京，2007 年を引用）

### 図3 妊娠中の母体甲状腺機能の相対的な変化

甲状腺ホルモン（サイロキシン［T4］やトリヨードサイロニン［T3］）の大部分は主にサイロキシン結合グロブリン［TBG］と結合して存在し，結合型は生理活性をもたない．妊娠するとエストロゲンの作用により肝細胞でTBG の産生が増加する．これと平行する形で T4 や T3 の値も増加する．しかし生理活性を有する遊離型の甲状腺ホルモン（free T4 やfree T3）濃度はあまり変化せず，妊娠によるTBG 増加の影響をうけない．

TBG：thyroxine-binding globulin（チロキシン結合グロブリン）

（Burrow GN, Fisher DA, Larsen PR: Maternal and fetal thyroid function. N Engl J Med 331:1072, Figure 1, 1994 を引用）

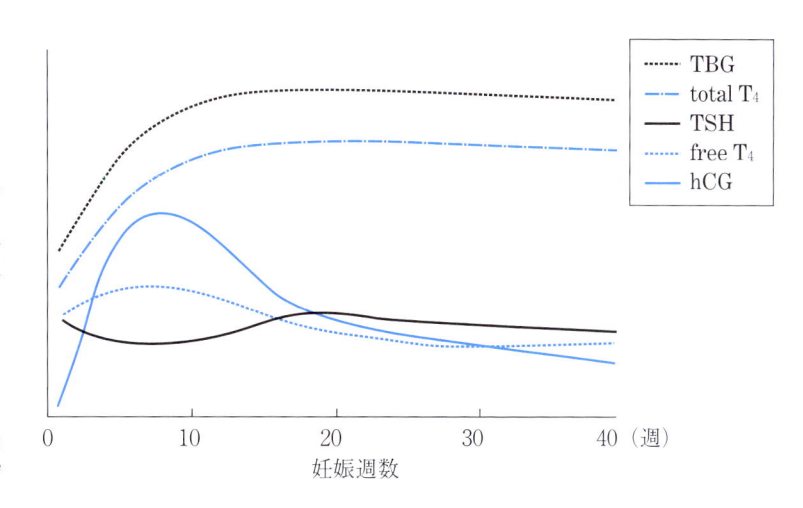

- レニン-アンジオテンシン系の全般的な活性化が生じ，血漿レニン活性，レニン基質（アンジオテンシノゲン），アンジオテンシン濃度が増加する。副腎皮質からのアルドステロン分泌も増加する。したがってナトリウムの再吸収が促進されナトリウムは貯留傾向となる。一方，これに対抗して，主に心筋細胞で産生・分泌されるナトリウム利尿（排泄）を促進するホルモンである，心房性ナトリウム利尿ペプチド（ANP）および脳性ナトリウム利尿ペプチド（BNP）は増加傾向を示す（ANPについては妊娠により値は変化しないとする報告もある）。全体としては，ナトリウムは貯留傾向となる。

ANP：atrial natriuretic peptide（心房性ナトリウム利尿ペプチド）

BNP：brain natriuretic peptide（脳性ナトリウム利尿ペプチド）

## 呼吸器系の変化

妊娠子宮の増大により横隔膜が挙上し，肺の残気量の軽度減少をもたらす。しかし，肺活量にはほとんど変化はみられない【図4】。呼吸は腹式呼吸となる。妊娠すると増加したプロゲステロンなどの影響により呼吸中枢が刺激され，呼吸数には大きな変化はみられないものの，1回換気量が約40％増加する。このため分時呼吸量は増加する。これにより二酸化炭素分圧（$PCO_2$）は軽度低下し，軽度呼吸性アルカローシスとなるが，腎により重炭酸イオンが排出され代償される。よって動脈血pHは7.40～7.45に保たれる。一方，酸素分圧（$PO_2$）は軽度上昇傾向を示す。母体側での$PCO_2$の軽度低下により，胎児側から母体への$CO_2$運搬は促進されることになる。

$PCO_2$：partial pressure of carbon dioxide（二酸化炭素分圧）

$PO_2$：parial pressure of oxygen（酸素分圧）

## 循環器系の変化

- 妊娠初期から循環血液量は増加し，妊娠32週頃には非妊娠時の30～50％の増加がみられる【図5】。1回心拍出量も循環血液量とともに増加する。心拍数も妊娠初期から増加し妊娠末期には約20％増加する。これにより心拍出量も増加をきたす。
- 妊娠初期から全身の末梢血管抵抗は低下する。この原因として，プロゲステロンや一酸化窒素（NO）による血管平滑筋弛緩作用，アンジオテンシンⅡに対する血管感受性の生理的低下などが考えられている。
- 血圧は心拍出量の増加よりも末梢血管抵抗減少の影響をより強く受ける結果，一般に妊娠中は軽度低下し妊娠中期に最低となる。この低下は拡張期血圧や平均血圧（＝拡張期血圧×2/3＋収縮期血圧×1/3）で主に現れ，収縮期血圧はあまり変化しない。拡張期血圧と平均血圧の低下は妊娠後半にはほぼ非妊娠時の値に戻る。
- 妊娠により上肢静脈圧は変化しないが，下肢静脈圧は上昇する。これは増大した妊娠子宮により下大静脈が圧迫されるためである。

NO：nitric oxide（一酸化窒素）

## 血液系の変化【表2】

- 妊娠により（循環）血液量や血漿量は増加するが赤血球量（数）の増加分が少ない【図5】ため，水血症（hemodilution）になり，血中ヘモグロビン濃度やヘマトクリット値は低下する。これらの変化により血液粘度は低下し，微小循環での血流が促進される。胎盤循環も促進されることになり，発育中の胎児への酸素・栄養運搬や老廃物処理がしやすくなる。また発育中の胎児では鉄の需要が高まるが，女性では貯蔵鉄が少ないため妊婦は胎児に鉄を奪われる結果，鉄欠乏性貧血をきたしやすい。
- 末梢血では白血球数は妊娠初期から増加し，妊娠中期には6,000～12,000/$\mu$L程度へと増加する。分娩時にはさらに増加し20,000/$\mu$Lを超えることもある。この増加の大半は好中球などの顆粒球の増加分である。

- 血小板数は非妊娠時に比べて軽度低下傾向を示し，また血小板の大きさは増大する。これは妊娠により血小板の消費（破壊）が高まった結果，血小板寿命が短縮し幼若な血小板の出現率が増加したためと考えられる。

### ◆血液凝固・線溶系

妊娠により血液凝固系は亢進し，線溶は抑制される。これらの血液凝固・線溶系の変化は，分娩時に伴う出血を減少させるための目的にかなったものであると考えられる。なおフィブ

**図4 妊娠による肺気量分画への影響**

IC：inspiratory capacity（最大吸気量）
FRC：functional residual capacity（機能的残気量）
VC：vital capacity（肺活量）
IRV：inspiratory reserve volume（予備吸気量）
TV：tidal volume（1回換気量）
ERV：expiratory reserve volume（予備呼気量）
RV：residual volume（残気量）
TLC：total lung capacity（全肺気量）

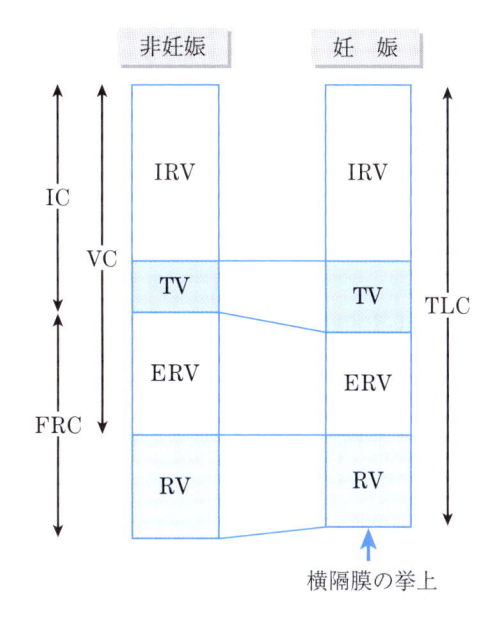

#### Level up View

●血液凝固・線溶系の変化について

妊娠により血液凝固系はほぼ全般的に亢進し，血液凝固因子では第XI，XIII因子以外は増加する。抗凝固因子であるプロテインSも低下する。プロテインCやアンチトロンビンIIIは妊娠により値は変化しない。一方線溶系は全体として抑制される。線溶促進因子である tPA（tissue plasminogen activator：組織型プラスミノゲンアクチベーター）や uPA（urokinase plasminogen activator：ウロキナーゼ型プラスミノゲンアクチベーター），線溶抑制因子である Type1 および Type2 のプラスミノゲンアクチベーターインヒビター（PAI-1 および PAI-2）はともに妊娠により増加する。しかし PAI-1 および PAI-2 といった線溶抑制物質の増加がより著明なため，全体として線溶は抑制される。

**表2 妊娠による血液諸検査値の変化**

表中，特に注意すべきものを太いゴシック体とした。

ALP：alkaline phosphatase（アルカリホスファターゼ）
LAP：leucine aminopeptidase（ロイシンアミノペプチダーゼ）
TIBC：total iron binding capacity（総鉄結合能）
UIBC：unsaturated iron binding capacity（遊離鉄結合能）
LDH：lactate dehydrogenase（乳酸脱水素酵素）
γ-GTP：glutamyl transpeptidase（γ-グルタミルトランスペプチダーゼ）
Hb：hemoglobin（ヘモグロビン）
Ht：hematocrit（ヘマトクリット）
Cr：creatinine（クレアチニン）

| | 増加（↑） | 変化なし（〜） | 減少（↓） |
|---|---|---|---|
| 末梢血 | **白血球数** | | 血小板数（正常〜軽度低下）<br>**Hb**<br>**Ht** |
| 脂質代謝 | **総コレステロール**<br>LDL-コレステロール<br>HDL-コレステロール<br>**中性脂肪（トリグリセリド）** | | |
| 肝機能 | **ALP**<br>**LAP** | 総ビリルビン<br>LDH<br>**AST/ALT<br>(GOT/GPT)**<br>γ-GTP | 総蛋白<br>アルブミン |
| 膵機能 | | アミラーゼ | |
| 腎機能 | レニン<br>レニン基質（アンジオテンシノーゲン）<br>アンジオテンシンI，II | | BUN<br>Cr<br>尿酸<br>血清ナトリウム（軽度低下） |
| 鉄代謝 | TIBC<br>UIBC | | **血清鉄** |

リノゲン（血液凝固I因子）が増加するために，炎症の指標とされる赤血球沈降速度（ESR；赤沈）は増加する。したがって妊娠時には赤沈の亢進をもって直ちに炎症と診断することはできない。

ESR：erythrocyte sedimentation rate（赤血球沈降速度）

## 免疫系の変化

- 妊娠により細胞性免疫，とくに獲得免疫は抑制される。このことは，非自己（正確にはsemi-allogenic）である胎児を子宮内で保育することに適している（免疫寛容）。しかし，先天免疫は亢進し，液性免疫は比較的保たれる。

## 泌尿器系の変化

- 妊娠による循環血液量，血漿量，心拍出量の増加により腎血流量，腎血漿流量が増え，糸球体濾過率（GFR），24時間尿量も増加する【図6】。血液尿素窒素（BUN），クレアチニン，尿酸値は尿中排泄増加により低下する【表2】。尿管はプロゲステロンの平滑筋弛緩作用により拡張をする。また増大した妊娠子宮や卵巣提索による圧迫も尿管拡張に関与する。子宮の回転の影響を受けて，右尿管が左より拡張しやすい。拡張した尿管により尿が尿管内に停滞しやすい状態となり，細菌が繁殖しやすくなる。このため妊婦は尿路感染（腎盂腎炎など）をきたしやすい。また増大した子宮は膀胱を圧迫し，頻尿をきたす。
- グルコースやアミノ酸などの尿中への排泄は増加する。妊娠中に血糖値が正常にもかかわらず尿糖が陽性になることがあるにはこのためである（妊娠による生理的尿糖のため）。

GFR：glomeular filtration rate（糸球体濾過率）

BUN：blood urea nitrogen（血液尿素窒素）

## 消化器系の変化

- 歯肉は腫脹・充血し，歯磨き時などに出血をきたすことがある。
- 胃・食道逆流が起きやすい。下部食道の運動低下，増大した妊娠子宮による胃の頭側への偏位，胃食道括約筋の緊張低下などが原因として考えられる。
- 胃運動は低下する。ただし妊娠時に経口摂取物の胃内停滞時間の延長が起きるかに関しては一定したデータがない。
- プロゲステロンやエストロゲンには平滑筋弛緩作用があり，一般に消化管の緊張や運動の減少，蠕動減少に関与すると考えられている。
- 腸蠕動運動や緊張の低下によりしばしば便秘をきたす。
- 逆に腸運動が亢進し下痢をきたす場合もある。これにはプロスタグランジンの関与が考えられている。
- 胆嚢の収縮能は低下する。胆石症（コレステロール結石）が多い一因と考えられる。
- 妊娠による各種肝機能検査値の変化は【表2】に示す。
- 虫垂は増大した妊娠子宮により位置が移動する。したがって妊婦の虫垂炎の診断時には，圧痛点が移動するので注意を要する。診断もしばしば困難である。
- 痔もよくみられるが，便秘や増大した妊娠子宮による静脈系の圧迫・圧上昇が原因である。

## 筋骨格系の変化

- 仙腸関節や恥骨結合は可動性を増して緩んだ状態となり，ときに痛みを伴う。
- 妊娠子宮の増大に伴いしだいに重心は前方に移動する。これにより脊椎の前彎は強まり，脊椎の上方は後方に反り返るような姿勢となり，腰痛や下肢の疼痛の原因となる。

## 皮膚の変化

- エストロゲンやプロゲステロンによりメラノサイト刺激ホルモンが増加し，腹壁や乳輪，乳頭，眼窩，外陰部などに暗褐色の色素沈着を生じる。顔面に生じた色素沈着は妊娠肝（卵）斑とよばれる。
- 腹壁や大腿部の表面は，妊娠の進行（妊娠子宮の増大）につれて緊張・伸展され，皮下組織に縞模様の線状断裂をきたすことがある。これを妊娠線とよぶ。妊娠中は赤色に透見されるが，分娩後は瘢痕化ししだいに白色に退色する。
- 大腿の背側などに静脈瘤を生じることがある。増大した妊娠子宮による静脈系の圧迫・圧上昇が原因である。静脈弁機能の異常も関与する。

図5 妊娠による循環血液量，血漿量，赤血球量の推移
妊娠の進行に伴い（循環）血液量と血漿量が増加する。赤血球量も増加するが，血液量と血漿量の増加の割合に比べると軽度増加にとどまる。

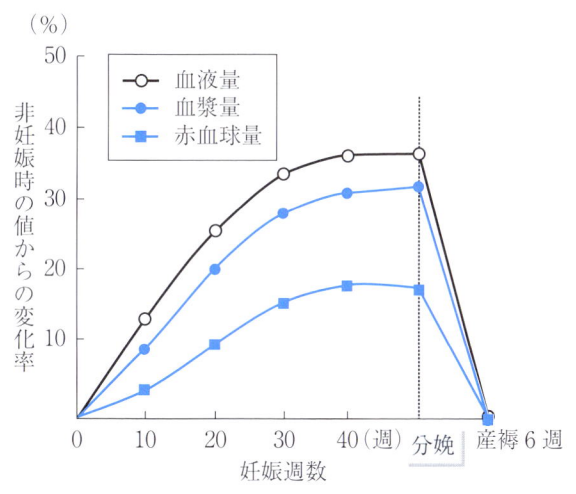

図6 妊娠による血漿量，糸球体濾過率（GFR），24時間尿量の変化

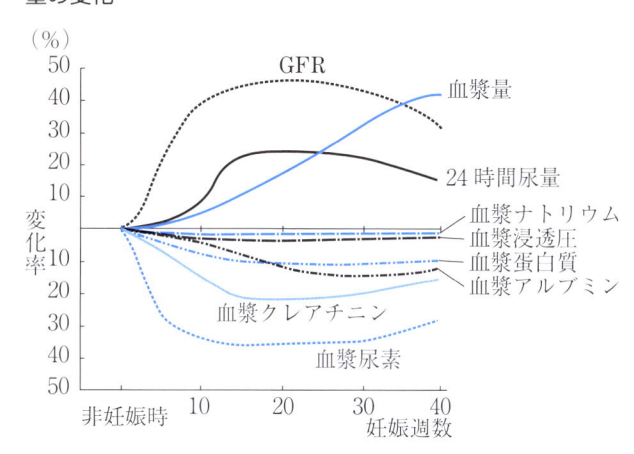

（Peck TM, Arias F：Hematologic changes associated with pregnancy. Clin Obstet Gynecol 22：788, Figure 1, 1979 より引用）

（Davison JM：Renal haemodynamics and volume homeostasis in pregnancy. Scand J Clin Lab Invest 44（Suppl 169）：16, Figure 1, 1984 を引用）

## Self Check

- [ ] 妊娠の進行に伴い，胎盤性ホルモンに由来するインスリン抵抗性が高まる。
- [ ] 妊娠子宮の増大による横隔膜挙上により肺の残気量が軽度減少するが，肺活量はほとんど変化しない。
- [ ] 呼吸中枢は刺激され，呼吸数の大きな変化はないものの1回換気量が増加する。
- [ ] 妊娠により，拡張期血圧や平均血圧は軽度低下し妊娠中期に最低となる。これらは妊娠末期までには，ほぼ非妊娠時の値に戻る。
- [ ] 妊娠により，循環血液量，心拍出量，腎血流量，GFRが増加する
- [ ] 妊娠による血漿量の増加に比べて赤血球量の増加は軽度であり，血中ヘモグロビンやヘマトクリット値の低下をきたす。
- [ ] 妊婦は鉄欠乏性貧血をきたしやすい。

〈石本人士〉

## Ⅲ-A. 妊娠経過とその異常

# 妊産婦の栄養指導

　女性は妊娠すると劇的な栄養代謝の変化を遂げ妊娠を維持する。したがって，妊娠が成立した時点ならびに妊娠期間における栄養摂取は，健全な妊娠維持ならびに胎児の良好な発育，予後に少なからぬ影響を及ぼす可能性が考えられる。

## 妊娠に備えた健康管理の重要性；わが国妊孕世代女性の栄養状態

　妊婦の栄養状態の異常が種々の周産期事象に影響を及ぼすエビデンスは，妊娠が成立した時点における母体の体格や栄養状態を対象として評価されたものが大半である。しかしながら，日常の産科診療において妊娠して初めて食事内容あるいは栄養状態に留意し始める女性が多くを占めている感を否めない。

　【図1】に過去半世紀におけるわが国の男女別年齢別のBMIの推移を示す。過去半世紀にわたり20歳代および30歳代女性のBMIは減少の一途をたどってきた。やせ願望による不自然なダイエット，若年女性の高い喫煙率，現代社会における種々のストレスや不規則な食生活などさまざまな因子が影響を及ぼしていることが想定されている。妊娠前の摂取が胎児に多大なる影響を及ぼすエビデンスが明らかとなっているものに葉酸がある。近年，諸外国の調査によって，妊娠前から葉酸を十分に摂取することで胎児神経管閉鎖障害（二分脊椎，無脳症など）の発症予防に効果があることが報告され，葉酸摂取による胎児神経管閉鎖障害予防の啓発活動が先進各国に広がっている。わが国でも2000年度厚生省児童家庭局通知により，妊娠の1カ月前から通常の食事以外の栄養補助食品により1日400μgの葉酸を摂取することが望ましいと広報されている。しかし，わが国では先進国で唯一二分脊椎の出生率が増加しており，BMIの低下とともに妊孕世代女性の不適切な栄養状況が危惧される。

　妊娠が成立した時点でやせに属する者の出産では低出生体重児が多いことが最大の問題点

BMI：body mas index

図1　わが国における男女別世代別のBMIの推移

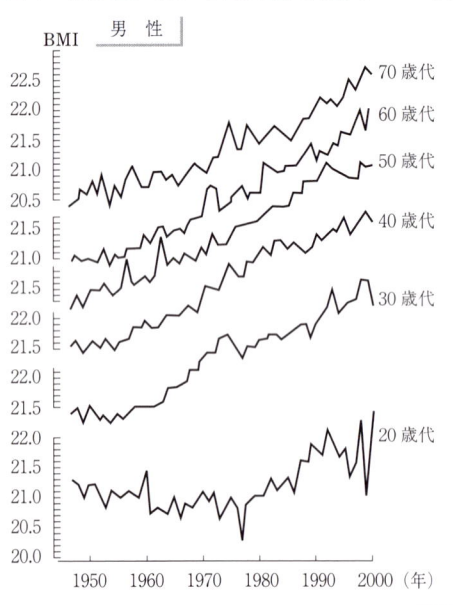

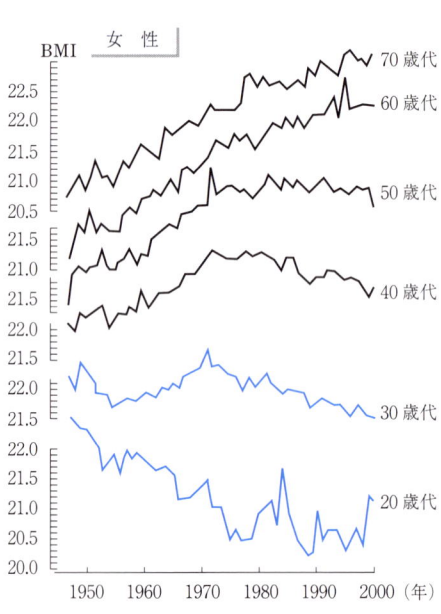

（後藤由夫：21世紀の疫病. 肥満研究, 12：1-2, 2006. より引用改変）

である。一方，わが国では比較的少ないが妊娠が成立した時点で肥満である妊婦は，自然流産（とくに不妊治療を受けている場合），妊娠高血圧症，妊娠高血圧腎症，妊娠糖尿病，巨大児，帝王切開分娩のリスクが高いと報告されている。

## 今後の課題

妊婦の栄養管理の基本はバランスのとれた栄養素の摂取を推奨することである。しかしながら，わが国の栄養指導は複数の指針に基づいた体重増加制限，あるいは塩分制限，妊娠性の貧血に対する鉄分摂取の励行などに偏る傾向があることを否めない。至適な妊婦栄養管理とはいかなる目標をめざすべきか見解を統一し，より科学的根拠に基づいた指針が今後策定されることを期待する。

### Basic Point　Public Health

●わが国の妊婦栄養指導の歴史

わが国の妊婦の栄養指導は妊娠中毒症（現在の妊娠高血圧症候群とは浮腫が診断基準の1つになっている点で異なる）の予防を目的として行われてきた。【表A】に示すように，妊娠中毒症の予防を目的として，正常体格（BMI 18〜24）の妊婦に対して妊娠中の体重の増加を7〜10kgに制限し，塩分摂取を1日あたり10gに制限するとの指針が長く示されてきた。これに対してACOG（American College of Obstetricians and Gynecologists：米国産科婦人科学会）は妊娠高血圧症候群に対するエビデンスに基づく有効な予防方法は確立していないという立場をとっている（ACOG Practice Bulletin No. 33, 2002）。体重増加抑制と塩分制限による予防を軸とするわが国の栄養指導指針は国際的にきわめて特異である。

表A　相異なる妊娠中の体重増加の推奨値とその目的

| | 体重増加の推奨値[1] | | 目的 |
|---|---|---|---|
| 日本産科婦人科学会周産期委員会（1997年）[2]<br>[中林正雄 日本産科婦人科学会雑誌 51巻12号N-507, 1999] | BMI＜18；<br>BMI 18〜24；<br>BMI＞24； | 10〜12kg<br>7〜10kg<br>5〜7kg | 妊娠中毒症[3]の予防 |
| 厚生労働省「健やか親子21(2006年)」<br>[厚生労働省「健やか親子21」http://www.mhlw.go.jp/houdou/2006/02/h0201-3a.html. 2006] | BMI＜18.5（やせ）；<br>BMI 18.5〜25（普通）；<br>BMI≧25（肥満）； | 9〜12kg<br>7〜12kg<br>個別対応 | 適正な出生体重[4] |
| 米国 Institute of Medicine National Academies（2009年）<br>[Weight Gain During Pregnancy: Report Brief, Institute of Medicine National Academies, 2009] | BMI＜18.5（やせ）；<br>BMI 18.5〜25（普通）；<br>BMI 25〜30（overweight）[5]；<br>BMI≧30（肥満）； | 12.7〜18.1kg<br>11.3〜15.9kg<br>6.8〜11.3kg<br>5.0〜9.1 kg | 適正な出生体重[6] |

＊1：自己申告による妊娠前の体重をもとに算定したBMIを用いる。
＊2：日本妊娠高血圧学会による妊娠高血圧症候群（PIH）管理ガイドライン（2009）[妊娠高血圧症候群（PIH）管理ガイドライン2009年　メディカルレビュー社　日本妊娠高血圧学会編]においても日本産科婦人科学会と同様の立場をとっているが，厚生労働省「健やか親子21」を紹介している。
＊3：現在の妊娠高血圧症候群と診断基準が異なる。
＊4：妊娠37〜41週において出生体重2,500g〜4,000gを目標として設定。
＊5：BMI 25〜30は米国ではoverweight（WHO基準ではpreobese）であり，BMI 30以上から肥満となる。
＊6：妊娠39〜40週において出生体重3,000g〜4,000gを目標として設定。

## Level up View

### ●妊婦栄養指針の問題点（【表A】参照）

　日本産科婦人科学会では，妊娠中毒症の予防を目的として正常体格妊婦の体重増加を 7〜10kg に制限してきた。これに対して，妊娠 37〜41 週において出生体重が 2,500〜4,000g に調整することを目標として，2006 年に厚生労働省から妊産婦のための食生活指針「健やか親子 21」が発表され，正常体格の妊婦の体重増加を 7〜12kg としている。これに対して，2007 年の日本肥満学会のガイドラインでは「わが国では，妊娠前に普通体格であった妊婦の体重増加は，10〜12kg が適しているといわれますが，正当な根拠はありません」と記載し真っ向から異を唱えている。さらに，至適な出生体重には異論もある。例えば，米国では妊娠 39〜40 週において出生体重が 3,000〜4,000g に調整することを目標として，正常体格妊婦に 11.5〜16kg の体重増加を推奨している。とりわけ肥満妊婦については具体的な数値を推奨したり個別対応としたり指針ごとに見解が異なる。さらに体格分類の指標とされる BMI 値も厳密には一致していない。

　このようにわが国の妊娠期間における体重増加の指針は，互いに異なるエンドポイントを目標とした複数の指標が出されており，指針相互の整合性に関する見解の一致をみていないことが最大の問題点である。原則論に立ち戻って考えた場合，妊婦の至適体重増加がめざすエンドポイントとして母児の短期的のみならず長期的な有病率の低下がふさわしい。しかし，必ずしも十分なエビデンスが報告されていない。母体の体重増加と周産期死亡率の関連について Naeye の報告が今日でも引用されるが，1970 年代の医療統計に基づいているため，今日各段に進歩した新生児・周産期医療のもとでは必ずしも参考とはならない【図A】。

図A　妊婦の体重増加と周産期死亡率

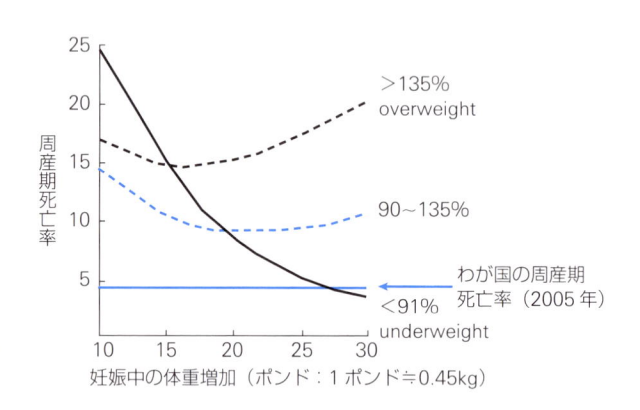

（Naeye, R.L.：Am J Obstet Gynecol, 135：3-9, 1979 に著者加筆／伊東宏晃：産婦治療, 97：357-362, 2008. より引用）

## Self Check

- [ ] 平成 12 年度厚生省児童家庭局通知により，胎児神経管閉鎖障害発症の予防を目的として妊娠の 1 カ月前から通常の食事以外の栄養補助食品により 1 日 400μg の葉酸を摂取することが望ましいと広報されている。
- [ ] わが国では妊娠中毒症（現在の妊娠高血圧症候群とは浮腫が診断基準の 1 つになっている点で異なる）の予防を目的として，正常体格（BMI 18〜24）の妊婦に対して妊娠中の体重の増加を 7〜10kg に制限し，塩分摂取を 1 日あたり 10g に制限するとの指針が示されてきた。しかし，近年異論が唱えられている。

〈伊東宏晃〉

## Ⅲ-A. 妊娠経過とその異常

# 妊娠悪阻

## つわり

産科婦人科用語集（日本産科婦人科学会編，2005年）によれば，つわりとは妊娠によって起こる消化器系の症状を主とした症候をさす．悪心，嘔吐，食欲不振などを主徴として，妊娠5〜6週頃から発症し，妊娠12〜16週頃には自然治癒する者が多く，全妊婦の50〜80％にみられるといわれている．大部分は栄養障害をきたすことは少ない．

## 妊娠悪阻

つわりの症状が悪化し，食物の摂取が損なわれ栄養障害をきたした状態をさす．しかし，その厳密な診断基準はない．金子らはつわり，妊娠悪阻に対して4段階の臨床進行期を示している【表1】．

## 合併症

つわり，妊娠悪阻の主要な合併症を【表2】に示す．

表1　つわり，妊娠悪阻の進行期

第1期（臨床検査正常域期）
　頻回に持続する嘔吐，体重減少，臨床検査値は正常．

第2期（代謝性アルカローシス期）
　頻回の嘔吐により，胃酸の喪失が生じ低ナトリウム，カリウム，クロル血症となり，代謝性アルカローシスとなる．

第3期（代謝性アシドーシス期）
　蛋白質，脂質からの異化作用が亢進し，窒素代謝産物やケトン体が増加して代謝性アシドーシスとなる．著明な脱水により血液濃縮が生じて，末梢循環不全をきたして肝機能障害などの臓器不全をきたす．

第4期（脳神経症状期）
　血液濃縮による末梢循環不全，血栓症などにより脳神経症状が出現する．ビタミン $B_1$ 欠乏により Wernicke 脳症をきたすこともある．

（新女性医学大系. 3-17, 中山書店, 東京, 1998. より引用）

表2　つわり，妊娠悪阻の合併症

① Mallory-Weiss 症候群，食道破裂，縦隔気腫，気胸
② Wernicke 脳症，Wernicke-Korsakoff 症候群
③ 凝固異常，ビタミン K 欠乏症，鼻出血
④ 腎不全
⑤ 一過性の甲状腺機能亢進症

（産婦人科治療，96：539-542, 2008. より引用改変）

## 治療

### ◆ 食事療法
少量，頻回の食事を基本として，食べたいものを食べたいときに摂取することを促す。この際偏食であっても許容する。

### ◆ 安静
必要に応じて入院させ，心身の安静を図る。

### ◆ 輸液量法
通常 2,000〜3,000mL の輸液を行う。5〜10%のブドウ糖を基本として尿中ケトン体の陰性化を図り，適宜電解質を補給して低ナトリウム，低カリウム，低クロル血症を是正する。水溶性のビタミン B 群・C 群が不足するため適宜補充する。とりわけ，ブドウ糖を基本とした大量の輸液はビタミン $B_1$ の消費を亢進するため，Wernicke 脳症の発症予防を念頭に 10〜100mg/日のビタミン $B_1$ を補充する。

### ◆ 薬物療法
米国産科婦人科学会（ACOG）では初期治療としてビタミン $B_6$ とドキシラミンの併用を推奨しているが，後者はわが国では販売されていない。制吐薬としてメトクロプロミド（プリンペラン®），ヒドロキシジン（アタラックスP®），プロクロルペラジン（ノバミン®）などを用いることがある。ただしドンペリドン（ナウゼリン®）は動物で催奇性が報告されており使用しない。

小半夏加茯苓湯，半夏厚朴湯，人参湯などの漢方薬を用いることもある。

ACOG：American College of Obstetricians and Gynecologist（米国産科婦人科学会）

### Basic Point　Physiology

●鑑別診断

ACOG Practice Bulletin No.52, 2004 には妊娠 9 週未満に発症した嘔気あるいは嘔吐の大半はつわりに起因するとしている。しかし，妊娠 9 週以降に初めて発症した場合は【表A】にあげた疾患との鑑別診断を行うことを推奨している。

#### 表A　妊娠中に発症した嘔気，嘔吐の鑑別診断

①消化器疾患
　胃腸炎，胃痙攣，食道アカラシア，胆道疾患，肝炎，消化管狭窄，消化管潰瘍，膵炎，虫垂炎
②泌尿生殖系疾患
　腎盂腎炎，尿毒症，卵巣茎捻転，尿路結石，変性子宮筋腫
③代謝性疾患
　糖尿病性ケトアシドーシス，ポルフィリン症，Addison 病，甲状腺機能亢進症
④神経疾患
　偽脳腫瘍（pseudotumor cerebri），前庭疾患，片頭痛，中枢神経系の腫瘍
⑤その他
　薬物中毒や薬物依存，精神疾患
⑥妊娠関連疾患
　急性妊娠脂肪肝，妊娠高血圧症候群

（ACOG Practice Bulletin No.52, 2004 より著者訳）

## Basic Point　Neurology

### ●妊娠悪阻による Wernicke 脳症

Wernicke 脳症はビタミン $B_1$ 欠乏による代謝性の脳神経障害である。意識障害，眼球運動障害，失調性歩行を三主徴とする【表B】。重篤な場合には死亡することもあり，急性期から回復しても失見当識，健忘，記銘力障害などの後障害を残すこともある。

ビタミン $B_1$ は補充を受けないと 2〜3 週間で枯渇する。したがって，妊娠悪阻により経口摂取が不良となった妊婦に対して，輸液管理を行う場合に，ビタミン $B_1$ が補充されていなければ Wernicke 脳症を発症するリスクが高くなる。

ビタミン $B_1$ 欠乏による末梢神経炎により対称性に手袋靴下型知覚障害が先行することがあり，診断の契機となることがある。確定診断に至る臨床所見として，特有の神経症状に加えて，血中ビタミン $B_1$ 濃度の低下，血中ピルビン酸の上昇，頭部 MRI（magnetic resonance imaging：磁気共鳴画像法）により第 3 脳室および中脳水道周辺に対称性に T2 高信号の病巣を検出するなどがある。

表B　Wernicke 脳症の三主徴

①意識障害
　無欲，健忘，作話，傾眠，失見当識，昏睡，錯乱
②眼球運動障害
　眼振，外眼筋麻痺（全外眼筋麻痺を呈することもある）
③失調性歩行
　つかまり立ち，不安定な歩行など

## Level up View

### ●つわりの病因

つわりの病因，病態はいまだ特定されていない。種々のホルモンの血中濃度とつわり症状との関連を比較検討すると，血中 hCG（human chorionic gonadotropin：ヒト絨毛性ゴナドトロピン）濃度とエストロゲン濃度が相関する。実際，血中 hCG 濃度は妊娠 4〜5 週から上昇を開始し，妊娠 8〜12 週で最高値に達した後に下降することから，つわりの発症と回復の過程に軌を一にして変化する。一方，エストロゲンの濃度は妊娠経過に従って増加するため，つわりの発症時に必ずしも特異的に高値を示すわけではない。しかしながら，hCG には催吐作用はないが，エストロゲンには催吐作用があることが知られている。したがって，妊娠初期に一過性に悪心，嘔吐が出現する現象を hCG とエストロゲンの血中動態のみから説明することは困難である。ほかに精神的要因，*Helicobacter pylori* 感染との関連など諸説が報告されているがいまだ病因は特定されていない。

## Self Check

☐　妊娠悪阻により経口摂取が不良となった妊婦に対して，輸液管理を行う場合に，ビタミン $B_1$ が補充されていなければ Wernicke 脳症を発症するリスクが高くなる。

〈伊東宏晃〉

# 流産

## 流産とは

妊娠が妊娠22週未満で終結することをいう．また，妊娠12週未満の流産を早期流産とよび，妊娠12週以降22週未満のものを後期流産とよぶ．なお，妊娠週数が不明なものは，胎児の体重が500g未満のものを流産として扱う．

## 頻度

妊娠と診断された後，約15％が流産に終わる．なかでも早期流産が圧倒的に多く，約70％にのぼる．また，両親の加齢によっても流産率は上昇し，30歳未満では12％程度であるのに対し，45歳以上では50％以上に達する．

## 原因

流産の原因は多岐にわたり，胎児側因子と母体側因子に分かれる【表1】．胎児側因子は早期流産に多くみられ，その1/2〜2/3が染色体異常である．一方，後期流産は母体側因子のことが多く，流産の原因を検討することにより次回妊娠時の流産を予防できる場合があるため，その原因検索は重要である．

## 分類

流産はその臨床像から以下のように分類できる．

### ◆切迫流産
流産の危険性が迫っているが，まだ子宮頸管も閉鎖しており，卵膜も破綻していない状態．胎嚢（gestational sac）や胎児は子宮内に存在し，妊娠継続の可能性が残っている状態をさす．

### ◆進行流産
出血や下腹部痛などの症状のほかに破水や子宮頸管開大が起こり，すでに流産の機序が進行しているもの．妊卵は一部または全部が子宮壁から剥離している．

### ◆完全流産
妊娠子宮の内容が自然にかつ完全に子宮外に排出された状態．子宮はすでに縮小し，疼痛や出血もすでにほとんど消失していることが多い．

### ◆不全流産
妊娠子宮内容の一部はすでに排出されたが，なお一部は子宮内に残留している状態．下腹部痛や出血は持続し，子宮口も開大している．

### ◆稽留流産
妊卵や胎芽あるいは胎児がすでに死亡しているにもかかわらず，子宮内に存続し続ける状態．臨床症状はないか，あっても軽い．子宮口も閉鎖している．

## 症状

流産の主症状は性器出血と下腹痛であり，その症状の状況により流産の臨床像が診断可能なことが多い．

### ◆出血

出血は流産の主要徴候の1つで，少量から大量までさまざまである。ときには出血が急速かつ大量に起こり，ショック症状を呈することもある。

### ◆疼痛

子宮の収縮により起こり，流産の時期や程度によって下腹部の緊満感程度のものから，痙攣性の疼痛まである。一般的に切迫流産から進行流産に移行する場合が強く，完全流産に終わると疼痛も消失することが多い。

### ◆子宮頸管の開大

流産により子宮収縮が起こると子宮頸管が開大し，妊娠産物のすべてが排出される。切迫流産ではまだ子宮頸管は開大しておらず，進行流産に移行して初めて開大が始まる。

## 検査，診断

流産の診断で最も重要なことは，胎芽・胎児の生死を判定して，治療方針を決定することである。切迫流産では胎芽・胎児が生存しており，症状が消失すれば妊娠は継続可能である。

表1 流産の原因

1. 胎児側因子
    - ①妊卵の異常
        - ・染色体異常
    - ②付属物の異常
        - ・臍帯異常
        - ・卵膜異常
        - ・感染
    - ③多胎妊娠
2. 母体側因子
    - ①子宮の異常
        - ・子宮奇形
        - ・子宮筋腫
        - ・子宮腺筋症
        - ・子宮発育不全
        - ・子宮の炎症
        - ・子宮頸管無力症
    - ②内分泌異常
        - ・糖尿病
        - ・甲状腺機能異常
        - ・黄体機能不全
        - ・高プロラクチン血症
    - ③急性・慢性感染症
    - ④外傷，外部からの刺激
    - ⑤自己免疫疾患，抗リン脂質抗体症候群
    - ⑥放射線被曝
    - ⑦薬物，化学療法
    - ⑧精神的因子
    - ⑨その他母体疾患（心，肝，腎）
3. 男性因子
    - ・精子の異常，染色体異常
4. 夫婦間因子
    - ・免疫学的不適合
    - ・血液型不適合
5. 原因不明

### Level up View

●化学流産（chemical abortion）

受精が起こって血中または尿中の hCG 値が上昇し，妊娠反応が陽性と診断されるも，持続的な着床には至らずに月経の発来をみる状態をさす。ごく早期の流産とも考えられ，最近の不妊治療や妊娠検査薬の進歩により増加している。着床を確認していないので妊娠や流産の回数には加えない。

### Level up View

●卵黄嚢の膨化

胎囊内には妊娠5週になると卵黄嚢が見え始めるが，これが膨化すると予後不良のサインで，多くは稽留流産または進行流産に終わる【図A】。

図A 膨化した卵黄嚢（妊娠6週）

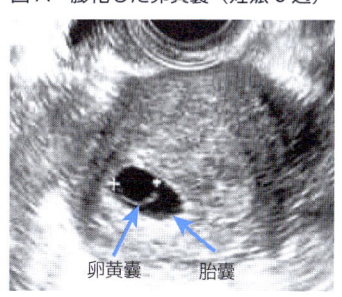

卵黄嚢　胎囊

◆ **内診**

　子宮のサイズ，性器出血の程度，妊娠産物の有無，子宮頸管の開大の有無をチェックする。子宮は妊娠週数相当に腫大しているが，もしも正常大であれば完全流産を考える。

◆ **経腟超音波断層法**

　現在，胎児の予後判定に最も重要な検査法である。切迫流産では子宮内に週数相当の発育をみせる胎嚢を認める。胎児心拍が認められたら児は生存している。胎嚢のサイズが週数よりも小さいか変形していたら稽留流産を疑う。また，胎嚢が子宮口付近に移動していたり，消失していたら進行流産と診断できる。完全流産では胎嚢など妊娠性の変化は描出されない。

◆ **ヒト絨毛性ゴナドトロピン（hCG）**

　流産では正常妊娠に比べ低値をとることが多く，完全流産となると尿中/血中 hCG が減少してくるので参考となるが，あくまで補助診断であり，超音波診断法が優先される。

hCG：human chorionic gonadotropin（ヒト絨毛性ゴナドトロピン）

## 鑑別診断

　妊娠反応陽性，性器出血や下腹部痛をきたす疾患として，異所性妊娠や胞状奇胎が重要である。

◆ **異所性妊娠**

　経腟超音波にて子宮外に胎嚢を認めると診断は容易であるが，着床部位の同定ができない場合には流産との鑑別は困難である。進行すると，腹腔内出血を起こし，ショック症状を呈する。

◆ **胞状奇胎**

　経腟超音波にて特有の小嚢胞状のエコー像を呈する。また，流産とは異なり，hCG の値は正常妊娠と比べ高値を呈する。

## 治療

　胎芽・胎児の生存が期待できるか否かで治療法が大きく異なる。すなわち，切迫流産であれば治療の原則は安静であり，下腹部痛に対しては子宮収縮抑制薬が用いられるが，進行流産や稽留流産では子宮内容除去術が行われる。

◆ **安静**

　臥床させ，心身の安静を保つ。出血量が多いとき，下腹部痛が強いときなどでは，入院が原則となる。

◆ **子宮収縮抑制薬**

　初期流産にはあまり効果は期待できないが，妊娠 16 週以降の後期切迫流産症例で有効である。この場合，切迫早産同様に $\beta_2$-stimulant 製剤が用いられる。以前用いられた黄体ホルモン製剤や hCG 製剤は効果が疑問視され，現在では用いられなくなった。

◆ **子宮内容除去術**

　進行流産，不全流産，稽留流産などで胎児が生存していないと診断がついたら，速やかに子宮内容除去術を行う。初期流産には子宮頸管拡張に引き続いて胎盤鉗子や吸引管による妊娠産物の除去やキューレットによる掻爬を行うが【図1】，後期流産に対してはプロスタグランジン製剤を用いて，子宮収縮による妊娠産物の自然排出を促すこともある。いずれも内容排出後には麦角剤にて子宮収縮を促し，抗菌薬を投与して感染を防止する。

図1 子宮内容除去術

①頸管拡張器による子宮頸管の拡張

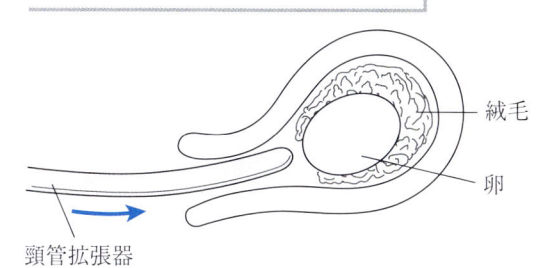

絨毛
卵
頸管拡張器

②胎盤鉗子による妊娠産物の除去

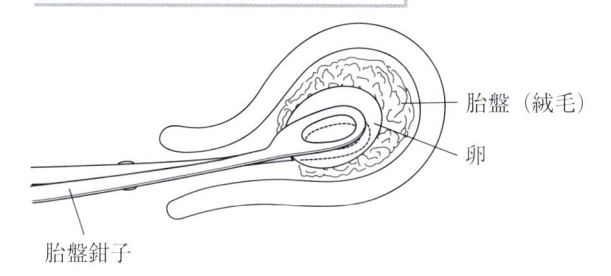

胎盤（絨毛）
卵
胎盤鉗子

③キューレットによる搔爬

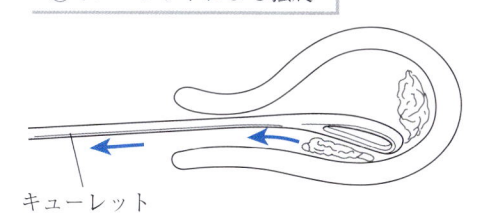

キューレット

## Level up View

●絨毛膜下血腫（subchorionic hematoma）
　出血を伴った初期の切迫流産では，胎囊の外側をなす絨毛膜と脱落膜の間に出血をきたして血腫像を認めることがあり，これを絨毛膜下血腫とよぶ．切迫流産の15%程度に認め，大きいのもでは前期破水や流・早産を起こしやすいので，入院管理など慎重な経過観察が必要である【図B】．

図B 絨毛膜下血腫（妊娠12週）

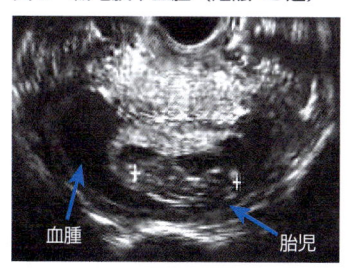

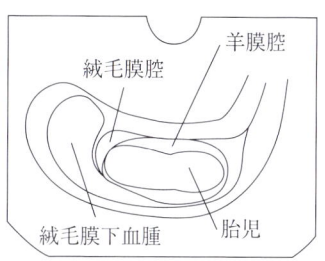

血腫　胎児

羊膜腔
絨毛膜腔
絨毛膜下血腫　胎児

## Self Check

- 流産とは妊娠が妊娠22週未満で終結することをいう．また，妊娠12週未満の流産を前期流産，妊娠12週以降22週未満のものを後期流産とよぶ．
- 流産の原因は胎児側因子と母体側因子があり，早期流産は胎児側因子が多く，その約2/3が染色体異常である．
- 流産では，経腟超音波法が現在最も優れた予後診断法である．
- 切迫流産のみ，生児が期待できる．それ以外の流産では，すでに胎芽・胎児は死亡している．
- 主な症状は性器出血と下腹痛である．
- 治療は切迫早産では安静が原則で，後期切迫流産では子宮収縮抑制薬を用いる．進行流産，不全流産，稽留流産では子宮内容除去術を施行後に子宮収縮薬を投与する．完全流産では子宮収縮薬のみ投与し，子宮内容除去術は行わないことが多い．

〈明楽重夫〉

## Ⅲ-A. 妊娠経過とその異常

# 異所性妊娠

## 異所性妊娠とは

　異所性妊娠（ectopic pregnancy）とは，妊卵が子宮腔以外の場所に着床して起こる妊娠をいう．多くは妊娠5〜8週頃までに流産または破裂の転機をとり，進行すると急性腹症，出血性ショックを呈し，妊娠初期にみられる代表的な産科緊急疾患の1つである．近年の高感度ヒト絨毛性ゴナドトロピン（hCG）測定キットや経腟超音波法の開発，腹腔鏡の普及により，異所性妊娠はより早期から診断が可能となり，治療法の選択肢が大きく広がってきている．

hCG：human chorionic gonadotropin（ヒト絨毛性ゴナドトロピン）

## 原因

　通常，卵子と精子は卵管膨大部で受精し，卵巣ホルモンの影響のもと卵管の線毛運動により子宮腔に運ばれるが，異所性妊娠はなんらかの機序によりこの受精卵の輸送が阻害されることにより発生する．危険因子として，クラミジアなどの性感染症や骨盤腹膜炎により生じた卵管炎や卵管周囲の癒着，黄体機能不全などの卵巣機能異常，体外受精・胚移植法などの配偶子操作などがあげられている．

## 頻度

　自然妊娠においては，全妊娠の約0.5〜1％程度に発生をみるといわれる．近年の配偶子操作の普及や性感染症の増加により，その頻度は上昇傾向にある．

## 異所性妊娠の分類と割合

　妊卵の着床部位により，卵管（采部，膨大部，峡部，間質部），卵巣，腹腔，子宮頸管に分類される．【図1】にそれぞれの部位と全子宮外妊娠に対する頻度を示すが，卵管膨大部妊娠が約80％と圧倒的に多い．

## 卵管妊娠（卵管間質部妊娠除く）

### ◆症状

◇無月経

　卵管妊娠の初期には通常の妊娠徴候以外には特異的な症状はない．

卵管妊娠：tubal pregnancy

◇性器出血

　卵管妊娠の場合，絨毛の発育が正常妊娠と比較して悪く，hCG値の変動が起こりやすい．そのため，黄体からのエストラジオール，プロゲステロン分泌動態が不安定となり，出血が起こる．

◇下腹部痛

　卵管妊娠では，妊卵の着床状態が不安定なため，着床部から腹腔内に少量出血し，持続性あるいは間欠性の下腹痛を訴える．

◇腹腔内出血，ショック

　ひとたび卵管妊娠部の破裂もしくは流産が起こると腹腔内に大量に出血し，腹膜刺激症状から顕著な下腹痛をきたす．下腹部は膨隆し，筋性防御や反跳痛が著明となる．卵管破裂例

などでは出血が急速，大量に起こり，急性循環不全からショックに至る。さらに症状が進むと播種性血管内凝固症候群（DIC）を併発して死に至ることもある。

◆ 診断

異所性妊娠の診断にはhCG測定と超音波断層法による子宮内胎囊（gestational sac：GS）像の描出の有無が大切で，確定診断には腹腔鏡が有効である。また，腹腔内出血が疑われたときにはDouglas窩穿刺が施行される。

◇ hCG測定

尿中妊娠反応で90〜96％の陽性率を示し，非妊娠性の急性腹症との鑑別に必須の検査である。

◇ 経腟超音波法

正常妊娠の場合，子宮内にGS像を妊娠4週の前半から検出が可能となり，5週前半までにはほぼ100％に検出することができる。したがって5週前半までに子宮内にGSを認めず，流産様の性器出血を伴わない場合には異所性妊娠が強く疑われる。

卵管領域にGS像を認める場合卵管妊娠の疑いはさらに強まるが，卵管妊娠のうち経腟超音波法で着床部を描出できるのは70〜80％程度である。子宮外のGS像中に胎児心拍が認められれば異所性妊娠の診断は確実となる。

腹腔内出血はDouglas窩における点状のびまん性エコーとして描出され，少量の出血でも検出可能である。ただし腹水との鑑別のためにはDouglas窩穿刺を施行することが望ましい。

◇ Douglas窩穿刺

Douglas窩は後腟円蓋部から針を穿刺すると容易に達することができ，腹腔内出血の確定診断にきわめて有効である【図2】。腹腔内に出血した血液は暗赤色を呈し，非凝固性である。

◇ 子宮内容除去術（p.320,「流産」参照）

卵管妊娠が疑われるも確定診断がつかないときは，子宮内容除去術を行う。子宮内容に絨毛がなく，術後にhCG値が術前と比較して不変もしくは増加しているときは子宮外妊娠を

DIC：disseminated intravascular coagulation（播種性血管内凝固症候群）

GS：gestational sac（胎囊）

Douglas窩：ダグラス窩

図1　異所性妊娠の着床部位による分類

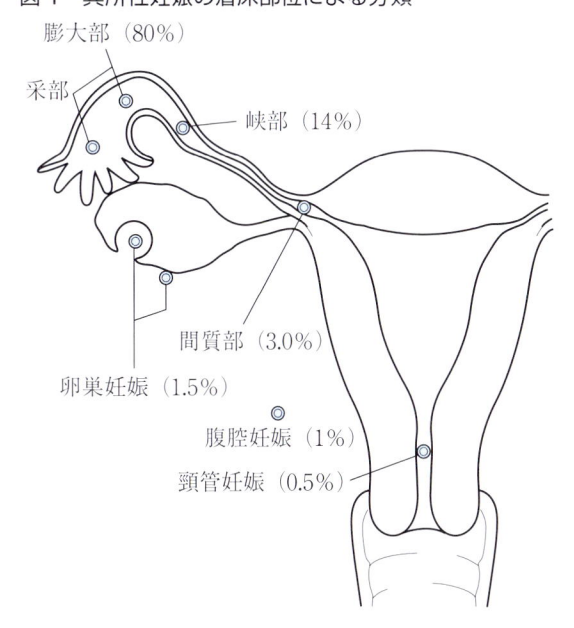

膨大部（80％）
采部
峡部（14％）
間質部（3.0％）
卵巣妊娠（1.5％）
腹腔妊娠（1％）
頸管妊娠（0.5％）

図2　Douglas窩穿刺

腟
子宮
Douglas窩

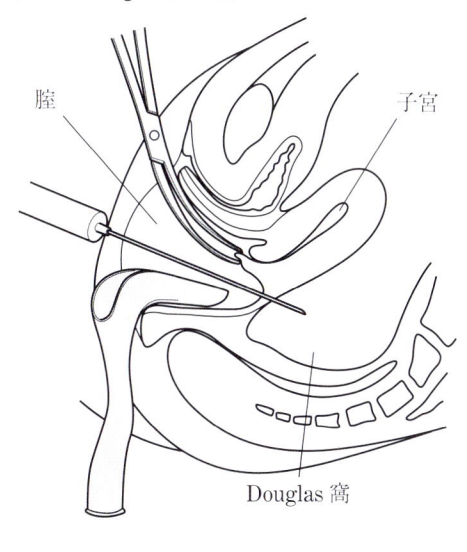

考える．また，卵管妊娠の際に子宮内膜組織がArias-Stella反応とよばれる変化をきたすことがあり，診断の参考となる．

◇腹腔鏡

以上の手段にて卵管妊娠が疑われるも確定診断がつかない場合には，腹腔鏡で腹腔内の着床部の検索を行う．妊卵の着床部はGSとそれを取り囲む血腫によって腫大しており，腹腔鏡視下での診断は容易である【図3】．また，診断確定後，引き続き妊卵着床部の腹腔鏡下摘出手術を行うことができる．

◆ 鑑別診断

妊娠前半期の性器出血および下腹痛をきたす疾患があげられ，流産や胞状奇胎などの妊娠初期の異常と非妊娠性の急性腹症が鑑別診断の対象となる．

◆ 治療

卵管妊娠の治療法は大別して手術療法と薬物療法があり，患者の全身状態，妊孕性の希望の有無によって慎重に選択されなければいけない．

◇手術療法

腹腔鏡手術が低侵襲なうえ子宮外妊娠の確定診断もできることから，ショック時を除き手術療法の主流となっている．卵管に妊娠部位を同定したら，そのまま卵管の妊娠部位を摘出する．これには卵管を切除する卵管切除術と，卵管を温存する卵管保存術がある【図4】．

◇薬物療法

主としてメトトレキサート（MTX）が用いられており，筋肉内もしくは静脈内に投与する．ただし適応外投与であり，副作用として骨髄抑制，口内炎，肝機能障害などの出現に注意を要する．

## 卵巣妊娠

卵胞内に発育するものと，卵胞外に発育するものに大別される．多くは破裂の転機をとり，症状は卵管妊娠に類似する．診断法も卵管妊娠とほぼ同様で，治療は開腹または腹腔鏡下に卵巣部分切除術が施行される．

## 腹腔妊娠

はじめから腹腔内に着床した原発性と，卵管など他の部位より二次的に腹腔内に移動した続発性に分かれる．着床部位はDouglas窩と子宮壁が最も多く，そのほか子宮広間膜，肝臓，大網，脾臓などがある．妊娠末期まで児が生存することがある．しかし胎児の奇形率は高く，30～50%に達し，胎盤の剝離も困難となる．治療は，母体死亡率および胎児死亡率がともに高いことから，診断がつきしだい手術により妊娠の中断を図る．

## 卵管間質部妊娠

子宮筋層を貫く卵管間質部に妊卵が着床するので，破裂の転帰をとることが多く，大量に出血してショックに至りやすい．診断は超音波法にて卵管間質部（子宮内膜と連続していない部位）にGSを認めるので容易である．治療は卵管間質部の外科的切除が原則であるが，初期であればMTXによる保存療法も可能である．

## 頸管妊娠

異所性妊娠の1つで，受精卵が直接子宮頸管に着床して起こる．他の子宮外妊娠とは異な

---

MTX：methotrexate（メトトレキサート）

卵巣妊娠：ovarian pregnancy

腹腔妊娠：abdominal pregnancy

卵管間質部妊娠：interstitial tubal pregnancy

頸管妊娠：cervical pregnancy

り性器出血が主症状で，腹腔内出血はきたさない。一般的には下腹部痛は認めず，ときに突如大出血をきたしてショックに陥ることがある。

内診にてダルマ型に腫大して軟化した子宮を触れ，超音波法にて子宮頸管にGSを認めることで診断は確定する。

治療は子宮温存を希望すれば，初期にはMTXなどによる保存療法も可能であるが，出血が増加したり診断が遅れると，子宮摘出を余儀なくされることが多い。

図3　右卵管妊娠の腹腔鏡所見

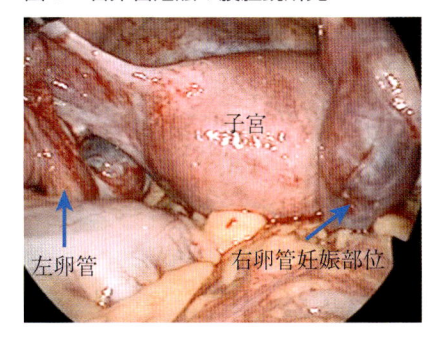

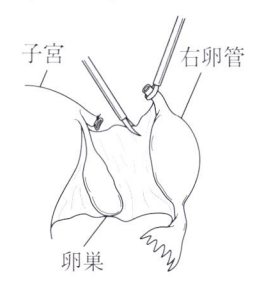

図4　卵管妊娠の手術
①卵管切除術
②卵管保存術

### Level up View

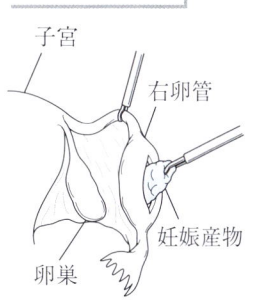

●卵管切除術と卵管保存術

卵管切除術は妊卵着床部位を卵管とともに摘出する方法で，根治性は高いが術後の患側卵管の妊孕性は失われる。一方，卵管保存術は妊娠産物を卵管から取り出し，卵管は温存する方法である。80％以上の卵管疎通性を期待できる一方，反復子宮外妊娠や外妊存続症を引き起こすリスクがあり，適応を選ぶことが大切である【表A】。

表A　卵管保存術の適応

- 挙児希望あり
- 病巣の大きさが5cm未満
- 血中hCG値1万IU/L以下
- 初回卵管妊娠
- 胎児心拍のないもの
- 未破裂卵管

### Level up View

●外妊存続症（persistent ectopic pregnancy）

外妊存続症は卵管保存術において，妊娠産物の除去が不十分のとき発生する。3〜20％の発生率といわれており，進行すると着床部から出血することがあるので，注意深いhCG値のフォローアップが必要である。治療は診断がつきしだい，MTXを投与する。

## Self Check

☐　異所性妊娠とは，妊卵が子宮腔以外の場所に着床して起こる妊娠をいう。

☐　着床部位は卵管が圧倒的に多く，全体の90％以上を占める。卵管のなかでは，膨大部が多い。

☐　初期は月経の遅れ以外は無症状だが，性器出血や軽い下腹痛が出現してくる。進行すると腹腔内に大量に出血し，出血性ショックから死に至ることがある。したがって急性腹症，出血性ショックの患者を診たら，すぐ妊娠反応検査を施行し，他の緊急疾患と鑑別することが大切である。

☐　診断は経腟超音波法と尿中/血中hCG測定により行う。妊娠5週以後に子宮腔内にGSを認めない場合には異所性妊娠を強く疑い，子宮腔外にGSを認めた場合には診断はほぼ確定する。

☐　治療は手術が原則で，開腹手術または腹腔鏡手術にて，病巣を摘出する。初期で出血が少ない場合には，MTXによる薬物療法も行われる。卵管妊娠では卵管摘出術が原則だが，妊孕性温存希望がある場合には卵管温存術も行われることがある。

〈明楽重夫〉

## Ⅲ-A. 妊娠経過とその異常

# 切迫早産と早産

　早産は周産期死亡の70％以上を占める要因であり，また早産児は生存しても種々のハンディキャップを残す場合もあり，周産期で最も重要な疾患である．本項では切迫早産と早産につき概説する．

## 切迫早産，早産とは

　妊娠22〜37週未満の分娩を早産という【図1】．切迫早産とは，早産の危険性が高いと考えられる状態（下腹痛，性器出血，破水などの症状に加えて外側陣痛計（分娩監視装置）で規則的な子宮収縮があり，内診では子宮口開大，子宮頸管展退などBishopスコアの進行（子宮頸管熟化）が認められる場合）．

## 分類と要因

　早産は自然早産（約75％）と人工早産（約25％）に分類される．自然早産は各種要因により陣痛が生じ，治療を行っても分娩不可避となり早産に至る場合をいう．一方，人工早産は母児救命のために医学的適応で妊娠を中断させ，結果として早産となる場合である【表1】．例えば重症妊娠高血圧症候群，常位胎盤早期剥離，前置胎盤による出血，重篤な母体合併症では妊娠を継続することはできず，やむをえず早産となる．

## 頻度

　日本における全分娩例に対する早産率は1980年には4.12％であったが，それ以降しだいに増加しており，2006年では5.70％に達している【表2】．早産増加の要因として，①生殖補助医療の普及による多胎妊娠の増加，②生活習慣の変化（喫煙率の増加，ダイエットによるやせの増加，ストレスの増加），③感染症要因の増加（細菌性腟症（BV）の増加），④周産期医療の進歩により従来は死産に至っていた症例でも，人工早産させ救命できるようになったことなどが考えられている．とくに在胎28週未満の早産は1980年に比し2006年では早産率で2倍以上に増加し，実数でも860例増加している【表2】．この間，新生児医療水準が著しく向上したため，低出生体重児の救命率が高まったことと，在胎28週未満の早産数が増加したため，新生児集中治療室（NICU）の病床数が著しく不足する結果となり，現在大きな社会問題となっている．

BV：bacterial vaginosis（細菌性腟症）

NICU：neonatal intensive care unit（新生児集中治療室）

## 早産児の予後

　周産期の医療（産科，新生児科）水準が向上して早産児の予後は改善し，周産期死亡率は急速に改善している【表3】．現在では在胎24〜28週の救命率が向上し，在胎28週（約1,100gの出生体重）であれば約90％以上の生存率が望めるようになってきている【図2】．しかしながら，現在においても早産児は周産期死亡の70％を占め，ことに在胎32週未満早産児は周産期死亡の54％を占め，重要な問題として認識されている【表3】．さらに在胎32週未満児では児の未熟性に起因する疾患の罹病率も高く，長期間にわたるハンディキャップの要因となっている【図2】．呼吸窮迫症候群（RDS）は在胎34週以降，さほど問題となることがない．これらの児の未熟性に対応するため妊娠34週未満の切迫早産の場合，母体に副腎皮質ステロイド薬の投与を行い，児の臓器成熟を図る（p.335，図7参照）．

RDS：respiratory distress syndrome（呼吸窮迫症候群）

## 実態

早産は種々の要因によって生じる【図3】。母体や胎児に低栄養，喫煙による低酸素などのストレスが加わると母体や胎児の視床下部から副腎皮質刺激ホルモン放出ホルモン（CRH）が産生される。胎盤や脱落膜からもCRHが分泌され，胎児副腎での硫酸デヒドロ

CRH：corticotropin-releasing hormone（副腎皮質刺激ホルモン放出ホルモン）

### 図1 流産，早産，正期産の定義と頻度

| 妊娠週数 | 22週 | | 37週 | 42週 |
|---|---|---|---|---|
| 出産時期 | 流産 | 早産 | 正期産 | 過期産 |
| 頻度* | 15% | 約5% | 約80% | 約1% |
|  |  | 5.7% | 94% | 約1% |
| 児体重 | 約500g(22週) 約1,000g(27週) | 約1,500g(31週) 約2,000g(34週) 約2,600g(37週) | 約3,100g(40週) | |

＊：上段は全妊娠例での頻度，下段は全分娩例での頻度

### 表1 早産の分類とその要因

| | 頻度 | | 主な要因 |
|---|---|---|---|
| 自然早産 | 約75% | 既往歴 | 早産既往（次回妊娠時に早産となるリスク6.6倍）<br>円錐切除既往（子宮頸管長が短縮すると早産リスク上昇） |
| | | 生活習慣 | 喫煙，ダイエット，ストレス |
| | | 産科的要因 | 多胎妊娠（早産リスク8〜12倍）<br>子宮頸管無力症 |
| | | 感染性要因 | CAM<br>BV<br>無症候性細菌尿<br>歯周病 |
| 人工早産 | 約25% | 母体合併症 | 重篤な妊娠高血圧症候群<br>常位胎盤早期剥離<br>前置胎盤による出血<br>重篤な母体合併症 |
| | | 胎児合併症 | 胎児機能不全<br>IUGR |

### 表2 日本における早産の推移

| 年度 | 1980 | 1990 | 2000 | 2005 | 2006 |
|---|---|---|---|---|---|
| 出生数（万人） | 157.7 | 122.2 | 119.1 | 106.3 | 109.2 |
| 早産率 | 4.12% | 4.52% | 5.38% | 5.68% | 5.70% |
| 早産数 | 64,889 | 55,231 | 64,006 | 60,377 | 62,318 |
| 28週未満早産 | 1,957 (0.12%) | 2,312 (0.19%) | 2,540 (0.21%) | 2,667 (0.25%) | 2,817 (0.26%) |
| 32週未満早産 | 7,937 (0.50%) | 7,022 (0.57%) | 8,377 (0.70%) | 7,806 (0.73%) | 8,036 (0.74%) |

### 表3 日本における周産期死亡率の推移

2006年度の母子保健統計では周産期死亡5,100例中
32週未満の早産例が2,771例（54.3%）
36週未満の早産例が3,578例（70.2%）

| 年度 | 1980 | 1990 | 2000 | 2005 | 2006 |
|---|---|---|---|---|---|
| 周産期死亡率（対1,000） | 20.2 | 11.1 | 5.8 | 4.8 | 4.7 |

エピアンドロステロン（DHEA-S）の産生を高める。DHEA-Sは胎盤でのエストロゲン産生を高め，妊娠維持に必須のホルモンであるプロゲステロンに拮抗する。その結果，子宮頸管熟化，子宮収縮が引き起こされ早産に至る【図4】。このためCRHは胎盤時計（placental clock）ともよばれ，妊娠初期〜中期の母体血中CRH値で分娩時期を推定できるといわれている。

　在胎32週未満早産での胎盤や卵膜には高率に（約70〜80％），絨毛膜羊膜炎（CAM）が認められる。CAMは子宮内でサイトカインやケモカインの産生を高め，プロスタグランジンの産生を誘導する。プロスタグランジンには子宮収縮作用があるため，陣痛が誘起される【図3】。その他，サイトカインやケモカインにより炎症細胞が集簇して，局所でコラーゲン分解酵素を放出するため子宮頸管が熟化（コラーゲンが分解されて軟らかくなる）し，破水（卵膜のコラーゲンを分解して卵膜破綻を起こす）し，早産に至ると考えられている。これらの症状は腟内から子宮頸管へ進展し，最終的に子宮内へ上行性に波及すると考えられている。また，歯周病や腎盂腎炎では菌体成分が流血中に流出し全身性の炎症反応を惹起させ，早産を引き起こすこともわかっている。このように感染と早産は密接に関連している【図3】。

　多胎妊娠や羊水過多による子宮容積の増大は早産を引き起こす。子宮筋の過伸展によりオキシトシン受容体の発現が高まり，オキシトシンに対して子宮筋は収縮しやすくなる。同時にプロスタグランジンの産生も高まり，子宮収縮が引き起こされ早産に至る【図3】。

DHEA-S：dehydroepi-androsteron sulfate（硫酸デヒドロエピアンドロステロン）

CAM：chorioamnionitis（絨毛膜羊膜炎）

図2　在胎週数別の児の生存率および罹患率

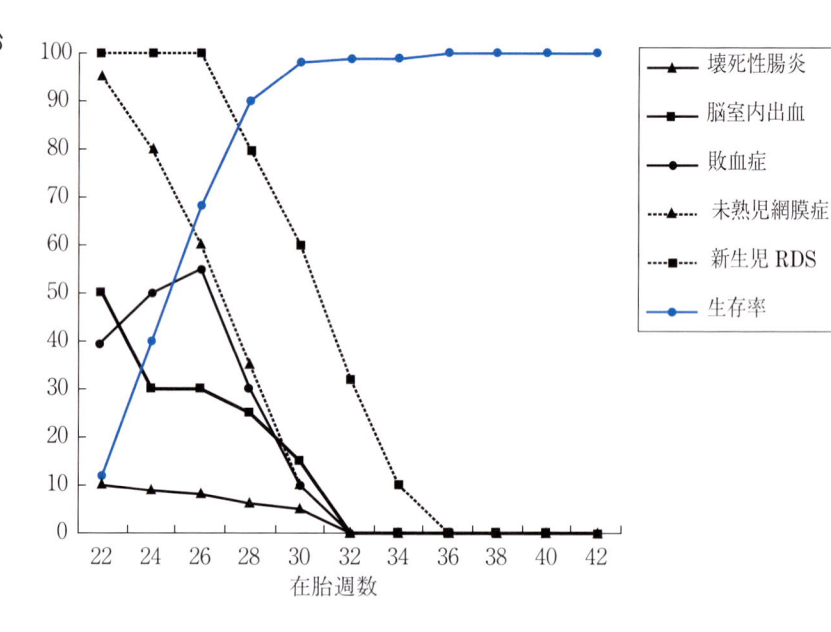

（壊死性腸炎／脳室内出血／敗血症／未熟児網膜症／新生児RDS／生存率）

## Level up View

●胎児炎症反応症候群

　CAMにより，胎児に炎症が波及し全身性の炎症が生じた場合をFIRS（fetal inflammatory response syndrome：胎児炎症反応症候群）と称する。新生児の皮膚は炎症のため赤く，血圧は低下しており，尿量も少なく，成人での全身性炎症反応症候群（SIRS：systemic inflammatory response syndrome）の病態と類似している。FIRSは32週未満の早産児に起こりやすく，炎症細胞による組織障害により脳室周囲白質軟化症，慢性肺疾患，壊死性腸炎などを引き起こす。胎児頻脈，胎児腎血流低下による尿量の減少に起因する羊水量の減少などの症状が出現した際はFIRSを想定し，慎重に管理する必要がある。

図3 早産の病態

ストレス要因

低栄養，喫煙による低酸素 → 母体および胎児視床下部 胎盤，脱落膜からの CRH分泌亢進 → 胎児副腎での DHEA-S産生亢進 → 胎盤での エストロゲン 分泌亢進 → オキシトシン受容体増加 プロスタグランジン増加 → 子宮頸管熟化 前期破水 陣痛

感染要因

BV（腟内感染）→ 子宮頸管炎（子宮頸管内感染）→ CAM（子宮内感染）→ 好中球集簇 コラーゲン分解 オキシトシン受容体増加 プロスタグランジン産生

歯周病，腎盂腎炎 → 菌体成分が流血中に拡散 → 炎症反応

子宮容積の増大

多胎妊娠 羊水過多 → 子宮筋の伸展 → 子宮筋のオキシトシン受容体増加 プロスタグランジン産生 → 早産

子宮頸管無力症

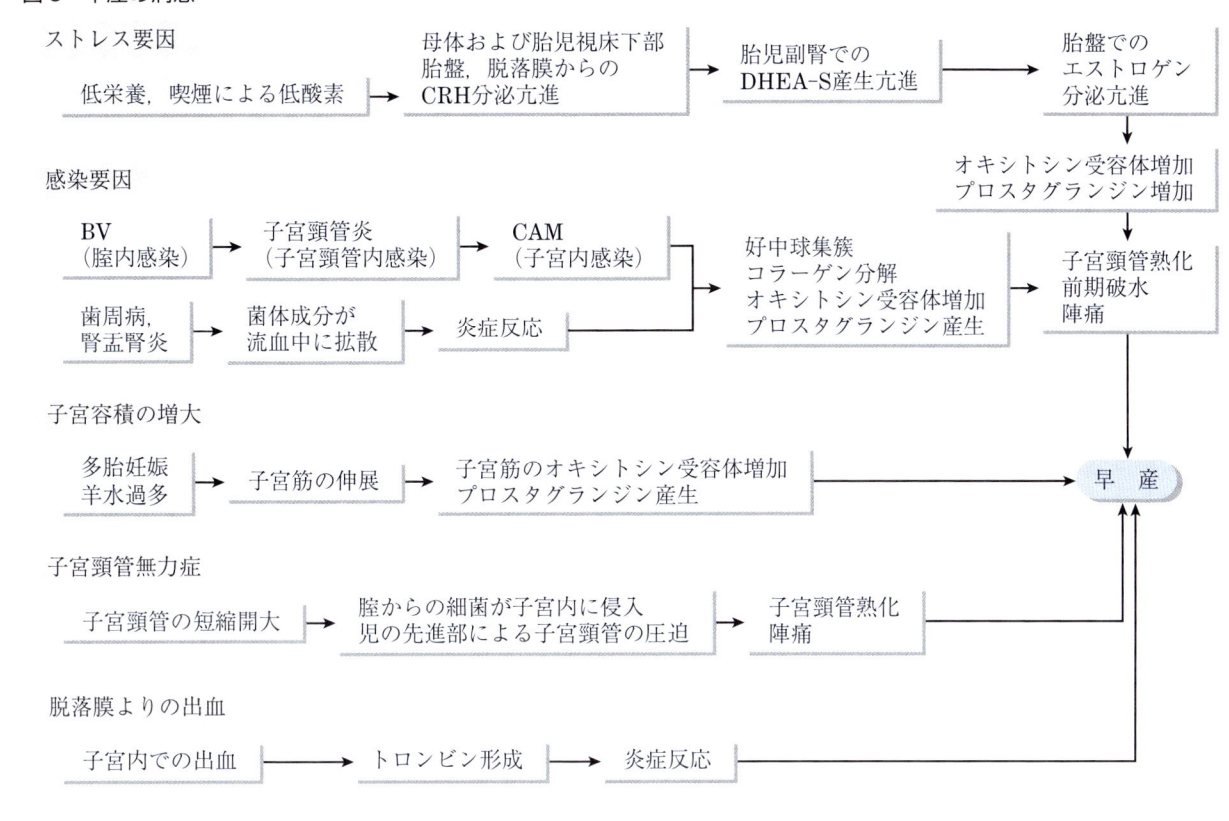

子宮頸管の短縮開大 → 腟からの細菌が子宮内に侵入 児の先進部による子宮頸管の圧迫 → 子宮頸管熟化 陣痛

脱落膜よりの出血

子宮内での出血 → トロンビン形成 → 炎症反応

図4 CRHによる分娩発来機序

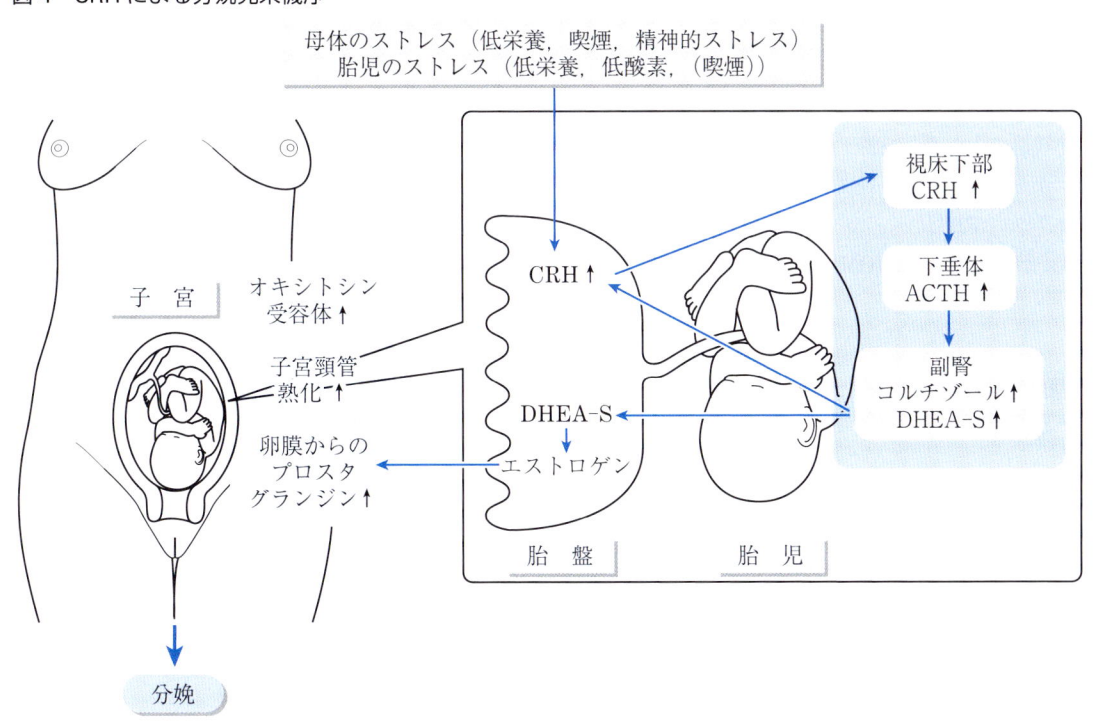

母体のストレス（低栄養，喫煙，精神的ストレス）
胎児のストレス（低栄養，低酸素，（喫煙））

子宮
オキシトシン受容体↑
子宮頸管熟化↑
卵膜からのプロスタグランジン↑

胎盤
CRH↑
DHEA-S
エストロゲン

胎児
視床下部 CRH↑
下垂体 ACTH↑
副腎 コルチゾール↑ DHEA-S↑

分娩

子宮頸管無力症は，子宮収縮がなくとも子宮頸管が開大してくる状態であるが，胎胞が腟内に突出してくると，腟内の細菌が容易に子宮内に侵入しCAMを惹起させる。また，胎児の先入部が子宮頸管内に入り込み子宮頸管を圧迫するため，子宮口が開大し，陣痛が生じ早産に至る【図3，4】。

　妊娠中の性器出血はこれまで早産のリスクファクターとして考えられてきたが，早産を引き起こす機序についてはよくわかっていなかった。最近の研究により出血によって生じたトロンビンが子宮内で炎症を引き起こし，CAMと同じ機序で早産が引き起こされることが判明してきている【図3】。

## 絨毛膜羊膜炎（CAM）

　前項でも述べたが，CAMは早産の主要因である。病理学的検査ではBlancの分類が用いられている【図5】。CAM stage I（CAM I度）は炎症細胞が脱落膜のみに認められるもの，CAM stage II（CAM II度）は炎症細胞が脱落膜および絨毛膜に及ぶもの，CAM stage III（CAM III度）は炎症細胞が脱落膜，絨毛膜，羊膜まで及ぶものと定義されている。つまり炎症が母体組織である脱落膜から胎児組織である絨毛膜，羊膜に及ぶにつれステージが進む。病理学的検査は早産となってから卵膜や胎盤を提出するため，出生後1～2週間後に結果が判明することになる。臨床的には早産となる以前にCAMの診断を行いたいため，Lenckiらによる臨床的CAM診断基準が汎用されている【図5】。これは母体発熱と母体頻脈，子宮の圧痛，腟分泌物や羊水の悪臭，末梢血白血球数の増加をもとに臨床的にCAMと診断される分類である。臨床的CAMと診断された場合，児への感染のリスクが高まるので，積極的な子宮収縮抑制薬の投与は控える。その他，侵襲的ではあるが，羊水穿刺をしてグラム染色で菌体が認められた場合や羊水培養で菌が認められた場合もCAMと診断できる。

## 前期破水（PROM）【表4】

　陣痛発来前に卵膜の破綻をきたし羊水が流出したものをPROMという。PROMは37週未満のpreterm PROMと37週以降のterm PROMに大別される。preterm PROMでは70～80％が1週間以内に陣痛が発来し早産に至る。

　診断は，腟鏡診による水溶性帯下の持続的な流出や，ブロムチモール・ブルー（BTB）にて水溶性帯下が弱アルカリ性（青変）であること，生化学的検査にて腟分泌液中の癌胎児性フィブロネクチン（fFN），α-フェトプロテイン（AFP），インスリン様成長因子結合蛋白-1（IGFBP-1）が陽性の際，PROMと診断される。早産のなかでpreterm PROMは約25％を占める。

### Side Memo

**切迫早産マーカー**
早産に至る前に早産のリスクを知る切迫早産マーカーが，すでに臨床応用されている。癌胎児性フィブロネクチン（fFN）は羊水や脱落膜中に大量に存在するが，子宮収縮や絨毛膜羊膜炎などにより頸管や腟に漏出してくる。fFNの定量は世界的にも広く汎用されている。その他，わが国では頸管炎のマーカーである頸管・腟分泌液中の顆粒球エラスターゼも利用されている。その他，経腟超音波で妊娠20～24週時に子宮頸管長測定を行い25mm以下であれば早産のリスクが高まることが知られている。

PROM：premature rupture of the membrane（前期破水）

BTB：bromthymol blue（ブロムチモール・ブルー）

fFN：onco-fetal fibronectin（癌胎児性フィブロネクチン）

AFP：α-fetoprotein（α-フェトプロテイン）

IGFBP-1：insulin-like growth factor binding protein-1（インスリン様成長因子結合蛋白-1）

## Level up View

### ●生活習慣病と早産との関係

　早産児には低出生体重児が多いが，とくに在胎32週未満の早産児では小児期にすでに耐糖能の異常が認められており，肥満や血圧の上昇も認められている。これらは，臓器の発育途中で出生した場合や，IUGR（intrauterine growth restriction：胎児発育不全）などで臓器の発育が制限された際，胎児期の血管，代謝系，腎などの異常が成人期まで持続するためと考えられており，developmental organs of health and disease（DOHaD）やfetal origins of adult diseaseという概念で捉えられている。つまり未成熟な臓器のまま成人すると，臓器に種々の負担を生じ，生活習慣病を発症すると考えられている。

## 細菌性腟症（BV）

BVは早産のリスクファクターである．通常，腟内は乳酸桿菌（*Lactobacillus*属）が優勢であるが，BVとは*Lactobacillus*属の菌量の減少に伴い，種々の好気性菌や嫌気性菌が異常に増殖している状態である．腟分泌物の性状は薄く均一であり，腟分泌物に生理食塩水を滴下した標本で顆粒内細胞質を有するclue cellが存在し，腟分泌物に10%水酸化カリウム（KOH）を1滴加えたときにアミン臭（嫌気性菌によるもので魚の臭み）を認める．また腟内のpHは乳酸桿菌の減少により酸性が保てなくなり，pH4.5以上となる（世界保健機関（WHO）診断基準）．その他，腟分泌物のグラム染色を行い，乳酸桿菌の減少，*Gardnerella* typeの菌の増加，*Mobiluncus* typeの菌の増加で加点するNugent分類もBVの診断に汎用されている．

BVから子宮頸管炎，CAMに上行性に炎症や感染が波及し，早産を引き起こすことが想定されている．これまで抗菌薬治療により妊婦のBVを治療し早産を減少させる試みがなされてきたが，十分な成果が得られていなかった．しかし，2008年のCochrane Reviewにて，妊娠20週までにBVに対して抗菌薬投与を行うと早産のリスク比が0.63にまで減少することが報告された．このため，妊娠初期にBVの検査を施行し治療することで，早産率を減少させる可能性がある．

KOH：potassium hydroxide（水酸化カリウム）

WHO：World Health Organization（世界保健機関）

図5　病理学的CAMと臨床的CAM

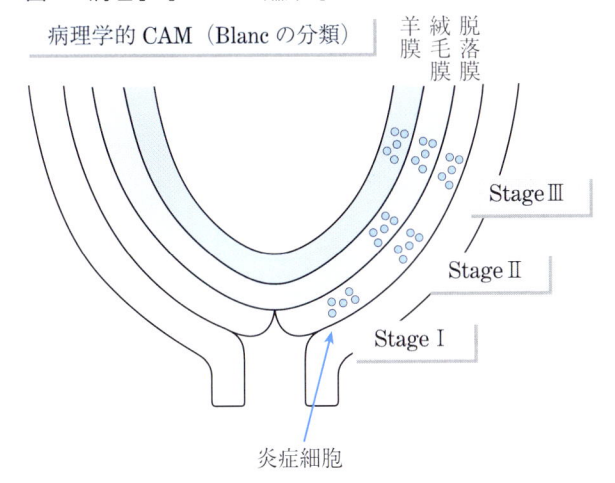

病理学的CAM（Blancの分類）
羊膜　絨毛膜　脱落膜
StageⅢ
StageⅡ
StageⅠ
炎症細胞

臨床的CAM（Lenckiらの分類）

①母体発熱（38℃以上）
　以下4項目中1つ以上あること
　・母体頻脈 100/分以上
　・子宮の圧痛
　・腟分泌物・羊水の悪臭
　・白血球数 15,000/μL以上
②発熱がなくても他の4項目すべてある場合

表4　PROMの診断

| | |
|---|---|
| 視診 | 子宮口から流出する水溶液 |
| PH | 腟内のpHが弱酸性～中性<br>BTB青変（簡便であり汎用されている） |
| 検鏡 | 腟分泌物をスライドグラス上で乾燥<br>羊水はNaCl濃度が高いため羊歯状結晶がみられる（偽陽性率が高い） |
| 生化学検査 | 羊水中に高濃度に存在し，腟分泌液中にはほとんど存在しない<br>fFN，AFP，IGFBP-1を検査キットで証明する（正診率，感度，特異度とも高い） |

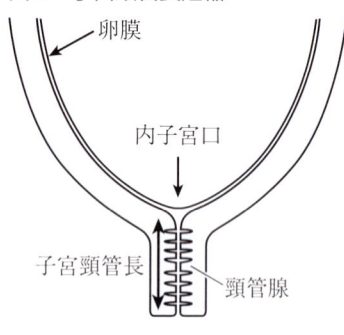

## 子宮頸管長短縮例と子宮頸管無力症【図6】

　従来は内診にて外子宮口の開大や子宮頸部の硬度は診断できたが，内子宮口の開大は診断できなかった。しかし，妊娠中期に経腟超音波を施行し子宮頸管長を測定することにより，内子宮口の開大による子宮頸管長の短縮が診断できるようになった。

　妊娠24週前後の子宮頸管は頸管腺領域が明瞭に描出され，子宮頸管長も35mm前後に保たれているが，子宮頸管長短縮例では内子宮口が楔状に開大し子宮頸管長が25mm以下に短縮してしまう症例がある。妊娠24週時での子宮頸管長25mm以下での症例では，妊娠35週未満の早産率が6倍以上になる。

　子宮頸管無力症は妊娠中期に明らかな子宮収縮がないにもかかわらず，子宮頸管が展退（短縮すること），開大し妊娠が維持できなくなる状況をいう。子宮頸管無力症は妊娠20〜24週頃に発症することが多いため，妊娠20〜24週頃の経腟超音波診断が必要となる。経腟超音波にて子宮頸管が開大する前に子宮頸管長短縮を検出することができるようになったので，子宮頸管無力症と子宮頸管長短縮例の区別が曖昧になってきている。子宮頸管無力症の1つの症状として子宮頸管長短縮があるとしたほうが理解しやすい。子宮頸管無力症の特徴として次回の妊娠時にも反復しやすいことがあげられる。したがって，前回の分娩が子宮頸

**図6　子宮頸管長短縮**

正常例
頸管腺領域が摘出され子宮頸管長も35mm前後に保たれている。

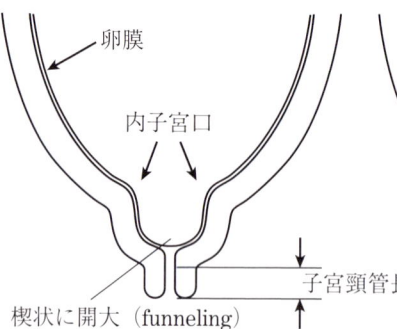

頸管長短縮例
頸管腺領域が摘出されず，子宮頸管長も25mm以下となる。

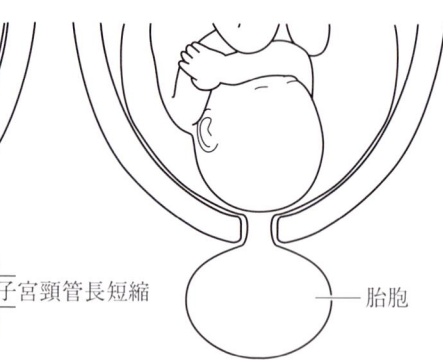

胎胞形成例
子宮頸管内に胎胞が伸展し腟内まで膨隆してくる状態

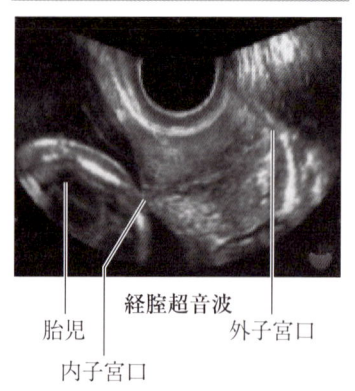

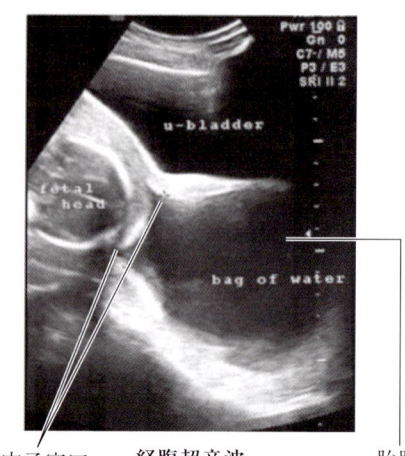

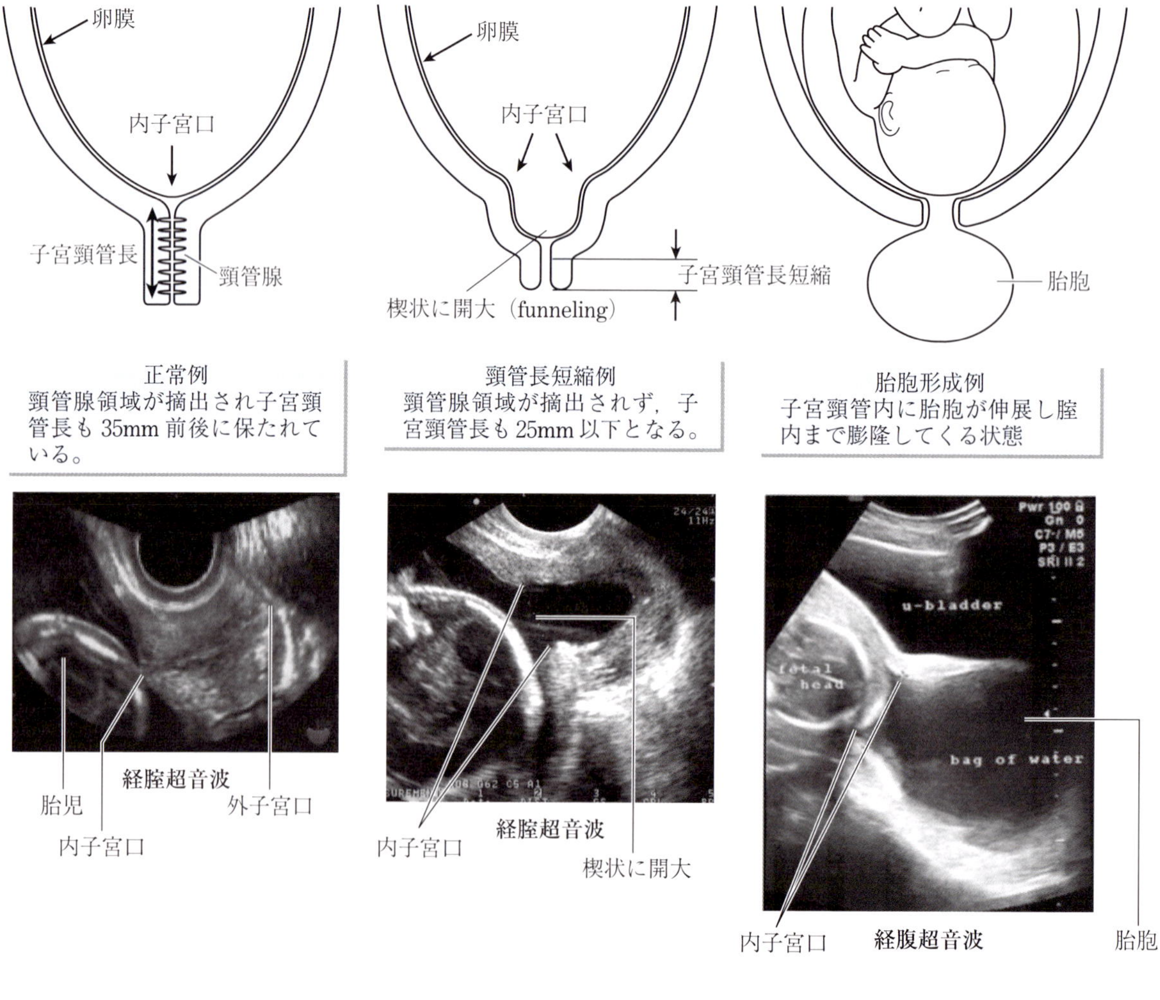

管無力症にて早産となった症例では厳重に管理する必要がある。

治療は安静療法であり，従来行われてきた子宮頸管縫縮術（Shirodkar法，McDonald法）の有用性については議論があるところである。現時点でのエビデンスは，過去に3回以上の流・早産歴のある妊婦に予防的子宮頸管縫縮術を施行すると，妊娠33週未満の早産を半減させることが証明されているのみである。

## 診断と治療

### ◆切迫早産に対する治療【図7】

まず自覚症状で下腹部痛，腹部緊満感を問診し，内診にて子宮頸管の展退度，子宮口の開大度，硬度，胎児先進部の下降度などをチェックし，さらに分娩監視装置にて子宮収縮の頻度ならびに胎児のwell-beingを確認する。腟鏡診にて性器出血の有無，水様帯下をチェックする。性器出血を認めた際は，超音波検査にて前置胎盤ならびに常位胎盤早期剝離の有無につき検討する必要がある。水様性帯下が認められた際はBTB法，fFN，AFP，IGFBP-1の定性法により破水の有無を確認する。切迫早産の治療は，上記検査により前置胎盤，常位胎盤早期剝離を否定したうえで開始する。

前述のように，妊娠34週になると新生児合併症の頻度や集中管理の必要性も低下する。また破水の有無によって母児ともに感染のリスクが異なることから，妊娠34週，破水の2つの因子によって，管理方針を変える必要がある。ただし，NICUの絶対的不足により，実地臨床ではこの概念と異なる管理をせざるをえない施設もある。

> **Side Memo**
> 子宮頸管縫縮術にはShirodkar法とMcDonald法がある。Shirodkar法は膀胱を剝離したうえで内子宮口の高さで縫縮し，確実な効果が得られるとされているが，手術の侵襲性が高い。McDonald法は手術手技が簡便であり侵襲性が少ない。現在のところShirodkar法のほうがMcDonald法より早産防止に優れているとのエビデンスはない。

図7 切迫早産の治療の進め方

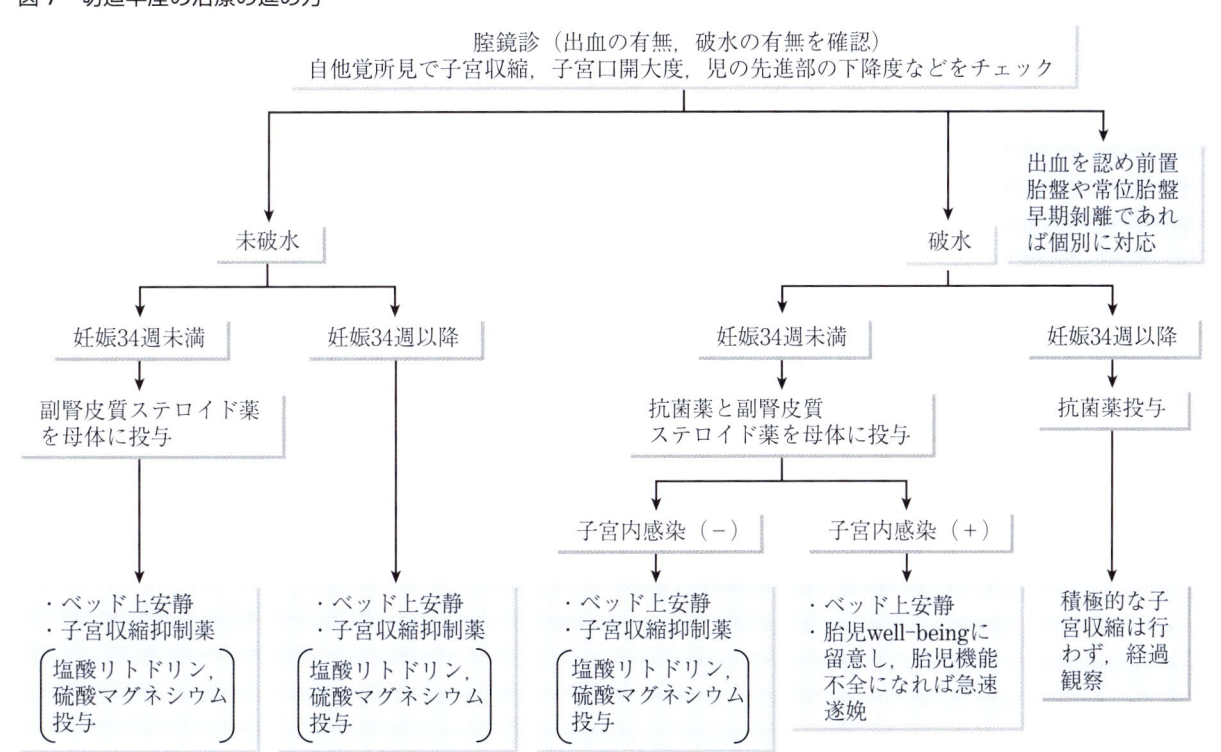

◇未破水で妊娠 34 週未満の場合

　未破水で妊娠 34 週未満の場合，母体に副腎皮質ステロイド薬の投与を考慮する．副腎皮質ステロイド薬の投与は胎児の肺，脳，皮膚，消化管の成熟を促進させ，RDS，脳室内出血（IVH），壊死性腸炎（NEC），動脈管開存症などの新生児合併症を減少させ，周産期死亡率を減少させる．なお，ベタメタゾンやデキサメタゾンは胎盤通過性がよく胎児への移行がよいため使用されるが，プレドニゾロンは胎盤で代謝されるため胎児への移行が少なく用いられない．副腎皮質ステロイド薬の効果の発現には 2 日間必要なため，子宮収縮抑制薬により，少なくとも投与後 2 日以上の妊娠の維持を図る．

　治療の基本はベッド上安静であるが，子宮収縮が抑制されない場合，塩酸リトドリンを投与する．塩酸リトドリンは子宮平滑筋の $β_2$ 受容体を介して c-AMP を上昇させミオシン軽鎖キナーゼのリン酸化を促進し，筋弛緩が誘導される．塩酸リトドリンには $β_1$ 作用が若干あるため，副作用として頻脈などの心血管系に対する影響があり，血糖上昇作用もあるため，心疾患，肺疾患，腎疾患，糖尿病妊婦に対しては慎重に投与しなければならない．塩酸リトドリンの重篤な副作用として肺水腫，顆粒球減少症，横紋筋融解症がある．塩酸リトドリンの投与は 50 μg/ 分より開始し，子宮収縮の状態により最大 200 μg/ 分まで投与可能である．

　副作用などで塩酸リトドリンの投与が制限される場合，あるいは塩酸リトドリンで子宮収縮が抑制されない場合，硫酸マグネシウムを投与する．硫酸マグネシウムは細胞内 $Ca^{2+}$ の減少を引き起こし，子宮収縮を抑制する．過剰投与により中毒症状（呼吸抑制，筋緊張減少，腱反射減弱，心機能低下）を引き起こす．有効血中濃度は 4 〜 7mEq/L であるが，硫酸マグネシウムの排泄は主に腎より排出されるため，腎機能障害例では慎重に投与する必要がある．通常の投与量は初回硫酸マグネシウムを 4g を 20 分以上かけてゆっくりと静注し，その後は 1 〜 2g/ 時で持続投与する．

◇未破水で妊娠 34 週以降の場合

　ベッド上安静で子宮収縮が抑制されなければ，まず塩酸リトドリンを投与し，無効もしくは副作用があれば硫酸マグネシウムを投与する．

◇破水で妊娠 34 週未満の場合

　破水例に抗菌薬を投与した場合，母体感染ならびに新生児感染のリスクが減少するため，抗菌薬の投与は積極的に行う．破水例に副腎皮質ステロイド薬を投与することで，児への感染のリスクが上昇することは否定的であるので，児の成熟を促進させるために副腎皮質ステロイド薬の投与を原則行う．ただし在胎 32 〜 33 週の破水例に対する同薬剤の効果は明確ではない．さらに児の感染のリスクは未破水例より高いため，子宮収縮抑制を行いながら，児の感染徴候が現れた際は早期娩出させなければならない．在胎 26 週以降であれば，児の感染徴候が出れば積極的に娩出を図り，NICU にて治療を行うが，在胎 26 週未満の場合，早期娩出は児の未熟性のため予後を悪くするため，一定の見解は得られていない．

◇破水で妊娠 34 週以降の場合

　抗菌薬の投与を行い感染のリスクを減少させ，羊水のマイクロバブルテストで肺胞内サーファクタントが十分あることが推定されれば，積極的な子宮収縮は行わず経過観察とする．米国では児の成熟徴候があれば積極的に分娩誘発しているが，わが国ではまだ一般的ではない．しかしながら胎児頻脈や羊水のグラム染色で菌体を認めた際には，積極的に分娩誘発を行う必要がある．

IVH：intravetricular hemorrhage

NEC：necrotizing enterocolitis（壊死性腸炎）

c-AMP：cyclic AMP

## Self Check

- ☐ 早産は妊娠 22 〜 36 週の分娩をいう。
- ☐ 早産の危険性が高いと考えられる状態を切迫早産という。
- ☐ 在胎週数ごとの児の体重はおおよそ 22 週：500g，27 週：1,000g，31 週：1,500g，34 週：2,000g である。
- ☐ 周産期死亡の 70%が早産児である。
- ☐ 在胎 32 週未満の早産では重篤な合併症（RDS，敗血症，脳室内出血，未熟児網膜症，壊死性腸炎など）の率が高い。
- ☐ 早産の要因として感染性要因（CAM，歯周病など），ストレス性要因，子宮容積の増大（多胎妊娠，羊水過多など），子宮頸管無力症および性器出血がある。
- ☐ 在胎 32 週未満の早産では 70 〜 80%に CAM が認められる。
- ☐ 絨毛膜羊膜炎には臨床的診断と病理学的診断がある。
- ☐ 胎児に炎症反応が及ぶと脳性麻痺，慢性肺疾患，NEC のリスクが高まる。
- ☐ PROM には preterm PROM と term PROM がある。
- ☐ 早産のなかで preterm PROM は 25%を占める。
- ☐ preterm PROM では 70 〜 80%が 1 週間以内に早産に至る。
- ☐ BV では乳酸桿菌が減少し，種々の好気性菌や嫌気性菌が増殖している状態。
- ☐ BV は早産のリスクファクターである。
- ☐ 妊娠中期の子宮頸管長 25mm 以下は子宮頸管長短縮で早産のリスクが高い。
- ☐ 子宮頸管無力症は妊娠 20 〜 24 週頃に発症することが多い。
- ☐ 切迫早産の評価として問診，内診，分娩監視装置による子宮収縮，well-being の確認を行う。
- ☐ 性器出血を認めた場合，超音波検査にて前置胎盤，常位胎盤早期剥離の有無をチェックする。
- ☐ 妊娠 34 週未満の切迫早産例に対して児の成熟を目的に副腎皮質ステロイド薬の投与を行う。
- ☐ 子宮収縮抑制薬の投与として塩酸リトドリンを投与し，副作用が発現したり効果が不十分な場合，硫酸マグネシウムを投与する。

〈齋藤　滋〉

## III-A. 妊娠経過とその異常

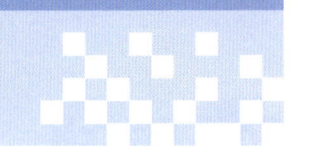

# 妊娠高血圧症候群

## 妊娠高血圧症候群（HDP）とは

HDPは子癇や脳血管障害，さらに血栓性肺塞栓症などの合併症を発症して，母体の健康を損なうだけでなく生命の危険を生じる。同時に胎児に対しては，胎児機能不全や胎児発育不全（FGR）などにより低出生体重児出生の頻度を増加させ，さらに重篤な場合は子宮内胎児死亡（IUFD）の原因ともなる。HDPは母児双方にとって重篤な影響を及ぼす疾患で，妊娠合併症のなかで最も重要な疾患である。HDP重症の発症頻度は欧米では2～7%とされているが，わが国の新定義・分類による頻度の報告はまだない。旧分類の"妊娠中毒症"の発症頻度は6～14%，重症は1%と報告されている。

HDP：hypertensive disorders of pregnancy（妊娠高血圧症候群）

FGR：fatal growth restriction（胎児発育不全）

IUFD：intrauterine fetal death（子宮内胎児死亡）

## 定義，分類 【表1～3】

2005年以降使用されてきた妊娠高血圧症候群（PIH）の定義・分類は，当時から高血圧合併妊娠を含んだhypertensive disorders of pregnancy（HDP）として妊娠高血圧症候群を捉える欧米の考え方と少し異なるものであった。また，最も重要な臨床症状は高血圧であるという概念で作られたにも拘らず，本態性高血圧合併妊娠で高血圧が増悪する場合のいわゆる「加重型妊娠高血圧」という病型が含まれていないなどの問題もあった。近年，我が国の妊産婦の高齢化に伴い，高血圧合併妊娠の頻度が上昇し，高血圧合併妊娠を無視できなくなったこと，海外ではPIHという用語がほとんど使われなくなってきたことなどを考慮して，日本妊娠高血圧学会は2017年に英文表記をHDPとした新定義・分類（案）【表1～3】を提案した。これまでの定義・分類との相違点は，①病型分類から子癇を削除し，高血圧合併妊娠を加えた4病型とする，②高血圧と母体臓器障害，子宮胎盤機能不全を認める場合は，蛋白尿がなくても妊娠高血圧腎症とする，③重症度分類において，蛋白尿の多寡による重症度分類は行わず，高血圧が重度の場合あるいは母体の臓器障害（肝機能障害，腎機能障害，血小板減少など），子宮胎盤機能不全を認める場合に重症とする。ただし，軽症という用語はハイリスクでないと誤解されるため，原則用いない。④早発型の定義を海外に合わせて，妊娠34週未満に発症するものとする，の4点である。新定義・分類は日本産科婦人科学会，日本産婦人科，等の団体に承認される予定であり，承認されればこの定義・分類に変更される。

## 病因，病態論

HDPの病態の本質は，血管内皮障害に起因する"血管攣縮（vasoconstriction）"や"血液濃縮（hemoconcentration）"である（だからこそ高血圧が重要な症状）。血管内皮障害によるPGI$_2$やNOなどの血管弛緩因子の産生低下が末梢血管抵抗を増大させ，母体では高血圧を発症すると同時に腎臓や肝臓などの諸臓器での循環不全を惹起し，腎機能障害や肝機能障害を発症する（蛋白尿やHELLP症候群の一因）。また，血管内皮障害は血管透過性の亢進を起こし，浮腫や肺水腫の原因となる。同時に，血液濃縮は血液粘稠度の増加をもたらし，上述した循環不全を一層悪化させ，高血圧や各臓器の循環不全による臨床症状の発症に関与している。一方，胎児-胎盤循環系においても同様の病態のために胎児-胎盤循環不全が起こり，その結果胎児機能異常やFGR，羊水過少などを発症させる【図1】。

PGI$_2$：prostaglandin I$_2$（プロスタグランジンI$_2$）

NO：nitric oxide（一酸化窒素）

## 診断

原則的には，定義・分類に従って診断する【表1～3】。

## 表1　妊娠高血圧症候群の新定義・分類（案）

1. 名称
   和文名称 "妊娠高血圧症候群"
   英文名称 "hypertensive disorders of pregnancy（HDP）" とする。
2. 定義
   妊娠時に高血圧を認めた場合，妊娠高血圧症候群とする。妊娠高血圧症候群は妊娠高血圧腎症，妊娠高血圧，加重型妊娠高血圧腎症，高血圧合併妊娠に分類される。
3. 病型分類
   ①妊娠高血圧腎症：preeclampsia（PE）
   　1）妊娠20週以降に初めて高血圧を発症し，かつ蛋白尿を伴うもので，分娩12週までに正常に復する場合。
   　2）妊娠20週以降に初めて発症した高血圧に，蛋白尿を認めなくても以下のいずれかを認める場合で，分娩12週までに正常に復する場合。
   　　ⅰ 基礎疾患のない肝機能障害（肝酵素上昇【ALTもしくはAST>40 IU/L】，治療に反応せず他の診断がつかない重度の持続する右季肋部もしくは心窩部痛）
   　　ⅱ 進行性の腎障害（Cr>1.0mg/dL，他の腎疾患は否定）
   　　ⅲ 脳卒中，神経障害（間代性痙攣・子癇・視野障害・一次性頭痛を除く頭痛など）
   　　ⅳ 血液凝固障害（HDPに伴う血小板減少【<15万/ml】・DIC・溶血）
   　3）妊娠20週以降に初めて発症した高血圧に，蛋白尿を認めなくても子宮胎盤機能不全(*1 胎児発育不全【FGR】，*2 臍帯動脈血流異常，*3 死産）を伴う場合。
   ②妊娠高血圧：gestational hypertension（GH）
   　妊娠20週以降に初めて高血圧を発症し，分娩12週までに正常に復する場合で，かつ妊娠高血圧腎症の定義に当てはまらないもの。
   ③加重型妊娠高血圧腎症：superimposed preeclampsia（SPE）
   　1）高血圧が妊娠前あるいは妊娠20週までに存在し，妊娠20週以降に蛋白尿，もしくは基礎疾患のない肝腎機能障害，脳卒中，神経障害，血液凝固障害のいずれかを伴う場合。
   　2）高血圧と蛋白尿が妊娠前あるいは妊娠20週まで存在し，妊娠20週以降にいずれかまたは両症状が増悪する場合。
   　3）蛋白尿のみを呈する腎疾患が妊娠前あるいは妊娠20週までに存在し，妊娠20週以降に高血圧が発症する場合。
   　4）高血圧が妊娠前あるいは妊娠20週までに存在し，妊娠20週以降に子宮胎盤機能不全を伴う場合。
   ④高血圧合併妊娠：chronic hypertension（CH）
   　高血圧が妊娠前あるいは妊娠20週までに存在し，加重型妊娠高血圧腎症を発症していない場合。

補足：*1 FGRの定義は，日本超音波医学会の分類「超音波胎児計測の標準化と日本人の基準値」に従い胎児推定体重が $-1.5SD$ 以下となる場合とする。染色体異常のない，もしくは奇形症候群のないものとする。
　　　*2 臍帯動脈血流異常は，臍帯動脈血管抵の異常高値血流途絶あるいは逆流を認める場合とする。
　　　*3 死産は，染色体異常のない，もしくは奇形症候群のない死産の場合とする。

## 図1　HDPの病態

血管内皮障害
　├─ 血管攣縮（vasoconstriction）→ 末梢血管抵抗の増大
　├─ 血液濃縮（hemoconcentration）→ 血液粘稠度の増大
　└─ 血管透過性亢進

母体の臨床症状：
高血圧／腎機能障害／肝機能障害／脳血管障害／蛋白尿／（浮腫）など

胎児の臨床症状：
胎児-胎盤循環不全／胎児機能不全／IUGR／羊水過少　など

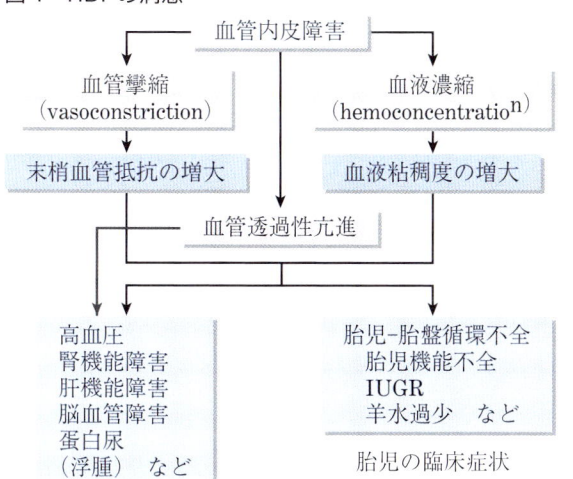

## 表2　症候による亜分類

1. 重症について
   次のいずれかに該当するものを重症と規定する。なお，軽症という用語はハイリスクでない妊娠高血圧症候群と誤解されるため用いない。
   (1) 妊娠高血圧・妊娠高血圧腎症・加重型妊娠高血圧腎症・高血圧合併妊娠において，血圧が次のいずれかに該当する場合
   　　収縮期血圧　160mmHg以上の場合
   　　拡張期血圧　110mmHg以上の場合
   (2) 妊娠高血圧腎症・加重型妊娠高血圧腎症において，母体の臓器障害または子宮胎盤機能不全を認める場合
   　　・蛋白尿の多寡による重症分類は行わない。
2. 発症時期による病型分類
   妊娠34週未満に発症するものは，早発型（early onset type：EO）
   妊娠34週以降に発症するものは，遅発型（late onset type：LO）
   ＊我が国では妊娠32週で区別すべきとの意見があり，今後，本学会で区分点を検討する予定である。

## 表3　付記

1. 妊娠蛋白尿
   妊娠20週以降に初めて蛋白尿が指摘され，分娩後12週までに消失した場合をいうが，病型分類には含まない。
2. 高血圧の診断
   白衣・仮面高血圧など，診察室での血圧は本来の血圧を反映していないことがある。特に，高血圧合併妊娠などでは，家庭血圧測定あるいは自由行動下血圧測定を行い，白衣・仮面高血圧の診断およびその他の偶発合併症の鑑別診断を行う。
3. 関連疾患
   (1) 子癇（eclampsia）
   　妊娠20週以降に初めて痙攣発作を起こし，てんかんや二次性痙攣が否定されるものをいう。痙攣発作の起こった時期によって，妊娠子癇・分娩子癇・産褥子癇と称する。子癇は大脳皮質での可逆的な血管原性浮腫による痙攣発作と考えられているが，後頭葉や脳幹などにも浮腫を来たし，各種の中枢神経障害を呈することがある。
   (2) HDPに関連する中枢神経障害
   　皮質盲，可逆性白質脳症（posterior reversible encephalopathy syndrome：PRES），高血圧に伴う脳出血および脳血管攣縮などが含まれる。
   (3) HELLP症候群
   　妊娠中・分娩時・産褥時に溶血所見（LDH高値），肝機能障害（AST高値），血小板減少を同時に伴い，他の偶発合併症によるものではないものをいう。
   　いずれかの症候のみを認める場合は，HELLP症候群とは記載しない。
   　HELLP症候群の診断はSibaiの診断基準に準じる。
   (4) 肺水腫
   　HDPでは血管内皮機能障害から血管透過性を亢進させ，しばしば浮腫をきたす。重症例では，浮腫のみではなく肺水腫を呈する。
   (5) 周産期心筋症
   　心疾患の既往のなかった女性が，妊娠・産褥期に突然心不全を発症し，重症例では死亡に至る疾患である。HDPは重要なリスク因子となる。

# 管理

## ◆ 妊婦健診における予知，早期診断の重要性

　HDPを予知し早期に診断することは管理上重要である。具体的には，HDPのリスクファクターによるハイリスク妊婦の抽出【表4】と予知テストによる予知である【表5】。しかし，HDPのリスクファクターが何かという問題に関してはいまだ結論が出ていない。また，予知テストには正診率や簡便性において種々の問題がある。このため，臨床症状やHDPの病態形成に関与している検査データを経時的に測定し，異常への逸脱をできる限り早期に把握することが重要となる【表6】。

　また，HDP発症が予想される症例（リスクファクターを有するものや予知テストにより）に対しては予防が行われる場合もある。

## ◆ 入院管理

　定義・分類は改定されても入院管理の基本的な考え方に大きな変化はない。定義・分類の改定により，入院管理法の補足が必要となるため，近く日本妊娠高血圧学会より管理指針の補足版が発刊される予定である。

　日本妊娠高血圧学会の診療指針によれば，①HDP重症である場合，②児のwellbeingに問題がある場合，などは入院管理が望ましい。HDP重症で妊娠期間の延長をめざす場合，安静入院および食事療法（減塩食：7～10g/日，肥満の場合は必要に応じてカロリー制限）はもちろんのこと，降圧薬による血圧コントロールが重要となる。HDPの原因は不明であり，いまだに根本治療は妊娠の中断であり，降圧療法をはじめとする諸治療はすべて対症療法である。

　なお，産婦人科診療ガイドライン－産科編2014によれば，妊娠高血圧腎症は原則として入院管理を行うことになった。

### ◇ 妊娠の中断を決める条件【表7】

　HDPにおける治療の難しい点は，母体にとっては妊娠期間を短くすることは利点であるが，児にとっては未熟性を考慮すると妊娠期間を長くするほうが利点であり，母児双方の予後を満足することは相反する帰結を望むことになる。したがって，妊娠の中断を決めるポイントは，母体の諸症状の重症度と胎児機能不全やFGRなど胎児の諸症状の重症度，さらに妊娠の中断をした場合の胎児の未熟性への影響，妊娠の中断をしなかった場合の母体の症状への影響を総合的に考慮することである。一般的な方針は【表7】に示すとおりであるが，母児双方のrisk & benefitだけでなく，その施設の医師数や設備能力を考慮して妊娠の中断のタイミングを考えるべきである。

### ◇ 降圧薬投与の目的と適応基準

1）降圧治療の目的【表8】

　降圧薬の使用目的には2つの考え方がある。1つは高血圧緊急症を避けるため，すなわち母体の合併症（子癇，脳浮腫，脳出血など）を防ぐために，妊娠の中断の準備（術前検査を含む帝王切開の準備，新生児集中治療室（NICU）のベッドの確保，児の肺成熟を促す副腎皮質ステロイド（リンデロン®）の作用時間を稼ぐなど）の時間を捻出するため短期間（数

NICU：neonatal intensive care unit
（新生児集中治療）

## Level up View

### ●高血圧診断時の留意点

　診断にあたっては，以下に示す点に留意する必要がある。外来での高血圧の診断は，一度だけの血圧測定で診断してはいけない。血圧が高い場合，必ず再測定し（可能であれば30分後に再測定する），それでも血圧が高い場合に高血圧と診断する。また，病院で測定すると血圧が高くなる妊婦（白衣現象）がいるので，妊娠初期より高血圧を呈する症例は，自宅で血圧を測定させ（可能であれば朝，昼，晩の3回），診断の参考にする。

### 表4　HDPのリスクファクター

①年齢40歳以上
②初産婦
③10年以上の妊娠間隔
④Preeclampsiaの家族歴
⑤Preeclampsiaの既往
⑥BMI 30kg/m² 以上
⑦高血圧合併
⑧腎疾患合併
⑨糖尿病
⑩多胎妊娠

(Stocks G : Preeclampsia: pathophysiology, old and new strategies for management. Eur. J. Anaesthesiol. 2014 ; 31 : 183-189)

## Level up View

●降圧レベルの目標と限界

降圧レベルの目標と限界【表8】に関する基本的な考え方は,以下のとおりである。
　すなわち,重度の高血圧による母体の危険を可及的速やかに回避しつつ,胎児胎盤循環系,腎循環系などにおける循環血液量を維持し,胎児の恒常性を保つことにある。しかし,HDP重症において血圧をどの程度下げることが妥当なのか,適切な降圧範囲に関するEBM(evidence based medicine)は現在のところない。
　また,HDP重症では血圧が高いだけでなく,不安定であることが多いため,血圧を低下させるだけでなく,安定させることが重要である。原則として,重症の状態を軽症のレベルまで低下させ,かつ血圧の安定を図ることが肝要である。血圧の変動を押さえつつ平均動脈圧を15～20%前後低下させても,胎児胎盤循環系にはほとんど影響なく,「平均動脈圧を15～20%程度低下させる」ことは降圧の際の目安になると考えられる。

### 表5　HDPの予知

① roll over test：評価が十分ではない。
②等尺運動(Isometric handgrip exercise)：negative predictive valueとして意義があるとの報告もあるがあまり臨床応用されていない。
③アンジオテンシンⅡ感受性試験：予知の精度として悪くないが,検査法が煩雑で妊婦に対する侵襲がある。
④子宮動脈血流波形分析：侵襲がなく妊婦外来で常時できる検査であり,予知の精度が上がれば今後期待できる検査法である。

(江口勝人：妊娠中毒症の発症予知. 産婦人科治療. 88：1082-1088, 2004. より引用)

### 表6　HDPの管理上必要な検査

①臨床症状：血圧,尿蛋白量,浮腫の程度,尿糖
②血算：とくにヘマトクリット値,血小板数
③生化学：尿素窒素,血清クレアチニン値,尿酸値,肝酵素値(AST, ALT, LDH),総コレステロール値,中性脂肪値など
④凝固線溶因子：D-ダイマーやAT-Ⅲ,フィブリノゲン,$a_2$-PIC, TATなど
⑤超音波検査：児発育,羊水量,子宮動脈血流,臍帯動脈血流など

AT-Ⅲ：antithrombin Ⅲ(アンチトロンビンⅢ)
$a_2$-PIC：$a_2$-plasmin inhibitor complex($a_2$-プラスミンインヒビター複合体)
TAT：thrombin-antithrombin Ⅲ complex(トロンビンアンチトロンビンⅢ複合体)

### 表7　HDPにおける妊娠の中断の適応

●原則：児の未熟性を考慮すれば,児の良好な長期予後が期待できる妊娠週数までは児を優先して,可能な限り妊娠期間の延長を図るべきである。
　①いつまで妊娠期間の延長を図るかは,各施設のNICUの状況により異なるので,一律に時期を限定することはできない。
　②児の肺成熟が完成する妊娠34週以降では母体を優先し,少しでも母体にリスクがある場合は妊娠の中断とすべきである。
　③妊娠28～34週の間では,母児双方のリスクの軽重とその施設の人員や能力を考慮して妊娠の中断のタイミングを考えるべきである。

### 表8　HDPにおける降圧治療

●目的：降圧薬の使用目的には2つの考え方がある。
　① hypertensive emergencyを避けるため,すなわち母体の合併症(子癇,脳浮腫,脳出血など)を防ぐために,妊娠の中断の準備(術前検査を含む帝王切開の準備,NICUのベッドの確保など)の時間を捻出するため短期間(数時間～数日)行う。
　②妊娠継続を目的に長期投与をする考え方で,加重型妊娠高血圧腎症を対象とする場合が多い。

●適応：原則として重症または早発型を対象とする。

●降圧レベルの目標：重症の状態を軽症のレベルまで低下させ,かつ血圧の安定を図ることが肝要である。血圧の変動を押さえつつ平均動脈圧を15%前後低下させても,胎児胎盤循環系にはほとんど影響なく,「平均動脈圧を15%程度低下させる」ことは降圧の際の目安になる。

時間〜数日）行う．分娩直前，分娩，産褥期の母体の合併症を避けることを主目的として行うため，児へのメリットは多くはない．もう1つの考え方は，妊娠継続を目的に長期投与をする考え方である．

2）降圧治療の適応

HDPでみられる重症高血圧は，脳血管障害をはじめとするさまざまな臓器障害を母体にもたらす可能性が高く，降圧は母体にとっては明らかに有益である．しかし，胎児にとって降圧することは末梢血管抵抗が亢進している胎児胎盤循環系において血圧が下がるため，降圧は胎児-胎盤循環にとって有益というよりは，むしろ有害となる可能性が高い．実際に過度の降圧は末梢血管抵抗が増加している胎児-胎盤循環系においては循環不全を惹起して児のwell-beingにも影響を及ぼすと考えられる．このため，降圧治療は理論的には母体にとっては有益であるが，胎児にとってはむしろ有害である可能性があるという矛盾した治療手段である．しかし，重度の高血圧に母体をさらすことは，高血圧脳症や子癇などの発症を招き，母体のみならず最終的には胎児へも重篤な悪影響を及ぼすことになる．したがって，HDP重症の母児双方にとって降圧治療はやはり必要であると考えられる．一般的には，母児双方の健康を障害するようなレベルまで血圧が上昇したら降圧が必要となってくる．母児双方のリスクが明らかに上昇するのは，妊娠32週未満に発症する早発型，あるいは収縮期血圧160mmHg and/or 拡張期血圧110mmHg以上の場合である．

## 産褥期のHDP

産褥期における留意点は「HDPの高血圧and/or蛋白尿がいつまで持続するか」と「妊娠期間中，分娩時まで問題なく，産褥期になってHDPを発症するものがある」の2点である．

妊娠中に発症したHDPの高血圧や蛋白尿がいつまで持続するか，すなわちいつ消失するかは加重型か否かを鑑別するうえで大変重要である．とくにHDP重症症例は少なくとも症状が軽症の程度になるまでは入院管理し，軽症の状態になったら外来でフォローアップする．退院後2〜4週間に1度の割で来院させ，降圧薬などを使用しなくても正常化するまで外来で管理する．定義上は，産褥12週まで管理し，それでも高血圧and/or蛋白尿が持続する場合は，基礎疾患の存在が強く疑われるので高血圧や腎臓を専門とする内科医に紹介する．

HDPの既往は次回妊娠での発症の重要なリスクファクターである．したがって，診療を終わるにあたっては次回妊娠におけるHDP発症のリスクや予防，対処法について十分に説明することが重要である．

## Level up View

●降圧薬の選択

わが国で，HDPに投与可能な降圧薬はヒドララジンとα-メチルドパの2剤だけである．ヒドララジンは「妊娠中毒症（健康保険では妊娠高血圧症候群ではなく妊娠中毒症のまま）の高血圧」という適応であり，α-メチルドパはヒドララジンと同様に以前から繁用されている降圧薬で「妊娠中毒症」の適応はないが，本態性高血圧，腎血管性高血圧，悪性高血圧に対する適応があり，妊婦禁の条項がない．HDP重症に対するCa拮抗薬やα，β遮断薬の有益性から欧米ではこれらの降圧薬が第一あるいは第二選択薬として認められているが，わが国では妊婦禁忌薬に定められている．したがって，こうした有益性が評価された薬剤の使用に際しては，十分な説明と同意取得のうえ，厳重な管理下で副作用の早期発見と，その対応の準備を怠ってはならない．

## Level up View

### ●産褥期発症のHDP

産褥期に発症するHDPに関する報告は，わが国では皆無で外国の分娩もきわめて少なく，Matthysらの報告がみられるのみである．それによると，産褥期に診断されたPIHの発症頻度は5.7%である．産褥HDPの症状は【表A】に示すとおりである．産褥HDPがいつ頃発症するかに関する報告はない．入院中は血圧や尿所見は経時的に評価していくので，産褥HDPが発症すれば早期に診断できるが，退院後に発症する場合は高血圧や蛋白尿の出現に伴う典型的な自覚症状が乏しいため，患者の早期の自主的な来院を期待することは難しい．したがって，1か月健診が重要となる．正常経過をたどった場合でも，退院時に産褥HDPについて説明し，注意を喚起しておくべきである．

#### 表A　産褥期発症のHDPの症状

母体死亡が1例（0.7%）にみられた．
高血圧や蛋白尿は自覚症状が乏しいため，退院後に発症する産褥期HDPの早期診断は難しい．したがって，1か月健診が重要となる．正常経過をたどった場合でも，退院時に産褥HDPについて説明し，注意を喚起しておくべきである．

| 症状 | 頻度 |
| --- | --- |
| ①子癇 | 15.9%（24 / 151） |
| ②肺水腫 | 5.9%（9 / 151） |
| ③子宮内膜炎 | 3.9%（6 / 151） |
| ④血栓性塞栓症 | 1.3%（2 / 151） |

## Self Check

- [ ] 妊娠高血圧症候群の臨床症状で最も重要なのは高血圧である．
- [ ] 妊娠高血圧症候群の病態の本質は血管攣縮と血液濃縮である．
- [ ] 重症妊娠高血圧症候群は入院管理・加療が必要である．

〈関　博之〉

Ⅲ-A. 妊娠経過とその異常

# 子癇

## 子癇とは

　子癇（eclampsia）の定義は，「妊娠20週以降に初めてけいれん発作を起こし，てんかんや二次性けいれんが否定されるもの．けいれん発作の起こった時期により，妊娠子癇・分娩子癇，産褥子癇とする」とされ，てんかん・脳出血・脳腫瘍などによるけいれん発作は子癇としない．子癇発作は全身の強直－間代性けいれんで，前駆症状を伴うことが特徴であり，典型例では前駆症状に続いて誘導期，強直性けいれん期，間代性けいれん期で，回復すれば発作後清明期に入るが，昏睡になる例もみられる【表1】．けいれん発作の起こった時期により，妊娠子癇（子癇全体の38〜53%），分娩子癇（18〜36%），産褥子癇（11〜44%）に分類される．先進国では2,000〜3,000分娩に1件と報告されている．子癇と鑑別を要する疾患群を【表1】に提示する．脳波によって子癇とてんかんなどを鑑別するのは実際的でないとされている．

　妊娠高血圧腎症をpreeclampsiaというように，子癇は，妊娠高血圧腎症の最重症型と考えられてきた．現在でも，子癇の多くは重症妊娠高血圧腎症に続いて発症する母児の生命にかかわる緊急事態である．また，産褥よりも妊娠子癇のほうが胎盤早期剝離やHELLP症候群，播種性血管内凝固症候群（DIC）など重症の合併症を起こしやすく，母児の死亡率・有病率が高くなる．したがって子癇発症を予知することは，その予防とともにきわめて重要となる．しかしながら，重症妊娠高血圧症候群患者が必ずしも子癇を発症するわけではなく，また，適切な降圧治療や予防を行っているにもかかわらず子癇を起こす例は存在する．子癇の病態そのものについては，いまだ不明な部分も多く，現在，子癇を予知する方法として高いレベルのエビデンスを得られているものは存在していない．

DIC：disseminated intravascular coagulation（播種性血管内凝固症候群）

## 前駆症状

　前駆症状として，重症妊娠高血圧腎症にみられる症状を示すことが多い．すなわち，頭痛・頭重感・眼華閃発・視覚異常・めまい・悪心・嘔吐・心窩部痛・反射亢進・精神状態の変化・健忘・意識消失などである．しかしながら，子癇発作を起こした症例のうち，15〜22%は事前に蛋白尿がなかったり，25〜33%は浮腫がみられなかったり，16%は高血圧がみられなかったとの報告があり，注意を要する．

## 治療法

　①低酸素防止と母体障害の予防，②けいれんの制御と血圧のコントロール，③分娩法の選択，④事後の集中管理，が要目となる．

### ◆低酸素防止と母体障害の予防

　第一に考えなければならないのは，気道の確保である．まず毎分8〜10L酸素でマスク換気を行う．十数秒の顔面けいれんに引き続く強直性けいれんは約20秒程度でいったん収束するので，可能ならばこの間に挿管することが望ましい．また咬舌予防のために口腔内にタオルを挿入したり，割りばしを咬ませたりすることは，口腔内を傷つけ，窒息の原因となるため避けるべきで，下顎の挙上や，舌圧子にガーゼを巻いて口腔内に浅く挿入するなどの方法で咬舌予防に努めるべきとされている．また間代性けいれんははげしいため，転落防止

のためにベッドサイドの柵を高くし，場合によっては障害予防のために抑制帯による拘束も必要となる。

### ◆けいれんの制御と血圧のコントロール

短期的抗けいれん治療としての第一選択薬はジアゼパム（セルシン®）0.1～0.3mg/kg（最大20mg/body）静注である。硫酸マグネシウムの予防措置がとられているならば，2gを15分で追加静注する。長期的抗けいれん治療としては硫酸マグネシウムが最もよいと考えられている。2回のマグネシウム静注投与で重積発作のコントロールが困難な場合にはフェノバルビタール（フェノバール®），フェニトイン（アレビアチン®），ロラゼパム（ワイパックス®）などの薬剤を追加する必要がある。けいれんの再発が起こると，神経壊死・横紋筋融解・代謝性アシドーシス・誤嚥性肺炎・肺浮腫・呼吸不全が惹起されやすいので，けいれんの再発・重積の予防に努める。現在ではマグネシウムのほうが，ジアゼパムやフェニトインなどの抗けいれん薬のカクテルよりも，より安全な子癇発作再発予防薬であると考えられている。

血圧のコントロールは，ニカルジピン（ペルジピン®；10～30μg/kgを静注，以降0.5～

表1　子癇と鑑別すべき疾患

| | |
|---|---|
| 脳血管障害 | 脳出血<br>脳梗塞 |
| 高血圧性疾患 | 褐色細胞腫 |
| 腫瘍性病変 | 脳腫瘍<br>脳膿瘍 |
| 代謝性疾患 | 低血糖<br>尿毒症<br>抗利尿ホルモン分泌異常 |
| 感染 | 髄膜炎<br>脳炎 |
| 血小板減少症 | 血栓性血小板減少性紫斑病 |
| 遺伝性凝固障害 | von Willbrand病 |
| 中枢神経障害 | てんかん<br>脳血管炎 |
| 薬物中毒 | コカイン<br>覚醒剤 |
| 硬膜穿刺後症候群 | 脊椎麻酔後症候群 |

表2　子癇の典型的経過

| | |
|---|---|
| 前駆症状 | 頭痛<br>視覚・視野異常<br>眼華閃発・光恐怖（まぶしがり）<br>オーラ（aura） |
| 誘導期<br>（5～15秒） | 突然の意識消失<br>眼球上転<br>対光反射消失<br>顔面（咬筋）のけいれん |
| 強直性けいれん期<br>（10～20秒） | 姿勢制御の喪失（けがの発生が多い）<br>上腕の粗大な屈曲<br>体幹・首・四肢の伸展・けいれん<br>呼吸筋収縮による発声不能・呼吸抑制<br>チアノーゼ<br>けいれんの段階的減弱と間代期への移行 |
| 間代性けいれん期<br>（30～90秒） | チアノーゼ<br>単純で粗大な全身的屈曲性けいれんへの移行<br>頬または舌の損傷<br>泡沫状の口腔分泌物<br>失禁・脱糞<br>深い呼吸<br>筋弛緩 |
| 発作後清明期<br>（数分～数時間） | 頭痛<br>意識の混乱<br>筋肉痛<br>疲労<br>睡眠と覚醒 |
| その他 | 頻脈<br>高血圧<br>呼吸性・代謝性アシドーシス<br>瞳孔散大<br>肺炎<br>脊椎骨折 |

6μg/kg/分で維持），ヒドララジン（アプレゾリン®；初回 5mg 静注，以降 20 分ごと 5 〜 10mg 静注を繰り返す）が使用される（p.342,「降圧薬の選択」を参照）。収縮期で 140 〜 155mmHg，拡張期で 90 〜 105mmHg の間に安定化させるのがよい。高血圧の結果として中枢神経系の虚血変化や脳血圧の自動調節能が低下している可能性があるので，適度に安定化させることが重要である。

### ◆ 分娩法の選択

けいれん発作中は子宮への血流も減少するため，多くの例で胎児徐脈となるが，けいれんが沈静化すると，胎児心拍は回復する。帝王切開のストレスによって，発作が再発・重積する危険があるため，分娩法の選択も以前は経腟分娩が望ましいと提唱されてきた。しかしながら，妊娠子癇では頸管の熟化していない例もあり，その場合，帝王切開が選択される。母体と胎児の回復具合を観察し，再発・重積の危険が少なくなったことを確認してからの帝王切開が望ましい。ただし，胎児機能不全が持続した場合には，常位胎盤早期剥離の合併を考慮して，迅速な帝王切開が必要となる。

### ◆ 事後の集中管理

子癇に伴う母児の合併症は，胎盤早期剥離・DIC・急性腎不全・肝障害・肝破裂・脳内出血・一過性盲・心肺停止・誤嚥性肺炎・急性肺水腫・分娩後弛緩出血などを含め，約 70％の症例にみられる。とくに中枢神経系のダメージは母体死亡に直接結びつく危険性が高い。HELLP 症候群は 10 〜 20％の症例に合併する。よって，これら合併症に対応できる集中管理が必要である。［近年，脳浮腫が子癇の本質と考えられるようになり，児娩出後から高分子デキストランや心房性利尿ホルモンを用いて脳浮腫改善を促しつつ利尿を行う管理や，フリーラジカルスカベンジャーを併用するなど，浮腫改善・脳梗塞の早期治療など，脳外科・神経内科・循環器科的な配慮を加えた集中管理が行われるようになってきた。］

## リスクファクターと鑑別診断

子癇発症の最大のリスクは妊娠高血圧腎症である。その他のリスクファクターについては【表 3】に示す。子癇と鑑別を要する疾患としては，脳内出血（脳動脈瘤破裂・もやもや病），脳梗塞，てんかんなどがある【表 1】。

表 3　妊娠高血圧腎症以外のリスクファクター

| |
|---|
| 40 歳以上または 18 歳未満 |
| 初産 |
| 糖尿病 |
| 多胎 |
| 膠原病 |
| 慢性高血圧 |
| 慢性腎炎 |
| 血管疾患 |
| 肥満 |
| 前回妊娠時の妊娠高血圧腎症 |
| 妊娠高血圧症候群の家族歴 |
| 胎児水腫 |
| 抗リン脂質抗体症候群 |
| 遺伝性血栓素因 |
| 夫の前妻が妊娠高血圧腎症 |
| 説明のつかない胎児発育不全 |

## Level up View

### ●拡散強調画像と ADC マップ

物理学では，エネルギーや物質が濃度の高い部分から低い部分へと流れ，均一な定常状態へと向かう現象を拡散という。MRI（magnetic resonance imaging：磁気共鳴画像法）では微視的な水分子の運動を捉えているが，通常，スピンエコー法の位相収束の180°パルス前後に，ある時間間隔をおいて大きさが同じで逆向きの2つの傾斜磁場をかける。現在のMRIでは，拡散時間内の10μm程度の水分子の動きの制限が画像化されており，ちょうど小細胞程度の大きさとなっている。

MRIのボクセルサイズは計測しようとする動きの大きさに比べ非常に大きいため，毛細血管の血流に代表される灌流や他の種々の勾配もボクセル全体を巨視的にみれば，ランダムな動きと同じこととなる。つまり，MRIで計測される「拡散」では，濃度勾配は他の温度，圧力（灌流）イオン勾配などの要因と区別できない。そのため，MRIでは，拡散係数に"みかけの"をつけた「みかけの拡散係数（apparent diffusion coefficient：ADC）」という係数が拡散の指標として広く用いられている。

拡散現象はT1，T2といった従来のMRIのパラメーターとは独立した物理学的現象で，組織の構築，組織の構成物ごとの物理学的性質，組織の微細構造，立体構築などの，今までが増加することが困難であった微細構造を反映したMR信号を得ることを可能とする。それを利用した画像は，従来とはまったく異なる物理的背景の画像となる。また，拡散現象に基づく計測値は，理論的には静磁場強度などの装置や撮像法の影響を受けず，物理学的量として計量も可能となる。

DWI（diffusion weighted image：拡散強調画像）では，撮像時に一対のMPG（motion probing gradient：傾斜磁場）を加える。MPGの大きさをb valueとよぶ。すなわち，磁気回転比をγ，MPGの大きさをG，MPGの印加時間をδ，2つのMPGのはじまりからはじまりの間隔をΔとすると，b valueは以下の式で表される。

$$b = \gamma^2 G^2 \delta^2 (\Delta - \delta/3)$$

b valueは拡散係数として，$s/mm^2$を用いる。ADCを考えた場合に，十分大きなb valueのMPGを印加した場合には毛細血管流の影響を実質的に取り除くことができる。実際の拡散係数をD，灌流水分子の割合をfとすると，DとADCは以下の式で近似される。

$$ADC \fallingdotseq D + (f/b)$$

b valueが小さい場合にはADCは大きな値となってしまうが，十分大きなb value（$b > 1,000 s/mm^2$）とすれば，ほぼ拡散現象を反映した画像となる。

拡散強調の傾斜磁場と白質繊維の方向との関係で信号強度が変化する影響を極力排した（x, y, z軸方向に傾斜磁場を加えて撮像し，かけあわせて3乗根をとる）isotropic DWI（isotropic diffusion weighted image：等方性拡散強調画像）は現在のところ，臨床における拡散画像の中心であり，通常，DWIとはこれをさす。DWIにおいては，元画像のT2強調像と拡散のしやすさ（ADC）との両方の影響が出るため，解釈に注意を要する。

ADCの意義はDWIと比べて定量的な評価が可能で，T2強調像の影響がない点である。計測時のb値が正確であれば撮像法の違いによる差がない。通常成人のADCマップでは脳実質内でのコントラストがほとんどなく，脳脊髄液のみが著明な高信号を呈する。

以上より，子癇の脳内病変を評価するためには，T2画像（FLAIR画像：脳髄液がnull pointとなるT2像），DWI，ADCマップを比較することになる【図A】。

#### 図A 子癇MRI写真
① FLAIR画像，後頭葉，側頭葉，基底核に高信号域。② DWI画像。③ ADCマップ画像，DWIでは等～軽度高信号に，ADCマップ画像では軽度高信号に描出される。

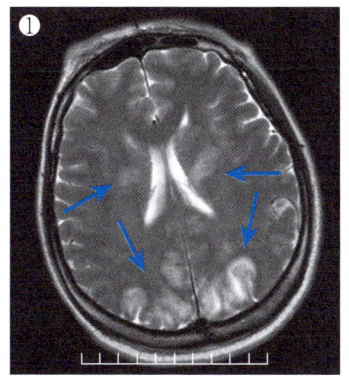

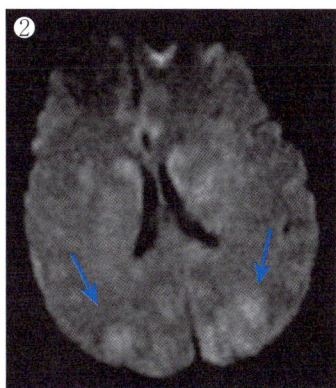

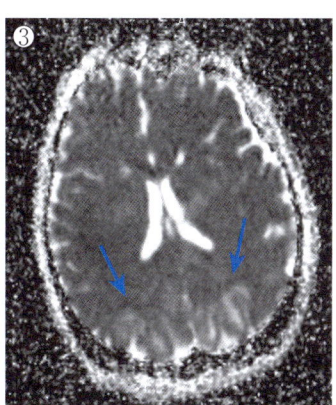

## 予後

### ◆ 母体
約70％に，胎盤早期剝離，DIC，急性腎不全，肝不全，脳内出血，皮質盲，心肺停止，誤嚥性肺炎，肺浮腫，弛緩出血を併発する。約10％にHELLP症候群がみられる。死亡率は0〜14％（三次医療機関では0〜1.8％）である。

### ◆ 児
死亡率は9〜23％である。早産，常位胎盤早期剝離，子宮内低酸素症が主な原因である。

### ◆ 再発
再発率は2％である。子癇の既往のある妊婦の次回妊娠のリスクについては【表4】に示す。

表4　子癇既往のある妊婦の次回妊娠のリスク

| リスク | 子癇既往のある妊婦 | 一般妊婦 |
| --- | --- | --- |
| 常位胎盤早期剝離 | 2.5〜6.5％ | 0.4〜1.3％ |
| 早産 | 15.0〜20.0％ | 12.0％ |
| 子宮内胎児発育抑制 | 12.0〜23.0％ | 10.0％ |
| 周産期死亡 | 4.6〜16.5％ | <1.0％ |

## Level up View

● けいれんに関する2つの仮説；子癇と脳血流・脳内病変との関係

子癇の原因はいまだ確定していないが，①脳内の局所的な虚血と梗塞を伴う脳血管攣縮と細胞障害性脳浮腫（cytotoxic edema），②高灌流状態（hyperperfusion）を伴う高血圧脳症/血管性脳浮腫（vasogenic edema）と血管内皮障害，が原因と考えられている。前者は，高い収縮期圧に対する脳内血管の過活動（overregulation）が脳実質内の低灌流（underperfusion）を惹起すると考えられており，後者は，高い収縮期圧に対抗する脳血管の自動制御能（autoregulation）の喪失に起因する脳実質内の高灌流状態と考えられている。

脳内病変の描出はMRIが最も適している。近年の拡散強調画像とADCマップは上記の細胞障害性脳浮腫と血管性脳浮腫を鑑別できる。これは事後の脳浮腫治療の治療効果の指標としても有用である。血管攣縮も画像で証明されているが，血管攣縮の瞬間を画像で捉えて治療効果を論じることは臨床的には実際的ではない。

## Self Check

- [ ] 子癇は母児の生命にかかわる救急状態である。
- [ ] 重症妊娠高血圧腎症では常に子癇を予測した管理が求められる。
- [ ] 子癇発作を発症した症例では集中管理が必要である。

〈松田秀雄〉

## Ⅲ-A. 妊娠経過とその異常

# HELLP 症候群

## HELLP 症候群とは

　HELLP症候群とは，溶血（Hemolysis with microangiopathic blood smear），肝機能障害（Elevated Liver enzymes），血小板減少（Low Platelet count）を呈する症候群である。一般に妊娠高血圧腎症の重症型と強く関連するとされてきたが，HELLP症候群の15〜20％は妊娠母体に高血圧や蛋白尿がなくてもみられるので，別疾患とする学派も存在する。肝梗塞・肝出血・肝破裂などは重症妊娠高血圧腎症においてもHELLP症候群においてもみられる現象である。

## 疫学

　HELLP症候群は1〜2/1,000妊娠にみられ，重症妊娠高血圧腎症の10〜20％に発症するとされる。多くの症例は妊娠28〜36週に発症する。70％程度が分娩前に発症する。そのなかの80％は妊娠36週までに発症し，17〜18％は37週以降に発症する。妊娠17〜20週で発症するのは3％にすぎない。分娩後に発症する30％程度のなかでは，ほとんどは分娩後48時間以内に発症するが，産後7日目発症の例も報告されている。産後に発症するHELLP症候群のなかで妊娠高血圧腎症を示すのは20％にすぎない。

## 症状

　典型的な症状は心窩部痛や右上腹部痛である。悪心・嘔吐・脱力がみられ，ASTや乳酸脱水素酵素（LDH）が通常上昇するので肝炎と間違えられることがある。85％程度は高血圧や蛋白尿を伴う。HELLP症候群は，発症後速やかに播種性血管内凝固症候群（DIC）・常位胎盤早期剥離・急性腎不全（肉眼的血尿）・肺浮腫・肝出血・網膜剥離などを続発しきわめて重症化する。黄疸や腹水を伴うことも多い。症状については【表1】にまとめる。

## 診断，検査

　末梢血および生化学検査，末梢血塗抹標本が基本検査となる。一般に血小板数10万/μL未満，AST＞70IU/L，LDH＞600IU/Lまたはビリルビン＞1.2mg/dL【表2】を満たし（ハプトグロビン＜25mg/dLという指標もある），末梢血塗抹標本において分裂赤血球（helmetcell；schistocyte）が観察される。
　また，高率に常位胎盤早期剥離を伴うので，妊娠中の発症ではノンストレステスト（NST）や超音波検査を施行し，胎児の状態を確認する必要がある。
　肝生検は出血のリスクがあるので，施行されることはまれである。
　画像検査でときに肝出血が判明することがあるが，きわめて重症の症例でなければ通常のHELLP症候群ではMRIやCTは必須ではない。

## 鑑別診断

　HELLP症候群は他の疾患と混同されやすいので注意が必要である。急性妊娠脂肪肝（AFLP），血栓性血管炎，胃腸炎，肝炎，虫垂炎，胆嚢炎，特発性血小板減少性紫斑病，ループス急性増悪，溶血性尿毒症などの疾患との鑑別が必要となる。

---

AST：aspartate aminotransferase（アスパラギン酸アミノトランスフェラーゼ）

LDH：lactate dehydrogenase（乳酸脱水素酵素）

DIC：disseminated intravascular coagulation（播種性血管内凝固症候群）

表1　HELLP症候群の症状とその頻度

| 蛋白尿 | 86〜100% |
|---|---|
| 高血圧 | 82〜88% |
| 心窩部痛・右上腹部痛 | 40〜90% |
| 悪心・嘔吐 | 29〜84% |
| 頭痛 | 33〜61% |
| 眼華閃発 | 10〜20% |
| 黄疸 | 5% |

表2　HELLP症候群での末梢血および生化学検査

| 血小板 | ＜10万/mL |
|---|---|
| AST | ＞70IU/L |
| LDH または 総ビリルビン | ＞600IU/L ＞1.2mg/dL |

NST：non-stress test（ノンストレステスト）

AFLP：acute fatty liver of pregnancy（急性妊娠脂肪肝）

## 治療

　HELLP症候群は産科救急疾患である。母体の状態を安定させるとともに，胎児の娩出を考慮する。とくに，母体の症状がDICや腎不全を呈する場合には生命にかかわるので注意が必要である。

　高血圧のコントロールが必要である（p.342，「降圧薬の選択」参照）。妊娠中に汎用される降圧薬は，メチルドーパとヒドララジンなどである。ラベタロール，ニフェジピンも有効であるが，添付文書では妊婦への投与が禁忌となっているため，使用する場合には個別のインフォームドコンセントが必要である。子癇予防には硫酸マグネシウムが使用されるが，DICの場合には凝固能を下げる可能性があるので注意が必要である。

## 予後

　一般的に予後は良好である。しかしながら，常位胎盤早期剥離・腎不全・肝出血・網膜剥離を併発した症例の予後は併発症の重症度に依存する。主な併発症は【表3】に示す。

　HELLP症候群の再発率は2～6%であるが，一方で，HELLP症候群の既往がある症例の約75%は次回妊娠時に妊娠高血圧症候群を呈するという報告もある。

表3　HELLP症候群の併発症

| | |
|---|---|
| DIC | 21% |
| 常位胎盤早期剥離 | 16% |
| 急性腎不全 | 8% |
| 急性肺浮腫 | 6% |
| 肝出血 | 1% |
| 網膜剥離 | 1% |

### Level up View

●急性妊娠脂肪肝（AFLP）

　HELLP症候群と同じような妊娠時期に発症し，いくつかの症状が似ているので鑑別が必要な疾患群のことである。

　HELLP症候群に比べ，プロトロンビン時間や活性部分トロンボプラスチン時間の延長，低血糖，血清クレアチニン上昇，コリンエステラーゼ低下などが合併しやすい。

　治療は妊娠の中止しかない。児の娩出により症状は改善するが，HELLP症候群より予後は不良であり，対応が遅れると病状は急激に進行する。

### Basic Point　pathology

●血液塗抹標本
・分裂赤血球，schistocytes：微小血管の破綻による溶血性貧血において，末梢血塗抹標本で特徴的な細胞【図A】。

図A　分裂赤血球

分裂赤血球（色矢印），球状赤血球（黒矢印），巨大血小板（色矢頭）。

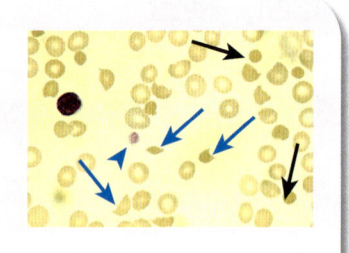

### Self Check

□　HELLP症候群の診断は，溶血・肝酵素上昇・血小板減少である。
□　HELLP症候群は産科救急疾患である。
□　HELLP症候群は妊娠高血圧腎症に合併することが多い。

〈松田秀雄〉

III-A. 妊娠経過とその異常

# 常位胎盤早期剥離

## 常位胎盤早期剥離とは

　常位胎盤早期剥離とは分娩前に胎盤が脱落膜より剥がれる現象である【図1】。その本態は脱落膜出血であり，脱落膜出血に伴う胎児胎盤循環不全が胎児の予後を著しく危険に曝し，子宮内圧の亢進，血栓形成と凝固異常，トロンビン・フィブリン・サイトカイン形成などが急激に進展し大量出血，播種性血管内凝固症候群（DIC）を併発し，多臓器不全（MOF）につながりかねない母体症状を引き起こす。常位胎盤早期剥離は胎児死亡・母体死亡を伴う危険性をもつ産科救急疾患である。

常位胎盤早期剥離：premature separation (abruption, ablation) of normally implanted placenta

DIC：disseminated intravascular coaglation（播種性血管内凝固症候群）

MOF：multiple organ failure（多臓器不全）

## 疫学

　胎児死亡につながる重症の常位胎盤早期剥離は約830分娩に1例（1.2／1,000分娩）で発生し，軽度なものを含めれば全分娩の1％に起こりうると考えられている。頻度的には妊娠24～26週が多いとされているが，慢性的なものと急性的な発症機転で経過が異なり，米国からの報告には慢性経過のものを含む場合が多いので，わが国の臨床現場における「常位胎盤早期剥離＝急性発症重症疾患」と必ずしも疫学的一致をみないことには注意を払う必要がある。発生頻度は上昇傾向にあり，その原因は，妊娠糖尿病・切迫早産・臍帯辺縁付着・短臍帯などが増加しているからとする報告がある。

　一方，組織学的には，全分娩の2～4％に脱落膜出血がみられ，しかもそのほとんどの症例が前期破水−早産であって常位胎盤早期剥離の診断ではなかったことから，常位胎盤早期

図1　常位胎盤早期剥離

内出血　　胎盤　血液　　外出血

胎盤早期剥離

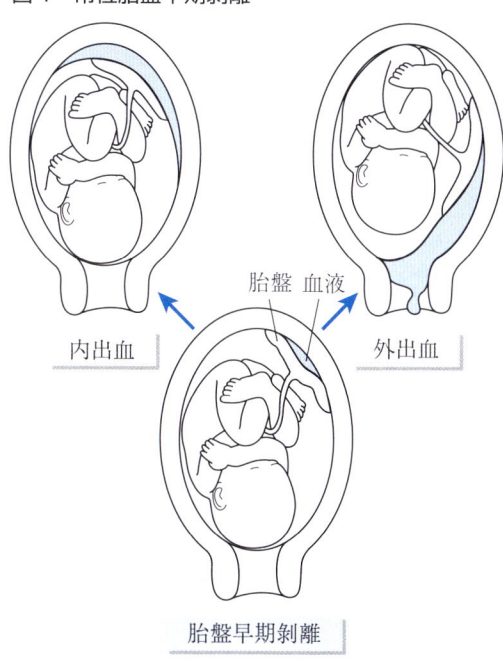

表1　常位胎盤早期剥離のリスクファクター

| リスクファクター | 関連性 | |
|---|---|---|
| | その強さ | 相対危険度／オッズ比 |
| 母体年齢および経産回数 | ＋ | 1.1～3.7 |
| 喫煙 | ＋＋ | 1.4～2.5 |
| コカインなどの麻薬使用 | ＋＋＋ | 5.0～10.0 |
| 多胎 | ＋＋ | 1.5～3.0 |
| 慢性高血圧症 | ＋＋ | 1.8～5.1 |
| 軽症及び重症妊娠高血圧腎症 | ＋＋ | 0.4～4.5 |
| 加重型妊娠高血圧腎症（慢性高血圧症） | ＋＋＋ | 7.8 |
| 前期破水 | ＋＋ | 1.8～5.1 |
| 羊水過少症 | ＋ | 2.5～10.0 |
| 絨毛膜羊膜炎 | ＋＋ | 2.0～2.5 |
| 栄養障害 | ＋／− | 0.9～2.0 |
| 胎児の性別（男児） | ＋／− | 0.9～1.3 |

（Oyelese Y, Ananth CV.：Placental abruption. Obstet Gynecol, 108（4）：1005-1016, 2006. より引用改変）

剝離と認識されない程度の軽度の脱落膜出血は案外多いと考えられる。この点を考慮すると，組織学的常位胎盤早期剥離は臨床的常位胎盤早期剥離より発生頻度が高い。

常位胎盤早期剥離の主なリスクファクターについて【表1】に示す。

以前は，重症妊娠高血圧症候群に合併する例が多かったが，重症例の娩出時期を早めたためか，現在では【表1】のように多くの因子が関与している。これ以外にも，交通外傷などの外力もリスクファクターとなりうる。しかしながら，常位胎盤早期剥離の発生数からみると，母体高血圧に関連する例が多い。

## 病因

物理的病因（腹部外傷・急激な子宮内圧の減少：双胎一児経腟分娩直後，羊水過多に対する羊水除去直後など），生化学的病因（子宮胎盤血管の炎症・循環不全・血栓など）が考えられている。

## 症状

急性の常位胎盤早期剥離は，①少量の性器出血，②激しい腹痛または背部痛，③子宮収縮，で代表される。子宮収縮は多く「さざ波状」と表現されるが，強さには剥離の状況により多様である。剥離の程度と性器出血は比例しないので注意が必要である。

剥離面が50％に及ぶと胎児死亡と母体のDICが発生する可能性がきわめて高くなる。したがって，症状の程度にかかわらず，迅速な診断と治療が必要である。

## 診断

### ◆ 超音波検査

超音波で「胎盤浮腫」「胎盤後血腫」【図2】があった場合には常位胎盤早期剥離を強く疑う。超音波装置による診断感度は低い（すべての常位胎盤早期剥離を診断できるとするには感度が低い）が，陽性的中率はきわめて高い（超音波で所見があれば常位胎盤早期剥離である）。

### ◆ 胎児心拍陣痛図

「さざ波様」の陣痛曲線と胎児徐脈がみられる。

### ◆ 血液検査

現段階で血液検査単独での診断は有用ではないが，線溶系指標（FDP，D-ダイマー）が早期より上昇する。重症例では血小板の低下や凝固関連指標，とくにフィブリノゲンの著しい低下をみる。

### ◆ 病理学的検査

肉眼的に胎盤の母体面に剥離困難な凝血塊が付着し，剥離面が容易に同定できる。また，

図2 常位胎盤早期剥離の超音波写真

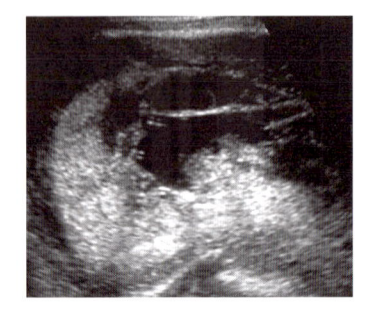

### Level up View

● Couvelaire 徴候

常位胎盤早期剥離における帝王切開時にみられる子宮で，子宮筋層内に内出血した血液斑により暗紫色のまだら模様となる。この場合，児娩出後の子宮収縮が悪く，弛緩出血→子宮摘出を余儀なくされることもある。しかしながら，子宮収縮がよければ（筋肉の機能がよければ）子宮摘出は必要ない。

組織学的に血管の破綻，血栓，絨毛の壊死変成像がみられる。

## 鑑別診断

HELLP症候群などでは類似の腹痛，血小板低下がみられる。母体ウイルス感染（サイトメガロウイルス，パルボウイルス，麻疹など）では超音波検査で胎盤の浮腫がみられる。ときに切迫早産症例で鑑別を迫られることがある。

## 治療

母体の状況，胎児の生存，妊娠週数により個々別々に対応しなければならない。

①母体の循環状態が安定しており，出生後の児が生存可能な胎児機能不全の場合：急速遂娩が選択される。多くの例で緊急帝王切開となるが，剥離の程度や発症後の時間によっては，児の生命・神経学的予後は必ずしも良好とはいえない。また，帝王切開術中・後に母体がDIC・ショックに発展する可能性もありうる。

②母体がDIC・ショックの場合：直ちに輸血を中心とした母体治療を行う。胎児が生存している場合は胎児の救命もあわせて考える。妊娠週数が胎児生存可能な週数であれば胎児娩出を考える。その際，帝王切開するか経腟分娩するかについては状況に応じて総合的により安全な方法がとられる。経腟分娩を選ぶ場合には直ちに人工破膜し，子宮内圧の軽減を図る。

③胎児が死亡している場合：海外の報告では経腟分娩が推奨されているが，わが国では帝王切開が選択されることも多く，まだ娩出方法に関するコンセンサスは得られていない。帝王切開が選択される場合は術前から周到なDIC治療を施行するのが原則である。

④胎児の週数が生存限界以下の場合：母体治療を優先する。

## 予後

考えられる母体および胎児の合併症は【表2】に示す。胎盤剥離面積の程度が重症度に影響する。

再発率は5～15%とされ，リスクは高い。また，常位胎盤早期剥離の既往がある場合は，たとえ常位胎盤早期剥離が再発しなくても，胎児発育不全，妊娠高血圧症候群，早産のリスクが高いと報告されている。

表2 常位胎盤早期剥離の合併症

| 母体 | | 胎児 | |
|---|---|---|---|
| | 出血性ショック | | 胎児低酸素脳症 |
| | DIC | | 新生児仮死 |
| | 腎不全 | | 早産 |
| | 呼吸障害 | | 子宮内胎児死亡 |
| | MOF | | 新生児死亡 |
| | 死亡 | | |

## Self Check

☐ 常位胎盤早期剥離は産科救急疾患である。
☐ 常位胎盤早期剥離の症状は，腹痛，出血，子宮収縮である。
☐ 常位胎盤早期剥離を引き起こすリスクは，既往，高血圧，前期破水である。
☐ 代表的超音波所見は胎盤後血腫，胎盤浮腫である。

〈松田秀雄〉

Ⅲ-A. 妊娠経過とその異常／前置胎盤と癒着胎盤

# 前置胎盤

## 前置胎盤とは

　前置胎盤とは，「胎盤の一部または大部分が子宮下部（子宮峡・下節）に付着し，内子宮口に及ぶものをいう」と定義されている。端的にいえば，胎児が出ていく子宮の出口を胎盤が塞いでいる状態である。分娩周辺の多量出血となる代表的疾患であり，出血性ショックなどの重篤な合併症を伴い，妊産婦死亡原因ともなりうる重要な産科合併症である。

## 分類

　内子宮口にかかる程度により，全・一部（部分）・辺縁の3種類に分類される【図1，2】。

◆ **全前置胎盤**
　内子宮口を胎盤が完全に覆っている状態であり，事実上経腟分娩は不可能。

◆ **一部（部分）前置胎盤**
　胎盤の一部が内子宮口を覆っている状態で，子宮口が開大したら卵膜が確認できる状態。

◆ **辺縁前置胎盤**
　胎盤の一部が内子宮口を覆っている状態で，子宮口が開大したら，大部分に卵膜を触れるが，一部に胎盤を触知する状態。

◆ **頸管胎盤**
　胎盤の一部が子宮頸管内部まで侵入しているが，子宮峡，体部にも胎盤付着が及んでいる状態。子宮頸管内には脱落膜が存在していないため癒着胎盤になる。

## 関連する病態

◆ **低置胎盤**
　胎盤は内子宮口を覆うほどではないが，子宮峡に付着した胎盤。内子宮口から胎盤辺縁までの距離では定義されていない。前置胎盤には含まないが，分娩時の多量出血の原因になりうる。

## リスクファクターと診断

　発生頻度は，1/100〜1/500とされている。経産回数が多いほど発生率が高くなる。その他，母体高齢，前回前置胎盤で発生率が高い。
　経腟超音波断層法で診断する。内子宮口を同定し胎盤が覆っているか達している場合，本症と診断できる【図3】。経腹超音波，磁気共鳴画像（MRI）でも診断可能ではあるが【図4】，経腟超音波検査法を用いれば，鑑別診断に苦慮しない。古典的には，内診すると軟らかい胎盤を触知する（倚褥感）ことによって診断されていたが，前置胎盤では内診は禁忌（内診指を子宮頸管内に挿入することであり，経腟超音波検査施行は可）であり，現在では倚褥感を感じる機会はほとんどない。
　また前置胎盤の定義に，「これは子宮口開大度とは無関係に診断の時点で決め，検査を反復した場合は最終診断による」とされている。妊娠初期には解剖学的内子宮口が内子宮口に一致するが，妊娠経過とともに解剖学的内子宮口は開き，組織学的内子宮口が内子宮口となる【図5】。また胎盤の付着部位が変わることはないが，子宮峡は妊娠経過中に伸展するので，

Side Memo

**倚褥感**
内診時に軟らかい胎盤を頸管内に触知する感触。

妊娠の進行によって，前置胎盤の診断は変更される【図6】。

さらに分娩の進行による子宮口の開大に伴い，分娩中でも診断は変更される。辺縁前置胎盤と一部前置胎盤の鑑別は，子宮口の開大がなければできないため，多くの例で帝王切開が選択される現在では，十分に鑑別できないことが多い。そのため最近経腟超音波断層法による組織学的内子宮口とそれを覆う胎盤の最も近い辺縁との距離によって，全前置，一部（部分）前置，辺縁前置に分類する試みがなされている。

## 症状

妊娠時には，無痛性の突然の外出血が持続あるいは反復し，これを警告出血（予告出血）とよぶ。初回は出血が少量で，繰り返すたびに増加することが特徴とされている。この出血は，子宮峡の伸展に伴い，胎盤が部分的に剥離することが原因と考える。

診断されなかったなどの理由により経腟分娩となった場合，分娩中の性器出血の増量が特徴であり，とくに子宮口が開大するほど多くなる。これは低置胎盤でも同様であるが，内子

> **Side Memo**
> 警告出血（予告出血）
> 分娩前におこる無痛性の突然の外出血。

図1　前置胎盤の分類

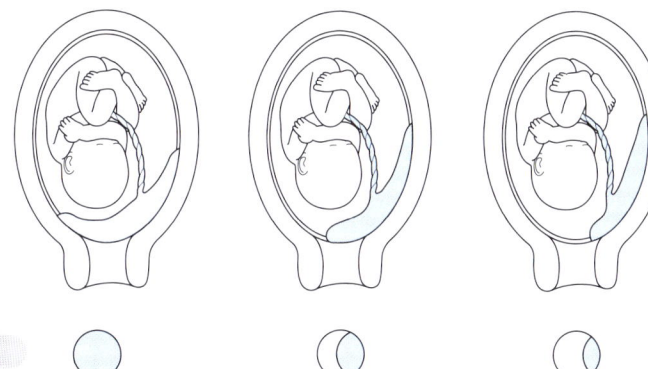

外子宮口からみた胎盤　　全前置胎盤　　一部（部分）前置胎盤　　辺縁前置胎盤

図2　頸管胎盤と低置胎盤

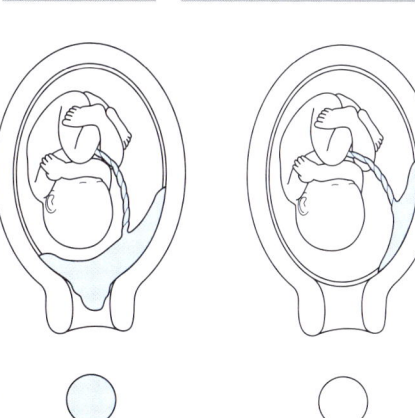

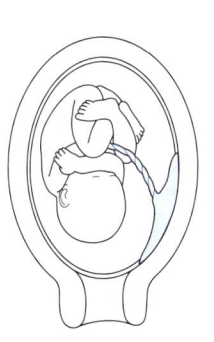

外子宮口からみた胎盤　　頸管胎盤　　低置胎盤

図3　前置胎盤の経腟超音波断層像

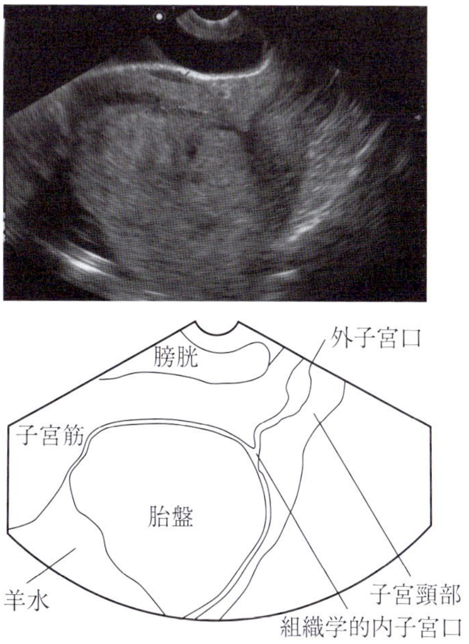

膀胱
外子宮口
子宮筋
胎盤
羊水
子宮頸部
組織学的内子宮口

宮口と胎盤下縁との距離が近いほど出血リスクが高いとされている。陣痛発作時に増量し，陣痛間欠期に減少することが特徴とされているが，逆に陣痛発作時に減少する例もある。

子宮峡の脱落膜は薄いため，前置胎盤では癒着胎盤を合併しやすい。さらに，帝王切開や子宮内膜搔爬の既往によって脱落膜が欠損していると，そのリスクはさらに増大する。

**Side Memo**
癒着胎盤

## 治療

警告出血がなければとくに治療を必要としないが，警告出血がみられると規則的な子宮収縮を伴うことが多く，その場合は子宮収縮抑制薬を使用する。いったん警告出血が始まると出血を繰り返すことが多く，早期産での分娩が必要な場合も多い。このため，警告出血が始まったら入院管理，警告出血がなくても妊娠末期に入院管理をすることもある。

全前置胎盤では帝王切開による分娩が必須となり，他は経腟分娩が不可能ではないが，分娩時に多量出血となるリスクが高く，多くの前置胎盤で帝王切開が選択されている。さらに現在では低置胎盤の一部でも選択帝王切開が行われている。胎盤娩出後の剝離面からの出血が多量となるが，子宮峡に胎盤が付着している低置胎盤でも同様の傾向である。さらに胎盤付着部近辺での子宮筋の血流が豊富で，子宮筋切開創からの出血が多くなるため，通常の子宮切開部位に胎盤が付着している場合，これを避けるために古典的帝王切開術（子宮筋層縦切開）がなされることがある。前置胎盤の帝王切開には十分な血液製剤の準備が必要であり，自己血輸血の適応でもある。また止血困難な場合には，帝王切開と同時に子宮摘出が必要となる。

**Side Memo**
自己血輸血
帝王切開時多量出血が懸念される前置胎盤は，産科領域での貯血式自己血輸血の適応である。

## Level up View

● 前置胎盤と常位胎盤早期剝離

以前は，分娩時周辺の出血を伴う疾患として，常位胎盤早期剝離との鑑別診断が重要であったが，現在両疾患の鑑別に苦慮することはない。しかし，依然として両疾患は，産科管理上重要な疾患であることは変わらないので，特徴・相違点を整理しておくことが望ましい【表A】。消費性凝固障害は血管内で凝固因子が消費されてDICを起こすのに対して，希釈性凝固障害は多量出血に伴う凝固因子の漏出によってDICとなる状態をいう。

表A　前置胎盤と常位胎盤早期剝離の特徴と相違点

|  | 前置胎盤 | 常位胎盤早期剝離 |
|---|---|---|
| 出血の症状 | ①外出血のみで鮮血<br>②外出血量が多量のことが多い<br>③外出血に凝血塊を伴う | ①内出血が主体<br>②外出血量は少なく，暗赤色<br>③外出血には凝血塊を伴わない |
| DIC | 多量出血に伴い，希釈性凝固障害 | 外出血が少量でも，消費性凝固障害 |
| 腹痛 | ない | 激痛を伴う |
| 一般状態 | 多量出血に伴うショック以外は，概して良好 | 外出血量が少量でもショックを呈する |
| 腹壁・子宮壁 | 著変ない | 板状硬 |
| 児心音 | 著変ない | NRFSあるいは消失 |
| 妊娠高血圧症候群合併 | しない | しばしば合併する |

NRFS：Non-reassuring fetal status（胎児機能不全）

図4　前置胎盤のMRI T2強調画像

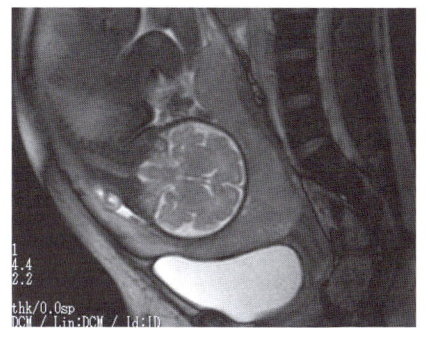

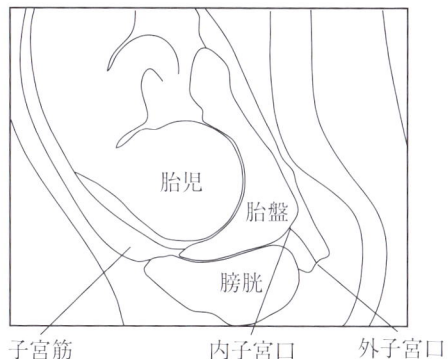

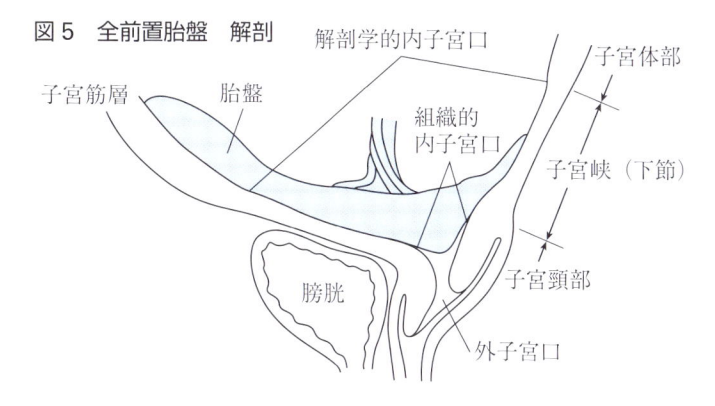

図5　全前置胎盤　解剖

図6　妊娠の進行とともに変化する胎盤の位置

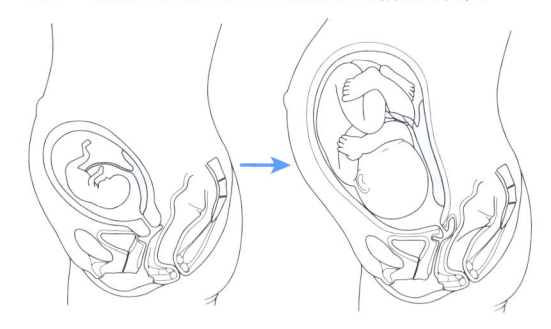

### Basic Point

●生体結紮

　組織学的内子宮口と解剖学的内子宮口に挟まれた子宮峡は，薄い横走筋のみで構成されている【図A】。体部が児を娩出させるために収縮するのに対して，子宮峡は産道の一部となる。ここを横切開する現在の深部横切開による帝王切開は，子宮に対する損傷は少なく合併症も低頻度である。しかし，胎盤剥離後の収縮は体部より不良であるため，収縮によって筋層を貫く血管を圧迫して血流を減少させる（生体結紮）働きが弱い。

図A　子宮筋の走行

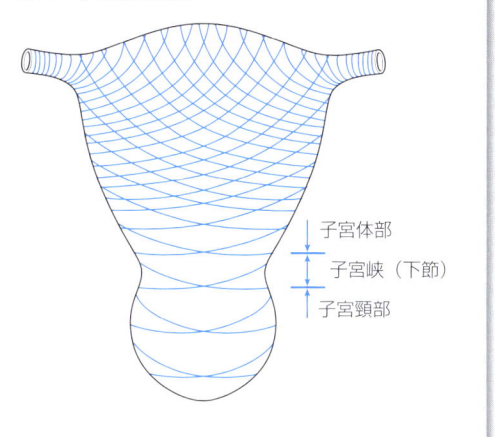

### Self Check

- [ ] 子宮口にかかる程度で全前置胎盤，一部（部分）前置胎盤，辺縁前置胎盤に分類できる。
- [ ] 帝王切開時の多量出血の原因となる。
- [ ] 妊娠・分娩の経過で診断が変更される。
- [ ] 帝王切開既往の前置胎盤では癒着胎盤の可能性が高い。

〈板倉敦夫〉

III-A. 妊娠経過とその異常／前置胎盤と癒着胎盤

# 癒着胎盤

## 癒着胎盤とは

児の娩出後に胎盤が剥離しない，あるいは一部子宮内に残存する状態。脱落膜が欠如すると胎盤絨毛が子宮筋層内に侵入するため，胎盤の剥離機転が働かないことが原因。病理組織学的には，胎盤付着部位の床脱落膜の欠如した状態をさす。

## 分類

自然剥離しない胎盤でも，用手的に剥離できる付着胎盤は癒着胎盤には分類しない。病理学的には，子宮への浸潤の程度【図1】で分類される。膀胱と子宮の間には腹膜が存在していないため，この部位の穿通胎盤は膀胱へ直接浸潤する。子宮摘出された例のみが病理学的に分類可能。癒着の占める割合によっても全面癒着，部分癒着と焦点癒着に分類される。

## 原因

床脱落膜の欠損または発育不全が起こる原因としては，①先天的子宮内膜形成不全，②子宮内膜炎，③子宮手術瘢痕があげられる。とくに帝王切開の既往妊婦に合併しやすく既往帝王切開で前置胎盤の場合，癒着胎盤の合併率は10〜40％ときわめて高い。

## 症状

穿通胎盤で妊娠中に腹腔内出血や血尿をきたすことはあるが，例外的であり，症状の発現はほとんど分娩時に限られる。胎盤娩出の遅延によって初めて疑われる。全面癒着胎盤では出血は増量しないが，部分癒着・焦点癒着では部分的に剥離し，子宮収縮を妨げるために，子宮出血が増量する。胎盤が遺残すると（遺残胎盤），やがて出血や感染の原因となる。

## 診断

一部の前置癒着胎盤では，分娩前に超音波断層法やMRIで診断可能であるが，それ以外の癒着胎盤では，例外を除いて分娩前に診断できない。
経腟分娩では，児娩出後20〜30分経過しても，胎盤が自然に娩出しない場合に用手剥離を行うが，その際の困難性によって臨床的に診断される。全面癒着胎盤は，用手剥離【図2】

---

**Side Memo**
楔入胎盤
絨毛が子宮筋層表面と癒着するが筋層内には侵入していないもの。

**Side Memo**
嵌入胎盤
絨毛が子宮筋層内に深く侵入しているもの。

**Side Memo**
穿通胎盤
絨毛が子宮筋層の貫通して子宮漿膜（臓器側腹膜）面に達するもの。

**Side Memo**
全面癒着
胎盤の全面が子宮筋層に癒着。

**Side Memo**
部分癒着
胎盤の一部が子宮筋層に癒着。

**Side Memo**
焦点癒着
一個の胎盤葉のみが癒着。

---

図1　癒着胎盤の分類
（楔入胎盤，嵌入胎盤，穿通胎盤）

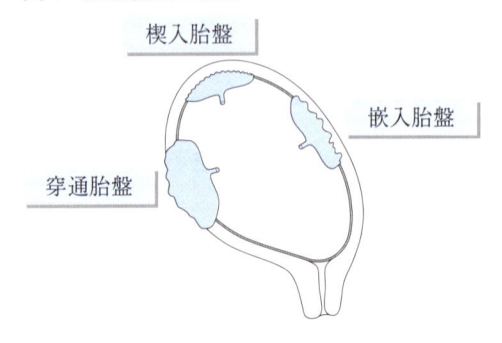

図2　用手剥離
術者の手を子宮内に挿入して，子宮と胎盤の間に手を入れて剥離させ，胎盤を娩出させる方法。児娩出後子宮頸管も収縮するため，挿入時に産婦の疼痛を伴い，麻酔薬あるいは亜硝酸薬によって子宮頸管を弛緩させないと挿入困難なこともある。

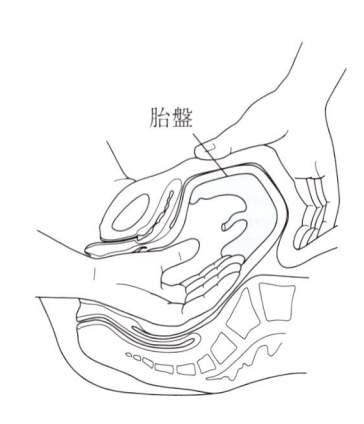

でも胎盤を剝離させることはできない。部分癒着ではある程度可能だが，娩出した胎盤には欠損がみられ，遺残胎盤となる。焦点癒着胎盤では，娩出胎盤の欠損と遺残胎盤で診断されることもある。帝王切開での穿通胎盤では，開腹時に子宮表面から胎盤が透見できる例もある。

## 治療

　全面癒着，あるいは強出血が持続する場合は，子宮摘出術を行うが，出血のコントロールが可能な場合は，保存的治療も選択肢となる。胎盤付着部位の血流を減少される目的で，子宮動脈塞栓術を併用する試みもなされている。

　癒着胎盤で臨床的に最も重大な問題となるのは前置癒着胎盤である。この場合，胎盤を剝離させずに帝王切開と同時に子宮摘出を行うことが推奨されているが，分娩前に診断できない例もあり，剝離させずに子宮摘出を行っても，危機的な多量出血を伴うことがあるなど，その対処法は確立されていない。

**Basic Point**

**胎盤の特徴**
胎盤は，他臓器の組織内に浸潤する性格を有しており，その点では悪性腫瘍と類似の性格を有する。脱落膜が存在していると浸潤は抑制されるが，脱落膜が欠如すると子宮筋層内に浸潤する。メトトレキサートは遺残胎盤の消失を早める効果がある。

### Level up View

●癒着胎盤の画像診断

　妊娠中の前置癒着胎盤の経腹超音波断層像を【図A】に示す。超音波では，胎盤内に低輝度領域（拡張した絨毛間腔）を認め，子宮筋層が菲薄化しており，膀胱方向へ突出している（白矢頭部分）。

　部分癒着胎盤のため，一部胎盤が遺残している産褥4週間後の経腟超音波断層像を【図B】に示す。遺残胎盤が高輝度に描出され，癒着部分の子宮が収縮しないため，筋層が薄く描出される（色矢頭部分）。

図A　前置癒着胎盤

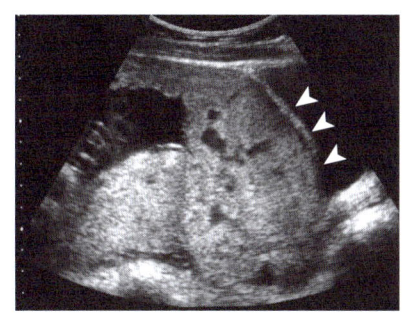

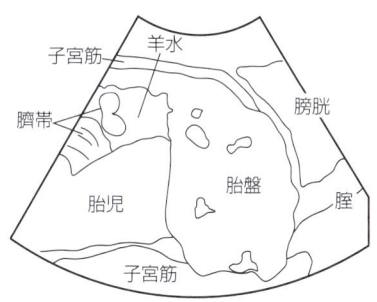

図B　癒着胎盤による遺残胎盤（分娩4週間後）

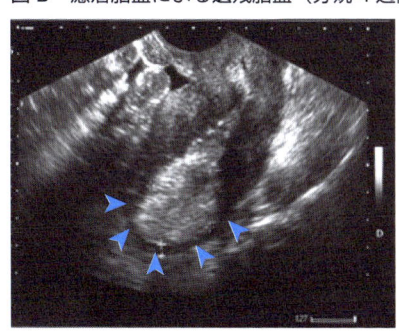

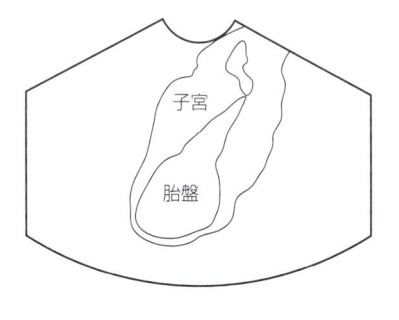

### Self Check

☐　子宮の浸潤度別に楔入胎盤，嵌入胎盤，穿通胎盤に分類できる。
☐　帝王切開既往妊娠の前置胎盤に合併することが多い。
☐　前置癒着胎盤では，危機的多量出血となりうる。

〈板倉敦夫〉

## Ⅲ-A. 妊娠経過とその異常

# 羊水量の異常

## 羊水量の異常とは

### ◆羊水過多
妊娠時期を問わず，羊水量が 800mL 以上になった状態をいう。

超音波検査で，最大羊水深度（MVP）が 8cm 以上か，羊水インデックス（AFI）が 24cm 以上の場合を羊水過多とする。また，羊水過多により臨床的な症状がある場合を羊水過多症という。

### ◆羊水過少
妊娠時期を問わず，羊水量が 100mL 以下になった状態。

超音波検査で，最大羊水深度（MVP）が 2cm 以下か，羊水インデックス（AFI）が 5cm 以下の場合を羊水過少とする。また，羊水過少により臨床的な症状がある場合を羊水過少症という。

MVP：maximum vertical pocket（最大羊水深度）

AFI：amniotic fluid index（羊水インデックス）

## 原因

### ◆羊水過多
羊水の過剰産生と吸収低下の可能性がある。

羊水の過剰産生（胎児尿産生増加）の原因として以下のものがあげられる。
- ①妊娠糖尿病，糖尿病合併妊娠：胎児高血糖による浸透圧利尿
- ②双胎間輸血症候群の受血児：胎児血流増加
- ③無脳症，水頭症，二分脊椎：抗利尿ホルモン分泌不全

羊水の吸収低下（羊水の嚥下障害）の原因として以下のものがあげられる。
- ①食道閉鎖，小腸閉鎖，横隔膜ヘルニア：消化管通過障害
- ②神経筋疾患：嚥下運動障害

ただし，原因不明（特発性）も多い

### ◆羊水過少
羊水の産生障害（胎児尿産生減少）の原因として以下のものがあげられる。
- ①腎無形成，多嚢胞腎（p.474,「Potter 症候群」参照），尿路閉鎖：泌尿器疾患
- ②双胎間輸血症候群の供血児，胎児発育不全（IUGR），胎児機能不全，過期妊娠：胎児腎血流減少

また，羊水の流出も羊水過少の原因となる。
- ①前期破水

IUGR：intrauterine growth restriction（胎児発育不全）

## 症状

### ◆羊水過多
腹部緊満，呼吸困難，起坐呼吸，頻尿（子宮の急激な増大による圧迫症状）を来たす。また，体重増加，浮腫を伴う。

### ◆羊水過少
妊娠週数に比して腹部が小さい（子宮が小さいため）。

## 合併症

### ◆ 羊水過多
しばしば胎位異常の原因となる。また破水に伴い，常位胎盤早期剥離や，臍帯脱出の原因となる。

また，子宮の過伸展のため切迫早産，前期破水，微弱陣痛，弛緩出血などの要因となる。

### ◆ 羊水過少
肺低形成による新生児の呼吸不全を来たすことがある。また，圧迫により胎児の四肢の変形や特徴的顔貌を示すことがある。一方，臍帯圧迫による胎児機能不全（NRFS）を示すことがしばしばある。

## 検査

### ◆ 羊水過多
超音波検査【図1】の所見により診断する。また糖尿病・糖代謝異常の可能性を考え75g経口ブドウ糖負荷試験を行う。胎児の遺伝性筋疾患を疑う場合CK（クレアチニンキナーゼ）を測定する。

CK：creatine kinase（クレアチンキナーゼ）

### ◆ 羊水過少
超音波検査【図2】により診断する。また胎児心拍モニタが重要である。

## 治療

### ◆ 羊水過多
基本的に安静を要するが，切迫早産の治療として子宮収縮抑制薬投与を要することがある。また圧迫症状が強い場合羊水穿刺および吸引術を必要とすることがある。

### ◆ 羊水過少
本質的な治療法はない。

人工羊水を注入する場合がある（分娩時の臍帯圧迫による胎児機能不全を防ぐため）。

図1　羊水過多の超音波像

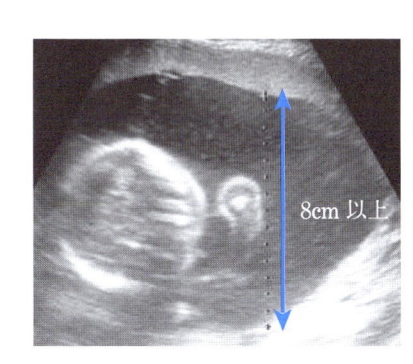

図2　羊水過少の超音波像

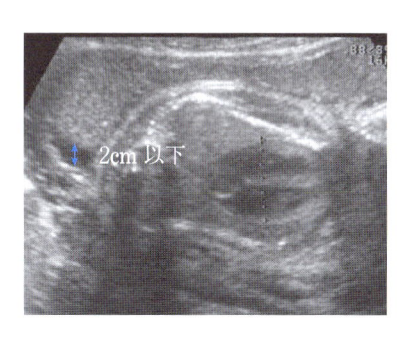

## Self Check

- 羊水過多の場合は，母体の糖尿病の検査が必要である。
- 羊水過少の場合は，胎児の腎の異常に注意する必要がある。

〈左合治彦〉

## III-A. 妊娠経過とその異常

# 多胎妊娠

## 多胎妊娠とは

　多胎妊娠とは，子宮内に複数の妊卵が着床し，発育している状態をいい，2児の場合を双胎，3児の場合を三胎（品胎），4児の場合を四胎（要胎），5児の場合を五胎（周胎）という。多胎の99％は双胎である。

## 双胎の分類【図1】

　双胎は，受精卵の数による卵性分類と，胎盤の数による膜性分類により分けられる。

### ◆ 卵性分類

　卵性分類は遺伝学的観点から重要である。1つの受精卵が2つに分割した双胎は一卵性双胎とよばれる。受精卵は1個であるので両児は遺伝的に同一であり，血液型・性別は同じである。頻度は人種によらず約0.4％にみられる。膜性分類上では，分割時期により一絨毛膜双胎，二絨毛膜双胎になる。

　一方で，2つの受精卵による双胎を二卵性双胎とよぶ。2個の卵子が同時に受精し発育したものであるので両児は兄弟姉妹であり，血液型・性別は異なることがある。頻度は人種により異なるが，日本人では現在約0.8％にみられる。膜性分類上では二絨毛膜双胎になる。

### ◆ 膜性分類【図2】

　膜性分類は周産期予後の観点から重要である。胎盤が1つのものを一絨毛膜双胎，胎盤が2つのものを二絨毛性双胎という。さらに一絨毛膜双胎は羊膜腔が1つの一絨毛膜一羊膜

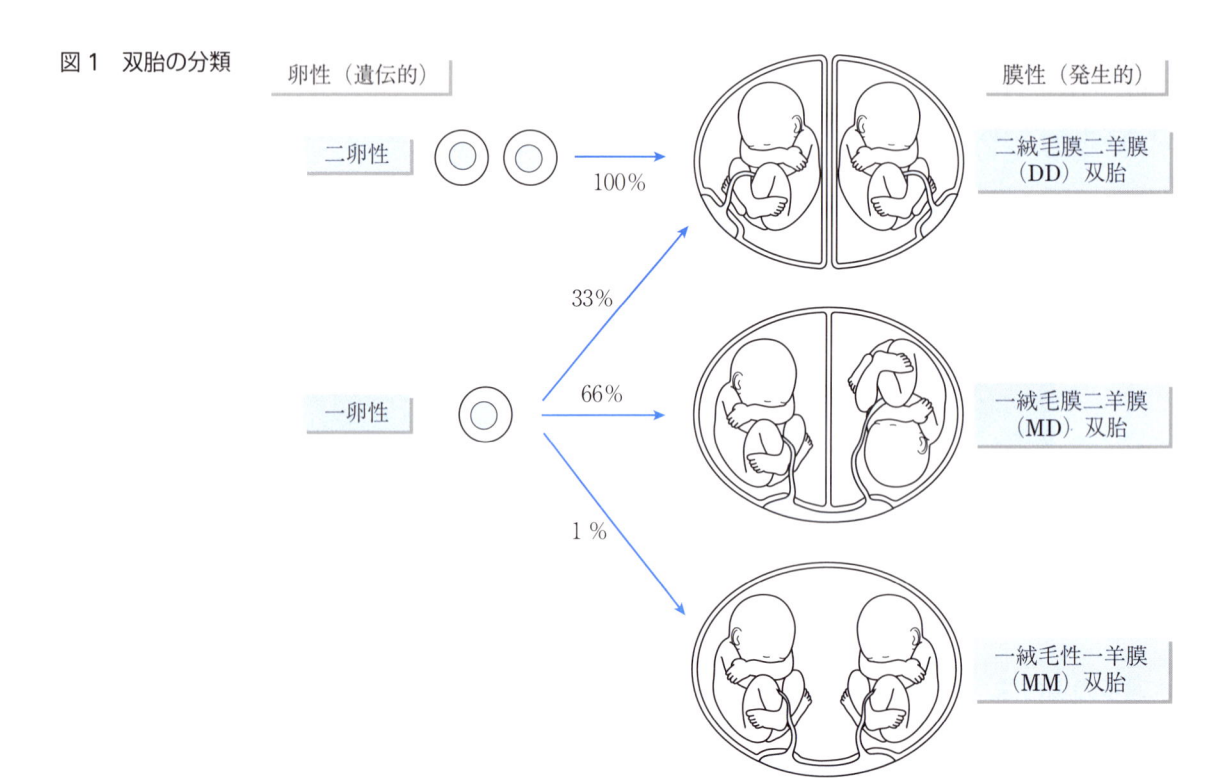

図1　双胎の分類

(MM）双胎と，羊膜腔が 2 つの一絨毛膜二羊膜（MD）双胎に分かれる。二絨毛膜双胎は二絨毛膜二羊膜(DD)双胎となる。予後が不良なのは MM 双胎，MD 双胎，DD 双胎の順である。
　一絨毛膜双胎は一卵性双胎から生じ，双胎間輸血症候群（TTTS）【図 3】や双胎一児死亡

TTTS：twin-to-twin transfusion syndrome （双胎間輸血症候群）

### 図 2　妊娠初期の超音波断層法による膜性診断

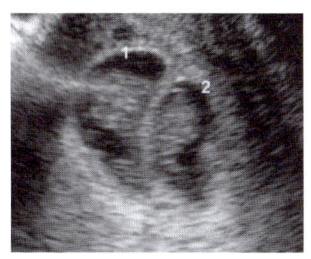

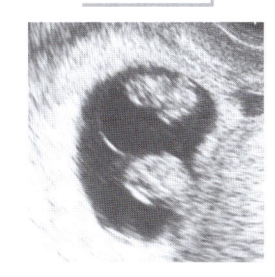

DD 双胎　　　　　　MD 双胎　　　　　　MM 双胎

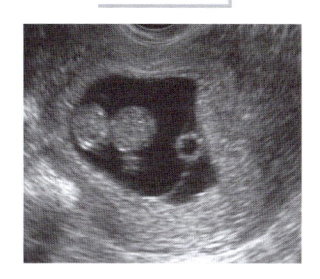

胎嚢 2 つ　　　　　　胎嚢 1 つ　　　　　　胎嚢 1 つ
　　　　　　　　　　羊膜腔 2 つ　　　　　羊膜腔 1 つ

### 図 3　双胎間輸血症候群

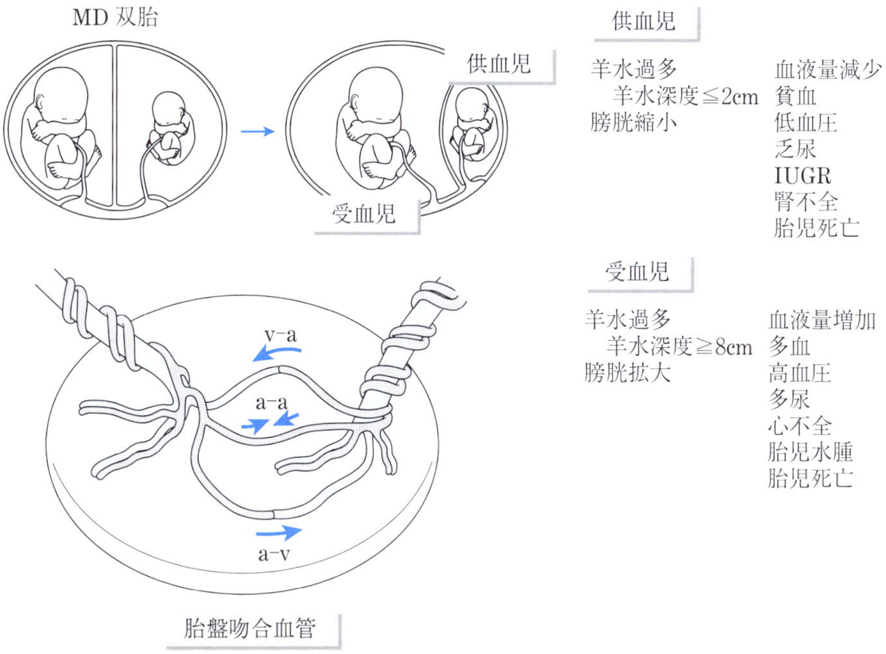

**供血児**
羊水過多
　羊水深度 $\leq$ 2cm
膀胱縮小

血液量減少
貧血
低血圧
乏尿
IUGR
腎不全
胎児死亡

**受血児**
羊水過多
　羊水深度 $\geq$ 8cm
膀胱拡大

血液量増加
多血
高血圧
多尿
心不全
胎児水腫
胎児死亡

胎盤吻合血管

### Basic Point

● 多胎の頻度
　排卵誘発剤を使用しない自然妊娠での多胎の発生頻度は，$1/80^{n-1}$（Hellin の法則）とされているが，日本人は複数個の排卵頻度が少ないため，$1/100^{n-1}$ とされている。近年増加した多胎は，生殖補助医療による過排卵刺激および複数胚移植によるものであるが，胚移植数の制限によって，今後減少が期待されている。

を発症するおそれがある。MM 双胎は両児が 1 つの羊膜腔内に存在するため，臍帯相互巻絡を起こし両児が死亡することがある。MM 双胎の頻度は約 1% である。両児が羊膜で隔てられている MD 双胎の頻度は約 20 〜 30% である。

二絨毛膜双胎は二卵性双胎のみならず一卵性双胎からも生ずる。DD 双胎の頻度は 70 〜 80% である。

## 合併症

母体に起こる合併症として，子宮の伸展による流産，早産，微弱陣痛，弛緩出血がある。また，母体に負担がかかることにより，母体貧血，妊娠高血圧症候群の頻度が増加する。

胎児への合併症としては，TTTS，双胎一児死亡，胎児発育不全（IUGR），胎児奇形がある。

IUGR：intrauterine growth restriction（胎児発育不全）

### ◆TTTS

TTTS とは，双胎間の胎盤吻合血管を介して，双胎間に血流不均衡が起きるために生ずる。MD 双胎の約 10% にみられる。血液を送るほうを供血児（donor）といい，血液をもらうほうを受血児（recipient）という。供血児は貧血，低血圧，乏尿，羊水過少，IUGR，腎不全となり，受血児は多血，高血圧，多尿，羊水過多，心不全，胎児水腫となる。進行すると胎児死亡に至る。

妊娠中期に発症した場合は，流・早産，IUGR，胎児水腫，子宮内胎児死亡等により児の死亡率がきわめて高いため，従来 TTTS は軽症あるいは妊娠末期に発症した体重差と多血・貧血を起こす双胎を指していた。近年新生児管理とレーザー手術による胎児管理の向上により，妊娠中期発症の血流不均衡による症状を呈した児の予後が飛躍的に改善した。現在 TTTS の診断は，【表 1】に示す基準によって分類されている。

### Level up View

●無心体双胎

無心体双胎とは，一卵性双胎の奇形で 1% にみられる。一児は心臓や頭部が欠損し無心体といわれ，健常児から供給される血流で生存している。そのため健常児に心負荷がかかり，羊水過多，心不全，胎児水腫を引き起こし，流・早産率も高く，死亡率は 55% に及ぶ予後不良な疾患である。

治療法としては無心体への血流を遮断することで，無心体児のラジオ波凝固術が行われている。

●結合双胎（conjoined twin）

結合双胎は，一卵性双胎の奇形で，両児の体の一部が結合している。一卵性双胎の約 0.25% にみられる。1 つの受精卵が 2 つの個体に分裂する過程が不完全なために起こる。分離手術の成功例も報告されているが，一般に死亡率はきわめて高い。

表 1　TTTS の Stage 分類（Quintero）

| | |
|---|---|
| Stage I | 羊水過多<br>最大羊水深度：8cm 以上 /2cm 未満 |
| Stage II | 供血児の膀胱がみえない |
| Stage III | ドプラ異常所見<br>臍帯動脈拡張期途絶・逆流<br>静脈管逆流，臍帯静脈拍動 |
| Stage IV | 胎児水腫 |
| Stage V | 胎児死亡 |

## 妊娠管理

妊娠初期には，超音波検査による膜性診断を行う。

妊娠中・末期には，合併症の発症に注意して，切迫早産となった場合は安静，必要に応じて入院安静，子宮収縮抑制薬投与を行う。MD双胎でTTTSを発症したときは，レーザー手術を行う。MM双胎における臍帯相互巻絡は入院管理とする。

分娩時は，胎位により分娩法を選択する。先進児が頭位の場合に限り，経腟分娩が可能である。ただし，先進児が娩出後も後続児が娩出困難で，帝王切開となる場合もある。

### Level up View

●TTTSに対するレーザー手術【図A】

レーザー手術は，正式には胎児鏡下胎盤吻合血管レーザー凝固術という。これは羊水過多のある受血児の羊水腔内に母体腹壁から胎児鏡（胎児に用いる内視鏡）を挿入し，胎盤表面を観察して，両児間の吻合血管をレーザーで凝固する手術である。病因である吻合血管を凝固して両児間の血流を遮断する根治療法である。レーザー手術によりTTTSの予後が著明に改善した。レーザー手術は胎児を子宮内で治療する胎児手術である。

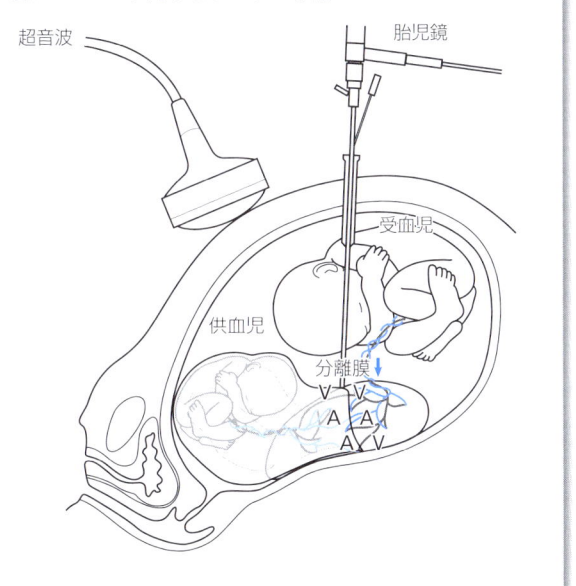

図A　TTTSに対するレーザー手術

### Self Check

- [ ] 二絨毛膜双胎は，二卵性のみならず一卵性双胎からも生ずる。
- [ ] 一絨毛膜双胎は，通常二卵性双胎からは生じない。
- [ ] 双胎間輸血症候群は一絨毛膜双胎にみられる。

〈左合治彦〉

# 前回帝王切開

Ⅲ-A. 妊娠経過とその異常／ハイリスク妊娠と合併症妊娠

## 前回帝王切開術後の妊娠中の合併症

前回帝王切開術後の妊娠は，以下に示すような種々の合併症を伴う可能性があり，ハイリスク妊娠である。

### ◆子宮破裂

臨床上，一番問題となるのが子宮破裂である。子宮破裂の頻度は種々の報告により差はあるが，0.15～1.6％とされている。帝王切開非既往妊婦の子宮破裂の頻度は0.01％であるので，帝王切開術の既往のない妊婦に比し約10～100倍の子宮破裂の危険があることになる。

過去の報告によると，既往帝王切開に対し選択的帝王切開を行った群では子宮破裂の頻度が0.16％であるのに対し，自然に陣痛が発来した帝王切開術後経腟分娩（VBAC）群の子宮破裂の頻度が0.52％であることが報告されている。すなわち子宮破裂の危険度は自然陣痛発来のVBACの場合，反復帝王切開例に比し約3倍となる。

一方，いったん子宮破裂が起こると，母児ともに重症な合併症が生じることが知られており，子宮破裂により周産期死亡率は約10倍になる。母体では，大量出血が問題となる。

### ◆瘢痕部妊娠

帝王切開時の子宮切開部に妊娠した場合，異所性妊娠となる可能性がある。この場合，妊娠初期に子宮破裂が生じる可能性がある。

### ◆癒着胎盤

帝王切開時の子宮切開部に胎盤が存在する場合，胎盤が切開部に侵入し，癒着胎盤となる可能性がある。ちなみに癒着胎盤には胎盤絨毛の子宮筋層内への侵入の程度により3つに分類される（楔入胎盤，嵌入胎盤，穿通胎盤）が，とくに後二者は大量出血や子宮摘出などを行わなければならない可能性が生じるため，きわめてハイリスクとなる。

## VBACの候補者と禁忌

### ◆VBACの候補者

以下のような条件を満たす場合，VBACの候補者として考慮する。
・既往帝王切開術数は1回あるいは2回であること
・帝王切開術が子宮下部横切開で行われていること
・骨盤に臨床的問題（狭骨盤など）のないこと
・帝王切開術以外に子宮に創部のないこと，既往破裂歴のないこと
・医師が随時胎児モニタリングを利用でき，緊急帝王切開術を行える環境下で分娩を行えること
・医療施設に麻酔医がおり，緊急帝王切開術に対し，麻酔を行えること

これらのほかに考慮すべきこととして，多胎でないこと，骨盤位でないこと，予定日超過でないこと，巨大児が疑われないこと，などがあげられる。

---

**Side Memo**

経腟試験分娩（trial of labor：TOL）
帝王切開の既往がある女性に対し，経腟分娩を緊急帝王切開の準備を行った上で試験的に行うことをいう。VBACは既往帝王切開女性が経腟分娩することであり，VBACを目指して経腟分娩をトライすることをTOLという。

VBAC：vaginal birth after cesarean delivery（帝王切開術後経腟分娩）

◆VBAC の禁忌

以下の条件を満たす場合，子宮破裂の危険性は高くなるとされている。
・前回帝王切開術の子宮切開が古典的あるいは T 字型の場合や，子宮切開の手術を受けている場合
・狭骨盤である場合
・経腟分娩に対する内科的あるいは産婦人科的合併症のある場合
・産科医，麻酔医を含む十分なスタッフの確保が困難であるため，緊急帝王切開術を行い得ない場合

## Level up View

●VBAC について

① VBAC の成功率

帝王切開既往妊婦のうち 50 〜 80% が VBAC を施行し，施行した産婦中約 75%（60 〜 83%）が成功するとされている。ただしこれらの報告における既往分娩数については，経腟分娩の既往のある場合や 2 回以上の帝王切開の既往のあるものが含まれる。ちなみに 2 回以上の既往帝王切開例の VBAC 成功率は，1 回の既往帝王切開例と比較して大差のないことが報告されている。

② VBAC と選択帝王切開による周産期予後の比較

VBAC 失敗群と選択帝王切開群あるいは VBAC 成功群の母体合併症に関する比較をした場合，VBAC 失敗群では有意にほかのグループに比し子宮破裂例が多く，また VBAC 成功群に比し 9 倍の子宮破裂のリスクのあること，さらに 4 倍の子宮摘出のリスクのあることが報告されている。しかしその頻度は非常に低く，それぞれ 0.8% と 0.5% である。

## Self Check

☐ 前回帝王切開はハイリスク妊娠の 1 つである。
☐ 前回帝王切開術後の妊娠で問題となる合併症は，瘢痕部妊娠や癒着胎盤，子宮破裂があげられる。
☐ VBAC とは帝王切開術後経腟分娩のことである。
☐ 前回帝王切開術後の妊娠では，前回帝王切開時の子宮切開部と考えられる部分に胎盤が存在するか否かが癒着胎盤の可能性を示唆する所見であり，重要である。

〈杉山　隆〉

### III-A. 妊娠経過とその異常／ハイリスク妊娠と合併症妊娠

# 妊娠糖尿病および糖尿病合併妊娠

## 糖代謝異常合併妊娠

　糖尿病と診断のついている女性が妊娠した場合は，糖尿病合併妊娠である．一方，妊娠糖尿病（GDM）とは，妊娠中に発生したか，または初めて認識された耐糖能低下と定義されている．したがってGDMの定義によると，妊娠時のみに出現する耐糖能異常のみならず，妊娠時に初めて発見された糖尿病，妊娠時に発症した糖尿病など種々の程度の耐糖能異常が含まれることになる．

GDM：gestational diabetes mellitus
（妊娠糖尿病）

## 糖代謝異常合併妊娠のリスク

　【表1】に糖代異常合併妊娠のリスクを示す．
　また，【表2】に母児の合併症を示す．
　巨大児は，胎児の高血糖，高インスリン血症によるとされている（Pedersenによるhyperglycemia-hyperinsulinism説）．インスリンが胎児の成長因子として働いているため，骨格も大きく肩幅も広くなるため，肩甲難産の原因となりやすい．一方，胎児発育遅延は，糖尿病による母体血管障害の結果生じる子宮胎盤循環不全や糖尿病性腎症などの合併によると考えられている．
　GDMの場合，妊娠中の血糖コントロールが良好であれば，先天奇形以外の母児の合併症リスクを減少させることが可能である．先天奇形は妊娠初期の高血糖に関係しているため【表3】，一般的には妊娠判明後に血糖コントロールの改善を図っても発生頻度は減少しない．高血糖に関連する胎児奇形を【表4】に示す．高血糖にもっとも特異的な奇形は尾部退行症候群であるが，実際の発生頻度が高いのは心奇形である．

## 妊娠糖尿病の危険因子；問診の重要性

　初診時に糖尿病に関する既往歴を確認する．また以下に示したGDMの危険因子の有無をチェックし，GDMのハイリスク群か否かを検討する．
・既往歴に耐糖能低下を指摘されていないか
・家族歴：とくに1親等の糖尿病家族歴は危険因子
・肥満：重要なGDMの危険因子
・異常分娩歴：巨大児分娩は危険因子
・妊娠初期および中期（24週前後）にGDMに対するスクリーニングを行う
　上記スクリーニングテストが陽性であれば，75g糖負荷試験を行い，GDMの診断【表5】がなされたら，以下に示す諸検査を行い管理する．

### Side Memo
**GDMのスクリーニングに関する注意点**
GDMのスクリーニングは，尿糖陽性，糖尿病家族歴，肥満，過度の体重増加，巨大児出産の既往，加齢などの危険因子だけでは見逃される症例が多いので，血糖検査によるスクリーニング法を併用することが望ましい．また，妊娠経過中，尿糖強陽性が持続する場合，血糖検査あるいは糖負荷試験を考慮する．

## 管理方針

　日本産科婦人科学会栄養代謝問題委員会は目標血糖値として，静脈血漿グルコース値が，食前100mg/dL以下，食後2時間値120mg/dL以下を推奨している．

### ◆血糖自己測定
　耐糖能異常の程度により1日頻回（4～7回）の血糖自己測定を行う．目標血糖値は上記のとおり，食前100mg/dL以下，食後2時間値120mg/dL以下であり，これを達成できない

### Side Memo
**糖代謝異常合併妊娠の目標血糖値**
食前：100mg/dL以下
食後2時間：120mg/dL以下

表1　糖代謝異常合併妊娠の臨床的問題点

①母体合併症の増加のリスク：糖尿病合併女性の場合，妊娠中に糖尿病性合併症である網膜症や腎症の悪化する可能性，ケトアシドーシスの増加などがある。
②妊娠合併症の増加のリスク：妊娠高血圧症候群発症や帝王切開の増加や巨大児に基づく分娩遷延，分娩誘発率の増加などがあげられる。
③周産期合併症の増加のリスク：巨大児や子宮内胎児発育遅延，新生児合併症（低血糖，多血症，高ビリルビン血症）の可能性が高くなる。
④妊娠糖尿病の場合，母体の2型糖尿病発症のリスクが高くなる。
⑤将来の児の adult disease が増加する。

表2　糖代謝異常合併妊娠の母児合併症

| 母体合併症 | 児合併症 |
|---|---|
| ①糖尿病合併症<br>　糖尿病性ケトアシドーシス<br>　糖尿病網膜症の悪化<br>　糖尿病腎症の悪化<br>　低血糖（インスリン使用時）<br>②産科合併症<br>　流産<br>　早産<br>　妊娠高血圧症候群<br>　羊水過多（症）<br>　巨大児に基づく難産 | ①周産期合併症<br>　胎児機能不全・胎児死亡<br>　先天奇形<br>　巨大児<br>　肩甲難産に伴う分娩障害<br>　胎児発育遅延<br>　新生児低血糖症<br>　新生児高ビリルビン血症<br>　新生児低カルシウム血症<br>　新生児多血症<br>　新生児呼吸窮迫症候群<br>　肥厚性心筋症<br>②成長期合併症<br>　肥満・糖尿病 |

表3　妊娠初期の HbA1c と奇形の発生頻度

| HbA1c（％） | 奇形例数 | 総数 | 奇形の発生頻度（％） |
|---|---|---|---|
| 〜5.9 | 12 | 1,293 | 0.9 |
| 6.0〜6.9 | 2 | 37 | 5.4 |
| 7.0〜7.9 | 4 | 23 | 17.4 |
| 8.0〜 | 4 | 25 | 16 |

表4　糖代謝異常合併に発生する胎児奇形

| 奇形の種類 | 発生頻度* |
|---|---|
| 尾部退行症候群 | 252 |
| 内臓逆位 | 84 |
| 二分脊椎，水頭症および中枢神経異常 | 2 |
| 無脳症 | 3 |
| 心疾患 | 4 |
| 鎖肛 | 3 |
| 腎・泌尿器異常 | 5 |
| 腎無形成 | 4 |
| 腎嚢胞 | 4 |
| 重複尿管 | 23 |

\*：健常妊婦と比較した発生頻度

表5　妊娠糖尿病の診断基準（75g 糖負荷試験：単位 mg/dL）

| 負荷前値 | 1時間値 | 2時間値 | 判定法 |
|---|---|---|---|
| ≧100 | ≧180 | ≧150 | いずれか2つを満たすもの |

## Basic Point　daily carbohydrate profile during pregnancy

●妊娠時の糖代謝の生理

　母体における血糖値と血中インスリン値の日内変動をみた結果を【図A】に示す。妊婦では摂食後高血糖と高インスリン血症が認められ，これは血糖の上昇に基づく高いインスリン反応を示している。このパターンは肥満者のそれに類似したものである。この原因はインスリン抵抗性の増大によるものと考えられている。一方，空腹時にはインスリン値に大きな相違がないにもかかわらず，血糖値はむしろ低下するという特徴がみられる。この空腹時の血糖低下は，急速に成長する胎児の糖消費は増加するので胎盤を介した胎児へのグルコース供給がその一因と考えられる。

　一方インスリンはグルコースのみならず脂肪やアミノ酸の調節にも関与する。すなわちインスリンは脂肪分解を抑制し，脂肪合成を促す。妊娠末期ではインスリン抵抗性に加えて，hPL（human placental lactogen：ヒト胎盤性ラクトーゲン），GH（growth hormon：成長ホルモン），グルカゴンなどの抗インスリンホルモンにより脂肪分解が促進される。こうして妊娠末期において母体のグルコース利用を節約する代謝環境がつくられ，母体・胎児にとって合目的的な糖・脂質代謝の変化となる。

図A　妊娠末期の糖代謝プロファイル

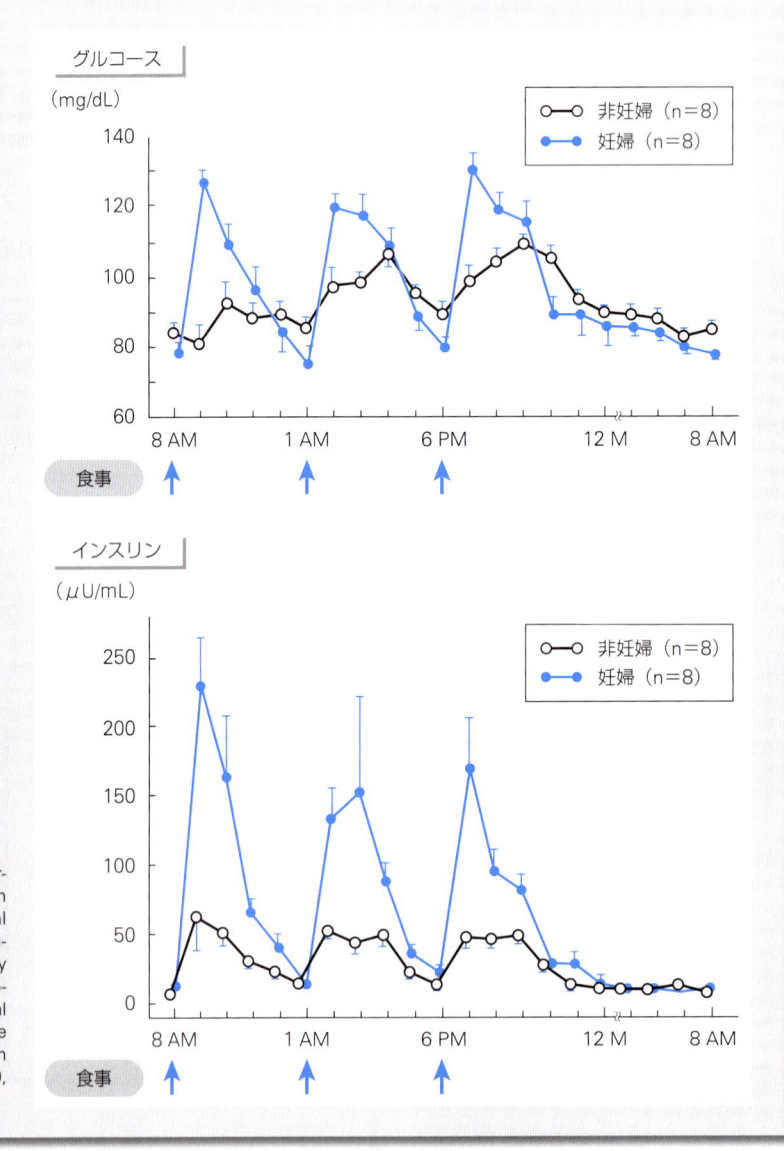

(Phelps RL, et al. Carbohydrate metabolism in pregnancy：Diurnal profiles of plasma glucose, insulin, free fatty acids, triglycrides, cholesterol, and individual amino acids in late normal pregnancy. Am J Obstet Gynecol, 140, 730, 1981. より引用)

場合には以下の食事療法・インスリン療法を行う。

### ◆食事療法

　厳格な血糖コントロールを達成するための要点としては，まず頻回の血糖自己測定を行ったうえで適切な食事療法を行うことが重要である。妊娠中は妊婦として適正なエネルギー，蛋白質，ミネラルなどを摂取させるべきである。2005年に厚生労働省から推奨された栄養指針では，妊娠初期・中期・末期においてそれぞれ50kcal，250kcal，500kcalの付加量を加えることになっているので，現時点ではこれらを用いて妊娠初期・中期・末期でそれぞれ25〜30kcal/kg＋50kcal，25〜30kcal/kg＋250kcal，25〜30kcal/kg＋500kcalと考えるのが妥当であろう。

### ◆インスリン療法

　目標血糖値が達成されないときは積極的にインスリン療法を行うべきである。経口糖尿病薬服用中に妊娠した場合には，経口糖尿病薬が先天奇形の頻度を増加させるという証拠は得られていないことを患者に説明する。

　インスリン治療としては，厳格な血糖コントロールの必要性から，インスリンの血中濃度をできる限り生理的なインスリン分泌パターンに近づけること，すなわちインスリンの基礎分泌と食後分泌を念頭に入れ，中間型と速効型あるいは超速効型を複数回注射する強化インスリン療法を行う。超速効型インスリンは妊娠時に使用可能であるが，アナログ製剤であり安全性が確立されていないためインフォームドコンセントのうえ使用する。

### ◆妊娠中の糖代謝異常合併妊娠管理での注意点

　妊娠時の糖代謝の変化の一部は糖尿病に対し悪影響を及ぼす。すなわち妊娠末期の異化の亢進はケトーシスやケトアシドーシスを惹起しやすく，インスリン抵抗性の亢進のために食後高血糖をきたしやすい。したがって2型糖尿病でも妊娠末期にケトーシスやケトアシドーシスをきたすことがある。またとくに1型糖尿病合併妊娠の初期における妊娠悪阻は，容易にケトアシドーシスの誘因となることがあり，逆にインスリン治療中の患者では低血糖が生じうるので注意しなければならない。ケトアシドーシスは母体のみならず胎児の生命にとっても危機的な状態であるため，可能な限り回避すべきである。

　切迫早産治療薬である塩酸リトドリンを経静脈的に投与する場合には，ケトーシスやケトアシドーシスが生じやすいので細心の注意が必要である。

## Self Check

- □ 妊娠糖尿病は，妊娠時に初めて見つかった耐糖能低下をいう。
- □ すべての妊婦において，妊娠後半期にはインスリン抵抗性が生じる。
- □ 妊娠糖尿病の危険因子として，肥満，高年妊婦，家族歴は重要である。
- □ 妊娠中の血糖コントロールは厳格に行うべきである。
- □ 糖尿病合併妊娠では，妊娠前の血糖コントロールも重要である。
- □ 母体糖代謝異常では，胎児の発育に影響を与える。
- □ 母体糖代謝異常では，新生児の低血糖や黄疸が重要な合併症である。

〈杉山　隆〉

# 婦人科合併症

婦人科合併症の原因として子宮筋腫、卵巣腫瘍、子宮頸癌が頻度的にも重要であり、これらについて概説する。

## 子宮筋腫

子宮筋腫は、不妊の原因となるが、妊娠した場合、種々の合併症を生じうる。また妊婦の高齢化に伴い、子宮筋腫合併妊娠の頻度は上昇している（1〜2％）。

◆ 妊娠に及ぼす影響
- 子宮筋腫が妊娠中に増大するのは約50％である。
- 妊娠中に筋腫核が変性した結果、壊死を生じ、自発痛や圧痛を伴うことがある（10〜20％）。
- 流産や早産の原因となりうる。ただし、妊娠中に影響を与える筋腫は、その発生部位、大きさ、数により異なる。主に筋層内筋腫が妊娠中問題となる。

◆ 妊娠・分娩中の管理
- 妊娠中は原則的に保存的な対処をする。
- 筋腫核が子宮頸部または体部下節にあり、明らかに産道通過障害の可能性が高い場合は、選択的帝王切開の適応となる。
- 多発性筋腫や大きな筋層内筋腫の場合、微弱陣痛となる可能性がある。
- 筋腫核出術後の妊娠子宮では、子宮破裂の可能性がある。
- 分娩後には、弛緩出血の可能性がある。

## 卵巣腫瘍

◆ 概説

頻度的には、成熟嚢胞性奇形腫（皮様嚢腫）が最も多く、漿液性嚢胞腺腫、粘液性嚢胞腺腫の順に多いとされる。

◆ 妊娠中の管理
- 悪性が疑われる場合や10cmを超えるような大きな腫瘍の場合や、6〜10cmのときでも妊娠初期に増大傾向を認める場合、手術を考える。悪性の評価は、MRIの所見が重要であり、腫瘍マーカーも参考にする。
- 茎捻転は初期や産褥期に多い。
- 卵巣腫瘍の破裂は、分娩時に多い。
- 明らかに分娩時の児の通過障害の可能性が高いと考えられる場合、選択的帝王切開も適応がある。

◆ 妊娠後に卵巣癌と診断された際の管理
- Ia期の場合、妊娠継続可能である。
- Ib期以上の場合、母体の安全を最優先し、術式は根治術で人工妊娠中絶が原則である。ただし、22週以降に発見された際には、児の成熟をみながら妊娠終了のタイミングを慎重に決定する。

# 子宮頸癌

## ◆ 概説
- 子宮頸癌は子宮体癌に比し圧倒的に頻度が高い。
- 約 2,000 妊娠に 1 例の頻度である。
- 妊娠中の上皮内癌の頻度は 0.13% である。
- 子宮頸癌の約 3% が妊娠中に発見される。

## ◆ 妊娠時の管理，とくに悪化した場合の対応
- 妊娠初期の細胞診は重要である。事実，妊娠初期の細胞診により発見されたものがほとんどである。
- 治療は母体の予後，児の予後，挙児希望の有無を考慮に入れる。
- 妊娠によって浸潤癌の進展が助長されることはないとされる。

## ◆ 進行期別対応

### ◇ 軽度異形成～上皮内癌の場合
細胞診，コルポスコピー，組織診の 3 つの検査がすべて上皮内癌までの診断で一致する場合，保存的に経過観察し，分娩後の円錐切除が望ましい。ただし，微小浸潤癌が疑われる場合や細胞診と組織診が異なる場合，病変が広い場合は，円錐切除術による組織診断を行うことが望ましい。

妊娠中は 4 週間ごとの細胞診とコルポスコピーを行う。

### ◇ 微小浸潤癌の場合
妊娠中の円錐切除術により診断がついた場合，その臨床進行度が $Ia_1$ 期で脈管侵襲を伴わない場合，妊娠継続は可能である。しかし $Ia_1$ 期で脈管侵襲が認められたときや $Ia_2$ 期の場合，リンパ節転移の可能性があり，一般に妊娠継続は困難である。この際の最終的方針は十分なインフォームドコンセントが必要である。

### ◇ 浸潤癌の場合
妊娠中に stage Ib 以上の浸潤癌を認めた場合，診断後，速やかに子宮頸癌に対する治療を開始する。ただし妊娠 22 週未満の場合，胎児を子宮内にとどめた状態で広汎性子宮全摘術あるいは放射線療法および化学療法を行う。22 週以降の場合，児の生存が可能と考えられる場合，帝王切開後に手術あるいは放射線療法および化学療法を行う。

## Self Check

- □ 婦人科合併症の原因として子宮筋腫，卵巣腫瘍，子宮頸癌が頻度的に重要である。
- □ 子宮筋腫では，不妊の原因となるばかりでなく，流・早産の合併症や弛緩出血など妊娠合併症の頻度が高い。
- □ 卵巣腫瘍では，腫瘍の大きさのみならず悪性を示唆する所見（急速な増大，MRI 所見）があれば，手術適応となる。
- □ 妊娠中に子宮頸部の微小浸潤癌が疑われる場合，円錐切除術を行う。

〈杉山　隆〉

## Ⅲ-A. 妊娠経過とその異常／ハイリスク妊娠と合併症妊娠

# その他の偶発合併症

## 血液疾患合併妊娠

### ◆ 貧血

1) 貧血とは

正常妊娠でも赤血球の増加率（20～30％）に比べて循環血漿量の増加率（40～50％）が高いため，生理的に妊娠28～32週をピークに水血症となる。世界保健機関（WHO）の妊婦貧血基準値は，ヘモグロビン（Hb）11.0g/dL以下，ヘマトクリット（Ht）33％以下と定義されている。妊婦貧血の77～95％以上は鉄欠乏性貧血によるものであるが，まれに再生不良性貧血や溶血性貧血などが原因となる場合があるので鑑別が必要である。

2) 症状

貧血の自覚症状は，立ちくらみ，めまい，息切れ，動悸，易疲労性などである。重症の場合は，呼吸困難や失神などを起こす。

### ◇ 鉄欠乏性貧血

1) 病態

胎児の成長には約1,000mgの鉄が必須となる。妊娠中は1日40mg余分の鉄を摂取しなければならないが，日本女性の摂取量は1日12mgであることから，鉄欠乏性貧血が多く発生することになる。

2) 治療

・Hb 9～11g/dLで平均赤血球容積（MCV）が正常の場合は生理的な血液希釈によるものとみなして，積極的な鉄剤の投与は行わず，鉄，ビタミンB₁₂，葉酸などの豊富な食事療法を行う。
・Hb 9g/dL以下の場合は鉄欠乏性貧血とみなして，食事療法に加えて経口鉄製剤投与を行う。

### ◆ 血小板減少症

1) 原因

血小板の減少（通常10万/μL以下）をきたす原因に，特発性血小板減少性紫斑病（ITP），再生不良性貧血，急性白血病，抗リン脂質抗体症候群，妊娠高血圧症候群などによる症候性血小板減少症がある。

### ◇ 特発性血小板減少性紫斑病（ITP）

1) 病態

ITPは，血小板抗原に対する自己抗体が産生され，免疫グロブリン（IgG，IgM，IgA）の自己抗体が付着した血小板が脾臓などで網内系細胞に破壊され，血小板減少をきたす疾患である。

2) 診断

ITPの診断基準は非妊時と同様である。抗血小板抗体，血小板結合性免疫グロブリンG（PAIgG）を測定し，増加を認めても診断できるが，必ずしも必要ではない。

3) 症状

ITPの症状は紫斑が主で，歯肉出血や鼻出血などもみられる。胎盤を通過した抗血小板抗体による血小板減少をきたして，胎児に出血傾向をきたし頭蓋内出血を起こす危険性がある。

---

WHO：World Health Organization（世界保健機関）

Hb：hemoglobin（ヘモグロビン）

Ht：hematocrit（ヘマトクリット）

ITP：idiopathic thrombocytopenic purpura（特発性血小板減少性紫斑病）

Ig：immunoglobulin（免疫グロブリン）

PAIgG：platelet associated IgG（血小板結合性免疫グロブリンG）

4) 治療

妊娠合併 ITP のガイドライン（案）を【表 1】に示す。

- 妊娠の許可は完全寛解に到達した後が望ましい【表 1】。
- 分娩時は血小板数 5 万 /μL 以上を保つように，あらかじめ血小板の増加を試みる【表 1】。
- 分娩様式の決定は一般妊婦と同様である。この場合，血小板増加の時期を考慮して計画出産が望ましく，切創や裂傷を避けた緩徐な分娩を原則とする【表 1】。

### 表 1 妊娠合併特発性血小板減少性紫斑病のガイドライン（案）

1. 妊娠の許可（時期）可否
   1) CR に到達した後が望ましい
      この場合，多くの症例（80％以上）がなんらトラブルなく妊娠継続，出産を迎えることができる
   2) CR に達せず挙児希望が強い場合
      ITP の治療を中止しても出血傾向を認めず，血小板数が 5 万 /μL 以上を維持するように内科的治療を行う（すなわち，あらかじめ脾摘などを勧める）
   3) 妊娠中に ITP が発症し診断がなされた場合，および 2 の条件が満足できない場合
      すなわち血小板数が 5 万 /μL 以下の場合
         出血傾向が認められる場合：妊娠不可あるいは継続不可
         出血傾向が認められない場合：妊娠継続
   上記のいずれかの場合においてもとくに 2) 以下においては妊娠継続に従って ITP の再発および血小板数がさらに減少することが多く（ほとんどの症例），十分な管理の必要性および母児の危険性のあることを家族と話し合っておく必要がある

2. 妊娠中の管理
   1) 出血傾向がなく，血小板数＞5 万 /μL：無治療
   2) 血小板数が＜5 万 /μL となった場合
         出血傾向を認めない場合：無治療
         出血傾向を認める：治療を行う
   3) 血小板数 ＜5 万 /μL：治療を行う
   治療法
   ①副腎皮質ステロイド（プレドニゾロン）20 〜 30mg/body/ 日，（プレドニゾロン）維持量の 5 〜 10mg/body/ 日
   ②出血傾向が強い場合
      ・副腎皮質ステロイド（プレドニゾロン）1mg/kg/ 日
      ・γ-グロブリン大量療法　400mg/kg/ 日　5 日間
      ・血小板輸血
      ・脾摘：流産の可能性あり要注意
   治療開始時期：妊娠 4 〜 5 カ月以後（催奇形性の問題を考慮すること）
   治療目標：血小板数＞5 万 /μL，出血傾向の消失

3. 分娩時の管理
   1) 出血傾向なく，血小板数＞5 万 /μL：無治療
   2) 血小板数＜5 万 /μL：あらかじめ血小板の増加を試みる
      ・副腎皮質ステロイド（プレドニゾロン）20 〜 30mg/ 日，予定日の 1 カ月前〜 2 週間前より開始
      ・γ-グロブリン大量療法　400mg/kg/ 日× 5 日間，予定日の 1 週間前より開始
      ・血小板輸血：ドナーを待機させておくか，あらかじめ日赤血液センターより予定日にあわせて血小板〔20 単位〕を取り寄せておく
   3) 分娩方法
      産科的適応がない限り，経腟分娩を行う
      この場合，計画出産とし，切創や裂傷を避けた緩徐な分娩を原則とする。鉗子分娩，吸引分娩を避ける。
      帝王切開術：血小板数を少なくとも 5 万 /μL 以上に持続する必要がある。
                血小板，濃厚赤血球をあらかじめ用意しておく。
      ・産科的適応にある場合
      ・第 1 子の出生時血小板減少が認められた場合の第 2 子の分娩
      ・あらかじめ児の血小板数が 5 万 /μL 以下であることがわかった場合（出生前診断）

CR：complete remission（完全寛解）

（蔵本　惇，ほか：ITP 合併妊娠の実情とそれに伴う母児の出血管理について．厚生省特定疾患特発性造血障害調査研究班　平成 6 年度研究業績報告書，200-207．1995．より引用）

# 自己免疫疾患合併妊娠

## ◆ 全身性エリテマトーデス（SLE）

### ◇ SLEとは

SLEは，自己抗体・免疫複合体により，細胞障害，組織障害が全身に及ぶ疾患である。発生頻度は男女比が約1：7で，1,600妊娠に1例といわれる。生殖可能年齢層の女性が約9割を占め，産科診療上まれな疾患ではない。

### ◇ SLEと妊娠

1）妊娠がSLEに及ぼす影響

一般に妊娠初期（14週頃まで）では，SLEは増悪する傾向にあるが，その後は分娩までは軽快するとされている【図1】。分娩後や妊娠中断後はSLEが増悪する例が多く，これは分娩後のストレスや胎盤由来のステロイドホルモンの急速な消退による影響と考えられている。

2）SLEが妊娠に及ぼす影響

SLEの妊孕性は，SLEの活動期を除けばほぼ正常婦人と変わらない。SLEの妊娠に対する影響としては，自然流産，早産，胎児発育不全，子宮内胎児死亡がある【図1】。自然流産，早産は正常婦人の2〜3倍と高率にみられる【図1】。胎児発育不全は10〜30％に認められ，とくに妊娠中の補体価（$C_3$，$C_4$，$CH_{50}$）低値例において高率にみられる。

### ◇ 病態

B細胞の活性化，あるいはヘルパーT細胞の機能亢進やサプレッサーT細胞の機能不全などにより自己抗体が起こる。

### ◇ 原因

免疫反応の欠落，ウイルス感染，遺伝，内分泌，環境などが原因といわれるが，原因不明である。

### ◇ 症状

SLEの診断のきっかけとなる初期症状としては，発熱，倦怠感，顔面蝶形紅斑，全身の発疹，関節痛，尿蛋白，皮疹などが多い【図1】。

### ◇ 胎児・新生児に与える影響

抗SS-A抗体陽性例では経胎盤性に抗体が胎児に移行して，胎児の完全房室ブロックを起こす場合がある。完全房室ブロックは妊娠16〜24週で出現することが多く，死亡率は約20％である。

SLE合併妊婦から出生した新生児に，ループス様皮疹，白血球減少症や皮疹などのSLE様症状などがみられる場合があり，これを新生児ループス（NLE）とよぶ。NLEはSLE合併妊婦の15〜20％にみられ，抗SS-A抗体，抗SS-B抗体の胎盤通過により，症状を起こすと考えられている。NLEにみられる症状の多くは一過性であり，母体からの移行抗体が消失する生後6カ月頃より症状は軽快することが多い。

### ◇ 診断

SLEの診断は，米国リウマチ協会の改訂分類基準によってなされる。

### ◇ 治療

・妊娠中のSLEの治療は非妊時と同じである。
・SLEが活動性かあるいは増悪傾向にあると判断された場合は入院管理が必要で，第1にステロイドを増量する。

---

SLE：systemic lupus erythematosus（全身性エリテマトーデス）

NLE：neonatal lupus erythematosus（新生児ループス）

- SLE 合併妊娠の管理としては，安静を保ち，過労を避けること，日光・寒冷・ストレスなどの増悪因子に注意すること，妊娠高血圧症候群，切迫早産徴候が認められた場合は軽症でも入院管理とすることなどである．
- 産科的適応がない限り，経腟分娩を行う．

◇ **予後**

母体の長期予後については，妊娠・出産を契機に SLE の活動性が増す人の割合が約 30％といわれている．

## 甲状腺疾患合併妊娠

### ◆ 甲状腺機能亢進症

◇ **概念**

妊娠時に甲状腺機能亢進症を合併する頻度は 0.2〜0.3％ で，その多くが Basedow 病である．Basedow 病は 1：5 で女性に多くみられ，発症好発年齢が生殖年齢ともオーバーラップしている．

◇ **病態**

甲状腺機能は視床下部-下垂体-甲状腺のシステムによるネガティブフィードバックによって調節されており，妊娠中もこのシステムは正常に機能している．甲状腺機能亢進症が進めば甲状腺刺激ホルモン（TSH）は低下する【図2】．Basedow 病の甲状腺機能亢進は，甲状腺関連自己抗体の1つである抗 TSH 受容体抗体（TRAb）が TSH 受容体を刺激することにより発症する．

◇ **甲状腺疾患と妊娠**

1）妊娠が甲状腺機能亢進症に及ぼす影響

妊娠初期にはヒト絨毛性ゴナドトロピン（hCG）がもつ甲状腺細胞刺激作用により，甲状腺機能亢進症は軽度増悪する【図2】．妊娠中期から末期にかけてはチロキシン結合グロブ

**TSH**：thyroid stimulating hormone
（甲状腺刺激ホルモン）

**TRAb**：anti-TSH receptor antibody
（抗 TSH 受容体抗体）

**hCG**：human chorionic gonadotropin（ヒト絨毛性ゴナドトロピン）

図1 SLE 合併妊娠

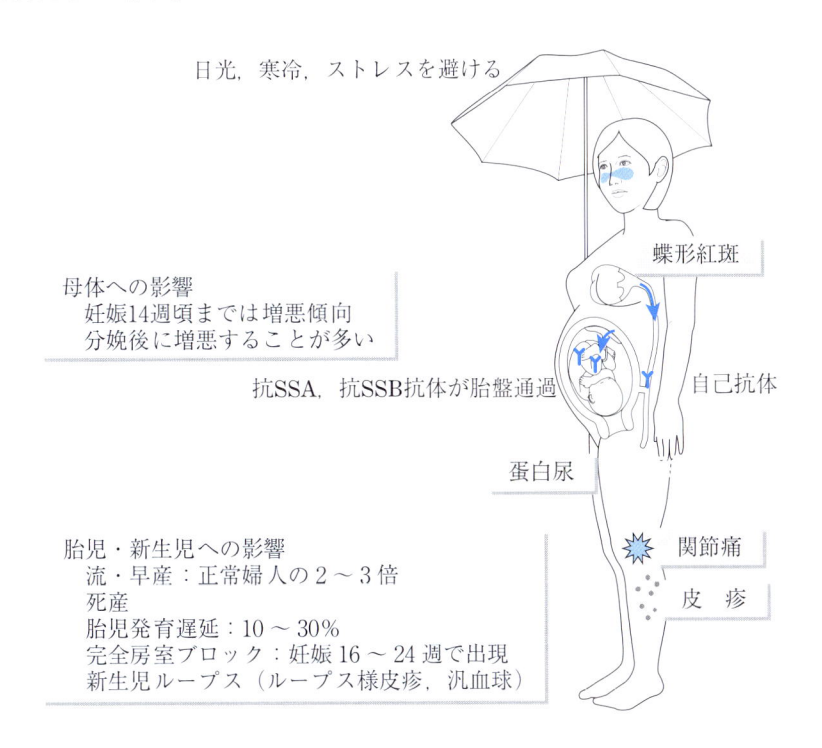

日光，寒冷，ストレスを避ける

母体への影響
　妊娠14週頃までは増悪傾向
　分娩後に増悪することが多い

抗SSA，抗SSB抗体が胎盤通過

蝶形紅斑

自己抗体

蛋白尿

関節痛

皮疹

胎児・新生児への影響
　流・早産：正常婦人の2〜3倍
　死産
　胎児発育遅延：10〜30％
　完全房室ブロック：妊娠16〜24週で出現
　新生児ループス（ループス様皮疹，汎血球）

リン（TBG）の産生が増加し，かつTRAbと甲状腺刺激抗体が減少するため，甲状腺機能亢進症は改善することが多い【図2】。産褥期にはTBGの産生が減少し，かつTRAbと甲状腺刺激抗体が増加するため，増悪することがある。

2）甲状腺機能亢進症が妊娠に及ぼす影響

未治療で管理不十分なときには，母体がうっ血性心不全となり，妊娠高血圧症候群（16％），胎児発育不全の合併（16％）の合併が多く，高率に早産（53％），死産（24％）が発生し，周産期死亡率は37.7％にも達する。

分娩後はTBGが減少し，TRAbが産後6カ月まで上昇するためにBasedow病は増悪するため，甲状腺クリーゼの発症に注意する。

TRAbはIgGに属しているため容易に胎盤を通過して胎児血中に移行し，胎児甲状腺に結合して甲状腺ホルモン産生を促すため，約2％に新生児Basedow病が発生する【図2】。

◇症状

Merseburgのびまん性甲状腺腫，眼球突出，動悸が三大症状である【図2】。その他に，発汗，体重減少，振戦，神経過敏などの症状がある。

◇検査

妊婦の場合，TBGの増加に伴い，結合型を含んだトリヨードサイロニン（T$_3$），テトラヨードサイロニン（T$_4$）は高値になるため，甲状腺機能のスクリーニングを行う場合は，遊離T$_3$，遊離T$_4$，TSHを測定する。Basedow病の診断にはTRAbの測定が必要である。hCGによる一過性の甲状腺機能亢進症では，TRAbは上昇しない。

TBG：thyroxine-binding globulin（チロキシン結合グロブリン）

T$_3$：triiodothyronine（トリヨードサイロニン）

T$_4$：tetraiodothyronine（テトラヨードサイロニン）

図2　甲状腺機能亢進症合併妊娠

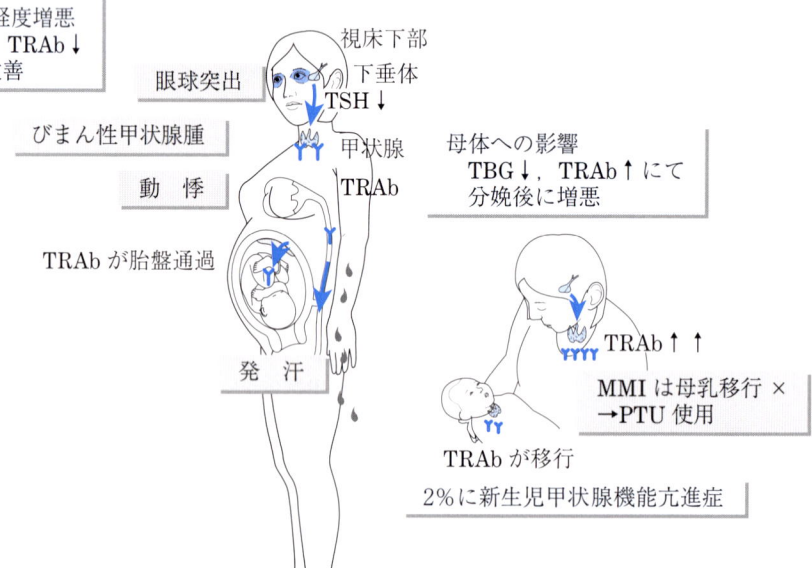

（牧野康男，ほか：妊娠・分娩に伴って心血管系にはどのような影響があるのか？．ペリネイタルケア，26：1078-1080，2007．より引用）

### ◇診断

　Merseburg の三大症状や発汗などで疑う。検査は遊離 $T_3$ 高値，遊離 $T_4$ 高値，TSH 低値，TRAb 陽性（陽性率は 90％），コレステロール低値などがある。

　妊娠初期には hCG によって，一過性に甲状腺ホルモンが増加することがある（p.308，「全身の変化」を参照）。

### ◇治療

- 妊娠中の目標は，児の甲状腺機能を抑制しすぎないように母体の遊離 $T_4$ を正常範囲上限に維持することである。
- 抗甲状腺薬として，プロピルチオウラシル（PTU），チアマゾール（MMI）がある。PTU は MMI にない $T_4$ から $T_3$ への変換抑制作用を有し，胎盤通過性が少ない。
- MMI は PTU の約 10 倍母乳に移行するため，妊娠末期から産褥期には PTU に切り替えるほうが望ましい【図2】。
- 出産後はエストロゲンの著減により TBG が減少して Basedow 病は増悪するため，抗甲状腺薬を増量しなければならない例が多い。
- 分娩様式は経腟分娩が原則である。

PTU：propylthiouracil（プロピルチオウラシル）

MMI：thiamazole（チアマゾール）

## ◆甲状腺機能低下症

### ◇概念

　妊娠時に甲状腺機能低下症を合併する頻度は 0.11 〜 0.16％で，その多くが橋本病である。

### ◇甲状腺機能低下症と妊娠

1）妊娠が甲状腺機能低下症に及ぼす影響

　無排卵から，不妊症になることも多い。

2）甲状腺機能低下症が妊娠に及ぼす影響

　流産，貧血，妊娠高血圧症候群，常位胎盤早期剥離，分娩後出血の増加，低出生体重児，死産が増加する。Basedow 病と同様に，妊娠中に寛解し，出産後は増悪する。Basedow 病とは反対に，胎児・新生児甲状腺機能低下症を引き起こすことがある。

### ◇原因

　本症の原因は，橋本病，放射性ヨード治療後，甲状腺亜全摘後などである。

### ◇症状

　疲れやすい，無気力，寒がり，浮腫，皮膚乾燥，体重増加，甲状腺腫，徐脈などがある。

### ◇検査

　甲状腺機能低下症は遊離 $T_4$ 低下，TSH の上昇を呈する。

### ◇治療

- 治療の目標は TSH の正常化であり，治療には $T_4$ 剤（レボチロキシン）を投与する。
- $T_4$ 剤（レボチロキシン）は授乳可能である。
- 分娩様式は経腟分娩が原則である。

## 心疾患合併妊娠

### ◇概念

　心疾患は全妊娠の 0.5 〜 1％に合併する。心疾患合併妊娠では循環血液量や心拍出量の増加により母体のうっ血性心不全や肺水腫をきたしやすく，妊娠・分娩・産褥期に厳重な管理が必要である。

◇妊娠・分娩・産褥期における循環動態

妊娠中，母体循環血液量は妊娠初期より増加し，妊娠30～32週前後で，非妊娠時に比べ約40～50％増加する【図3】。心拍出量は妊娠20～26週に最大30～45％増加する【図3】。陣痛が開始すると，子宮収縮による静脈還流が増加するため，心拍出量は15～20％増加する【図4】。産褥期には，分娩後2週間で心拍出量は33％減少し，非妊娠時の状態に戻る。

◇心疾患と妊娠

1）妊娠が心疾患に及ぼす影響

　無排卵から，不妊症になることも多い。

2）心疾患が妊娠に及ぼす影響

　母体がチアノーゼ性心疾患を合併する場合，胎児発育不全，早産，死産，自然流産などの頻度が上昇する。

◇症状

ニューヨーク心臓協会（NYHA）の心機能分類でClass Ⅲ以上の例，心筋機能低下例（駆出率＜40％），または拘束型心筋症，肥大型心筋症では，経過中に心不全，不整脈などの重篤な心血管系イベントを起こしやすい。

NYHA：New York Heart Association（ニューヨーク心臓協会）

◇検査

心疾患合併妊娠の場合は心臓超音波検査が最も有効であり，心臓の形態，機能評価，心臓内シャントの評価に使用される。大動脈拡張を生じやすい疾患（Marfan症候群など）で，大動脈の評価が十分でない場合は，CT，MRI検査を行う。

図3　妊娠に伴う心血管系への影響：妊娠35～38週

循環血液量は45～50％↑↑：主に循環血漿量の増加による

心拍出量：6.2±1.0L/分
妊娠28～32週で30～50％↑

右房　左房
右室　左室

下行大動脈　血管抵抗↓

血圧：
収縮期血圧 110mmHg↓
拡張期血圧 65mmHg↓↓
心拍数 83回/分↑

（牧野康男，ほか：妊娠・分娩に伴って心血管系にはどのような影響があるのか？．ペリネイタルケア，26：1078-1080, 2007. より引用）

図4　努責に伴う心血管系への影響

子宮収縮に伴い静脈還流量が300～500mL↑（auto transfusion）

右房　左房
右室　左室

血圧：
平均動脈圧 10％↑

心拍出量 15～20％↑

（牧野康男，ほか：妊娠・分娩に伴って心血管系にはどのような影響があるのか？．ペリネイタルケア，26：1078-1080, 2007. より引用）

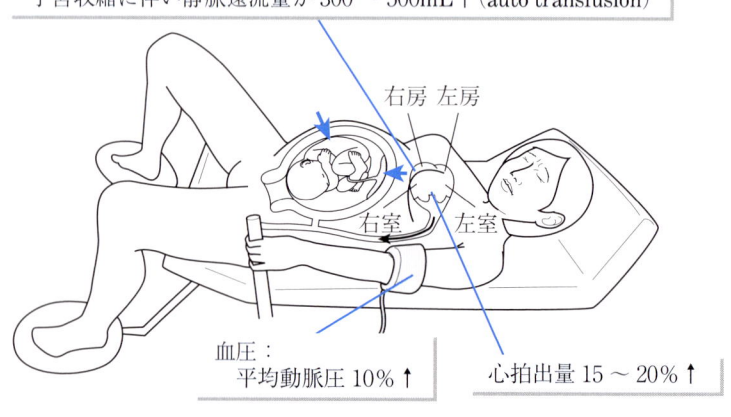

◇管理

1）妊娠前の管理
- 日常生活の制限に基づく（NYHA）機能分類【表2】と心疾患別の母体死亡率に基づく米国産科婦人科学会の分類【表3】により，妊娠に関する相談を行う．NYHA機能分類Class Ⅱ以下では通常妊娠が許可される．後者のGroup 3では母体死亡率が高いため，妊娠は避ける．

2）妊娠中の管理
- 原則，1〜2週に1度の健診とする．
- 心不全症状やEisenmenger症候群が出現したときは入院とする．

3）分娩時の管理
- 分娩様式は産科適応がなければ経腟分娩が選択される．
- 経腟分娩時の硬膜外麻酔は心拍出量を減少する意味で有用である．硬膜外麻酔の適応は頻脈性不整脈，逆流性弁疾患，僧帽弁狭窄症などである．
- 帝王切開術の適応疾患は，大動脈径拡大を伴うMarfan症候群と，分娩前にワーファリンからヘパリンへのコントロール不良の人工弁置換術後である．
- 母体負荷を軽減するために，分娩第2期を短縮する目的で，吸引・鉗子分娩を行うこともある．

### 表2 NYHAの心機能分類

| 分類 | 臨床症状 |
| --- | --- |
| Class Ⅰ | 普通の身体活動では心不全徴候はまったくなく，狭心痛もきたさない |
| Class Ⅱ | 安静時は無症状であるが，日常的な身体活動で，疲労感，動悸，呼吸困難あるいは狭心痛をきたす |
| Class Ⅲ | 安静時は無症状であるが，軽度の身体活動でも，疲労感，動悸，呼吸困難あるいは狭心痛をきたす |
| Class Ⅳ | 安静時においても，心不全徴候や狭心痛をきたす |

（循環器病の診断と治療に関するガイドライン（2003〜2004年度合同研究班報告）：心疾患患者の妊娠・出産の適応，管理に関するガイドライン．Circulation Journal, 69 Supplement Ⅳ：1267-1342, 2005. ／牧野康男，ほか：妊娠・分娩に伴って心血管系にはどのような影響があるのか？．ペリネイタルケア，26：1078-1080, 2007. より引用）

### 表3 心疾患別の母体死亡率

| | 心疾患 | 母体死亡率 |
| --- | --- | --- |
| Group 1 | 心房中隔欠損症<br>心室中隔欠損症<br>動脈管開存症<br>肺・三尖弁疾患<br>Fallot四徴症（修復後）<br>生体弁置換<br>僧帽弁狭窄症，NYHA Class ⅠとClass Ⅱ | 0〜1% |
| Group 2<br>　2A | 僧帽弁狭窄症，NYHA Class ⅢとClass Ⅳ<br>大動脈弁狭窄症<br>弁病変を伴わない大動脈縮窄症<br>Fallot四徴症（未修復）<br>心筋梗塞の既往<br>大動脈病変を伴わないMarfan症候群 | 5〜15% |
| 　2B | 心房細動を伴う僧帽弁狭窄症<br>人工弁置換 | |
| Group 3 | 肺高血圧症<br>弁病変を伴う大動脈縮窄症<br>大動脈病変を伴うMarfan症候群 | 25〜50% |

（福家信二：心疾患．合併症妊娠（村田雄二編），第2版，75-112，メディカ出版，東京，2003. ／循環器病の診断と治療に関するガイドライン（2003〜2004年度合同研究班報告）：心疾患患者の妊娠・出産の適応，管理に関するガイドライン．Circulation Journal, 69 Supplement Ⅳ：1267-1342, 2005. より引用）

4）産褥時の管理
- 貧血，感染性心内膜炎は産後に心不全を誘発する場合がある。
- 感染性心内膜炎を起こす可能性が高い心疾患（人工弁置換術後やチアノーゼ性心疾患など）にはアンピシリンとゲンタマイシン，その他の心疾患にはアモキシシリンを投与する。

# 気管支喘息合併妊娠

## ◆ 概念
成人の3～4％が気管支喘息患者であり，喘息合併妊娠は増加している。

## ◆ 病態
可逆性の気道狭窄と気道過敏性の亢進が特徴的な気道の慢性炎症性疾患である。

## ◆ 気管支喘息と妊娠
1）妊娠が喘息に及ぼす影響
妊娠中の喘息の経過に関しては，悪化22～35％，軽快28～29％，不変33～49％といずれの場合もある。

2）喘息が妊娠に及ぼす影響
喘息に伴う母体の肺機能検査の異常（最大呼気流量の低下）と，低出生体重児や早産との有意な関連性が報告されている。

## ◆ 症状
繰り返し起こる咳，喘鳴，呼吸困難を主徴とし，他覚的には呼気の延長，喘鳴音などが認められる。

## ◆ 検査
血液ガスでは軽症例はpHの上昇，動脈内炭酸ガス分圧（$PaCO_2$）の低下を認め，中等例ではpHの上昇，$PaCO_2$は正常であり，動脈内酸素分圧（$PaO_2$）の低下を認める。pH，$PaO_2$の低下，$PaCO_2$の上昇は重症と考える。

$PaCO_2$：partial pressure of carbon dioxide in artery（動脈内炭酸ガス分圧）

$PaO_2$：partial pressure of oxygen in artery（動脈内酸素分圧）

## ◆ 喘息合併妊娠の管理と治療
- 胎児への酸素供給を考えると母体の$PaO_2$を70mmHg以上，酸素飽和度を95％以上に保つことが望ましく，そのため喘息発作時は原則的に酸素投与が必要である。
- 喘息発作が悪化した場合の基本的治療は，酸素投与，気管支拡張薬（$\beta_2$刺激薬），ステロイド薬の3つである。
- 分娩の時期に関しては正常妊娠と同じ扱いでよい。
- 喘息によるモニタリング異常が帝王切開の適応になることは少ない。
- 喘息患者の分娩中の管理を【表4】に示す。

表4　喘息患者の分娩中の管理

①母児の酸素化を連続的にモニタする
　胎児心拍モニタリング
　母体の経皮的酸素濃度モニタ
②妊娠中と同じ長期管理薬を維持する
③脱水，極度の緊張は喘息誘発因子となる
　点滴による十分な補液管理
　硬膜外麻酔による無痛分娩を考慮
　気管支収縮作用のある薬物を使用しない
④必要に応じて24時間，ステロイドカバーを行う
⑤発作発現時は妊娠中と同じ治療を行う

（日本産婦人科医会：合併症を伴った妊娠．合併症妊娠（日本産婦人科医会編），研修ノート No 80, 38-110, 日本産婦人科医会，東京，2008.より引用）

- β₂刺激薬（塩酸リトドリン）を投与する切迫早産管理中は，喘息発作は軽減する。
- プロスタグランジン製剤は喘息を誘発するため，陣痛誘発・促進には使用しない【表4】。

## 慢性腎臓病合併妊娠

### ◆ 概念
腎機能低下あるいは，腎臓の障害を示唆する所見が慢性的に持続する病態で，その原因には，IgA腎症に代表される慢性腎炎や糖尿病性腎症などが含まれる。妊娠中の腎負荷のために，妊娠継続が困難な場合や妊娠高血圧腎症の頻度が高くなるなど，ハイリスク妊娠である。

### ◆ 妊娠が腎炎に及ぼす影響
妊娠による腎負荷のために腎機能が悪化することがある。これは，尿路感染症や水腎症などによる影響のほかに，妊娠中の血圧上昇や糸球体内圧の上昇による糸球体の障害も含まれる。これらは不可逆的な障害ともなりうるため，慢性腎臓病女性は，妊娠によって腎機能障害の進行を早める可能性もある。

### ◆ 腎炎が妊娠に及ぼす影響
妊娠高血圧症候群（加重型妊娠高血圧腎症）の合併率が高く，子宮内胎児発育不全や死産率が高い。さらには，血圧コントロールが不良となった場合には，母体因子のために人工流産・早産をせざるをえないこともある。

### ◆ 差し支えない妊娠と勧められない妊娠
腎機能の程度によって，ランク分けがされている【表5】。以前は，妊娠許可条件と表現されていたが，妊娠する（あるいは継続する）最終判断はカップルが行うことから，現在では「不許可」ではなく「勧められない」と表現する。

### ◆ 人工透析と腎移植
透析中の妊娠や腎移植後妊娠は，現在では多数報告されるようになったが，前述の妊娠高血圧腎症の合併や子宮内胎児発育不全・死産率の上昇のみならず，腎性貧血，透析中の羊水過

**表5　腎炎・ネフローゼ患者の妊娠出産に関する指導指針**

- 慢性腎炎：妊娠前の腎機能（Ccr）で5ランクに区分する。
  - ≧90mL/分
  - 90〜70mL/分…一般に差し支えない
  - 70〜50mL/分…原則として勧められない
  - 50〜30mL/分
  - 30〜透析導入前…勧められない
    - 注）尿蛋白の多いもの（2.0g/日以上），高血圧の合併（拡張期血圧95mmHg以上）では低ランクとする。
- ネフローゼ症候群：治療効果，腎機能で6ランクに区分する。
  - 完全寛解：治療終了後6か月間再発なし　→　一般に差し支えない
  - 不完全寛解Ⅰ型（蛋白尿1〜2g/日程度）
    - Ccr≧70mL/分で治療後病態の安定したもの　→　一般に差し支えない
  - 不完全寛解Ⅰ型
    - Ccr70〜50mL/分　→　原則として勧められない
  - 不完全寛解Ⅱ型（蛋白尿2〜3.5g/日程度）
    - Ccr≧70mL/分　→　原則として勧められない
  - 不完全寛解Ⅱ型
    - Ccr＜70mL/分　→　勧められない
  - 治療無効（蛋白尿3.5g/日以上）　→　勧められない

注）拡張期血圧95mmHg以上，または病態不安定の場合は低ランクとする。

（腎炎・ネフローゼ患者の生活指導指針，1988を一部変更）

多症，免疫抑制剤投与による尿路感染症など，さらに合併症も多くなり，必ずしも生児が得られる保証はない。さらには移植腎に不可逆的な障害を残すこともあるなど，ハイリスク妊娠であるため，妊娠前からの十分なインフォームドコンセントが必要である。

# 精神・神経疾患合併妊娠

## ◆ てんかん

### ◇概念
てんかんは妊娠・出産が可能な年齢では約1％にみられる。

### ◇てんかんと妊娠
1）妊娠がてんかんに及ぼす影響
　妊娠前から痙攣発作がコントロールされていれば母児の予後は良好である。5〜25％で妊娠中に悪化する。
2）てんかんが妊娠に及ぼす影響
　てんかん自体が母体・胎児に及ぼす影響については，重責発作による母児の低酸素血症が重要である。てんかん合併妊娠では，流産率，妊娠高血圧症候群，帝王切開率，早産率，低出生体重児の出生率，奇形の合併率，周産期死亡率が上昇する。てんかん合併妊婦から出生した児は脳性麻痺，てんかん，知能障害の発生率が一般妊婦に対して高い。

### ◇てんかん合併妊娠の管理と治療
・抗てんかん薬内服妊婦では葉酸吸収低下による児の神経管欠損症が増加するため，妊娠前から葉酸を補給する。
・妊娠中は抗てんかん薬の血中濃度を定期的にモニタする。
・抗痙攣薬の多剤併用療法は奇形発生率を増加させるとの報告が多く，単剤投与が望ましい。
・分娩様式の決定は一般妊婦と同様である。
・新生児にビタミンK依存性凝固因子の低下による出血傾向をみることがあるため，分娩前に母体へのビタミンK投与や，新生児にもビタミン$K_2$の投与も行う。

## ◆ 統合失調症

### ◇概念
妊娠中の発病は少ないが，初発よりも再発または再燃悪化の病態が多い。生殖年齢に女性における有病率は約1％である。

### ◇統合失調症と妊娠
1）妊娠が統合失調症に及ぼす影響
　妊娠中に再発または再燃する頻度は4.0〜8.3％である。出産後に再発または再燃する頻度は，43.3％，30.8％とされている。
2）統合失調症が妊娠に及ぼす影響
　統合失調症が母体・胎児に及ぼす影響については明らかなものはない。

### ◇症状
人格の障害であり，幻覚，幻聴，妄想，混迷などの症状を呈する。

### ◇統合失調症合併妊娠の管理と治療
・妊娠中に再燃・増悪した場合は早急に薬物療法を開始する。
・分娩様式の決定は一般妊婦と同様である。
・新生児期には頻回に授乳する必要があり，薬物投与中は夜間に起きることが困難となるため，家人の協力が必要となる。

## Self Check

- [ ] WHO の妊婦貧血基準値は，Hb 11.0g/dL 以下，Ht 33％以下と定義されている．
- [ ] 妊婦貧血の 77〜95％以上は鉄欠乏性貧血によるものである．
- [ ] ITP の分娩時は血小板数 5 万/μL 以上を保つように，あらかじめ血小板の増加を試みる．
- [ ] 一般に妊娠 14 週頃までの初期では，SLE は増悪する傾向にあるが，その後は分娩までは軽快する．
- [ ] SLE の妊娠に対する影響としては，自然流産，早産，胎児発育不全，子宮内胎児死亡がある．
- [ ] 妊娠初期には甲状腺機能亢進症は軽度増悪する．
- [ ] 妊娠中期から末期にかけて甲状腺機能亢進症は改善し，産褥期には増悪することがある．
- [ ] 抗甲状腺薬として，PTU，MMI が使用される．
- [ ] 甲状腺機能低下症治療の目標は TSH の正常化である．
- [ ] NYHA 機能分類 Class Ⅲ以上では通常妊娠は勧められない．
- [ ] 母体負荷を軽減するために，分娩第 2 期を短縮する目的で，吸引・鉗子分娩を行うこともある．
- [ ] 感染性心内膜炎を起こす可能性が高い心疾患にはアンピシリンとゲンタマイシンを投与する．
- [ ] 妊娠中の喘息の経過に関しては，悪化，軽快，不変といずれの場合もある．
- [ ] 喘息合併症妊娠では低出生体重児や早産との有意な関連性が報告されている．
- [ ] てんかん自体が母体・胎児に及ぼす影響については，重責発作による母児の低酸素血症が重要である．
- [ ] 抗痙攣薬は単剤投与が望ましい．
- [ ] 抗てんかん薬内服妊婦では葉酸吸収低下による児の神経管欠損症が増加するため，妊娠前から葉酸を補給する．
- [ ] 妊娠中の統合失調症発病は少ないが，初発よりも再発または再燃悪化の病態が多い．
- [ ] 統合失調症が母体・胎児に及ぼす影響については明らかなものはない．
- [ ] 妊娠中に再燃・増悪した場合は早急に薬物療法を開始する．

〈牧野康男〉

# 分娩の三要素

陣痛の開始を分娩の開始とする。陣痛は，10分に1回以上または1時間に6回以上の規則的な子宮の収縮であり，多くは収縮時に痛み自覚を伴う。

初産婦では分娩開始後30時間以上，経産婦において15時間以上経過しても児娩出に至らないものを遷延分娩とよぶ。分娩が遷延する場合には，分娩の三要素のいずれに問題があるかを検討する。分娩の三要素とは，①娩出力（expulsive force），②産道（birth canal），③娩出物の3つである。

## 娩出力

娩出力は，陣痛と腹圧よりなる。陣痛が適正であるか，陣痛間隔と持続時間で判断する【表1】。微弱陣痛のときは，陣痛促進薬（プロスタグランジン $F_{2\alpha}$ またはオキシトシン）の点滴投与を行うことがある。

## 産道

産道は，骨産道と軟産道よりなる。小骨盤は分娩に際しては胎児が通過する骨産道をなし，骨産道は入口部，闊部，峡部，出口部の4つに分けられる【図1】。軟産道は子宮下部，子宮頸管，腟，外陰からなる内管と，骨盤底筋群からなる外管に分けられる【図2】。経腟分娩においては，軟産道の損傷に注意する。軟産道の損傷は，分娩時の大量出血や分娩後の失禁，性器脱の原因になる。

## 娩出物

娩出物とは，胎児および臍帯，胎盤のことである。

**表1　陣痛周期と持続時間に基づいた，過強陣痛および微弱陣痛の定義**

①陣痛周期

| 子宮口の開大 | 4〜6cm | 7〜8cm | 9〜10cm | 分娩第2期 |
|---|---|---|---|---|
| 平均 | 3分 | 2分30秒 | 2分 | 2分 |
| 過強 | 1分30秒以内 | 1分以内 | 1分以内 | 1分以内 |
| 微弱 | 6分30秒以上 | 6分以上 | 4分以上 | 初産4分以上<br>経産3分30秒以上 |

②陣痛持続時間

| 子宮口の開大 | 4〜8cm | 9cm〜分娩第2期 |
|---|---|---|
| 平均 | 70秒 | 60秒 |
| 過強 | 2分以上 | 1分30秒以上 |
| 微弱 | 40秒以内 | 30秒以内 |

図1 骨産道

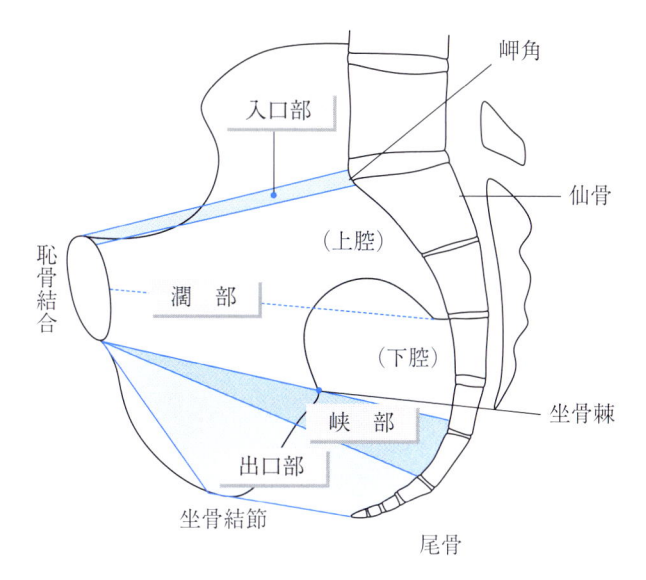

図2 軟産道

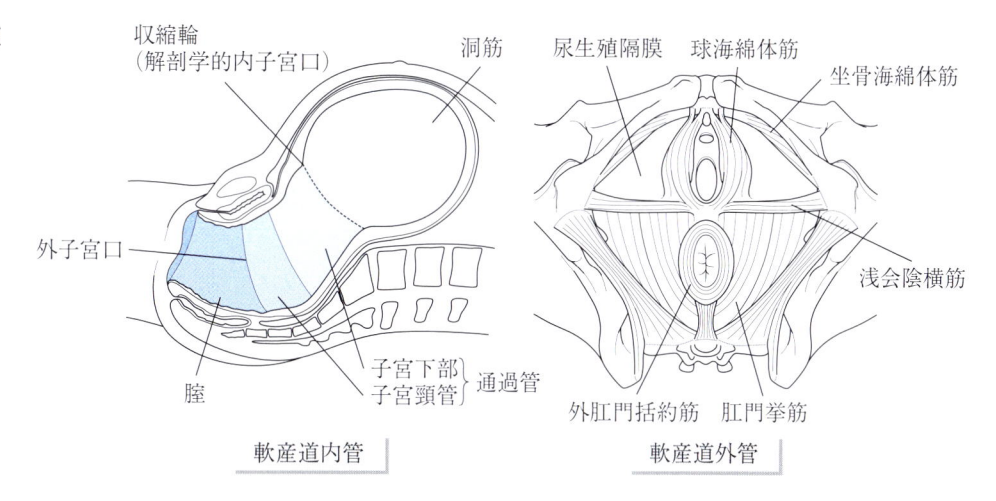

# Self Check

- [ ] 分娩が遷延したときには分娩の三要素をチェックする。
- [ ] 分娩の三要素とは，娩出力，産道，娩出物の3つである。
- [ ] 娩出力は胎児を子宮外に排出させる力で，陣痛と腹圧からなる。
- [ ] 産道は骨産道と軟産道からなる。

〈岡垣竜吾〉

Ⅲ-A. 妊娠経過とその異常／正常分娩の生理と管理

# 正常分娩の経過

## 分娩とは

①陣痛の開始，②子宮口全開大，③児の娩出，④胎盤の娩出の4つにより分娩は3期に分けられる【図1】。すなわち，分娩第1期は陣痛の開始から子宮口全開大まで，分娩第2期は子宮口全開大から児の娩出まで，分娩第3期は児の娩出から胎盤の娩出までである。

分娩開始前の破水を前期破水，分娩第1期の破水を早期破水，分娩第2期の破水を適時破水という。

## Friedman 曲線

横軸を時間，縦軸を子宮口の開大度としたグラフを Friedman 曲線という。分娩の進む早さはS字曲線の直線部分の傾きで表現される。後年，児頭の下降という概念を加えて書き直されたものが【図2】である。Friedman の理論をもとに，個々の分娩についてその進行を表にしたものを分娩経過図（パルトグラム）という。子宮口の開大度，児頭の下降度に加え，児頭の回旋，陣痛の周期，陣痛間隔などがグラフ化され，処置や妊婦の状態などが記載されている【図3】。

図1 分娩第1期から3期の定義と破水時期のよび方

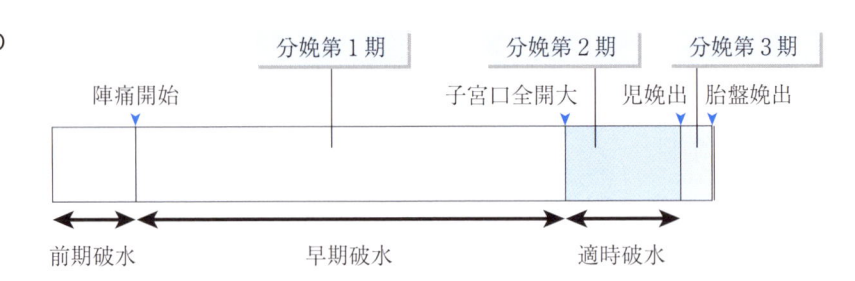

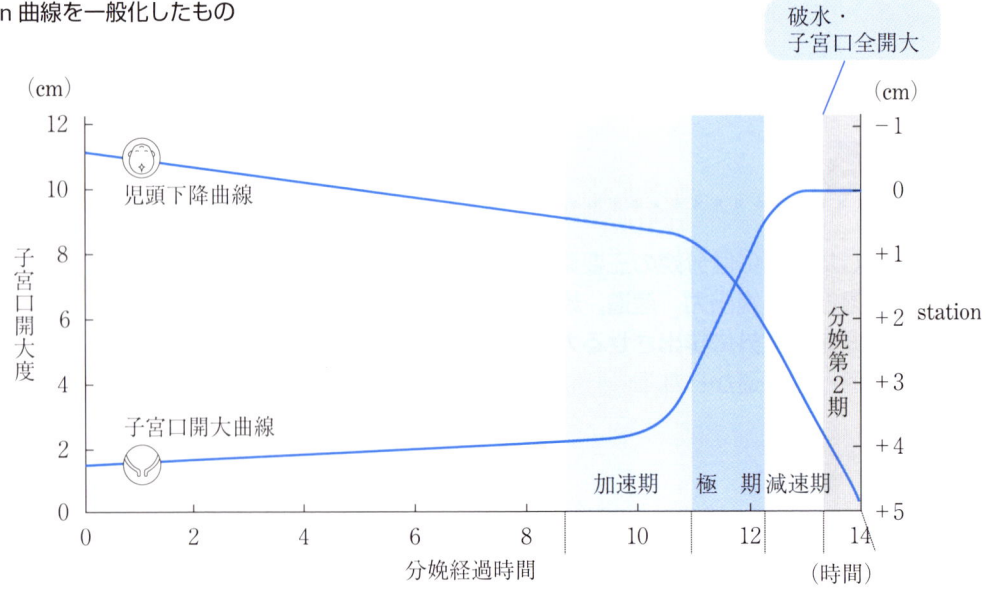

図2 Friedman 曲線を一般化したもの

図3 パルトグラム（分娩経過図の一部）

色矢印が子宮口開大度（cm），グレー矢印が児頭の下降（station）を示す。上段には△：陣痛間隔，×：陣痛持続時間，○：胎児心拍数などが記載されている。

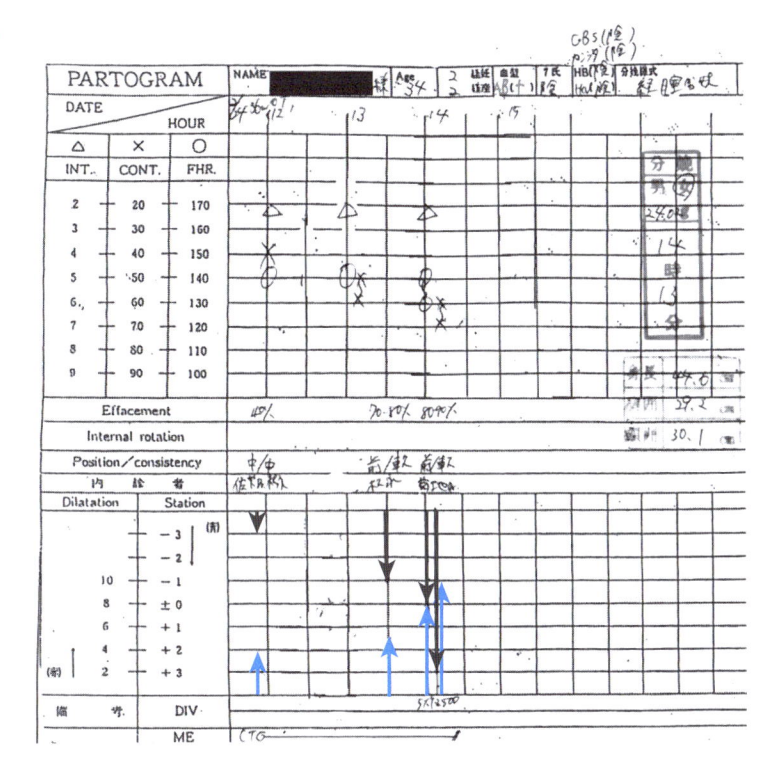

> **Basic Point** Obstetrics
>
> ●分娩第1期～第3期とは
> ・分娩第1期＝分娩開始から子宮口が全開大するまでの時期。
> ・分娩第2期＝子宮口全開大から胎児が産道を下降して娩出を完了するまでの時期。
> ・分娩第3期＝胎児娩出から胎盤ならびに卵膜の排出が完了するまでの時期。

## Self Check

- [ ] 横軸を時間，縦軸を子宮口の開大度としたグラフを Friedman 曲線といい，分娩の進行を表す。
- [ ] 個々の分娩の進行は分娩経過図により評価する。

〈岡垣竜吾〉

### Ⅲ-A. 妊娠経過とその異常／正常分娩の生理と管理

# 胎児下降度

## 触診による判定

　腹壁上からの触診で胎児の下降度を判定するには，Leopold 手技第4段と Seitz 法がある。どちらも母体を仰臥位にして行う。頭位と仮定して述べる。Leopold 手技第4段は児頭を腹壁の上から両手で触ってみることによって，まだ動く（浮動）か，動かない（固定）かを判断するもので，37週以降または分娩開始後に浮動であれば児頭骨盤不均衡（CPD）を考える【図1】。CPD とは，児頭と骨盤の間に不均衡が存在するために分娩が停止するか，母児に障害をきたすか，あるいは障害をきたすことが予想される場合をいう。CPD と診断されたときは，帝王切開により分娩とする。

　Seitz 法は【図2】のように手指を滑らせたとき，児頭の最大径が母体の恥骨結合より上なら児頭の盛り上がりを触れ，Seitz 法（＋）であり CPD を疑う。同じ高さならば（±），へこんで触れれば（－）である。

CPD：cephalopelvic disproportion
（児頭骨盤不均衡）

## 内診による判定

　CPD の診断には，内診による方法もある。内診指で児頭を押し上げようとしても動かなければ児頭は固定している。このとき児頭最大径は骨盤入口面に近い【図3①】。骨盤入口面の前後径に相当する線を産科学的真結合線という。児頭の最大径が産科学的真結合線を越えるとき，通常の形の骨盤であれば，CPD はないと判断される。このとき児頭の先進部は坐骨棘の高さ（station±0）にある。

　station±0 を越えると児頭最大径は骨盤入口部を通過し（嵌入），骨盤濶部に入る。

## 児頭下降の表現法

　児頭先進部の位置は，坐骨棘の高さを基準として，これより何 cm 離れているかで記載する【図4】。station が＋3のとき，児頭最大径は恥骨と坐骨棘を結ぶ線を越え，骨盤濶部から峡部に入る。このとき第2回旋（p.392，「正常分娩の生理と管理／回旋」参照）も終了する【図3②】。station が＋5のとき，児頭最大径は出口部に達する【図3③】。陣痛発作時には児頭が陰裂の間に見えてくる（排臨）。その後，胎児先進部が陰裂間に絶えず見え，陣痛間欠期にも後退しない状態となり（発露），児頭の娩出に至る。

**図1　Leopold 手技第4段**
児頭の固定をみている。

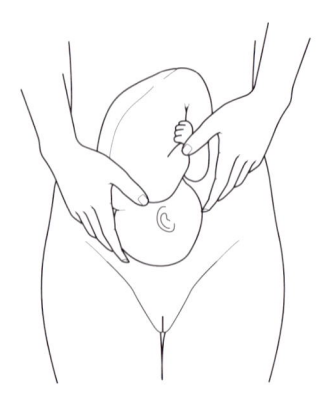

**図2　Seitz 法**
恥骨の上縁よりも児頭のほうが盛り上がっていれば Seitz 法（＋）であり，児頭は固定していない。

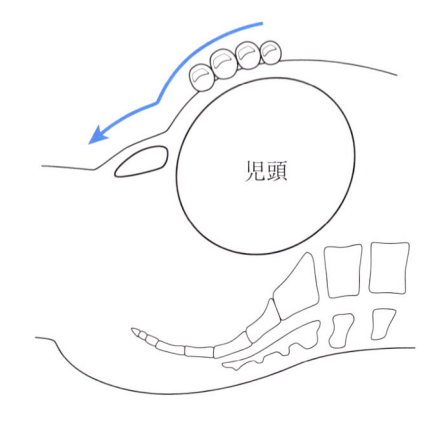

## 図3 station

① station ± 0：児頭最大径は産科学的真結合線（色の線）の高さ＝骨盤入口部にある。
② station + 3：児頭最大径は恥骨-坐骨棘のレベル（黒い線）を越え，骨盤峡部に入る。第2回旋が終了する。
③ station + 5：児頭最大径は恥骨-尾骨のレベル（グレーの線）を越え，骨盤出口部に入る。外陰は膨隆し，排臨となる。
　×――――×：児頭最大周径

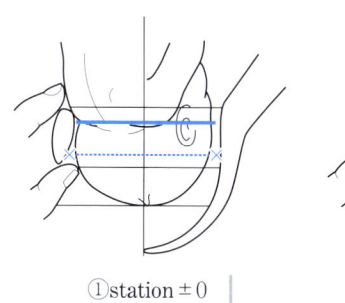

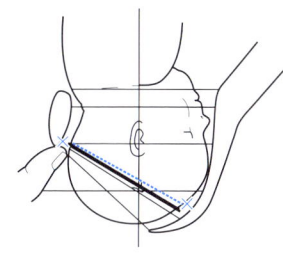

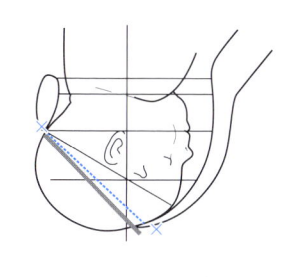

①station ± 0　　②station + 3cm　　③station + 5cm

## 図4　De Leeによる児頭下降の表現法

station ± 0を越えると児頭最大径は骨盤入口部を通過し（嵌入），CPDは否定される。

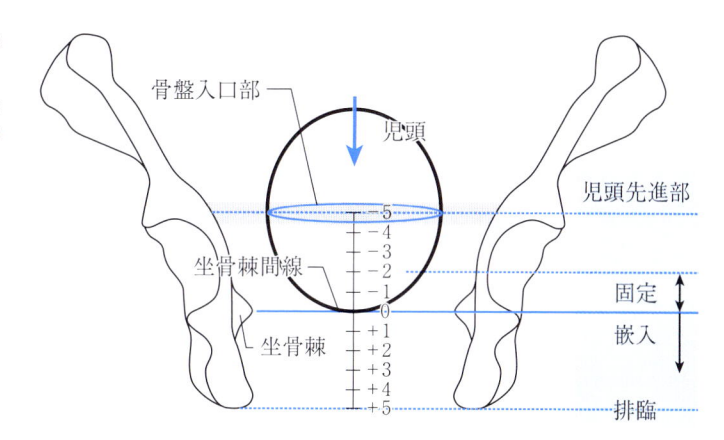

### Basic Point　obstetrics

●CPDの判定に関する用語
・産科学的真結合線＝仙骨岬から恥骨結合後面に至る最短距離をいい，骨盤入口部前後径に相当する。平均11.5cm。
・児頭の固定＝児頭が骨盤入口をめざして下降しはじめ，その最大骨盤通過面が骨盤入口面に近づいて移動性を失った状態。内外診により容易には児頭を移動しえないが，児頭の最大骨盤通過面が骨盤入口をまだ通過していない。
・児頭の嵌入＝児頭が骨盤入口部を通過した状態で，内診では，± 0すなわち坐骨棘の高さまで下降した状態。この状態まで達した場合は，まれな異常を除いてCPDはないと判断される。

## Self Check

☐ CPDの判定には児頭の固定および嵌入をみる。
☐ 児頭の高さをstationで表現する。

〈岡垣竜吾〉

## III-A. 妊娠経過とその異常／正常分娩の生理と管理

# 回旋

児頭の向きを知るには内診指で児頭の正中の骨の継ぎ目である矢状縫合と，小泉門を触れればよい【図1①】。小泉門のあるほうが後方である。通常，妊婦が仰臥位（あるいはそこから下肢を上げた砕石位）をとっていると想定して，分娩介助者の視点で表現し，【図1②】のような記号で表記する。正常では小泉門が先進していて大泉門は触れにくいが【図1③】，児頭が後屈（反屈）しているときはむしろ大泉門のほうが先進して触れる【図1④】。

## 回旋とは

第1回旋とは，児頭が骨盤入口部に進入するとき前方に強く屈曲し，頤（おとがい）部が胸壁に接近することをいう。その異常は胎児の頤が上がってくる状態，すなわち反屈である。反屈してくると頭頂位→前頭位→額位→顔位【図2】となり，分娩は遷延あるいは停止することが多い。

児頭の先進部（正常では後頭（小泉門））が母体側方から母体前方（腹側）へ回旋することを第2回旋という。例えば児の背中が母体の左にあって（第1胎向），児頭最大径が骨盤入口面にあるときは，矢状縫合は横方向で小泉門は3時方向にある【図3①】。第1胎向から正常に第2回旋を終えて峡部まで降りてきたときには，介助者からみて児頭は90°反時計回りするため，矢状縫合は縦になり，小泉門は12時方向になる【図3③】。骨盤入口部では前後幅が狭かったが，骨盤峡部では横幅が狭くなるので（左右坐骨棘の間に相当），前後に長い児頭が峡部を抜けるには縦方向を向いたほうが有利になるわけである。ここで第2回旋は終了であるから，児頭はそのまま下降し，最終的に分娩室の床を見ながら出てくることになる。母体の前方に児の小泉門（後頭）が先進して出てきたので，前方後頭位で出産した，という。

前屈していた児頭が会陰を通過して現れるときに伸展，反屈することを第3回旋という。

肩甲が骨盤出口を通過するときに，肩幅が前後径に一致するように回旋し，児の顔面が母体の側方を向くように回旋することを第4回旋という。

## 胎向・胎勢とは

胎児の母体左右・前後側に対する向きを胎向といい，胎児の姿勢を胎勢という。同じ回旋という単語を使っているが，第1回旋と第3回旋は胎勢の，第2回旋と第4回旋は胎向の変化である。

### 図1 児頭の表記法
①児の頭骨の構造，②その略表記，③小泉門が先進していることを強調した表記，④大泉門が先進していることを強調した表記（反屈位）。

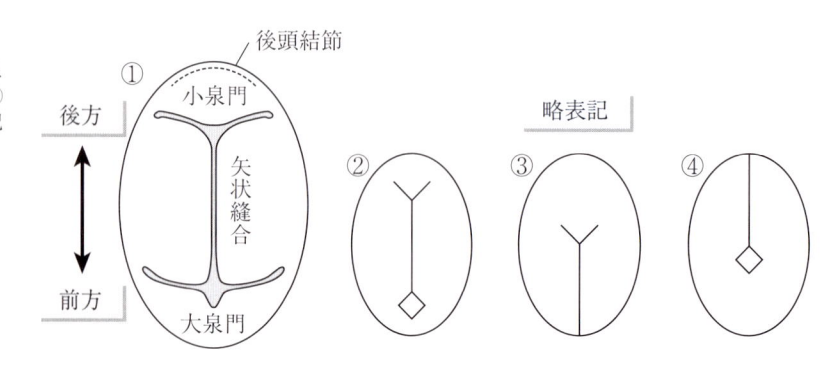

## 図2 第1回旋とその異常

①後頭位，②前頭位，③額位，④顔位。反屈すると通過する児頭の最大径が大きくなってしまうので，児頭の通過は困難になる。額位が最も難産となる。

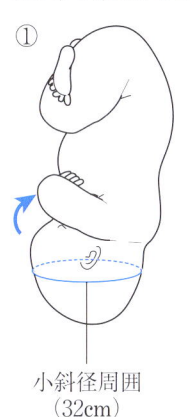

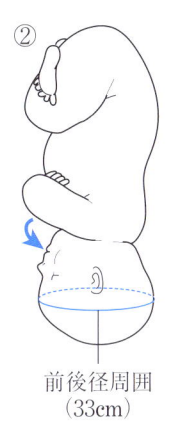

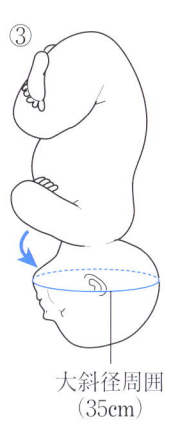

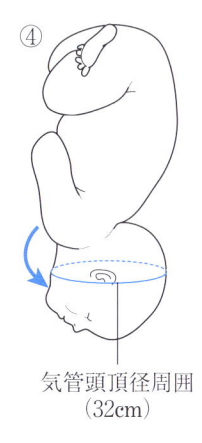

| ① | ② | ③ | ④ |
|---|---|---|---|
| 小斜径周囲 (32cm) | 前後径周囲 (33cm) | 大斜径周囲 (35cm) | 気管頭頂径周囲 (32cm) |

## 図3 第2回旋（正常例）

①第1胎向で児頭最大径が骨盤入口部にあるとき，小泉門3時先進。③正常に第2回旋が終了して児頭最大径が骨盤出口部にあるとき，小泉門12時先進。

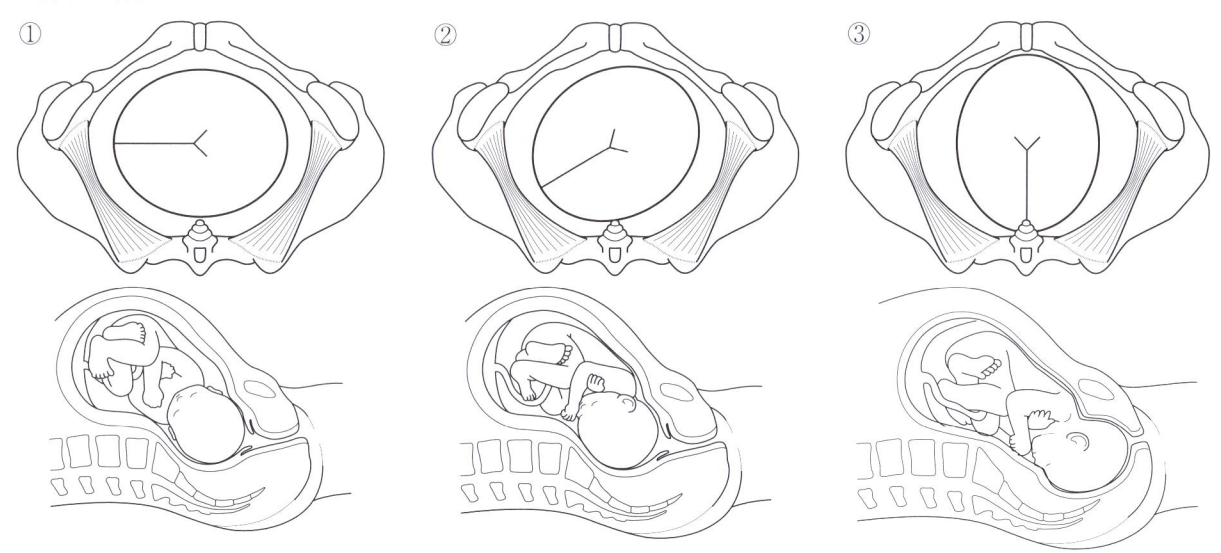

# Self Check

- ☐ 児頭の回旋を知るには，矢状縫合と泉門を触れる。
- ☐ 第1回旋の異常とは反屈のことである。

〈岡垣竜吾〉

Ⅲ-A. 妊娠経過とその異常／正常分娩の生理と管理

# 分娩介助法

分娩介助は産婦を精神的・身体的に支援し努責のタイミングの指導などを行う。それにより児を安全に娩出させ，母体の産道損傷を最小限にとどめることを目的とする。分娩開始後は原則的に胎児心拍モニタリングを適宜行う。

## 分娩第1期

産婦をベッド上に臥床させる必要はなく，自由な体位をとらせる。また歩行も可能である。第1期の終わり頃はなるべく腹圧をかけないよう指導する。

## 分娩第2期

産婦を分娩台に移動させる。外陰部の消毒を行う。導尿を行い，膀胱を空にする。産婦は陣痛発作に伴って自発的に腹圧（努責）をかけるが，分娩の進行をみながら努責を指導する。

## 分娩介助

児頭下降すると陰裂から陣痛発作時に現れる（排臨）ようになり，さらに進行すると児頭は間欠期でも陰裂に露出した状態（発露）となる。介助者は会陰の裂傷を防止するよう母体の努責を指導し用手的に会陰の伸展を図る。

### ◆ 児頭の娩出

通常，介助者は右側に立つことが多い。必要であれば会陰切開を行う。

ほぼ発露の状態となったら，介助者は児頭の後頭結節が母体恥骨結合の下縁に達するまでは左手掌で児頭を下方に圧迫し，同時に右手で会陰部の保護を行う【図1】。後頭結節が母体恥骨結合の下縁に到達したら児頭の第3回旋を補助する。その際は左手の圧迫を少しずつ解除し，右手で会陰保護をし，裂傷にならないように娩出速度を調節ながら児頭が反屈位になるようにして児頭を娩出する【図2】。次いで児頭は自然に第4回旋を行うが，その間に児の顔面を清拭する。

### ◆ 肩甲の娩出

第4回旋で児の両肩を結ぶ線は骨盤の縦軸方法に一致する。前在の肩（母体腹側にある児の肩）から娩出するが，その際，児の上側の側頭を上から押し下げ恥骨弓から前在肩甲をはずす。次いで，左手で下から抱きかかえるようにして後在肩甲（母体背側にある児の肩）を娩出する。その際，右手で会陰部を押さえながら裂傷ができないよう会陰保護を行う。

### ◆ 躯幹の娩出

両側の肩甲が娩出されたら，両手で児の躯幹を把持して母体の尾側方向に牽引すると躯幹，下肢が娩出される。その際，臍帯を強く牽引しないよう注意する。

児娩出後は素早く口腔・鼻腔内の羊水を吸引し，皮膚刺激などで第1啼泣を促す。吸引カテーテルを後咽頭まで挿入すると迷走神経反射を引き起こすことがあるので深い挿入は控える。また臍帯を結紮し切断する。

### ◆ 胎盤の娩出

胎盤の剥離徴候が確認できたら軽く臍帯を牽引し胎盤を娩出する。胎盤を両手でつかみ，胎児面が表になるようにして軽く回すようにしながら牽引する。

図1 児頭誘導の図

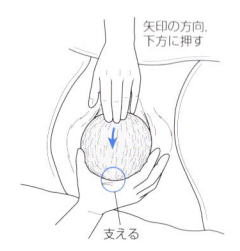

図2 児頭第3回旋の補助の図

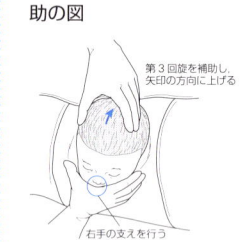

## 分娩第3期

　児娩出後，胎盤の剥離徴候が確認されるまで待機する。剥離前に粗暴に臍帯を牽引すると子宮内反を起こす。胎盤の剥離徴候にはAhlfeld徴候（臍帯が下降する），Küstner徴候（恥骨上部を圧迫すると臍帯が下降する），Schröder徴候（子宮底が上昇する）などがある。剥離徴候を確認したら軽く臍帯を牽引し胎盤を娩出する。胎盤・卵膜の娩出が完全であるかを確認し，また子宮の収縮状態を確認する。

## 肩甲難産

　肩甲難産とは児頭が娩出された後，肩甲部が娩出困難となった状態をいう。

　厳密な定義はないが，児頭娩出から1分以上経過しても肩甲部が娩出されない場合と考える。児体重が大きい場合に起こり易く，とくに4,000g以上の児で高率となるが，それ未満でも起こる場合がある。

### ◆母児への影響

　母体への影響：弛緩出血や頸管・腟裂傷などによる出血多量
　児への影響：上腕神経麻痺，鎖骨骨折，上腕骨骨折など，新生児仮死など
　危険因子：肩甲難産を予知することは難しい。
　児体重4,000g以上，吸引・鉗子分娩（中位鉗子），母体耐糖能障害，肩甲難産の既往歴

### ◆管理

　発症を予測することが困難であるため，選択帝王切開を行う基準が明確ではないが，ACOGは，母体に糖代謝異常がなく推定児体重が5,000g以上の場合，あるいは糖代謝異常があり推定児体重が4,500g以上の場合には，選択帝王切開が考慮されるとしている。

ACOG：American College of Obstetricians and Gynecologists

### ◆分娩中の管理

　砕石位の場合は，同側の手で膝裏を抱えるようにして臀部を挙上させるか，介助者が踵を頭側に押し上げて産婦の足を腹上に強く屈曲させ体位（McRoberts法【図3】）をとらせ，同時に恥骨直上を圧迫する。
　後在（母体の背側）の上肢を用手的に解出する。

図3　肩甲難産の対処法　①産婦の体位（McRoberts法）　②児の娩出介助（恥骨直上の圧迫）

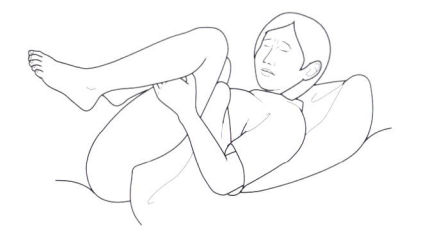

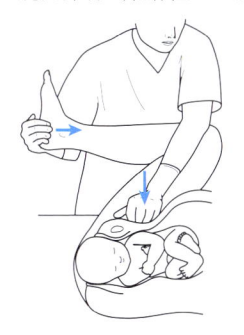

## Self Check

□　分娩第1期の産婦の分娩管理する目的で臥床させる必要性はない。
□　分娩第2期は分娩の進行状況をみて怒責指導する。
□　胎盤は剥離徴候が確認されるまでは不用意に強く牽引しない。

〈高木健次郎〉

# Ⅲ-A. 妊娠経過とその異常／正常分娩の生理と管理

# 正常分娩のまとめ

## 正常分娩とは

　正期（妊娠 37 ～ 41 週）に自然に陣痛が発来し成熟胎児が経腟的に前方後頭位（正常回旋）で娩出し，母児ともに障害や合併症がなく，予後良好であった分娩をいう。分娩所要時間が初産婦で 30 時間未満，経産婦では 15 時間未満である分娩をいう。

## 分娩経過とその分類

　分娩の経過は以下の 3 期に分けられる。
①分娩第 1 期（開口期）：分娩開始から子宮口全開大までの期間。
②分娩第 2 期（娩出期）：子宮口全開大から児娩出終了までの期間。
③分娩第 3 期（後産期）：児娩出終了から胎盤，卵膜の娩出終了までの期間。
・分娩所要時間：分娩第 1 期から分娩第 3 期終了までの時間をいう【表 1】。

## 分娩の三要素とは

　分娩進行の良否は娩出力，産道，娩出物の 3 要素の相互関係により決まる。

### ◆ 娩出力とは

　陣痛と腹圧がある。陣痛は児を娩出する原動力で，陣痛の性状の表現は発作（収縮期），間欠（静止期），周期（発作＋間欠）および収縮の強さなどで表される。分娩第 2 期では陣痛に伴って自発的な腹圧（努責）が加わり，共圧陣痛となる。

### ◆ 産道とは

　分娩時に胎児とその付属物が通過する経路を産道という。産道は骨産道と軟産道とに分類される。骨産道は骨盤によって囲まれた管であり，骨盤分解線により大骨盤と小骨盤に分けられ，分娩に関与するのは小骨盤である。骨盤の 4 平面と 4 つの空間（入口部，濶部，峡部，出口部）に分けられる。

### ◆ 娩出物とは

　胎児とその付属物（胎盤，臍帯，卵膜など）をいう。

## 正常分娩の進行と児頭回旋

　正常分娩の児頭回旋は前方後頭位分娩である。児頭は骨盤入口を通過し，4 つの回旋により娩出される。

### ◆ 第 1 回旋（胎勢回旋）【図 1 ①】

　児は屈位（下顎を胸に近づける）となり，それにより後頭（小泉門）が先進する。すなわち最小周径である小斜径周囲で産道を通過する。

### ◆ 第 2 回旋（胎向回旋）【図 1 ②】

　児頭は小泉門を母体恥骨結合に向かうように縦軸回旋しながら骨盤濶部を下降していく。骨盤出口部で矢状縫合は骨盤前後径に一致する。

### ◆ 第 3 回旋（胎勢回旋）【図 1 ③】

　児頭後頭部が母体恥骨結合後面を通過すると児頭は恥骨結合下縁を支点として屈位から反屈位となり，その結果，前頭→顔面→頤部（下顎）の順に娩出される。

## ◆第4回旋（胎向回旋）【図1④】

児頭が娩出された直後は児の顔は下（床面）を向いているが，頭に続いて肩が骨盤内を回旋するため，児頭は骨盤入口における方向に戻るよう回旋する。

## 胎盤の娩出（分娩第3期）

胎盤は児娩出後に剥離し娩出される。胎児面から娩出される Schultze 様式と母体面から娩出される Duncan 様式，両者の間の混合様式がある。

表1　初産婦，経産婦別にみた分娩所要時間の比較

|  | 初産婦 | 経産婦 |
| --- | --- | --- |
| 分娩第1期 | 10～12 時間 | 4～6 時間 |
| 分娩第2期 | 2～3 時間 | 1～1.5 時間 |
| 分娩第3期 | 15～30 分 | 10～20 分 |
| 分娩所要時間 | 12～15.5 時間 | 5～8 時間 |

表2　骨盤の4平面

|  | 前方 | 側方 | 後方 |
| --- | --- | --- | --- |
| 入口平面 | 恥骨稜～恥骨結合上縁 | 骨盤分界線 | 仙骨岬角 |
| 濶平面 | 恥骨結合後面中央 | 寛骨臼内面中央 | 第2,3仙骨融合部 |
| 峡平面 | 恥骨結合下縁 | 坐骨棘 | 仙骨先端 |
| 出口平面 | 恥骨結合下縁 | 恥骨弓 | 尾骨先端 |

図1　正常回旋（第1前方後頭位分娩）

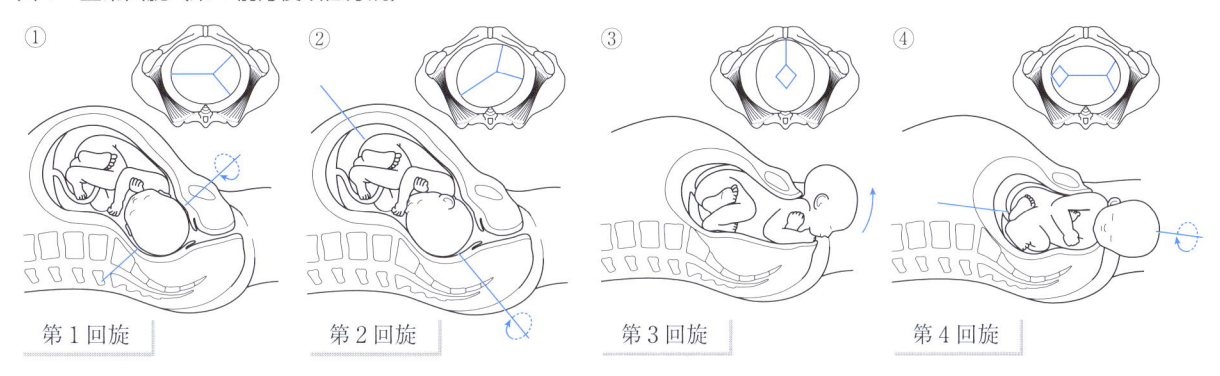

① 第1回旋　② 第2回旋　③ 第3回旋　④ 第4回旋

### Basic Point

●陣痛の特徴

陣痛は非妊娠時の子宮収縮とは異なる。その特徴は，反復性，疼痛性，不随意性という。すなわち，陣痛は胎児が娩出されるまでは繰り返して起こり（反復性），陣痛発作時に痛みを伴う。そして子宮は他の平滑筋臓器と同じく，不随筋であるため，自分で収縮の調節はできない（不随意性）。

### Self Check

☐ 正常分娩とは後方視的に母児に異常がなかった時点で診断される。
☐ 児頭回旋は骨盤の形状（入口部，濶部，出口部）に合わせ児頭の形状が適合するよう起こる。
☐ 胎盤は脱落膜の基底層を残して子宮壁から剥離し，分娩3期終了後の子宮出血は子宮収縮により止血される。

〈高木健次郎〉

## Ⅲ-A. 妊娠経過とその異常／分娩経過の異常

# 娩出力の異常

## 微弱陣痛

### ◆ 定義

分娩の経過は Friedman 曲線で説明される【表1，(p.388, 図2参照)】。陣痛周期が10分以内，または1時間に6回の頻度になった時点を分娩開始とするが，平均分娩所要時間は初産婦で12〜16時間，経産婦で5〜8時間とされる。初産婦で30時間以上，経産婦で15時間経過しても分娩に至らない場合を分娩の遷延という。その主たる原因の1つである微弱陣痛とは陣痛の強さ（子宮内圧），陣痛の周期（回数），発作の持続時間のいずれか1つ以上が減弱して分娩が進行しない状態をいう。胎児心拍数陣痛図における陣痛曲線での三要素の定義を【図1】に示す（p.386,「分娩の三要素」を参照）。

### ◆ 原因，分類

微弱陣痛は分娩開始時から陣痛が弱く分娩が進行しない原発性微弱陣痛と，当初は分娩が正常に進行していたにもかかわらず，分娩の途中で二次的に陣痛が微弱となり分娩が進行しなくなる続発性微弱陣痛に分類される。それぞれの原因を【表2】に示す。分娩は「娩出力」「胎児・付属物」「産道」の三要素がそれぞれに関連し，またその要素自体も分娩進行に伴い変化する。すなわち分娩が進行しない原因は「娩出力」1つをとってもさまざまであり，子宮内感染やあるいは母体の疲労，分娩に対する不安などが関連していることも多く，母体の状態も十分考慮する必要がある。いずれにしても正常からの逸脱を診断するためには，まず正常分娩の理解が不可欠である。

### ◆ 診断

#### ◇ 分娩監視装置

分娩監視装置の陣痛計によって記録される陣痛曲線から子宮内圧，陣痛周期，陣痛持続時間を測定し，子宮口開大度とあわせて判定する【表3，4】。陣痛の客観的評価には子宮内圧を用いるが，その測定法には2種類あり，内測法は羊水圧の変化を直接計測する方法で，経

表1 Friedman 子宮口開大度曲線

| | 分娩第1期 | | | | 分娩第2期 |
|---|---|---|---|---|---|
| | 潜伏期（latent phase） | 活動期（active phase） | | | |
| | | 加速期（acceleration phase） | 極期（phase of maximal slope） | 減速期（deceleration phase） | |
| 子宮口 | 2.0〜2.5cm | 2〜3, 4cm | 急速に9cmまで開大 | 9〜10cm | 10cm |
| 初産婦 | 平均8.5時間 | 2時間以内 | 約2時間 | 2時間 | 1時間半〜2時間 |
| 経産婦 | 平均5時間 | 1時間以内 | 約1時間 | 数分 | 30分〜1時間 |
| 備考 | この時間の長短は全分娩所要時間を左右する軟産道の強靱，陣痛微弱は，この時間が延長する | | 児頭の下降が始まる | 児頭の下降が著しい下降がないとCPD，回旋異常を考える | |

分娩時間を最も左右するのは子宮口開大の遅速であり，Friedman は正常な標準経過をとる産婦の子宮頸管開大度と分娩時間を検討し，このような曲線を得た。

腟的に圧トランスデューサーに接続されたカテーテルを子宮内に挿入し，子宮内圧を測定する。一方外測法は，子宮収縮による母体の腹圧変化を圧センサーで計測する方法であり，内測法に比べて非侵襲的であるため分娩監視装置として汎用されているが，表示される圧力は子宮内圧ではないため，内圧測定の代わりに陣痛周期と陣痛持続時間で表現することが多い【表4】。また陣痛持続時間は，触診による子宮収縮の開始点が子宮内圧約10mmHgであることから，内測法においては10mmHgの点における収縮時間を測定し，外測法では波形

### 図1 陣痛曲線における陣痛の三要素

胎児心拍数陣痛図における陣痛曲線では，陣痛の三要素として下記のように陣痛の強さ，持続，周期を定義する。

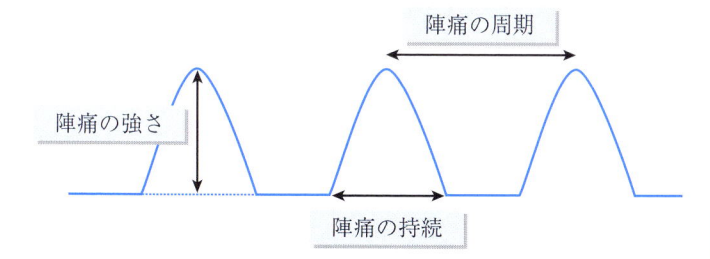

### 表2 微弱陣痛の原因

原発性微弱陣痛
- 子宮に原因
  子宮発育不全，子宮奇形，子宮筋腫など
- 胎児に原因
  骨盤位，横位など
- 胎児付属物に原因
  前置胎盤など
- 子宮内感染
- 分娩に対する恐怖，不安
- その他母体の不眠，衰弱などによる内因性のオキシトシン，プロスタグランジンの低下，あるいは子宮筋の感受性の低下で分娩開始時より陣痛が弱い状態

続発性微弱陣痛
- 狭骨盤，骨盤内腫瘍，軟産道強靱などの産道の異常
- 胎児の過大および奇形
- 胎位，胎勢の異常
- 膀胱，直腸の充満
- 麻酔，疲労などにより二次的に全身性または子宮筋の疲労をきたして陣痛が弱くなった状態

### 表3 子宮口開大と子宮内圧

日本産科婦人科学会編産科婦人科用語問題委員会では，微弱陣痛および過強陣痛を分娩監視装置の陣痛計によって記録される陣痛曲線から子宮内圧を測定し，子宮口開大度とあわせて判定するよう定義している。

（日本産科婦人科学会編：産科婦人科用語集・用語解説集. 400, 金原出版, 東京, 2003. より引用改変）

| 子宮口 | 4〜6cm | 7〜8cm | 9cm以上，第2期 |
|---|---|---|---|
| 平均 | 40mmHg | 45mmHg | 50mmHg |
| 過強 | 70mmHg以上 | 80mmHg以上 | 55mmHg以上 |
| 微弱 | 10mmHg未満 | 10mmHg未満 | 40mmHg未満 |

### 表4 子宮口開大と陣痛周期

子宮内圧の測定法には2種類あるが，外測法は内測法に比べて非侵襲的であり分娩監視装置として汎用されているため，実際には内圧測定の代わりに陣痛計で記録された陣痛周期と陣痛持続時間で陣痛を表現することが多く，日本産科婦人科学会産科婦人科用語問題委員会では，子宮口開大度に応じた陣痛周期で微弱陣痛，および過強陣痛を定義している。

| 子宮口 | 4〜6cm | 7〜8cm | 9〜10cm | 第2期 |
|---|---|---|---|---|
| 平均 | 3分 | 2分30秒 | 2分 | 2分 |
| 過強 | 1分30秒以内 | 1分以内 | 1分以内 | 1分以内 |
| 微弱 | 6分30秒以上 | 6分以上 | 4分以上 | 初産4分以上<br>経産3分30秒以上 |

（日本産科婦人科学会編：産科婦人科用語集・用語解説集. 400, 金原出版, 東京, 2003. より引用改変）

のピークの1/5点の収縮時間を測定する【図2】。陣痛持続時間において，内測法では子宮口の開大と関係なく平均50秒，過強陣痛は1分30秒以上，微弱陣痛は30秒以内とされる。また外測法では子宮口4～8cm開大では平均70秒，子宮口9cm開大～分娩第2期は平均60秒であり，2分以上を過強陣痛，40秒以内を微弱陣痛とする。さらに微弱陣痛のパターンを【図3】に示す。

陣痛が弱く，分娩進行がみられないと判断した場合，正確な分娩開始時期を確認する。開始時期の決定には，そこから陣痛が分娩まで持続し，分娩終了に至ることが重要である。また陣痛評価は分娩監視装置のみならず，子宮底に近い子宮体部が硬くなり始めてから消失するまでの時間や，さらに次の陣痛発作が開始するまでの時間を測定するなど触診による評価も必要であり，その場合は腹圧が加わるか否かも評価する。また産婦自身の自覚によって陣痛の持続時間，間欠時間を評価することも行われるが，個人差が大きい。分娩進行の評価には定期的な内診を行って確認し，的確な対応をすることが必要である。陣痛異常の診断と治療を【表5】に示す。

## ◆ 管理

### ◇ 分娩第1期の微弱陣痛

未破水の場合，潜伏期では医療介入は不要なことが多く，前駆陣痛と考えられる場合は入院外管理で対応可能なこともある。とくに母児双方に危険がないのであれば，分娩促進を行わない。また，不眠・不安などによる衰弱が原因であることも多く，場合によっては投薬なども考慮し，十分な睡眠と水分，栄養補給を行い，不安を取り除いて積極的に出産と向きあえるように身体的な面と精神的な面の双方からサポートを行う。

破水している場合は，経過や状態に応じて抗菌薬を投与し，適時陣痛促進薬の投与を行う。活動期以降で分娩進行がみられない場合は，分娩促進の適応である。陣痛促進薬の使用に際しては，必ず経腟分娩が可能であることの確認が必要不可欠である。分娩誘発，促進にあたって確認し留意するべき事項を【表6】に示す。また，陣痛促進薬の使用については，適切な使用法を遵守し有害事象の予防に努める。陣痛が増強したにもかかわらず児頭の下降がみられない場合は，臨床的に児頭骨盤不均衡（CPD）や回旋異常なども考慮し，帝王切開を念頭に置くべきである。胎児心拍数陣痛モニタリングを継続して行い，胎児機能不全（NRFS）の所見が帝王切開術の必要な状態と判断されればその適応となる。

### ◇ 分娩第2期の微弱陣痛

産婦の疲労や児へのストレスを考慮し，早期に分娩を終了する必要があると判断された場合は陣痛促進薬の投与を行う。その場合【表6】に示した事項を確認する。未破水の場合，人工破膜が有効なこともあり，また子宮口が全開大していれば吸引分娩などの器械的操作が有効な場合もあるが，児頭の下降度や臍帯の位置などを確認し，慎重に行う。

### ◇ 陣痛促進薬の投与

自然陣痛発来のメカニズムについては多くの因子が関与しており，単純な系では説明できない。しかしながら薬物として投与されたオキシトシンやプロスタグランジンによって陣痛が誘発されたり促進されることは周知の事実であり，これらの薬剤が陣痛促進薬として使用されるゆえんである。一方で陣痛発来や分娩進行に関係する多くの生理学的機序から，場合によっては薬剤の投与なしに陣痛を促進することも可能である。具体的には子宮頸管や腟の伸展刺激によって内因性のオキシトシン分泌が亢進することや，さらに卵膜剝離や人工破膜によってプロスタグランジンの産生が亢進することが知られており，このような処置を試みることもある。陣痛促進薬の投与に際しては，【表6】に示した確認事項と留意点を確認する。

CPD：cephalopelvic disproportion
（児頭骨盤不均衡）

NRFS：non-reassuring fetal status
（胎児機能不全）

### 図2 陣痛持続時間の測定法

日本産科婦人科学会産科婦人科用語問題委員会において，陣痛持続時間は，内測法では10mmHgの点における収縮時間を測定し，外測法では波形のピークの1/5点の収縮時間を測定すると定義している。

(日本産科婦人科学会：産科婦人科用語集・用語解説集．400，金原出版，東京，2003．より引用改変)

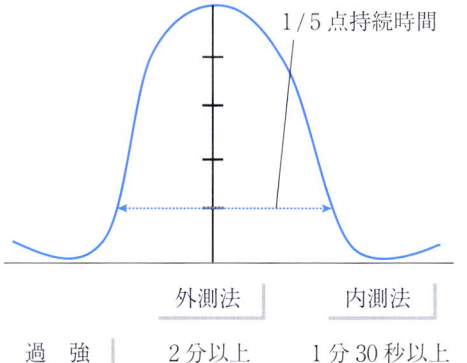

|  | 外測法 | 内測法 |
|---|---|---|
| 過強 | 2分以上 | 1分30秒以上 |
| 微弱 | 40秒以内 | 30秒以内 |

### 図3 陣痛曲線における3つの微弱陣痛パターン

① 陣痛の強さ，持続時間の異常
② 陣痛の周期の異常
③ ①と②が加わった異常

### 表5 陣痛異常の診断と治療および処置

| 分娩経過 | 診断の基準 初産婦 | 診断の基準 経産婦 | 望ましい治療・処置 | 特別な治療 |
|---|---|---|---|---|
| 分娩の遷延（潜伏期の遷延） | ＞20時間 | ＞14時間 | 治療的休息 | オキシトシン投与あるいは緊急時には帝王切開 |
| 子宮口開大の異常<br>①活動期の遷延　子宮口の開大<br>②児の下降の遷延 | ＜1.2cm/時<br>＜1.0cm/時 | ＜1.5cm/時<br>＜2.0cm/時 | 待機とサポート | CPDの場合は帝王切開 |
| 分娩停止<br>①減速期の遷延<br>②続発性子宮口開大停止<br>③児頭下降停止<br>④児頭下降不全 | ＞3時間<br>＞2時間<br>＞1時間<br>減速期もしくは分娩第2期で児頭下降がない | ＞1時間<br>＞2時間<br>＞1時間 | CPDがなければオキシトシン投与<br>CPDあれば帝王切開 | 疲労がひどければ休息をとる<br>帝王切開 |

微弱陣痛が長時間に及べば分娩が遷延する。その場合の診断と治療および処置を示す。

(Cunningham, F.G., et al.: LABOR AND DELIVERY. Williams Obstetrics, 22nd ed, 500, McGraw-Hill, New York, 2005. より引用改変)

### 表6 分娩誘発の確認点・留意点

分娩誘発にあたっての確認点
　①胎児が母体外生存が可能であり，胎児が十分に成熟していること
　②経腟分娩が可能であること
　　・子宮破裂を起こす可能性が高い瘢痕創がない
　　・前置胎盤がない
　　・CPDや産道通過障害となる病変がない
　　・産道にヘルペスなどの感染巣がない
　　・母体および胎児が分娩に耐えられる
　　・横位などの胎位異常がない
　　・経腟分娩が危険な胎児奇形や著しい巨大児ではない
　③妊産婦や家族に十分説明し，同意を得ること
　④分娩監視装置などを用いて十分な監視をすること

陣痛促進薬使用時の留意点
　①経腟的分娩誘発を試みるか，帝王切開術に委ねるべきかをまず判断する
　②胎児心拍数陣痛モニタリングで児のwell-beingを評価し，陣痛促進薬使用時は持続的に分娩監視装置で胎児心拍数と子宮収縮の状態を観察する
　③胎児心拍数，子宮口開大度，児頭下降度などについて常に監視し，帝王切開に切り替えるタイミングにも十分配慮する
　④陣痛促進薬使用にあたっては，妊婦と夫あるいは家族に手技，予想される結果について十分な説明をするとともに，同意を得ておく

(日本産科婦人科医会編，分娩管理（よりよいお産のために），研修ノート，No.68, p.71, 2002. より引用改変)

分娩期において実際に投与する薬剤はオキシトシンを第一選択とし，子宮頸管熟化やオキシトシン感受性の悪い症例ではプロスタグランジンを投与する。

# 過強陣痛

## ◆ 定義
子宮収縮が異常に強く，間隔が異常に短い，あるいは持続が異常に長い陣痛。

## ◆ 原因
陣痛促進薬投与と産道抵抗の増大に起因するものが多い。その原因を【表7】に示す。妊娠ヒト子宮筋は基本的に持続性収縮が発生しにくい性質があり，収縮の持続や頻度の周期性はよく保たれる。子宮収縮時に子宮・胎盤血流量が減少するが，分娩中の胎児保護という観点からそれが重要な収縮調整機序になると思われる。したがって自然経過中に発生する過強陣痛はきわめてまれであり，臨床的には母体の疼痛や子宮破裂などの危険性のみならず，胎児への過剰な負荷も含んで判断される。

## ◆ 診断
微弱陣痛同様，分娩監視装置の陣痛計によって記録される陣痛曲線から子宮内圧，陣痛周期，陣痛持続時間を測定し，子宮口開大度とあわせて判定する【表3，4，図2】。症状としては陣痛発作時の疼痛が強く，その頻度が増加したり，さらに疼痛が長く持続することもある。胎児は胎児心拍数陣痛モニタリングでNRFSの所見が出現することも多く，母体では子宮破裂をきたすこともある。過強陣痛の場合，産婦の腹圧も反射的に増強し，産道抵抗が高くなければ急速に分娩が進行する。その場合，分娩時外傷や出血など分娩時の合併症を併発することがある。

## ◆ 管理
産道抵抗の増大が原因であると考えられる場合は，原因の検索を迅速に行い，経腟分娩が可能かどうか検討し，帝王切開も考慮する。陣痛促進薬を使用している場合は直ちに中止する。胎児心拍数陣痛モニタリングでNRFSの所見を示す場合は，母体へ100％酸素をマスクで投与したり（8〜10L／分），妊娠子宮の下大静脈への圧迫を減圧し，静脈還流を増加させる目的で母体に側臥位をとらせるなどの体位変換を行うことによって胎内蘇生を試みる。場合によっては子宮収縮抑制薬の経静脈的投与を行うこともある。母体の過度の緊張や分娩の不安を取り除くことも大切であり，妊婦をリラックスさせるようにする。これらの対応で改善しない場合や産道抵抗増大の原因が明らかとなり，経腟分娩が困難であると判断されれば帝王切開の適応となる。また，常位胎盤早期剝離も過強陣痛の原因として常に念頭に置く必要があり，非典型的な所見を呈する場合もあることから，その診断にはまず疑って検索することが重要である。

表7 過強陣痛の原因

陣痛誘発・促進による場合が多く，陣痛促進薬を使用している場合はすぐに使用を中止する。
また産道抵抗の増大が原因となる場合もあり，原因検索と経腟分娩可能かどうかの判断が必要となる。
母体の緊張や分娩への恐怖を緩和することも大切である。
常位胎盤早期剝離は母児ともに重篤な結果をもたらすことがあり，過強陣痛では常に念頭に置くべきである。

①産道抵抗の増大
　狭骨盤，CPD，軟産道強靭，水頭症，胎位・胎勢の異常，回旋の異常
②陣痛促進薬の不適切な使用
③常位胎盤早期剝離
④体質，精神的要因

## Level up View

● 陣痛促進薬の投与方法と注意事項，副作用

微弱陣痛に対して陣痛促進剤を使用する場合，すでに分娩開始しているためオキシトシンを使用することが多い【表A】。

表A　陣痛促進薬の投与方法と注意事項，副作用

| | オキシトシン | プロスタグランジン F$_{2\alpha}$ | プロスタグランジン E$_2$ |
|---|---|---|---|
| 投与法 | 点滴静注，輸液ポンプ使用 | 点滴静注，輸液ポンプ使用 | 経口 |
| 初回投与量 | 1〜2mU/分 | 0.1μg/kg/分（3μg/分） | 1回1錠を1時間ごとに6回投与 |
| 増量の方法 | 30〜40分ごとに1〜2mU/分増量 | 15〜30分ごとに1.5μg/分増量 | |
| 維持量 | 5〜15mU/分 | 6〜15μg/分 | |
| 安全限界 | 20mU/分 | 25μg/分 | |
| 総投与量の上限 | 10U/日 | 3,000〜5,000μg/日 | 1日総量6錠を1クールとする |
| 投与時期と注意 | 子宮頸管未熟例には不適　微弱陣痛など分娩開始後の陣痛促進，増強には最も用いられる | 子宮頸管熟化作用あり　分娩第1期より投与可 | 子宮頸管熟化作用あり　陣痛発来前，分娩第1期に投与　経口投与のため調節性に欠ける |
| 重大な副作用 | ショック，過強陣痛，子宮破裂，子宮頸管裂傷，弛緩出血，羊水塞栓症，NRFS | 過強陣痛，子宮破裂，子宮頸管裂傷，羊水塞栓症，NRFS，心室細動，呼吸困難，喘鳴 | 過強陣痛，子宮破裂，子宮頸管裂傷，羊水塞栓症，NRFS，心室細動，呼吸困難，喘鳴 |
| その他の副作用 | 過敏症状，新生児黄疸，不整脈，一過性の血圧上昇，下降，悪心・嘔吐，水中毒など | 心悸亢進，顔面紅潮，血圧上昇，下降，頻脈，不整脈，発疹，悪心・嘔吐，腹痛，下痢，腹部膨満感，鼓腸，血管痛，静脈炎，発汗，しびれ感，冷感，口渇，頭痛，発熱など | 悪心・嘔吐，下痢，顔面紅潮，血圧上昇，下降，頭痛，めまいなど |
| 慎重投与の適応 | 多胎妊娠，羊水過多症，妊娠高血圧症候群，母体心疾患，必ずしも緊急帝王切開を必要としない胎児心拍数パターン異常，骨盤位，CPD疑い，既往帝王切開 | | |
| 慎重投与の合併症 | | | 緑内障，気管支喘息 |
| 投与禁忌の合併症 | | 緑内障，気管支喘息 | |

投与禁忌の適応については【表6】を参照。

（日本産婦人科医会編：分娩管理（よりよいお産のために）．研修ノート．N068．p.71，2002．より引用改変）

## Self Check

☐ 微弱陣痛は陣痛の強さ，周期，発作の持続時間のいずれか1つ以上が減弱して分娩が進行しない状態である。

☐ 微弱陣痛の診断は陣痛の強さ（子宮内圧），周期，持続時間と，子宮口開大度をあわせて行う。

☐ 分娩第1期・潜伏期における微弱陣痛では，疲労や分娩に対する不安などが原因であることも多く，身体的および精神的な面の双方からサポートを行う。

☐ 陣痛促進薬を使用する場合は，必要な事項を確認し，適切なタイミングでかつ適切な方法で投与する。

☐ 過強陣痛の多くは，陣痛促進薬投与もしくは産道抵抗の増大に起因する。

☐ 常位胎盤早期剝離も過強陣痛の原因として常に念頭に置く必要がある。

〈伊藤雄二〉

# 産道の異常

## 分娩の三要素

　分娩の進行を左右する重要な要素として，娩出力・産道・胎児および付属物があげられる。これらを分娩の三要素という。

　産道が広ければ，胎児はスムーズに産道を通過することができ，スムーズな分娩となる。産道が狭いまたは変形していれば，胎児が小さくても難産となる。産道の形，大きさを評価することは重要である。

## 人類進化の歴史

　人類の進化とともに脳と頭部が大きくなっていった。一方，直立二足歩行の開始のため，骨盤は内臓を支えるために大きく頑丈になっていった。左右の寛骨（腸骨，坐骨および恥骨）とこれらの間にある仙骨ならびに尾骨とから構成される骨盤は，内部に空間＝小骨盤腔を抱えており，この小骨盤腔を通って胎児は娩出される。骨盤を頑丈にするために小骨盤腔は狭くなってしまい，一方で大きくなる胎児頭部との関係で胎児の娩出が困難となる事態が発生した。男性の骨盤は分娩を考慮していないため小骨盤腔が狭くなっているが，女性の骨盤は胎児を通すため小骨盤腔を広く維持するようにできている【図1】。

　通常，哺乳動物の胎仔の頭部は胴体より小さいため，胎仔各部の娩出の順番は問題とならない。人類の場合，胎児の頭が大きく骨盤が狭いため，頭が最後になるとつかえて出なくなる危険性がある。こうなると，母児ともに死亡する危険性が高くなる。この危険を避けるため人類は（いつの頃からかはわからないが）頭が最初に出てくるように進化していったともいわれている。

## 骨盤の検査方法

### ◆ 骨盤外形測

　皮膚の上より骨盤計測器を用いて骨盤の外側を計測するものであり，骨産道の大きさを推測することが可能である【図2，3】。しかし妊婦の肥満度にも影響され誤差も大きいことから，X線骨盤計測の普及に伴い補助的な位置づけとなっている。

### ◆ X線骨盤計測

　児頭骨盤不均衡（CPD）および狭骨盤を診断するための一般的な方法としてX線骨盤計測法が行われている。ほかにCTやMRIによる骨盤計測も可能であるが，一般的には行われていない。

　X線を母体に照射することにより胎児も被曝を受け，被曝線量としては小さいながらも将来的な小児癌の発生頻度をわずかに上昇させる。小児癌の発生頻度は0.2～0.3％ときわめて低いのでほとんど問題とはならないが，適応には注意する必要がある。

#### ◇X線骨盤計測の適応
1）既往歴
①骨盤の変形・骨折の既往，骨疾患の既往，合併：骨盤腔の不整形の可能性あり
②既往の分娩に原因不明の難産
2）母体側

CPD：cephalopelvic disproportion
（児頭骨盤不均衡）

①身長：150cm 未満，とくに 145cm 未満：狭骨盤の可能性あり
②骨盤外計測値が小さい，外結合線 18cm 未満
③内診所見などにより骨盤の狭小，変形の疑いのあるもの
④機能的骨盤計測（Seitz 法）（＋），（±）例
⑤妊娠 38 週以降の初産婦で児頭が浮動状態

3）胎児側

①子宮底長 36cm 以上，とくに 38cm 以上：巨大児の可能性あり
②超音波断層法で BPD 10cm 以上：巨大児，水頭症の可能性あり

図1　男性と女性の骨盤

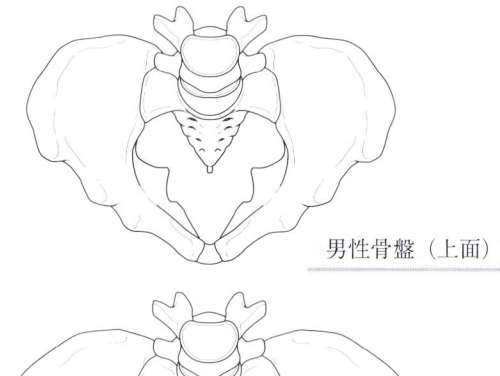

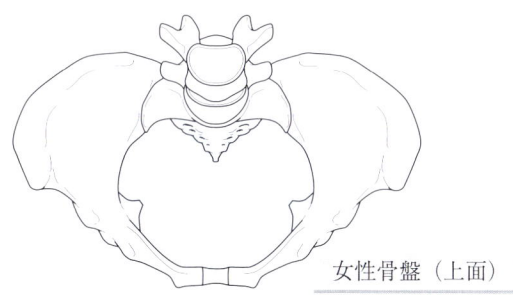

男性骨盤（上面）

女性骨盤（上面）

図2　骨盤計測器の写真

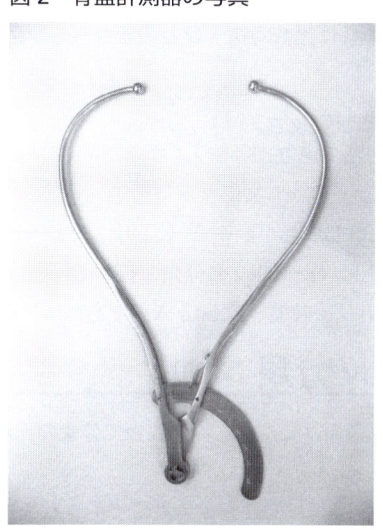

図3　骨盤外計測の測定箇所
①外結合線，②稜間径，③棘間径，④大転子間径，⑤側結合線，⑥外斜径。
LV：lumbar vertebra（腰椎）
S：sacral vertebra（仙椎）

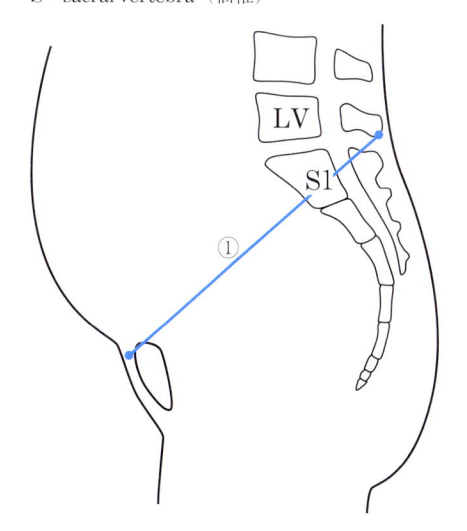

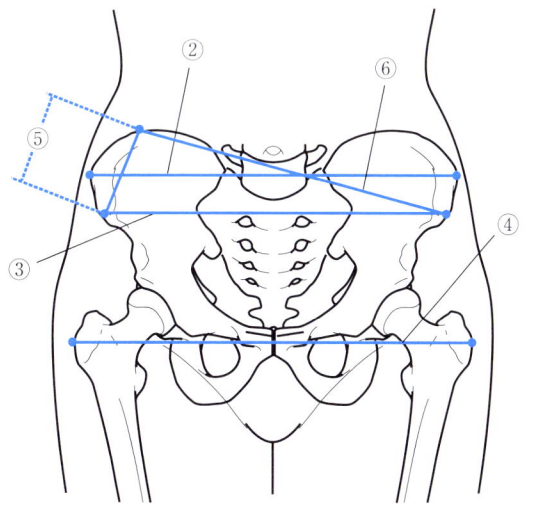

（日本産科婦人科学会誌，53：10. より引用）

4）その他 CPD を除外しておきたい症例
①高年初産
②初産骨盤位
③胎勢・回旋・進入異常の疑いのあるもの
◇**X 線骨盤計測の種類**
1）骨盤側面撮影法（Guthmann 法）

妊婦を側臥位とし，横方向から骨盤の矢状断面を撮影する方法である【図4，5】。

Guthmann 法により真結合線や骨盤各部の前後径を計測することができる。同時に胎児の先進部も撮影されるので，頭位であれば児頭と骨盤の大きさの比較が可能である【図6】。

これらの数値のうち最も重要なものが産科学的真結合線であり，これが9.5cm 未満であれば狭骨盤，10.5cm 未満であれば比較的狭骨盤と診断される。児頭の大きさにもよるが CPD 発生のリスクが高くなる。

2）骨盤入口面撮影（Martius 法）

骨盤入口面を撮影する方法であり，骨盤入口面に平行にフィルムを置いて撮影する。つまり，妊婦に半坐位をとらせ上方から撮影する【図7，8】。

Martius 法により骨盤入口部の形がわかる【図9】。骨盤入口部の形により女性の骨盤は四基本形に分けられる（Caldwell-Moloy の分類）【図10】。また，入口横径が計測でき，入口横径が 10.5cm 未満であれば狭骨盤，11.5cm 未満であれば比較的狭骨盤と診断される。

## Caldwell-Moloy 分類【図10】

骨盤の分類として骨盤入口面はとくに女性において分娩の進行形と関係があるので，臨床的に重要である。

①女性型骨盤（gynecoid pelvis）は女性骨盤の特徴をもつ代表的なもので，骨盤入口面の形状は円いが，横径は前後径より若干大きい。恥骨下角は鈍角である。約 40%。
②男性型骨盤（android pelvis）の骨盤入口面はハート形，骨盤腔は漏斗状で男性骨盤に似ている。15～30%。
③類人猿（縦長）型骨盤（anthropoid pelvis）の骨盤入口面は前後径が横径より大きく，前後方向に長軸をもつ楕円ないし卵円形を呈する。骨盤腔は深い漏斗状，恥骨下角は小さく鋭角に近づく。20～40%。
④扁平型骨盤（platypelloid（flat）pelvis）の骨盤入口面の横径はほぼ正常であるが，前後径は比較的小さい。約 2%。

しかし，実際には混合型もあって，明らかに分類できない場合も多い。

## 児頭骨盤不均衡（CPD）

児頭と骨盤の間に大きさの不均衡が存在するために分娩が停止するか，母児に危険が切迫したりあるいは障害が予想されること。分娩の三要素のうち，産道と娩出物（胎児）の大きさが釣り合わないことにより発生する。つまり，胎児が 4,000g 以上と大きくても母体の骨盤が十分に大きければ経腟分娩可能であり，胎児が 2,000g と小さければ母体の骨盤が小さくても経腟分娩可能である。物理的に母体の骨盤を児頭が通過することが不可能と判断されたとき CPD と診断される。

### ◆CPD の診断

まず，胎児の回旋異常や微弱陣痛を除外する必要がある。そのうえで，有効陣痛があって

図4 Guthmann 法の撮影方法

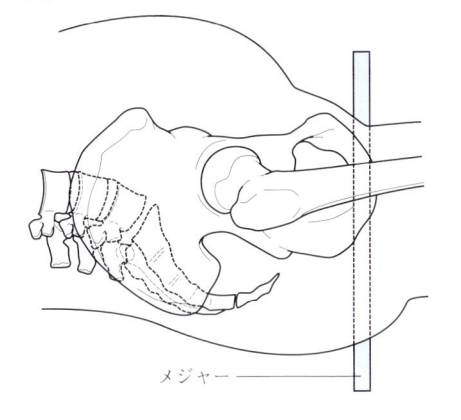

図5 Guthmann 法の写真

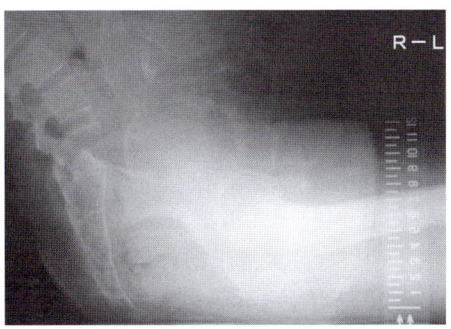

図6 骨盤前後径の計測 Guthmann 法
⓪解剖学的真結合線，①'産科学的真結合線，
①最短前後径，②濶部前後径，③峡部前後径，
④出口前後径。

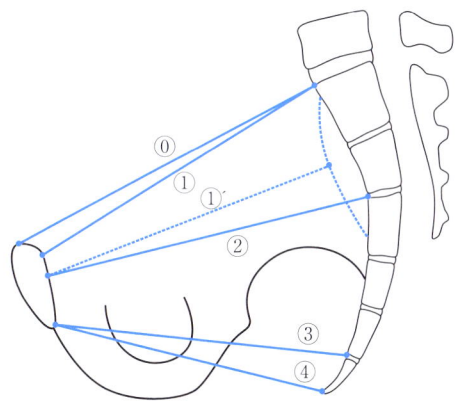

（日本産科婦人科学会誌，53：10. より引用）

図7 Martius 法の撮影方法

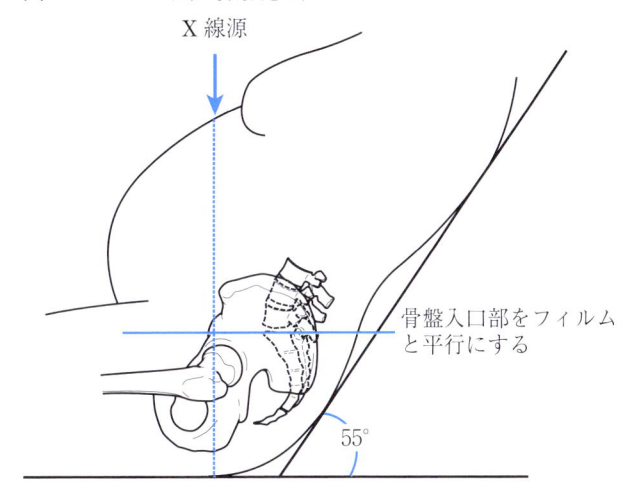

骨盤入口部をフィルムと平行にする

図8 Martius 法の写真

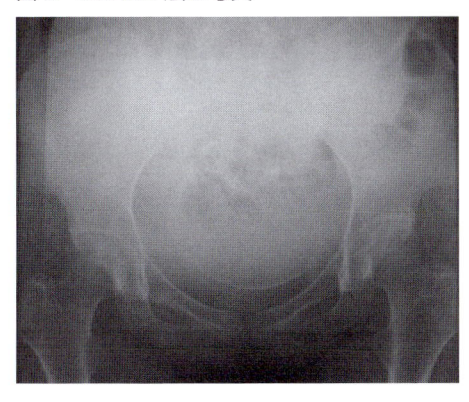

図9 Martius 法による計測
①入口前後径，②入口横径，③坐骨棘間径，④児頭入口面法による児頭像。

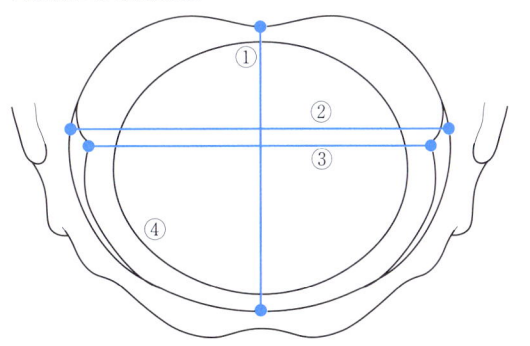

（日本産科婦人科学会誌，53：10. より引用）

も分娩の進行がまったく認められない場合や，子宮口全開大となっても固定・嵌入に至らず内診指で児頭が容易に押し戻される（floating）場合にはCPDと診断される。

妊娠37週以降にSeitz法にて児頭の前面が恥骨結合前面より高い（＋）場合や同じ高さ（±）の場合にはCPDが疑われる【図11】。また，Guthmann法にて測定した真結合線と超音波計測にて測定した胎児大横径の差が1~1.5cm未満の場合にもCPDが疑われる。

CPDと診断された場合には，陣痛の増強により胎児機能不全や子宮破裂の危険があるため帝王切開術を施行する。一方，CPDが疑われる場合には緊急帝王切開術を施行可能な準備を整えたうえで経腟分娩を試みる。実際の分娩進行をみながら帝王切開術が必要かどうか決定する。帝王切開術を施行する厳密な基準があるわけではなく，胎児の状態や母体の状態をみながら総合的に判断する。分娩経過中に胎児機能不全などが生じ帝王切開術になることが多く，厳密な意味でのCPDの頻度はそれほど高くない。

## 軟産道強靱

軟産道とは子宮下部，子宮頸管，腟，外陰の一部からなり，広くとると子宮底筋肉群も含む部分である【図12】。軟産道は分娩の進行とともにやわらかくなり伸展して胎児を通すが，軟産道の熟化が不十分で伸展性が不良の場合，軟産道強靱と診断される。経産婦では初産婦よりも速やかに軟産道の熟化が完了するため，一般的に経産婦では軟産道強靱にはならない。

### ◆軟産道強靱の原因と治療

子宮頸管の手術による瘢痕性拘縮，分娩時の損傷による瘢痕などが原因となる。また，子宮・腟や外陰部の奇形や高年初産などの加齢因子も軟産道強靱の原因となる。

時間をかければ軟産道は自然に熟化していくことがほとんどである。胎児の状態を観察し，ゆっくりと時間をかけて分娩をすすめるが，胎児の状態が悪化した場合には帝王切開術が必要となる。とくに子宮頸管部分の熟化すすめる方法として，ラミナリア桿やダイラパン®などを用いた子宮頸管拡張術やメトロイリンテルの挿入などがある。

図10　Caldwell-Moloy 分類

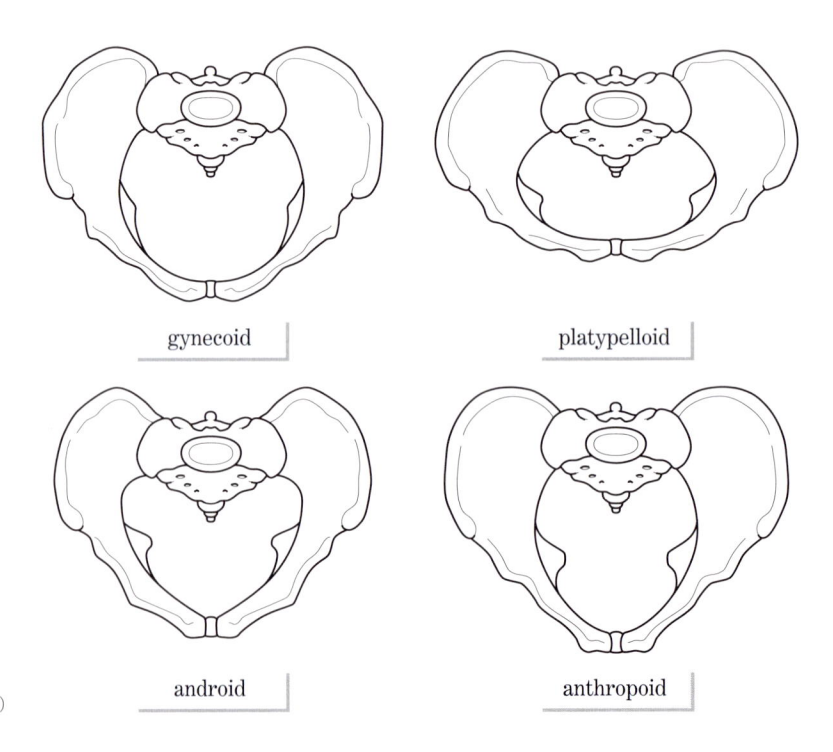

gynecoid

platypelloid

android

anthropoid

（日本産科婦人科学会誌，53：10．より引用）

図11　Seitz 法
（−）児頭の前面が恥骨結合後面より低い：CPD 陰性
（±）児頭の前面が恥骨結合前面と同高：CPD 疑陽性
（＋）児頭の前面が恥骨結合前面より高い：CPD 陽性

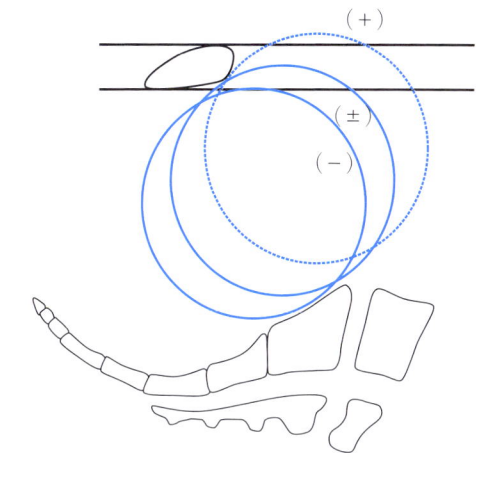

（日本産科婦人科学会誌，53：10．より引用）

図12　軟産道

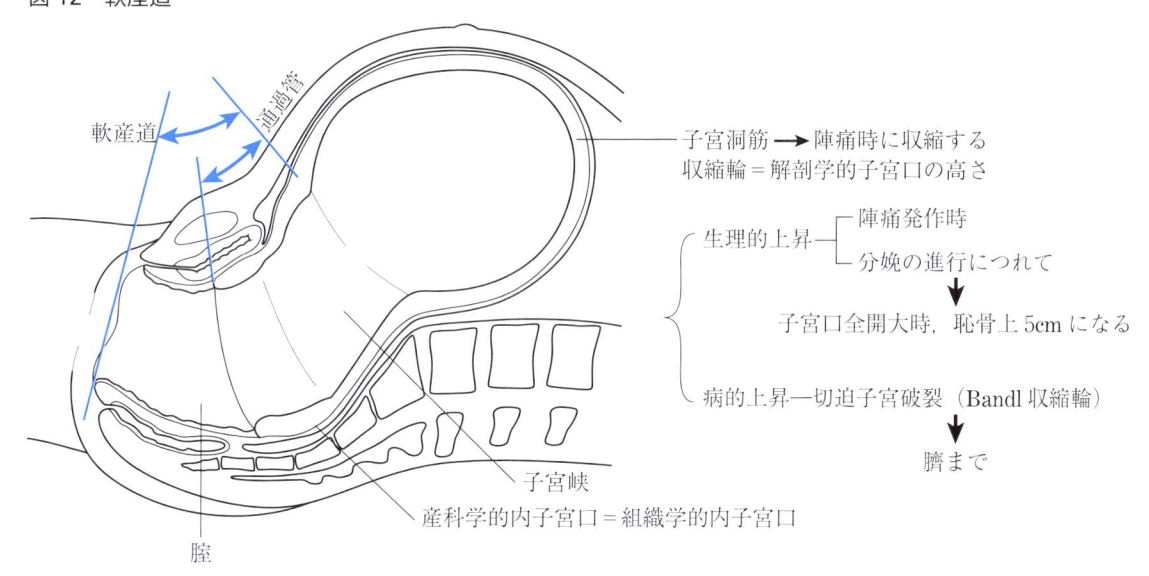

## Self Check

- □　X 線骨盤計測の種類には，Guthmann 法と Martius 法がある。
- □　骨盤入口面の形状分類（Caldwell-Moloy 分類）には，女性型骨盤，男性型骨盤，類人猿（縦長）型骨盤，扁平型骨盤の 4 種類がある。
- □　CPD とは，分娩の三要素のうち賛同と胎児の大きさが釣り合わないことにより分娩が進行しないことをいう。
- □　CPD と診断された場合は帝王切開術を施行し，CPD の疑いがある場合は緊急帝王切開術を施行可能な準備を整え，経腟分娩を試みる。
- □　軟産道とは，子宮下部，子宮頸管，腟，外陰の一部からなる。

〈三木明徳〉

## Ⅲ-A. 妊娠経過とその異常／分娩経過の異常

# 胎児性分娩異常

分娩の三要素（産道，娩出力，娩出物），それぞれの異常により分娩経過に異常をきたすことがある。ここでは，骨盤位と横位，回旋異常および肩甲難産を中心に，胎児性分娩異常について述べる。

## 胎位異常とは

胎位とは，胎児の縦軸と子宮縦軸（母体縦軸）の位置関係をいい，それぞれの軸が一致するものを縦位という。頭位も骨盤位も縦位に相当する【図1】。妊娠中の胎位は，妊娠末期に至って約96％が頭位となる。骨盤位，横位，斜位といった頭位以外の胎位は，すべて胎位異常である。骨盤位分娩は全分娩の約4％を占める【表1】。骨盤位分娩となるリスク因子を【表2】に示す。

骨盤位の分類は先進部により殿位，足位，膝位に分類される【図2】。殿位で両下肢を伸展し殿部のみが先進する場合を単殿位，下肢を屈曲し足とともに先進するものを複殿位とよぶ。足位で両足あるいは片足が先進する場合，それぞれ全足位，不全足位という。

さらに胎児縦軸と子宮縦軸が直角に交わるものを横位といい，斜めに交わるものを斜位とするが，両者の区別は明確ではない【図3】。

### ◆診断

骨盤位では，Leopold手技で，第1段（子宮底の触診）でくびれのある球状の塊（頭部）を触れ，第3段（恥骨上，先進部の触診）でくびれのない大きな塊を触れる。内診では，児頭と異なる胎児部分（殿部，足など）を触れる。

横位・斜位では，外診上，児頭を母体の側方で触れる。内診では，胎児部分を触れにくい。
いずれも，超音波断層法により容易に診断可能である。

### ◆治療

妊娠30週までは自然に頭位へ回転するのを待つ。妊娠30週を過ぎてからは，胎位矯正を試みる【図4】。矯正法として，妊娠35〜37週に外回転術が試みられる場合がある（Level up View 参照）。

骨盤位に対する経腟分娩では娩出時に骨盤位娩出術（Level up View 参照）を要するが，近年，本人および家族との相談の結果，むしろ選択的帝王切開術（陣痛発来前の予定帝王切

## Level up View

●外回転術【図A】
産婦人科診療ガイドラインによれば，外回転術を行う場合には，以下の条件を満たす症例とする。①緊急帝王切開が可能である。②帝王切開の既往がない。③児が成熟している。以上の場合に，担当医の責任のもとで，十分な説明と同意をもって行う。外回転術に伴う偶発合併症として，胎児機能不全，常位胎盤早期剝離などがある。

図A　外回転術
胎児が子宮内で前転する方向に回転させる。

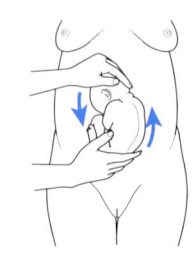

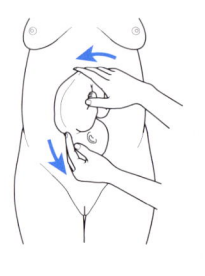

図1　縦位

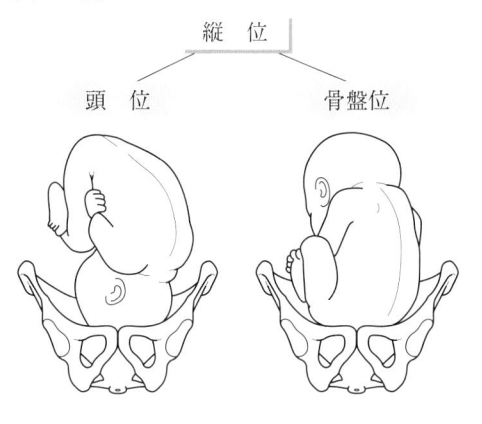

表1　妊娠週数別の骨盤位の頻度

| 妊娠週数 (週) | 胎位 ||
|---|---|---|
| | 骨盤位（％） | 頭位（％） |
| 28 | 24 | 76 |
| 29 | 21 | 79 |
| 30 | 17 | 83 |
| 31 | 13 | 87 |
| 32 | 11 | 89 |
| 33 | 11 | 89 |
| 34 | 5 | 95 |
| 35 | 7 | 93 |
| 36 | 6 | 94 |
| 37～40 | 4 | 96 |

妊娠週数と別に骨盤位と頭位の割合を示す。
(Williams Obstetrics. 22nd ed, 566, McGraw-Hill, 2005. より引用改変)

表2　骨盤位の原因・成因

- 子宮・母体側
  - 胎盤の位置異常：前置胎盤，子宮角付着胎盤
  - 子宮の形態異常：子宮奇形（双角子宮など），粘膜下子宮筋腫
  - 骨盤内腫瘤：子宮筋腫など
  - 骨盤の異常：狭骨盤，骨盤変形
- 胎児側
  - 多胎妊娠
  - 胎児奇形：無脳症，水頭症
  - 胎児染色体異常：13，18，21トリソミーなど
  - 胎動減少
  - 早産児（妊娠30週未満で2割以上）
  - 羊水過多，羊水過少

図2　骨盤位の種類と頻度

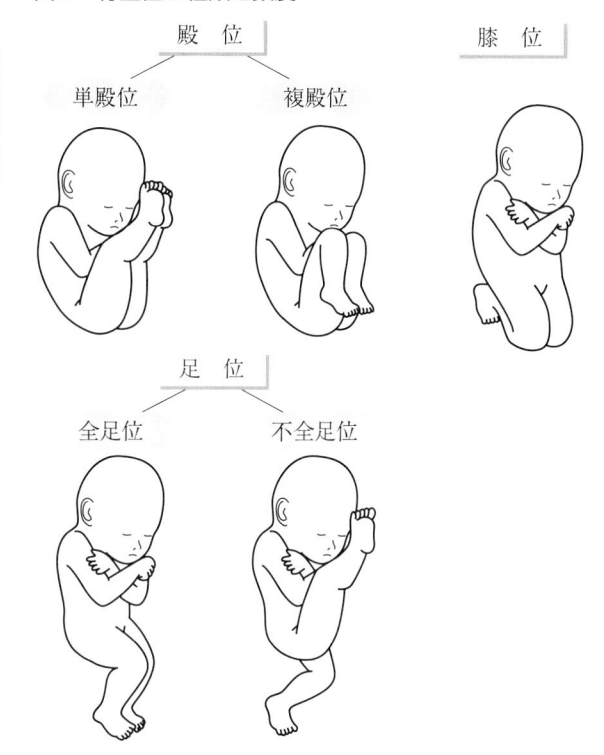

殿位：単殿位／複殿位　　膝位

足位：全足位／不全足位

図3　横位・斜位

横位，斜位で分娩に至ることはなく，通常，妊娠や分娩の経過に伴い縦位をとるようになる。横位，斜位のまま分娩発来しても娩出に至ることはなく，破水による上肢脱出や臍帯脱出では胎児に致死的・緊急の異常をきたすほか（遷延横位），子宮収縮に伴う収縮輪ができ（Bandle収縮輪），放置すれば子宮破裂に至り，母児ともに予後不良となる。したがって，縦位に至らない分娩経過では，直ちに帝王切開を行う。

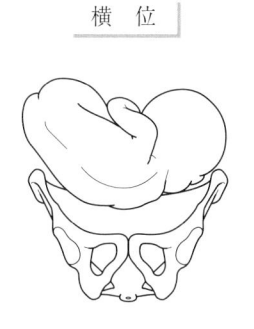

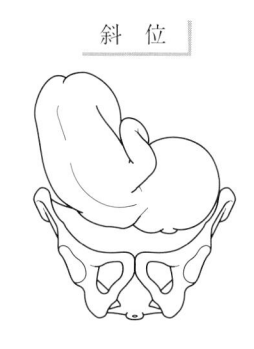

横位　　斜位

図4　胸膝位

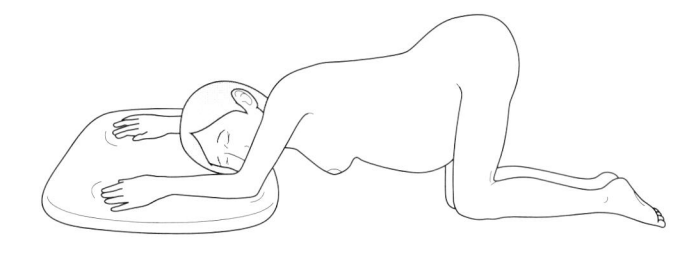

開）とする施設が多い．また，この場合，陣痛発来，前期破水となったときには緊急帝王切開を行う．

◆ **分娩管理**

現在，骨盤位を経腟分娩とする機会は減少しており，帝王切開による分娩管理が一般的である．産婦人科診療ガイドラインでは，とくに，膝位，足位，低出生体重児，早産，児頭骨盤不均衡のいずれか，または，それを疑わせる場合には帝王切開を行うとしている．そして，骨盤位娩出術の十分な技術を有する医療スタッフが常駐する施設であって，上記の異常が認められない場合には，経腟分娩，帝王切開双方の危険性と利益に関して妊婦に十分説明し，文書による同意を得たうえで経腟分娩を選択できるとされている．

## 胎勢・回旋・進入の異常とは

正常分娩では，胎児は胎勢として頤部を胸壁に近づける屈位をとることで（第1回旋），先進部径を小斜径とし，頭部最小径を先進部として，正常回旋をとりながら下降して分娩に至る．しかし，胎勢異常の反屈位では，児の頤部がしだいに胸壁を離れ，児頭や脊柱が伸展・後彎し，第2回旋の異常が加わり遷延分娩，分娩停止となることがある．先進部により前頭位（軽度反屈），額位（中等度反屈），顔位（強度反屈）に分けられる【図5】．

また，屈位であっても，回旋異常により，高在縦定位，低在横定位，後方後頭位となり分娩進行がみられない場合がある【図6】．

進入の異常としては，不正軸進入があり，分娩時に児頭が骨盤腔へ進入してくる際に，矢状縫合が骨盤軸から前または後ろにずれた状態で下降する様式をいう【図7】．矢状縫合が骨盤軸の前方（恥骨側）にずれれば，高在頭頂骨が先進することになるので後頭頂骨進入（posterior asynclitism）といい，その逆の場合を前頭頂骨進入（anterior asynclitism）という．

◆ **診断**

分娩進行が異常に遅い場合，遷延する場合に疑う．回旋異常などの診断は，基本的に内診による．

◆ **治療**

十分な陣痛があるにもかかわらず分娩進行が認められず，鉗子分娩あるいは吸引分娩を施行する要約を満たす場合は，急速遂娩を行う．要約を満たさない場合には，帝王切開術を選択する．

## 肩甲難産とは

肩甲難産とは，頭位分娩で，児頭が娩出された後，通常の軽い牽引で肩甲が娩出されない状態をいう．臍帯が圧迫されるため，短時間で娩出を図らないと児の予後が悪くなる重大な状況である．巨大児分娩においてリスクが高いが，正常範囲でも発生することがあり，確実

図5 反屈位

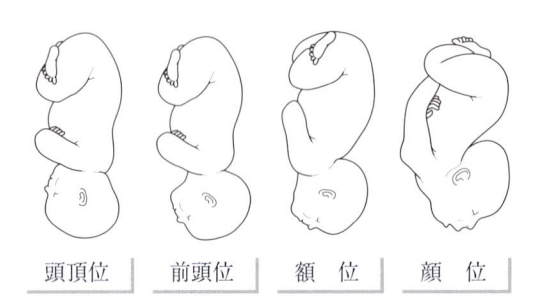

| 頭頂位 | 前頭位 | 額 位 | 顔 位 |

に予見することは困難である【表3】。

◆**処置**

　産婦に両下肢を腹部へ向けて強く屈曲する体位（McRoberts体位，p.397，図3参照）をとらせ，恥骨上から胎児の前在肩甲を圧迫して斜位として，児の娩出を介助する。

図6　回旋異常

高在縦定位

前方高在縦定位　　後方高在縦定位　　低在横定位　　後方後頭位

図7　不正軸進入

前頭頂骨進入　　後頭頂骨進入

表3　肩甲難産の原因

| 巨大児（出生体重 4,000g 以上） |
| 過期産 |
| 回旋異常 |
| 狭骨盤 |
| 母体糖代謝異常 |
| 母体肥満，母体体重過度増加 |

## Level up View

●**骨盤位娩出術**

　躯幹の下降に伴い臍帯圧迫が生ずるので，速やかに分娩を進行させるために骨盤位娩出術を行う。両下肢を娩出させた後，横8の字型骨盤位娩出法【図B】あるいは上下振子運動などにより，両肩および両上肢までを娩出させ，後続児頭の娩出をVeit-Smellie法【図C】などにより補助する。

図B　おしりを∞を描くように回す横8字型骨盤位娩出術

図C　後続児頭を牽引して娩出させるVeit-Smellie法

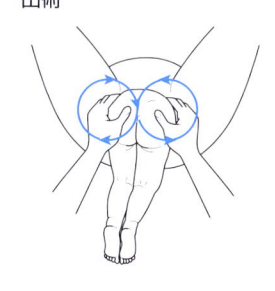

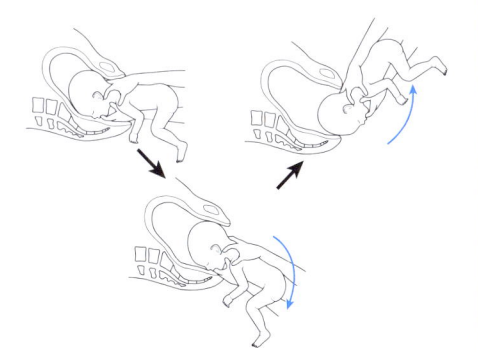

## Self Check

☐　胎向は分娩経過に影響しないが，胎位，胎勢が分娩経過に影響する。

☐　胎位異常には，骨盤位，横位，斜位がある。

☐　胎勢異常には，頭頂位，額位，顔位がある。

〈石川　源〉

## III-A. 妊娠経過とその異常／分娩経過の異常

# 遷延分娩

## 遷延分娩とは

遷延分娩とは，分娩開始後初産婦では30時間，経産婦では15時間を経過しても児娩出に至らないものと定義される。

## 病態

遷延分娩は"分娩の三要素"（娩出力，産道，娩出物）の異常がみられた場合に起こる。遷延分娩の代表的な原因を以下に示す。

◆ **微弱陣痛**（p.398，「娩出力の異常」を参照）

分娩開始時より陣痛が微弱である原発性陣痛微弱と，正常陣痛で始まったものが途中で微弱となる続発性陣痛微弱に分類される。付記として外測法による陣痛周期と陣痛発作持続時間をもって表現することも認められている【表1】。

◆ **児頭骨盤不均衡**（p.404，「産道の異常」を参照）

児頭と骨盤の間に大きさの不均衡が存在するために，分娩が停止するか，母児に障害をきたすかあるいは障害をきたすことが予想される場合。臨床的診断のほか，骨盤X線計測法，体表からの触診（Seitz法）などの検査を参考にする。

◆ **軟産道の異常**（p.404，「産道の異常」を参照）

高年初産婦や子宮頸管熟化不全時などで，軟産道（子宮下部，子宮頸管，腟および外陰の一部）の伸展性が不良な場合。

◆ **回旋異常**（p.410，「胎児性分娩異常」を参照）

児は4回の児頭回旋の後に娩出されるが，そこで異常が起こると遷延分娩となる。第1回旋の異常は反屈位となる。第2回旋の異常は低在横定位，後方後頭位などとなる。

## 診断

分娩は大きく3つの段階に分けられる。分娩進行経過を表すFriedman曲線を示す【図1】。分娩第1期では，子宮頸管開大度と先進部下降度により分娩進行状況を判断する。米国産婦人科学会では分娩経過の異常を正常より進行の遅い分娩（protraction disorder）と完全に進行停止している分娩（arrest disorder）に分類している【表2】。

分娩第2期では，初産婦で2時間以上，経産婦で1時間以上児が娩出されない場合は遷延分娩と診断する。

## 臨床症状

遷延分娩では，吸引や鉗子分娩，帝王切開の頻度が増加する。また分娩後の弛緩出血も多くなる。破水後であれば子宮内感染症の危険性が高まる。多産婦や既往帝王切開妊婦では子宮頸部が菲薄化しているために，分娩が遷延すると子宮破裂の危険性が増す。

## 治療

潜伏期での遷延は母児への影響が少ないため，注意深く分娩経過を観察する．活動期では内診を行い，2時間程度分娩の進行を認められない場合は原因を分析し，微弱陣痛と判断されれば，陣痛増強を行う．分娩進行停止，胎児機能不全および子宮内感染が生じた場合は，急速遂娩（帝王切開，吸引・鉗子分娩）を行う．

表1 微弱陣痛の診断

| 子宮頸管開大度 | 4〜6（cm） | 7〜8（cm） | 9〜10（cm） | 分娩2期 |
|---|---|---|---|---|
| 陣痛周期 | 6分30秒以上 | 6分以上 | 4分以上 | 初産婦：4分以上<br>経産婦：3分以上 |
| 陣痛持続時間 | 40秒以内 | 40秒以内 | 30秒以内 | 30秒以内 |

図1 遷延分娩の Friedman 曲線

加速期以降で
以下のように定義される
protraction disorder
(1) 先進部の下降遅延
(2) 子宮頸管の開大遅延
arrest disorder
(3) 先進部の下降停止
(4) 子宮頸管の開大停止

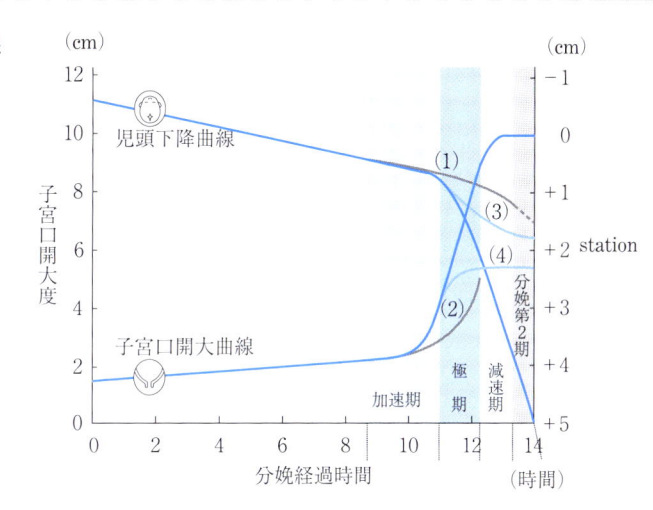

表2 遷延分娩の診断

| 分娩進行パターン | 初産婦 | 経産婦 |
|---|---|---|
| protraction disorder | | |
| 　子宮頸管開大度 | <1.2cm/時 | <1.5cm/時 |
| 　先進部下降度 | <1.0cm/時 | <2.0cm/時 |
| arrest disorder | | |
| 　子宮頸管開大停止 | >2時間 | >2時間 |
| 　先進部下降停止 | >1時間 | >1時間 |

## Self Check

- [ ] 分娩第1期は陣痛開始から子宮口全開大まで，分娩第2期は子宮口全開大から胎児娩出まで，分娩第3期は胎児娩出から胎盤娩出までである．
- [ ] 分娩第1期は初産婦で平均10〜12時間，経産婦で4〜6時間であり，分娩第2期は初産婦で2〜3時間，経産婦で1〜1.5時間である．
- [ ] 遷延分娩とは分娩開始後初産婦では30時間，経産婦では15時間を経過しても児娩出に至らないものである．
- [ ] 遷延分娩の原因として微弱陣痛，児頭骨盤不均衡，軟産道の異常，回旋異常などが考えられる．

〈大橋昌尚，古川誠志，鮫島　浩〉

III-A. 妊娠経過とその異常／分娩経過の異常

# 前期破水

## 前期破水とは

分娩開始前に，胎児と羊水を包む卵膜の破綻をきたしたものである。

## 原因

### ◆卵膜の異常
細菌性腟症や腟炎の上行性感染によって絨毛膜羊膜炎を発症し，白血球に由来する蛋白分解酵素（好中球エラスターゼなど）によって卵膜のコラーゲンの脆弱化をきたし，破綻する。

### ◆子宮内圧の上昇
羊水過多や多胎妊娠，咳嗽や交通事故による異常な子宮内圧の上昇を認め破水することがある。

### ◆卵膜の損傷
染色体検査目的などの経腹的な羊水穿刺後に破水することがある。

## 症状，合併症

水様性帯下の増加や失禁感がある。破水から分娩までの経過時間が長いほど子宮内感染症の発生率が増加する。また破水後は臍帯脱出，常位胎盤早期剥離，臍帯圧迫による胎児機能不全などの危険性が高くなる。

## 鑑別疾患

細菌性腟症による帯下の増加，腹圧上昇による腹圧性尿失禁，不正性器出血，性交渉後の精液漏出などがある。

## 診断

破水の診断は，患者の自覚症状に加え下記の確認で診断される。単独の所見では感度が不十分であり，複数の所見が必要である。

### ◆腟内の水様性帯下の貯留（pooling）
腟鏡診で腟内への羊水貯留，または直視下に外子宮口からの羊水流出を確認する。

### ◆腟内の pH 検査
腟分泌液は通常 pH4.5〜6.0 と酸性である。一方，羊水は pH7.1〜7.3 のアルカリ性であるため，ブロムチモール・ブルー（BTB）で腟内がアルカリ性に変化していることを証明する。

### ◆腟内貯留物の羊歯状結晶（ferning）の有無（p.85，図2参照）
腟内貯留物をスライドグラス上で乾燥させて，顕微鏡で羊歯状結晶の有無を確認する。

### ◆腟内貯留物の生化学物質の検出
胎児由来の生化学物質である胎児フィブロネクチンやα-フェトプロテイン，IGFBP-1は羊水中に存在している。これらを検出キットで確認する。

### ◆経腹超音波断層法
羊水量の減少を認める。

---

PROM：premature rupture of the membranes（前期破水）

**Side Memo**
早期破水
分娩開始後から子宮口全開大までの破水。

**Side Memo**
適時破水
子宮口全開大時の破水。

**Side Memo**
term PROM
妊娠37週以降に破水した場合をいう。全妊娠の約8%に認める。

**Side Memo**
preterm PROM
妊娠37週未満に破水した場合をいう。全妊娠の約1.7%に認める。

**Side Memo**
高位破水
子宮口や胎児先進部よりも高い部位で卵膜が破綻した場合を高位破水という。しばしば胎胞が触知される。

**Side Memo**
腟内のpH
破水以外にアルカリ性を示すのは，腟内に血液や精液の存在，アルカリ性消毒薬の使用後，細菌性腟症を認める場合などがある。

BTB：bromthymol blue（ブロムチモール・ブルー）

## 管理

入院管理を原則とし，胎児の well-being 評価と子宮内感染に十分注意する．子宮収縮と well-being のモニタが可能な胎児心拍数モニタリングはきわめて有用である．また母体の理学所見（発熱や腹部の触診による子宮圧痛の有無），血液検査（血算・CRP），腟鏡診，腟分泌物の細菌培養検査を行って子宮内感染の有無を見極める【表1】．内診は外陰部や腟内の細菌を子宮内に押し込むリスクを増加させるので，陣痛発来前は滅菌腟鏡診を中心に行う．

管理方針は妊娠週数に応じて異なる【表2】．妊娠37週以降は分娩とする．50％が5時間以内に，95％が28時間以内に分娩に至る．妊娠34～36週までは原則37週以降と同じ管理を行うが，早産域でもあり，施設や地域の医療レベルを考慮し，待機か分娩かを決定する．妊娠33週以下では，ベッド上安静下に経過観察を行い，分娩誘発は行わない．自然陣痛発来せず妊娠期間の延長で胎児の未熟性が改善できる場合もある．しかし分娩進行や絨毛膜羊膜炎，臍帯脱出，常位胎盤早期剥離，胎児機能不全などの異常所見がある場合は，妊娠週数に関係なく分娩誘発または帝王切開を選択する．

妊娠33週以下の症例では，脳室内出血抑制や肺成熟促進目的で母体へ副腎皮質ステロイド薬投与を行う場合もある．

子宮収縮抑制薬の投与は，妊娠期間を短期間延長させる効果はあるが，母体および新生児合併症を一時的に覆い隠す危険性がある．

PROM 例に対する予防的な抗菌薬の投与は，妊娠期間は延長するが，短期または長期新生児予後の改善効果については十分に証明されていない．

CRP：C reactive protein（C 反応性蛋白）

### 表1 臨床所見による絨毛膜羊膜炎の診断基準

A．38℃以上の母体発熱
B．① 100回/分以上の母体頻脈
　　② 子宮の圧痛
　　③ 悪臭のある帯下
　　④ 15,000/mm³ 以上の母体血中の白血球数

A と B の4項目中1つ以上，または A がなくても B のすべてを認める場合

(Lencki et al.：Maternal and umbilical cord serum interleukin levels in preterm labor with clinical chorioamnionitis, Am J Obstet Gynecol, 170, 1345-1351, 1994.)

### 表2 発症時妊娠週数からみた PROM の管理方針

| 妊娠週数 | 管理方針 |
|---|---|
| 妊娠37週以上（term） | 分娩誘発，促進 |
| 妊娠34～36週 | term と同じ |
| 妊娠32～33週 | 待機療法<br>母体へ副腎皮質ステロイド薬を投与<br>抗菌薬 |
| 妊娠22～31週 | 待機療法<br>母体へ副腎皮質ステロイド薬を投与<br>抗菌薬 |
| 妊娠22週未満 | 待機療法あるいは分娩誘発<br>母体へ副腎皮質ステロイド薬を投与：推奨なし<br>抗菌薬：妊娠延長効果については証明不十分<br>在胎週数，児の推定体重から個別に対応 |

## Self Check

☐ 前期破水は分娩開始前に卵膜の破綻をきたしたものである．
☐ 前期破水は早産症例の 1/3 を占める．
☐ 子宮内感染症，臍帯脱出，常位胎盤早期剥離，胎児機能不全をきたし新生児予後に多大な影響を及ぼす．
☐ 妊娠37週以降であれば，分娩の方針とする．胎児の未熟性が問題となる時期では，待機的療法とするが，異常所見を認めた場合は妊娠週数に関係なく分娩とする．

〈甲斐克秀，鮫島　浩，古川誠志〉

## Ⅲ-A. 妊娠経過とその異常／分娩経過の異常

# 胎児機能不全

## 胎児機能不全とは

妊娠中あるいは分娩中に胎児の状態を評価する臨床検査において，正常ではない所見が存在し，胎児の健康に問題がある，あるいは将来問題が生じるかもしれないと判断された場合をいう。欧米における non-reassuring fetal status に相当する邦語として使用される。

**Side Memo**
non-reassuring fetal status とは，臨床医が「胎児の安全を確信していない」ことを意味する。

## 病態

胎児酸素化の低下を示唆する。酸素化の程度は，低酸素血症，低酸素症，アシデミア，アシドーシスの順に進行する。病態生理学的にアシドーシスとは，生体組織内の pH が緩衝系によっても維持できなくなり，組織が非代償期に入った状態である。重度のアシドーシスで児の神経学的予後は不良となる。ただし，検査における胎児機能不全と病態生理学的な胎児酸素化の減少とは，必ずしも一致しない。検査で正常を逸脱した所見がみられる場合をすべて包含するものである。

**Side Memo**
低酸素症
血液中のみでなく，生体組織内の酸素量が減少している状態。

**Side Memo**
アシデミア
生体内の緩衝系によって恒常性が維持されており，血液中の pH 値が単に正常域以下を示す状態。

## 主な原因

①母体因子：母体低血圧（仰臥位低血圧症候群，薬剤投与など），母体低酸素症（心疾患，気管支喘息，痙攣発作），代謝異常（糖尿病など），感染症
②胎盤，臍帯因子：常位胎盤早期剝離，臍帯異常，臍帯付着部異常，臍帯圧迫
③胎児因子：胎児発育不全，感染，貧血，先天異常，低酸素症など

## 検査

分娩中は胎児心拍数モニタリングを用いる。モニタリング所見は胎児酸素化の指標として有用である。

### ◆ 胎児酸素化が正常であることを示す所見
◇ カテゴリーⅠ（normal）

以下の 4 項目すべてを認める場合【図 1】。

①基線：110 〜 160bpm
②基線細変動：moderate（6 〜 25bpm）
③一過性頻脈：認める（15 秒以上，15bpm 以上，32 週未満では 10 秒以上，10bpm 以上）
④一過性徐脈：遅発一過性徐脈あるいは変動一過性徐脈を認めない

bpm：beat per minute（拍／分，心拍数）

### ◆ 中間群
◇ カテゴリーⅡ（indeterminate）

カテゴリーⅠとカテゴリーⅢに含まれないもの。児の状態との関連性は，明らかではない。

### ◆ 胎児酸素化が低下しアシドーシスに陥っていることを示唆する所見
◇ カテゴリーⅢ（abnormal）

①基線細変動の消失を伴う以下の状態
・頻発する遅発一過性徐脈（recurrent late deceleration）【図 2】
・頻発する変動一過性徐脈（recurrent variable deceleration）【図 3】
・徐脈（bradycardia）【図 4】

**Side Memo**
recurrent とは，子宮収縮の半数以上に一過性徐脈を伴う場合をいう。

②サイヌソイダルパターン（sinusoidal pattern）【図5】

　以上の所見を認める場合，胎児がアシドーシスに陥っている可能性が高い。ただし，すべてがアシドーシスに陥っているわけではなく，アシドーシスであってもすべての児に脳障害が発生するわけではない。

## 管理

　胎児心拍数モニタリングが正常の場合，引き続き分娩経過，胎児の状態を観察する。

　中間群の場合は，胎児心拍数モニタリングの経時的変化を連続的に観察し，他の臨床所見を含めた総合評価を繰り返し行う。

　異常所見を認め，アシドーシスに陥っている可能性が高いと判断された場合は，原因となる因子があれば除去し，急速遂娩（帝王切開術，吸引・鉗子分娩）を考慮する。

図1　胎児酸素化が正常であることを示す所見

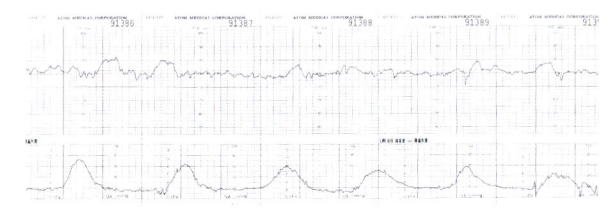

図2　頻発する遅発一過性徐脈

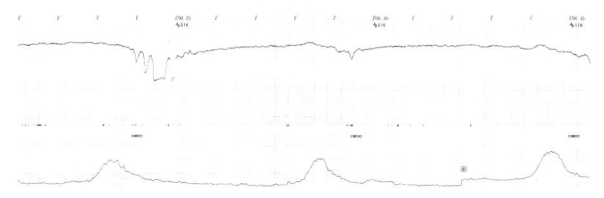

図3　頻発する変動一過性徐脈

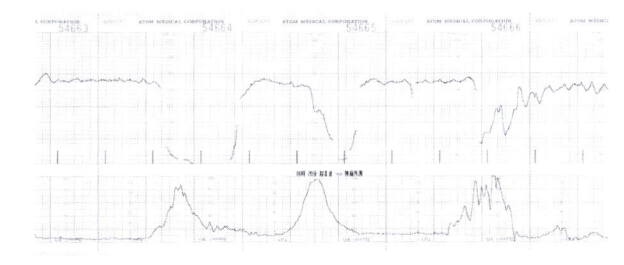

図4　徐脈

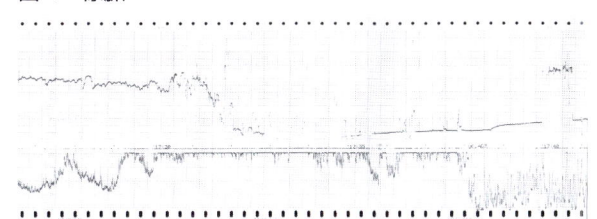

図5　サイヌソイダルパターン

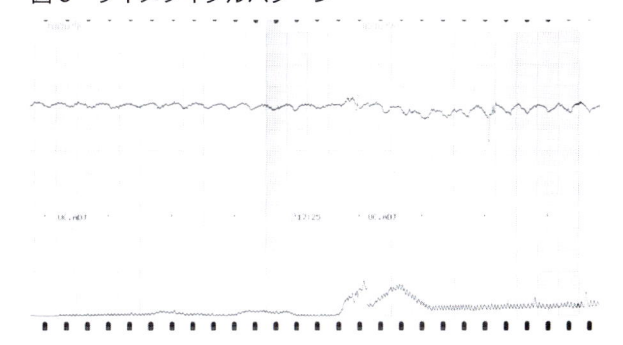

## Self Check

- □　胎児心拍数モニタリングの評価は，基線，基線細変動，一過性頻脈，一過性徐脈の判読に基づき行う。
- □　基線と基線細変動が正常で，一過性頻脈を認め，早発一過性徐脈以外の一過性徐脈を認めない場合，胎児酸素化は正常である。
- □　基線細変動の消失を伴った，頻発する遅発一過性徐脈，頻発する変動一過性徐脈，あるいは徐脈を認める場合，胎児はアシドーシスに陥っている可能性が高い。

〈道方香織，古川誠志，鮫島　浩〉

# 臍帯巻絡・臍帯結節

　臍帯は，2本の臍帯動脈および1本の臍帯静脈およびそれらを包むWharton膠質よりなり，胎児と胎盤をつなぐ物質輸送のパイプとして重要な役割を果たしている。臍帯のWharton膠質や捻転構造は，胎動や子宮収縮などの外力による臍帯血管の圧迫を防ぐ役割をしている。臍帯は，妊娠第10か月にはおよそ50cmの長さになるが，その細長い特徴より妊娠・分娩時のトラブルの原因となることもある。ここでは，臍帯異常のなかで最も頻度の多い臍帯巻絡について述べる。

　臍帯巻絡は全分娩の約3割にみられ，部位別では頸部巻絡が8～9割と最も多い。1回の頸部巻絡が臨床上問題になることは少ないが，2回以上の巻絡の場合は，低Apgarスコアや臍帯動脈血低pH値を示す頻度が増え，巻絡の回数が多いほど分娩時の異常は増加するといわれている【図1】。しかしながら，臍帯巻絡全体でみた場合，変動一過性徐脈などの胎児心拍数パターン（胎児機能不全（NRFS））や遷延分娩（微弱陣痛）のリスクは多少増加するものの，帝王切開の頻度は増加せず，必ずしも不利な状態ではないと考えられている。慢性的な中等度の臍帯圧迫によって起こる低酸素状態が子宮内胎児発育不全の原因となることもあるが，頻度としては高くない。臍帯巻絡自体の頻度も多く，臍帯の長さ，巻絡回数，巻絡の強さなどのさまざまな因子がその予後を決定するため，一概に危険な状態と判断するのではなく，多重巻絡に対して持続的な胎児心拍モニタリングを施行するなどの注意深い観察を行うのがよい【図2】。

NRFS：non-reassuring fetal status
（胎児機能不全）

## 診断

　超音波検査によって比較的容易に診断可能である。巻絡は体幹と四肢にも起こるが，頸部巻絡以外の超音波診断は難しい。巻絡が新たにつられたり，はずれたりすることがあるので，羊水量が多く胎児の動きのある妊娠中期までは診断を保留し，ある程度胎動の制限される妊娠後期に超音波検査で診断するのがよい。超音波Bモードによって，胎児の背側矢状断を描出し，頸部にできるくぼみを検索する【図3】。くぼみがある場合は臍帯を描出し，それが頸部全周に巻いていることを確認して頸部巻絡ありと診断する。カラーDopplerを併用するとさらに診断しやすい。

## 真結節

　胎児が臍帯のループになったところを完全にくぐり抜けてしまうことで，臍帯の一部分に結び目（結節）ができた状態を真結節という【図4】。一方，臍帯の一部分の血管やワルトン膠質が結節様に膨らんだ部分を偽結節というが，あまり臨床的意義はない。真結節は胎動によって，偶然に臍帯が結ばれることで作られる。そのため，胎位のあまり変わらない妊娠後期に新たに作られるとは考えにくく，長い臍帯，羊水過多，小さい胎児などの臍帯が絡まりやすい状態や胎児が動きやすい状態で作られやすいと考えられている。真結節はまれな異常であることや，妊娠中期以降の超音波検査では臍帯のすべてを観察するのは困難であるため，分娩前の超音波検査で診断されることは極めてまれである。通常真結節は，分娩後の臍帯に偶然観察されることが多いが，結節の程度が強い場合などは，臍帯血流の障害がおこることもあり，子宮内胎児死亡や胎児機能不全（NRFS）の原因としては重要である。

図1　頸部三重巻絡の分娩時写真

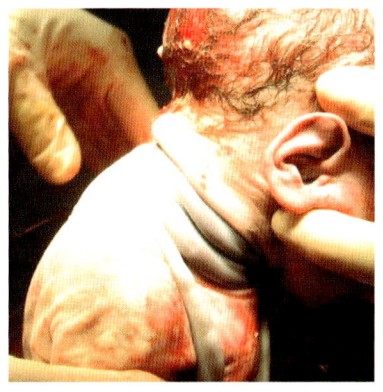

図2　頸部三重巻絡症例における分娩時の胎児心拍モニタリング波形
子宮口全開大で，陣痛発作ごとに高度変動一過性徐脈を認める。急速遂娩の適応である。

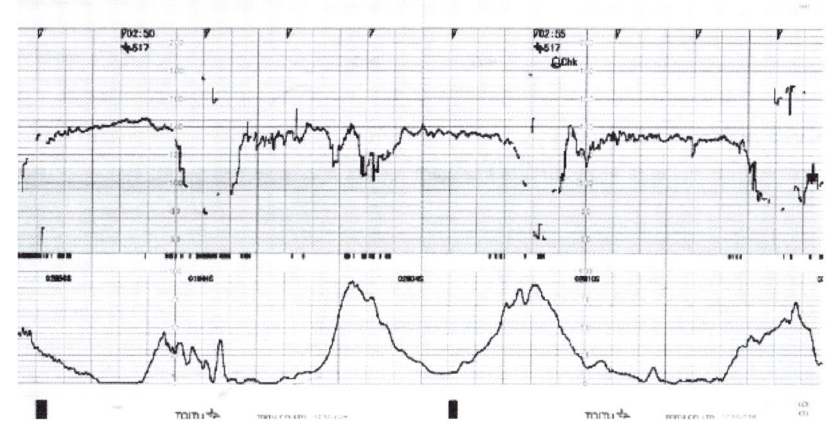

図3　頸部巻絡の超音波断層所見
頸部背側矢状断でくぼみを認める。

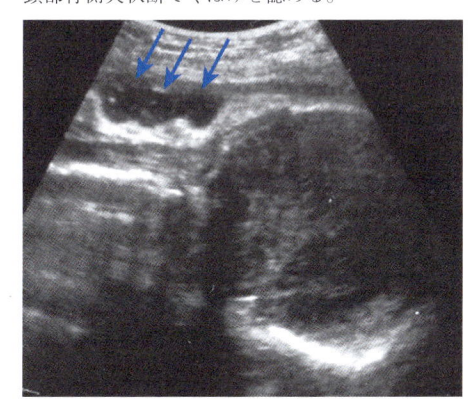

図4　真結節

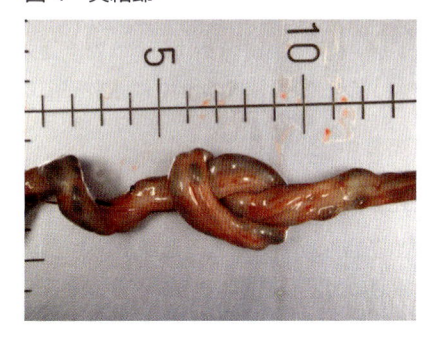

## Self Check

- [ ] 臍帯巻絡は，約3割の胎児に認められ，その中で最も多いのは頸部巻絡である。
- [ ] 臍帯巻絡があると，胎児心拍モニタリング異常，遷延分娩となることがあるが，多重でなければ異常経過をたどることは少ない。
- [ ] 臍帯巻絡は，超音波Bモード，カラーDopplerを用いて診断する。
- [ ] 真結節はまれな異常であるが，臍帯が結ばれた状態であるため，血流障害が起こった場合はNRFSやIUFDと関連する。
- [ ] 真結節は通常分娩後に偶然観察され，分娩前に診断するのは極めて困難である。

〈長谷川潤一〉

## Ⅲ-A. 妊娠経過とその異常／胎児付属物の異常

# 臍帯下垂・脱出

　破水したときに，子宮外に臍帯が出た状態を臍帯脱出といい，破水前に臍帯が胎児の先進部よりも内子宮口側に存在する状態を臍帯下垂という．臍帯脱出は，腟鏡診，内診によって拍動を有する臍帯を触知することで診断するのに対し，臍帯下垂は内診のみでの診断はきわめて困難で，通常は経腟超音波で診断する．破水して臍帯脱出が起きると，児の先進部と産道との間にはさまった臍帯が急激に圧迫され，高度変動一過性徐脈や遷延一過性徐脈などの胎児心拍数（FHR）異常（胎児機能不全（NRFS））および重症新生児仮死を引き起こす可能性が高く，急速遂娩が必要である．

FHR：fetal heart rate（胎児心拍数）

NRFS：non-reassuring fetal status（胎児機能不全）

## 診断

　臍帯下垂は，経腟超音波によって，破水前に臍帯が胎児の先進部よりも内子宮口側に存在する所見で容易に診断しうる【図1】．先進部と産道との隙間の狭い頭位には少なく，先進部と産道の間に余裕のある横位，骨盤位，双胎などに多い．また，臍帯の付着部位が子宮下部（低置胎盤など）の症例は臍帯下垂になりやすく，メトロイリンテルの使用によって胎児先進部が上方へ持ち上げられた結果，産道との間に隙間ができて臍帯下垂となる場合もある．一方，羊水過多においても，胎児先進部が羊水腔内で浮動しているため，先進部と子宮壁の隙間に臍帯が入り込み，臍帯の下垂・脱出が起こりやすい．また，週数の早い切迫早産や子宮頸管無力症の胎胞脱出症例でも，胎児に対して相対的に羊水腔が広い状態であるため，羊水過多と同じリスクが存在する．

## 管理

　臍帯下垂が存在する場合，軽い子宮収縮でも胎児先進部からの圧迫を受けやすく，FHR異常を呈する場合があるため，頻回に胎児心拍モニタリング検査を行う必要がある．とくに頭位の症例では，児頭がかたいため骨盤位などに比べて強い圧迫を受けやすいので注意が必要である【図2】．胎動などで臍帯下垂が自然に整復される場合もあるが，経過観察していても下垂した臍帯の場所が不動のとき，FHR異常のあるとき，破水の危険性の高いときなどは，臍帯脱出を起こす前に帝王切開術を考慮する．臍帯脱出を起こしてしまった場合，用手還納は困難なことが多く，内診指で胎児先進部を押し上げつつ準備し，可及的速やかに急速遂娩（多くは緊急帝王切開）を行う【図3】．

図1　臍帯下垂の経腟超音波写真

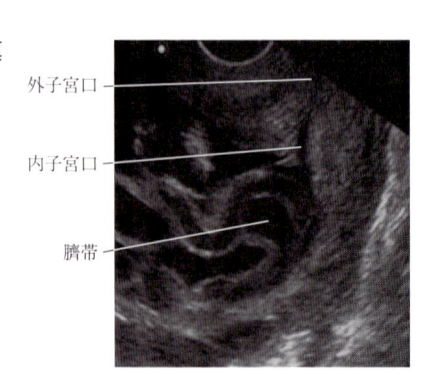

図2　臍帯下垂の胎児心拍数モニタリング
軽い子宮収縮であるが，同時に変動一過性徐脈を認めている。頭位では，児頭により強い圧迫を受けやすい。

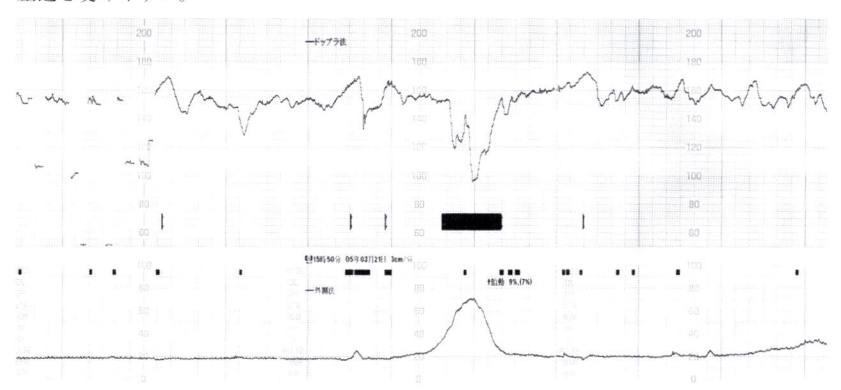

図3　臍帯脱出の分娩時胎児心拍数モニタリング
急激な胎児徐脈が発生し，回復しない。経腟的に，児頭の挙上を行いながら緊急帝王切開を行った。

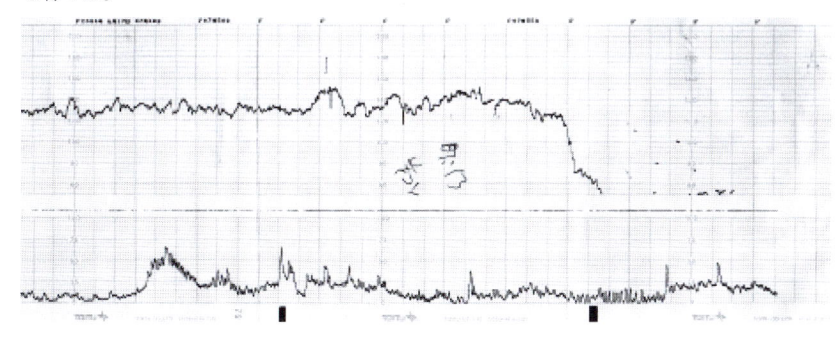

## Self Check

- 臍帯下垂は破水前の超音波検査で胎児先進部よりも内子宮口側に臍帯を描出すること，臍帯脱出は破水後の腟鏡診，内診で腟内の臍帯を確認することによって診断を行う。
- 臍帯脱出が起きた場合，臍帯の圧迫により急激な胎児徐脈をきたすことが多く，先進部を押し上げながらの急速遂娩（多くは緊急帝王切開）が必要となる。
- 臍帯下垂・脱出は，胎位異常，羊水過多，子宮頸管無力症，切迫早産，メトロイリンテルの使用などで起こりやすい。

〈長谷川潤一〉

Ⅲ-A. 妊娠経過とその異常／正常産褥の生理

# 子宮と全身の復古

産褥とは，分娩が終了した直後から，妊娠によって生じた解剖学的変化，機能的変化が妊娠前の状態に回復する期間のことであり，正常な経過をとると，約6〜8週間とされる。世界保健機関（WHO）は国際疾病分類の定義で42日間と規定している。

分娩日を0日とし，その翌日から産褥1日，2日と表現する。

WHO：World Health Organization
（世界保健機関）

## 子宮の復古

子宮は分娩直後から収縮を開始し，妊娠前の大きさ・重量・機能へと戻って行く。この過程を子宮復古という。この収縮機転は個々の筋細胞の急速な縮小による。産褥2〜3日頃までは，不快で，ときとして過度の下腹痛（子宮収縮）が繰り返し起こり，これを後陣痛という。後陣痛は痛みを伴い，経産婦のほうが痛みが強い。また，授乳することによりオキシトシンが分泌されて子宮収縮が促されるため，子宮復古は促進される。

### ◆子宮底の高さ

子宮底の高さは，分娩直後に臍下3横指まで下がるが，その後は徐々に上昇し，産後12時間で臍高となる。これは，骨盤底筋群の緊張回復，悪露の滞留，膀胱充満などによって子宮が上方へ押し上げられることによる。その後，子宮底は子宮の収縮に伴って【図1】のように下降する。産褥10日後には腹壁からは触れなくなり，6〜8週間で妊娠前の大きさとなる。

### ◆子宮頸部の復古

子宮頸部は，分娩直後には子宮狭部と一体となり幅広いが，体部に比べ復古が早く，分娩数時間後には内子宮口から収縮しはじめ，3日後には3cm開大程度，約1週間後には1指通じる程度となる。10日後には外子宮口のみに指尖〜第1関節（1節）が入る程度となり，産褥4〜6週間後には閉鎖し，ほぼ復古が終了する。

### ◆悪露の変化

悪露とは，産褥期に子宮と腟・会陰から排出される分泌物のことである。その内容は，血液・粘液・脱落した組織などで，子宮内宮の胎盤・卵膜剝離面からのものがほとんどである。総量は300〜1,000gと幅があるが，授乳や子宮収縮薬の投与によって減少する。時間の経過とともにその性状は【表1】のように変化していく。

### ◆月経・排卵の再開

授乳の有無により異なり，非授乳婦では産褥8〜12週までに再開することが多く，授乳婦では授乳性無月経となるが，授乳停止後6週間以内に90％が月経再開する。

## 全身の復古

妊娠に伴って増加した体重は，産褥5週ほどで妊娠前の体重に復する。増加していた心拍出量，循環血液量は産褥2〜3週間で妊娠前に戻る。また産褥4日頃，体内の水分が急速に血管内へ流入し，ヘマトクリット（Ht）値は最低となる。亢進していた腎機能は産褥6週ころまでに非妊娠時の機能に戻る。その他，内分泌学的な変化などを【表2】に示した。

Ht：hematocrit
（ヘマトクリット）

図1　産褥の日数と子宮底

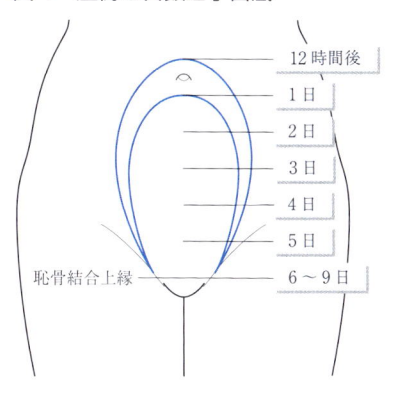

- 12時間後
- 1日
- 2日
- 3日
- 4日
- 5日
- 6〜9日

恥骨結合上縁

表1　悪露の変化

| 産褥2〜3日 | 赤色悪露（血性悪露）：創面からの出血，純血性。 |
| --- | --- |
| 産褥3日〜1週間 | 褐色悪露：新鮮な血液は減少し，腟内を通過する間にヘモグロビンが破壊される。それが，増加した白血球と混じり褐色となる。 |
| 産褥1〜2週間 | 黄色悪露：血液成分が減少し，白血球の割合が増えるため淡黄色となる。 |
| 産褥3週間頃以降 | 白色悪露：白血球も減少し，子宮腺からの分泌物が主になり白色となる。 |
| 産褥4〜6週間 | 悪露は消失する。 |

産褥3〜4週間までは少量の血液が混じっても異常とは限らないが，持続したり血液の量が増えたときには胎盤・卵膜に遺残などを考慮する必要がある。

表2　全身の復古

1. 循環器系：分娩後の子宮収縮により，300〜500mLの血液が全身循環系へ戻る。血圧は徐々に下降する。一過性徐脈がみられることがある。増加していた心拍出量，循環血液量は2〜3週間で元に戻る。
2. 呼吸器系：子宮による圧迫がなくなり，機能的残気量は増加，ゆっくりで深い呼吸となる。
3. 泌尿器系：亢進していた腎血流量・糸球体濾過率は産褥6週までに元に戻る。
4. 内分泌系・代謝の変化
   ①ゴナドトロピン：分泌の抑制が解除され，LHは産褥2週頃から回復してくる。LHサージは産褥6週頃からみられるようになる。
   ②エストロゲンとプロゲステロン：胎盤娩出後急激に減少し，産褥1週間以内に非妊時のレベルに戻る。
   ③プロラクチン：非授乳婦では2〜3週間で急速に低下。授乳婦では低下が遅れる。乳頭の吸啜によりスパイク状に増加する。
   ④糖代謝：低下していた耐糖能は元に戻る。
   ⑤脂質代謝：増加した血中の脂質濃度は正常化する。

LH：luteinizing hormone
（黄体化ホルモン）

## Level up View

●子宮底の触れ方【図A】

4本の手の指をそろえて真下に向け，腹部に沈めるようにし，指の腹で子宮底を触れる。子宮の硬度・圧痛の有無なども同時にみることが大切である。

子宮底の高さが日数に比して高い，硬度が悪い（＝軟らかい）などは子宮復古不全の可能性，発熱を伴う圧痛は子宮内感染の可能性があり，診察するうえで重要な所見である。

図A　子宮底の触れ方

子宮底の位置は，「臍下○横指」「臍恥中央」などと表現する。

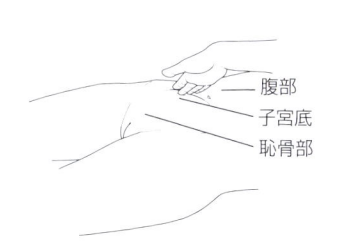

- 腹部
- 子宮底
- 恥骨部

## Self Check

☐ 子宮底の高さは，分娩直後に臍下3横指，産後12時間で臍高，その後1日に約1横指ずつ収縮し，産褥10日後には腹壁からは触れなくなる。

☐ 子宮口は，産褥3日後には3cm開大程度，約1週間後には1指通じる程度，10日後には第1関節（1節）が入る程度，4〜6週間後には閉鎖する。

☐ 悪露は，産褥2〜3日に赤色悪露（血性悪露），産褥3日〜1週間に褐色悪露，産褥1〜2週間に黄色悪露，産褥3週間頃から白色悪露へと変化し，産褥4〜6週間で消失する。

〈正岡直樹，袖山雅子〉

# 乳汁分泌

乳腺の解剖については p.52，「乳汁分泌の生理」参照。乳汁分泌は，産褥2日頃から始まり，産褥1週間頃には確立する。

産褥5日頃まではやや粘稠性・黄色半透明な初乳，産褥5～10日頃までは移行乳，7日～2週間以降白色不透明な成熟乳となる。

## 乳汁分泌の生理

妊娠中，胎盤で合成され増加したエストロゲン・プロゲステロン，成長ホルモンなどにより，乳管系が発達する。また，エストロゲンにより下垂体からのプロラクチン合成が促進され，エストロゲン・プロゲステロンとともに腺房・小葉の発育を促進する。妊娠末期には腺房内に初乳が蓄えられ，乳汁分泌の準備がされるが，妊娠中には本格的な乳汁分泌は起こらない。増加したエストロゲン・プロゲステロンにより乳腺細胞のプロラクチン受容体を減少させるためである。

分娩後，胎盤が娩出されることによりエストロゲン・プロゲステロンが急激に減少し，乳腺のプロラクチンに対する感受性が強まると，乳汁の分泌が始まる。

児による吸啜の刺激により，視床下部でオキシトシンの合成・分泌が促され，このオキシトシンにより腺房の筋肉が収縮し，射乳（腺房から腺管への乳汁の放出）が起こる。

## 乳汁の成分【表1】

初乳は，消化しやすい蛋白質のラクトアルブミンやラクトグロブリンを多量に含み，栄養価は成熟乳の1.5～2.5倍と高い。また，Na・Kといった電解質，脂肪も多い。最も特徴的なのが，免疫グロブリン（Ig）を多く含むことであり，そのほとんどが分泌型のIgAである。このIgAは，児の腸管粘膜を覆い，腸管からの感染を防いでいる。

移行乳は，しだいにIgと蛋白質が減少し，脂肪と乳糖が増加してくる。

そして，成熟乳となると栄養価・蛋白質・電解質は減少するが，乳糖と脂肪が豊富になり，児の栄養を担う。蛋白質はほとんどがカゼインである。

乳汁分泌のためには，乳腺腺腔を空虚にすることも必要である。これによって乳腺の内圧が低下し，分泌が促される。

哺乳は3時間おきに1日8回程度，1回20～30分間行う。また，乳房が緊満しているときには搾乳することも大切である。

乳汁分泌のため，産褥期には2,500kcal/日ほどのカロリー摂取，十分な水分摂取，乳房マッサージなどを指導する。

## 母乳栄養の確立について

母乳栄養には以下に示すような多くの利点があると言われている。
①構成成分が刻々と変化し，新生児の発育に適切に配分されている。
②とくに初乳中には免疫性物質（大部分が分泌型IgA）が含まれており，新生児を腸管や気道における細菌・ウイルス感染から守る。
③母児の直接的な触れ合いにより早期から母児関係が確立しやすい。
④子宮復古を促進する。

**Side Memo**
初乳は成熟乳に比べ熱量（カロリー）は低いが，電解質やビタミンなど他の栄養成分を多く含んでいることから，栄養価としては高い。

Ig：immunoglobulin（免疫グロブリン）

⑤経済的

などである．その他，抗アレルギー作用，抗酸化作用，インスリン依存性（Ⅰ型）糖尿病の抑制，中枢神経系の発達促進などの効果も言われている．

これらのうち②はとくに重要であり，分泌型 IgA の他にもラクトフェリン・リゾチーム・ラクトパーオキシダーゼ・補体・白血球・マクロファージなどさまざまな免疫性物質を含む【表2】．

授乳開始は母乳栄養を原則とし，乳汁分泌不良の場合や母体合併症のため授乳が好ましくない場合にのみ人工乳を用いるようにする．

母乳栄養で注意する点は，ビタミンK欠乏による出血傾向（新生児メレナ，頭蓋内出血など）である．母親が納豆や緑黄色野菜などを摂取することで母乳中の含有量が上昇すると言われているが，母乳栄養の場合はビタミンKを予防的に投与すべきである．

表1 初乳・移行乳・成乳について

| 母乳 | 時期 | 特徴・成分 |
|---|---|---|
| 初乳 | 産褥2〜5日頃まで | ・やや粘稠性・黄色半透明<br>・消化しやすい蛋白質（ラクトアルブミンやラクトグロブリン）を多量に含む<br>・Na, Kなどの電解質・脂肪も多い<br>・免疫グロブリン（ほとんどが分泌型IgA）を多く含む |
| 移行乳 | 産褥5〜10日 | ・蛋白質と免疫グロブリンが減少し，脂肪・乳糖の割合が増加 |
| 成乳（成熟乳） | 産褥7日〜2週間以後 | ・蛋白質，電解質は減少．乳糖と脂肪が豊富<br>・蛋白質はほとんどがガゼイン |

表2 母乳中の免疫学的作用をもつ感染防御因子

・分泌型 IgA：腸管や気道における細菌，ウイルスからの防御
・ラクトフェリン（鉄をキレートすることによる）：静菌作用および殺菌作用，腸内有害菌の増殖抑制
・リゾチーム：細菌の細胞壁を溶解
・ラクトパーオキシターゼ：過酸化水素とチオシアン酸（$SCN^-$）での殺菌作用
・補体系：白血球やマクロファージなどによる貪食作用の促進
・細胞成分：貪食・抗菌能
・不飽和脂肪酸，ビフィズス菌増殖因子など

（側島久典：母乳と免疫．周産期医学必修知識，Vol 36 増刊号，743，2，東京医学社，東京，2003．）

## Self Check

□ 乳汁分泌にはプロラクチン，射乳にはオキシトシンが関与する．
□ 乳汁分泌は産褥2日頃から始まり，産褥5日頃までは初乳，その後移行乳となり，7日〜2週間以降は成乳となる．
□ 初乳は消化しやすい蛋白質，電解質，IgAを多く含む．
□ 成乳は，乳糖，脂肪が増加し，電解質やIgは減少する．

〈正岡直樹，袖山雅子〉

# 子宮破裂

## 頻度・リスク因子

　わが国の妊産婦死亡は【表1】に示すように1950年の4,117人から急速に減少し，2007年には35人にまで減少した。しかしながら妊産婦死亡の原因についてその内訳をみると分娩後出血の占める割合が依然として多く，分娩後出血の原因となる疾患の理解が重要である。子宮破裂は妊娠子宮体部が裂傷を起こしたものをいい，その多くは分娩中に発生するが，陣痛開始前に発生することもある。子宮破裂は突発性に発生し出血性ショックに陥るために，迅速な診断と適切な処置が必要とされる。子宮破裂は多くの場合帝王切開術，子宮筋腫核出術などによって生じた子宮壁の瘢痕が破裂することが多い。また，粗暴なKristeller胎児圧出法，骨盤位牽出術，鉗子分娩，過強陣痛などによって発生することもある。その他子宮破裂のリスク因子としては頻産婦に多く，7回以上の経産婦でリスクが高くなることが知られている【表2】。子宮破裂の発生頻度は全分娩の0.03～0.06％とまれなものであるが，帝王切開術後経腟分娩（VBAC）の際の子宮破裂の発生頻度は0.6～0.8％程度に上昇するとされている。VBACに際して，子宮収縮薬のプロスタグランジンの使用は子宮破裂のリスクを高めるので避けることが望ましい。帝王切開術後の子宮破裂のリスクについては子宮壁の切開方法によって違いがある【図1】。最近の帝王切開術で一般に行われている子宮下部横切開に比べて古典的帝王切開術（子宮体部縦切開）の場合子宮破裂のリスクは5％ほどになるといわれており，VBACは禁忌とされている。さらに子宮下部横切開では陣痛開始前の子宮破裂はきわめてまれであるが，子宮体部縦切開の場合には約1/3の症例で陣痛開始前に子宮破裂が発生するとされ，反復帝王切開も通常より早めに行う必要がある。

## 症状

　子宮破裂の部位は子宮下部に多いが，破裂が子宮体部や腟，子宮頸管，膀胱に及ぶこともある。子宮破裂の症状は，腹痛と出血性ショックである。症状を呈さない場合もあり，子宮破裂の症状は破裂の状況によって異なる。子宮破裂の予見には胎児心拍モニタリングの異常が最も有用であり，VBACの際には胎児心拍モニタリングを持続的に行うことが重要である。出血は腹腔内出血が主で外出血は少ないことが多く，外出血が少ないにもかかわらず出血性ショックを呈するような場合に本疾患を疑う必要がある。また，破裂の程度によっては子宮広間膜に血腫をつくり，さらに後腹膜血腫をきたすこともある。

## 診断

　内診にて児の先進部を触知できなくなり，外診にて腹壁直下に胎児部分を触知することもある。診断には診察所見以外に超音波検査が有用である。治療としては出血性ショックに対する治療を行う。十分な輸液ルートを確保したうえで輸液および輸血を行いつつ開腹手術を行う。麻酔科医，新生児科医の協力のもと開腹手術にて胎児娩出後子宮摘出を行うことが多い。破裂部位が縫合可能である場合には破裂創の縫合を行う場合もある。ただし，この場合，次回妊娠時の子宮破裂のリスクが高くなることに注意が必要である。術中の止血が困難な場合には内腸骨動脈の結紮を行う場合もある。

---

**Side Memo**

**Kristeller胎児圧出法**
分娩第二期（子宮口全開大後）に分娩進行を補助するために子宮底付近を陣痛・腹圧と同期させて圧迫して娩出の補助をする方法。臨床ではしばしば用いられるが，胎盤血流低下，常位胎盤早期剥離，子宮破裂などのリスクがあり避けることが望ましいとされている。

**VBAC**：vaginal birth after cesarean deliver（帝王切開術後経腟分娩）

表1 妊産婦死亡数の推移

|  | 1950年 | 1960年 | 1970年 | 1980年 | 1990年 | 2007年 |
| --- | --- | --- | --- | --- | --- | --- |
| 妊産婦死亡数 | 4,117 | 2,097 | 1,008 | 323 | 105 | 35 |

表2 子宮破裂のリスク因子

- 子宮の瘢痕
- Kristeller 胎児圧出法
- 骨盤位牽引術
- 鉗子分娩
- 過強陣痛
- 陣痛促進薬
- 頻産婦

図1 子宮筋層の切開法

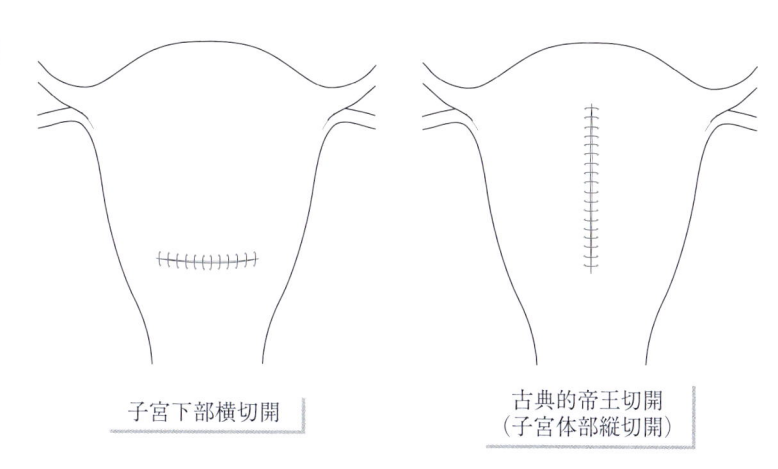

子宮下部横切開

古典的帝王切開（子宮体部縦切開）

## Self Check

- [ ] 子宮破裂は帝王切開術などによって生じた子宮壁の瘢痕が破裂することが多い。
- [ ] 子宮破裂の予見には胎児心拍モニタリングの異常が最も有用である。

〈下屋浩一郎〉

## Ⅲ-A. 妊娠経過とその異常／分娩損傷と異常出血

# 子宮内反，頸管裂傷

## 子宮内反

### ◆ 子宮内反とは

子宮内反症は分娩第3期から産褥初期に発生するもので，子宮底が内方に軽度に陥凹するものから内反した子宮底が外子宮口付近に達するものを不全子宮内反症，完全に子宮が反転して子宮内面が露出したものを全子宮内反症といい，その病態に幅がある【図1】。大量出血をきたし母体死亡に至ることもあるので注意が必要である。

### ◆ 診断

内診，外診で子宮底が触知しにくく，腟鏡診で腟内に反転した子宮内膜の肉塊のような組織を見ることで診断できる。

### ◆ 原因，頻度

原因として過度の臍帯の牽引が原因とされ，それに加えて子宮底部にかかる力と子宮下部ならびに子宮頸部の弛緩が発生の要因となる。発生頻度は2,000〜6,000分娩に1回とされ，まれな疾患ではあるが母体生命予後に重篤な影響を及ぼす。

### ◆ 治療

発症後短時間で診断され胎盤がすでに剝離していた場合には，輸液および輸血ルートを確保して急速輸液を行いつつ，用手的に還納させることができることが多い。診断が遅れたり，胎盤が剝離していない場合には，輸液ルートの確保および麻酔科医の応援を確保したうえでハロセンなどの吸入麻酔や子宮収縮抑制薬を用いて胎盤の剝離および子宮の還納を図る。胎盤を剝離後に用手的に子宮の還納を行う。用手的に内反の整復に成功した場合には速やかに子宮収縮抑制薬を中止してオキシトシンなどの子宮収縮薬を投与する。用手的に子宮を整復できた場合に出血を減少させるために双手圧迫法を行い，子宮内反の再発に十分に注意して監視する必要がある。用手的に子宮を還納できない場合には開腹手術に踏み切る。開腹手術では子宮底を引き出すように牽引用の糸を子宮底に掛けたり，鉗子を用いて子宮を陥凹部の奥から少しずつ引き上げるようにして子宮内反を整復する。整復後は子宮筋の弛緩作用のある麻酔薬の投与を中止して子宮収縮薬の投与を行う。

## 頸管裂傷

### ◆ 頸管裂傷とは

頸管裂傷は全経腟分娩のおよそ半数に発生するといわれ，その多くは5mm以下のもので出血がない場合には縫合を必要としない場合も多い。しかしながら，出血を伴う場合や裂傷が大きい場合には縫合術が必要となる。

### ◆ 原因

頸管裂傷の原因としては子宮頸管の急速な開大，とくに回旋を伴う鉗子分娩や全開大前の鉗子分娩などの不適切な鉗子分娩や子宮頸管の過度な伸展・圧迫，子宮頸管の異常（子宮頸管縫縮術などの手術後の瘢痕など，陣痛促進薬の使用）などの場合に発生することがある。

### ◆ 診断

臨床症状としては，分娩前には通常頸管裂傷は児頭によって圧迫されるために出血はしにくい。児娩出後（胎盤娩出前）から鮮紅色の出血が増加することが特徴である。鑑別疾患と

表1　子宮内反症の要因

・過度の臍帯の牽引
・子宮下部および子宮頸部の弛緩

**Side Memo**

筆者が後期研修医時代に経験した症例であるが，周産期センターに勤務中に開業医から救急搬送された症例で，分娩後の大量出血で呼吸管理され，救急車内が血の海となっていた。Hb値は1.5g/dLまで低下し，腟鏡診をすると径5cmほどの過去に見たことのない肉の塊のような，筋腫分娩のような組織があり，初めは病態が理解できなかった。上級医と冷静に診察すると全子宮内反症の診断がつき，大量輸血のうえで開腹手術にて整復ができ，一命を取り留めることができた。その方は，2年後に第2子を妊娠され，無事出産された。研修医時代の思い出である。

表2　頸管裂傷の要因

・子宮頸管の急速な開大
・鉗子分娩
・子宮頸管の異常
・陣痛促進薬

してまず，弛緩出血があげられるので子宮収縮が良好であることを確認して，それでも出血が持続する場合に頸管裂傷を疑う必要がある。頸管裂傷が子宮体下部にまで達して子宮動脈やその枝まで損傷が及んだ場合には大量出血や後腹膜血腫が生じることがある。こうした場合には出血性ショックに陥ることがあり，バイタルサインを含めた臨床症状と外出血量の間に乖離がある場合には注意が必要である。診断は，内診を行い，触診によって子宮頸管壁を示指および中指の間で挟みながら外子宮口を一周させ，頸管裂傷部位を調べる方法がある。迅速に診断するには有用な方法ではあるが，これだけでは不十分であるので腟鏡をかけて視診によって子宮腟部を確実に視認し，さらに鉗子で子宮頸部を把持・牽引して頸管裂傷の有無を確認する。必要があれば助手の介助のもとで子宮頸部を確認することによってより早く正確に診断することが可能である。

### ◆ 治療

頸管裂傷が，軽度（通常 1cm 以内程度）で出血がなければ放置しておいても自然治癒する。しかしながら，それ以外の場合には通常頸管裂傷縫合術を行う【図2】。頸管裂傷縫合術を行う場合には，縫合に手間取るほどに出血量が増大するのでできるだけ早く，確実に行う必要がある。頸管裂傷の出血は，通常創部の上端から生じるので，子宮頸管部をしっかりと露出させたうえで，最初の縫合は頸管裂傷上端よりさらに上方（通常 5mm 程度）に行う。その後，順次吸収糸を用いて結節縫合あるいは連続縫合を行い，止血を図る。子宮頸管の表面からの少量の出血に対してはガーゼなどで圧迫することによって止血することも可能である。頸管裂傷が広範囲に及んで腟円蓋や子宮下部に至り後腹膜腔や腹腔に出血が疑われる場合には，開腹して損傷部位を修復する必要がある。また，最近では頸管裂傷の縫合が不成功で出血が持続する場合に子宮動脈塞栓術を用いることもある。大きな頸管裂傷が治療されずに放置された場合や不適切な治療であった場合には，子宮頸管が外反して粘液を産生する頸管腺が露出し帯下の増加をきたすことがあり，こうした場合には凍結療法などの治療が必要となることがある。

図1　子宮内反症の分類

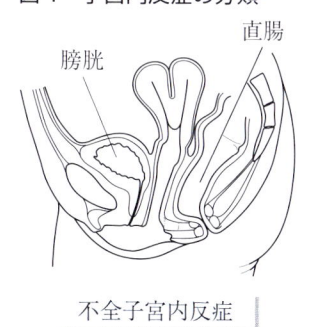

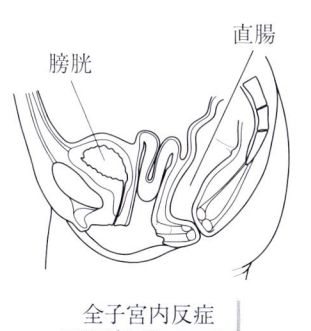

不全子宮内反症　　全子宮内反症

図2　子宮頸管裂傷とその縫合

頸管裂傷の上端よりさらに5mmほど上方から結節縫合または連続縫合を行う。

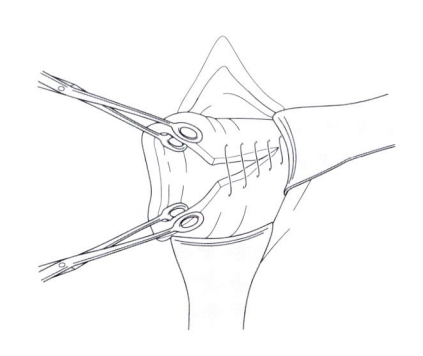

### Self Check

☐ 児娩出後に子宮が反転して子宮内面が露出した状態を子宮内反症という。
☐ 子宮収縮が良好で分娩第3期以降に持続性の出血を伴う場合には頸管裂傷を疑う。

〈下屋浩一郎〉

… III-A. 妊娠経過とその異常／分娩損傷と異常出血

# 腟会陰裂傷

腟会陰裂傷は，児の通過に必要な会陰の十分な伸展が得られないために生じ，吸引分娩や鉗子分娩，胎児圧出術など胎児が急速に出口部を通過するとき，胎勢異常などのために児頭が最小径で通過しないとき，会陰の伸展不良，巨大児などのときに腟会陰裂傷を生じやすい。

## 腟壁裂傷

腟壁裂傷は腟の下1/3に発生しやすい。腟壁裂傷の症状は出血であるが，腟円蓋部にまで裂傷が及んだ場合には大出血の原因となる。腟壁裂傷が表在性の場合には縫合を必要としないこともあるが，それ以外は裂傷部の確認のために十分な視野を確保して縫合を行う。

## 会陰裂傷

会陰裂傷は，その深さから1〜4度の4つに分類され【図1】，とくに3度あるいは4度の会陰裂傷の際には産褥期の管理に注意を払う必要がある。会陰切開の縫合に関してはその縫合糸あるいは縫合方法に十分注意を払う必要がある。第4度会陰裂傷では直腸粘膜の断裂を伴うために粘膜面に縫合糸を出さないようにLembert縫合【図2】を行う必要がある。

## 会陰切開

会陰切開（episiotomy）は，産科領域において最も広く行われている手技であり，全分娩の30〜63％に行われているとされ，初産婦においては93％にのぼる高率で行われていると報告されている。わが国においては30〜70％で施行されている。会陰切開は，3度あるいは4度会陰裂傷の予防，裂傷による傷よりも縫合を容易にするため，そして児の分娩外傷予防のために行うとされているが，実際にはEBMに基づいて行われているとはいいがたいものがある。会陰切開率を規定する要因として誰が分娩に関与するかという要素が大きいと考えられており，助産師が分娩を行う場合には21.4％であるのに対して医師が行う場合には33.3〜55.6％と高率となると報告されている。吸引分娩・鉗子分娩の際に3度あるいは4度裂傷の予防や児の肩甲難産や分娩外傷の予防のために会陰切開を行うとされているが，会陰切開を行ったほうがむしろ重度の会陰裂傷が発生し，肩甲難産の頻度も高く，分娩外傷の頻度も有意に高い。また，会陰切開と3度あるいは4度裂傷の頻度および肛門筋の損傷の頻度は，むしろ会陰切開を避けることでその頻度を減少させることが報告されている。したがって，現時点においては会陰切開については必要最小限にとどめておくことが好ましいと考えられる。

EBM：evidence based medicine

## 管理

会陰切開，会陰裂傷ともに内出血による血腫形成することもあり，産褥期においてはバイタルサインの確認や外陰部の腫脹および褥婦の疼痛の訴えにはとくに気を配る必要がある。第3度あるいは4度の会陰裂傷の際には直腸腟瘻の予防に気をつける必要がある。第3度会陰裂傷の際には便通を容易にするために緩下薬の投与を1カ月程度行い，Kegel体操を指導することも望ましい。第4度会陰裂傷の際にはとくに直腸腟瘻の発生に注意を払う必要があり，低残渣食を摂取させ，緩下薬を併用する。

図1 会陰裂傷の分類

第1度会陰裂傷
会陰の皮膚と腟粘膜の裂傷

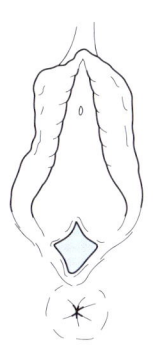

第2度会陰裂傷
筋層に及ぶが肛門括約筋は損傷されていない

第3度会陰裂傷
肛門括約筋や直腸腟中隔まで損傷

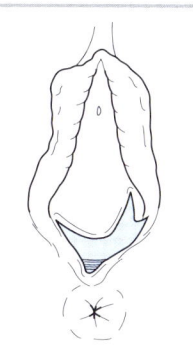

第4度会陰裂傷
肛門・直腸粘膜まで損傷

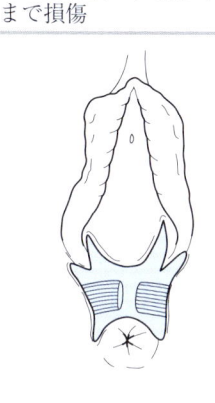

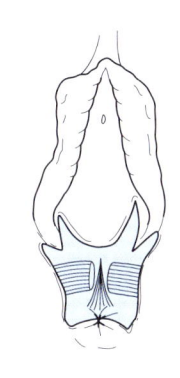

図2 Lembert縫合法

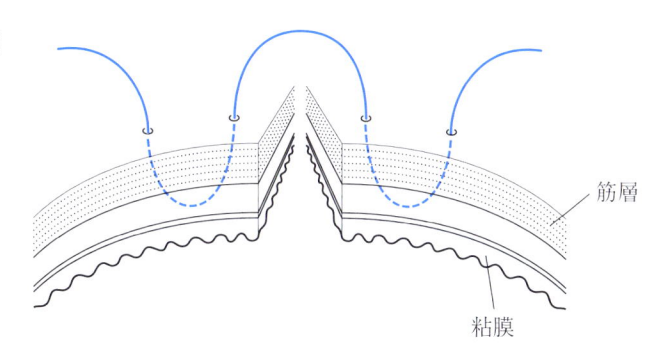

筋層
粘膜

## Self Check

- [ ] 腟会陰裂傷は，児の通過に必要な会陰の十分な伸展が得られないために生じ，吸引分娩や鉗子分娩，会陰の伸展不良，巨大児などのときに腟会陰裂傷を生じやすい。

〈下屋浩一郎〉

# 異常出血

## 原因

分娩時異常出血に関する原因を【表1】に示す。原因としては弛緩出血が一番多い。

## 鑑別診断

出血の開始時期（胎盤娩出の前か後かなど），血液の性状（動脈性の鮮紅色か静脈性の暗赤色か），および内診・腟鏡診で鑑別を行う。

### ◆ 腟壁裂傷
腟壁裂傷は伸展性が劣る腟下部1/3や腟上部1/3で裂傷を生じやすい。腟壁裂傷の原因を【表2】に示す。鮮紅色で持続的な出血が児娩出直後からみられる。

### ◆ 会陰裂傷
会陰裂傷の原因を【表2】に示す。鮮紅色で持続的な出血が児娩出直後からみられる。裂傷の部位，深さ，出血の程度を確認する。会陰裂傷は裂傷の程度により4段階に分類される（p.433，図1参照）。

### ◆ 子宮頸管裂傷
子宮頸管裂傷は分娩時に外子宮口から子宮下部の下端に及ぶ裂傷である（p.431，「子宮内反，頸管裂傷」参照）。子宮頸管裂傷の原因を【表2】に示す。児娩出後に外陰や腟に裂傷がなく，子宮収縮が良好であるにもかかわらず，鮮紅色の出血を認める。

### ◆ 胎盤遺残
分娩第3期に，胎盤が完全に娩出されずに一部または大部分が子宮腔内に残留するものである。

### ◆ 子宮破裂
分娩時や妊娠中に子宮体部や子宮下部の筋層が断裂する裂傷をいう。突然に出血性ショックとなるので，母体死亡率は2〜5％，胎児死亡は20〜80％に達するために迅速な対応が必要となる。

子宮破裂の原因による分類を【表2】に示す。裂傷の程度により，全子宮破裂（子宮壁全層が断裂して子宮腔と腹腔が通じるもの）と，不全子宮破裂（裂傷が子宮壁の筋層のみにとどまり，漿膜に及ばないもの）の2種類に分けられる。

### ◆ 子宮内反症
子宮内反症の原因を【表2】に示す。主に分娩第3期に起こり，2,000〜20,000の分娩に1例ぐらいの頻度でみられる。視診，双合手診，子宮消息子診にて診断され，下腹部痛，ショック，大量出血を伴う。

### ◆ 腟・外陰血腫
腟・外陰血腫は，分娩時に腟や外陰の粘膜や皮下の血管が断裂し，骨盤隔膜下部に血液が浸潤して，腟壁や会陰に血腫が形成される。腟・外陰血腫の原因を【表2】に示す。腟壁が膨隆して，壁に弾力性がある有痛性の腫瘤を認める。分娩の1〜2時間後に血腫の増大に伴い，外陰痛，肛門痛などが出現し，腟上部の血腫は貧血の進行により突然出血性ショックとなることがある。

---

**Side Memo**

**分娩時異常出血**
正常分娩の出血量は500mL未満とされており，それを超える量の出血を分娩異常出血という。分娩第1, 2期にみられる出血と，分娩第3期とその直後から2時間までにみられる出血の2種に大別される。

**Side Memo**

日本産科婦人科学会のデータベースによると，単胎経腟分娩での分娩時出血の90パーセンタイルは800mLである。現在異常出血の定義やその対応について，議論されている。

表1 分娩時異常出血の原因

- 腟・会陰裂傷
- 子宮頸管裂傷
- 胎盤遺残
- 子宮破裂
- 子宮内反症
- 腟・外陰血腫
- 弛緩出血

（日本母性保護産婦人科医会編：分娩管理―よりよいお産のために―研修ノートNo68, 67, 表33, 2003. より引用）

表2 腟壁・会陰裂傷，子宮頸管裂傷，子宮破裂，子宮内反症ならびに腟血腫と外陰血腫の原因による分類

①腟壁・会陰裂傷の原因
- 会陰の伸展不良，巨大児，胎勢異常，肩甲通過や急速な分娩進行による会陰の過度な伸展，稚拙な会陰保護
- 吸引・鉗子分娩

②子宮頸管裂傷の原因
- 産科手術（吸引・鉗子分娩，子宮頸管全開大前の骨盤位牽引術），子宮収縮薬の過度の使用による過強陣痛
- 巨大児や反屈位で子宮頸管が過度に伸展された場合
- 胎児発育不全や高齢出産により子宮頸管が強靭な場合

③子宮破裂の原因
- 瘢痕部子宮破裂：手術既往歴（帝王切開，子宮筋腫核出術，子宮内容除去術など）のある妊婦
- 自然子宮破裂：多産婦，巨大児分娩，羊水過多，多胎妊娠，回旋異常（反屈位，横位）
- 外傷性子宮破裂：陣痛促進薬の投与による過強陣痛，骨盤位外回転術，吸引と鉗子分娩，Kristeller胎児圧出法，交通外傷

④子宮内反症の原因
- 胎盤剥離徴候前に臍帯を過度に牽引
- Credé 胎盤圧出法
- 癒着胎盤
- 子宮奇形

⑤腟血腫と外陰血腫の原因
- 分娩の急速な進行・巨大児・肩甲通過時などによる腟壁の急激な進展
- 腟壁伸展不良
- 出血傾向
- 腟壁裂傷縫合不全

## Self Check

☐ 分娩時の出血量が500mL以上の場合，分娩時異常出血という。

☐ 分娩時異常出血の原因は，腟壁・会陰裂傷，子宮頸管裂傷，胎盤遺残，子宮破裂，子宮内反症，腟・会陰血腫などである。

〈松田義雄〉

# 弛緩出血

## 弛緩出血とは

弛緩出血は分娩第3期または胎盤娩出直後に，子宮筋の収縮不全に起因して起こる異常出血をいう。全分娩の約5％にみられる。

## 病態

正常分娩経過では，胎盤が娩出すると子宮筋の収縮により脱落膜剥離面に開口している血管が子宮筋層に絞扼され止血する。弛緩出血では子宮筋の収縮および退縮不良により，胎盤剥離部での生理学的（生体）結紮とよばれる止血機序が障害されて起こる。

## 原因

弛緩出血の原因を【表1】に示す。巨大児や羊水過多では子宮筋が過度に伸展し，弛緩出血を起こしやすい。

## 症状

胎盤が娩出された後に増量する持続的あるいは間接的な暗赤色の子宮出血を認め，子宮収縮は不良である。

## 診断

腟鏡診により，子宮頸管裂傷や子宮破裂などと鑑別を行う。

## 治療

- 子宮出血が多く子宮収縮が不良な場合は，まず子宮底を輪状にマッサージを行い，子宮の上の腹壁にアイスノン®を乗せて，冷罨法を行いながら，下記の処理を行う。
- 静脈路を確保し，バイタルサインを確認する。
- 子宮収縮不良が持続する場合は，子宮収縮薬（オキシトシン，プロスタグランジン $F_{2\alpha}$，麦角アルカロイド薬）を投与する。麦角アルカロイドは筋注あるいは静注を行うが，冠動脈攣縮作用や血圧上昇作用があるため，高血圧や心疾患患者には使用しない。
- 出血量が1,000mL以上を超えた場合，クロスマッチと血算を行い，早期に輸血が行える準備をする。出血性（循環血液量減少性）ショックに対する対応は，p.438「分娩損傷と異常出血／出血性ショック」参照。
- 腟鏡により，子宮腟部を露出して腟部前唇を鉗子で把持する。子宮腔内を精査し，凝血塊，遺残した胎盤や卵膜を除去する。
- 子宮内からの出血を止血する方法として，双手圧迫法がある。双手圧迫法は，子宮後壁は腹部から，前壁は腟内から把持しマッサージする【図1】。腟内に挿入した手で子宮内の血液を除去した後，一方の手で腹壁から子宮体部を把持して，子宮全体を恥骨結合に向けて圧迫する。子宮収縮薬により出血が止血した場合は，双手圧迫法を中止する。
- 子宮腟強圧タンポン：双手圧迫法で止血しないとき，経腹的超音波断層法下に子宮腔内にヨードホルムガーゼなどの長ガーゼをたたみこむように詰め込む【図2】。抗菌薬を点滴

して，12〜24時間後に抜去する。なお，ガーゼにより子宮収縮が阻害されることもある。
・双手圧迫法や子宮腔強圧タンポンにより止血しない場合，単純子宮全摘出術を行う。バイタルサインが比較的安定している場合，放射線科に依頼して，内腸骨あるいは子宮動脈塞栓術を行うこともある。

表1　弛緩出血の原因

- 多産婦
- 微弱陣痛
- 子宮筋の過度の伸展：巨大児，多胎妊娠，羊水過多
- 子宮奇形
- 子宮筋腫合併
- 子宮内に胎盤・卵膜・凝血塊貯留
- 子宮収縮薬の過度の投与
- 吸入麻酔薬投与

図1　双手圧迫法

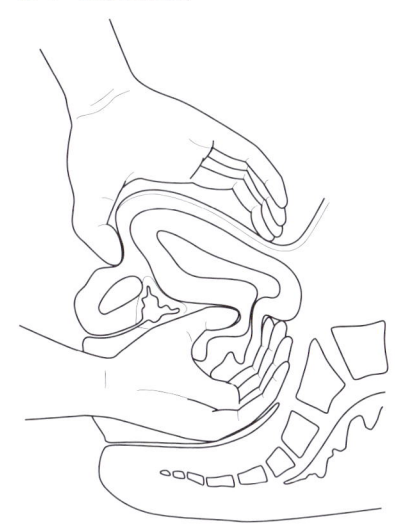

(日本母性保護産婦人科医会編：母体救急疾患―こんな時どうする―，研修ノート　No62，図19，1999．より引用)

図2　ガーゼ充填法

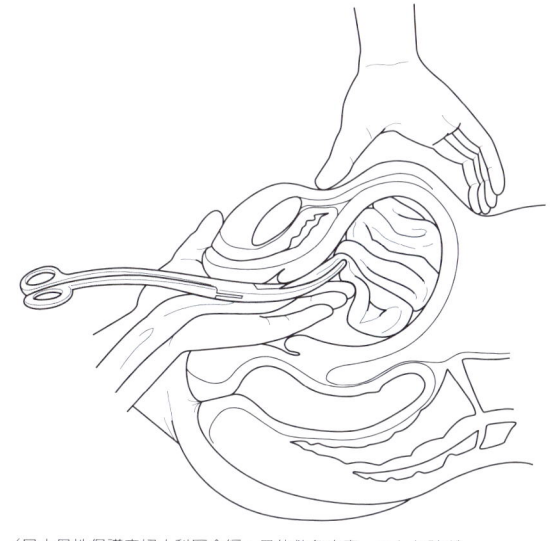

(日本母性保護産婦人科医会編：母体救急疾患―こんな時どうする―，研修ノート　No62，図20，1999．より引用)

## Self Check

- ☐ 弛緩出血は分娩第3期または胎盤娩出直後に，子宮筋の収縮不全に起因して起こる異常出血である。
- ☐ 治療は子宮底の輪状マッサージと冷罨法を行い，子宮収縮が不良な場合は，子宮収縮薬を投与する。
- ☐ 双手圧迫法や子宮腔強圧タンポンにより止血しない場合，内腸骨あるいは子宮動脈塞栓術，単純子宮全摘出術を行う。

〈松田義雄〉

# 出血性ショック

## 出血性ショックとは

出血性ショックは，産科出血が原因でショックを呈した状態であり，水分喪失や血漿成分喪失などをきたす循環血液量減少性ショックである．

## 病態

① Phase Ⅰ（出血期）：出血性ショックに陥って止血されるまでの期間であり，この時期は循環血液量および組織間液が減少する．
② Phase Ⅱ（fluid sequestration）：止血されてから利尿期直前の体重が最大になるまでの期間で，投与された水分が貯留し浮腫が形成される．
③ Phase Ⅲ（fluid mobilization or refilling）：体重が最大になって利尿が起こり，体重が元に戻る時期である．細胞間質や細胞内の貯留していた水分が血管内に戻り，循環血漿量の増加が起こり，肺水腫を発生することがある．

## 原因

出血性ショックの原因を【表1】に示す．

## 症状

出血性ショックの症状は，蒼白（pallor），虚脱（prostration），冷汗（perspiration），脈拍触知不能（pulselessness），呼吸不全（pulmonary insufficiency）の五徴（five P sign）が特徴である．

## 診断

出血性ショックの診断と重症度判定には，小川のショックスコアが使用されている．
ショック指数［脈拍数（回/分）/収縮期血圧（mmHg）］は出血量の目安となり，ショック指数が1.3以上の場合，循環血液量の25％以上が失血していると考え，2.0以上では循環血液量の35％以上を超える出血量で重症ショック状態にある【表2】．
循環血液量に対する推定出血量の割合と出血性ショックの臨床症状を【表3】に示す．
妊婦は循環血液量が増加しており，児娩出後は子宮血流量も減少するため，非妊娠の成人に比べ，出血性ショックに陥りにくく，1,000mL以下の出血であれば，代償して頻脈・血圧低下にならないとされている．しかし，産科出血はしばしば制御できない多量出血となるため，出血に対しては迅速な対応が求められる．

## 治療

- 出血性ショックの原因疾患とショックに対する治療を行う．
- 出血性ショックでは母児ともに予後不良に陥る可能性があるため，不可逆的な状態になる前に早期治療が重要となる．
- 全身管理は救急処置のABCを行う．すなわち，気道（airway；A）確保，呼吸（breathing；B）を改善して酸素投与，静脈路確保（circulation；C），輸液・薬剤の投与を行う．

- 出血性ショックでは血液と細胞外液が喪失するため，輸液製剤は乳酸加リンゲル液の急性投与を行う。
- 十分な昇圧が得られない場合には，輸血の準備ができるまで代用血漿剤を投与する。
- 循環血液量の 20 〜 50％の出血がある場合には，細胞外液系輸液薬とともに赤血球濃厚液を投与する。
- 副腎皮質ステロイド薬，強心薬，利尿薬などの投与も状況に応じて投与する。
- 膀胱留置カテーテルを用いて尿量測定を行う。

表1 出血性ショックの原因

```
妊娠初期
  流産
  胞状奇胎
  子宮頸管妊娠
  絨毛膜下血腫
  子宮外妊娠
妊娠中期・後期
  前置胎盤
  常位胎盤早期剥離
分娩時・産褥期
  子宮破裂
  子宮内反症
  弛緩出血
  子宮頸管裂傷
  癒着胎盤
  帝王切開
```

表2 ショック指数

| ショック指数 | [脈拍数（回/分）/収縮期血圧（mmHg）] | 出血量の目安(mL) |
|---|---|---|
| 0.5 | 70 / 140 | < 1,000 |
| 1.0 | 100 / 100 | 1,000 |
| 1.5 | 120 / 80 | 1,500 |
| 2.0 | 140 / 70 | 2,000 |

(深田裕作，ほか：循環血液量減少性ショック．ショック―その病態と治療 up-to-date（岡田和夫編），51-57，医薬ジャーナル社，大阪，1996．より引用)

表3 循環血液量に対する推定出血量の割合と臨床症状

① 15％未満（無症状）：精神的不安，立ちくらみ，中心静脈圧やや低下
② 15 〜 25％（軽度ショック）：四肢末端冷感，蒼白，血圧低下（90 〜 100 / 60 〜 70mmHg），中心静脈圧低下
③ 25 〜 35％（中等ショック）：不穏，蒼白，冷感，四肢末端冷感，呼吸増，120 / 分以上の頻脈，血圧低下（60 〜 90 / 40 〜 60mmHg），乏尿（20mL/ 時），中心静脈圧著明低下
④ 35 〜 50％（重症ショック）：意識混濁，蒼白（極度），チアノーゼ，血圧低下（40 〜 60 / 20 〜 40mmHg），脈拍触知困難，無尿，中心静脈圧著明低下

(山本保博：外傷性ショック．今日の診療指針，第5版，510，医学書院，東京，2003．より引用)

## Self Check

- [ ] 出血性ショックは，産科出血が原因でショックを呈した状態であり，循環血液量の減少をきたすショックの1つである。
- [ ] 出血性ショックの症状は，古典的にショックの五徴（five P sign）が特徴である。
- [ ] 出血性ショックの治療は原因疾患と出血性ショックに対する治療を行う。

〈松田義雄〉

Ⅲ-A. 妊娠経過とその異常／分娩損傷と異常出血

# 羊水塞栓

## 羊水塞栓症とは

羊水塞栓症は羊水成分が母体血中に流入し，急性呼吸循環不全をきたす疾患あるいは症候群であり，約2万〜3万分娩に1例と非常にまれな疾患である。

## 病態

羊水が流入する部位は，卵膜の断裂部位，子宮筋の裂傷部位，子宮内腔面に露出した破綻血管などである。流入した羊水と羊水中の胎児成分は，静脈系，右房，右室，肺動脈を経て肺内の塞栓をきたす。

一方，液性成分（胎便中のプロテアーゼ，組織トロンボプラスチンなどのケミカルメディエータ）は肺血管の攣縮や血管内皮障害などを誘起し，その結果，血管の機械的閉塞だけでなく，高サイトカイン血症による全身性炎症反応症候群（SIRS）が起こる。上記のケミカルメディエータは播種性血管内凝固症候群（DIC）を併発する。

## 誘因

羊水塞栓症の誘因を示す【表1】。

## 症状

典型的な臨床症状は，とくに合併症のない妊婦が分娩第1期後半あるいは破水後に，突然の呼吸困難，血圧低下，チアノーゼ，胸部痛，痙攣などを呈する。死亡率は約60〜80%に及び，DICは40〜83%の症例に出現する。

## 診断

羊水塞栓症の確定診断は，従来，死亡後の剖検で，肺動脈や毛細血管に胎児由来成分（扁平上皮細胞，うぶ毛，胎脂，ムチンなど）を証明することである。

現在では，従来の病理学的検査に加えて，血清学的検査法が生存例においても羊水流入の証明が容易となり，胎便由来の亜鉛コプロポルフィリン（Zn-CP）およびシリアルTN（STN）抗原が母体血中に高値であれば，母体血への流入が証明される。

羊水塞栓症の診断基準を示す【表2】。

## 治療

- 羊水塞栓症は病因がいまだ不明であるため，予知および根本的な治療は困難で，低酸素血症，ショック，DICに対する対処療法を行う。
- 酸素を投与し，呼吸困難を訴えたり，意識障害が出現した場合は気管内挿管を行う。
- ショックに対して，副腎皮質ステロイド薬やウリナスタチンを静脈内投与しバイタルサインを頻回にチェックし，血圧が維持されるように輸液・輸血ならびにドーパミンを投与する。

SIRS：systemic inflammatory response syndrome（全身性炎症反応症候群）

DIC：disseminated intravascular coagulation syndrome（播種性血管内凝固症候群）

Zn-CP：zinc-coproporphyrin（亜鉛コプロポルフィリン）

STN：sialyl Tn（シリアルTN）

表1 羊水塞栓症の危険因子

- 経産婦
- 過強陣痛（破水後）
- 遷延分娩
- 羊水混濁
- 分娩前後の発熱
- 軟産道強靱症
- 子宮破裂
- 胎盤早期剝離
- 羊水過少例に対する人工羊水の子宮内注入

表2 羊水塞栓症の診断基準

① 臨床所見
- 急激な血圧降下または心停止
- 急激な低酸素（呼吸困難，チアノーゼ，呼吸停止）
- 原因不明の産科DICあるいは多量出血
- 上記症状が分娩中，帝王切開時，D&C時，分娩後30分以内に発生

② 母体への羊水流入の証明
- 剖検における肺組織中の羊水成分の証明（扁平上皮，扁平上皮細胞，うぶ毛，胎脂，ムチン，胆汁様物質など：ムチン染色・STN染色も有用）
- 母体血スメアによる羊水成分の証明（できれば右心静脈血：buffy coat が望ましい）
- 母体血中STN高値
- 母体血中Zn-CP高値（遮光保存）

（日本産科婦人科学会：羊水塞栓症，産婦人科研修の必修知識2007（日本産科婦人科学会編），292，杏林社，東京，2007．より引用）

## Self Check

- ☐ 羊水塞栓症は突然発症し，急激な経過をとることが多く，死亡率は60〜80%に及ぶ。
- ☐ 羊水塞栓症の治療は，低酸素血症，ショック，DICに対する対症療法を行う。

〈松田義雄〉

## 子宮復古不全

### 子宮復古不全とは

　子宮復古とは，妊娠により増大した子宮が非妊時へ復帰する過程を意味する．正常の産褥経過（p.425，図1参照）よりも子宮の復古が遅れ，子宮収縮不良となり，血性悪露が長く続く状態を子宮復古不全という．

### 原因

　子宮収縮を妨げる明らかな器質的原因を認める器質性とこれらを認めない機能性の2つに分類される【表1】．

### 症状

　腹部触診で，産後日数に比較して大きくかつ軟らかい子宮を触れる．子宮収縮不良のため，胎盤剝離部分の血管絞扼による物理的止血機構が不十分で，血性悪露の排出が長く続き，量も多く，血栓剝離により比較的大量の出血をきたすこともある．出血量が多くなれば，貧血の症状を呈する．悪露は細菌にとっての格好の培地となるため，その結果としても子宮内感染を併発しやすく，その場合，悪臭のある悪露や子宮の圧痛，発熱を認める．胎盤が子宮内に長期に遺残すると，これがしだいに組織化されて胎盤ポリープを形成することがあり，大出血の原因となる．

### 診断

　産褥期の子宮底が異常に高く，正常産褥経過に比較して，大きく逸脱していることにより診断される．原因としてあげられている，胎盤や卵膜の遺残，悪露の滞留，子宮筋腫は，超音波断層法によって診断が可能である．子宮内感染が疑われれば，白血球数増加，血清CRP値上昇，悪露・分泌物の細菌培養検査が参考になる．

### 治療

　原因によって治療内容は異なるが，基本的には子宮収縮を図る．まずは，原因を明確にすることが大切である．原因を認めれば，それを取り除くことが第一選択である．明らかに胎盤片や卵膜片の残存が子宮復古不全の原因となっている場合は子宮内容除去術を行う．悪露の子宮腔内滞留の場合には機械的に子宮頸管を開大させ流出を促す．感染を伴う場合には抗菌薬を投与する．すでに子宮内感染が生じている場合には子宮内操作は原則として禁忌である．それとともに，【表2】に示す一般療法，子宮収縮薬投与を併用する．
　大量出血をきたして上記の方法で止血が不可能な場合は，やむをえず子宮を摘出しなければならないこともある．

---

**Side Memo**

**胎盤ポリープ**
分娩，流産後に子宮内に遺残した胎盤が変性し，器質化してポリープ状になったもの．妊娠終了後，数週から数か月の間に断続的に性器出血がみられ，大量出血をきたすこともある．

CRP：C reactive protein
（C反応性蛋白）

表1 子宮復古不全の原因

| 器質性 | 機能性 |
|---|---|
| ①胎児付属物(胎盤,卵膜など)の子宮腔内遺残 | ①子宮筋の過度の伸展:多胎妊娠,巨大児,羊水過多など |
| ②悪露の子宮腔内滞留 | ②授乳をしないこと |
| ③子宮筋腫 | ③母体疲労 |
| ④子宮内感染 | ④過度の安静 |
|  | ⑤膀胱や直腸の慢性的充満 |
|  | ⑥多産 |

表2 子宮復古不全の治療

| 原因除去 | 一般療法 | 薬物療法(子宮収縮薬) |
|---|---|---|
| ①子宮内容除去術 | ①早期離床 | ①麦角アルカロイド薬 |
| ②機械的に子宮頸管開大 | ②母乳授乳促進 | ②プロスタグランジン $F_{2\alpha}$ |
| ③抗菌薬投与 | ③子宮底マッサージ | ③オキシトシン |
|  | ④冷庵法 |  |
|  | ⑤排尿,排便の促進 |  |

## Self Check

☐ 子宮の復古が遅れ,子宮収縮不良となり,血性悪露が長く続く状態を子宮復古不全いう。
☐ 子宮の大きさが,正常産褥経過に比較して,大きく逸脱していることにより子宮復古不全と診断される。
☐ 子宮内感染は子宮復古不全の原因となり,またその結果としても併発しやすい。
☐ 原因によって治療内容は異なるため,原因を確定することが大切である。

〈渡辺 尚〉

# 産褥熱

## 産褥熱とは

　分娩時に生じた子宮，腟，外陰の創傷部位に発生した感染とそれに続発する感染症で，分娩終了後24時間以降，10日以内で，2日間以上，38℃以上の発熱が続く病態をいう。産褥期の乳腺炎，腎盂腎炎など性器以外の偶発感染症とは区別される。

## 感染経路【図1】

　主な感染経路は，外陰・腟よりの上行性感染である。まず，分娩後に外陰，腟壁の創傷部位，腟・子宮腔に存在する悪露や壊死組織に細菌が定着する。さらに，細菌は子宮内膜，腟上皮下に侵入し感染巣は広がって，子宮筋層や子宮傍結合組織に至る。また，卵管を経て腹膜へ広がる。細菌が血液中に侵入すると敗血症となる。

## 起因菌

　かつては，ブドウ球菌やレンサ球菌などの強毒菌感染が多かった。自宅分娩から施設分娩への移行，消毒法の発達，抗菌薬の使用により，それらの感染が減少し，産褥熱の頻度は著明に減少した。現在の主な起因菌としては，腸内細菌や嫌気性菌などが多くを占める。

## 誘因【表1】

　破水後分娩まで長時間を要した場合，胎盤用手剥離などの子宮内操作を行った場合，帝王切開などの産科手術を行った場合，分娩時の感染防御が不十分な内診，悪露の子宮腔内滞留，胎盤・卵膜の子宮腔内遺残，子宮復古不全などの場合に子宮内感染を併発しやすい。母体に糖尿病などの易感染性の偶発合併症を有する場合や副腎皮質ステロイド薬を内服している場合にも発症しやすい。

## 症状

　産褥3〜5日に38℃以上の発熱で発症することが多い。
　会陰，腟壁創部の感染では，局所の発赤，腫脹，圧痛を認める。感染が骨盤腔内に波及すると，発熱，疼痛が重症化する。
　子宮内感染の場合は，下腹部痛，子宮体部の圧痛，悪臭を伴う悪露の流出を認める。感染・炎症が卵管を経て腹膜へ広がっていくと，卵管炎，骨盤腹膜炎を生じ，膿瘍を形成する場合がある。感染がさらに進展し，上腹部に波及すると汎発性腹膜炎となる。
　細菌が血液中に侵入すると敗血症を生じ，敗血性ショックで死亡する場合もある。

## 診断

　産褥期に起こる発熱と上記局所所見で診断可能である。子宮内分泌物，創傷部の分泌物の培養検査で細菌が証明されれば診断は確定される。敗血症の診断のため血液中の細菌培養検査も行う。
　血液検査所見では，白血球数増加，CRP値上昇などの炎症所見を認める。
　産褥熱の代表的な鑑別疾患として，腎盂腎炎などの尿路感染，インフルエンザなどのウイ

CRP：C reactive protein
（C反応性蛋白）

ルス感染，乳腺炎があげられ，これらを除外する必要がある．

## 治療

　感染原因を明らかにするとともに，抗菌薬の投与を開始する．広域スペクトラムの抗菌薬から開始し，培養結果と症状の推移をみて適宜変更していく．

　悪露滞留があれば子宮頸管拡張と子宮収縮薬により悪露の排出を促進する．胎盤・卵膜遺残に対しては超音波ガイド下に慎重に子宮内容除去術を行う．創部感染に対しては十分に消毒し，膿瘍があれば切開排膿を行う．腹腔内膿瘍を認めれば，開腹，ドレナージを要する．

　敗血症やショックに陥った重症例では，呼吸・循環管理，抗 DIC 療法などの集中管理を要する．

DIC：disseminated intravascular coagulation syndrome（播種性血管内凝固症候群）

図1　産褥熱の感染経路と病型
①外陰炎（腟・会陰裂傷，会陰切開創の感染），
②腟炎，
③子宮内膜炎，
④子宮筋層炎，
⑤付属器炎，
⑥子宮傍結合組織炎，
⑦骨盤腹膜炎，
⑧汎発性腹膜炎，
⑨敗血症

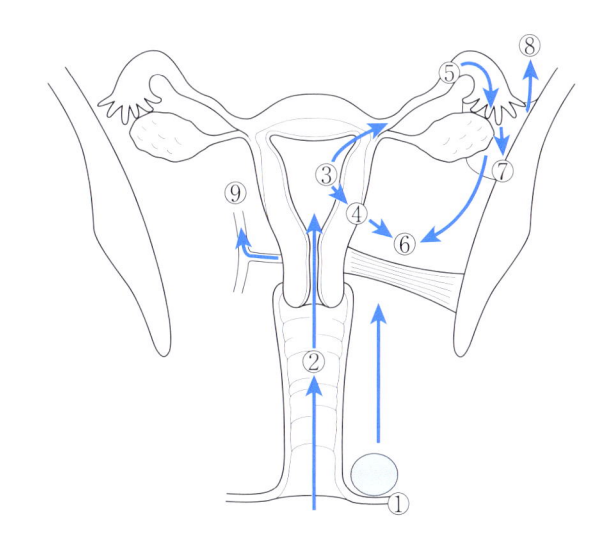

表1　産褥熱発症の誘因

①妊娠中の母体感染症
　細菌性腟症，腟炎，子宮頸管炎，絨毛膜羊膜炎，子宮内感染

②分娩時の処置，産科手術
　頻回の内診，子宮頸管拡張，コルポイリーゼ，メトロイリーゼ，胎盤用手剝離，帝王切開術，吸引分娩，鉗子分娩

③分娩時の異常
　前期破水（破水後長時間経過），遷延分娩，産道裂傷，腟外陰血腫

④産褥の異常
　悪露の子宮腔内滞留，胎児付属物（胎盤，卵膜など）の子宮腔内遺残，産道内異物（ガーゼ遺残など），子宮復古不全

⑤母体合併症
　糖尿病，自己免疫疾患，子宮筋腫，副腎皮質ステロイド薬内服

## Self Check

☐ 産褥熱とは，分娩後 24 時間以降，10 日以内に，2 日間以上，38℃以上の発熱が続く病態をいう．
☐ 子宮内感染の場合は，下腹部痛，子宮体部の圧痛，悪臭を伴う悪露の流出を認める．
☐ 治療の基本は，感染原因の除去と抗菌薬による化学療法である．

〈渡辺　尚〉

# 乳腺炎

産褥期の乳腺炎の多くは，「乳汁うっ滞→うっ滞性乳腺炎→化膿性乳腺炎→乳腺膿瘍」というような経過で進行する。

## うっ滞性乳腺炎

### ◆病態
産褥2日目頃に初乳がみられ，5日目頃になると移行乳になり7～10日目頃に成乳に移行し，乳汁分泌が亢進してくる。このような時期に乳汁導出路が確保できないと乳汁のうっ滞が生じる。乳汁うっ滞の原因を【表1】に示す。このような状態をうっ滞性乳腺炎といい，これは乳汁が乳腺にうっ滞することによって起こる物理的炎症であり，この段階ではまだ細菌感染は起こっていない。

### ◆症状，診断
閉塞乳管に一致した乳房の緊満感，発赤，疼痛，圧痛，熱感がみられる。しばしば軽度の発熱がみられる。血液検査では，白血球数増加，CRP値上昇はあってもごくわずかにとどまる。

### ◆治療
乳汁うっ滞を除去することにより，上記所見は改善する。積極的に乳頭や乳房のマッサージを行い，乳管の開口を促し，乳汁を排出する。

乳房の緊満や疼痛が強い場合は，冷庵法や消炎鎮痛薬内服を併用する。

## 化膿性乳腺炎

### ◆病態
うっ滞した乳汁に細菌感染を起こし，乳管，乳腺実質および間質に急性炎症をきたした状態を化膿性乳腺炎という。産褥1～3週くらいに発症することが多い。起炎菌としては，黄色ブドウ球菌が最も多く，その他，レンサ球菌，腸球菌，大腸菌などがある。細菌が主として直接乳管開口部より侵入して乳腺実質に炎症が及ぶ実質性乳腺炎と，乳頭創傷部から侵入してリンパ行性に乳腺間質に達する間質性乳腺炎とがある。

### ◆症状，診断
患側乳房の全体に広がる疼痛，発赤，腫脹，熱感を認め，全身症状としては38℃以上の高熱，悪寒戦慄をきたす。患側腋下リンパ節の有痛性腫大を伴う。血液検査では，白血球数増加，CRP値上昇がみられる。乳汁の細菌培養を行い，起炎菌を同定する。

### ◆治療
抗菌薬の投与を行ったうえで，用手的搾乳により乳汁うっ滞の解除を行う。消炎鎮痛薬の投与も併せて行う。

## 乳腺膿瘍【図1】

### ◆病態
化膿性乳腺炎が進行し，皮下，乳腺実質内，乳腺後部に膿瘍を形成した状態を乳腺膿瘍という。乳腺後膿瘍では乳腺組織と胸壁間に膿瘍を形成したもので，症状は最も重い。排膿の時期を逸すると敗血症になることもある。

CRP：C reactive protein
（C反応性蛋白）

## ◆ 症状，診断

膿瘍が形成されると，乳房表面の発赤，腫脹は限局性となり，波動がみられる。放置すると1〜2週の経過で自然に皮膚の一部が開口し膿を排出することもある。超音波断層法が診断に有用である。

## ◆ 治療

抗菌薬の投与を行ったうえで，皮膚切開，排膿を行う。

表1　乳汁うっ滞の原因

①乳管開口部の閉鎖
　乳頭亀裂，湿疹
②乳管圧迫
　乳管周囲組織の血液，リンパ液のうっ滞，浮腫
③乳管閉塞
　乳汁の凝固物質，脱落上皮による

図1　乳腺膿瘍

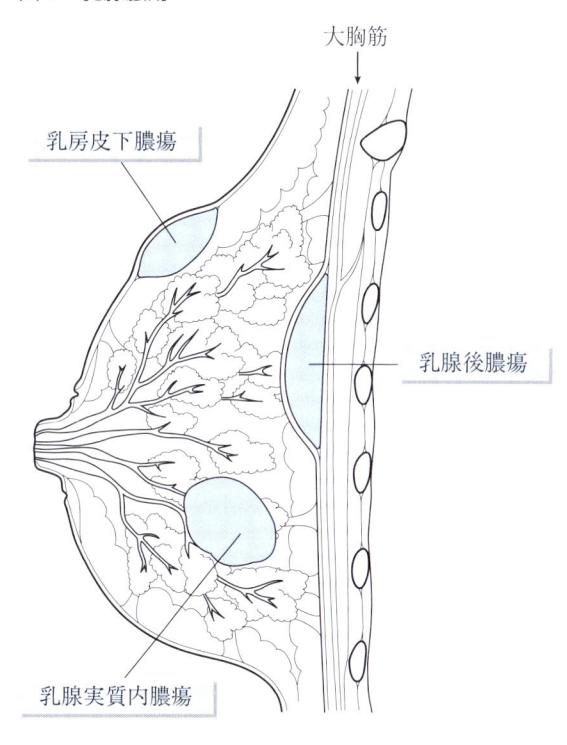

（大胸筋／乳房皮下膿瘍／乳腺後膿瘍／乳腺実質内膿瘍）

表2　うっ滞性乳腺炎と化膿性乳腺炎

|  | うっ滞性乳腺炎 | 化膿性乳腺炎 |
| --- | --- | --- |
| 好発時期 | 産褥1週間以内 | 産褥1〜3週 |
| 細菌感染 | 無 | 有 |
| 局所症状 | 閉塞乳管に一致した緊満感，発赤，疼痛，圧痛，熱感 | 患側乳房の全体に広がる疼痛，発赤，腫脹，熱感 |
| 発熱 | ないか，微熱 | 38℃以上の高熱 |
| 白血球数増加，CRP値上昇 | ないか，あっても軽度 | 有 |
| 主な治療 | 乳頭や乳房のマッサージを行い，乳管の開口を促す | 抗菌薬の投与と搾乳による乳汁うっ滞の解除 |

## Self Check

- 産褥期乳腺炎の多くは「乳汁うっ滞→うっ滞性乳腺炎→化膿性乳腺炎→乳腺膿瘍」というような経過で進行する。
- うっ滞性乳腺炎の段階では，細菌感染は起こっていない。
- うっ滞した乳汁に細菌感染を起こし，乳管，乳腺実質および間質に急性炎症をきたした状態を化膿性乳腺炎という。
- 化膿性乳腺炎が進行し，皮下，乳腺実質内，乳腺後部に膿瘍を形成した状態を乳腺膿瘍という。

〈渡辺　尚〉

# 産褥期精神障害

産褥期は，母体の急激な生理機能の変化，出産による環境の変化，さらには直面する育児への不安などが相互に作用し，情緒が不安定になりやすく精神障害を起こしやすい時期である。また，既存の精神疾患の再発率が増加することも知られている。

産褥期に起こる精神障害は主に，①マタニティーブルーズ症候群，②産後うつ病，③産褥精神病の3つのカテゴリーに分類される。その他，既存の精神障害の再発，器質性疾患に伴う精神障害も存在する【表1】。

## マタニティーブルーズ症候群【表2, 3】

分娩直後から産褥10日以内にみられる一過性の情動障害と定義される。

欧米では褥婦の70%前後に生じる。日本における発症は15～20%といわれてきたが，最近の報告では30%とされている。特徴的な症状として涙もろさ，軽度の抑うつ，気分易変性，不安感，集中力低下，不眠，疲労，食欲不振，頭痛などがあげられる。

本症の病因は明らかではないが，産褥期の性ホルモンの変化（エストロゲン，プロゲステロンの急激な低下）に伴う精神症状に心理社会的要因が加わって生じると考えられている。

治療を要さず，自然に軽快することが多い。狭義の精神障害には含まれず，薬物投与などの治療も必要としない。しかしながら，発症した本人にとっては，コントロールしがたい感情が生じることに対する不安があることは事実である。医療スタッフは，家族など周囲の理解と協力を得ながら，本人に自然に軽快することを説明する。授乳を含めた育児行動に余裕を与え，症状の軽快に合わせて徐々に育児に復帰させる。また本症の症状が産後うつ病の前兆であることがあるため，発症から2週間以上経っても軽快しない場合は，産後うつ病の発症を考慮し，精神科専門医の診察が必要となる。

## 産後うつ病【表4】

産褥1～2週から数カ月以内に発症するうつ病と定義される。一般に褥婦の10%前後の頻度で発症するとされている。

臨床症状は，抑うつ気分，興味の減退，気力の減退，思考力や集中力の減退，食欲の減退または増加，不眠または睡眠過多，精神運動性の焦燥または制止，易疲労性，無価値観，罪責感，自殺企図などで，通常のうつ病と同様である。頭痛，肩こり，関節痛などのさまざまな身体症状を呈することもある。うつ状態が悪化すると，意欲低下や集中困難のため，育児や家事など生活全般を行うことが難しくなる。

精神科専門医による治療が必要である。抗うつ薬による薬物療法と精神療法が行われる。

## 産褥精神病【表5】

産褥精神病とは，産褥期に気分障害や幻覚・妄想状態など多彩な病像を呈する急性の精神疾患の総称である。

発病時期は産褥2～3週間以内が多い。前駆症状として，不眠，焦燥，抑うつなどがみられ，急激で重篤な経過をたどる。幻聴，幻視，興奮，錯乱，妄想などをきたす。また感情が不安定で，抑うつあるいは躁状態，さらには殺児念慮をもつこともある。

精神科医による早急な対応が必要である。治療は向精神薬による鎮静が主である。薬物療法の効果が乏しい場合や緊急性を要する場合は電気痙攣療法も有効とされる。

表1　産褥期に起こる主な精神障害

1. マタニティーブルーズ症候群
2. 産後うつ病
3. 産褥精神病
4. その他
   ①既存の精神障害の再発
   ②器質性疾患に伴う精神障害

表2　マタニティーブルーズ症候群の概要

1. 分娩直後から産褥10日以内に発症
2. 一過性（2週間以内）の情動不安定な状態
3. 主な症状
   ①精神症状：涙もろさ，軽度の抑うつ，気分易変性，不安感，集中力低下，思考力低下
   ②身体症状：不眠，疲労，食欲不振，頭痛
4. 出現頻度は10〜30%
5. 治療を要さず，自然に軽快することが多い
6. 症状が産後うつ病の前兆であることがある

表3　マタニティーブルーズ症候群発症への対応

①妊娠中に母親教室などで「マタニティーブルーズ症候群は生理的な精神的変化である」と説明して，イメージを形成させておく。
②一過性の疾患で，必ず改善することを説明する。この説明は，本人のみならず，その家族にも行う。
③家族など周囲の理解と協力を得ながら，授乳を含めた育児行動に余裕を与え，症状の軽快に合わせて徐々に育児に復帰させる。

表4　産後うつ病の概要

1. 産褥期に発症するうつ病
2. 産褥1〜2週から数ヵ月以内に発症
3. 症状は2週間以上続く
4. 主な症状：通常のうつ病と同様
   ①精神症状：抑うつ気分，興味の減退，気力の減退，思考力や集中力の減退，精神運動性の焦燥または制止，無価値観，罪責感，自殺企図
   ②身体症状：食欲の減退または増加，不眠または睡眠過多，易疲労性，頭痛
5. 精神科専門医による治療が必要：薬物療法と精神療法

表5　産褥精神病の概要

①産褥期に気分障害や幻覚・妄想状態など多彩な病像を呈する急性の精神疾患の総称
②発病時期は産褥2〜3週間以内が多い
③前駆症状：不眠，焦燥，抑うつ
④主な症状：幻聴，幻視，興奮，錯乱，妄想，抑うつあるいは躁状態，殺児念慮
⑤早急に精神科医による対応が必要

## Self Check

☐ 産褥期は，情緒が不安定になりやすく精神障害を起こしやすい時期である。
☐ マタニティーブルーズ症候群は，分娩直後から産褥10日以内にみられる一過性の情動障害と定義される。
☐ 産後うつ病は，産褥1〜2週から数ヵ月以内に発症するうつ病と定義される。
☐ 産褥精神病とは，産褥期に気分障害や幻覚・妄想状態など多彩な病像を呈する急性の精神疾患の総称である。

〈渡辺　尚〉

## Ⅲ-A. 妊娠経過とその異常／産褥の異常

# 静脈血栓塞栓症・肺塞栓症

## 静脈血栓塞栓症・肺塞栓症とは

　静脈血栓症には表在性静脈血栓症と深部静脈血栓症とがある。表在性静脈血栓症に炎症を伴ったものが表在性血栓性静脈炎である。筋膜よりも深い静脈内に血栓が生じ静脈還流に障害を与える状態が深部静脈血栓症である。

　肺塞栓症は，静脈系に形成された塞栓子（血栓，脂肪，腫瘍，空気，羊水中の胎児成分など）が血流にのって肺動脈を閉塞し，肺循環障害を招く病態であり，その多くは，下肢の深部静脈血栓症からの血栓遊離に起因する肺血栓塞栓症である。帝王切開術後1～2日の初回歩行開始時に発症することが多い。肺塞栓症はわが国における妊産婦死亡の大きな原因の1つである。

## 病因

　血栓症の病因としては，Virchowの三徴，すなわち，①血液凝固能の亢進，②血流の停滞，③静脈壁の損傷が知られている。妊娠中，分娩時，産褥期は，この三徴候のすべてがあてはまるため血栓症を起こしやすい【表1】。妊娠中から産褥期の血栓塞栓症発症リスクファクターを【表2】に示す。

## 表在性血栓性静脈炎

　下肢の浮腫，ほてり，静脈の怒張，疼痛・圧痛を認める。圧痛に一致した静脈内血栓を索状に触知することもある。治療は，弾性ストッキング着用，消炎鎮痛薬や抗菌薬投与などである。

## 深部静脈血栓症

### ◆ 症状
　主な症状として，下腿の浮腫，腫脹，疼痛，発赤，熱感，Pratts sign，Homans signを認める。

### ◆ 診断
　画像診断では，超音波検査が簡便で有用である。Bモードでのプローベ圧迫法により静脈の内腔の変形を観察し，閉塞や壁在血栓の検出が可能である。カラーDoppler法により血流の途絶を観察することも有用である。
　血液凝固系検査では，とくにD-ダイマーの増加が補助診断になる。

### ◆ 治療
　ヘパリンの点滴静注による抗凝固療法が基本である。産褥期であれば，ワルファリン経口投与へ移行していく。

## 肺血栓塞栓症

### ◆ 症状
　胸痛，呼吸困難，胸内苦悶，チアノーゼなどがみられる。重症例では，血圧低下，ショック，心停止に至る。

### ◆ 診断
　胸部X線写真，心電図，心エコー，MRI，CT，肺動脈造影，肺血流スキャン，血液ガス分析，血液凝固系検査などにより確定する。

### ◆ 治療
　超緊急の対応が必要である。循環器専門医に精査治療を依頼する。

---

**Side Memo**
Pratts sign
腓腹筋の圧痛。

**Side Memo**
Homans sign
足の背屈により腓腹部に疼痛。

# 産褥期の深部静脈血栓症の予防対策

　肺血栓塞栓症では，その病状の進行は早く致死率も高いため，早期からの治療が何よりも重要であるが，その早期診断が困難な場合が多い。したがって，深部静脈血栓症の予防は妊産婦の死亡を減少させるために大きな価値をもつ。

　とくに帝王切開術後は経腟分娩後に比べ静脈血栓症の発症率は高いので，より厳重な予防対策を実施するべきである。主な予防法を【表3】に示す。

　2004年に作成された静脈血栓塞栓症予防ガイドライン（産科領域）を【表4】に示す。

### 表1　妊娠中，分娩時，産褥期に静脈血栓症が起こりやすい要因（Virchowの三徴）

1. 血液凝固能の亢進
    ①妊娠中の血液の変化：血液凝固能亢進，線溶能低下，血小板活性化
2. 血流の停滞
    ①女性ホルモンの静脈平滑筋弛緩作用
    ②増大した妊娠子宮による腸骨静脈・下大静脈の圧迫
3. 静脈壁の損傷
    ①帝王切開などの手術操作による骨盤内静脈の損傷
    ②妊娠高血圧症候群による血管内皮障害

### 表2　妊娠中から産褥期の血栓塞栓症発症リスクファクター

1. 先天性因子
    ①血栓性素因（アンチトロンビン欠乏症，プロテインC欠乏症，プロテインS欠乏症など）
2. 後天性因子
    ①高齢妊娠
    ②肥満妊婦
    ③長期臥床（妊娠悪阻，切迫流早産など）
    ④妊娠高血圧症候群
    ⑤帝王切開術後
    ⑥脱水（妊娠悪阻など）
    ⑦喫煙
    ⑧後天性血栓性素因（抗リン脂質抗体症候群）
    ⑨深部静脈血栓症の既往

### 表3　帝王切開術後の主な深部静脈血栓症予防対策と肺血栓塞栓症早期発見対策

1. 脱水予防（十分な輸液）
2. 血流停滞防止
    ①ベッド上での下肢の運動：下肢の挙上，膝の屈伸，足の背屈運動
    ②早期離床
    ③弾性ストッキング着用
    ④間欠的空気圧迫法（足底，下肢）
3. 抗凝固療法：ヘパリン（未分画，低分子）皮下注，フォンダパリヌクス皮下注
4. 肺血栓塞栓症早期発見対策
    ①心電図・パルスオキシメータ
    ②初回歩行時に助産師or看護師が付き添う

### 表4　産科領域における静脈血栓塞栓症予防ガイドライン

| リスクレベル | 産科領域 | 予防法 |
| --- | --- | --- |
| 低リスク | 正常分娩 | 早期離床および積極的な運動 |
| 中リスク | 帝王切開（高リスク以外） | 弾性ストッキング（1）あるいは間欠的空気圧迫法（2） |
| 高リスク | 高齢肥満妊婦の帝王切開術（静脈血栓塞栓症の既往あるいは血栓性素因*のある）経腟分娩 | 間欠的空気圧迫法（2）あるいは低用量未分画ヘパリン（3） |
| 最高リスク | （静脈血栓塞栓症の既往あるいは血栓性素因*のある）帝王切開術 | （1）と（3）の併用あるいは（2）と（3）の併用 |

＊：血栓性素因：先天性素因としてアンチトロンビン欠乏症，プロテインC欠乏症，プロテインS欠乏症など，後天性素因として抗リン脂質抗体症候群など。

（肺血栓塞栓症／深部静脈血栓症（静脈血栓塞栓症）予防ガイドライン作成委員会：肺血栓塞栓症／深部静脈血栓症（静脈血栓塞栓症）予防ガイドライン，第1版，53，28，メディカルフロントインターナショナルリミテッド，東京，2004．より引用）

## Self Check

- □ 産褥期は深部静脈血栓症／肺血栓塞栓症の好発時期である。
- □ 肺血栓塞栓症の多くは，下肢の深部静脈血栓症からの血栓遊離に起因する。
- □ 深部静脈血栓症の予防は妊産婦の死亡を減少させるために大きな価値をもつ。

〈渡辺　尚〉

# 胎児発育不全（IUGR）

## IUGRとは

発育，成熟の抑制または異常が認められる児の総称として使用される。現在，低体重児（SFD，SGA，LFD）とほぼ同義に用いられているが，IUGRは妊娠中の胎児の発育度，SFD，SGAまたはLFDなどは出生児についての表現として用いられることが多い。

## 診断

IUGRの診断には胎児体重基準値が用いられており【図1】，胎児推定体重が−1.5SD未満を目安とする。IUGRを診断する場合，予定日が正確かどうか，胎児発育は不均衡型asymmetricalか均衡型symmetricalか，奇形がないかをまず検討する。遺伝性要因あるいは胎内感染などによって妊娠初期から発育が制限されればsymmetrical IUGRとなり，母体疾患あるいは胎盤機能不全などで妊娠後期に発症すればasymmetrical IUGRになる。asymmetrical IUGRでは，頭部の発育が保たれているのに対して，躯幹の発育が遅延する。重度のIUGRでは，血流再配分が発生し，超音波パルスDoppler法で臍帯動脈血流速度波形の拡張期途絶・逆流（AEDV，REDV），中大脳動脈血流速度波形のPI低下（PI＜1.5）が発生する【図2】。

## 原因

多くの因子が複雑に関与して発症しているが，原因は大きく母体要因，胎盤要因，胎児要因に分けられる【表1】。

## 管理

原因が母体にあると推定された場合は原因除去，基礎疾患の治療を行う。胎盤要因に対して，経母体的に投与される間欠酸素，マルトース，ヘパリンなどが有効であるとの報告もあるが，確立された治療法はない。むしろ，IUGRでは潜在性の低酸素状態に陥りやすいので，頻回にノンストレステスト（NST），BPSなどを用いて胎児well-beingを評価し，最適な分娩時期を決定することが大切である。symmetrical IUGRの場合，風疹，サイトメガロウイルス，トキソプラズマなどの感染が原因の場合がある。

## 娩出方法

母児ともに緊急を要する危険性がなければたとえIUGR児であっても経腟分娩でよい。ただし，母体適応，重度のIUGR，骨盤位などの胎位異常，胎児機能不全（NRFS），超音波パルスDoppler法で血流再配分の所見などがあれば適宜急速遂娩を考慮する。

## 新生児管理

新生児科医の立ち会いのもとでの分娩を原則とする。低血糖，低カルシウム血症，多血症，血小板減少症，心不全，腸閉塞（イレウス），そして感染症の発生に注意する。

---

IUGR：intrauterine growth restriction（胎児発育不全）

SFD：small-for-dates

SGA：small for gestational age

LFD：light-for-dates

**Side Memo**
胎児体重と出生体重の違い
早産児には，IUGR，妊娠高血圧症候群が含まれるため，早産児に基づいて作成された出生体重基準値は，正常正期産児の胎児発育データに基づいて作成された胎児体重基準値よりも低い分布を示す傾向にある。

NST：non-stress test（ノンストレステスト）

BPS：biophysical profile scoring

AEDV：absent end-diastolic velocity

REDV：reverse end-diastolic velocity

PI：pulsatility index

NRFS：non-reassuring fetal status（胎児機能不全）

図1 胎児推定体重基準値

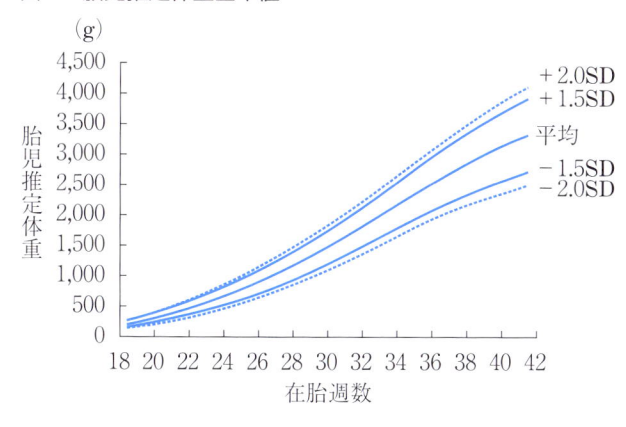

表1 IUGRの原因

| 母体要因 | 体格<br>栄養状態<br>喫煙<br>母体合併症（妊娠高血圧症候群，糖尿病，心疾患，呼吸器疾患，甲状腺機能亢進症，貧血，膠原病など）<br>飲酒<br>IUGRの既往 |
|---|---|
| 胎盤要因 | 胎盤機能不全<br>臍帯過捻転<br>臍帯付着部異常<br>多胎<br>胎盤に限局したトリソミー |
| 胎児要因 | 染色体異常<br>胎児奇形<br>遺伝子疾患<br>催奇形物質<br>胎児感染（風疹ウイルス，サイトメガロウイルス，パルボウイルスなど） |

図2 IUGRの超音波パルスDoppler法

①臍帯動脈血流速度波形　正常

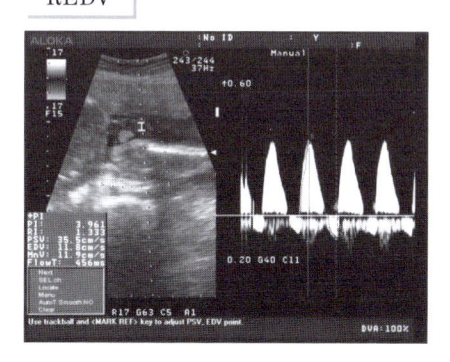

②胎児中大脳動脈血流速度波形　正常

REDV

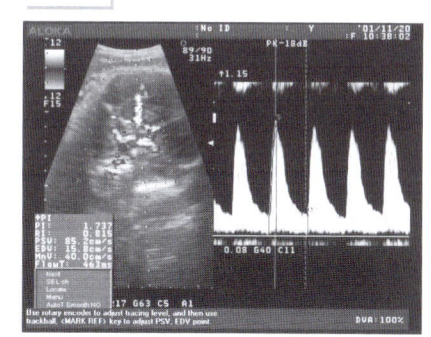

PIの低下

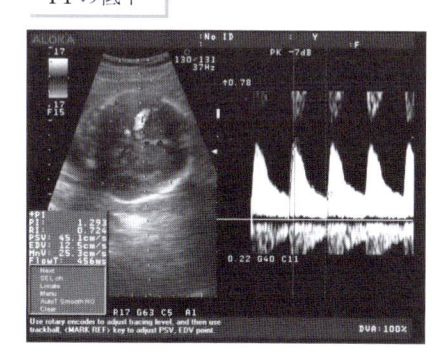

## Self Check

- □ IUGRの診断には胎児体重基準値が用いられており，胎児推定体重が−1.5SD未満を目安とする。
- □ IUGRの原因は大きく母体要因，胎盤要因，胎児要因に分けられる。
- □ IUGRでは頻回にNST，BPSなどを用いて胎児well-beingを評価し，胎児に最適な分娩時期を決定することが大切である。

〈大口昭英〉

# 血液型不適合妊娠

## 血液型不適合妊娠とは

母体と胎児の血液型（主にABO, Rh型）が異なり，しかも母体にある抗赤血球抗体（自然抗体）または胎児血が母体に移行してつくられる感作抗体が胎児血中に移行し，胎児血と抗原抗体反応を起こして，胎児，新生児に溶血現象が惹起する可能性のある妊娠をいう（日本産科婦人科学会編，産科婦人科用語集・用語解説集，p.156）。

## 抗Rh（D）抗体陰性妊婦の管理【図1】

妊娠初期にABO・Rh（D）血液型を同定し，不規則抗体の有無を調べる。不規則抗体とは，妊娠や輸血などの同種抗原の感作によって産生される抗赤血球抗体のことである。IgG分画の不規則抗体は胎盤を通過するため新生児溶血性疾患（HDN）の原因となることがある。とくにRh不適合妊娠におけるD因子は，HDNの原因としてよく知られている。抗Rh（D）抗体陰性妊婦の場合，児が抗Rh（D）陽性かつ直接Coombs試験陰性であることを確認し，分娩後72時間以内に感作予防のため母体に抗D免疫グロブリンを投与する。また，妊娠28週前後に抗D免疫グロブリンを投与すると，妊娠中の感作率が2%から0.1%に減少するとされている。流産，子宮外妊娠後，羊水穿刺（絨毛生検，胎児血採取）後にも胎児血が母体内に流入する可能性があり，抗D免疫グロブリン投与による感作予防が勧められている。

Ig：immunoglobulin（免疫グロブリン）

HDN：hemolytic disease of the newborn（新生児溶血性疾患）

## 抗Rh（D）抗体陽性妊婦の管理【図1】

妊娠中の初回の検査で抗Rh（D）抗体価8倍以下（抗体陰性例を含む）の場合には，4～10週ごとに抗体価を測定する。一般には抗Rh（D）抗体価16倍以上の場合には胎児貧

図1　抗Rh（D）抗体陰性妊婦の管理方式　妊娠初期　抗Rh（D）抗体陰性

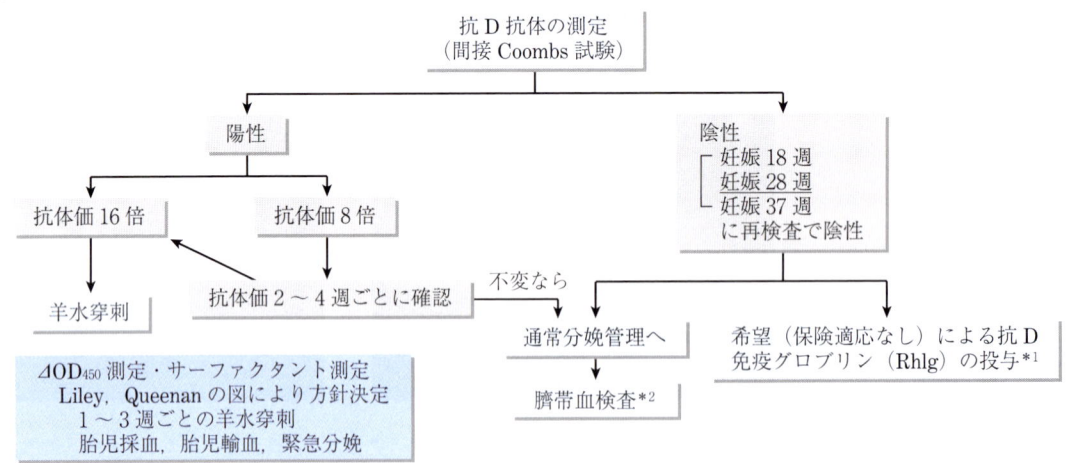

＊1：妊娠後期の胎児母体間出血による母体感作を予防するために，妊娠28週頃抗D抗体陰性を確認した後Rhlg 1 バイアル（抗D抗体250μg相当）を投与。ただしRhlgの半減期が約24日なのでその後の検査で抗D抗体が弱陽性になることがあるが，これは投与されたRhlgの体内残存によるもので問題はなくHDNの原因にはならない。

＊2：臍帯血検査で児の血液型，直接Coombs試験，ヘモグロビン，ビリルビン値をチェックする。D陽性であれば，できるだけ早く（分娩後72時間以内），母体へRhlg 1 バイアル（抗D抗体250μg相当）を投与する。

（鈴木光明編：産婦人科診療指針．2版，p.90-93，中外医学社，東京，2008．より引用）

血発症の可能性を考慮する。抗 Rh（D）抗体価が 16 倍以上の場合には，羊水中のビリルビン様物質を測定し（$\Delta OD_{450}$），HDN の重症度を予測する【図2】。妊娠 27 週以降は Liley の【図3】を用いる。近年，胎児貧血の評価に胎児中大脳動脈最高血流速度（MCA-PSV）計測高値が胎児ヘモグロビン値の推測に有用であることがわかってきた【表1】。これらの方法により，重症胎児貧血が予想される場合には経皮的臍帯血採取（PUBS）を行い，胎児貧血の程度を確定し，貧血の程度に応じて胎児輸血を行う。しかし，在胎週数が大きく出生後貧血治療が可能であれば早期の娩出を考慮するが，出生後黄疸が顕著になることを念頭に入れておかなくてはならない。

$\Delta OD_{450}$：delta optical density at 450nm wavelength

MCA-PSV：middle cerebral artery peak systolic velocity（胎児中大脳動脈最高血流速度）

PUBS：percutaneous umbilical blood sampling（経皮的臍帯血採取）

### 図2 羊水吸光度曲線

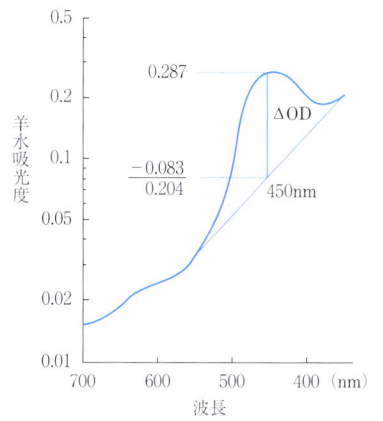

(鈴木光明編：産婦人科診療指針．2版，p.90-93, 中外医学社，東京，2008．より引用)

### 表1 胎児 MCA-PSV（cm/分）の正常域

| 妊娠週数 | MoM | | | |
|---|---|---|---|---|
| | 1（中央値） | 1.29 | 1.50 | 1.55 |
| 18 | 23.2 | 29.9 | 34.8 | 36.0 |
| 20 | 25.5 | 32.8 | 38.2 | 39.5 |
| 22 | 27.9 | 36.0 | 41.9 | 43.3 |
| 24 | 30.7 | 39.5 | 43.0 | 47.5 |
| 26 | 33.6 | 43.3 | 50.4 | 52.1 |
| 28 | 36.9 | 47.6 | 55.4 | 57.2 |
| 30 | 40.5 | 52.2 | 60.7 | 62.8 |
| 32 | 44.4 | 57.3 | 66.6 | 68.9 |
| 34 | 48.7 | 62.9 | 73.1 | 75.6 |
| 36 | 53.5 | 69.0 | 80.2 | 82.9 |
| 38 | 58.7 | 75.7 | 88.0 | 91.0 |
| 40 | 64.4 | 83.0 | 96.6 | 99.8 |

中央値（median）の 1.29, 1.50, 1.55 倍の数値が，軽度貧血，中等度貧血，高度貧血に該当する。通常 1.50MoM までを正常域と考える。

MoM：multiple of the median（中央値の倍数）

(Mari G, et al：N engl J Med, 342, 9-14, 2000．より引用)

### 図3 Liley の羊水管理表

ZONE 1：2～3 週ごとの羊水分析で可
ZONE 2：1～2 週ごとの羊水分析。$\Delta OD$ が上昇傾向なら分娩か胎児輸血
ZONE 3：分娩もしくは肺未成熟なら胎児輸血

(鈴木光明編：産婦人科診療指針．2版，p.90-93, 中外医学社，東京，2008．より引用)

ZONE3：胎児ヘモグロビン 7.9g/dL 以下　7～10 以内に死亡の可能性
ZONE2：胎児ヘモグロビン 8.0～10.9　軽度～中等度の罹患　胎児ヘモグロビン 11～13.9
ZONE1：胎児ヘモグロビン 14 以上　安全域 or 非罹患

## Self Check

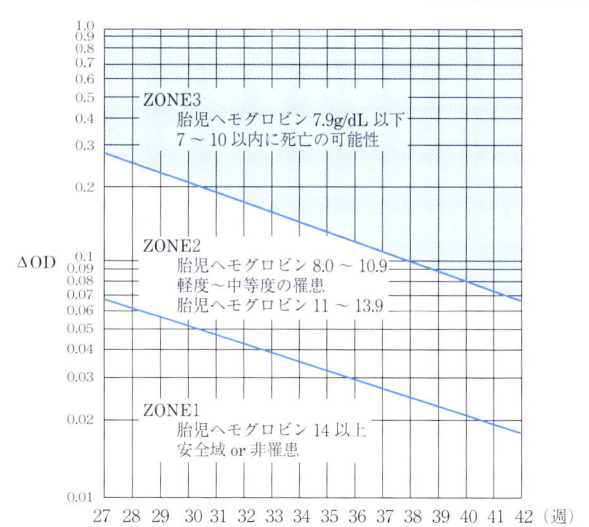

☐ Rh 不適合妊娠における D 因子は，HDN の原因となる。

☐ 抗 Rh（D）抗体陰性の場合，児が抗 Rh（D）陽性かつ直接 Coombs 試験陰性であることを確認し，分娩後 72 時間以内に感作予防のため母体に抗 D 免疫グロブリンを投与する。

☐ 抗 Rh（D）抗体価 16 倍以上の場合には胎児貧血発症の可能性を考慮する。

〈薄井里英，大口昭英〉

## III-A. 妊娠経過とその異常／胎児の異常

# 子宮内胎児死亡

## 子宮内胎児死亡とは

子宮内胎児死亡とは，妊娠持続期間を問わず，子宮内で胎児生存が確認された後，母体，胎児，胎児付属物のなんらかの原因で胎児発育が停止し，胎児の心拍動，運動などの生命現象がまったく消失し死亡したものをいう。

## 原因

母体原因と胎児原因に分かれる【表1】。母体原因としては，妊娠高血圧症候群，胎児発育不全，過期妊娠，血液型不適合，母体合併症（糖尿病，膠原病，抗リン脂質抗体症候群など），習慣流・死産の既往，過強陣痛などが，胎児原因としては，胎児の奇形，染色体異常，感染症（パルボウイルスなど），双胎間輸血症候群，常位胎盤早期剥離などがある。しかし，子宮内胎児死亡の25〜60％は原因が不明である。

### Side Memo
**前置血管**
臍帯血管が内子宮口周辺を通っている場合。

### Side Memo
**胎児母体輸血**
胎盤絨毛の破綻により胎児血が母体血中に流入し，子宮内で胎児が貧血状態に陥る病態。

## 徴候

### ◆ 妊娠初期
胎児死亡後に，不正性器出血，下腹痛，腰痛，つわり症状の軽減などを呈する。現在は，症状を訴える前に定期健診で発見されることが多くなっている。

### ◆ 妊娠中・末期
胎動の消失を契機に発見されることが多い。常位胎盤早期剥離では不正性器出血，下腹部痛が主訴となるが，胎盤剥離面積が大きいと胎児死亡に至る。

## 診断

経腟的あるいは経腹的超音波断層法により，胎児心拍の消失を確認することで診断する。

## 管理

診断が確定すれば，速やかに死胎児とその付属物を娩出させる。

妊娠12週までは，子宮内容除去術を行う。妊娠12週以降は子宮口を開大した後，プロスタグランジン$E_1$腟坐剤などの投与により，子宮収縮を誘発し娩出を図る。ただし，常位胎盤早期剥離によって子宮内胎児死亡が発生した場合は，緊急帝王切開術が行われる場合がある。また，前置胎盤を合併しており，子宮口開大によって不正性器出血が多くなる場合も帝王切開術による胎児娩出が行われる。

死亡後胎児成分に由来する組織が母体血中に侵入し，凝固異常さらに播種性血管内凝固症候群（DIC）を起こすことがある（死胎児症候群）。早期発見には活性化部分トロンボプラスチン時間（APTT），FDP，血小板数の測定などの凝固線溶系の検査を行い，異常が認められればDICに対する治療を行いつつ早期娩出を図る。多胎一児死亡でも，この死胎児症候群がまれに発生することから，週に1度程度の凝固線溶系のモニタが行われる。

**DIC**：disseminated intravascular coagulation syndrome（播種性血管内凝固症候群）

**APTT**：activated partial thromboplastin time（活性化部分トロンボプラスチン時間）

**FDP**：fibrin degradation product（フィブリン分解産物）

表1 子宮内胎児死亡の原因

| 母体 | 妊娠高血圧症候群 |
| --- | --- |
| | 胎児発育不全 |
| | 過期妊娠 |
| | 血液型不適合（Rh不適合など） |
| | 母体合併症（糖尿病，膠原病，抗リン脂質抗体症候群など） |
| | 既往習慣流・死産 |
| | 過強陣痛 |
| 胎児・胎児付属物 | 胎児奇形 |
| | 染色体異常 |
| | 感染症（パルボウイルス，梅毒，サイトメガロウイルス，風疹など） |
| | 双胎間輸血症候群 |
| | 常位胎盤早期剥離 |
| | 臍帯の異常 |
| | 前置血管 |
| | 胎児母体輸血 |

## Self Check

- [ ] 子宮内胎児死亡とは，妊娠持続期間を問わず，子宮内で胎児生存が確認された後，胎児の心拍動，運動などの生命現象がまったく消失し死亡したものをいう。
- [ ] 子宮内胎児死亡の原因は，母体原因と胎児原因に分かれるが，25〜60%は原因が不明である。
- [ ] 診断が確定すれば，速やかに死胎児とその付属物を娩出させる。
- [ ] 死亡後に死胎児症候群を発生する場合がある。

〈大口昭英〉

## Ⅲ-A. 妊娠経過とその異常／胎児の異常

# 母子感染

## 母子感染とは

　母子感染とは，母体に感染している病原微生物が妊娠・分娩・産褥・授乳などの一連の生殖現象の過程を通じて胎児・新生児・乳児に感染することをいう。感染の時期と経路によって，胎内感染・産道感染（垂直感染），出生後感染・母乳感染（水平感染）に分けられているが，必ずしも明瞭に分けられない場合も多い。母子感染する病原微生物には，ウイルス・クラミジア・細菌・原虫など多くのものがある。児に対する影響も子宮内胎児死亡・先天異常・IUGR・新生時期・乳児期・成人の疾患などさまざまである。これらに関連するものは，病原微生物の種類と感染を受ける児の発育段階である。

　本項では，とくに胎児・新生児への影響が強く，頻度の多い疾患となる，「風疹ウイルス」，「サイトメガロウイルス（CMV）」，「単純ヘルペスウイルス（HSV）」，「成人T細胞白血病ウイルス（HTLV-1）」，「パルボウイルスB19」，「ヒト免疫不全ウイルス（HIV）」，「B型肝炎ウイルス（HBV）」，「C型肝炎ウイルス（HCV）」，「トキソプラズマ」「B群溶血性連鎖球菌（GBS）」を取り上げる。トキソプラズマ，その他の感染症，風疹ウイルス，サイトメガロウイルス，単純ヘルペスの頭文字をとって，TORCHと呼ぶ。

## 風疹ウイルス

　妊婦が妊娠初期に風疹に初感染すると，先天性風疹症候群（CRS）が発生する。CRSでは，先天性心疾患，白内障，および難聴が好発する【表1】。CRS発症率は妊娠早期ほど高く，妊娠10週までは90％，16週では40％と報告されている。一方，妊娠20週以降ではCRSは起こらない。風疹赤血球凝集抑制（HI）抗体価が低いと（16倍以下），風疹再感染を起こすことがあるが，CRS全体に占める再感染の割合は非常に小さいと推定されている。

### ◆ 血清診断

　発疹出現後，HI抗体価が1～2週間で4倍以上の上昇を示し，かつ免疫グロブリン（Ig）Mが陽性であれば，初感染と診断できる。HI抗体価が4倍以上の上昇を示すがIgMが陰性なら再感染である。初感染と再感染の鑑別が必要な場合，風疹IgG抗体のavidity（結合力）の測定が用いられる。aviditiyが高値なら再感染であり，低値であれば初感染と推定できる。

### ◆ 風疹ワクチン

　風疹抗体陰性あるいはHI抗体価16倍以下の場合には，次回妊娠での風疹感染を予防するために分娩後に風疹ワクチンを接種する。風疹ワクチンを投与しても，授乳を中止させる必要はない。

## サイトメガロウイルス（CMV）

　CMVが妊婦に初感染すると，高率に（30～50％）胎内感染が起こる。妊娠前半期の初感染のほうが胎内感染率が高率である。母体のCMV再燃も胎内感染を起こしうるが，初感染に比べて胎内感染率は低い。先天性CMV感染症では，難聴や精神発達遅延が発生する【表1】。母体は，CMVに感染しても，多くは無症状か，感冒様症状程度の軽症であり，そのためCMV感染に気づかれないことが多い。胎内感染の約10％に，出生時に顕性感染症（巨細胞封入体症）が発生する。一方，顕性感染症所見を示さなかった場合でも，後に感音性難

---

IUGR：intrauterine growth restriction（胎児発育不全）

CMV：cytomegalovirus（サイトメガロウイルス）

HSV：herpes simplex virus（単純ヘルペスイウルス）

HTLV-1：human T cell leukemia virus type 1（成人T細胞白血病ウイルス）

HIV：human immuno-deficiency virus（ヒト免疫不全ウイルス）

HBV：hepatitis B virus（B型肝炎ウイルス）

HCV：hepatitis C virus（C型肝炎ウイルス）

GBS：group B strepto-coccus（B群溶連菌）

CRS：congenital rubella syndrome（先天性風疹症候群）

HI：hemagglutination inhibition（赤血球凝集抑制）

Ig：immunoglobulin（免疫グロブリン）

聴が発生することがある。

現在CMVに対するワクチンは開発されておらず，また，妊婦CMV初感染が診断できた場合も胎内感染を確実に診断する方法がなく，さらに胎児への治療法もない。このため，妊娠中のCMVスクリーニングおよび侵襲的な羊水検査は時期尚早との意見が多い。最近，CMV感染胎児腹腔内へのガンマグロブリン注入が胎児治療として試みられているが，その有効性はまだ確立されていない。

## 単純ヘルペスウイルス（HSV）

妊娠初期のHSV感染による先天奇形はまれであり【表1】，母子感染として問題になるのは子宮頸部・腟・外陰に存在するHSVの分娩時経産道感染である。HSV初感染では産道に多量に存在するHSVによって経産道感染が成立する。これに対し，HSV再燃では，経産道感染は低率である（初感染では50%，再燃では1～3%）。新生児ヘルペスは重症となりやすく，全身型では30%は死亡し，また中枢神経型では2/3に重篤な神経学的後遺症が残る。

◆ 診断，治療

妊娠36週以降に性器ヘルペスが発症した場合，HSVを分離同定し，IgG抗体とIgM抗

表1 胎内または出生時に起因する母子感染の臨床像

| 臨床像 | 病原微生物 | | | | | | |
|---|---|---|---|---|---|---|---|
| | 風疹 | CMV | トキソプラズマ | HSV | 梅毒 | エンテロコッカス | GBS |
| 肝腫大 | + | + | + | + | + | + | + |
| 黄疸 | + | + | + | + | + | + | + |
| 肺炎 | + | - | + | - | + | + | + |
| 皮膚粘膜障害 | | | | | | | |
| 　紫斑 | + | + | + | + | + | + | + |
| 　水疱 | - | - | - | ++ | + | - | - |
| 　斑状丘疹発疹 | - | - | + | + | ++ | + | - |
| 神経系障害 | | | | | | | |
| 　髄膜脳炎 | + | + | + | + | + | + | + |
| 　小頭症 | - | ++ | + | + | - | - | - |
| 　水頭症 | + | - | ++ | + | - | - | - |
| 　脳石灰化 | - | ++ | ++ | - | - | - | - |
| 　麻痺 | - | - | - | - | - | ++ | - |
| 　聴力障害 | ++ | + | - | - | - | - | - |
| 　精神発達遅延 | + | ++ | ++ | ++ | ? | ? | ? |
| 心障害 | | | | | | | |
| 　心筋炎 | + | - | + | + | - | ++ | - |
| 　先天奇形 | ++ | - | - | - | - | - | - |
| 骨障害 | ++ | - | + | - | ++ | - | - |
| 眼障害 | | | | | | | |
| 　緑内障 | ++ | - | - | - | + | - | - |
| 　網膜症 | ++ | + | ++ | + | - | - | - |
| 　白内障 | ++ | - | + | - | - | - | - |
| 　視神経萎縮 | - | + | + | - | - | - | - |
| 　小眼球 | + | - | + | - | - | - | - |
| 　脈絡炎 | - | - | + | - | + | - | - |
| 　結膜炎または角結膜炎 | - | - | - | ++ | - | + | - |

（小川雄之亮，ほか：新生児学，p.660，メディカ出版，大阪，1995．より引用改変）

体を調べて初感染か再燃かを診断する。初感染では，IgM抗体が陽性で，IgG抗体は症状出現時には陰性でありその後上昇する。再燃では，病初期からIgG抗体陽性である。診断がついたら，直ちにアシクロビルあるいはバラシクロビルによる治療を行う。

#### ◆母子感染予防

①分娩時にヘルペス病変が外陰部にある，あるいはその可能性が高い場合，②初感染発症から1カ月以内に分娩となる可能性が高い場合，③再燃から1週間以内に分娩となる可能性が高い場合，帝王切開術を選択する。

出生時にヘルペス病変のある妊婦から経腟分娩で児が出生した場合，新生児へのHSV感染感染が強く疑われる場合には，とりあえずアシクロビルを投与し，後日診断検査の結果が陰性であればその時点で中止する。

## 成人T細胞白血病ウイルス（HTLV-1）

母体がHTLV-1キャリアの場合，母子感染が10～30%に起こる。

#### ◆母子感染予防

母子感染の主な経路は母乳であるため，人工栄養により多くの母子感染は予防できる。ただし，人工栄養であっても，低率ではあるが（2～6%）母子感染は起こりうる。断乳するためには，テルグリドあるいはカベルゴリンを投与する。また，母乳栄養危険性を十分に説明してもなお母乳栄養を希望する場合，凍結した母乳を使用するか，短期母乳保育（3カ月以内）が次善の策と考えられている。

## パルボウイルスB19

伝染性紅斑（りんご病）の原因ウイルスである。成人では顔面の蝶形紅斑は出ないことが多い。20週未満の妊婦が感染すると，その24～30%に胎内感染が起こる。パルボウイルスB19は胎児赤芽球系細胞を破壊するため胎児貧血が発生する。このため，胎内感染児の約1/3が胎児水腫や子宮内胎児死亡となる。胎児水腫は母体発症の平均6週間後に認められ，10週以内に発見されることが多い。胎児水腫の1/3は自然寛解し，重篤な神経学的後遺症を残すことはない。

胎児水腫が発症した場合，胎外生活可能な週数ならば帝王切開術を考慮する。在胎週数が早い場合には，重篤な胎児貧血に対して胎児輸血の適応がある。

#### ◆パルボウイルスB19感染が疑われた場合の妊娠中の管理【図1】

接触後10日目頃からIgM抗体が検出され，2～7日遅れてIgG抗体が上昇してくる。したがって，IgM抗体陽性あるいはIgG抗体陽性転化があれば最近の感染と診断できる。20週未満の妊婦が伝染性紅斑患者に接触した場合，【図1】の管理指針を参考に診断・治療を行う。

## ヒト免疫不全ウイルス（HIV）

HIV陽性の母子感染経路には，経胎盤感染，産道感染，母乳感染がある。

#### ◆診断，治療

妊娠初期にスクリーニング検査を行う。スクリーニング陽性者には，確認検査を行い，診断を確定する。治療の原則は，血中のウイルス量を検出感度以下に抑えることである。HIV感染妊婦での母子感染を予防するため，①妊娠中の抗HIV薬投与，②選択帝王切開術，③人工栄養，④新生児に抗HIV薬予防投与を行う。

## B 型肝炎ウイルス（HBV）

妊娠初期にスクリーニング検査を行う。HBs 抗原陽性の場合，HBe 抗原・肝機能検査（AST / ALT）を行い，母子感染のリスクを説明すると同時に，内科受診を勧める。HBe 抗原陽性妊婦から出生した児に対して予防対策が行われないとその 85％ がキャリアになる。HBe 抗原陰性妊婦からの児はキャリアになることはほとんどないが，まれに劇症肝炎が起こることがある。したがって，現在は HBs 抗原陽性妊婦から出生した児に対して，母の HBe 抗原陽性・陰性にかかわらず母子感染防止対策（B 型肝炎免疫グロブリン（HBIG）筋注 2 回，HB ワクチン皮下注 3 回）を行う【表 2】。授乳により母子感染率は増加しない。

母子感染対策を施行しても約 5％ の児はキャリアになる。これは胎内感染と分娩時感染によるものと考えられる。出生後 1 カ月での HBs 抗原が陽性なら母子感染が成立したと判断し，以後の措置は行わない。

HBs：hepatitis B virus surface（B 型肝炎ウイルス表面）

HBe：hepatitis B virus envelop（B 型肝炎ウイルス外被）

AST：aspartate aminotransferase（アスパラギン酸アミノトランスフェラーゼ）

ALT：alanine aminotransferase（アラニンアミノトランスフェラーゼ）

HBIG：hepatitis B immunoglobulin（B 型肝炎免疫グロブリン）

**図 1 パルボウイルス B19 感染が疑われた場合の妊娠中の管理**

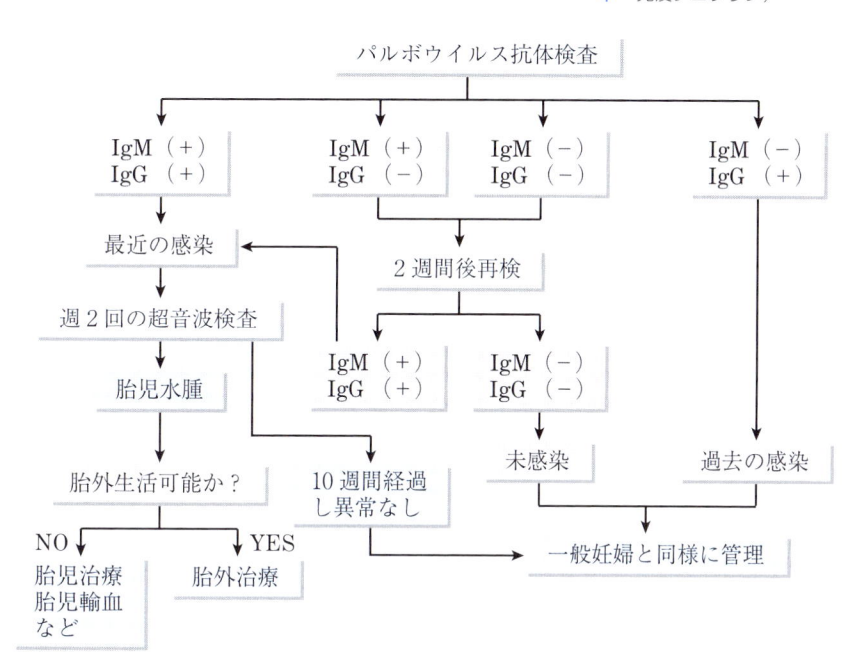

（鈴木光明編：産婦人科診療指針．2 版，p.71，中外医学社，東京，2008．より引用）

**表 2 B 型肝炎母児感染予防対策実施項目**

|  | 生直後 | 1 カ月 | 2 カ月 | 3 カ月 | 4 カ月 | 5 カ月 | 6 カ月 |
|---|---|---|---|---|---|---|---|
| HBs 抗原検査 |  | ●* |  |  |  |  | ● |
| HBs 抗体検査 |  |  |  |  |  |  | ● |
| HBIG 筋注 | ↓ |  | ↓* |  |  |  |  |
| HB ワクチン皮下注 |  |  | ↓ | ↓ |  | ↓ |  |

●：児の検査を行う。
↓：児に投与する。
＊：HBe 抗原陰性妊婦から出生した児（ローリスク群）の場合は省略することができる。
投与方法は，出生直後（可及的に早く，遅くとも 48 時間以内）と生後 2 カ月に，HBIG を 1mL 筋注（両側大腿前外側中央部に 0.5mL ずつ）し，生後 2・3・5 カ月に遺伝子組換え B 型肝炎ワクチンを 5μg（0.25mL）皮下注する。

（鈴木光明編：産婦人科診療指針．2 版，p.77，中外医学社，東京，2008．より引用）

## C型肝炎ウイルス（HCV）

妊娠初期にスクリーニング検査を行う。HCV抗体陽性者に対してはHCV RNA定量検査を行い，これが陽性ならキャリアであり，陰性なら現在ウイルスは体内になく感染力はないと判断する【図2】。キャリアに対しては肝機能検査（AST/ALT）を行い，母子感染のリスクを説明すると同時に，内科受診を勧める。HCVキャリアから生まれた児の約10%が母子感染を起こす。HCV RNA定量検査で血中HCV RNAが$10^6$コピー/mL以上の高ウイルス血症妊婦では母子感染率はより高い（20〜36%）。HCV RNA陽性妊婦から生まれた児は小児科に管理を依頼する。授乳により母子感染率は増加しない。

## トキソプラズマ

妊婦がトキソプラズマに初感染すると，胎内感染が起こりうる。先天性トキソプラズマ症（肝脾腫，黄疸，脈絡網膜炎，水頭症，脳石灰化像，精神運動障害など）は，妊娠中に初感染した患者の約15%に発生する【表1】。妊娠中の初感染率は0.5%以下と低く，全妊婦にスクリーニングを行うか否かについては意見の一致をみていない。

トキソプラズマ抗体が陽性の場合，特異的IgG, IgM抗体検査を行い感染時期を推定する。感染が妊娠前からと考えられた場合には，先天性トキソプラズマ症は発症しない。妊娠成立後の初感染と考えられる場合には，アセチルスピラマイシンの投与を行う。アセチルスピラマイシン投与は，60%の垂直感染を予防する効果があるとされている。再感染と初感染との鑑別に，風疹IgG抗体のavidity（結合力）の測定が有用である。aviditｙが高値ならば再感染であり，低値であれば初感染と推定できる。

## B群溶連菌（GBS）

GBSは腟の常在菌の1つで，妊婦の保菌率は10〜20%といわれている。保菌妊婦から出生した児の35〜58%からGBSが分離され，そのうち新生児GBS感染症を発症する児は1%

RNA：ribonucleic acid
（リボ核酸）

図2　HCV抗体/HCV RNA定量検査

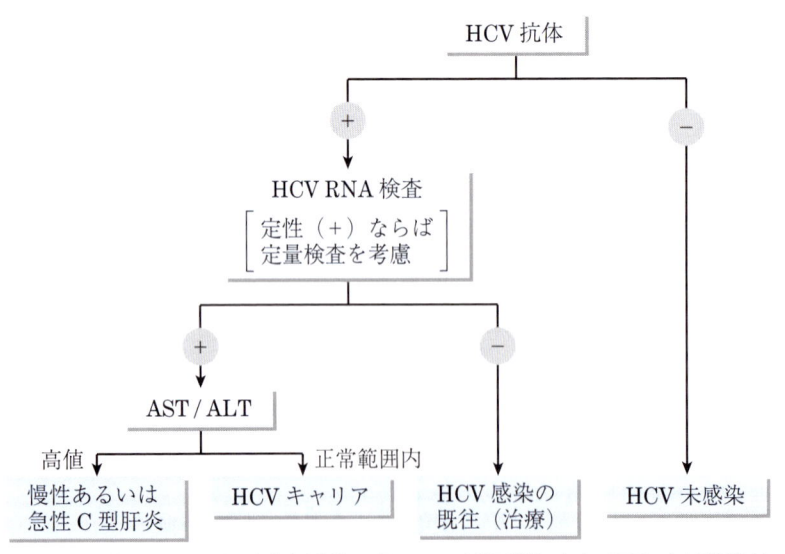

（鈴木光明編：産婦人科診療指針．2版，p.79，中外医学社，東京，2008．より引用改変）

程度である。日本での発症頻度は 2,000 〜 3,000 分娩に 1 例程度である。

### ◆新生児 GBS 感染症

新生児 GBS 感染症は，軽い呼吸障害，哺乳力低下などの非特異的症状で発症するが，急激に肺炎，髄膜炎，敗血症に進行する【表1】。症状の出現時期から，生後 4 日以内に発症する早発型と，生後 1 週以後にみられる遅発型に分類される。早発型，遅発型ともに死亡率・生存児中の後遺症残存率が高い。

### ◆垂直感染の予防対策

腟入口部および肛門周囲の培養検査を妊娠 33 〜 37 週に行う。陽性妊婦には分娩時にペニシリンを投与することで 65% 以上感染率を低下させることができる。

### ◆ GBS 陽性妊婦から出生した児の管理

出生直後に咽頭，耳孔，胃内容の GBS 培養，出生当日と翌日に血中 CRP 検査を行う。多呼吸，発熱など感染徴候があれば，直ちに抗生物質の投与を開始する。

CRP：C-reactive protein（C 反応性蛋白）

## その他の母子感染

梅毒【表1】，水痘・帯状疱疹ウイルス，エンテロウイルス（ポリオウイルス，コクサッキー B 群ウイルス）【表1】，*Chlamydia trachomatis* などが母子感染を引き起こす。

## Self Check

- [ ] 妊娠初期に妊婦が風疹に初感染すると CRS が発症することがある。妊娠早期の感染ほど CRS 発症率が高く，妊娠 20 週以降の風疹感染では CRS は起こらない。
- [ ] 妊婦が CMV に初感染すると，高率に胎内感染する。
- [ ] HSV は分娩時経産道感染を起こす。帝王切開術により母子感染を予防できる。
- [ ] 母が HTLV-Ⅰキャリアの場合，母乳を介して母子感染が起こる。
- [ ] 20 週未満の妊婦がパルボウイルス B19 に感染すると，胎内感染が起こる。胎内感染胎児の 1/3 が胎児水腫や子宮内胎児死亡となる。
- [ ] HIV 陽性妊婦は，経胎盤感染，産道感染，母乳感染によって母子感染を引き起こす。HIV の母子感染を予防するため，①妊娠中の抗 HIV 薬投与，②選択的帝王切開術，③人工栄養，④新生児に抗 HIV 薬予防投与を行う。
- [ ] HBs 抗原陽性妊婦から出生した児に対しては母子感染防止対策（HBIG 筋注，HB ワクチン皮下注）を行う。
- [ ] HCV キャリアから生まれた児の約 10% が母子感染を起こす。
- [ ] 妊婦がトキソプラズマに初感染すると，胎内感染が起こりうる。妊娠成立後の感染と考えられる場合には，アセチルスピラマイシンの投与を行う。
- [ ] 新生児 GBS 感染症は，肺炎，髄膜炎，敗血症に進行する。腟および肛門の GBS 陽性妊婦には分娩時にペニシリンを投与することで母子感染率を低下させることができる。

〈大口昭英，松原茂樹〉

III-A. 妊娠経過とその異常／新生児の異常

# 新生児仮死

## 新生児仮死

　新生児仮死とは子宮内環境から外界への環境の変化に伴う呼吸循環障害を原因とし，多臓器での虚血・アシドーシスによる障害をきたした病態である．新生児仮死の約90％は分娩前の胎児ジストレスに連続した病態であり，胎盤によるガス交換の障害による低酸素血症・高炭酸ガス血症が起因となっている．1分後・5分後にApgarスコア【表1】を採点し8点以上は正常，4～7点までは軽度新生児仮死，3点以下は重度新生児仮死と判定する．以前はApgarスコア異常例に蘇生を行ってきたが，最近広まっている救急蘇生ガイドラインに基づく新生児蘇生法では，「羊水の混濁はないか？」「成熟児か？」「呼吸か啼泣は良好か？」「筋緊張は良好か？」をApgarスコア採点前から評価し，初期処置を開始する．

## 新生児の呼吸障害

　新生児の呼吸障害ではチアノーゼ，多呼吸（60回/分以上），陥没呼吸，鼻翼呼吸，呻吟を示す【図1】．呼吸障害をきたす疾患として，次に示す3つの疾患がある【表2】．

### ◆ 呼吸窮迫症候群（RDS）

　肺サーファクタントは妊娠34週頃から急激に産生が増加する．肺サーファクタントは界面活性物質で，肺胞の虚脱を防ぎ，肺コンプライアンスを低下させる．このため早産児では肺胞が十分に開かず，呼吸障害を示す【図2】．胸部X線でも【表2】に示す所見を認める．

### ◆ 胎便吸引症候群

　正期～過期産児の胎児ジストレスでは，児の筋弛緩により，胎便が羊水中に排泄され，羊水混濁を起こす．さらに混濁した羊水を子宮内あるいは出生後に肺に吸い込むことで，気道を閉塞し，呼吸障害をきたす．また，胎便による化学的炎症で肺炎や，肺サーファクタント失活によってRDS様の症状をきたすこともある．胎便吸引症候群は仮死を伴うため，乏尿などの新生児仮死に伴う多臓器障害の症状を示すこともある．

### ◆ 新生児一過性多呼吸

　新生児一過性多呼吸は肺にある水の吸収障害に伴う一過性の呼吸障害である．選択帝王切開では分娩前のカテコラミン分泌が少ないため，新生児一過性多呼吸を起こしやすい．肺水が徐々に吸収されると症状が緩和するため，生後12時間程度で改善することが多い．胸部X線は肺野の透過性が低下する．先天性肺炎と区別が難しいことがある．

RDS：respiratory distress syndrome（呼吸窮迫症候群）

胎便吸引症候群：meconium aspiration syndrome

新生児一過性多呼吸：transient tachypnea of newborn

表1　Apgarスコア

| | | 0点 | 1点 | 2点 |
|---|---|---|---|---|
| appearance | 皮膚色 | 全身チアノーゼ | 末梢チアノーゼ | ピンク色 |
| pulse | 心拍数 | 0 | <100 | ≥100 |
| grimace | 反射興奮性 | なし | 顔をしかめる | 泣く |
| activity | 筋緊張 | だらんとしている | いくらか四肢を曲げる | 四肢を活発に動かす |
| respiration | 呼吸努力 | なし | 呼吸が不規則で弱い | 強い規則的な泣き声 |

図1 新生児の呼吸障害

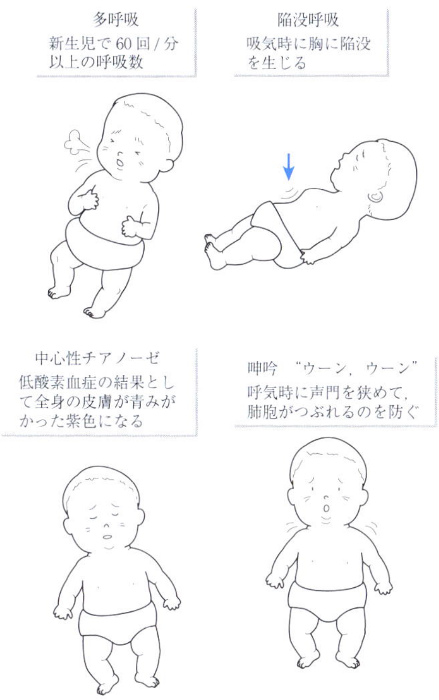

多呼吸：新生児で60回/分以上の呼吸数
陥没呼吸：吸気時に胸に陥没を生じる
中心性チアノーゼ：低酸素血症の結果として全身の皮膚が青みがかった紫色になる
呻吟："ウーン，ウーン"呼気時に声門を狭めて，肺胞がつぶれるのを防ぐ

表2 新生児呼吸障害の分類

|  | RDS | 胎便吸引症候群 | 新生児一過性多呼吸 |
|---|---|---|---|
| 原因 | 早産<br>→肺サーファクタント欠乏<br>→肺胞虚脱<br>肺に空気が入らない | 新生児仮死<br>→筋弛緩<br>→胎便排泄<br>→呼吸運動開始<br>→肺へ胎便を吸い込む | 胎内での肺水の吸収遅延<br>→肺コンプライアンス低下 |
| 特徴 | ・早産児に多い<br>・母体糖尿病 | ・過期産児に多い<br>・胎内での仮死徴候 | ・満期〜過期産児に多い<br>・仮死児・帝王切開児に多い |
| 症状 | ・呼吸障害（チアノーゼ，多呼吸（60回/分以上），陥没呼吸，鼻翼呼吸，呻吟）<br>・羊水のマイクロバブルテストやシェイクテスト陰性 | ・胎便を含んだ羊水<br>・体への胎便の付着<br>・胎便による爪，臍帯の黄染 | ・生後24時間から数日で改善する |
| 胸部X線 | ・びまん性網状顆粒状陰影<br>・すりガラス様<br>・気管支透亮像<br>・肺容量の減少 | ・不均質な境界不明瞭な陰影<br>・肺気腫，無気肺の混在<br>・線状・索状陰影<br>・肺の過膨張<br>・気胸を認めることあり | ・びまん性の陰影<br>・肺の過膨張<br>・気管支透亮像 |
| 治療 | ・気管内挿管<br>・サーファクタント投与<br>・酸素投与<br>・人工呼吸管理 | ・呼吸が悪いときは気管内挿管し，気管内吸引する<br>・酸素投与<br>・人工呼吸管理 | ・酸素投与<br>・人工呼吸管理 |

**Basic Point**

●新生児の胸部X線

　胸部X線写真では空気が多く含まれると写真は黒く（透過性が亢進）なり，水分が多いと写真は白く（透過性が低下）なる．RDSではサーファクタント不足のため，肺胞の含気が少なくなる．写真の透過性は低下し，さらに肺の容積が小さいことがポイントになる．胎便吸引症候群や新生児一過性多呼吸では含気は十分にあるため，肺の大きさは正常である．透過性の低下は炎症または肺水による水分による．胎便吸引症候群では胎便による無気肺も合併する．

図2 RDSの病態

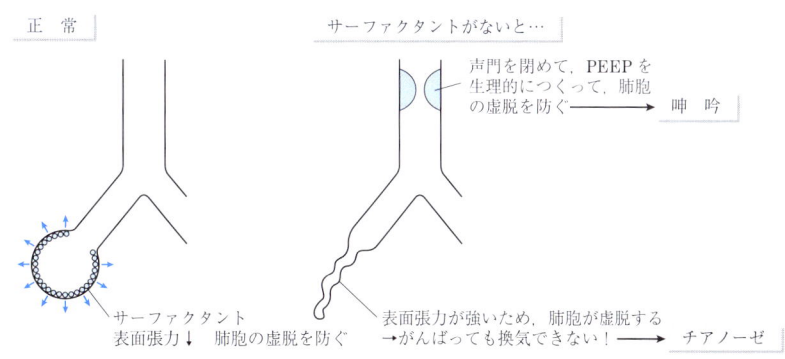

正常：サーファクタント 表面張力↓ 肺胞の虚脱を防ぐ

サーファクタントがないと…：声門を閉じて，PEEPを生理的につくって，肺胞の虚脱を防ぐ → 呻吟
表面張力が強いため，肺胞が虚脱する→がんばっても換気できない！ → チアノーゼ

PEEP：positive end-expiratory pressure（呼気終末陽圧）

**Self Check**

□ 新生児仮死は分娩前の胎児ジストレスと関連が強い．
□ RDSは早産児に多く，サーファクタント欠乏が原因である．
□ 胎便吸引症候群は過期産児に多く，新生児仮死が原因で起こる．
□ 新生児一過性多呼吸は肺水の吸収障害である．

〈松崎陽平，池田一成〉

# 新生児黄疸

## 高間接ビリルビン血症

新生児黄疸はほとんどすべての新生児で認められ，通常日齢2〜3に始まり，日齢4〜5にピークとなることが多い。生理的黄疸が大多数をを占めるが，ビリルビンの異常高値が遷延すれば，間接ビリルビンが大脳の基底核などの中枢神経細胞に沈着し，核黄疸（ビリルビン脳症），知能障害をきたす。このため，ビリルビンの早期増加，急激な増加，異常高値には迅速な診断と治療が必要となる。

### ◆ 鑑別疾患

#### ◇ 特発性高ビリルビン血症，生理的黄疸

出生直後の新生児は肝臓でのグルクロン抱合が不十分で，腸肝循環が亢進している。また，胎児赤血球の破壊も亢進しているため，生理的な変化として一過性に高間接ビリルビン血症をきたす。日本人では高ビリルビン血症をきたしやすい。明らかな病的原因がなく，治療が必要な生理的黄疸を特発性高ビリルビン血症とよぶ。

#### ◇ 新生児溶血性疾患

生後24時間以内に急速に黄疸が進行する。

1）Rh不適合

母体血液型がRh（−），胎児血液型がRh（＋）である場合に，胎児血液の一部が母体に入ると母体が感作を受け，抗Rh抗体を産生するようになる（p.454，「血液型不適合妊娠」を参照）。妊娠中に母体は胎児赤血球に対する抗Rh抗体（非定型抗体）の産生を増加させ，この抗体が胎盤を通過するため，胎児の溶血性貧血を起こす。子宮内では，間接ビリルビンが胎盤を通過するために，高ビリルビン血症にはならないが，出生後は高間接ビリルビン血症となる。

2）ABO不適合

母がO型で父がA，B，AB型のときに起こる。Rh不適合より軽症なことが多い。

3）その他

球状赤血球症やグルコース-6-リン酸脱水素酵素（G-6-PD）欠損症，ピルビン酸キナーゼ欠損症などでも溶血性黄疸を呈する。

#### ◇ 多血，出血

多血症の児ではより多くの赤血球が破壊されるため，頭血腫，帽状腱膜下出血や副腎出血，母体血を多く飲み込んだ児でも高間接ビリルビン血症をきたす。

#### ◇ 敗血症

新生児の細菌感染症は症状がはっきりしないことが多く，ときとして黄疸のみが症状として出現することもある。新生児黄疸ではその他の感染徴候や白血球数や炎症値も確認する。

### ◆ 検査

高間接ビリルビン血症を認めた場合，ヘモグロビン，血液像により，溶血に伴う貧血の有無，球状赤血球などの赤血球の形態異常の鑑別を行う。溶血性疾患が疑われる場合には母体の血液型の確認とともに児の血液型，直接Coombs試験を行う。

G-6-PD：glucose-6-phosphate dehydrogenase（グルコース-6-リン酸脱水素酵素）

◆治療

高間接ビリルビンには光線療法を行う【表1】。光線療法はビリルビンの光学異性体への移行を促進させ，水溶性のサイクロビリルビンへ誘導し，胆汁への排泄を促進する。高ビリルビン血症が重篤な場合は交換輸血を行う。

高直接ビリルビン血症ではブロンズベビーになるため，光線療法は禁忌である。

## 母乳性黄疸

母乳栄養の児に認められる遷延する黄疸。日齢7〜10頃から黄染が強くなり，生後2〜3か月かけて徐々に消失する。母乳中の女性ホルモンがグルクロン酸抱合を抑制するなど複数の原因がある。母乳をやめる必要はほとんどない。

表1 光線療法の適応基準

| 総ビリルビン濃度による基準 | | | | | | |
|---|---|---|---|---|---|---|
| 出生体重（g） | 〜24時間 | 〜48時間 | 〜72時間 | 〜96時間 | 〜120時間 | 5日〜 |
| 〜999 | 5mg/dL | 6mg/dL | 6mg/dL | 8mg/dL | 8mg/dL | 10mg/dL |
| 1,000〜1,499 | 6 | 8 | 8 | 10 | 10 | 12 |
| 1,500〜2,499 | 8 | 10 | 12 | 15 | 15 | 15 |
| 2,500〜 | 10 | 12 | 15 | 18 | 18 | 18 |

（中村肇：高ビリルビン血症の管理．新版 未熟児新生児の管理（第4版），p.225-240，神戸大学医学部小児科編，日本小児医事出版社，東京，2000．）

**Basic Point** biochemistry

●ビリルビンの代謝
　赤血球は脾臓などの網内系で分解され，ビリベルジンとなり，さらにビリルビンとなる。この間接ビリルビンは非水溶性である。間接ビリルビンが肝臓で抱合化されると直接ビリルビンとなり，水溶性になり，胆汁中に排泄される。

## Self Check

☐ ビリルビンの異常高値が持続すると，核黄疸となり，知能障害をきたす。
☐ 高間接ビリルビン血症の治療には光線療法，交換輸血がある。

〈松崎陽平，池田一成〉

# 分娩損傷

　分娩損傷は分娩時に生じた外傷で，頭部外傷，骨折，内臓損傷，末梢神経損傷に分類される。基本的には経過観察で様子をみることが多いが，症状が重篤であったり，進行性の場合には治療が必要な場合もある。

## 頭部損傷

### ◆産瘤【図1】
　胎児が産道を通る際，周囲からの圧迫によって先進部の皮下組織に浮腫や出血が起こり，びまん性に腫脹したもの。腫瘤は軟らかく，圧迫するとくぼみができる。骨縫合を越えて広がり，骨盤位では殿部や手足にできることもある。生後数日で消失する。

### ◆頭血腫【図2】
　頭蓋骨と骨膜の間の出血のため，腫瘤が骨縫合を越えることはない。頻度は2％程度。出生後，数時間経って認めるようになる。波動を認め，圧迫してもくぼみはできない。穿刺吸引は禁忌。黄疸をきたしやすい。1〜3カ月で自然に吸収されるが，血液が吸収された後，一時的に骨化することがある。

### ◆帽状腱膜下血腫【図3, 4】
　帽状腱膜と骨膜の間の出血で，吸引・鉗子分娩に合併しやすい。出生後，数時間経って認めるようになり，腫瘤は骨縫合を越える。帽状腱膜下血腫は波動を認め，広範囲に及ぶため，ショック，貧血や黄疸をきたすことがある。

### ◆頭蓋内出血

#### ◇硬膜下出血
　くも膜下腔の皮質静脈と硬膜内の静脈洞間の架橋静脈や静脈洞の破綻による静脈性出血。経腟分娩に多く，頭囲拡大，一側性の痙攣，片麻痺，眼振，眼球偏位，瞳孔の左右不同などを認める。テント下出血では脳幹圧迫症状をきたし，意識障害，無呼吸などを認める。テント上のものは予後良好だが，テント下のものは診断が難しく，予後不良となることもある。重篤な場合は外科的に除去する。

#### ◇くも膜下出血
　吸引・鉗子分娩により発症しやすい。無呼吸，痙攣をきたすことがある。頭部CTで確定診断する。予後良好。

#### ◇脳室内出血
　早産児に多い。早産児では上衣下胚層という胎生期の組織が残存しており，脆弱な毛細血管が多い。出生時の血圧，血管抵抗，静脈圧の変化，出生時のストレスなどにより，毛細血管が破綻し，上衣下出血をきたす。さらに，出血が重症化すると脳室内穿破となり，脳室内出血となる。脳室拡大をきたした場合はシャント手術が必要となる。

## 骨折

### ◆鎖骨骨折
　分娩時の骨折部位としては最も多く，約1％に発生する。骨盤位分娩に多い。患側上腕の運動制限，患側のMoro反射の消失を認め，着替えの際に痛がる。X線写真で確定診断。治療は不要。

図1　産瘤

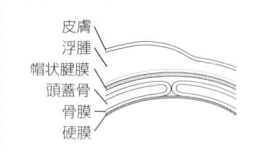

図2　頭血腫

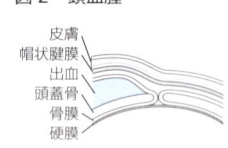

図3　帽状腱膜下血腫

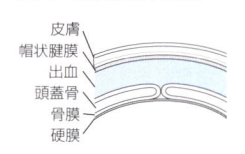

図4　帽状腱膜下血腫

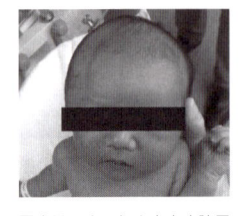

写真は，さいたま市立病院周産期母子医療センター小児科 倉辻　言先生のご厚意による

### ◆ 上腕骨骨折
患側上肢を動かさない。橈骨神経麻痺を合併することがある。固定が必要。
### ◆ 大腿骨骨折
患側下肢を動かさず，おむつ交換時に痛がる。両下肢の牽引を行う。

## 内臓損傷

### ◆ 肝破裂，脾破裂
被膜下血腫を形成する。肝脾腫がある児では起きやすい。血腫の腹腔内への破裂により，ショックとなることがある。

### ◆ 副腎出血
分娩時の圧迫などが原因とされる。元気がなく，嘔吐，下痢を認める。重症例では呼吸障害や急性副腎不全によるショック状態となる。出生数日後に症状が出たり，出血吸収時に黄疸をきたすことがある。

## 末梢神経損傷

### ◆ 上腕神経叢麻痺
頸部の過度な進展で上腕神経叢への強い牽引力が起こり，上腕神経叢が損傷する。

#### ◇ 上位型麻痺；Erb 麻痺
第5, 6, ときに7頸髄神経の神経根損傷で発症する。最も頻度が多い。三角筋，棘上・棘下筋，上腕二頭筋，回外筋が麻痺し，上腕の外転，外旋，前腕の外旋が障害され，患側上肢が肘伸展位，前腕回内位で体側に垂れ下がる（waiter's tip position）。把握反射は消失しない。予後良好。

#### ◇ 下位型麻痺；Klumpke 麻痺
第7, 8頸髄神経，第1胸髄神経の神経根損傷で発症する。手関節と指の屈筋群の麻痺であり，手や指が動かず，把握反射が消失する。予後不良。

### ◆ 横隔神経麻痺
第3, 4, 5頸髄の損傷で発症する。多呼吸，呼吸障害，胸部 X 線で患側の横隔膜挙上，X 線透視での両側横隔膜の反対運動（奇異呼吸）を認める。Erb 麻痺に伴うことが多い。自然治癒が多いが，治癒しない場合には横隔膜縫縮術を行う。

### ◆ 顔面神経麻痺
顔面神経が乳状突起孔で圧迫されることで発症する。啼泣時に麻痺側の目が閉じず，麻痺側の開口不全となる。1～3週間で改善する。

## Self Check

☐ 産瘤は縫合線を越えるが，頭血腫では越えない。
☐ 新生児が神経症状を認めた場合は頭蓋内出血も考える必要がある。
☐ Erb 麻痺は予後良好，Klumpke 麻痺は予後不良。

〈松崎陽平，池田一成〉

# III-A. 妊娠経過とその異常

# 先天異常

## 先天異常とは

　先天異常とは，もって生まれた形態的・機能的異常の総称であり，新生児の約4〜6%に認めるとされている。発生要因は外因性因子と内因性因子に分類することができ，内因性因子としては遺伝子異常，染色体異常，外因性因子には栄養障害，有害物質（薬剤を含む）の曝露，胎内感染などが含まれる。またその異常の発生頻度が高く，生存に影響しないものは正常変異とよばれるなど，「異常」と「個性」の区分は明確ではない。胎児の異常を検出する方法（出生前診断）として，超音波断層法・ドプラ法，MRI，CTによる形態・機能検査と，母体血，羊水穿刺・絨毛採取などによる胎児成分の染色体検査や生化学的分析による方法がある。

## 染色体異常

　染色体異常にはさまざまなタイプが存在するが，染色体数の数的異常のなかで出生時まで生存可能なものは，常染色体では21トリソミー，18トリソミー，13トリソミーのみであり，その他のトリソミーでは着床しないか流産に終わると考えられている。18トリソミーおよび13トリソミーは，いずれも多くの場合，新生児期あるいは乳児期に死亡する生命予後不良の疾患であり，両者とも重度の心疾患，臍帯ヘルニア，鎖肛，食道閉鎖，脊髄髄膜瘤など新生児期に緊急手術の対象となる疾患の合併頻度も高く，手術適応の有無について生後早急に診断しなければならないことが多い。トリソミーの多くは卵子の第1減数分裂時の染色体不分離により発生するものである。

　XモノソミーZ（45, X）をはじめとするTurner症候群や47, XXYを代表とするKlinefelter症候群などの性染色体の数的異常では多くは生存可能である。また，染色体の数的異常はないが，染色体の欠失を伴う染色体欠失症候群には，猫鳴き症候群（5p-症候群）【図1】やCATCH22（22q11.2欠失症候群）などがある【表1】。

　自然流産児の50〜70%が染色体異常を示し，自然流産を2回繰り返す反復流産や3回以上繰り返す習慣流産の夫婦のいずれかが均衡型相互転座の保因者である率は3%といわれている。

## 頭部・顔面の異常

### ◆水頭症

　水頭症とは，脳室あるいはその他の頭蓋内腔に異常に大量の脳脊髄液（髄液）が貯留し，これらの腔が拡大し頭蓋内圧が亢進した状態をさす。その発症機序としては，髄液の産生過剰，髄液循環経路の閉塞，髄液の吸収障害がある。代表的な疾患としては，上に述べた神経管閉鎖障害のなかで脊髄髄膜瘤による小脳扁桃や脳幹部の脊柱管内への落ち込み（ヘルニア）のために髄液の通過障害をきたすChiari II奇形や，腫瘍による脳室圧迫に伴う閉塞をもたらす胎児脳腫瘍，小脳虫部低形成を伴う第4脳室の閉塞を示すDandy-Walker症候群などがある。

　先天性水頭症の発症は年々増加の一途をたどっており，最近のデータでは出生1万あたり7〜8人と高く，先天性疾患のなかでは4番目に多い疾患である。

先天性水頭症の診断は超音波診断による。側脳室の拡大が頭蓋内の低輝度領域として描出されることが診断のきっかけとなる【図2】。

　管理方針は，水頭症の発症原因，発症時期，進行度により異なるが，基本的には胎児治療の適応にはならず，正期（37週以降）に至り胎児が成熟するまで待機する。胎児脳腫瘍のように妊娠後期になり急速に水頭症が進行する場合には胎児の肺成熟を促したうえで帝王切開による人工早産を行うこともある。

図1　5p-症候群の5番染色体

図2　正常および先天性水頭症胎児の頭部超音波断層像

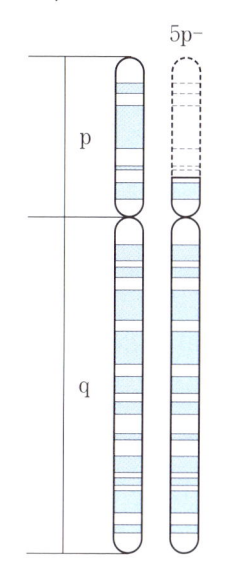

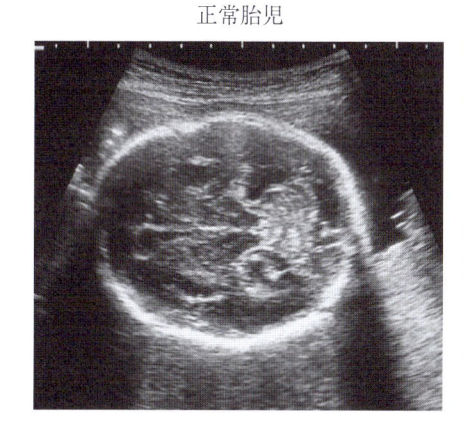

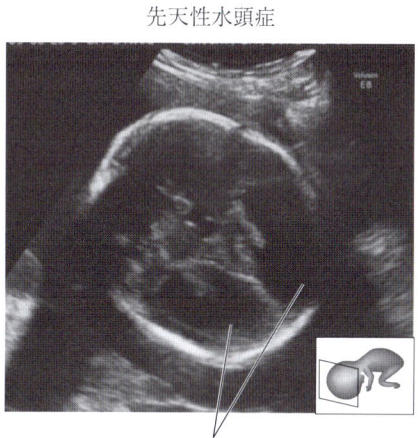

正常胎児　　　　　　　　　　先天性水頭症

拡大した側脳室

表1　代表的な染色体異常とその表現型ならびに特徴

|  |  | 21トリソミー | 18トリソミー | 13トリソミー | Turner症候群 | 猫鳴き症候群 |
|---|---|---|---|---|---|---|
| 出生時頻度 |  | 1/583 | 1/6,000 | 1/12,000 | 1/10,000 | 1/40,000 |
| 生命予後 |  | 合併奇形の程度による | 不良 | 不良 | 合併奇形の程度による | 合併奇形の程度による |
| 先天異常 | 頭蓋内・顔面 | Down様顔貌，脳室拡大 | 脳室拡大，小脳低形成，脈絡叢嚢胞，口唇・口蓋裂，小顎症 | 全前脳胞症，口唇・口蓋裂，小頭症，小眼球症，単眼症 |  | 小頭症，円形顔貌，両眼開離，瞼裂斜下 |
|  | 胸部 |  | 横隔膜ヘルニア | 横隔膜ヘルニア |  |  |
|  | 心臓 | 心室中隔欠損，心内膜床欠損，Fallot四徴症 | 多彩 | 多彩 | 大動脈縮窄症 | 多彩 |
|  | 腹部・消化管 | 十二指腸閉鎖，食道閉鎖 | 臍帯ヘルニア，食道閉鎖，腎奇形 | 臍帯ヘルニア，腎奇形 |  | Hirschsprung病，腎奇形 |
|  | 四肢 | 猿線 | 内反足 | 多指症 |  |  |
|  | その他 |  | 低出生体重児，単一臍帯動脈 | 低出生体重児，単一臍帯動脈 | 低出生体重児 | 出生時に猫のようにかん高い泣き声 |

## 口唇裂，口蓋裂

　口唇裂，口蓋裂は心奇形と並んで，最も頻度の高い先天異常で，顔面突起の癒合不全によって発生する（胎生第 8 週以内に発生）。染色体異常，奇形症候群に合併することが多く，また口唇裂と口蓋裂を合併することもある。口唇裂は超音波断層法で胎児の顔面を走査した際に，上口唇が一部低輝度となり，欠損していることで診断可能な場合もあるが【図 3】，口蓋裂のみの異常はスクリーニング検査で診断できない。

## 胸・腹部の異常

### ◆ 横隔膜ヘルニア

　先天性横隔膜ヘルニアは，胎児超音波検査において胎児胸腔内の心臓の偏位とともに胃胞や腸管が胸腔内の無エコー領域として観察され【図 4】，当然ながら胎児上腹部には胃胞は同定されない。胎児 MRI T2 強調画像では肺，腸管の信号強度が異なるために観察しやすく，患側の胸腔内の消化管の侵入がわかりやすい【図 5】。最も頻度の多いタイプは，横隔膜の左後方の欠損により消化管が胸腔内に侵入する Bochdalek ヘルニアである。

　本症の予後は胸腔内に陥入した消化管あるいは肝臓の圧迫により生ずる肺の低形成の程度に左右される。とくに肝臓まで胸腔内に陥入している場合には肺の低形成は高度と考えられ，出生後の治療も難渋することが多い。

　出生後はほとんど例外なしに呼吸障害を示すため，治療の第一は十分な酸素投与と呼吸循環状態の安定化を図りつつ，外科的治療を行う。

## 先天性心疾患

　新生児の約 1％に発生し，先天異常で最も高頻度に発生する。内因性因子によっても，外因性因子によっても発生する。出生前診断可能な心疾患を【表 2】に示すが，診断精度は装置や検査者によって異なり，また胎生期に病態が変化することもあるため，診断可能疾患であっても出生前診断されない例もある。出生前診断された胎児 Follot 四徴症の胸部四腔断面超音波断層像を示す【図 6】。このほか，胎児不整脈も診断可能である。

## 消化管閉鎖

　消化管閉鎖では，閉鎖部位より口側の消化管の拡張と通過障害による羊水過多が特徴である。胎児超音波検査上は，腸管拡張像は胎児腹腔内の無エコー領域として観察される。閉鎖

> **Side Memo**
> 横隔膜ヘルニアの呼吸管理
> 近年は呼吸管理法に進歩がみられ，横隔膜ヘルニアでは通常の人工呼吸器による換気ではなく HFO（high frequency oxygenation：高頻度振動換気法），さらには ECMO（extracorporeal membrane oxygenation：体外膜型人工肺）を用いることにより，救命率が上昇している。

図 3　口唇口蓋裂胎児の超音波断層像①と出生後の顔面②

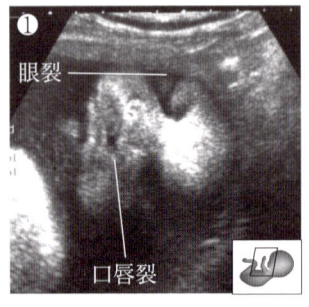

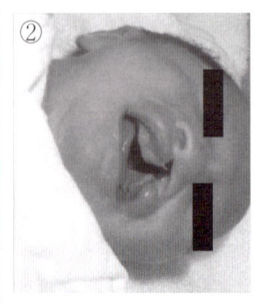

図 4　先天性横隔膜ヘルニア胎児の胸部超音波断層像

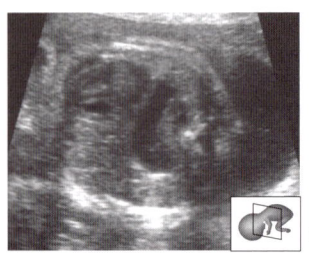

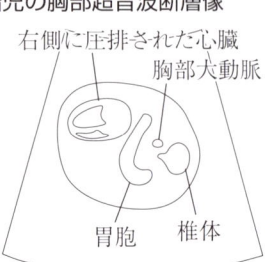

部位が十二指腸の場合には胃胞のほかに十二指腸上部が拡張し，ダブルバブルサイン【図7】として知られる特徴的な超音波像を呈する。閉鎖部位がさらに肛門側であれば拡張した腸管像の数は増えてるが，下部空腸からは，羊水過多やバブルサインは呈さない。逆に食道閉鎖の場合には，胃胞が同定できないあるいはたとえ観察されても小さいことが診断の根拠となる。ただ，食道閉鎖で最も頻度の高いタイプは，上部食道が盲端に終わり下部食道と気管が交通する（下部食道気管瘻）Gross C 型であるために，胃胞の有無や大きさのみでは診断が困難な例も多い【図8】。

食道閉鎖や十二指腸閉鎖を有する胎児では，合併する奇形や染色体異常の率が高くなることが知られている。

管理方針としては，胎児期には羊水過多に伴う早産を防止することが最も重要であり，子

図5　先天性横隔膜ヘルニア胎児の MRI T2 強調画像

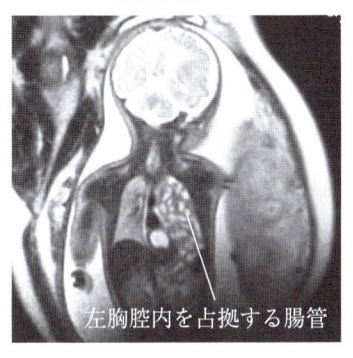

表2　出生前診断可能な心奇形

・心室は左右同大か？
　左心低形成
　右心低形成
　大動脈弁閉鎖
　大動脈縮窄症
　卵円孔早期閉鎖
　単心室
　両大血管右室起始
　Ebstein 奇形
・中隔欠損はあるか？
　心内膜床欠損症
　大きな心室中隔欠損症
　Fallot 四徴症
　総動脈幹症
　両大血管右室起始症
　完全大血管転位
・房室弁の位置異常は？
　Ebstein 奇形
・心筋の異常は？
　心筋腫瘤
　平滑筋腫

（診断困難な奇形
　総肺静脈還流異常症
　心房中隔欠損症
　修正大血管転位症）

(McGahan, J.P. & Porto, M,：Diagnostic Obstetirical Ultrasound. J. B. Lippinocott, 1994, p.270 より改変)

図6　Follot 四徴症胎児の胸部（四腔断面）超音波断層像

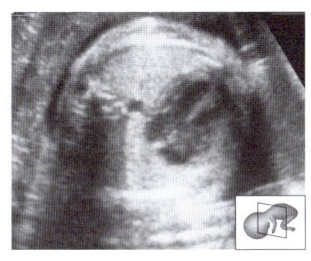

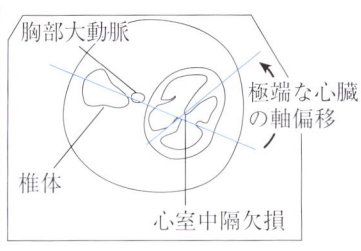

胸部大動脈
極端な心臓の軸偏移
椎体
心室中隔欠損

図7　先天性十二指腸閉鎖胎児の腹部超音波断層像

拡張した胃胞
羊水過多
拡張した十二指腸

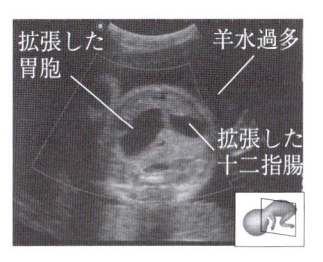

図8　食道閉鎖胎児の腹部超音波断層像

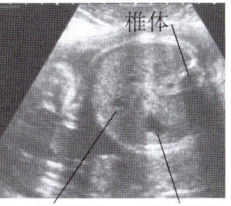

正常胎児
椎体
肝内臍静脈　正常胃胞

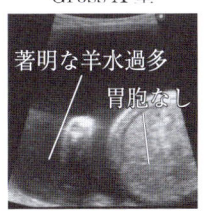

Gross A 型
著明な羊水過多
胃胞なし

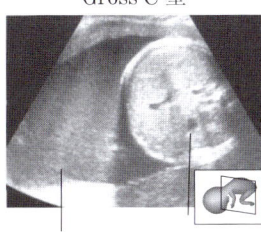

Gross C 型
軽度羊水過多　小さな胃胞

### Level up View

●神経管閉鎖障害の予防
　NTD の発生率は，欧米諸国では減少傾向にあるにもかかわらず，わが国では増加の一途をたどっている。NTD の発症には妊娠初期の葉酸の摂取不足が密接に関係していることが明らかとなっており，妊娠前より 0.4mg/日の葉酸摂取が勧められている。また，前児が NTD を発症した母親には次回妊娠前より 4mg/日の葉酸摂取を行うことにより次子の NTD の発症を 70%以上予防できるといわれている。

宮収縮抑制薬の母体投与だけでなく，羊水穿刺排液を行うことにより妊娠の継続を図る。出生後は早期に外科的治療を行う必要がある。

## Potter 症候群

　小児型多発性囊胞腎，腎無形成などによって，胎児の尿が産生されないために発生する。妊娠初期には羊膜である羊水の産生源が，妊娠中期以降は胎児尿に移行するためにこの時期に羊水過少となる。画像診断上胎児の腎臓が観察されない，両側腎臓が腫大，あるいは腎内に多数の囊胞形成が認められる。羊水過少の子宮内で発育することにより，肺低形成となるため出生後呼吸不全となる。胎児期にも胸郭の狭小化が認められる【図9】。

## 四肢・脊椎の異常

### ◆二分脊椎・髄膜瘤

　種々の原因により神経管の閉鎖不全が発生すると神経管閉鎖不全症（NTD）が発生する。NTDのなかで最重症のタイプは頭側の神経管の閉鎖不全により生ずる無頭蓋症であり，通常は妊娠経過とともに脳実質は胎動により子宮壁と接触を繰り返し最終的には無脳症となる。一方，尾側部の神経管の閉鎖障害では，脊椎が正中（多くの場合は背側）で癒合せずに開放された状態となる【図10①】。これは二分脊椎（spina bifida）あるいは脊椎破裂とよばれ，脊柱管内容（脊髄・髄膜）の脱出の有無により，開放性二分脊椎と潜在性二分脊椎に分類される。開放性二分脊椎は，さらに神経組織の脱出の有無により脊髄髄膜瘤と髄膜瘤に細分類される。一方，潜在性二分脊椎では，外観上は全く正常な場合も存在するが，腰仙部に脂肪腫があって脊柱管内に連続するものも多い。また，これら脂肪腫の表面には色素沈着や血管腫，皮膚の陥凹を伴うことが多い。

　胎児診断は，胎児の腰仙部に囊腫状に髄膜が突出していれば比較的容易であるが【図10②】，潜在性二分脊椎は通常の超音波スクリーニングでは診断できない。また，脊髄髄膜瘤の場合には，羊水中さらには母体血中のα-フェトプロテイン（AFP）の上昇によりスクリーニングを行うことが可能である。

　症状としては，直腸膀胱障害，両下肢の麻痺や知覚鈍麻などがある。これら症状は，脊髄髄膜瘤では必発であるが髄膜瘤ではあっても軽度である。また脊髄髄膜瘤では後述するような水頭症を合併することが非常に多い。

　治療は，開放性二分脊椎の場合には，感染の危険があるため，出生前診断が確定している場合には，分娩様式は予定帝王切開分娩とし，生後24時間以内に手術療法による欠損部の修復を行う必要がある。一方，潜在性二分脊椎では，新生児期にはあえて手術を行う必要はない。

NTD：神経管閉鎖不全症（neural tube defect）

AFP：α-fetoprotein（α-フェトプロテイン）

### Basic Point

●脳脊髄液の循環
　髄液はそのほとんどが脳室内の脈絡叢で産生され，第4脳室からくも膜下腔を循環し，主として頭頂部の傍矢状静脈洞部にあるくも膜顆粒から吸収され血液循環に流入する。これらのいずれかの部位で髄液循環が障害されることにより水頭症が発症する。

## 骨系統疾患

骨・軟骨など骨格の形成する組織異常により，全身の骨格に異常をきたす疾患の総称であり，200以上の疾患が含まれる。四肢短縮や肺低形成などの異常を呈するものもあり，胎児期・新生児期に異常が見つかることも多い【図11】。

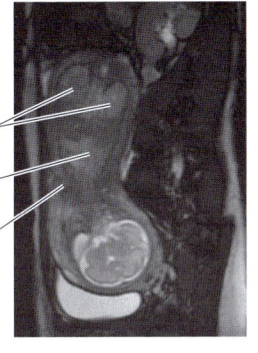

図9 Potter症候群胎児のMRI T2強調画像
- 腫大した腎臓
- 狭小化した胸郭
- 羊水過少症

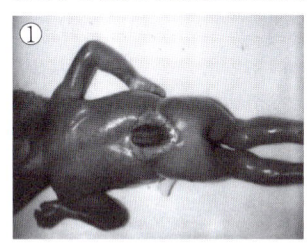

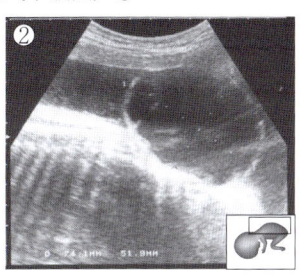

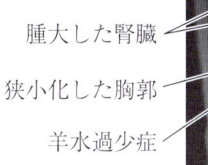

図10 開放性二分脊椎死産児（囊胞は出産時に破裂している）①および胎児背側超音波断層像（未破裂）②

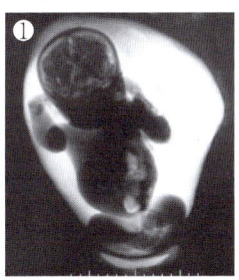

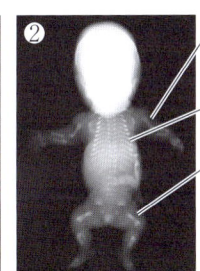

図11 胎児四肢短縮症（thanatophoric dysplasia）のMRI像①と生後X線写真②
- 短縮・彎曲した上腕骨
- 狭小化した胸郭
- 短縮・彎曲した大腿骨

### Basic Point

● 染色体相互転座

染色体相互転座とは，2カ所以上の染色体部位に切断が起こり，各々の断片を交換して再結合した結果生ずる染色体構造異常である。染色体上のどの部位でも切断と再結合を起こしうるが，染色体部分の過不足は一般的には起きないので表現型には影響を与えないことが多い。親に同様の転座があり，それが胎児に伝播された場合と，突然変異 de novo の場合とがある。一般集団中の頻度は0.1～0.16％とされ，発見される機会としては習慣流産や不妊症の夫婦の原因検索の際，不均衡型相互転座をもち表現型が異常な子がいるために両親の染色体検査を行った際，などである。

## Self Check

- [ ] 21トリソミーの染色体数異常の原因の多くは卵子形成過程における第1減数分裂時の染色体不分離である。
- [ ] トリソミー型染色体異常のなかで出生時まで生存可能なものは，21トリソミー，18トリソミー，13トリソミーのみである。
- [ ] 二分脊椎では，妊娠前からの葉酸の摂取により発生を減少させることができる。
- [ ] 脊髄髄膜瘤では高率に水頭症（Chiari II 奇形）を合併し，羊水・母体血中のAFPの測定によりスクリーニングが可能である。
- [ ] 先天性横隔膜ヘルニアでは，ヘルニア門は，横隔膜の左側後方に存在するものが圧倒的に多い。
- [ ] 先天性水頭症は，脈絡叢で産生された脳脊髄液がくも膜顆粒で吸収されるまでの経路で通過障害が生じることにより発症することが多い。
- [ ] 先天性上部消化管閉鎖では，消化管拡張像と羊水過多が特徴である。

〈亀井良政〉

# 『講義録　産科婦人科学』
# 索　引

## あ

| 悪性腫瘍 | 75 |
|---|---|
| ──の化学療法 | 164 |
| ──の放射線療法 | 166 |
| 悪性卵巣腫瘍の手術 | 172 |
| アクチノマイシンD | 290 |
| 悪露の変化 | 425 |
| アジドチミジン | 163 |
| アスパラギン酸アミノトランスフェラーゼ | 260, 349, 463 |
| アラニンアミノトランスフェラーゼ | 260, 463 |
| アンジオテンシンⅡ | 310 |
| アンドロゲン受容体 | 206 |
| アンドロゲン不応症 | 57, 206 |
| ──の臨床症状 | 206 |

## い

| 胃運動 | 312 |
|---|---|
| 異常出血 | 434 |
| 異所性妊娠 | 324 |
| 異性型性早熟症 | 69 |
| 一過性変動 | 141 |
| 遺伝子異常 | 206 |
| 陰核 | 9 |
| インスリン抵抗性 | 308 |
| インスリン様成長因子 | 46 |
| インスリン様成長因子結合蛋白-1 | 333 |
| インターセックス | 57 |
| インフォームドコンセント | 60 |
| 陰毛 | 9 |
| ──発育 | 21 |

## う

| うっ滞性乳腺炎 | 446 |
|---|---|
| ──と化膿性乳腺炎の鑑別 | 447 |

## え

| エイズ | 304 |
|---|---|
| 会陰 | 9 |
| ──裂傷 | 434 |
| 壊死性腸炎 | 336 |
| エストラジオール | 31, 86, 102, 214, 222, 240 |
| エストリオール | 31 |
| エストロゲン | 26, 53, 254 |
| ──欠乏性腟炎 | 246, 296 |
| ──負荷試験 | 87 |
| エストロゲン・プロゲステロン負荷試験 | 86 |
| エストロン | 31, 240 |
| エチニルエストラジオール | 251 |
| エンテロコッカス | 459 |

## お

| 横隔膜ヘルニア | 472 |
|---|---|
| 黄体 | 17 |
| 黄体化ホルモン | 16, 24, 32, 36, 86, 103, 154, 194, 212, 220, 224, 232, 239, 242 |
| 黄体化未破裂卵胞症候群 | 227 |
| 黄体機能 | 28 |
| ──不全 | 224, 226 |
| 黄体の超音波像 | 113 |
| 黄疸 | 145 |
| オキシトシン | 50, 54, 308, 402 |

## か

| 外陰癌 | 292 |
|---|---|
| ──の進行期分類 | 293 |
| 外陰上皮内腫瘍 | 292 |
| 外陰部 | 62, 292 |
| ──腫瘍 | 292 |
| ──の炎症性疾患 | 295 |
| ──の視診 | 62 |
| 外細胞塊 | 38 |
| 外子宮口 | 11 |
| 外性器 | 6 |
| 回旋 | 124, 392 |
| ──異常 | 400 |
| 外腸骨動脈 | 7, 9 |
| 外尿道口 | 9 |
| 外来で使用する器具 | 63 |
| 拡張期血圧 | 310 |
| 過少月経 | 213 |
| 下垂体性排卵障害 | 226 |
| ガストログラフィン | 120 |
| 仮性思春期早発症 | 232 |
| 過多月経 | 68, 74, 213, 254 |
| 過短月経 | 215 |
| 過長月経 | 215 |
| 活性化部分トロンボプラスチン時間 | 214, 456 |
| 下殿動脈 | 7 |
| 化膿性乳腺炎 | 446 |

| 下腹神経 | 9 |
| 体の性と心の性 | 56 |
| 鉗子・吸引分娩 | 184 |
| 間性 | 57 |
| 感染症の薬物療法 | 162 |
| 癌胎児性抗原 | 102, 268, 283 |
| 癌胎児性フィブロネクチン | 332 |
| 冠動脈疾患 | 248 |

## き

| 器官形成 | 42 |
| 気管支喘息合併妊娠 | 382 |
| 器質性月経困難症 | 228, 230 |
| 器質性不妊症 | 234 |
| 基靭帯 | 15 |
| 基線細変動 | 141 |
| 基礎体温 | 84, 226 |
| 奇胎後 hCG 存続症 | 290 |
| 機能性月経困難症 | 228 |
| 機能性子宮出血 | 75 |
| 機能性出血 | 216 |
| ——の原因 | 217 |
| ——の診断 | 217 |
| 希発月経 | 212 |
| 希発排卵 | 224 |
| 急性妊娠脂肪肝 | 349 |
| 急速遂娩術 | 182 |
| 仰臥位低血圧症候群 | 188 |
| 莢膜細胞腫 | 282 |
| 巨大児 | 369 |
| 筋腫分娩 | 254 |
| 筋層内筋腫 | 74 |

## く

| 躯幹横径 | 130 |
| 躯幹前後径 | 130 |
| クラミジア | 150 |
| ——感染症 | 295 |
| グルココルチコイド | 52 |
| クロミフェン療法 | 226 |

## け

| 頸管 | 77, 326 |
| ——因子の検査 | 96 |
| ——胎盤 | 355 |
| ——妊娠 | 326 |
| ——粘液 | 77 |
| ——裂傷 | 430 |
| 経頸管切除術 | 244 |
| 経口避妊薬 | 251 |
| 経口ブドウ糖負荷試験 | 361 |
| 経腟試験分娩 | 366 |
| 経腟走査法 | 111 |
| 経腟腹腔鏡 | 108 |
| 経皮的臍帯血採取（PUBS） | 455, 457 |
| 頸部筋腫 | 254 |
| 頸部三重巻絡 | 420 |
| 血液型不適合妊娠 | 454 |
| 血液疾患合併妊娠 | 374 |
| 血液中の女性ホルモン | 30 |
| 血液尿素窒素 | 312 |
| 月経 | 25, 212 |
| ——異常 | 68 |
| ——困難症 | 68, 228, 258 |
| ——持続日数 | 213 |
| ——持続量 | 213 |
| ——前症候群 | 68, 230 |
| ——発来機序 | 28 |
| 月経周期 | 25, 84, 212 |
| ——中の女性ホルモンの変化 | 33 |
| ——と基礎体温 | 85 |
| ——の異常 | 212 |
| ——の検査法 | 84 |
| 血小板結合性免疫グロブリン G | 374 |
| 血小板減少症 | 374 |
| 血流ドプラ検査 | 132 |
| ケトアシドーシス | 369, 371 |
| 原因不明不妊症 | 234 |
| 肩甲難産 | 397, 412 |
| 原始生殖細胞 | 2, 36 |
| 原始反射 | 145 |
| 原始卵胞 | 17, 36 |
| 減数分裂 | 2, 36 |
| 原発性微弱陣痛 | 398 |
| 原発性不妊症 | 234 |
| 原発性無月経 | 218 |
| ——の診察ポイント | 219 |
| ——の診断手順 | 219 |
| 顕微授精 | 196 |

## こ

| 抗 TSH 受容体抗体 | 377 |
| 抗 D 免疫グロブリン | 454 |
| 抗 Müller 管ホルモン | 4 |

| 項目 | ページ |
|---|---|
| 抗Rh（D）抗体 | 454 |
| 抗ウイルス薬 | 162 |
| 抗エストロゲン剤療法 | 156 |
| 口蓋裂 | 472 |
| 高活性抗レトロウイルス療法 | 163, 304 |
| 交感神経 | 8 |
| ——幹 | 9 |
| 高間接ビリルビン血症 | 466 |
| 抗癌薬 | 164 |
| ——の副作用 | 165 |
| 抗菌薬 | 162 |
| 甲状腺機能亢進症 | 377 |
| 甲状腺機能低下症 | 379 |
| 甲状腺刺激ホルモン | 214, 308, 377 |
| 甲状腺刺激ホルモン放出ホルモン | 88, 222, 238 |
| ——試験 | 86 |
| 甲状腺疾患合併妊娠 | 377 |
| 甲状腺ホルモン | 47, 308 |
| 口唇裂 | 472 |
| 光線療法の適応基準 | 467 |
| 酵素イムノアッセイ | 134, 300 |
| 酵素免疫抗体法 | 304 |
| 後腟円蓋 | 11 |
| 更年期障害 | 82, 246 |
| ——の症状 | 83 |
| 更年期スコア | 83 |
| 広汎子宮全摘出術 | 170 |
| 高比重リポ蛋白 | 33, 248 |
| 高プロラクチン血症 | 238 |
| 肛門 | 6, 9 |
| 抗リン脂質抗体症候群 | 244 |
| 呼吸窮迫症候群 | 328, 464 |
| 国際産婦人科連合 | 269, 279, 283, 287 |
| 国際疾病分類 | 56 |
| 鼓腸 | 70 |
| 骨産道 | 138, 386 |
| 骨折 | 468 |
| 骨粗鬆症 | 247 |
| 骨盤 | 7, 9 |
| ——位の原因・成因 | 411 |
| ——位の種類と頻度 | 411 |
| ——神経叢 | 9 |
| ——臓器脱 | 249 |
| ——内炎症性疾患 | 162, 299, 301 |
| ——内臓神経 | 9 |
| ——内の血管系 | 7 |
| ——内の神経系 | 7 |
| ——入口面 | 139 |
| ——の炎症性疾患 | 299 |
| ——の検査方法 | 404 |
| ——の種類 | 139 |
| ゴナドトロピン負荷試験 | 86 |
| ゴナドトロピン放出ホルモン | 16, 24, 86, 87, 156, 194, 222, 224, 230, 232, 239, 256, 260, 264 |
| ゴナドトロピン放出ホルモン（GnRH）アゴニスト | 256 |
| ゴナドトロピン放出ホルモンパルス療法 | 158 |
| ゴナドトロピン療法 | 156, 226 |
| コルポスコピー | 100 |
| コントラクションストレステスト | 128 |

## さ

| 項目 | ページ |
|---|---|
| 細菌性腟炎 | 295 |
| 細菌性腟症 | 150, 162, 328 |
| 臍帯下垂 | 422 |
| 臍帯血検査 | 144 |
| 臍帯結節 | 420 |
| 臍帯巻絡 | 420 |
| 臍帯穿刺 | 128 |
| 臍帯脱出 | 422 |
| 臍帯動脈 | 452 |
| 最大羊水深度 | 360 |
| サイトメガロウイルス（CMV） | 458 |
| 酢酸メドロキシプロゲステロン | 276 |
| 左尿管 | 7 |
| 産科救急治療 | 190 |
| 産科ショック | 190 |
| 産科超音波検査 | 130 |
| 産科播種性血管内凝固症候群 | 190 |
| 産休制度 | 135 |
| 産後うつ病 | 448 |
| 産褥 | 442 |
| ——期精神障害 | 448 |
| ——期に起こる主な精神障害 | 449 |
| ——期の子宮底の高さ | 443 |
| ——期の妊娠高血圧症候群 | 342 |
| ——血栓塞栓症 | 450 |
| ——精神病 | 448 |
| ——熱 | 444 |
| ——熱の感染経路と病型 | 445 |
| ——熱発症の原因 | 445 |
| ——肺塞栓 | 450 |

| | | | |
|---|---|---|---|
| 産道抵抗 | 402 | ──レーザー蒸散法 | 173 |
| 産道の異常 | 404 | 子宮広間膜 | 15 |
| 産婦人科における主訴一覧 | 59 | 子宮支持組織 | 14, 15 |
| 産婦の検査 | 138 | 子宮収縮 | 48 |
| 産婦の診察 | 138 | ──物質のシグナル伝達機構 | 51 |
| | | 子宮消息子診 | 67 |
| | | 子宮腺筋腫 | 258 |

## し

| | | | |
|---|---|---|---|
| ジエチルスチルベストロール | 292 | ──の臨床像 | 258 |
| 子癇 | 344 | 子宮腺筋症 | 71, 256 |
| ──と鑑別すべき疾患 | 345 | 子宮体癌 | 71, 274 |
| ──の典型的経過 | 345 | ──の組織学的分類 | 274 |
| 弛緩出血 | 436 | ──の予後 | 279 |
| ──の原因 | 437 | ──の臨床進行期分類 | 276 |
| 色素沈着 | 313 | 子宮体部 | 11 |
| 子宮 | 6, 7, 9, 10, 15 | 糸球体濾過率（GFR） | 312 |
| 子宮円索 | 15 | 子宮腟部 | 11 |
| 子宮癌 | 121 | 子宮腟部びらん | 297 |
| 子宮奇形 | 210, 244 | ──の年齢による変化 | 297 |
| ──の病態 | 210 | 子宮底長の概算法 | 307 |
| ──の分類 | 210 | 子宮底の触れ方 | 424 |
| 子宮鏡 | 256 | 子宮底部 | 11 |
| ──下手術 | 180 | 子宮摘出術 | 168 |
| ──検査 | 106 | ──の合併症 | 170 |
| 子宮筋腫 | 70, 71, 254, 256, 372 | ──の種類 | 168 |
| ──の超音波像 | 110 | ──の適応 | 168 |
| 子宮筋層 | 11 | 子宮動脈 | 7, 13, 15 |
| 子宮筋の走行 | 357 | ──下行枝 | 15 |
| 子宮腔 | 6, 11 | ──上行枝 | 15 |
| 子宮頸管 | 11 | ──卵管枝 | 13 |
| ──炎 | 298 | 子宮と腟の分化 | 43 |
| ──開大度 | 140 | 子宮内感染 | 444 |
| ──長短縮 | 334 | 子宮内黄体ホルモン放出システム | 252 |
| ──粘膜検査 | 84 | 子宮内胎児死亡 | 338, 456 |
| ──の観察（超音波検査） | 133 | 子宮内胎児発育遅延 | 369 |
| ──無力症 | 334 | 子宮内反 | 430 |
| ──裂傷 | 434 | 子宮内反症 | 434 |
| 子宮頸癌 | 103, 266, 372 | ──の分類 | 431 |
| ──の組織学的分類 | 266 | 子宮内避妊器具 | 213, 238, 252, 298 |
| ──の超音波像 | 111 | 子宮内膜 | 11, 41 |
| ──の臨床進行期 | 269 | 子宮内膜異型増殖症 | 275 |
| 子宮頸部 | 11, 15 | 子宮内膜炎 | 298 |
| ──円錐切除術式 | 173 | 子宮内膜癌 | 274 |
| ──細胞診 | 98 | 子宮内膜細胞診 | 98 |
| ──上皮内腫瘍 | 172, 266 | 子宮内膜症 | 261 |
| ──組織診 | 100 | 子宮内膜増殖症 | 275 |
| ──冷凍凝固法 | 173 | 子宮内膜組織診 | 100 |

*479*

| 項目 | ページ |
|---|---|
| 子宮内膜の周期的変化 | 29 |
| 子宮内膜日付診 | 85 |
| 子宮内膜ポリープの超音波像 | 112 |
| 子宮肉腫 | 278 |
| 子宮の支配動脈 | 13 |
| 子宮の超音波画像 | 110 |
| 子宮破裂 | 366, 428, 434 |
| 子宮破裂の症状 | 428 |
| ——の診断 | 428 |
| ——の頻度 | 428 |
| ——のリスク因子 | 428 |
| 子宮復古 | 424, 442 |
| 子宮復古不全 | 442 |
| ——の原因 | 443 |
| ——の治療 | 443 |
| 子宮卵管造影法 | 94, 104, 238 |
| 自己血輸血 | 356 |
| 自己調節能 | 188 |
| 自己免疫疾患合併妊娠 | 376 |
| 脂質異常症（高脂血症） | 308 |
| 思春期早発症 | 69 |
| 視床下部―下垂体―卵巣軸に関与するホルモン | 24 |
| 視床下部―下垂体性排卵障害 | 224 |
| 視床下部性排卵障害 | 226 |
| 死胎児症候群 | 456 |
| 児頭下降度 | 140 |
| 児頭骨盤不均衡 | 390, 400, 404, 406 |
| 児頭第3回旋の補助 | 397 |
| 児頭誘導 | 397 |
| 脂肪組織 | 19 |
| 脂肪の信号強度 | 118 |
| 脂肪抑制法 | 118 |
| 射精障害 | 243 |
| 習慣流産 | 244 |
| 自由裁量権 | 60 |
| 重症胎児貧血 | 455 |
| 絨毛癌 | 287 |
| 絨毛癌診断スコア | 288 |
| 絨毛癌の診断 | 289 |
| 絨毛検査 | 90 |
| 絨毛性疾患 | 286 |
| 絨毛膜羊膜炎 | 330 |
| 受精 | 37, 40 |
| 受精能の獲得 | 37 |
| 受精卵の卵割 | 41 |
| 出血が旭日旗のような音響陰影 | 111 |
| 出血性ショック | 438 |
| ——の原因 | 439 |
| 出生時の蘇生・診察 | 144 |
| 守秘義務 | 60 |
| 腫瘍減量手術 | 172 |
| 腫瘍マーカー | 98, 100 |
| ——の種類 | 102 |
| 腫瘤 | 71 |
| 循環血液量 | 310 |
| 常位胎盤早期剝離 | 351, 402 |
| 小陰唇 | 9 |
| 漿液性腫瘍 | 280 |
| 漿液性腺癌 | 280 |
| 漿液性囊胞腺腫 | 280 |
| 消化管の発生 | 43 |
| 消化管閉鎖 | 472 |
| 上下腹神経叢 | 9 |
| 小泉門 | 392 |
| 上皮内癌 | 172 |
| 上膀胱動脈 | 7 |
| 漿膜下筋腫 | 254 |
| 静脈瘤 | 313 |
| 女性生殖器の解剖 | 6 |
| 女性ホルモン | 30 |
| ——による子宮内膜の増殖分化 | 34 |
| ——による生殖器以外の器官への作用 | 35 |
| ——の構造 | 30 |
| ——の作用機序 | 30 |
| ——の産出経路 | 30 |
| ——の種類 | 30 |
| ショック指数 | 439 |
| 初乳・移行乳・成乳 | 427 |
| 腎盂尿管造影 | 121 |
| 神経系の発生 | 43 |
| 神経性食欲不振症 | 222 |
| 腎血漿量 | 312 |
| 真結節 | 421 |
| 腎血流量 | 312 |
| 心疾患合併妊娠 | 379 |
| 新生児 | 144, 464 |
| —— GBS感染症 | 462 |
| ——一過性多呼吸 | 182, 464 |
| ——黄疸 | 466 |
| ——仮死 | 464 |
| ——仮死の病態 | 464 |
| ——期の検査 | 144 |
| ——期の診察 | 144 |
| ——呼吸障害の分類 | 465 |

──集中治療室　136, 192, 328, 340
──蘇生法　192
──の救急治療　192
──の呼吸障害　464
──の成熟徴候　144
──の蘇生法アルゴリズム　193
──搬送　190
──ヘルペス　458
──マススクリーニング　145
──溶血性疾患（HDN）　454
真性思春期早発症　232
真性半陰陽　204
新鮮凍結血漿　190
陣痛　386
──促進薬　400
──のメカニズム　48
──発来機序　48
侵入奇胎の診断　289
心拍制御の生理学　129
深部静脈血栓症　188, 450

## す

水血症　310
髄質　17
推定胎児体重　130
水頭症　470
髄膜瘤　474
ステロイドホルモン受容体　32
ステロイドホルモンの作用機序　33

## せ

精液検査　95
精液処理　198
性感染症　162, 299, 301
性器下垂　79, 249
性器カンジダ症　303
性器クラミジア感染症　302
性器脱　79, 249
性器の形態異常　210
性器ヘルペス　303
精原細胞　2
性交痛　78
──の分類　78
精子形成　36
精子細胞　36
精子洗浄濃縮　199
精子の形成　40, 242

性周期　24
──の調整機構　24
成熟嚢胞性奇形腫　282
成熟発達の検査法　90
成熟卵胞　17
正常子宮の超音波像　110
正常分娩　394
──の経過　388
正常卵巣の超音波像　113
生殖管の発生と分布　2
生殖器の変化（思春期）　20
生殖腺の発生と分布　2
生殖補助医療　194, 242
精神・神経疾患合併妊娠　384
成人T細胞白血病ウイルス（HTLV-1）　152, 459, 460
性ステロイドホルモンの生合成　31
性ステロイドホルモン補充療法　154
性成熟期の乳腺　18
性成熟の異常　69
性早熟症　69
精巣性女性化症候群　206
精巣での造精機能障害　242
精巣内精子回収法　242
成長ホルモン　18, 46, 52
成長ホルモン放出ホルモン　52
性同一性障害　2, 56
性分化障害　57
性ホルモン結合グロブリン　30
精路の通過障害　243
脊髄くも膜下麻酔　188
赤血球凝集抑制　458
赤血球沈降速度　312
切迫早産　255, 328
──の治療の進め方　335
切迫流産　255
線維腫　282
線維腺腫　76
遷延分娩　386, 414
──の診断　415
前回帝王切開　366
前回帝王切開術　366
前期破水　332, 388, 416
──の原因　416
腺筋症核手術　260
尖圭コンジローマ　304
仙骨　15
──子宮靱帯　15

──内臓神経 9
潜在性高プロラクチン血症 238
染色体異常 202, 470
染色体転座 244
染色体不分離メカニズム 205
全身性エリテマトーデス（SLE） 376
全身性炎症反応症候群 440
全身の復古 425
選択的セロトニン再取り込み阻害薬 231
前置血管 457
前置胎盤 354
　　──の分類 355
前腟円蓋 11
先天異常 470
先天奇形 369
先天性 CMV 感染症 458
先天性心疾患 472
先天性水頭症胎児の頭部超音波断層像 471
先天性風疹症候群（CRS） 458
全腹腔鏡下子宮全摘術 179
全胞状奇胎（全奇胎） 286
腺房の構造 53

## そ

臓器の成熟（胎児） 44
早期破水 388
臓器発生 44
早産 328
　　──の病態 331
　　──の分類とその要因 329
桑実胚 38
双胎間輸血症候群 362, 456
双胎の分類 362
総腸骨動脈 7
早発月経 232
早発思春期 69, 232
　　──の分類 69
　　──を疑うときのチェック項目 69
早発閉経 68
続発性微弱陣痛 398
続発性不妊症 234
続発性無月経 220
　　──の診察ポイント 221
存続絨毛症 287

## た

第1回旋 382, 394
第2回旋 392, 394
第2次性徴 20
第3回旋 392, 394
第4回旋 392, 395
胎位 124
　　──異常 410
大陰唇 9
大横径 130, 135
体外受精 194
体外受精-胚移植法 194
胎芽性癌 283
帯下の増量 77
胎向 124, 392
　　──回旋 394, 395
第三者の関与する不妊治療 198
胎児・胎盤系内分泌 46
胎児・胎盤系におけるステロイド代謝 47
胎児・胎盤循環 44
胎児 MRI と造影検査 119
胎児炎症反応症候群 330
胎児下降度 390
胎児機能検査 126
胎児機能不全 400, 418, 420, 422, 452
　　──の主な原因 418
　　──の検査 418
　　──の病態 418
胎児共存奇胎 286
胎児血検査 92
胎児血流 44
胎児呼吸様運動 126
胎児採血 128
胎児心拍数 422
　　──陣痛図（CTG） 138, 398
　　──陣痛モニタリング 400
　　──の表記用語 126
胎児水腫 460
胎児性分娩異常 410
胎児体重基準値 453
胎児胎盤機能検査 128
胎児中大脳動脈最高血流速度 455, 457
胎児治療 128
胎児の出生前診断 90
胎児の診察 124
胎児肺成熟 44
胎児発育 42
　　──異常 132
　　──曲線 42

| | |
|---|---|
| ──診断 | 130 |
| ──遅滞 | 369 |
| ──不全 | 130, 338, 360, 364, 452 |
| 胎児貧血 | 460 |
| 胎児付属物 | 42 |
| 胎児母体輸血 | 457 |
| 体重減少性無月経 | 223 |
| 胎児輸血 | 455 |
| 胎勢 | 124, 392 |
| 胎勢・回旋・進入の異常 | 412 |
| 胎勢回旋 | 394 |
| 体性神経 | 9 |
| 大腿骨長 | 130 |
| 体内蘇生 | 402 |
| 胎嚢 | 130, 134, 325 |
| 胎盤・羊水量の診断（超音波検査） | 132 |
| 胎盤 | 45, 359 |
| ──遺残 | 434 |
| ──の構造 | 45, 46 |
| ──の特徴 | 359 |
| ──の娩出 | 395 |
| 胎盤部トロホブラスト腫瘍（PSTT） | 286 |
| 胎盤ポリープ | 442 |
| 体部筋腫 | 254 |
| 胎便吸引症候群 | 464 |
| 代理懐胎 | 198 |
| 多臓器不全 | 351 |
| 多胎妊娠 | 362 |
| 多嚢胞性卵巣症候群（PCOS） | 154, 212, 216, 220, 226, 239 |
| 単純子宮全摘出 | 260 |
| 単純ヘルペスウイルス（HSV） | 163, 303, 458, 459 |
| 男性因子の検査 | 95 |
| 男性不妊症 | 242 |
| 男性不妊症における染色体異常 | 242 |

## ち

| | |
|---|---|
| 恥丘 | 9 |
| 恥骨 | 15 |
| 腟 | 6, 10 |
| 腟・外陰血腫 | 434 |
| 腟会陰裂傷 | 432 |
| 腟癌 | 292 |
| 腟カンジダ炎 | 295 |
| 腟鏡診 | 62 |
| 腟口 | 6, 9 |
| 腟式子宮全摘術 | 168 |
| 腟腫瘍 | 292 |
| 腟前庭 | 9 |
| 腟動脈 | 7 |
| 腟トリコモナス症 | 302 |
| 腟の炎症性疾患 | 295 |
| 腟壁裂傷 | 434 |
| 遅発思春期 | 69 |
| ──の概念 | 69 |
| 着床 | 38 |
| ──前検査 | 92 |
| ──前診断 | 92 |
| ──の開始 | 41 |
| 虫垂炎 | 312 |
| 中大脳動脈 | 452 |
| 直腸 | 6, 7, 9, 15 |
| 直腸診 | 64 |
| チロキシン結合グロブリン | 377 |

## つ

| | |
|---|---|
| つわり | 81, 317 |
| ──の病因 | 319 |

## て

| | |
|---|---|
| 帝王切開術 | 182 |
| ──後経腟分娩 | 366 |
| 低置胎盤 | 355 |
| 低用量経口避妊薬 | 251 |
| テストステロン | 86 |
| 鉄欠乏性貧血 | 74, 310 |
| テトラヨードサイロニン | 214, 308, 378 |
| デヒドロエピアンドロステロン | 20 |
| てんかん | 384 |
| 伝染性紅斑（りんご病） | 460 |
| 展退 | 140 |

## と

| | |
|---|---|
| 統合失調症 | 384 |
| 糖鎖抗原 125 | 102, 259, 262, 280 |
| 同性愛 | 56 |
| 頭殿長 | 130, 134 |
| 糖尿病合併妊娠 | 368 |
| 頭部損傷 | 468 |
| 動脈血酸素分圧 | 310, 382 |
| 動脈内炭酸ガス分圧 | 382 |
| トキソプラズマ | 461 |
| ドパミンアゴニスト療法 | 158 |
| ドパミン作動薬 | 238 |

| | |
|---|---|
| トランスジェンダー | 56 |
| トランスセクシュアル | 56 |
| トリコモナス腟炎 | 77, 295 |
| トリヨードサイロニン | 214, 378 |
| トレポネーマ・パリズム感作血球凝集試験 | 302 |

## な

| | |
|---|---|
| 内陰部動脈 | 7 |
| 内細胞塊 | 38 |
| 内子宮口 | 11 |
| 内視鏡検査 | 104 |
| 内診 | 64 |
| ——室の様子 | 65 |
| ——における所見一覧 | 66 |
| ——によりわかる妊娠の徴候 | 307 |
| ——のしかた | 65 |
| 内性器 | 6 |
| 内臓損傷 | 469 |
| 内腸骨動脈 | 7, 9 |
| 内分泌的変化（思春期） | 20 |
| 内膜細胞診の分類 | 99 |
| 軟産道 | 139, 386 |
| 軟産道強靭 | 408 |

## に

| | |
|---|---|
| 二酸化炭素分圧 | 310 |
| 二次性腫瘍 | 283 |
| 二分脊椎 | 474 |
| 乳管 | 19 |
| 乳癌 | 76 |
| 乳管洞 | 19 |
| 乳汁うっ滞 | 446 |
| 乳汁の成分 | 426 |
| 乳汁分泌 | 18, 426 |
| ——にかかわるホルモン | 52 |
| ——の生理 | 52, 426 |
| 乳汁分泌・哺乳にかかわる乳房の構造 | 52 |
| 乳汁分泌発来機序 | 54 |
| 乳汁漏出 | 76 |
| ——症 | 76 |
| 乳腺炎 | 446 |
| 乳腺腫瘍 | 446 |
| 乳腺症 | 76 |
| 乳腺の発育 | 18 |
| 乳腺の分化 | 18 |
| 乳腺葉 | 19 |
| 乳頭 | 19 |

| | |
|---|---|
| 乳房痛 | 76 |
| 乳房の構造 | 53 |
| 乳房の腫脹 | 76 |
| 乳房発育 | 21 |
| 尿管 | 7, 15 |
| ——走行 | 14 |
| 尿路感染 | 312 |
| 妊産婦に関連する法律 | 135 |
| 妊産婦の栄養指導 | 314 |
| 妊娠 | 70, 75, 81 |
| ——による筋骨格系の変化 | 312 |
| ——による血液系の変化 | 310 |
| ——による呼吸器系の変化 | 310 |
| ——による子宮の変化 | 306 |
| ——による循環器系の変化 | 310 |
| ——による消化器系の変化 | 312 |
| ——による性器の変化 | 306 |
| ——による全身の変化 | 308 |
| ——による代謝の変化 | 308 |
| ——による体重の変化 | 308 |
| ——による腟と外陰部の変化 | 307 |
| ——による内分泌系の変化 | 308 |
| ——による泌尿器系の変化 | 312 |
| ——による皮膚の変化 | 313 |
| ——による免疫系の変化 | 312 |
| ——による卵巣の変化 | 306 |
| ——の維持 | 36 |
| ——の確定診断（超音波検査） | 130 |
| ——の診断 | 134 |
| ——の成立 | 36 |
| ——の徴候 | 81 |
| 妊娠維持機構 | 38 |
| 妊娠悪阻 | 81, 317 |
| ——によるWernicke脳症 | 319 |
| 妊娠高血圧症候群 | 338 |
| ——の病態 | 339 |
| 妊娠高血圧腎症以外のリスクファクター | 345 |
| 妊娠時の糖代謝の生理 | 370 |
| 妊娠週数・分娩予定日の確定 | 134 |
| 妊娠週数・分娩予定日の診断（超音波検査） | 130 |
| 妊娠週数の数え方 | 41 |
| 妊娠初期の超音波画像 | 134 |
| 妊娠性絨毛性腫瘍 | 287 |
| 妊娠線 | 313 |
| 妊娠中に発症した嘔気, 嘔吐の鑑別診断 | 318 |
| 妊娠中の血清プロラクチン値の推移 | 53 |
| 妊娠中の麻酔 | 188 |

| | |
|---|---|
| 妊娠糖尿症 | 368 |
| 妊娠届 | 135 |
| 妊娠反応 | 134 |
| 妊婦管理 | 134 |
| 妊婦健康診査 | 136 |
| 妊婦健康手帳 | 135 |
| 妊婦の感染症 | 150 |

## ね

| | |
|---|---|
| ネックレスサイン | 239 |
| 粘液性腫瘍 | 280 |
| 粘液性腺癌 | 280 |
| 粘液性嚢胞腺腫 | 280 |
| 粘膜下筋腫 | 74, 254 |

## の

| | |
|---|---|
| 脳下垂体ホルモン | 46 |
| 脳室内出血 | 328 |
| ノンストレステスト | 126, 349, 452 |

## は

| | |
|---|---|
| 配偶子形成 | 36 |
| 配偶者間人工授精 | 194, 198 |
| 敗血症 | 444 |
| 肺塞栓症 | 450 |
| 胚凍結保存法 | 196 |
| 梅毒 | 301, 459 |
| ——血清試験 | 302 |
| 排尿障害 | 73 |
| 胚の発生分化 | 38 |
| 胚盤胞 | 38 |
| ——の子宮内膜間質への埋没 | 41 |
| 排卵 | 26 |
| ——障害 | 224 |
| ——直後 | 17 |
| ——誘発法としてのホルモン療法 | 156 |
| 拍/分, 心拍数 | 126, 134, 142, 418 |
| 白体 | 17 |
| 播種性血管内凝固症候群 | 190, 325, 344, 349, 351, 440, 445, 456 |
| 発育卵胞 | 17 |
| パルボウイルス B19 | 460 |
| 半陰陽 | 57 |
| 瘢痕部妊娠 | 366 |

## ひ

| | |
|---|---|
| 皮質 | 17 |

| | |
|---|---|
| 微弱陣痛 | 398 |
| ——の診断 | 415 |
| 非ステロイド性抗炎症薬 | 228, 263 |
| ヒステロスコピー | 106 |
| ヒト絨毛性ゴナドトロピン | 28, 38, 46, 52, 101, 130, 134, 157, 194, 288, 308, 322, 324, 377 |
| ヒト絨毛性ソマトマンモトロピン | 18 |
| ヒト胎盤性ラクトーゲン | 18, 52 |
| ヒト白血球抗原 | 38 |
| ヒトパピローマウイルス | 163, 266, 292, 304 |
| ヒト閉経期尿性ゴナドトロピン | 86, 156, 194 |
| ヒト免疫不全ウイルス（HIV） | 152, 163, 304, 460 |
| ヒト免疫不全ウイルス感染症 | 304 |
| 避妊 | 251 |
| 避妊法の選択基準 | 251 |
| 避妊法の理想条件 | 251 |
| 非配偶者間人工授精 | 198 |
| 表在性静脈血栓症 | 450 |
| 標準体重 | 227 |
| 貧血 | 74, 374 |
| 頻発月経 | 212 |

## ふ

| | |
|---|---|
| 不育症 | 80, 244 |
| ——診療の進め方 | 80 |
| 風疹 | 458 |
| —— IgG 抗体の avidity（結合力）の測定 | 458 |
| ——ワクチン | 458 |
| 腹圧性尿失禁 | 250 |
| ——の手術治療 | 177 |
| 腹囲 | 130 |
| 腹腔鏡下筋腫摘出術 | 179 |
| 腹腔鏡下手術 | 178 |
| 腹腔鏡下仙骨子宮靱帯切断術 | 230, 264 |
| 腹腔鏡下卵巣焼灼術 | 240 |
| 腹腔鏡検査 | 104 |
| 腹腔鏡補助下筋腫摘出術 | 179 |
| 腹腔鏡補助下子宮全摘術 | 169 |
| 腹腔鏡補助下腟式子宮全摘術 | 179 |
| 腹腔妊娠 | 326 |
| 副交感神経 | 8 |
| 腹式単純子宮全摘術 | 168 |
| 副腎性器症候群 | 57 |
| 副腎皮質刺激ホルモン放出ホルモン | 49, 329 |
| 副腎皮質ホルモン | 47 |
| 腹水 | 70 |
| 腹痛 | 72 |

| 腹部の視診 | 62 |
| --- | --- |
| 腹部膨隆 | 70 |
| 婦人科合併症 | 372 |
| 婦人科検診 | 269 |
| 婦人科臓器 MRI 正常解剖 | 118 |
| 婦人科領域での骨盤 CT の利用 | 120 |
| 不正性器出血 | 75 |
| 付属器の炎症性疾患 | 299 |
| 不定愁訴 | 82 |
| 不妊症 | 80, 234, 236 |
| ——診療の進め方 | 80 |
| ——の原因診断 | 234 |
| ——の分類 | 234 |
| 不妊治療 | 194 |
| プロゲステロン | 54, 214, 222 |
| プロゲステロン（ゲスターゲン）負荷試験 | 86 |
| プロスタグランジン | 50, 402 |
| プロスタグランジン $E_1$ 腟坐剤 | 456 |
| ブロムチモール・ブルー | 332, 416 |
| プロラクチノーマ | 238 |
| プロラクチン | 18, 52, 86, 220 |
| ——放出因子 | 238 |
| ——抑制因子 | 238 |
| 分娩介助法 | 396 |
| 分娩経過とその分類 | 394 |
| 分娩損傷 | 468 |
| 分娩第 1 期 | 388 |
| 分娩第 2 期 | 388 |
| 分娩第 3 期 | 388 |
| 分娩の三要素 | 386, 394, 398, 404 |
| 分娩を契機とする乳汁分泌の発来機序 | 54 |

### へ

| 平滑筋収縮機構刺激説 | 49 |
| --- | --- |
| 平均血圧 | 310 |
| 閉経後障害 | 246 |
| 米国産科婦人科学会 | 318 |
| 閉鎖動脈 | 7 |
| 壁内（筋層内）筋腫 | 254 |
| ペニシリン | 462 |
| ヘマトキシリン・エオジン | 85 |
| ヘルメット細胞 | 350 |
| 娩出力の異常 | 398 |
| 扁平円柱上皮境界 | 12, 13, 22, 268 |
| 扁平上皮癌 | 102, 268 |

### ほ

| 膀胱 | 6, 7, 9, 15 |
| --- | --- |
| ——子宮窩 | 6 |
| ——子宮靱帯 | 15 |
| 胞状奇胎 | 289 |
| ——のアルゴリズム | 289 |
| ——の成因 | 287 |
| ——娩出後の管理 | 289 |
| 母子健康手帳 | 135 |
| 母体搬送 | 190 |
| 母乳栄養の確立 | 426 |
| 母乳性黄疸 | 467 |
| 母乳中の免疫学的作用をもつ感染防御因子 | 427 |
| ホモセクシュアル | 56 |
| ホルモン測定 | 85 |
| ホルモン負荷試験 | 86 |
| ホルモン補充療法 | 154 |
| ホルモン療法 | 154, 246 |

### ま

| 膜性分類 | 362 |
| --- | --- |
| マクロファージ-コロニー刺激因子 | 35 |
| マタニティーブルーズ症候群 | 448 |
| 末梢神経損傷 | 469 |
| 慢性腎臓病合併妊娠 | 383 |

### み

| 未熟奇形腫 | 283 |
| --- | --- |
| 未分化胚細胞腫 | 283 |

### む

| 無月経 | 68, 218 |
| --- | --- |
| 無排卵 | 224 |

### め

| 明細胞腺癌 | 280 |
| --- | --- |
| メトトレキサート | 106, 290, 326 |

### ゆ

| 有糸分裂 | 2 |
| --- | --- |
| 癒着胎盤 | 358, 366 |
| ——の分類 | 358 |

### よ

| 羊水インデックス | 131, 360 |
| --- | --- |
| 羊水過少 | 360 |
| 羊水過多 | 360, 369 |

羊水検査 90
羊水塞栓症 440
　　——の診断基準 441
　　——の誘因 441
羊水量の異常 360
腰内臓神経 9

――――― ら ―――――

卵黄脳腫瘍 283
卵管 6, 15
卵管因子の検査 94
卵管間質部 17
　　——妊娠 326
卵管鏡下卵管形成術（FT） 180
卵管鏡検査 107
卵管峡部 17
卵管采 17
卵管腫瘍 285
卵管内輸送 38, 41
卵管の機能 181
卵管の支配動脈 13
卵管膨大部 17
卵管留膿症 299
卵丘細胞 37
卵丘卵子複合体 195
卵原細胞 2
卵細胞質内精子注入法 196, 242
卵子形成 36
卵子提供 198
卵子の減数分裂過程 29
卵成熟 26
卵性分類 362
卵巣 6, 15
　　——過剰刺激症候群 157, 196, 240
卵巣癌 121, 280
　　——の病期分類 283
卵巣間膜 17
卵巣枝 13
卵巣腫瘍 70, 71, 280, 372
　　——の超音波像 114
　　——の超音波パターン分解 115
卵巣静脈 13, 15, 123
卵巣動脈 15
　　——卵管枝 13
卵巣における女性ホルモンの産出 32
卵巣妊娠 326
卵巣嚢腫 70

卵巣の超音波画像 112
卵巣門 17
　　——血管 17
卵胞刺激ホルモン 16, 24, 33, 86, 156, 194, 212, 220, 224, 232, 239, 242
卵胞発育 26, 36, 39, 88
　　——と子宮内膜の関係 89
　　——の自然史 39
卵胞発育・排卵の機序 222

――――― り ―――――

流産 320
　　——の原因 321
　　——の治療 322
　　——の頻度 320
　　——の分類 320
流産, 早産, 正期産の定義と頻度 329
硫酸デヒドロエピアンドロステロン 20, 47, 49, 329
良性疾患の手術 174
淋菌感染症 301

――――― る ―――――

類内膜腺癌 280
ルテイン嚢胞 288

――――― ろ ―――――

漏斗部 17

――――― A ―――――

abdominal circumference（AC） 130
absent enddiastolic velocity（AEDV） 452
acquired immune deficiency syndrome（AIDS） 304
actinomycin-D（ACT-D） 290
activated partial thromboplastin time（APTT） 214, 456
acute fatty liver of pregnancy（AFLP） 349
adrenogenital syndrome（AGS） 57
alanine amino transferase（ALT） 260, 463
American College of Obstetricians and Gynecologist（ACOG） 318
amniotic fluid index（AFI） 131, 360
ampulla 17
androgen insensitivity syndrome（AIS） 57, 206
anterior fornix of the vagina 11
anteroposterior trunk diameter（APTD） 130
anti-TSH receptor antibody（TRAb） 377
antimüllerian hormone（AMH） 4
anus 6, 9

Apgar スコア　144, 465
artificial insemination with donor's semen（AID）　198
artificial insemination with husband's semen（AIH）　194, 198
Asherman 症候群　238
aspartate amino transferase（AST）　260, 349, 463
assisted reproductive technology（ART）　194, 242
azidothymidine（AZT）　163

## B

B 型肝炎ウイルス（HBV）　152, 460
B 群溶連菌（GBS）　462
bacterial vaginosis（BV）　150, 162, 328
basal body temperature（BBT）　226
beat per minute（bpm）　126, 134, 142, 418
biophysical profile score（BPS）　126, 452
biparietal diameter（BPD）　130, 135
Bishop スコア　140
bladder　6, 7, 9
blood urea nitrogen（BUN）　312
broad ligament of the uterus　15
bromthymol blue（BTB）　332, 416

## C

C 型肝炎ウイルス（HCV）　152, 460, 462
Caldwell-Moloy 分類　406
carbohydrate antigen 125（CA125）　102, 259, 262, 280
carcinoembryonic antigen（CEA）　102, 268, 283
carcinoma in situ（CIS）　172
cardinal ligament　15
cardiotocogram（CTG）　138
cavity of uterus　6
cephalopelvic dispropotion（CPD）　390, 400, 404
cervical canal　11
cervical intraepithelial neoplasia（CIN）　172, 266
chorioamnionitis（CAM）　330
clitoris　9
common iliac artery　7
concurrent chemoradiotherapy（CCRT）　164, 270
congenital rubella syndrome（CRS）　458
contraction stress test（CST）　126
corpus albicans　17
corpus luteum　17
cortex　17
corticotropinreleasing hormone（CRH）　49, 329
crown-rump length（CRL）　130, 134
cumulus oocyte complex（COC）　195

cytomegalovirus（CMV）　458

## D

debulking (cytoreductive) surgery　172
dehydroepiandrosterone sulfate（DHEA-S）　20, 47, 49, 330
dehydroepiandrosterone（DHEA）　20
developing follice　17
Diagnostic and Statistical Manual of Mental Disorders（DSM）　56
diethylstilbesterol（DES）　292
disorders of sex development（DSD）　57
disseminated intravascular coagulation（DIC）　190, 325, 344, 349, 351, 440, 445, 456
Douglas 窩　6, 15

## E

EMA-CO 療法　290
endometrium　11
enzyme immunoassay（EIA）　134, 300
enzyme-linked immunosorbent assay（ELISA）　304
erythrocyte sedimentation rate（ESR）　312
estimated fetal body weight（EFW）　130
estradiol（E2）　86, 102, 214, 222, 240
estrone（E1）　240
ethynyl estradiol（EE）　251
exploratory laparotomy　172
external iliac artery　7, 9
external os of uterus　11
external urethral orifice　9

## F

fallopian tube　6, 15
femur length（FL）　130
fetal breathing movement（FBM）　126
fetal growth restriction（FGR）　130
fetal heart rate（FHR）　422
FIGO 分類　283
fimbriae　17
follicle stimulating hormone（FSH）　24, 33, 86, 156, 194, 212, 220, 224, 232, 239, 242
fragile X mental retardation 1（FMR1）　232
fresh frozen plasma（FFP）　190
Friedman 曲線　388, 398

## G

gender identity disorder（GID）　2, 56

488

| | |
|---|---|
| gestational sac（GS） | 130, 134, 325 |
| gestational trophoblastic neoplasia（GTN） | 287 |
| gestional diabestes mellitus（GDM） | 368 |
| glomeular filtration rate（GFR） | 312 |
| gonadotropin releasing hormone（GnRH） | 24, 86, 156, 194, 222, 224, 230, 232, 239, 256, 260, 264 |
| group B streptococcus（GBS） | 462 |
| growth hormone-releasing hormone（GHRH） | 52 |
| growth hormone（GH） | 18, 46, 52 |

## H

| | |
|---|---|
| Hardy 手術 | 238 |
| HBIG 筋注 | 461 |
| HB ワクチン | 461 |
| hCG | 288, 308 |
| HELLP 症候群 | 349 |
| ——の症状とその頻度 | 350 |
| hemagglutination inhibition（HI） | 458 |
| Hematoxylin-Eosin（HE） | 85 |
| hemolytic disease of the newborn（HDN） | 454 |
| hepatitis B immunoglobulin（HBIG） | 463 |
| hepatitis B virus envelop（HBe） | 463 |
| hepatitis B virus surface（HBs） | 463 |
| hepatitis C virus（HCV） | 462 |
| herpes simplex virus（HSV） | 163, 303, 459 |
| high density lipoprotein（HDL） | 33, 248 |
| high grade-squamous intraepithelial lesion（HSIL） | 98 |
| highly active antiretroviral therapy（HAART） | 163, 304 |
| hilus | 17 |
| Holmstrom 療法 | 154 |
| hormone replacement therapy（HRT） | 154 |
| Huhner 試験 | 96 |
| human chorionic gonadotropin | 288, 308 |
| human chorionic gonadotropin（hCG） | 28, 38, 46, 52, 101, 130, 134, 157, 194, 288, 308, 322, 324, 377 |
| human chorionic somatomammotropin（hCS） | 18 |
| human immunodeficiency virus（HIV） | 152, 163, 304, 460 |
| human leukocyte antigen（HLA） | 38 |
| human menopausal gonadotropin（hMG） | 86, 156, 194 |
| human papillomavirus（HPV） | 103, 163, 266, 292, 304 |
| human placental lactogen（hPL） | 18, 52 |
| human T cell leukemia virus type 1（HTLV-1） | 462 |
| hyperglycosylated hCG | 291 |
| hypertensive disorders of pregnancy（HDP） | 338 |
| hypogastric nerve | 9 |
| hysterosalpingography（HSG） | 94, 104, 238 |

## I

| | |
|---|---|
| *in vitro* fertilization（IVF） | 194 |
| *in vitro* fertilization and embryo transfer（IVF-ET） | 194 |
| inferior gluteal artery | 7 |
| informed consent（IC） | 60 |
| infundibulum | 17 |
| insulin-like growth factor binding protein-1（IGFBP-1） | 333 |
| insulin-like growth factor（IGF） | 46 |
| internal iliac artery | 7, 9 |
| internal os of uterus | 11 |
| internal pudendal artery | 7 |
| International Classification of Diseases（ICD） | 56 |
| International Federationbof Gynecology and Obstetrics（FIGO） | 269, 279, 283, 287 |
| interstitial portion | 17 |
| inthmus | 17 |
| intracytoplasmic sperm injection（ICSI） | 196, 242 |
| intrauterine device（IUD） | 213, 238, 252, 298 |
| intrauterine fetal dezth（IUFD） | 338 |
| intrauterine growth restriction（IUGR） | 338, 360, 364, 452 |
| Intrauterine System（IUS） | 252 |
| intravetricular hemorrhage（IVH） | 335 |

## J

| | |
|---|---|
| junctional zone | 118 |

## K

| | |
|---|---|
| Kaufmann 療法 | 154 |
| Klinefelter 症候群 | 203 |
| Kuppermann 試験 | 233 |

## L

| | |
|---|---|
| labium majus | 9 |
| labium minus | 9 |
| lactiferous duct | 19 |
| lactiferous sinus | 19 |
| laparoscopic assisted vaginal hysterectomy（LAVH） | 179 |
| laparoscopic myomectomy（LM） | 179 |
| laparoscopic uterosacral nerve ablation（LUNA） | 230, 264 |
| laparoscopically assisted myomectomy（LAM） | 179 |
| left urter | 7 |
| Leopold 手技第4段 | 390 |
| Leopold 触診法 | 124 |
| Leydig 細胞腫 | 282 |

light-for-dates (LFD) — 452
lobes of mammary gland — 19
low grade-squamous intraepithelial lesion (LSIL) — 98
lumbar splanchnic nerves — 9
luteinizing hormone (LH) — 24, 32, 36, 86, 103, 154, 194, 212, 220, 224, 232, 239, 242

## M

macrophage colony-stimulating factor (M-CSF) — 35
mature follice — 17
maximum vertical pocket (MVP) — 360
Mayer-Rokitansky-Küster-Hauser 症候群 — 210
McRoberts 法 — 397
medroxy prage sterone acetate (MPA) — 276
Mendelson 症候群 — 188
mesovarium — 17
methotrexate — 290
methotrexate (MTX) — 106, 290, 326
middle cerebral artery peak systolic velocity (MCA-PSV) — 457
Miller-Kurzrok 試験 — 96
mons pubis — 9
multiple organ failure (MOF) — 351
myometrium — 11

## N

necrotizing enterocolitis (NEC) — 336
neonatal cardiopulmonary resuscitation (NCPR) — 192
neonatal inensive care unit (NICU) — 136, 192, 328, 340
nipple — 19
noninvasive prenatal genetic testing (NIPT) — 93
non-reassuring fetal status (NRFS) — 400, 420, 422, 452
non-stress test (NST) — 126, 349, 452
nonsteroidal antiinflammatory drugs (NSAIDs) — 228, 263

## O

obturator artery — 7
onco-fetal fibronectin (fFN) — 332
oral contraceptives (OC) — 251
oral glucose tolerance test (OGTT) — 361
ovarian artery — 13, 15
ovarian hilus — 17
ovarian hyperstimulation syndrome (OHSS) — 157, 196, 240
ovarian vein — 15
ovary — 6, 15

## P

Paget 病 — 292
parial pressure of carbon dioxide in artery ($PaCO_2$) — 382
parial pressure of carbon dioxide ($PCO_2$) — 310
parial pressure of oxygen in artery ($PaO_2$) — 382
parial pressure of oxygen ($PO_2$) — 310
pelvic inflammatory disease (PID) — 162, 299, 301
pelvic nervous plexus — 9
pelvic organ prolapse (POP) — 249
pelvic splanchnic nerves — 9
percutaneous umbilical blood sampling (PUBS) — 457
perineum — 9
phantom hCG — 291
Pincus 療法 — 156
platelet associated IgG (PAIgG) — 374
polycystic ovary syndrome (PCOS) — 154, 212, 216, 220, 226, 239
posterior fornix of the vagina — 11
Potter 症候群 — 474
premature rupture of the membranes (PROM) — 332, 416
premenstrual syndrome (PMS) — 230
primodial germ cell (PGC) — 2
primordial follicle — 17
progesterone ($P_4$) — 214, 222
prolactin inhibitory factor (PIF) — 238
prolactin releasing factor (PRF) — 238
prolactin (PRL) — 18, 86, 220
pubic bone — 15
pubic hairs — 9
pulsatility index (PI) — 452

## Q

quiescent GTD — 291

## R

reassuring — 126
recombinant FSH (rFSH) — 157
rectum — 6, 7, 9, 15
respiratory distress syndrome (RDS) — 328, 464
reverse enddiastolic velocity (REDV) — 452
round ligament of the uterus — 15
Rubin 法 — 94

## S

sacral bone — 15
sacral splanchnic nerves — 9

| 項目 | ページ |
|---|---|
| sacrouterine ligament | 15 |
| Seitz 法 | 390 |
| selective serotonin reuptake inhibitor (SSRI) | 231 |
| serological test for syphilis (STS) | 302 |
| Sertoli―間質細胞腫瘍 | 282 |
| sex hormone binding globulin (SHBG) | 30 |
| sex-determining region Y (SRY) | 3, 202 |
| sexually transmitted diseases (STD) | 162, 299 |
| sialyl Tn (STN) | 440 |
| small for gestational age (SGA) | 452 |
| small-for-dates (SFD) | 452 |
| squamocolumnar junction (SCJ) | 13, 22, 268 |
| squamous cell carcinoma (SCC) | 102, 268 |
| staging laparotomy | 172 |
| station | 140, 390 |
| Stein-Leventhal 症候群 | 240 |
| stress urinary incontinence (SUI) | 250 |
| superior hypogastric nervous plexus | 9 |
| superior vesical artery | 7 |
| sympathetic trunk | 9 |
| systemic inflammatory response syndrome (SIRS) | 440 |

## T

| 項目 | ページ |
|---|---|
| tension-free vaginal mesh (TVM) | 176 |
| tension-free vaginal tape (TVT) | 177 |
| testicular sperm extraction (TESE) | 242 |
| testis-determining factor (TDF) | 3 |
| testosterone (T) | 86 |
| tetraiodothyronine ($T_4$) | 214, 308, 378 |
| The Bethesda System (TBS) | 98 |
| thyroid stimulating hormone (TSH) | 214, 308, 377 |
| thyrotropin releasing hormone (TRH) | 88, 222, 238 |
| thyroxine-binding globulin (TBG) | 377 |
| TNM 分類 | 269, 283 |
| TORCH 症候群 | 150 |
| total laparoscopic hysterectomy (TLH) | 179 |
| transcervical resection (TCR) | 244 |
| transient tachypnea of the newborn (TTN) | 182 |
| transverse trunk diameter (TTD) | 130 |
| treponema pallidum hemoagglutination assay (TPHA) | 302 |
| trial of labor (TOL) | 366 |
| triiodothyronine (T3) | 214, 378 |
| Turner 症候群 | 202 |
| twin-to-twin transfusion syndrome (TTTS) | 362 |
| two-cell two-gonadotropin 理論 | 25, 34 |

## U

| 項目 | ページ |
|---|---|
| ureter | 7, 15 |
| urinary bladder | 15 |
| urogynecology | 176, 249 |
| uterine artery | 7, 13, 15 |
| uterine cavity | 11, 15 |
| uterine corpus | 11 |
| uterine fundus | 11 |
| uterus | 6, 7, 9, 15 |

## V

| 項目 | ページ |
|---|---|
| vagina | 6 |
| vaginal artery | 7 |
| vaginal birth after cesarean deliver (VBAC) | 366 |
| vaginal orifice | 9 |
| vaginal ostium | 6 |
| vaginal portion of uterus | 11 |
| vesicouterine ligament | 15 |
| vesicouterine pouch | 6 |
| vestibule of vagina | 9 |
| vulvar intraepithelial neoplasia (VIN) | 292 |

## W

| 項目 | ページ |
|---|---|
| well-being | 141 |
| Women Health Initiative (WHI) | 248 |

## その他

| 項目 | ページ |
|---|---|
| α-フェトプロテイン | 103, 283, 332 |

講義録　産科婦人科学
2010年2月10日　第1版第1刷発行
2018年5月10日　第1版第2刷発行

■編　集　石原　理，柴原浩章，
　　　　　　いしはら　おさむ　しばはらひろあき
　　　　　三上幹男，板倉敦夫
　　　　　　みかみみきお　いたくらあつお

■発行者　鳥羽清治

■発行所　株式会社メジカルビュー社
　　　　　〒162-0845　東京都新宿区市谷本村町2-30
　　　　　電話　03（5228）2050（代表）
　　　　　ホームページ http://www.medicalview.co.jp/

　　　　　営業部　FAX 03（5228）2059
　　　　　　　　　E-mail eigyo@medicalview.co.jp

　　　　　編集部　FAX 03（5228）2062
　　　　　　　　　E-mail ed@medicalview.co.jp

■印刷所　図書印刷株式会社

ISBN978-4-7583-0083-4　C3347

©MEDICAL VIEW, 2010.　Printed in Japan

- 本書に掲載された著作物の複写・複製・転載・翻訳・データベースへの取り込みおよび送信（送信可能化権を含む）・上映・譲渡に関する許諾権は，(株)メジカルビュー社が保有しています．
- JCOPY〈出版者著作権管理機構 委託出版物〉
  本書の無断複製は著作権法上での例外を除き禁じられています．複製される場合は，そのつど事前に，出版者著作権管理機構（電話 03-3513-6969，FAX 03-3513-6979，e-mail：info@jcopy.or.jp）の許諾を得てください．
- 本書をコピー，スキャン，デジタルデータ化するなどの複製を無許諾で行う行為は，著作権法上での限られた例外（「私的使用のための複製」など）を除き禁じられています．大学，病院，企業などにおいて，研究活動，診察を含み業務上使用する目的で上記の行為を行うことは私的使用には該当せず違法です．また私的使用のためであっても，代行業者等の第三者に依頼して上記の行為を行うことは違法となります．

# 講義録

■体裁　B5変型判，2色刷り（一部カラー）

## 呼吸器学
定価　5,775円（5%税込）　　372頁
- **編集**　　杉山幸比古
- **編集協力**　吉澤靖之，滝澤　始，吾妻安良太

## 循環器学
定価　6,300円（5%税込）　　468頁
- **編集**　　小室一成
- **編集協力**　川名正敏，萩原誠久，中村文隆，吉田勝哉

## 消化器学
定価　7,140円（5%税込）　　700頁
- **編集**　　上西紀夫，菅野健太郎，田中雅夫，滝川　一

## 内分泌・代謝学
定価　6,825円（5%税込）　　548頁
- **編集**　　寺本民生，片山茂裕

## 神経学
定価　7,140円（5%税込）　　568頁
- **編集**　　鈴木則宏，荒木信夫

## 腎臓学
定価　6,300円（5%税込）　　400頁
- **編集**　　木村健二郎，富野康日己

## 泌尿器学
定価　6,300円（5%税込）　　352頁
- **編集**　　荒井陽一，小川　修

## 眼・視覚学
定価　7,140円（5%税込）　　384頁（オールカラー）
- **編集**　　山本修一，大鹿哲郎

## 運動器学　第2版
定価　8,400円（5%税込）　　808頁
- **編集**　　三浪明男，戸山芳昭，越智光夫

## 小児科学
定価　8,925円（5%税込）　　808頁
- **編集**　　佐地　勉，有阪　治，大澤真木子，
　　　　　　近藤直実，竹村　司

## 血液・造血器疾患学

定価 5,775円（5％税込）　340頁
◆編集　小澤敬也，直江知樹，坂田洋一

## 腫瘍学

定価 5,250円（5％税込）　240頁（オールカラー）
◆編集　高橋和久
◆編集協力　樋野興夫，齊藤光江，唐澤久美子

## 産科婦人科学

定価 8,190円（5％税込）　520頁
◆編集　石原　理，柴原浩章，三上幹男，板倉敦夫

## 医学英語 I
### 語彙の充実と読解力の向上
Building Vocabulary and Reading Comprehension

定価 2,625円（5％税込）　168頁
（教授用資料［12頁］，音声教材［CD 1枚］あり）
◆編集　日本医学英語教育学会 / 清水雅子

## 医学英語 II
### 科学英語への扉
Entering Scientific English in Context

定価 2,625円（5％税込）　164頁
（教授用資料［28頁］，音声教材［CD 1枚］あり）
◆編集　日本医学英語教育学会 / Nell L. Kennedy，菱田治子

## 医学英語 III
### 専門英語の理解と実践
Principles and Practice of English for Medical Communications

定価 2,625円（5％税込）　272頁
（教授用資料［12頁］あり）
◆編集　日本医学英語教育学会 / J. Patrick Barron

● は既刊

---

**メジカルビュー社**

〒162-0845　東京都新宿区市谷本村町2番30号
TEL. 03-5228-2050　FAX. 03-5228-2059
URL　http://www.medicalview.co.jp
E-mail（営業部）eigyo@medicalview.co.jp

現場で役立つ臨床技能を詳しく解説する，臨床実習に必須の新シリーズ

# 新 基礎臨床技能シリーズ（全3巻）

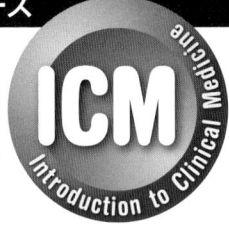

**ICM** Introduction to Clinical Medicine

臨床実習までに身につけておかなければならない技能をまとめ大好評だった『基礎臨床技能シリーズ』の刊行から4年。全5冊のうち，近年ますます注目されている医師－患者関係，チーム医療の重要性がよくわかる3冊をピックアップした新シリーズ。さらに内容が充実し，紙面が見やすくなりました！
ドクターとして診療現場に出る前に絶対に読んでおきたい学生必携書です。

## 診療録の記載とプレゼンテーションのコツ

**発売中**

編集　酒巻 哲夫　群馬大学医学部附属病院医療情報部教授
　　　阿部 好文　東海大学客員教授，医療法人社団白寿会田名病院理事長

**目次構成**
I. 診療録とは
II. 個人情報保護法を知る
III. 診療録を記載する
IV. POMRを使いこなそう
V. 病名をつける
VI. 上手なプレゼンテーションを身につけよう

◆ 定価 2,940円（5％税込）　B5判・152頁・2色刷　ISBN978-4-7583-0077-3

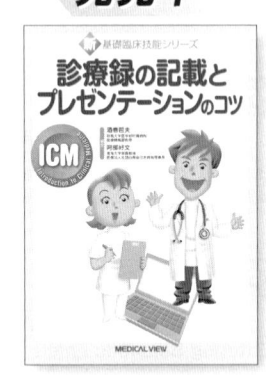

## 医療面接技法とコミュニケーションのとり方

**発売中**

編集　福島 統　東京慈恵会医科大学教育センター教授

**目次構成**
I. 医学生に求められるコミュニケーション能力
II. なぜ医師と患者のコミュニケーションは行き違うのか
III. 医療面接：どう学んだらいいのか
IV. 診断するために医療面接をどのように用いるのか
V. 医療者としての必要な行動科学の知識
VI. 生活習慣病の行動変容についての患者指導・支援法
VII. 医療面接で困難なケース
VIII. 文字によるコミュニケーション
IX. 患者さんとコミュニケーションをとるということ

◆ 定価 2,940円（5％税込）　B5判・164頁・2色刷　ISBN978-4-7583-0078-0

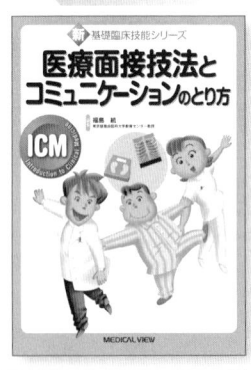

## 身体診察と基本手技

**目次構成**
I. 身体診察
II. 系統的診察
III. 救命救急手技
IV. 基本手技

編集　倉本 秋　高知大学医学部附属病院病院長

◆ B5判・2色刷　ISBN978-4-7583-0079-7

※お申し込み，お問い合わせは最寄りの医書取扱店または直接弊社営業部まで。

**メジカルビュー社**　〒162-0845 東京都新宿区市谷本村町2番30号　TEL.03(5228)2050　FAX.03(5228)2059
http://www.medicalview.co.jp　E-mail（営業部）eigyo@medicalview.co.jp